乡村全科执业助理医师考试
应试指南

XIANGCUN QUANKE ZHIYE ZHULI YISHI KAOSHI

YINGSHI ZHINAN

于晓松　主编

中国科学技术出版社
·北京·

图书在版编目（CIP）数据

乡村全科执业助理医师考试应试指南 / 于晓松主编 . -- 北京：中国科学技术出版社，2022.1
ISBN 978-7-5046-9171-2

Ⅰ. ①乡…　Ⅱ. ①于…　Ⅲ. ①医师 – 资格考试 – 自学参考资料　Ⅳ. ① R192.3

中国版本图书馆 CIP 数据核字（2021）第 182621 号

策划编辑	张　晶　崔晓荣
责任编辑	张晶晶
封面设计	成思源
版式设计	中文天地
责任校对	焦　宁　邓雪梅　张晓莉　吕传新
责任印制	马宇晨

出　　版	中国科学技术出版社
发　　行	中国科学技术出版社有限公司发行部
地　　址	北京市海淀区中关村南大街 16 号
邮　　编	100081
发行电话	010–62173865
传　　真	010–62173081
网　　址	http://www.cspbooks.com.cn

开　　本	787mm×1092mm　1/16
字　　数	1550 千字
印　　张	66.25
版　　次	2022 年 1 月第 1 版
印　　次	2022 年 1 月第 1 次印刷
印　　刷	北京荣泰印刷有限公司
书　　号	ISBN 978-7-5046-9171-2 / R・2796
定　　价	156.00 元

编写人员名单

主　编　于晓松

副主编　计晓月　赵晓军　齐国先　王炳元　崇　巍　任　爽

编　者（以姓氏笔画为序）

丁　爽　王欣玲　王继蕊　东黎光　田小园　白　菡

朱　刚　刘万里　刘红波　刘若实　刘禹杉　刘海波

齐殿君　孙　楠　孙珊珊　李　欣　李上云　李子龙

李良满　李晓波　李笑天　吴明哲　张　杨　张　杰

张　静　张　蕊　罗　钢　周建平　孟凡艳　赵亚滨

战德松　徐　斌　郭崇真　商秀丽　董园园　韩　旭

裴　磊　阚周密

目 录
Contents

第一部分
医学人文

第一章

文人学团

第一章 医学心理学

第一节 概 述

一、医学心理学概念（了解）

医学心理学是研究心理现象与健康和疾病关系的学科，是根据我国医学教育发展的需要而建立起来的新兴交叉学科，它既关注心理社会因素在健康和疾病中的作用，也重视解决医学领域中的有关健康和疾病的心理或行为问题。

二、医学模式转化（熟悉）

医学模式是指医学的主导思想，是人们考虑和研究医学问题时所遵循的总原则和总的出发点，是某一时期各种医学思想的集中反映，包括疾病观、健康观等。一种医学模式影响着医学工作的思维及行为方式，从而使医学带有一定的倾向性和行为风格，也影响医学工作的结果。

（一）西方医学与生物医学模式

现代西方医学是自然科学冲破中世纪宗教黑暗统治以后迅速发展起来的，随着西方近代自然科学的飞速发展，医学界主要采用自然科学的"实证加推理"的认识论和方法论来认识疾病和健康，医疗活动也往往反映出明显的生物科学属性，故有人称其为**生物医学模式**。生物医学的发展为人类健康水平的提高做出了历史性贡献，但也存在某些缺陷，它把人看成是生物的人，而忽略社会属性；重视局部而忽略整体；重视躯体因素而忽略心理和社会因素。

（二）生物－心理－社会医学模式

20 世纪 70 年代，一种新的**生物－心理－社会医学模式**被提出，是一种系统论和整体观的医学模式，它要求医学把人看成是一个多层次的、完整的连续

体，在健康和疾病的问题上，要同时考虑生物、心理和行为，以及社会的各种因素的综合作用。

生物－心理－社会医学模式对健康和疾病的认识包括以下几个方面，整体观示意图见图1-1：①人是一个完整的系统，通过神经系统将全身各系统、器官、组织、细胞、蛋白、分子、基因等统一。②人同时有生理活动和心理活动，心身之间相互联系、相互作用。③人与环境是密切联系的，人不仅是自然的人，而且也是社会的人。社会环境以及自然环境的细微变化都对人的心身健康产生剧烈影响。④心理因素在人类调节和适应内、外环境活动中具有一定的能动作用。人作为一个整体对社会环境、自然环境和个人的内环境随时做出适应性调节，以保持健康水平。

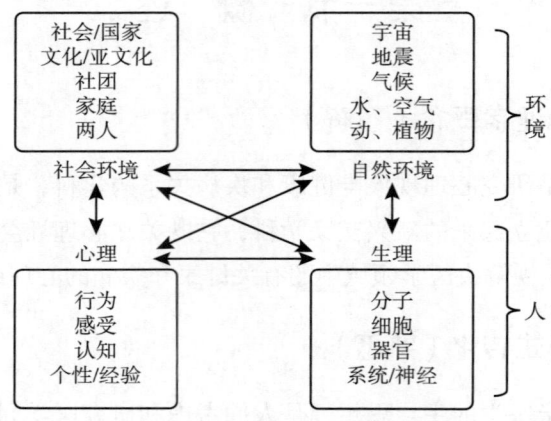

图1-1　整体观示意图

（姜乾金主编. 医学心理学. 4版. 北京：人民卫生出版社，2005.7）

三、医学心理学的基本观点（掌握）

（一）精神分析理论

精神分析理论是19世纪末奥地利的精神病学家**弗洛伊德**创立的。

1. 潜意识理论　将人的心理活动分为意识——前意识——潜意识3个层次。

（1）意识：位于表层，在任何时刻都不被感觉到的心理要素。

（2）前意识：介于意识与潜意识之间，起警戒作用，不允许潜意识的本能冲动直接进入意识层面。

（3）潜意识：又称无意识，位于深层，是原始冲动和本能的储藏库。潜意识虽不被个体感知，却可通过梦境、口误、笔误、催眠状态下精神活动等方式得以表达。

2. 人格结构理论 人格由本我、自我和超我 3 部分组成。

（1）本我：最原始部分，由本能冲动和原始欲望组成，遵循快乐原则。

（2）自我：协调本我、超我、环境的关系，遵循现实原则。

（3）超我：从自我发展而来，遵循道德原则。

3. 心理发展阶段论 在本能内驱力推动下，心理发展分为 5 个阶段，阶段特点见表 1-1。

表 1-1 阶段特点

发展阶段	年龄	快感来源	心理特点
口欲期	0～1 岁	口腔	与母亲建立联系，获得信任感、安全感
肛欲期	2～4 岁	保留和排泄粪便	表达自己的意愿与自主性
性器期	4～6 岁	生殖器官	产生恋父情结或恋母情结
潜伏期	6～10 岁	外界的赞美	关注学习与同伴交往等外界活动
生殖期	10 岁以后	异性恋情	建立家庭之外的亲密关系，个性初形成

（二）行为学习理论

1913 年美国心理学家**华生**发表了《行为主义者眼中的心理学》，标志着行为主义心理学的诞生。行为学习理论来源见表 1-2。

表 1-2 行为学习理论来源

理论来源	代表人物	行为产生原理	规律
经典条件反射理论	巴普洛夫	刺激 – 强化 – 反应	强化、泛化、消退
操作性条件反射理论	斯金纳	刺激 – 反应 – 强化	正强化、负强化、消退、惩罚
社会学习理论	班杜拉	观察 / 模仿	观察学习过程：注意过程、保持过程、动作再现过程、动机过程

（三）人本主义理论

人本主义被称为心理学的第三势力，代表人物是马斯洛和罗杰斯。

1. 需要层次理论 马斯洛认为人类行为的内驱力不是性本能，而是人的需要。他把人的需要分为两大类，7 个层次，像一座金字塔。人在满足高一层次的需要之前，至少必须先部分满足低一层次的需要。需要层次理论见图 1-2。

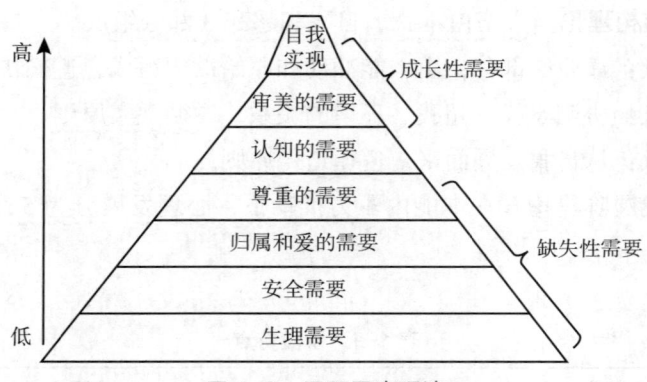

图 1-2　需要层次理论

2.人格自我理论　罗杰斯强调人的主观经验和自我实现的倾向，强调以人为中心的人格理论，强调个体充分地、完善地发挥个人自己的潜在能力。

（四）认知理论

认知理论核心是人们将与外部环境发生关系的经历主动转入思维的过程。认知对人的情绪、行为有重要调节作用。

1.合理情绪疗法（ABC 理论）　艾利斯认为在环境刺激或诱发事件（A）和情绪后果（C）之间存在信念或信念系统（B）。情绪不是由某一诱发事件本身引起的，而是由经历了这一事件的个体对这一事件的解释和评价引起的。ABC理论见图 1-3。

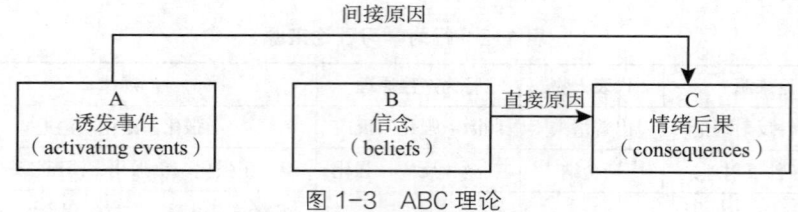

图 1-3　ABC 理论

2.情绪障碍认知法　贝克认为情绪障碍者有独特的认知模式，他认为各种生活事件导致情绪和行为反应时要经过个体的认知中介。还归纳了认知过程中常见的歪曲形式：任意推断、过度引申、"全或无"思维。

第二节　心理健康的概念与标准

一、心理健康的概念（熟悉）

心理健康（mental health），也称为心理卫生，国内外许多专家学者从各自关注的不同角度对心理健康进行论述，迄今为止对于什么是心理健康没有一个统一的、公认的定义。心理健康与不健康之间没有一个确定的、绝对的界限，都是相对而言的，绝对的心理健康是不存在的，而且心理健康的概念受时代的变迁、社会文化等因素的影响也是不断变化的。例如 H.B.English（1958）认为"心理健康是指一种持续的心理状态，当事人在这种情况下，能有良好的适应能力，具有生命的活力，而能充分发挥其身心潜能。这乃是一种积极、丰富的情况，不仅仅是免于心理疾病"。一般认为心理健康就是以积极的、有效的心理活动，平稳的、正常的心理状态，对当前和发展着的社会、自然环境以及自我内环境的变化具有良好的适应功能，并由此不断地发展健全的人格，提高生活质量，保证旺盛的精力和愉快的情绪。

二、心理健康的标准（掌握）

心理健康的标准是心理健康概念的具体化。关于心理健康的标准，不同理论学派、不同专家从不同角度提出了不同的判断心理健康的标准。其中影响比较大的是马斯洛（Maslou）与米特尔曼（Mittleman）提出的心理健康的 10 条标准：①有充分的自我安全感；②能充分了解自己，并能恰当评价自己的能力；③生活目标理想，切合实际；④不脱离周围现实环境；⑤能保持人格的完整与和谐；⑥具有从经验中学习的能力；⑦能保持良好的人际关系；⑧能适度地宣泄情绪和控制情绪；⑨在不违背集体意志的前提下，能有限度地发挥个性；⑩在不违背社会规范的前提下，能适当地满足个人的基本需求。

我国的一些学者也提出了**心理健康的标准**，归纳如下。①**智力正常**：智力正常是人正常生活的最基本的心理条件，是心理健康的首要标准。包括分布在智力正态分布曲线之内者以及能对日常生活做出正常反应的智力超常者。②**情绪良好**：情绪在人的心理健康中起着核心的作用。心理健康者能够经常保持愉快、开朗、自信的心情，善于从生活中寻求乐趣，对生活充满希望。一旦有了负性情绪，能够并善于调整，具有情绪的稳定性。③**人际和谐**：和谐的人际关系是心理健康的必备条件，也是获得心理健康的重要途径。个体的心理健康状况主要体现在与他人交往中。人际和谐主要表现在乐于与人交往，既有稳定而广泛的人际关系，又有知己的朋友；在交往中能保持独立而完整的人格，有自知之明、不卑不亢；能客观评价别人，取人之长补己之短，宽以待人、乐于助人等。④**适应环境**：能够适应变化的社会环境是判断一个人心理上是否健康的重要标准。适应环境主要指有积极的处世态度，与社会广泛接触，对社会现状有较清晰、较正确的认识，具有顺应社会改革变化的能力，勇于改造现实环境，

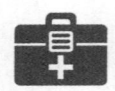

达到自我实现与社会奉献的协调统一。⑤**人格完整**：心理健康的最终目标是保持人格完整，培养健全的人格。一个人人格形成的标志是自我意识的形成合格社会化。人格完整主要指人格的各个结构要素不存在明显的缺陷与偏差；具有清醒的自我意识，不产生自我同一性混乱；以积极进取的人生观作为人格的核心，有相对完整的心理特征。

心理健康与不健康之间没有绝对的界限，同时心理健康是一个动态、开放的过程，心理健康的人在特别恶劣的环境中可能也会出现某些失常的行为。因此，判断一个人的心理健康与否，应从整体上根据经常性的行为方式做综合性的评估。

第三节　心理应激的应对

一、应激源的概念和分类（熟悉）

应激源，指引起应激的刺激，即应激的原因。通常是指向机体提出适应和应对要求并进而导致充满紧张性的生理和心理反应的刺激物。

应激源常见的分类如下。

（一）按应激源性质分类

1. 生物性应激源　对人的身体直接发生刺激作用的刺激物，包括各种物理的、化学的和生物学的刺激物，如过高过低的温度、酸碱刺激、微生物等。

2. 心理性应激源　指来自人们头脑中的紧张信息，包括认知和情绪波动，如心理冲突与挫折，不切实际的期望、不祥预感，以及与工作责任有关的压力感等。

3. 社会性应激源　指能导致个人生活风格变化，并要求人们对其做出调整或适应的事件，如生活中重大变故、日常生活困扰。

4. 文化性应激源　指因语言、风俗和习惯的改变而引起应激，最常见的是文化性迁移。

（二）按事件对个体的影响分类

1. 正性生活事件　指个体认为对自己具有积极作用的事件，如晋升、立功、获奖等。

2. 负性生活事件　指个体认为对自己产生消极作用的不愉快事件，如离婚、亲人死亡等。

（三）按事件的属性分类

1. 客观事件 事件的发生是不以人们的主观意志为转移的，是无法掌控的，基本由个体以外的因素引起，多为突发的灾难，如自然灾害、战争、车祸等。

2. 主观事件 生活事件是个体主观因素与外界因素相互作用的产物，与个体需求、欲望、价值观等因素有关，如晋升受挫、工作学习负担过重。

二、心理应激对健康的影响（掌握）

应激具有双重性，一方面应激要耗损能力，另一方面能在维持稳态的过程中发展应对能力。

（一）应激的积极意义

1. 适度的应激是维持正常心身功能活动的必要条件。 适度的刺激和心理应激有助于维持人的生理、心理和社会功能的平衡。

2. 适度的应激为有机体提高生存适应能力提供可能。 早年适度心理应激经历，有助于提高未来生活中应对和适应能力。

3. 适度的应激使个体处于一定的紧张准备状态，唤醒动机。 适度应激有助于动员全身潜能。

（二）应激的消极意义

1. 频繁、强烈而突发过度的应激可造成机体唤醒障碍。 引起适应能力减弱，心身功能和社会功能障碍。

2. 持久和慢性应激，使机体处于适应不良和易感状态。 各器官、系统功能紊乱，导致心身疾病，引发精神障碍。

3. 应激引起适应不良，造成认知障碍。 出现行为障碍，表现过度反应和退缩反应。

三、影响心理应激的中介因素（熟悉）

中介因素 是指介于生活事件和疾病之间的起调节作用的因素。中介因素常分为两类：第一类为生物学的，包括身体素质、生理状态、遗传特性和自然环境等；第二类为心理社会中介因素，其主要影响因素如下。

（一）认知评价

认知评价，是指个体对遇到的生活事件的性质、程度和可能的危害情况做出的估计。对事件的认知评价直接影响个体的应对活动和心身反应。

（二）应对方式

应对方式，又称应对策略，是指个体解决生活事件和减轻事件对自身影响

的各种策略。<u>应激源影响着个体的应激状态和后续的应对方式，反过来个体采用不同的应对方式又会影响个体的反应，继而影响到心身健康。</u>

（三）社会支持系统

社会支持，具有减轻应激的作用，减缓心身疾病的发生，是应激过程中个体"可利用的外部资源"，是个体影响应激反应的外部中介因素。

（四）个性

个性，也称性格，<u>与各种应激因素存在广泛联系，相互作用，影响应激心身反应的性质和程度。</u>

四、心理应激的应对方法（掌握）

减少或消除不良应激反应对健康的影响，心理应激的应对是多维度的，包括以下几个方面。

（一）评估与诊断

通过交谈、观察、量表等评估心身问题，以及引起心身问题的应激因素，如应激源、认知评价、应对方式、社会支持、个性特征等。

（二）干预方案制定与实施

1. 针对个体　可选择心理教育、心理指导、心理治疗和药物干预。

（1）引导个体自我调节：合理安排休息时间，健康的饮食，适当的运动都可以缓解焦虑情绪，有计划的减压，做到有张有弛。

（2）充分取得社会支持系统的帮助：社会支持可以减少个体应激反应，更有利于应对应激处境。

（3）求助医务人员：医务人员会根据应激易感者给予心理辅导与药物治疗。临床研究显示，精神科药物对于提高个体应激的"心理承受能力"（包括情绪、认知、行为等方面）是有效的。

2. 针对团体　可评估分析团体应激分布特点，判断压力程度，开展**团体心理辅导**（如讲座、危机事件团体辅导、社会技能团体训练等）。

（三）干预效果评估

定期跟踪调查，进行效果评估。

第四节 心身疾病

一、心身疾病的概念（掌握）

心身疾病（psychosomatic diseases），又称心身障碍（psychosomatic disorders）或心理生理疾病（psychophysiological diseases），是指心理社会因素在疾病的发生、发展过程中起重要作用的躯体器质性疾病和躯体功能障碍。心身疾病有广义和狭义两种含义。**狭义的心身疾病**是指心理社会因素在发病、发展过程中起重要作用的躯体器质性疾病，如冠状动脉粥样硬化性心脏病、原发性高血压等。**广义的心身疾病**范围更广，是指心理社会因素在疾病的发生、发展过程中起重要作用的躯体器质性疾病和功能性障碍。

二、影响心身疾病的心理社会因素（掌握）

（一）应激性生活事件

应激性生活事件与心身疾病有关。过强或持续时间过长的应激可导致能量过度消耗和激素分泌紊乱，影响心身健康。研究表明，应激性生活事件如夫妻关系不和、家庭成员重病等可降低胰岛素分泌，诱发或加重糖尿病；应激性生活事件常被认为是冠状动脉粥样硬化性心脏病的危险因素之一；高应激水平下工作，其高血压发病率较高。

（二）情绪因素

个体在社会生活中总有一定的情绪反应，正性情绪和负性情绪是人类适应环境的正常心理反应，而情绪活动总伴有相应的生理、生化反应。当社会刺激时个体所能承受的或经过调整能应对的，由刺激带来的情绪对个体的躯体健康不会有太大影响。而当长期的负性情绪时，会使个体的心理失衡，引起神经功能失调，易造成生理功能紊乱，造成心身疾病或病情加重，而心身疾病的持久不愈又反过来加重负性情绪，从而形成恶性循环。如愤怒、焦虑、恐惧等负性情绪持续会导致心血管功能紊乱，出现心律失常、高血压、冠状动脉粥样硬化性心脏病等；长期处于焦虑、悲伤的情绪状态下，可引起胃肠道功能紊乱，可导致消化性溃疡和癌症的发生；经前期情绪障碍比较常见。

（三）人格特征

人格特征对心身疾病的发生、发展、转归都有重要影响。同样的心理社会

因素作用于不同人格特征的人，可产生不同的生理、生化改变，引起不同类型的心身疾病。A 型人格（时间紧迫感、办事急躁、竞争、敌意）与冠状动脉粥样硬化性心脏病的发病密切相关；C 型人格（过分忍耐、压抑、过分合作、谨慎、过分自我克制）为癌症易患人格，其癌症发病率较高；过分谨慎、顺从、愤怒的扭曲表达、好斗等人格特质与高血压的发病有关。

（四）精神障碍

大量研究表明，失眠、焦虑障碍、抑郁障碍、双相障碍等会影响血压、血压的调节及血管内皮细胞功能；抑郁障碍可能会增加血糖控制的困难和糖尿病并发症，而精神分裂症患者 2 型糖尿病患病率高于一般人群；功能性胃肠病、肠激惹综合征常与精神障碍有较高的共病率，腹痛、腹泻、便秘、恶心呕吐等消化道症状的患者共病抑郁障碍、惊恐障碍、广场恐惧的比例偏高。

三、心身疾病的诊断要点（熟悉）

心身疾病的诊断要点：①疾病的发生包括心理社会因素，与躯体症状有明确的时间关系；②躯体症状有明确的器质性病理改变，或存在已知的病理生理学变化；③排除神经症性障碍或精神病。

第五节　心理干预的基本方法

一、心理治疗的性质与适应证（熟悉）

心理治疗（psychotherapy），是心理干预的重要手段之一。是指在良好的治疗关系基础上，由经过专业训练的治疗者在一定程序中运用心理治疗的有关理论和技术对来访者进行帮助的过程，以消除或缓解来访者的问题或障碍，促使其人格向健康、协调的方向发展。

（一）心理治疗的性质

心理治疗包含的基本要素：①治疗者必须是经过正规培训，掌握了一定的专业理论和技能，具有合法身份的专业人员；②心理治疗要按一定的程序进行；③心理治疗是建立在密切的治疗关系基础上的职业行为；④心理治疗要运用科学的心理学理论和技术；⑤心理治疗的目的是通过引导患者对内心世界的探索、认识，适当的情绪宣泄和认知矫正，激起和维持其学习新经验和改变的愿望，增强自我效能感并促进其持续的自我成长，从而转变痛苦的、适应不良的心理、行为甚至躯体症状，恢复健全的心理、生理和社会功能。

（二）心理治疗的适应证

心理治疗主要应用于以下几个方面。

1. 综合医院临床各科的心理问题

（1）急性疾病的病人：此类病人的特点是起病急、病情重，往往存在严重的焦虑、抑郁等心理反应，在给予临床医疗紧急处置的同时，需要同时进行一定的心理干预，例如心理支持疗法、松弛疗法等，以帮助病人认识疾病的性质，降低心理应激反应水平，增强治疗疾病的信心。但有针对性的心理治疗一般应在疾病得到控制以后进行。

（2）慢性疾病的病人：这类病人病程一般较长，由于无法全面康复以及长期的病人角色的作用，往往存在较多的心理行为问题，可导致疾病症状复杂化，进一步影响机体的康复。采用心理支持疗法和行为治疗手段往往会有很大的帮助。例如，慢性头痛患者进行行为矫正治疗。

（3）心身疾病的病人：由于这类病人的发病过程中有明显的心理社会因素参与，心理治疗是必不可少的。它包括两方面，首先，针对致病的心理因素，帮助患者消除或缓解心理应激反应，减轻疾病症状，改变疾病发展过程，促进其康复；其次，直接针对疾病的病理过程实施心理矫治，如对高血压患者进行松弛训练。

2. 精神心理科及相关患者　这是心理治疗应用较早、较广的领域，包括各类神经症性障碍如神经衰弱、焦虑症、抑郁症、强迫症、癔病等以及其他精神科疾病如恢复期精神分裂症、人格障碍等。

3. 各类行为问题　各种不良行为的矫正，包括烟瘾、酒瘾、儿童行为障碍以及性行为障碍、过度饮食与肥胖等，可选择认知行为疗法、正强化法等各种行为疗法。

4. 社会适应不良问题　正常人在生活中有时也会遇到难以应对的心理社会压力，从而导致适应困难，出现自卑、自责、自伤、退缩、失眠等心理或行为问题，可采用认知疗法、支持疗法、社交技巧的训练、松弛训练及危机干预等心理疗法。

二、心理治疗的主要方法（熟悉）

（一）精神分析疗法

精神分析疗法（psychoanalytic therapy）指在精神分析理论指导下，治疗师运用自由联想、释梦、移情与反移情分析、阐释等技术，发现病人压抑在潜意

识中的冲突，使病人领悟到心理问题的潜意识症结，让焦虑的情绪得到宣泄，从而使其能以现实的方式处理和适应各种情况。

1. 评估　对患者是否适合做精神分析做必要评估，通过询问和倾听探索疾病的原因及寻求帮助原因；详细了解患者的生活史，初步了解患者整个心理发展过程中所体验到的冲突。

2. 自由联想　是精神分析的基本手段。在放松的环境中，鼓励患者无拘无束地诉说他想说的一切，包括近况、家庭、童年记忆、个人困惑等。治疗师鼓励患者尽量回忆童年时期所遭受的创伤，逐渐进入潜意识世界，使潜意识的心理冲突被逐渐带到意识层面，使患者对此领悟，从而建立现实的、健康的心理。

3. 移情　患者将过去对其有重要影响的人物的情绪在治疗者的关系里重现出来，表现为患者对治疗者产生强烈的情绪反应，有的对治疗师产生依恋、钦佩、爱慕甚至有和性有关的经历，称为**正移情**；有的对治疗师表现为不满、愤怒、攻击等称为**负移情**。治疗师通过对移情现象的觉察分析，理解患者的情感和内心世界，帮助患者理解移情。

4. 释梦　弗洛伊德特别重视对梦的分析和运用，这是精神分析的一个重要特色。他认为"梦乃是做梦者潜意识冲突欲望的象征"，治疗师可以让患者对梦的内容自由联想，发现梦中象征的真实含义，从而理解自己的冲突意识、症结及被压抑的愿望。

（二）行为疗法

行为疗法（behavior therapy）是建立在行为理论基础上的心理治疗方法。是根据条件反射学说和社会学习理论，以减轻或改善患者的症状或不良行为目标的方法。

1. 行为功能分析　在行为疗法前对环境中和行为者本身的影响或控制问题行为的因素进行系统分析。

2. 系统脱敏疗法　多用于治疗焦虑病人。治疗师帮助患者建立与不良行为反应相对抗的松弛条件反射，然后再接触引起这种行为的条件刺激，通过习得的放松状态来抑制焦虑反应，使不良行为逐渐消退（脱敏），最终使不良行为得到矫正。一般需要先制定焦虑（恐惧）等级表，即引起患者不良反应（如焦虑、恐惧）的情景刺激做详细的等级划分（一般分为0~10级），并由弱到强排列成表。然后需要学习放松训练，最后进行脱敏治疗，让患者想象或接触等级中的每一个情景并自我放松，完成对接触每一情景所导致的焦虑去条件化，当患者反复训练，对某一情景不再焦虑或恐惧时，可进入下一等级情景，直至顺利完成所用情景，达到系统脱敏的效果。

3.冲击疗法 又称满灌疗法，可用于治疗恐怖症。其基本原理与系统脱敏疗法正相反。是让患者面对（或通过想象）最高等级恐惧，并保持一段时间，不允许患者逃避，恐怖反应（焦虑症状）逐渐减轻，直至消失。**冲击疗法不宜随便使用，应选择适合接受的对象。在使用冲击疗法前，治疗师应向患者认真介绍此疗法的原理和过程，如实告诉患者在治疗中必须付出的痛苦与代价，签署治疗协议，并进行必要体检，排除心血管疾病、癫痫等重大躯体疾病。**

4.厌恶疗法 主要适用于露阴癖、恋物癖、酒精依赖及强迫症等。它根据操作条件反射中的惩罚原理，在某种适应不良行为即将或正在出现时，立即给一个厌恶刺激（如物理的、化学的、环境的或自我厌恶想象等不愉快的刺激），使其产生厌恶的主观体验，经过反复实施，最终会抑制或消除这种行为。

5.松弛疗法 主要应用于缓解紧张性头痛、失眠、高血压、焦虑等症状，适用于焦虑症、恐怖症和广泛性焦虑障碍。是通过机体的主动放松使人体验到身心的舒适以调节因紧张反应所造成的紊乱的心理生理功能的方法。常用的松弛疗法有渐进性肌肉放松、自主训练、冥想和瑜伽等经典松弛疗法。

（三）认知疗法

认知疗法（cognitive therapy）是建立在认知基础上的心理治疗方法。通过认知和行为技术改变不良认知，达到消除不良情绪和行为的方法。

1.理性情绪疗法 强调理性、认知的作用，一切错误的思考方式或不合理信念是心理障碍、情绪和行为问题的根源。理性情绪疗法的完整治疗模式由ABCDEF 6个部分组成，理性情绪疗法 ABCDEF 示意图见图 1-4。A.Ellis 认为：①事件（A）本身并不是引起情绪或行为后果的原因，不合理信念（B）才是真正的原因；②改善不合理情绪及行为就要劝导干预（D）不合理信念；③干预产生效果（E），人们就会产生积极情绪和行为，心理困扰也就消除或减弱，就会产生新感觉（F）。

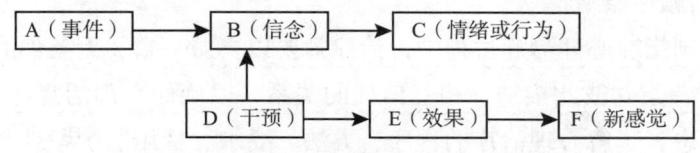

图 1-4 理性情绪疗法 ABCDEF 示意图

A.activating events，指发生的事件；B.beliefs，指人们对事件所持的观念或信念；C.emotional and behavioral consequences，指概念或信念引起的情绪及行为结果；D.disputing irrational beliefs，指劝导干预；E.effect，指治疗或咨询效果；F.new feeling，指治疗或咨询后的新感觉

2.认知行为疗法 贝克强调识别负性自动思维，挖掘核心信念和中心信念。治疗师和患者利用核心信念、中心信念和自动思维之间关系的认知概念化图表，

展示患者的认知图，并帮助患者将提供的资料组织起来。

（四）以人为中心疗法

以人为中心疗法（personal-centered therapy），也称患者中心疗法、来访者中心疗法。与罗杰斯的人本主义思想紧密相连。他认为人生活在自己的主观世界中，有一种与生俱来的自我成长倾向。在适宜环境下，人具有积极的成长潜能，能自我探索，发现自己自我概念中的问题，有能力指导、调整和控制自己。治疗要以来访者为中心，营造促进来访者成长的心理氛围，即无条件积极关注和通情达理或设身处地地理解。

1. 无条件积极关注　治疗师要毫不保留地接受来访者，完全接受患者的是非标准和价值判断，不论患者的情绪和思维有多么的混乱和不合理。

2. 通情达理或设身处地地理解　治疗师能将心比心，设身处地地理解来访者，正确地体验来访者的感情并能把这些感受与其交流，使来访者知道有另外一个人不带成见、偏见和评价地进入他的感情世界中。

（五）森田疗法

森田疗法（Morita therapy），是日本森田正马教授创立的，治疗神经症的一种心理治疗方法。森田疗法的精髓是"顺其自然，为所当为"。

1. 顺其自然的治疗原则　要求患者对症状承认、接受，不必强求改变，要顺其自然。对苦闷、烦恼的情绪不必处理，任其发展到顶点，也就不再苦闷、烦恼了。

2. 为所当为的治疗原则　要求患者做自己应该做的事情，无论自己的心情如何，都坚持要日常的工作和学习。不把症状当作身心的异物，对它不加排除和压抑，症状也会随之减轻甚至消失。

三、心理治疗的原则（掌握）

（一）信赖性原则

这一原则指在心理治疗过程中，治疗师要以真诚一致、无条件的积极关注和共情与患者建立彼此接纳、相互信任的关系，以确保心理治疗的顺利进行。治疗师要让患者了解心理治疗的程序、方法、要求、费用、阶段性与长期可能产生的正面或负面影响，尊重患者的选择，同时避免双重关系的发生。

（二）整体性原则

这一原则指在心理治疗过程中，治疗师要有整体观念。针对患者心理的各个方面，进行全面的考察和系统的分析，综合运用各种治疗技术和方法，满足不同层次的心理需求，必要时可与临床治疗相结合。

（三）发展性原则

这一原则指在心理治疗过程中，治疗师要以发展的眼光看待患者的问题。患者的需要、动机、态度、情绪情感、思维方式、对问题的看法及行为表现都随着心理治疗进程不断变化。

（四）个性化原则

这一原则指在心理治疗过程中，治疗师与每一个患者的关系都是独特的。既要注意同类问题的患者的共同表现和一般规律，又不能忽视每一个患者的具体问题、具体情况。

（五）中立性原则

这一原则要求治疗师在治疗过程中保持中立的态度和立场。治疗师对治疗中涉及的各类事件均应保持客观、中立的立场，不把个人的观点强加于患者。

（六）保密性原则

这一原则要求治疗师尊重患者的权利和隐私。由于心理治疗的特殊性和患者对治疗师的高度信任，他们常常把自己不被人知道的隐私暴露给治疗师，为了保护和尊重患者，同时也为了维护心理治疗的声誉和权威性，心理治疗过程中必须坚持保密的原则。

四、心理咨询的方法与技巧（了解）

心理咨询技术是为了实现心理咨询目标而使用的具体方法和程序。最基本的心理技术有以下几种。

（一）倾听技术

倾听不仅是了解情况的必要途径，也是建立良好的咨询和治疗关系的基础。在接纳的基础上积极地听、认真地听、关注地听，并在倾听时适度参与。倾听不仅是用耳朵听，更是用心听。倾听时可以给予适当的鼓励性回应，比如"嗯""是的"等，必要时以点头、目光注视、微笑回应。

（二）提问技术

提问，可以促进与来访者交流，提高来访者的内省。提问分为开放式提问和封闭式提问。**开放式提问**常使用"什么""怎么""为什么"等词，要求来访者就有关问题、事件、情感给予详细说明；**封闭式提问**常使用"是不是""对不对""有没有"等词，而回答也是"是""否"等简单答案，为了澄清事实、获取重点、缩小范围、控制主题。在提问过程中不宜过多使用封闭式提问，会使来访者陷入被动回答。

（三）鼓励技术

鼓励的作用是表达咨询师对来访者的接纳，对其所说的事情感兴趣，希望继续讲下去。一般是直接重复来访者的话或给予肯定的话，如"嗯""讲下去""还有吗"等，强化来访者叙述的内容并进一步探索表达。

（四）内容反应技术

内容反应也称释义或说明，咨询师把来访者陈述的主要内容进行整理后，用自己的话反馈给来访者，使来访者有机会再次剖析自己的困扰，深化谈话内容。一般最有代表性的、最敏感的、最重要的词最好用来访者的话重复。

（五）情感反应技术

情感反应是咨询师把来访者的情绪、情感体验整理后用自己的话反馈给来访者，作用是澄清事件背后隐藏的情绪，推动对感受及相关内容的讨论。**内容反应技术与情感反应技术区别在于内容反应着重于来访者的言谈内容的反馈，而情感反应着重于来访者的情绪的反馈。**

（六）面质技术

面质是咨询师指出来访者身上存在的矛盾，促进来访者探索。常见的矛盾有理想与现实不一致、言行不一致、前后言语不一致、咨询师与来访者意见不一致。面质是为了促进来访者对自己的感受、信念、行为及所处境况的深入了解，激励来访者放下有意无意的防卫心理面对自己和现实。

（七）自我开放技术

自我开放也称自我暴露，指咨询师提出自己的情感、思想、经验与来访者共同分享，或开放对来访者的态度、评价等或开放与自己有关的经历、体验、情感等。但自我暴露需要建立在良好的咨询关系的基础上。

（八）非言语性技术

心理咨询除了言语表达，还有非言语交流，主要包括：目光注视、面部表情、身体姿态、声音特质、空间距离、衣着及步态等。心理治疗中运用非言语技巧可以影响来访者，并通过来访者的非言语行为获取更深层、更有意义的信息。

第六节 医患沟通

一、医患沟通的技巧（掌握）

医患沟通是影响医患关系最重要的因素，良好的医患沟通是医疗服务的基础，是体现医学关怀的重要环节，也是患者寻求医学帮助的基本需要。

常见的医患沟通技巧有以下几种。

1. 尊重接纳患者 对患者的尊重与接纳是沟通的开始，不论患者的年龄、性别、身份与职业，用符合患者文化背景的方式表达对患者的尊重与接纳。对患者的称呼、躯体距离、姿势、恰当的目光接触等都体现出对患者的尊重与接纳。

2. 聆听与共情能力 耐心而认真地聆听患者的陈述，对患者的陈述予以恰当的回应，表达理解，设身处地地体验到患者的病痛和疾苦并表达同感。可使用口头语言（如"这样的事发生在我身上，也会有同样的感觉"）和（或）肢体语言（点头、眼神交流等）表达能理解对方的感受。

3. 明确的沟通目标，围绕沟通目标提问 每一次的沟通都应有明确的沟通目标，围绕沟通的目标获取信息，表达支持和关怀，达成诊疗上的共识。在患者病情基本清楚后，围绕疾病诊断或治疗需要的重要信息适当地提问，有利于患者的陈述更清晰、全面，同时也提高沟通的效率。每一次沟通，以沟通目标达到或达成共识为止。有时沟通目标太大，也可能需要分阶段和几次沟通，才能达到总的目标。

4. 控制沟通中的信息 有效的沟通需要传递与沟通目标相关的信息，双方就此信息交换意见，表达态度、情感和解决方案。不要偏离了目标，提供与目标无关的信息。如关于选药的问题，就围绕相关信息进行，选择该药物的原因、价格、不良反应、起效时间等。不要在一次沟通中目标太多而没有效能。沟通中多留意患者的情绪状态，同时也要控制好自己的情绪。

5. 把握沟通的语言、语调和语速 沟通中的语言要简练、清晰、通俗、易于理解，不要充满医学术语让患者费解。对不同的对象，语言的速度、音量都应有所不同。对老人、虚弱的患者，要注意语速放慢些，在患者注意力集中和保持目光接触的状态，以简练、清晰的语言传递信息。语音的高低，以患者容易听清，情绪平静、态度明确、真诚为宜，同时注意使用恰当的语调、语速和

音量平复患者的情绪。

6. 尽可能符合患者的文化背景　不同的患者可能来自不同的文化背景，包括患者的种族、信仰、习俗、生活方式、语言等。应用生动通俗的语言，形象的比喻，清晰的逻辑关系，与患者进行沟通，更容易达到沟通的目的。

7. 确认彼此是否信任真诚　医师在交流中，能通过观察判断患者是否信任医师。只有在相互信任基础上的沟通，才能达到目的。

二、医患沟通的障碍与处理（掌握）

医患沟通在医疗服务中具有重要意义，医患双方的有效沟通是保证医疗质量、确保患者满意度的前提。近年来，我国普遍存在医患双方沟通不畅、医患关系紧张的状况，医患纠纷呈不断上升的趋势。因此，研究医患沟通存在哪些障碍及如何应对处理意义重大。

（一）医患沟通的障碍

1. 认识层面　患者在患病后往往会有心理负担，他们就医主要是想了解自己患了什么病，病情是否严重，需要怎样的治疗，是否可以彻底治愈，大概需要花费多长时间才能痊愈等信息。而医师将主要精力放在对疾病的关注上，更关注对患者病情的医治，往往可能忽略了患者心理层面的需求，没有体恤到患者及家属的担心、焦虑情绪，让患者感到缺乏关心、关爱及尊重的感觉。

2. 语言方面　患者看病就医的过程中不可避免地要与医师就病情方面进行沟通。在探讨病情过程中，双方常出现误解。医师有时使用医学专业术语解释病情，而患者又不具备医学方面的知识，常造成医患沟通不畅通。有的患者用"方言""土话"描述症状也常常给医师带来困惑。

3. 执行方面　患者的依从性，又称遵医行为，指患者对医嘱的执行率。有人曾用"治疗效果＝医师的临床知识与技能×患者的依从性"强调依从性的重要性。有的患者由于文化水平低难以理解医嘱、医疗措施和药物的不良反应、医药费用高、对医师不满意等多种原因，依从性较低，不仅是医患沟通的障碍，也影响患者的治疗预后。

4. 医患信息的不对称　信息不对称指信息在相互对应的经济个体之间呈不均匀、不对称的分布状态，即有些人关于某些事的信息比另一些人掌握得多一些。医师和患者对医疗信息的不对称现象普遍存在，在医患沟通中患者对医疗信息的匮乏以及对医学专业知识的不了解与医师形成鲜明对比，常引起患者听不懂、记不住医嘱。这种医患信息的不对称势必影响医患沟通。

（二）医患沟通障碍的处理

处理医患沟通障碍，加强医患沟通，构建和谐的医患关系是一项涉及医患双方的系统工程，需要从以下几个方面着手。

1. 尊重患者，学会倾听 在医患沟通过程中，医师要善于倾听，既是获取患者病情的有效途径，又是尊重患者的表现。医师在倾听时要充分运用目光、语调、姿势、手势等肢体语言与患者交流，同时了解患者的感受、需求，适时、恰当地给予反馈，鼓励和引导患者。此外，医师还要注意倾听患者家属等相关人员的表述，从而对患者的病情有全面的了解和掌握。

2. 善用肢体语言 医患沟通不仅仅是语言的沟通，应是多种交流形式综合运用的沟通。患者就诊时特别渴望医护人员的关爱和体贴，因而对医护人员的语言、表情、动作、姿态、行为方式更为关注、更加敏感。医师一个关切的眼神或一个微笑的表情传递给患者的都将是温暖，更加拉近医师和患者的距离，肢体语言的运用会达到"润物细无声"的效果。

3. 换位思考，给予理解 患者因为疾病的折磨而进入病人角色，难免会有焦虑、抑郁等负性情绪，医师应换位思考，站在对方的角度，设身处地地理解患者，适时适当地进行情感的输出，让患者感受到来自医师的心理认同。

4. 鼓励患者 认知激励理论强调，激励的目的是把消极行为转化为积极行为，以达到组织的预定目标，获取更好的效益。将该理论应用到医疗服务过程中，就是在医患沟通过程中，医师对患者进行鼓励，不断进行积极的心理暗示，引导患者形成积极的思维模式。

良好的医患沟通是构建和谐医患关系的有效途径，影响疾病的诊治与治疗，影响患者身心健康的康复，也关系到医师的形象塑造，有效的医患沟通有利于降低医疗纠纷的风险。因此，在医疗服务过程中，医师要加强与患者的有效沟通，体现对患者的人文关怀，建立相互尊重、理解、信任、和谐的新型医患关系。

第二章 医学伦理学

第一节 概 述

医学伦理学是研究医疗实践和医学研究活动中医学道德的学科，是作为自然科学的医学与人文科学的伦理学之间的交叉学科，属于应用伦理学的范畴。学习医学伦理学对于培养医务人员的高尚情操，规范医学科学技术的发展，促进人民的健康事业都具有重要的作用和意义。

一、医学伦理学的概念（了解）

1. 道德 道德是人类社会的一种重要意识形态，是由人们在社会生活实践中形成的，由经济基础决定的上层建筑，以善恶为评价标准，依靠社会舆论、传统习俗和内心信念，用以调节人与人之间关系的心理意识、原则规范、行为活动的总和。由道德意识、道德规范和道德实践3个部分组成。道德实践是关键。

2. 医学道德 医学道德是一种职业道德，是医务人员在医疗卫生服务的职业活动中应具备的品德，是医务人员在长期的职业活动中所形成和表现出来的稳定的道德意识和行为状态。古今中外有很多德行兼具的医学大家，如古希腊的希波克拉底，中国古代医学家张仲景、孙思邈等。也有很多描述医德的文献，如《希波克拉底誓言》《大医精诚》等。

3. 医学伦理学 医学伦理学是研究优良医学道德规范的制定和实现的学科，是医学与伦理学交叉的学科。是运用一般伦理学原理和主要准则，在解决医疗卫生实践和医学发展中的人际之间、医学与社会、医学与生态之间的道德问题而形成的学说体系，是人们医德观念的理论化和系统化。

二、中医的道德传统（掌握）

崇尚道德是中国医学的优良传统。在其发展和传播过程中，形成了丰富的传统道德思想，指导和影响着中医学的理论和实践。

中医学传统医德产生于远古时代人与伤病斗争的实践活动中。西周时期的《疡医》中提出了平等的治疗观，书中提到"凡有疡者受其药焉"，即凡是患疡疮的人都可以从医生那里得到药物。春秋时期，儒家"仁"的思想开始影响医家治病救人，"无伤也，是为仁术"。战国时期，朴素的人道主义思想成为主要的医德思想，这时期出现了《黄帝内经》《神农本草经》等医学著作。

《黄帝内经》是中国传统医学的经典著作，书中阐述了医学实践中的道德思想，包括人命至重，失而不可得；医师要"上知天文，下知地理，中知人事"；不治已病治未病；反对迷信；严格选择徒弟，只有品德高尚、热爱医学的人，才能做医师。

辨证施治的诊疗方法是中医学传统思想的重要内容，体现了以人为本的医德思想。认为人体疾病的发生、发展是阴阳对立统一相互作用、相互斗争的结果，所以治病要因人、因时、因地辨证施治，不能固执一法。

"医乃仁术"是中医学传统医德思想的根本体现，仁爱救人是中国传统医学的基本道德原则。东汉名医张仲景在《伤寒杂病论·自序》中提出"仁爱救人"，要求行医治病，一视同仁，不分贵贱贫富，"上以疗君亲之疾，下以救贫贱之厄"，对中医学贡献巨大，被后世称为医中之圣。

唐代名医孙思邈编著了《备急千金要方》《千金翼方》等。在《大医精诚论》中，他系统阐明了医者对事业、对患者及家属、对同道的道德原则，是中国医学传统道德的经典著作。在《备急千金要方》中，他明确提出"人命至重，有贵千金，一方济之，德逾于此"的观点，体现了生命神圣的价值观。

重义轻利是中医学家们秉持的价值观念，利用医术索取钱财历来为医学家们所不耻。明代陈实功在《外科正宗》中提出了医师的"五戒""十要"，在世界医德史中占有重要位置。"五戒"对医师出诊、治疗、对妇女患者的态度、药物配制、出游等做了详细的规定；"十要"对医师的学习、知识结构、药物的选择和配制、对同道的态度、防治疾病、医师对患者家庭和社会的责任、对待患者馈赠、救治患者与解救患者的贫困、对医师的生活作风等都做了具体的规定。

在处理医际之间关系方面，中国古代医家认为，同道之间应互相尊重，谦虚谨慎，戒毁同道，不能讲其他医师的坏话，不能道说是非，炫耀声名。北宋名医钱乙，经常医好其他医师不能医治的患者，但从不贬低别人，给宋神宗的

儿子治好病后，宋神宗询问，他谦虚地回答"诸医所治垂愈，小臣适当其愈"。钱乙被后人视为尊重同道的道德典范。

三、医师行为规范（掌握）

规范是指明文规定或约定俗成的行为要求及标准。2012 年 6 月 26 日，为进一步规范医疗机构从业人员行为，原卫生部、国家食品药品监督管理局和国家中医药管理局组织制定了《医疗机构从业人员行为规范》，其第二章"医疗机构从业人员基本行为规范"共 8 条（第四条至第十一条），其主要内容解读如下。

1. 以人为本，践行宗旨 坚持救死扶伤、防病治病的宗旨，发扬大医精诚理念和人道主义精神，以患者为中心，全心全意为人民健康服务。

2. 遵纪守法，依法执业 自觉遵守国家法律法规，遵守医疗卫生行业规章和纪律，严格执行所在医疗机构各项制度规定。廉洁行医，遵纪守法，不以医谋私。堂堂正正做人，清清白白行医，全心全意为患者服务。

3. 尊重患者，关爱生命 健康所系，性命相托。作为医疗从业人员，应敬畏生命，尊重生命，关爱生命，关爱和尊重患者，对患者一视同仁，充分保障患者合法权益，"普同一等，同仁博爱。"

4. 优质服务，医患和谐 要求医务人员举止端庄，语言文明。这既是医师良好素质和修养境界的体现，也是赢得患者的信任与合作以及有助于患者康复所需要的。早在 2500 多年前，古希腊名医希波克拉底就提出："世界上有两种东西能够治病，一是对症的药物，二是良好的语言"。

5. 严谨求实，精益求精 热爱医学，钻研业务，努力学习，提高专业素养，诚实守信，抵制学术不端行为。严谨求实，精益求精，是医疗卫生职业的内在要求。医疗从业人员应谨慎执业、诚信行事、尊重科学、遵循规律、钻研技术、精益求精，克服功利思想、防范浮躁心理，反对不良学术风气，抵制不端学术行为，营造良好的学术氛围。

6. 爱岗敬业，团结协作 忠诚职业，尽职尽责，正确处理同行同事间关系，互相尊重，互相配合，和谐共事。要共同维护患者利益和社会利益，彼此平等，彼此独立，互相监督，互相学习。不能在患者面前有意无意贬低他人，抬高自己，以免使患者丧失对医务人员的信任和治疗信心。

第二节 医学伦理学的基本原则

医学伦理学的基本原则是指医务人员在医学实践中观察、处理伦理问题的准绳或标准，是医学道德最一般的道德原则，是我们解决伦理问题的指导。

1981年在上海举行的"全国第一届医德学术讨论会"，首次明确提出了我国的医德基本原则，表述为："防病治病，救死扶伤，实行社会主义人道主义，全心全意为人民健康服务。"现在仍沿用"防病治病，救死扶伤，实行人道主义，全心全意为人民健康服务"的医德原则。

在医学实践领域中，**国际通用的医学伦理学基本原则一般是"尊重、有利、不伤害、公正"**。

一、尊重原则（掌握）

尊重原则要求尊重患者的生命，尊重生命的价值，尊重患者的人格、权利。医患双方交往时应该真诚地尊重对方的人格，这既是道德要求也是法律要求。医疗人格权包括：患者的生命权、健康权、身体权、姓名权、肖像权、名誉权、人格尊严权、人身自由权、隐私权及其他人格利益。

尊重原则的核心是尊重患者的自主权，体现在医师尊重患者的自主权，保证患者在充分知情的前提下，自己理性地选择治疗决策的伦理原则。包括患者的充分知情、自主选择、自主同意等。尊重患者自主权的具体要求是：在通常情况下，医务人员有义务主动提供适宜的环境和必要的条件与信息，以保证患者充分行使知情权、自主权，允许患者自主选择医师，尊重患者和家属的自主决定，治疗要经患者知情同意，以及保守患者的医密，保护患者的隐私，尊重患者的人格等。

尊重患者的自主权，并不意味着放弃或减轻自己的道德责任，完全听命于患者的任何意愿和要求，要处理好患者自主与医方决策之间的关系。医方决策的情况有：患者病情十分危急，需要立即进行处置和抢救，来不及知情同意；患者昏迷或无行为能力且身边没有代理人可以行使自主权，又急需急诊急救；患者患有对他人和社会有危害的疾病且拒绝必要诊治和医疗处置的。另外，患者或家属错误地行使自主权，所做决定明显危害患者或他人的生命健康，或者代理人的决定明显违背患者利益和其本来意愿时，医师都有权加以制止，行使医师干涉权。

二、不伤害原则（掌握）

不伤害原则是指临床诊疗中避免使患者受到不应有的伤害的伦理原则。医疗技术具有双重性，医疗措施可带来健康利益和医疗伤害的双重效应。如许多检查和治疗，即使符合适应证，也会给患者带来某些生理或心理方面的伤害。如肿瘤的化学治疗，虽能抑制肿瘤，但对造血系统和免疫系统会造成不良影响。还有手术的创伤、药物的不良反应、必要的截肢等，都是为了维护生命而不得不付出的代价。不伤害原则是一种伦理理念。它的重要意义在于强调对患者高度负责、保护患者健康和生命利益的理念和作风，要求正确对待医疗伤害现象，避免使患者受到不应有的医疗伤害，这也是医学伦理原则中的底线原则。

不伤害原则要求以患者为中心，杜绝有意伤害和责任伤害；防范可预知的伤害及意外伤害的出现；谨慎而有胆识，对于危急重症勇于承担责任和必要的风险，尽最大努力把风险和伤害控制在最低限度之内，以最小的损伤代价获得最大的医疗收益。具体应该做到：不滥施辅助检查、不滥用药物、不滥施手术等。

三、有利原则（掌握）

有利原则是把有利于患者健康放在首位并切实为患者谋利益的伦理原则，也有教材称之为**行善原则**。广义的有利即为行善，具体的要求则为患者谋利益。有利原则与不伤害原则有着密切关系，不伤害是有利原则的最低要求。

有利于患者是自古以来的医德传统。在中国，利他性的助人思想是医学道德观念的精髓，后来逐渐形成医乃仁术的行医准则。在西方，古希腊名医希波克拉底在《希波克拉底誓言》中明确提出"为病家谋利益"的行医信条。1948年《日内瓦宣言》明确规定："在我被吸收为医学事业中的一员时，我严肃地保证将我的一生奉献于为人类服务"，"我的患者的健康将是我首先考虑的"。1988年原卫生部颁布的《医务人员医德规范》第一条就是："救死扶伤，实行社会主义的人道主义。时刻为患者着想，千方百计为患者解除病痛"。这些都表明了有利原则的实质，善待生命，善待患者，善待社会。

有利原则具体体现在：真诚关心患者，解除患者身心痛苦，缓解患者疾病，节省医疗费用，满足患者需求；提供最优化服务，照料和治愈患者，延长生命，预防疾病和损伤，促进和维持健康；努力预防和减少难以避免的伤害；选择受益最大，伤害最小的医学决策；坚持公益原则，有效利用医疗资源，将有利于患者和有利于社会健康公益有机统一起来。

四、公正原则（掌握）

公正原则是指在医学服务中公平、正直地对待每一位患者的伦理原则。公正的一般含义是公平正直，没有偏私。公正原则倡导的医学服务公正观，是指在基本医疗保健服务方面要做到绝对公正，即人人享有同样的基本医疗保健服务；在特殊医疗保健需求方面要做到相对公正，即在同样享有基本医疗保健服务的基础上，满足不同患者的不同要求。

公正有两种内涵："形式公正"和"实质公正"，这是两个相互区别又相互联系的内容。"形式公正"是指对同样的人给予同样的待遇。"实质公正"是指根据个人的需要、能力、职位高低、对社会的贡献、业已取得的成就来分配相应的负担和收益，即对不同的人给予不同的待遇。

我国目前卫生保健的资源投入还很有限，国家应尽量使每个公民公正享受基本医疗保健服务，对非基本的医疗保健需要如医疗高技术，则可以根据个人的支付能力及其他情况而定。

第三节　医患关系伦理

一、医患关系的含义（熟悉）

医患关系是医疗实践中最基本的人际关系，即医师与患者之间的关系。广义来说，是指以医师为一方的群体与患者及其家属为一方的群体之间的关系。著名医史学家西格里斯特说过，每一种医学行为始终涉及两类当事人——医师和患者，或者是更广泛的医学团体和社会，医学无非是这两群人之间多方面的关系。

二、医患关系模式（熟悉）

1956 年，萨斯和荷伦德发表了一篇题为《医患关系的基本模式》的文章，对医师和患者的关系进行了技术方面的分类，我们又把这种模式称为**萨斯－荷伦德模式**（表 2-1）。

1. 主动－被动型　医师是主动的，患者处于完全被动的地位。医师完全按自己的意志行事，不需要考虑患者的意见。这种医患关系完全排除患者在医疗过程中的自主性，不仅影响疗效，而且，没有尊重患者的知情权。现在，这种模式可能仅适用于昏迷、休克、严重创伤、缺乏理智或判断力和不能主动表述

意见的患者。类似生活中父母与婴儿之间的关系。

2. 指导-合作型　患者有了一定的权利，在医疗过程中发挥一定的主动性，但医师仍处于主导地位，具有权威性，医患之间的合作是以服从医师的意志为前提的，患者并未完全摆脱被动地位。临床应用于急性感染等疾病。类似现实生活中父母与未成年人之间的关系。

3. 共同参与型　医患双方具有同等的主动性和权力，互相了解，共同协商，最后寻找到一种双方都满意的疾病防治措施，由医师指导，主要由患者自己来承担维护健康的责任，而医师只扮演帮助者、教育者或指导者的角色。见于大多数慢性病及心理疾病，类似于生活中的成年人之间的关系。

表 2-1　萨斯-荷伦德医患关系模式

模式	医护人员的作用	患者的作用	临床应用	模式的原型
主动-被动	对患者做	完全被动	麻醉、昏迷	父母-婴儿
指导-合作	让患者做	部分被动	急性感染等	父母-儿童
共同参与	协助患者做	平等	多数慢性疾病	成人-成人

三、医患双方的道德权利与义务（掌握）

1. 患者的权利和义务　患者的权利是指一个人在扮演患者角色后应该享受的权力和利益。患者的权利包括①平等的医疗权：指患者有权享有必要的基本的诊治、医务服务，不因社会地位、文化程度、经济条件、民族、种族的不同而不同。②知情同意权：指患者有权询问和获知自己所患疾病的严重程度、治疗手段、转归及预后情况，有权了解有关自己疾病的病因、诊断等实际情况，经过深思熟虑后，有权决定接受还是拒绝治疗手段和措施。但是这种决定应该是符合患者自身健康利益的，如果特殊情况下，如急重症抢救、患者意识不清或患有精神疾病，可以行使医师干涉权，即在特殊情况下，医师出于对患者的健康考虑，为维护患者和社会的利益，限制患者的自主权力，以达到对患者和社会负责。医师干涉权不能滥用，应该严格限制应用条件。③保护隐私权：就是在诊治过程中，医务人员经常会得知患者的一些隐私或生理缺陷，医务人员应该严格保守患者的个人隐私，不能向无关人员透露和公开，这是道德和法律的双重要求。④医疗监督权：指患者有权监督自己的医疗权利获得实现的权利，如自己的医疗费用支出、平等医疗权等。⑤医疗赔偿权：如果因为医务人员的过失或失职造成患者的健康利益受到侵犯，认定为医疗事故，患者及其家属有权提出经济补偿和经济补偿的要求，并依法得到补偿。⑥免除一定的社会权利和义务的权利：疾病使患者身体功能下降，影响患者承担社会责任和义务的能力，所以患者有权要求医师开具诊断证明，免除自己无力承担的那部分社会责任和义务，如残疾人可以免除服兵役的义务等。

患者的义务与权利相对应，是患者应该承担的责任，包括必须遵从医疗机构的正当要求。如患病后要积极配合治疗，保持身体健康，自觉杜绝不良生活习惯，扮演好社会角色，遵守医院的各项规章制度，尊重医务人员等。在保证自身正当利益前提下参与医学科学研究是患者自愿履行的义务，如参与大规模的流行病学调查、对疑难杂症的研究等。

2. 医务人员的权利与义务 医务人员的权利是指在医疗活动过程中，医务人员能够行使的权力和应享受的利益。包括①对患者进行疾病诊疗的权利：这种权利是独立自主，不受其他人或任何外力影响的法律权利，也是一种道德权利，不能滥用，更不可以拒绝给患者诊疗或不负责任。②医师干涉权：指在特定的情况下，医师为了患者和社会的利益而限制患者的自主权力，以达到对患者和社会负责目的的一种职业权利。它行使的前提是为了维护患者的个人利益和社会利益不受侵犯。主要发生在以下几种情况：患者意识不清，又没有家属在场，必须进行的急诊、急救；精神疾病患者、自杀未遂患者或者认知能力有限的幼儿，拒绝进行医疗救治；可能对社会、他人造成危害的传染病、精神病患者，拒绝接受治疗，医师应根据自己的经验，做出最适合患者的选择。但是，对于患者充分知情之后的不愿意治疗的决定，如晚期癌症患者、危重疾病预后不良患者的决策，医师无权拒绝。

医务人员的义务是指医务人员在医疗活动中应当担负的道德责任，对患者的健康负责，对社会负责。包括积极进行疾病诊治的义务，对患者的病情、诊疗措施、预后、转归等有关诊断、医疗情况详细说明、解释的义务，保守患者的隐私和秘密，对社会负责，当患者个人利益与社会利益发生矛盾时，不可盲目牺牲患者利益，应该权衡利弊，在正确分析风险／收益的情况下，在个人、科学、社会3种利益之间找到最佳平衡点，如优生中个人生育权与社会控制人口之间的冲突，医疗卫生资源如何公平分配的问题等，都需要医务人员从人道主义精神出发，遵从社会公正公益原则处理。

四、构建和谐医患关系的道德要求（了解）

医患关系是一种具有契约性质的信托关系。患者把健康和生命托付给医务人员，医务人员通过自己的努力减轻患者的痛苦，治疗患者的身心疾病，医患

之间是平等的，信任是医患关系的支柱。在治疗过程中，<u>医务人员处于主导地位，患者处于主体地位</u>，医患关系的满意程度很大程度上取决于医者。构建和谐医患关系的主要道德要求如下。

1. 互相尊重 医疗服务中，医师是个高强度、高风险的职业，长期超负荷运转使医务人员产生极度的疲劳感、厌倦感，以致因心理压力超常而产生烦躁情绪。如患者进诊室时服务态度冷漠，不予理睬，对患者提出的问题，回答时答非所问或者态度生硬。这种言行不仅对医患关系带来不利影响，而且直接违背了最基本的医德要求。所以，从医师角度来说，要尊重患者，推己及人，了解同情患者的痛苦和需求，尊重患者的自主权和知情权，保守患者隐私。从患者角度来说，要尊重医师，了解疾病的复杂性和治疗的风险，感激医师对自己的辛苦付出，遵守医院的规章制度，并尊重医师的治疗意见，积极配合，争取早日康复。

2. 真诚信任 导致医患关系紧张的原因很多，一方面是在市场经济大潮下，有些医务人员金钱至上、见利忘义、小病大看、重复检查、过度服务等现象频发。另一方面，部分患者也开始质疑医师的行为，不信任医务人员的医疗服务，出现了怀疑护士给药量不足，把自己的药拿出去卖掉，甚至无端怀疑医师故意报复缝扎产妇肛门等事件，并在某些不良记者和媒体的炒作之下，带来极大的社会反感，对医疗行业的形象影响恶劣，破坏了医患之间真诚的情感交流，降低了医患之间的信任度。

3. 公正平等 医疗卫生不是一般的服务行业，不能"以经济效益为核心"，不能以扩大医院规模、增加医疗收入为主要目的。作为公立医院，维护公众的健康公益是不可推卸的责任。随着医疗卫生制度改革的逐渐推进，新农合在实现医疗公益性方面发挥了重要作用，但如何进行道德风险防范也成为医务人员面临的新的道德难题。根据公正平等的原则，公平利用卫生资源，使患者受到平等对待，获得平等的照顾和治疗，得到生理和心理方面的支持，不因患者的支付能力不同，而从态度上、设备使用上区别对待，也是达到良好的医患关系的重要要求。

4. 互相合作 正常人转变为患者角色后，在情绪上、意志上、心理活动上会发生比较明显的变化。有的表现为激动或消沉，有的恐惧或不安，有的焦虑或抑郁，这是人们出于对生命的关注而产生的必然反应。患者期望在各方面多得到一点照顾和关心，如果治疗过程中能够得到来自各方面（包括社会关系方面、家庭成员方面、亲朋好友方面、医师治疗方面、护理人员护理方面）的关心和照顾，对患者去除疾病、恢复健康具有良好的作用。反之，患者得不到各方面的关心、照顾，可能会延长恢复健康的时间，还会加重病情的发展。这就要求我们了解、掌握患者的思想变化，有针对性地做好医患沟通，治疗前给予关心，治疗结束后同样要给予安慰，都会给患者带来良好的效果，对稳定患者情绪、配合治疗起到积极的作用。

5. 医师自律 在大量的日常工作中，乡村医师与患者的接触，经常是在无人监督的情况下单独诊治，即使某些不当行为无人知晓，但医务人员自身会受到良心的谴责，感到内疚和不安。这就对医务人员的思想品质、行为规范、自我修养提出了更高的要求。热情、真诚、负责、耐心、慎独是职业道德的要求，也是获得信任、建立良好医患关系的基础，希望通过医师们的真诚付出，能够换取患者的理解信任，最终推动医疗工作的顺利开展。

医患之间的利益和目的是一致的，本没有根本的利害冲突。但目前医患关系紧张，医疗纠纷频发，究其原因有诸多方面。在医疗队伍方面，有医疗机构管理缺陷、医务人员技术能力不足、医务人员的服务态度不好和责任心不强，甚至价值观偏移等问题引发的冲突。我们要遵守道德规范，加强慎独修养，不断完善自己，以法律为准绳，建立互相尊重、真诚信任、公正平等、互相合作的医患关系。

第四节 乡村全科诊疗的伦理要求

全科医学是一门重要的临床学科，乡村全科诊疗工作是乡村医师的基本工作内容，涉及多学科、多方面，要求医务人员必须掌握多学科的理论知识，具有丰富的临床经验、诊疗技能娴熟，对内科常见病的诊断治疗、各种意外事故的急救技能和诊疗技能了然于心。通过对患者的病史采集、体格检查，做出正确的临床诊断和治疗，如有需要，应及时向上级医院或其他医院转诊。但同时也要注意到医疗服务中存在的各种伦理问题，单纯依靠临床技能无法满足患者的所有需求，要学习伦理知识，用伦理的要求约束自我，实现全心全意为患者服务的宗旨。

一、病史采集的伦理要求（熟悉）

1. 热情服务，认真负责 我们应认真负责地对待每一位来诊患者，医师的服务态度是否热情，对患者的疑问解答是否耐心，都给患者留下直接的第一印象。和蔼的态度，温和的语言，安静的情绪，整洁的衣着，都是获得患者信任和职业素质的体现。全心全意为患者服务，绝不做有损于患者健康的事，这是

接诊的基本要求。在大量的乡村全科诊疗工作中，医务人员经常在无人监督的情况下单独工作。这就对医务人员的思想品质、行为规范、自我修养提出了更高的要求。热情、真诚、负责、耐心是职业道德的要求，也是获得良好信任关系的基础，有助于临床诊疗工作的顺利开展。

2. 耐心细致，安全有效 乡村医院一般每天要接待多名患者，有年老体弱者、婴幼儿和抵抗力较低的患者；有一般急慢性疾病、感染性疾病，易造成患者和健康人之间的交叉感染，也可造成患者的再度感染。对这些情况我们都需要在第一时间正确诊断，区别对待，积极应对，及时处理。在问诊过程中要尊重患者，耐心细致，同时确保安全有效。随时观察候诊患者病情，遇到高热、剧痛、呼吸困难、出血、休克等患者，应立即安排提前就诊或紧急处理；对病情较严重或年老体弱者可适当调整就诊顺序。做好正确的诊断工作能节省大量时间，有效提高工作效率。

3. 尊重患者，自主选择 乡村医院患者流动性不大，容易形成稳定、长期的医患关系，但不能因为这样就忽视了对患者的尊重。尊重患者主要包括尊重患者的人格和尊严，尊重患者的隐私，尊重患者的自主选择权。例如，在选择药物治疗还是手术、选择在哪治疗、是否转诊等问题上，要尊重患者的意见，如实告知患者病情后，由患者自主选择。因为只有患者才能真实了解自己的想法、治疗目的，选择他愿意接受的药物或治疗措施。

二、体格检查的伦理要求（熟悉）

1. 重视学习，不断实践 体格检查工作直接关系到患者的疾病诊断，更是乡村医师的基本功。医务人员必须不断地学习业务知识，掌握各种体检方法，不断地总结工作经验，才能在接诊工作中有用武之地，使患者生命安全得到保证。同时，体格检查工作的好坏与医疗诊治有着密切的联系，良好的职业道德是保证患者及时得到诊断及治疗的必要条件。此外，作为医务人员，单凭书面的理论是不够的，必须加强临床实践，通过实践提高检查的全面性和准确性。

2. 同情体贴，周到服务 同情是人类文明善良的本性，同时反映了一个人的道德水平和思想品质。在商品经济浪潮下，医务人员的价值观念出现了偏移，金钱至上、看钱行医、见利忘义和小病大看、重复检查、过度服务等现象频发。这种拜金主义极大地冲击着医务人员的工作积极性。加上临床工作的超负荷运转，医务人员常常疲于完成日常工作，继而产生疲劳感、厌倦感，往往因心理压力超常而产生抵触情绪，从厌倦转向攻击。如服务态度冷漠，不予理睬，对患者提出的问题，回答时答非所问或态度生硬。这种言行不仅对体格检查带来麻烦，而且直接违背了最基本的医德医风。

3. 尊重患者、反应敏捷 体格检查的成功进行往往需要患者的配合，医务人员起着主要作用，良好的沟通能力和尊重精神有利于体格检查工作的开展。体检过程中既要严格遵照程序，又要做好准备迎接各种突发事件，锻炼敏捷的反应、清晰的思路，为各种疑难险情提供有力保障。避免漏诊误诊，把救死扶伤、解除患者的痛苦作为自己的光荣职责和神圣使命，全力以赴，为人民的健康事业奋斗终身。

三、诊疗的伦理要求（熟悉）

1. 以人为本、尊重患者 以患者为中心、以患者的利益和需求为重点，患者是具有生理、心理、社会、文化等各种需要的整体的人，要系统、全方位地为患者服务。人文关怀是人文精神在医疗实践中的展现，体现亲情和以人为本的精神是人文关怀的实质。我们在关注患者的疾病、注重疾病诊治的同时，更要关注患者本人，关注患者所处的家庭环境，注重患者心理需求的满足，人格、尊严的保护。有意识地培养对患者的尊重意识是医疗服务过程中每个医务人员都应强化的必修课。利用专业的技术知识和熟练的技术操作，尽力治疗患者，恢复患者的健康是医务人员对患者的最大尊重，同情关心患者、细心照料、合理运用技术等是这种尊重的具体内容。同时要尊重和理解患者的信仰、爱好、习惯，对患者合理的需求尽量满足。

2. 保护隐私、患者自主 维护患者的人格和尊严，不歧视任何患者，尤其注意对性病、艾滋病、老年和临终患者、精神障碍患者等特殊患者的尊重，保守医疗秘密。理解尊重患者的各项权利，并切实保障这些权利的实施，是每个医务工作者的责任。主要包括患者医疗参与权、患者的知情权和选择决定权、患者对医护费用合理性情况的了解、患者要求保密的权利、患者拒绝诊治的权利、患者决定放弃治疗或继续无效治疗的权利等。在对一些身患重症、危重患者实施救治的过程中，医务人员有时会面临一个伦理难题，是满足患者的知情同意权，还是按家属要求对患者病情保密的问题。是否应该向患者隐瞒实情，即"善意的欺骗"，一直都存在不同的声音。一般认为，对于患"不治之症"且预后不良的疾病、重危疾病和需要做大手术的患者，如果患者心理承受能力较差，告知实情反而可能引发患者的悲观、绝望心理等不良后果，可以与其家属或法定代理人商定，实施保护性医疗措施，选择对患者进行"善意的欺骗"。但应谨慎对待这一问题，既要尊重患者自主权，同时也要顾及患者的心理承受力及其后果，综合考虑，尽力争取患者利益的最大化。

3. 公平正义、平等待患　市场经济、高新技术对医疗传统做法的冲击及所引起的伦理问题、新形势下的医患关系等是需要医务人员时刻予以关注和研究的内容。基本原则是，不能因患者经济支付能力、地位、信仰的不同而在获得的医疗服务上有所不同。要让患者主动了解和积极参与医疗的有关过程，使患者拥有合理平等的医疗权利。加强对患者生命与健康、权利与需求、人格与尊严的关心与关注，公正平等地对待患者。比如，遇到流浪汉、孤寡老人、遗弃患者等"无主患者"怎么办？医务人员常常感到非常棘手，多了几分担心等复杂的心理压力，这类患者又往往需要专门的治疗和守护，不能轻视或忽略，如不及时救治，病情可能会恶化，甚至死亡，而缺少监护人在场的情况下可能遇到很多医疗风险；又或者，遇到低收入患者难以支付医疗费用问题怎么办？这类问题都对医务人员的责任心和能力提出更高的要求。一要依靠医务工作者具有对患者高度负责的道德良心，积极实施诊治，实行救死扶伤的人道主义精神；二要社会、政府、患者、医院和相关部门的通力协作，共同解决。

4. 技术熟练，作风严谨　有的乡村医师独立执业，既是医师，也是护士，一人多职。既要学习全科医学的各种临床操作技能，还要掌握注射、输液、换药、导尿、灌肠等操作技术，成为独当一面的全能型医师。要注意操作中严格执行操作规程，确保安全、有效。患者求医一般都是离自己最近的乡村医师，对患者准确的诊断、及时地判断是救治患者的关键。医务人员所具备的专业水平和职业道德对于患者的安危具有决定性作用，而这来源于高度的责任心，同时也凝聚了医务人员崇高的职业道德。

四、转诊的伦理要求（熟悉）

1. 分级诊疗，以人为本　改革开放以来，我国农村医疗卫生快速发展，农村居民人均预期寿命不断提高。但是，我国农村医疗卫生发展仍然面临很多问题。我国提出建立分级诊疗制度，体现在基层首诊、双向转诊、急慢分治。对于疑难杂症、病情危重的患者应及时安排转诊，使患者得到及时有效的救治。转诊时必须坚持把患者的利益和需要始终放在第一位的原则，患者只要有一线希望就尽力抢救，不能因个人得失而怕担风险、怕负责任，更不能消极地等待转诊，而应在有利于患者康复的前提下严谨操作，果断地采取正确、积极的治疗措施，做好转诊前的准备工作。

2. 患者自愿，救死扶伤　转诊患者多数病情危重，需要紧急处理和救治，应充分尊重患者自愿原则，让患者与家属商量后决定是否转诊。对于无患者家属陪同的，医务人员常常感到棘手，造成担心、轻视或忽略的错综复杂的心理压力，这类患者如不及时救治，病情会恶化，甚至死亡，而缺少监护人在场的情况下会遇到很多医疗风险，对医务人员的责任心和能力提出更高的要求。

医务人员在积极抢救时，有时会遇到低收入患者难以解决如费用等问题，给社会、医院及伤者带来精神及经济负担。此问题的解决要依靠医务工作者具有对患者高度负责的道德良心，实施救死扶伤的人道主义精神，经济负担不能全部留给医院解决，需要社会、政府相关部门的通力协作，共同解决。

第五节 乡村公共卫生服务的伦理要求

乡村医疗除了全科诊疗，还担负着对所在地区人群进行健康体检、预防接种、疾病普查、健康教育等一系列任务，对于改变人群生活方式、预防疾病、降低发病率等有积极的作用。我们在工作中，要重视疾病防控，积极开展健康教育与健康促进工作。

一、疾病防控的伦理要求（熟悉）

"预防为主，防治结合"是我国医疗工作的指导方针，疾病防控工作是我国医疗卫生事业的重要部分，多年来疾病防控工作在提高人民健康水平方面起到了巨大的作用，甚至具有比临床治疗更重要的意义。疾病防控主要包括对传染病、慢性非传染病、地方病、职业病及因环境破坏而引起的疾病的预防和控制。

在人类历史上，18～19世纪传染病是人类健康的最大威胁，20世纪中叶以后，随着疾病谱的变化，疾病的预防重点已经从急性传染病逐渐转向慢性传染病、老年性疾病，但是我国的传染病防控任务依然很艰巨。近十几年来，一些新的传染病又开始出现，如艾滋病、莱姆病、登革热、埃博拉等，这些传染病蔓延速度快，死亡率高。近年来，结核病、性病、鼠疫等一度得到控制和消灭的传染病又有抬头趋势。很多新发病的出现给卫生防疫工作带来许多新的问题，使我们认识到了解疾病的病因、传播途径、预防知识及方法的重要性。这就需要我们进一步完善疾病防控工作，建立一个全面高效的防疫信息网，增强基层医师的预防意识，通过各方面的努力，搞好免疫工作，控制人群疾病发生。

对疾病防控人员的伦理要求如下。

1.爱岗敬业，无私奉献 应树立积极的职业观，热爱本职工作，爱岗敬业，具有高度的责任感，无私奉献，全心全意地为人民服务。认识到疾病防控工作不仅是对现代人负责，也是对未来的后代负责。疾病防控工作任务繁重，条件

艰苦，比如当遇到传染病暴发流行，严重危害到人民生命健康的紧急情况时，医务工作者必须立刻应战，以顽强的精神努力奉献，不怕吃苦，克服困难。与传染性疾病患者接触时，受疾病感染的可能性很大，更需要医务人员具有勇于奉献的大无畏精神，以高度的责任感和无私奉献的精神坚守阵地。同时，应尊重患者的人格和尊严，不歧视、排挤传染性疾病患者，保护传染性疾病患者和疑似患者的个人正当权益。

2. **实事求是，科学严谨**　要时刻保持科学严谨、实事求是的工作态度。必须尊重科学，以严谨的态度对待工作，不能有丝毫的马虎，更不能违背科学规律。应严格遵守操作规章制度，严肃认真地对待其中的每一环节，发现传染性疾病患者，做好消毒隔离工作，根据具体情况及时上报有关部门并立即采取有力措施。要坚持实事求是，严格按照《中华人民共和国传染病防治法》的有关规定，一旦发现疫情及时上报有关部门，不隐瞒，不慌报。近年来，因职业危害因素而导致患职业病的人数也在持续不断增加，我国虽然已经建立一套有效的规章制度和法规，如《中华人民共和国职业病防治法》等，但由于个别企业片面追求经济效益，职业病的危害仍比较严重。针对不同务工人员的具体情况要重点的进行教育，使他们树立积极预防的观念，加强对于健康知识的学习，增强自我保健的意识。

3. **团结协作，严格执法**　疾病防控工作的范围广泛，包括疾病的预防保健、卫生宣传、环境保护、食品卫生等，工作内容复杂，涉及社会生活的各个领域，所以往往单靠医师一方力量是不行的，需要很多不同部门的支持，这就要求我们能团结协作，协调好与各部门的关系。在工作中随时主动向有关部门和单位反映问题，征求意见，集思广益。认识学习相关的医药卫生法规，严格贯彻执行这些法律法规，严格按照规章办事，从自身做起，以身作则，保证工作顺利进行。

此外，在工作中我们需要根据实际情况，开展切实有效的预防和控制疾病工作，树立和采取"三级预防"的理念和措施，关注患者的心理需求，改善患者的生存质量，对易感人群进行有效指导，不简单粗暴对待边缘人群，尊重患者隐私，比如性病、艾滋病等人群，需要了解患者心理，消除其心理顾虑，控制地方病、职业病的发生，对于传染性疾病，依法及时上报疫情、突发公共卫生事件，维护人民健康安全，维护社会稳定。

二、健康教育与健康促进的伦理要求（熟悉）

健康教育与健康促进本身就是乡村医师工作的重要组成部分，医师们在工作中要结合实际情况，根据人群接受能力，制订相应的健康教育活动计划表，介绍疾病防治、饮食要求、用药指导、体育锻炼等知识；还可以进行集体沟通，对某一季节发病率高的疾病对人群进行集体沟通、宣教和检查指导；或者办一些健康教育的宣传栏，以简单易懂的图画、案例为主，生动活泼，乐于接受。

健康教育与健康促进的目的有微观和宏观两个方面：微观方面，要达到个体预防疾病，增进健康，延长寿命，提高生命质量的目的。宏观方面，要维护人群健康，提高人群的整体健康水平，从而提高社会生产力。具体的伦理要求如下。

1. 尊重群众，全民重视 卫生习惯的养成，受生活环境、生活观念等多方面长时间的影响，很多不良的生活习惯根深蒂固，要想在短时间内使其改变，难度较大。因此，在工作的过程中，我们要尊重群众，以积极热情的态度，耐心细致地不断讲解，并且考虑到传统、社会、心理、文化、宗教、地域等多方面的因素；只有全民都认识到健康教育和健康促进的重要性，关心健康，自觉维护良好的健康教育和健康促进的氛围，养成文明卫生的生活方式，改善农村环境卫生，才能提高人民整体的健康水平。比如宣传普及公共卫生知识时，要充分调动广大人民群众的积极性，提高人民群众的社会责任感，加强健康教育和健康促进观念。

2. 持之以恒，诚恳耐心 健康教育和健康促进工作具有长期性的特点，不是一蹴而就的，很多工作需要长时间的努力才能看见效果，需要有坚定的信念和毅力，争取广大人民群众的支持，从而形成全民参与的预防保健的社会基础。当人们不能理解时，我们要有足够的耐心，通过开展广泛的宣传教育活动，提高广大人民群众的认识，增加预防疾病、促进健康的知识。要密切联系群众，积极主动深入基层，以诚恳的态度解决人民群众遇到的健康问题，耐心细致地给予讲解，进行相关的健康咨询指导。比如，慢性病患者往往要进行行为与生活方式的改变，而且要长期坚持才有效果，单纯依靠医师很难实现，所以要赢得患者和家属的信任和支持，共同配合，给予患者信心和鼓励，并且关注慢性病患者的家庭负担，尽量减轻慢性病患者给家庭带来的压力。

3. 积极倡导，深入发掘 倡导积极的健康观，指导人们建立正确的生活习惯，保护和改善人群的身心和社会活动能力，提高人群的生活质量和健康水平。影响人群健康的因素很复杂，有社会因素和自然因素两大方面，具体包括水资源、人口资源、生活方式、卫生政策等。这就要求我们熟练掌握各种相关专业知识，充分了解所处地域人文知识，了解当地的风俗习惯、生活方式对健康的影响。每个预防医学工作者，都需要有意识的自觉培养有担当、有勇气的责任

意识，努力钻研，深入发掘，发现问题，解决危机。同时，通过对广大居民的健康教育，不断提高基层群众的健康知识、卫生政策法规的普及，提高居民的食品安全风险和疾病防控意识，有利于提高广大群众的身体健康水平。

4. 努力学习，与时俱进　疾病防控工作内容广泛，涉及社会、心理、自然、公共卫生、环境等多方面的知识，这就要求我们不仅要熟练掌握医学知识，还要扩大知识面，努力学习其他方面的专业知识，开阔眼界，不断学习新技术、新理论、新方法。现代医学技术飞速发展，电子计算机技术、纳米技术、芯片技术的运用，在预防疾病方面取得了很好的效果。我们应该与时俱进，积极了解这些新知识，充实自己的知识库，进而更好地开展健康教育和健康促进工作。从多方面综合分析影响健康的因素，运用自己广博的知识和精湛的技术，提高服务质量。

健康教育和健康促进工作任重而道远，需要几代人坚持不懈的努力，以达到防控疾病、保障人民健康、延长人类寿命之目的，提高人群的健康水平。

三、特殊人群公共卫生服务的伦理要求（了解）

1. 儿童公共卫生服务的伦理要求

儿科的服务对象为未成年儿童，病史和症状大多无法由患儿明白表达，给医务人员工作的展开带来很大困难，同时又因为患儿身体仍在发育成长，对有些操作的耐受程度不如成人，也相应地增加诊疗难度。运用医学伦理学知识，有助于医务人员更好地处理与患儿及家长的关系，有助于顺利开展公共卫生服务工作。

（1）理解同情，灵活冷静：患儿就医时往往哭闹不止，拒绝打针吃药，家长也可能会言辞过激、情绪急躁，甚至带有攻击性行为等，医务人员应举止大方、不卑不亢，对患儿及家长耐心、详细地做好解释工作。灵活运用语言技巧，冷静、理智、耐心解释，应用医学知识给予安慰，建立和谐的医患关系。更要提高操作技术，快、准、稳，达到治疗康复目的，进而提高服务质量。

（2）健康教育，注重细节：健康教育本身就是以人为本医疗模式的重要组成部分，儿科公共卫生服务中的健康教育需要注重细节，讲求方式。可以制订儿童健康教育活动计划表，介绍疾病防治、饮食要求、用药指导、体育锻炼等知识；还可以进行集体沟通，对某一季节发病率高的疾病对患儿家长进行集体沟通、宣教和检查指导；或者办一些儿童健康教育的宣传栏，以儿童喜欢的卡通、漫画为主，生动活泼，乐于接受。

（3）环境优雅、讲究方法：优雅的环境、充满童趣的空间，会让患儿有稳定的情绪、愉快的心情，对接受治疗、接种也会起到很大的助益。如将各病室都涂不同颜色，使用粉色的床单和被罩，墙壁悬挂卡通图片，室内摆放玩具，准备电动车及各年龄的书籍等。医务人员通过讲故事、唱儿歌等方式消除患儿对医院的恐惧心理。了解儿童心理，工作讲究方法不粗暴，强调亲情服务、温馨服务，提高工作效率及质量。使患儿在轻松愉快的心情下度过医院时光，获得满意的治疗效果。

2. 妇女公共卫生服务的伦理要求

（1）健康教育，指导生活：帮助妇女正确认识对待自身的生理性和病理性问题，对正常妇女、孕妇、患病妇女做好咨询和各期保健，教导她们在月经期、更年期、老年期如何不诱发疾病，降低正常孕妇在妊娠期发生合并症的概率，并且教育她们早期发现不良情况及时就医，以便得到及时恰当的诊治。

（2）遵守法律，保护妇女：妇产科工作关系到优生优育、计划生育等许多国家法律和有关政策，对人流堕胎、绝育、辅助生殖等技术应用更需要在具体规范指导下进行，做好健康教育，有利于患者个人、家庭、国家的未来，有利于子孙后代、社会发展。

（3）尊重隐私，了解心理：医务人员要善于发现妇产科患者的心理变化，注意妇产科患者特有的心理特点。很多妇产科患者，如未婚先孕、不孕症、性功能障碍、性传播疾病等患者都不愿让他人知道病情，不同的患者会有各种不同心理，如自卑心理、恐惧心理、抑郁心理等，注意及时发现、正确对待是医疗工作的一部分，更是对医务人员的高层次要求。

3. 老年人公共卫生服务的伦理要求

（1）尊重患者，社会关怀：随着社会老龄化人口的逐渐增加，老年病已成社会的高发、常见病种，其独有的特点对公共卫生服务工作提出更多新的要求，一个文明社会，必然需要为对社会做出一生贡献的老人提供必需的有效的医疗服务，我国一向以尊老为荣，尊重老年患者不仅体现了临床医疗功能，更重要的是体现了社会公德。老有所医、老有所乐、老有所学、老友所为和老有所养，是每个社会老年人期望的生活方式，也是社会文明程度的体现。对老年生活质量的重要保障之一就是医疗和保健，这是比吃、穿、住、行更深一层次的需求，通过全社会的协同合作才能最终实现老年人享有平等、实用、必需的护理服务，这是对老人晚年的慰藉，更是社会应尽的关怀义务。医务人员如果没有从整个社会角度考虑，很有可能陷入抱怨、不耐烦甚至忽视、虐待老人等想法，这是万万要不得的。

（2）耐心细致，持之以恒：老年人由于心理、生理功能的特殊性，往往反应性降低，自觉症状轻，即使病情危重，临床症状、体征也常常不典型，容易掩盖很多的疾病。如果不及时发现，老年人的病情发展迅速，很容易延误病情。

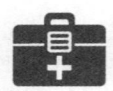

因此，服务老年人员需要在日常工作中细心观察，具备敏锐的观察力和判断力，在执行操作时科学认真、高度负责，对老年患者的细微变化了然于心，注意老人疼痛阈值高等病理、生理特点，在工作中专心、审慎、周密、善于观察，及早发现症状，避免因粗心、忽视而给老年患者带来痛苦和遗憾。有一些老年患者由于行动不便或长期卧床休息、治疗，使他们着急、疑惑甚至信心不足，医务人员要以高度的责任心关注他们，持之以恒，针对患者的心理给予开导，以深切的同情心和持之以恒的耐心悉心治疗和护理，对患者的身体、心理护理不急躁、不厌烦，主动接近、耐心询问、安慰鼓励，耐心细致地为患者护理。争取获得老人的信任和尊重，形成亲切友好、稳定合作的医患关系，有利于老年患者的健康恢复和机体功能康复，也是医疗工作顺利开展的保证。

4. 严重精神障碍患者的伦理要求

（1）保守隐私，心理承受：精神科患者隐私性及保密性必须随时受到尊重，不可在不相关的场所自由谈论患者病情。严重精神障碍患者可能表现出各种不同症状，更存在各种不合作的情况，如接受注射治疗时患者挣扎、乱踢，入院后持续性自杀行为，面对有敌意、攻击性人格的患者，还具有潜在性危险，口头谩骂、恐吓或疑心重、忧虑抑郁倾向患者，都是经常会遇到的情况。医务人员需要做好充分的思想准备，才能进入这一领域，较其他患者，需要医务人员更多的心理承受能力和高尚的医学道德情操。

（2）预防损伤，客观看待：处于发病期的患者，经常会有自残、伤害他人等危险行为，这是患者意识不正常时的表现，应得到理解，不能歧视；医务人员的工作同时还包括安全教育、安全检查等，精神科患者入院治疗，承载着家属的信任，医务人员不能因患者的感知觉障碍而对其打骂、虐待、不耐烦，对不理智行为更要客观看待，具有职业精神。同时避免患者互相伤害，将有危险患者隔离治疗，曾有新闻报道一精神科患者用钢匙挖去同病房患者眼球的恶性事件，造成了极大的社会影响。

（3）平等待患，科学教育：目前人们对心理精神疾病的认识已经不再是18世纪的妖魔化，但在一定程度上还是会受到社会上的歧视和区别对待。为患者能够很好地工作生活、回归社会，医务人员同时承担社会心理普查、教育工作，鼓励患者早日就医，寻求科学途径解决心理疾病，同时通过科学教育消减人们内心疑虑，减少社会歧视；精神科患者也只是一种患者群，拥有患者享有的各种权利，面对越来越多的患者群、易感人群，我们需要一种开明、健康的社会大环境，而这些都离不开医务工作者的辛勤努力。

第三章　卫生法规

第一节　传染病防治法

一、概述（了解）

《中华人民共和国传染病防治法》由中华人民共和国第十届全国人民代表大会常务委员会第十一次会议于 2004 年 8 月 28 日修订通过，自 2004 年 12 月 1 日起施行。《中华人民共和国传染病防治法》是宪法规定的保护人民群众生命安全的重要法律之一，是我国传染病防治从行政管理步入法制管理的重要标志。

二、传染病的分类（掌握）

本法规定的传染病分为甲类、乙类和丙类。

1. 甲类传染病　是指鼠疫、霍乱。

2. 乙类传染病　是指传染性非典型肺炎、艾滋病、病毒性肝炎、脊髓灰质炎、人感染高致病性禽流感、麻疹、流行性出血热、狂犬病、流行性乙型脑炎、登革热、炭疽、细菌性和阿米巴性痢疾、肺结核、伤寒和副伤寒、流行性脑脊髓膜炎、百日咳、白喉、新生儿破伤风、猩红热、布氏菌病、淋病、梅毒、钩端螺旋体病、血吸虫病、疟疾。

3. 丙类传染病　是指流行性感冒、流行性腮腺炎、风疹、急性出血性结膜炎、麻风病、流行性和地方性斑疹伤寒、黑热病、棘球蚴病、丝虫病，除霍乱、细菌性和阿米巴性痢疾、伤寒和副伤寒以外的感染性腹泻病。

上述规定以外的其他传染病，根据其暴发、流行情况和危害程度，需要列入乙类、丙类传染病的，由国务院卫生行政部门决定并予以公布。

乙类传染病中传染性非典型肺炎、炭疽中的肺炭疽和人感染高致病性禽流

感，采取本法所称甲类传染病的预防、控制措施。

2008年5月，卫生部将手足口病列入传染病防治法规定的丙类传染病进行管理。2013年10月，国家卫生和计划生育委员会将人感染H7N9禽流感纳入法定乙类传染病；将甲型H1N1流感从乙类调整为丙类，并纳入现有流行性感冒进行管理；解除对人感染高致病性禽流感采取的传染病防治法规定的甲类传染病预防、控制措施。

因此，我国共有法定传染病39种，其中甲类2种、乙类26种、丙类11种。

三、医疗机构在传染病预防中的职责（熟悉）

医疗机构承担与医疗救治有关的传染病防治工作和责任区域内的传染病预防工作。城市社区和农村基层医疗机构在疾病预防控制机构的指导下，承担城市社区、农村基层相应的传染病防治工作。

医疗机构必须严格执行国务院卫生行政部门规定的管理制度、操作规范，防止传染病的医源性感染和医院感染。

医疗机构应当确定专门的部门或人员，承担传染病疫情报告，本单位的传染病预防、控制以及责任区域内的传染病预防工作；承担医疗活动中与医院感染有关的危险因素监测、安全防护、消毒、隔离和医疗废物处置工作。

四、传染病疫情的报告（掌握）

疾病预防控制机构、医疗机构和采供血机构及其执行职务的人员发现本法规定的传染病疫情或者发现其他传染病暴发、流行以及突发原因不明的传染病时，应当遵循疫情报告属地管理原则，按照国务院规定的或者国务院卫生行政部门规定的内容、程序、方式和时限报告。

依照本法的规定负有传染病疫情报告职责的人民政府有关部门、疾病预防控制机构、医疗机构、采供血机构及其工作人员，不得隐瞒、谎报、缓报传染病疫情。

五、医疗机构在传染病疫情控制中应当采取的措施（掌握）

医疗机构发现甲类传染病时，应当及时采取下列措施：

1. 对病人、病原携带者，予以隔离治疗，隔离期限根据医学检查结果确定。

2. 对疑似病人，确诊前在指定场所单独隔离治疗。

3. 对医疗机构内的病人、病原携带者、疑似病人的密切接触者，在指定场所进行医学观察和采取其他必要的预防措施。

拒绝隔离治疗或者隔离期未满擅自脱离隔离治疗的，可以由公安机关协助医疗机构采取强制隔离治疗措施。

医疗机构发现乙类或者丙类传染病病人，应当根据病情采取必要的治疗和控制传播措施。

医疗机构对本单位内被传染病病原体污染的场所、物品以及医疗废物，必须依照法律、法规的规定实施消毒和无害化处置。

六、医疗机构应当开展的医疗救治活动（熟悉）

医疗机构应当按照规定对使用的医疗器械进行消毒；对按照规定一次使用的医疗器具，应当在使用后予以销毁。

医疗机构应当按照国务院卫生行政部门规定的传染病诊断标准和治疗要求，采取相应措施，提高传染病医疗救治能力。

医疗机构应当对传染病病人或者疑似传染病病人提供医疗救护、现场救援和接诊治疗，书写病历记录以及其他有关资料，并妥善保管。

医疗机构应当实行传染病预检、分诊制度；对传染病病人、疑似传染病病人，应当引导至相对隔离的分诊点进行初诊。医疗机构不具备相应救治能力的，应当将患者及其病历记录复印件一并转至具备相应救治能力的医疗机构。具体办法由国务院卫生行政部门规定。

第二节　突发公共卫生事件应急条例

一、概述（了解）

《突发公共卫生事件应急条例》是为有效预防、及时控制和消除突发公共卫生事件的危害，保障公众身体健康与生命安全，维护正常的社会秩序制定。经2003 年 5 月 7 日国务院第 7 次常务会议通过。由国务院于 2003 年 5 月 9 日发布并实施。

二、医疗卫生机构发现突发公共卫生事件的报告（掌握）

医疗卫生机构发现以下情形之一的，应当在 2 小时内向所在地县级人民政府卫生行政主管部门报告。

1. 发生或者可能发生传染病暴发、流行的。

2.发生或者发现不明原因的群体性疾病的。

3.发生传染病菌种、毒种丢失的。

4.发生或者可能发生重大食物和职业中毒事件的。

任何单位和个人对突发事件，不得隐瞒、缓报、谎报或者授意他人隐瞒、缓报、谎报。

三、医疗卫生机构在突发事件发生时的应急措施（熟悉）

医疗卫生机构应当对因突发事件致病的人员提供医疗救护和现场救援，对就诊病人必须接诊治疗，并书写详细、完整的病历记录；对需要转送的病人，应当按照规定将病人及其病历记录的复印件转送至接诊的或者指定的医疗机构。

医疗卫生机构内应当采取卫生防护措施，防止交叉感染和污染。

医疗卫生机构应当对传染病病人密切接触者采取医学观察措施，传染病病人密切接触者应当予以配合。

医疗机构收治传染病病人、疑似传染病病人，应当依法报告所在地的疾病预防控制机构。接到报告的疾病预防控制机构应当立即对可能受到危害的人员进行调查，根据需要采取必要的控制措施。

第三节　医疗废物管理条例

一、概述（了解）

《医疗废物管理条例》是为加强医疗废物的安全管理，防止疾病传播，保护环境，保障人体健康，根据《中华人民共和国传染病防治法》和《中华人民共和国固体废物污染环境防治法》制定。经 2003 年 6 月 4 日国务院第十次常务会议通过。由国务院于 2003 年 6 月 16 日发布并实施。2011 年 1 月 8 日，国务院对《医疗废物管理条例》进行了修订。

二、医疗卫生机构对医疗废物的管理（掌握）

（一）及时收集本单位产生的医疗废物

医疗卫生机构应当及时收集本单位产生的医疗废物，并按照类别分置于防渗漏、防锐器穿透的专用包装物或者密闭的容器内。

医疗废物专用包装物、容器，应当有明显的警示标识和警示说明。

医疗废物专用包装物、容器的标准和警示标识的规定，由国务院卫生行政主管部门和环境保护行政主管部门共同制定。

（二）建立医疗废物的暂时储存设施、设备

医疗卫生机构应当建立医疗废物的暂时储存设施、设备，不得露天存放医疗废物；医疗废物暂时储存的时间不得超过 2 天。

医疗废物的暂时储存设施、设备，应当远离医疗区、食品加工区和人员活动区以及生活垃圾存放场所，并设置明显的警示标识和防渗漏、防鼠、防蚊蝇、防蟑螂、防盗以及预防儿童接触等安全措施。

医疗废物的暂时储存设施、设备应当定期消毒和清洁。

（三）使用专用运送工具

医疗卫生机构应当使用防渗漏、防遗撒的专用运送工具，按照本单位确定的内部医疗废物运送时间、路线，将医疗废物收集、运送至暂时储存地点。

运送工具使用后应当在医疗卫生机构内指定的地点及时消毒和清洁。

（四）及时将医疗废物交由医疗废物集中处置单位处置

医疗卫生机构应当根据就近集中处置的原则，及时将医疗废物交由医疗废物集中处置单位处置。

医疗废物中病原体的培养基、标本和菌种、毒种保存液等高危险废物，在交医疗废物集中处置单位处置前应当就地消毒。

（五）污水排放

医疗卫生机构产生的污水、传染病病人或者疑似传染病病人的排泄物，应当按照国家规定严格消毒；达到国家规定的排放标准后，方可排入污水处理系统。

（六）自行处置的规定

不具备集中处置医疗废物条件的农村医疗卫生机构应当按照县级人民政府卫生行政主管部门、环境保护行政主管部门的要求，自行就地处置其产生的医疗废物。自行处置医疗废物的，应当符合下列基本要求：

1. 使用后的一次性医疗器具和容易致人损伤的医疗废物，应当消毒并做毁形处理。

2. 能够焚烧的，应当及时焚烧。

3. 不能焚烧的，消毒后集中填埋。

第四节　疫苗流通和预防接种管理条例

一、概述（了解）

《疫苗流通和预防接种管理条例》是为加强对疫苗流通和预防接种的管理，预防、控制传染病的发生、流行，保障人体健康和公共卫生，根据《中华人民共和国药品管理法》和《中华人民共和国传染病防治法》制定。由中华人民共和国国务院于 2005 年 3 月 24 日颁布，2005 年 6 月 1 日起实施。《国务院关于修改〈疫苗流通和预防接种管理条例〉的决定》已经 2016 年 4 月 13 日国务院第 129 次常务会议通过，2016 年 4 月 23 日公布并施行。

二、疫苗的分类（熟悉）

本条例所称疫苗，是指为了预防、控制传染病的发生、流行，用于人体预防接种的疫苗类预防性生物制品。

疫苗分为两类。第一类疫苗，是指政府免费向公民提供，公民应当依照政府的规定受种的疫苗，包括国家免疫规划确定的疫苗，省、自治区、直辖市人民政府在执行国家免疫规划时增加的疫苗，以及县级以上人民政府或者其卫生主管部门组织的应急接种或者群体性预防接种所使用的疫苗；第二类疫苗，是指由公民自费并且自愿受种的其他疫苗。

接种第一类疫苗由政府承担费用；接种第二类疫苗由受种者或者其监护人承担费用。

国务院卫生主管部门根据全国范围内的传染病流行情况、人群免疫状况等因素，制定国家免疫规划；会同国务院财政部门拟订纳入国家免疫规划的疫苗种类，报国务院批准后公布。

省、自治区、直辖市人民政府在执行国家免疫规划时，根据本行政区域的传染病流行情况、人群免疫状况等因素，可以增加免费向公民提供的疫苗种类，并报国务院卫生主管部门备案。

三、疫苗接种（掌握）

国家实行有计划的预防接种制度，推行扩大免疫规划。需要接种第一类疫苗的受种者应当依照规定受种；受种者为未成年人的，其监护人应当配合有关的疾病预防控制机构和医疗机构等医疗卫生机构，保证受种者及时受种。

（一）接种单位应当具备下列条件

1. 具有医疗机构执业许可证件。

2. 具有经过县级人民政府卫生主管部门组织的预防接种专业培训并考核合格的执业医师、执业助理医师、护士或者乡村医生。

3. 具有符合疫苗储存、运输管理规范的冷藏设施、设备和冷藏保管制度。

承担预防接种工作的城镇医疗卫生机构，应当设立预防接种门诊。

接种单位应当承担责任区域内的预防接种工作，并接受所在地的县级疾病预防控制机构的技术指导。

（二）对实施接种的医疗卫生人员的要求

医疗卫生人员在实施接种前，应当告知受种者或者其监护人所接种疫苗的品种、作用、禁忌、不良反应以及注意事项，询问受种者的健康状况以及是否有接种禁忌等情况，并如实记录告知和询问情况。受种者或者其监护人应当了解预防接种的相关知识，并如实提供受种者的健康状况和接种禁忌等情况。

医疗卫生人员应当对符合接种条件的受种者实施接种，并依照国务院卫生主管部门的规定，记录疫苗的品种、生产企业、最小包装单位的识别信息、有效期、接种时间、实施接种的医疗卫生人员、受种者等内容。接种记录保存时间不得少于 5 年。

对于因有接种禁忌而不能接种的受种者，医疗卫生人员应当对受种者或者其监护人提出医学建议。

（三）关于儿童预防接种

国家对儿童实行预防接种证制度。在儿童出生后 1 个月内，其监护人应当到儿童居住地承担预防接种工作的接种单位为其办理预防接种证。接种单位对儿童实施接种时，应当查验预防接种证，并做好记录。

儿童离开原居住地期间，由现居住地承担预防接种工作的接种单位负责对其实施接种。

预防接种证的格式由省、自治区、直辖市人民政府卫生主管部门制定。

儿童入托、入学时，托幼机构、学校应当查验预防接种证，发现未依照国家免疫规划受种的儿童，应当向所在地的县级疾病预防控制机构或者儿童居住地承担预防接种工作的接种单位报告，并配合疾病预防控制机构或者接种单位督促其监护人在儿童入托、入学后及时到接种单位补种。

四、预防接种异常反应的报告和处理（掌握）

预防接种异常反应，是指合格的疫苗在实施规范接种过程中或者实施规范接种后造成受种者机体组织器官、功能损害，相关各方均无过错的药品不良反应。

（一）不属于预防接种异常反应的情形

1. 因疫苗本身特性引起的接种后一般反应。

2. 因疫苗质量不合格给受种者造成的损害。

3. 因接种单位违反预防接种工作规范、免疫程序、疫苗使用指导原则、接种方案给受种者造成的损害。

4. 受种者在接种时正处于某种疾病的潜伏期或者前驱期，接种后偶合发病。

5. 受种者有疫苗说明书规定的接种禁忌，在接种前受种者或者其监护人未如实提供受种者的健康状况和接种禁忌等情况，接种后受种者原有疾病急性复发或者病情加重。

6. 因心理因素发生的个体或者群体的心因性反应。

（二）预防接种异常反应的报告和处理

疾病预防控制机构和接种单位及其医疗卫生人员发现预防接种异常反应、疑似预防接种异常反应或者接到相关报告的，应当依照预防接种工作规范及时处理，并立即报告所在地的县级人民政府卫生主管部门、药品监督管理部门。接到报告的卫生主管部门、药品监督管理部门应当立即组织调查处理。

（三）预防接种异常反应补偿

因预防接种异常反应造成受种者死亡、严重残疾或者器官组织损伤的，应当给予一次性补偿。

因接种第一类疫苗引起预防接种异常反应需要对受种者予以补偿的，补偿费用由省、自治区、直辖市人民政府财政部门在预防接种工作经费中安排。因接种第二类疫苗引起预防接种异常反应需要对受种者予以补偿的，补偿费用由相关的疫苗生产企业承担。国家鼓励建立通过商业保险等形式对预防接种异常反应受种者予以补偿的机制。

因疫苗质量不合格给受种者造成损害的，依照《中华人民共和国药品管理法》的有关规定处理；因接种单位违反预防接种工作规范、免疫程序、疫苗使用指导原则、接种方案给受种者造成损害的，依照《医疗事故处理条例》的有关规定处理。

第五节 母婴保健法

一、概述（了解）

《中华人民共和国母婴保健法》是为了保障母亲和婴儿健康，提高出生人口素质，根据宪法制定。经中华人民共和国第八届全国人民代表大会常务委员会第十次会议于 1994 年 10 月 27 日通过。自 1995 年 6 月 1 日起施行。2017 年 11 月 4 日第十二届全国人民代表大会常务委员会第三十次会议通过《中华人民共和国母婴保健法》修改。

二、母婴保健专项技术许可

医疗保健机构按照国务院卫生行政部门的规定，负责其职责范围内的母婴保健工作，建立医疗保健工作规范，提高医学技术水平，采取各种措施方便人民群众，做好母婴保健服务工作。

医疗保健机构依照本法规定开展婚前医学检查、遗传病诊断、产前诊断以及施行结扎手术和终止妊娠手术的，必须符合国务院卫生行政部门规定的条件和技术标准，并经县级以上地方人民政府卫生行政部门许可。

严禁采用技术手段对胎儿进行性别鉴定，但医学上确有需要的除外。

从事本法规定的遗传病诊断、产前诊断的人员，必须经过省、自治区、直辖市人民政府卫生行政部门的考核，并取得相应的合格证书。

从事本法规定的婚前医学检查、施行结扎手术和终止妊娠手术的人员，必须经过县级以上地方人民政府卫生行政部门的考核，并取得相应的合格证书。

从事母婴保健工作的人员应当严格遵守职业道德，为当事人保守秘密。

第六节 执业医师法

一、概述（了解）

《中华人民共和国执业医师法》是为了加强医师队伍的建设，提高医师的职业道德和业务素质，保障医师的合法权益，保护人民健康，制定的法规。由

中华人民共和国第九届全国人民代表大会常务委员会第三次会议于 1998 年 6 月 26 日通过，自 1999 年 5 月 1 日起施行，2009 年 8 月 27 日第十一届全国人民代表大会常务委员会第十次会议修正。

二、医师的基本要求及职责（了解）

依法取得执业医师资格或者执业助理医师资格，经注册在医疗、预防、保健机构中执业的专业医务人员，适用本法。本法所称医师，包括执业医师和执业助理医师。

医师应当具备良好的职业道德和医疗执业水平，发扬人道主义精神，履行防病治病、救死扶伤、保护人民健康的神圣职责。

三、医师执业规则（掌握）

（一）医师在执业活动中享有下列权利

1. 在注册的执业范围内，进行医学诊查、疾病调查、医学处置、出具相应的医学证明文件，选择合理的医疗、预防、保健方案。

2. 按照国务院卫生行政部门规定的标准，获得与本人执业活动相当的医疗设备基本条件。

3. 从事医学研究、学术交流，参加专业学术团体。

4. 参加专业培训，接受继续医学教育。

5. 在执业活动中，人格尊严、人身安全不受侵犯。

6. 获取工资报酬和津贴，享受国家规定的福利待遇。

7. 对所在机构的医疗、预防、保健工作和卫生行政部门的工作提出意见和建议，依法参与所在机构的民主管理。

（二）医师在执业活动中履行下列义务

1. 遵守法律、法规，遵守技术操作规范。

2. 树立敬业精神，遵守职业道德，履行医师职责，尽职尽责为患者服务。

3. 关心、爱护、尊重患者，保护患者的隐私。

4. 努力钻研业务，更新知识，提高专业技术水平。

5. 宣传卫生保健知识，对患者进行健康教育。

（三）医师执业要求

1. 医师实施医疗、预防、保健措施，签署有关医学证明文件，必须亲自诊查、调查，并按照规定及时填写医学文书，不得隐匿、伪造或者销毁医学文书及有关资料。医师不得出具与自己执业范围无关或者与执业类别不相符的医学证明文件。

2. 对急危患者，医师应当采取紧急措施进行诊治；不得拒绝急救处置。

3. 医师应当使用经国家有关部门批准使用的药品、消毒药剂和医疗器械。除正当诊断治疗外，不得使用麻醉药品、医疗用毒性药品、精神药品和放射性药品。

4. 医师应当如实向患者或者其家属介绍病情，但应注意避免对患者产生不利后果。医师进行实验性临床医疗，应当经医院批准并征得患者本人或者其家属同意。

5. 医师不得利用职务之便，索取、非法收受患者财物或者谋取其他不正当利益。

6. 遇有自然灾害、传染病流行、突发重大伤亡事故及其他严重威胁人民生命健康的紧急情况时，医师应当服从县级以上人民政府卫生行政部门的调遣。

7. 医师发生医疗事故或者发现传染病疫情时，应当按照有关规定及时向所在机构或者卫生行政部门报告。医师发现患者涉嫌伤害事件或者非正常死亡时，应当按照有关规定向有关部门报告。

四、执业助理医师执业范围与要求（掌握）

执业助理医师应当在执业医师的指导下，在医疗、预防、保健机构中按照其执业类别执业。在乡、民族乡、镇的医疗、预防、保健机构中工作的执业助理医师，可以根据医疗诊治的情况和需要，独立从事一般的执业活动。

第七节　侵权责任法（医疗损害责任）

一、概述（了解）

《中华人民共和国侵权责任法》是为保护民事主体的合法权益，明确侵权责任，预防并制裁侵权行为，促进社会和谐稳定而制定的法律。由中华人民共和国第十一届全国人民代表大会常务委员会第十二次会议于 2009 年 12 月 26 日通过，自 2010 年 7 月 1 日起施行。其中第七章专门对医疗损害责任进行规定。

二、医疗机构承担赔偿责任的情形（掌握）

患者在诊疗活动中受到损害，医疗机构及其医务人员有过错的，由医疗机

构承担赔偿责任。

因药品、消毒药剂、医疗器械的缺陷，或者输入不合格的血液造成患者损害的，患者可以向生产者或者血液提供机构请求赔偿，也可以向医疗机构请求赔偿。患者向医疗机构请求赔偿的，医疗机构赔偿后，有权向负有责任的生产者或者血液提供机构追偿。

1. 医务人员在诊疗活动中应当向患者说明病情和医疗措施。需要实施手术、特殊检查、特殊治疗的，医务人员应当及时向患者说明医疗风险、替代医疗方案等情况，并取得其书面同意；不宜向患者说明的，应当向患者的近亲属说明，并取得其书面同意。医务人员未尽到此义务，造成患者损害的，医疗机构应当承担赔偿责任。

2. 医务人员在诊疗活动中未尽到与当时的医疗水平相应的诊疗义务，造成患者损害的，医疗机构应当承担赔偿责任。

3. 医疗机构及其医务人员应当对患者的隐私保密。泄露患者隐私或者未经患者同意公开其病历资料，造成患者损害的，应当承担侵权责任。

三、推定医疗机构有过错的情形（熟悉）

患者有损害，因下列情形之一的，推定医疗机构有过错。
1. 违反法律、行政法规、规章以及其他有关诊疗规范的规定。
2. 隐匿或者拒绝提供与纠纷有关的病历资料。
3. 伪造、篡改或者销毁病历资料。

四、医疗机构不承担赔偿责任的情形（熟悉）

患者有损害，因下列情形之一的，医疗机构不承担赔偿责任。
1. 患者或者其近亲属不配合医疗机构进行符合诊疗规范的诊疗。
2. 医务人员在抢救生命垂危的患者等紧急情况下已经尽到合理诊疗义务。
3. 限于当时的医疗水平难以诊疗。
第一项情形中，医疗机构及其医务人员也有过错的，应当承担相应的赔偿责任。

五、紧急情况下医疗措施的实施（掌握）

因抢救生命垂危的患者等紧急情况，不能取得患者或者其近亲属意见的，经医疗机构负责人或者授权的负责人批准，可以立即实施相应的医疗措施。

六、对医疗行为的限制（了解）

医疗机构及其医务人员不得违反诊疗规范实施不必要的检查。

第八节　精神卫生法

一、概述（了解）

《中华人民共和国精神卫生法》是为发展精神卫生事业，规范精神卫生服务，维护精神障碍患者的合法权益制定。由全国人民代表大会常务委员会于2012年10月26日发布，自2013年5月1日起施行，2018年4月27日，第十三届全国人大常委会第二次会议进行了修正。

二、精神障碍患者权益保护（了解）

精神障碍患者的人格尊严、人身和财产安全不受侵犯。精神障碍患者的教育、劳动、医疗以及从国家和社会获得物质帮助等方面的合法权益受法律保护。有关单位和个人应当对精神障碍患者的姓名、肖像、住址、工作单位、病历资料以及其他可能推断出其身份的信息予以保密；但是，依法履行职责需要公开的除外。

全社会应当尊重、理解、关爱精神障碍患者。任何组织或者个人不得歧视、侮辱、虐待精神障碍患者，不得非法限制精神障碍患者的人身自由。新闻报道和文学艺术作品等不得含有歧视、侮辱精神障碍患者的内容。

三、基层卫生机构对于严重精神障碍患者康复的义务（掌握）

社区康复机构应当为需要康复的精神障碍患者提供场所和条件，对患者进行生活自理能力和社会适应能力等方面的康复训练。

医疗机构应当为在家居住的严重精神障碍患者提供精神科基本药物维持治疗，并为社区康复机构提供有关精神障碍康复的技术指导和支持。

社区卫生服务机构、乡镇卫生院、村卫生室应当建立严重精神障碍患者的健康档案，对在家居住的严重精神障碍患者进行定期随访，指导患者服药和开展康复训练，并对患者的监护人进行精神卫生知识和看护知识的培训。县级人民政府卫生行政部门应当为社区卫生服务机构、乡镇卫生院、村卫生室开展上

述工作给予指导和培训。

第九节　医疗机构管理条例

一、概述（了解）

《医疗机构管理条例》为加强对医疗机构的管理，促进医疗卫生事业的发展，保障公民健康制定。由国务院于 1994 年 2 月 26 日发布，自 1994 年 9 月 1 日起施行。2016 年 2 月 6 日国务院令第 666 号修改施行。

二、医疗机构执业规则（掌握）

1. 任何单位或者个人，未取得《医疗机构执业许可证》，不得开展诊疗活动。

2. 医疗机构执业，必须遵守有关法律、法规和医疗技术规范。

3. 医疗机构必须将《医疗机构执业许可证》、诊疗科目、诊疗时间和收费标准悬挂于明显处所。

4. 医疗机构必须按照核准登记的诊疗科目开展诊疗活动。

5. 医疗机构不得使用非卫生技术人员从事医疗卫生技术工作。

6. 医疗机构应当加强对医务人员的医德教育。

7. 医疗机构工作人员上岗工作，必须佩戴载有本人姓名、职务或者职称的标牌。

8. 医疗机构对危重病人应当立即抢救。对限于设备或者技术条件不能诊治的病人，应当及时转诊。

9. 未经医师（士）亲自诊查病人，医疗机构不得出具疾病诊断书、健康证明书或者死亡证明文件；未经医师（士）、助产人员亲自接产，医疗机构不得出具出生证明书或者死产报告书。

10. 医疗机构施行手术、特殊检查或者特殊治疗时，必须征得患者同意，并应当取得其家属或者关系人同意并签字；无法取得患者意见时，应当取得家属或者关系人同意并签字；无法取得患者意见又无家属或者关系人在场，或者遇到其他特殊情况时，经治医师应当提出医疗处置方案，在取得医疗机构负责人或者被授权负责人员的批准后实施。

11. 医疗机构发生医疗事故，按照国家有关规定处理。

12. 医疗机构对传染病、精神病、职业病等患者的特殊诊治和处理，应当按照国家有关法律、法规的规定办理。

13. 医疗机构必须按照有关药品管理的法律、法规，加强药品管理。

14. 医疗机构必须按照人民政府或者物价部门的有关规定收取医疗费用，详列细项，并出具收据。

15. 医疗机构必须承担相应的预防保健工作，承担县级以上人民政府卫生行政部门委托的支援农村、指导基层医疗卫生工作等任务。

16. 发生重大灾害、事故、疾病流行或者其他意外情况时，医疗机构及其卫生技术人员必须服从县级以上人民政府卫生行政部门的调遣。

第十节　医疗事故处理条例

一、概述（了解）

《医疗事故处理条例》是为了正确处理医疗事故，保护患者和医疗机构及其医务人员的合法权益，维护医疗秩序，保障医疗安全，促进医学科学的发展。2002年2月20日国务院第55次常务会议通过，于2002年9月1日起公布施行。

本办法所称的医疗事故，是指在诊疗护理工作中，因医务人员诊疗护理过失，直接造成患者死亡、残废、组织器官损伤导致功能障碍的。

国务院于1987年6月29日制定《医疗事故处理办法》，从医疗事故认定、赔偿、处罚等不同方面对医疗事故处理进行规范。但由于该办法规定医疗事故的认定由卫生行政管理部门认定，因此医疗纠纷在处理过程中，将主管医疗事故处理的医疗行政管理部门也牵涉其中。2002年，国务院颁布实施《医疗事故处理条例》，规定医疗事故的认定由社会学术团体（医学会）担任，从而将医疗卫生行政主管部门（卫生局）从纠纷中解脱出来。

二、病历资料的书写、复印或复制（掌握）

（一）病历资料的书写

医疗机构应当按照国务院卫生行政部门规定的要求，书写并妥善保管病历资料。

因抢救急危患者，未能及时书写病历的，有关医务人员应当在抢救结束后6小时内据实补记，并加以注明。

严禁涂改、伪造、隐匿、销毁或者抢夺病历资料。

（二）病历资料的复印或复制

患者有权复印或者复制其门诊病历、住院志、体温单、医嘱单、化验单（检验报告）、医学影像检查资料、特殊检查同意书、手术同意书、手术及麻醉记录单、病理资料、护理记录以及国务院卫生行政部门规定的其他病历资料。

患者依照前款规定要求复印或者复制病历资料的，医疗机构应当提供复印或者复制服务并在复印或者复制的病历资料上加盖证明印记。复印或者复制病历资料时，应当有患者在场。

医疗机构应患者的要求，为其复印或者复制病历资料，可以按照规定收取工本费。

（三）病历资料的封存与启封

发生医疗事故争议时，死亡病例讨论记录、疑难病例讨论记录、上级医师查房记录、会诊意见、病程记录应当在医患双方在场的情况下封存和启封。封存的病历资料可以是复印件，由医疗机构保管。

三、疑似引起不良后果医疗物品的封存和启封（掌握）

疑似输液、输血、注射、药物等引起不良后果的，医患双方应当共同对现场实物进行封存和启封，封存的现场实物由医疗机构保管；需要检验的，应当由双方共同指定的、依法具有检验资格的检验机构进行检验；双方无法共同指定时，由卫生行政部门指定。

疑似输血引起不良后果，需要对血液进行封存保留的，医疗机构应当通知提供该血液的采供血机构派员到场。

四、尸检的时限和拒绝尸检的责任（熟悉）

患者死亡，医患双方当事人不能确定死因或者对死因有异议的，应当在患者死亡后48小时内进行尸检；具备尸体冻存条件的，可以延长至7日。尸检应当经死者近亲属同意并签字。

尸检应当由按照国家有关规定取得相应资格的机构和病理解剖专业技术人员进行。承担尸检任务的机构和病理解剖专业技术人员有进行尸检的义务。

医疗事故争议双方当事人可以请法医病理学人员参加尸检，也可以委派代表观察尸检过程。拒绝或者拖延尸检，超过规定时间，影响对死因判定的，由拒绝或者拖延的一方承担责任。

五、不属于医疗事故的情形（熟悉）

有下列情形之一的，不属于医疗事故。

1. 在紧急情况下为抢救垂危患者生命而采取紧急医学措施造成不良后果的。

2. 在医疗活动中由于患者病情异常或者患者体质特殊而发生医疗意外的。

3. 在现有医学科学技术条件下，发生无法预料或者不能防范的不良后果的。

4. 无过错输血感染造成不良后果的。

5. 因患方原因延误诊疗导致不良后果的。

6. 因不可抗力造成不良后果的。

第十一节　乡村医生从业管理条例

一、概述（了解）

《乡村医生从业管理条例》是为提高乡村医生的职业道德和业务素质，加强乡村医生从业管理，保护乡村医生的合法权益，保障村民获得初级卫生保健服务，根据《中华人民共和国执业医师法》的规定制定。经 2003 年 7 月 30 日国务院第 16 次常务会议通过，由国务院于 2003 年 8 月 5 日发布，自 2004 年 1 月 1 日起施行。

本条例适用于尚未取得执业医师资格或者执业助理医师资格，经注册在村医疗卫生机构从事预防、保健和一般医疗服务的乡村医生。

二、乡村医生执业规则（掌握）

（一）乡村医生在执业活动中享有的权利

1. 进行一般医学处置，出具相应的医学证明。

2. 参与医学经验交流，参加专业学术团体。

3. 参加业务培训和教育。

4. 在执业活动中，人格尊严、人身安全不受侵犯。

5. 获取报酬。

6. 对当地的预防、保健、医疗工作和卫生行政主管部门的工作提出意见和建议。

（二）乡村医生在执业活动中应当履行的义务

1. 遵守法律、法规、规章和诊疗护理技术规范、常规。

2. 树立敬业精神，遵守职业道德，履行乡村医生职责，为村民健康服务。

3. 关心、爱护、尊重患者，保护患者的隐私。

4. 努力钻研业务，更新知识，提高专业技术水平。

5. 向村民宣传卫生保健知识，对患者进行健康教育。

（三）乡村医生执业要求

1. 乡村医生应当协助有关部门做好初级卫生保健服务工作；按照规定及时报告传染病疫情和中毒事件，如实填写并上报有关卫生统计报表，妥善保管有关资料。

2. 乡村医生在执业活动中，不得重复使用一次性医疗器械和卫生材料。对使用过的一次性医疗器械和卫生材料，应当按照规定处置。

3. 乡村医生应当如实向患者或者其家属介绍病情，对超出一般医疗服务范围或者限于医疗条件和技术水平不能诊治的病人，应当及时转诊；情况紧急不能转诊的，应当先行抢救并及时向有抢救条件的医疗卫生机构求助。

4. 乡村医生不得出具与执业范围无关或者与执业范围不相符的医学证明，不得进行实验性临床医疗活动。

5. 省、自治区、直辖市人民政府卫生行政主管部门应当按照乡村医生一般医疗服务范围，制定乡村医生基本用药目录。乡村医生应当在乡村医生基本用药目录规定的范围内用药。

第十二节　医院感染管理办法

一、概述（了解）

为加强医院感染管理，有效预防和控制医院感染，提高医疗质量，保证医疗安全，根据《传染病防治法》《医疗机构管理条例》和《突发公共卫生事件应急条例》等法律、行政法规的规定制定，由中华人民共和国卫生部于 2006 年 9 月 1 日发布实施。

二、执行医疗器械、器具的消毒工作技术规范（掌握）

医疗机构应当按照《消毒管理办法》，严格执行医疗器械、器具的消毒工作技术规范，并达到以下要求。

1. 进入人体组织、无菌器官的医疗器械、器具和物品必须达到灭菌水平。

2. 接触皮肤、黏膜的医疗器械、器具和物品必须达到消毒水平。

3. 各种用于注射、穿刺、采血等有创操作的医疗器具必须一用一灭菌。

医疗机构使用的消毒药械、一次性医疗器械和器具应当符合国家有关规定。一次性使用的医疗器械、器具不得重复使用。

三、控制医院感染危险因素（掌握）

医疗机构应当制定具体措施，保证医务人员的手卫生、诊疗环境条件、无菌操作技术和职业卫生防护工作符合规定要求，对医院感染的危险因素进行控制。

第十三节　处方管理办法

一、概述（了解）

《处方管理办法》是为了规范处方管理，提高处方质量，促进合理用药，保障医疗安全，根据《执业医师法》《药品管理法》《医疗机构管理条例》《麻醉药品和精神药品管理条例》等有关法律、法规制定。2006 年 11 月 27 日经中华人民共和国卫生部部务会议讨论通过，于 2007 年 2 月 14 日发布，自 2007 年 5 月 1 日起施行。

二、处方书写规则（掌握）

处方书写应当符合下列规则。

1. 患者一般情况、临床诊断填写清晰、完整，并与病历记载相一致。

2. 每张处方限于一名患者的用药。

3. 字迹清楚，不得涂改；如需修改，应当在修改处签名并注明修改日期。

4. 药品名称应当使用规范的中文名称书写，没有中文名称的可以使用规范的英文名称书写；医疗机构或者医师、药师不得自行编制药品缩写名称或者使用代号；书写药品名称、剂量、规格、用法、用量要准确规范，药品用法可用规范的中文、英文、拉丁文或者缩写体书写，但不得使用"遵医嘱""自用"等含糊不清字句。

5. 患者年龄应当填写实足年龄，新生儿、婴幼儿写日、月龄，必要时要注明体重。

6. 西药和中成药可以分别开具处方，也可以开具一张处方，中药饮片应当

单独开具处方。

7. 开具西药、中成药处方，每一种药品应当另起一行，每张处方不得超过5 种药品。

8. 中药饮片处方的书写，一般应当按照"君、臣、佐、使"的顺序排列；调剂、煎煮的特殊要求注明在药品右上方，并加括号，如布包、先煎、后下等；对饮片的产地、炮制有特殊要求的，应当在药品名称之前写明。

9. 药品用法用量应当按照药品说明书规定的常规用法用量使用，特殊情况需要超剂量使用时，应当注明原因并再次签名。

10. 除特殊情况外，应当注明临床诊断。

11. 开具处方后的空白处画一斜线以示处方完毕。

12. 处方医师的签名式样和专用签章应当与院内药学部门留样备查的式样相一致，不得任意改动，否则应当重新登记留样备案。

药品剂量与数量用阿拉伯数字书写。剂量应当使用法定剂量单位：重量以克（g）、毫克（mg）、微克（μg）、纳克（ng）为单位；容量以升（L）、毫升（ml）为单位；国际单位（IU）、单位（U）；中药饮片以克（g）为单位。

片剂、丸剂、胶囊剂、颗粒剂分别以片、丸、粒、袋为单位；溶液剂以支、瓶为单位；软膏及乳膏剂以支、盒为单位；注射剂以支、瓶为单位，应当注明含量；中药饮片以剂为单位。

三、处方的开具（掌握）

1. 医师应当根据医疗、预防、保健需要，按照诊疗规范、药品说明书中的药品适应证、药理作用、用法、用量、禁忌、不良反应和注意事项等开具处方。开具医疗用毒性药品、放射性药品的处方应当严格遵守有关法律、法规和规章的规定。

2. 医疗机构应当按照经药品监督管理部门批准并公布的药品通用名称购进药品。同一通用名称药品的品种，注射剂型和口服剂型各不得超过 2 种，处方组成类同的复方制剂 1～2 种。因特殊诊疗需要使用其他剂型和剂量规格药品的情况除外。

3. 医师开具处方应当使用经药品监督管理部门批准并公布的药品通用名称、新活性化合物的专利药品名称和复方制剂药品名称。医师开具院内制剂处方时应当使用经省级卫生行政部门审核、药品监督管理部门批准的名称。医师可以使用由原国家卫生部公布的药品习惯名称开具处方。

4. 处方开具当日有效。特殊情况下需延长有效期的，由开具处方的医师注明有效期限，但有效期最长不得超过 3 天。

5. 处方一般不得超过 7 日用量；急诊处方一般不得超过 3 日用量；对于某些慢性病、老年病或特殊情况，处方用量可适当延长，但医师应当注明理由。医疗用毒性药品、放射性药品的处方用量应当严格按照国家有关规定执行。

6. 医师应当按照原国家卫生部制定的麻醉药品和精神药品临床应用指导原则，开具麻醉药品、第一类精神药品处方。

7. 门（急）诊癌症疼痛患者和中、重度慢性疼痛患者需长期使用麻醉药品和第一类精神药品的，首诊医师应当亲自诊查患者，建立相应的病历，要求其签署《知情同意书》。病历中应当留存下列材料复印件：①二级以上医院开具的诊断证明；②患者户籍簿、身份证或者其他相关有效身份证明文件；③为患者代办人员身份证明文件。

8. 除需长期使用麻醉药品和第一类精神药品的门（急）诊癌症疼痛患者和中、重度慢性疼痛患者外，麻醉药品注射剂仅限于医疗机构内使用。

9. 为门（急）诊患者开具的麻醉药品注射剂，每张处方为一次常用量；控缓释制剂，每张处方不得超过 7 日常用量；其他剂型，每张处方不得超过 3 日常用量。

第一类精神药品注射剂，每张处方为一次常用量；控缓释制剂，每张处方不得超过 7 日常用量；其他剂型，每张处方不得超过 3 日常用量。哌醋甲酯用于治疗儿童多动症时，每张处方不得超过 15 日常用量。

第二类精神药品一般每张处方不得超过 7 日常用量；对于慢性病或某些特殊情况的患者，处方用量可以适当延长，医师应当注明理由。

10. 为门（急）诊癌症疼痛患者和中、重度慢性疼痛患者开具的麻醉药品、第一类精神药品注射剂，每张处方不得超过 3 日常用量；控缓释制剂，每张处方不得超过 15 日常用量；其他剂型，每张处方不得超过 7 日常用量。

11. 为住院患者开具的麻醉药品和第一类精神药品处方应当逐日开具，每张处方为 1 日常用量。

12. 对于需要特别加强管制的麻醉药品，盐酸二氢埃托啡处方为一次常用量，仅限于二级以上医院内使用；盐酸哌替啶处方为一次常用量，仅限于医疗机构内使用。

13. 医疗机构应当要求长期使用麻醉药品和第一类精神药品的门（急）诊癌症患者和中、重度慢性疼痛患者，每 3 个月复诊或者随诊一次。

14. 医师利用计算机开具、传递普通处方时，应当同时打印出纸质处方，其格式与手写处方一致；打印的纸质处方经签名或者加盖签章后有效。药师核发

药品时，应当核对打印的纸质处方，无误后发给药品，并将打印的纸质处方与计算机传递处方同时收存备查。

四、处方的管理（掌握）

1. 医疗机构应当加强对本机构处方开具、调剂和保管的管理。

2. 医疗机构应当建立处方点评制度，填写处方评价表，对处方实施动态监测及超常预警，登记并通报不合理处方，对不合理用药及时予以干预。

3. 医疗机构应当对出现超常处方 3 次以上且无正当理由的医师提出警告，限制其处方权；限制处方权后，仍连续 2 次以上出现超常处方且无正当理由的，取消其处方权。

4. 医师出现下列情形之一的，处方权由其所在医疗机构予以取消：①被责令暂停执业；②考核不合格离岗培训期间；③被注销、吊销执业证书；④不按照规定开具处方，造成严重后果的；⑤不按照规定使用药品，造成严重后果的；⑥因开具处方谋取私利。

5. 未取得处方权的人员及被取消处方权的医师不得开具处方。未取得麻醉药品和第一类精神药品处方资格的医师不得开具麻醉药品和第一类精神药品处方。

6. 除治疗需要外，医师不得开具麻醉药品、精神药品、医疗用毒性药品和放射性药品处方。

7. 处方由调剂处方药品的医疗机构妥善保存。普通处方、急诊处方、儿科处方保存期限为 1 年，医疗用毒性药品、第二类精神药品处方保存期限为 2 年，麻醉药品和第一类精神药品处方保存期限为 3 年。处方保存期满后，经医疗机构主要负责人批准、登记备案，方可销毁。

8. 医疗机构应当根据麻醉药品和精神药品处方开具情况，按照麻醉药品和精神药品品种、规格对其消耗量进行专册登记，登记内容包括发药日期、患者姓名、用药数量。专册保存期限为 3 年。

第十四节　抗菌药物临床应用管理办法

一、概述（了解）

《抗菌药物临床应用管理办法》是为了加强医疗机构抗菌药物临床应用管

理，规范抗菌药物临床应用行为，提高抗菌药物临床应用水平，促进临床合理应用抗菌药物，控制细菌耐药，保障医疗质量和医疗安全。2012年2月13日经卫生部部务会审议通过，于2012年4月24日中华人民共和国卫生部令第84号发布，自2012年8月1日起施行。

二、抗菌药物临床应用的原则（熟悉）

抗菌药物临床应用应当遵循安全、有效、经济的原则。

三、抗菌药物处方权的授予（了解）

抗菌药物临床应用实行分级管理。根据安全性、疗效、细菌耐药性、价格等因素，将抗菌药物分为三级：非限制使用级、限制使用级与特殊使用级。具体划分标准如下。

1.非限制使用级抗菌药物是指经长期临床应用证明安全、有效，对细菌耐药性影响较小，价格相对较低的抗菌药物。

2.限制使用级抗菌药物是指经长期临床应用证明安全、有效，对细菌耐药性影响较大，或者价格相对较高的抗菌药物。

3.特殊使用级抗菌药物是指具有以下情形之一的抗菌药物。

（1）具有明显或者严重不良反应，不宜随意使用的抗菌药物。

（2）需要严格控制使用，避免细菌过快产生耐药的抗菌药物。

（3）疗效、安全性方面的临床资料较少的抗菌药物。

（4）价格昂贵的抗菌药物。

具有高级专业技术职务任职资格的医师，可授予特殊使用级抗菌药物处方权；具有中级以上专业技术职务任职资格的医师，可授予限制使用级抗菌药物处方权；具有初级专业技术职务任职资格的医师，在乡、民族乡、镇、村的医疗机构独立从事一般执业活动的执业助理医师以及乡村医生，可授予非限制使用级抗菌药物处方权。药师经培训并考核合格后，方可获得抗菌药物调剂资格。

二级以上医院应当定期对医师和药师进行抗菌药物临床应用知识和规范化管理的培训。医师经本机构培训并考核合格后，方可获得相应的处方权。

其他医疗机构依法享有处方权的医师、乡村医生和从事处方调剂工作的药师，由县级以上地方卫生行政部门组织相关培训、考核。经考核合格的，授予相应的抗菌药物处方权或者抗菌药物调剂资格。

四、基层医疗卫生机构抗菌药物的选用（掌握）

医疗机构应当按照国家药品监督管理部门批准并公布的药品通用名称购进抗菌药物，优先选用《国家基本药物目录》《国家处方集》和《国家基本医疗保险、工伤保险和生育保险药品目录》收录的抗菌药物品种。

基层医疗卫生机构只能选用基本药物（包括各省、自治区、直辖市增补品种）中的抗菌药物品种。

五、村卫生室使用抗菌药物开展静脉输注活动的要求（掌握）

医疗机构应当制定并严格控制门诊患者静脉输注使用抗菌药物比例。

村卫生室、诊所和社区卫生服务站使用抗菌药物开展静脉输注活动，应当经县级卫生行政部门核准。

六、基层医疗卫生机构抗菌药物使用情况监督（熟悉）

县级卫生行政部门负责对辖区内乡镇卫生院、社区卫生服务中心（站）抗菌药物使用量、使用率等情况进行排名并予以公示。

受县级卫生行政部门委托，乡镇卫生院负责对辖区内村卫生室抗菌药物使用量、使用率等情况进行排名并予以公示，并向县级卫生行政部门报告。

第十五节　药品管理法

一、概述（了解）

《中华人民共和国药品管理法》是以药品监督管理为中心内容，深入论述了药品评审与质量检验、医疗器械监督管理、药品生产经营管理、药品使用与安全监督管理、医院药学标准化管理、药品稽查管理、药品集中招投标采购管理，对医药卫生事业和发展具有科学的指导意义。1984年9月20日第六届全国人民代表大会常务委员会第七次会议通过，自1985年7月1日起施行，于2015年4月24日第十二届全国人民代表大会常务委员会第十四次会议修改，2018年10月23日，药品管理法修正草案提交全国人民代表大会常务委员会审议，草案将全面加大对生产、销售假药、劣药的处罚力度。

二、假药和劣药以及按照假药、劣药论处的情形（掌握）

（一）假药和按假药论处的情形

1. 假药 有下列情形之一的，为假药。

（1）药品所含成分与国家药品标准规定的成分不符的。

（2）以非药品冒充药品或者以他种药品冒充此种药品的。

2. 按假药论处 有下列情形之一的药品，按假药论处。

（1）国务院药品监督管理部门规定禁止使用的。

（2）依照本法必须批准而未经批准生产、进口，或者依照本法必须检验而未经检验即销售的。

（3）变质的。

（4）被污染的。

（5）使用依照本法必须取得批准文号而未取得批准文号的原料药生产的。

（6）所标明的适应证或者功能主治超出规定范围的。

（二）劣药和按劣药论处的情形

1. 劣药 药品成分的含量不符合国家药品标准的，为劣药。

2. 按劣药论处 有下列情形之一的药品，按劣药论处。

（1）未标明有效期或者更改有效期的。

（2）不注明或者更改生产批号的。

（3）超过有效期的。

（4）直接接触药品的包装材料和容器未经批准的。

（5）擅自添加着色剂、防腐剂、香料、矫味剂及辅料的。

（6）其他不符合药品标准规定的。

三、药品不良反应报告（掌握）

国家实行药品不良反应报告制度。药品生产企业、药品经营企业和医疗机构必须经常考察本单位所生产、经营、使用的药品质量、疗效和反应。发现可能与用药有关的严重不良反应，必须及时向当地省、自治区、直辖市人民政府药品监督管理部门和卫生行政部门报告。具体办法由国务院药品监督管理部门会同国务院卫生行政部门制定。

对已确认发生严重不良反应的药品，国务院或者省、自治区、直辖市人民政府的药品监督管理部门可以采取停止生产、销售、使用的紧急控制措施，并应当在5日内组织鉴定，自鉴定结论做出之日起15日内依法做出行政处理决定。

第十六节　人口与计划生育法

一、概述（了解）

《人口与计划生育法》是为了实现人口与经济、社会、资源、环境的协调发展，推行计划生育，维护公民的合法权益，促进家庭幸福、民族繁荣与社会进步，根据宪法制定。于 2001 年 12 月 29 日经中华人民共和国第九届全国人民代表大会常务委员会第二十五次会议审议通过，自 2002 年 9 月 1 日起施行，2015 年 12 月 27 日，第十二届全国人民代表大会常务委员会第十八次会议进行了修正。

二、医疗保健机构计划生育技术服务（了解）

1. 国家建立婚前保健、孕产期保健制度，防止或者减少出生缺陷，提高出生婴儿健康水平。

2. 计划生育技术服务机构和从事计划生育技术服务的医疗、保健机构应当在各自的职责范围内，针对育龄人群开展人口与计划生育基础知识宣传教育，对已婚育龄妇女开展孕情检查、随访服务工作，承担计划生育、生殖保健的咨询、指导和技术服务。

3. 计划生育技术服务人员应当指导实行计划生育的公民选择安全、有效、适宜的避孕措施。对已生育子女的夫妻，提倡选择长效避孕措施。国家鼓励计划生育新技术、新药具的研究、应用和推广。

三、严禁非医学需要的胎儿性别鉴定和选择性别的人工终止妊娠（掌握）

严禁利用超声技术和其他技术手段进行非医学需要的胎儿性别鉴定；严禁非医学需要的选择性别的人工终止妊娠。

第十七节　中医药法

一、概述（了解）

《中华人民共和国中医药法》是为继承和弘扬中医药，保障和促进中医药事业发展，保护人民健康制定的办法。由全国人民代表大会常务委员会于 2016 年 12 月 25 日发布，自 2017 年 7 月 1 日起施行。

二、中医药事业发展方针（了解）

中医药事业是我国医药卫生事业的重要组成部分。国家大力发展中医药事业，实行中西医并重的方针，建立符合中医药特点的管理制度，充分发挥中医药在我国医药卫生事业中的作用。

发展中医药事业应当遵循中医药发展规律，坚持继承和创新相结合，保持和发挥中医药特色和优势，运用现代科学技术，促进中医药理论和实践的发展。

国家鼓励中医、西医相互学习，相互补充，协调发展，发挥各自优势，促进中西医结合。

三、中医药工作的管理部门（了解）

1. 国务院中医药主管部门负责全国的中医药管理工作。国务院其他有关部门在各自职责范围内负责与中医药管理有关的工作。

2. 县级以上人民政府应当将中医药事业纳入国民经济和社会发展规划，建立健全中医药管理体系，统筹推进中医药事业发展。

3. 县级以上地方人民政府中医药主管部门负责本行政区域的中医药管理工作。县级以上地方人民政府其他有关部门在各自职责范围内负责与中医药管理有关的工作。

四、中医药服务（掌握）

（一）中医医疗机构管理

1. 县级以上人民政府应当将中医医疗机构建设纳入医疗机构设置规划，举办规模适宜的中医医疗机构，扶持有中医药特色和优势的医疗机构发展。

合并、撤销政府举办的中医医疗机构或者改变其中医医疗性质，应当征求上一级人民政府中医药主管部门的意见。

政府举办的综合医院、妇幼保健机构和有条件的专科医院、社区卫生服务中心、乡镇卫生院，应当设置中医药科室。

县级以上人民政府应当采取措施，增强社区卫生服务站和村卫生室提供中医药服务的能力。

2. 国家支持社会力量举办中医医疗机构。

社会力量举办的中医医疗机构在准入、执业、基本医疗保险、科研教学、医务人员职称评定等方面享有与政府举办的中医医疗机构同等的权利。

3.举办中医医疗机构应当按照国家有关医疗机构管理的规定办理审批手续，并遵守医疗机构管理的有关规定。

举办中医诊所的，将诊所的名称、地址、诊疗范围、人员配备情况等报所在地县级人民政府中医药主管部门备案后即可开展执业活动。中医诊所应当将本诊所的诊疗范围、中医医师的姓名及其执业范围在诊所的明显位置公示，不得超出备案范围开展医疗活动。具体办法由国务院中医药主管部门拟订，报国务院卫生行政部门审核、发布。

（二）中医从业人员管理

1.从事中医医疗活动的人员应当依照《中华人民共和国执业医师法》的规定，通过中医医师资格考试取得中医医师资格，并进行执业注册。中医医师资格考试的内容应当体现中医药特点。

以师承方式学习中医或者经多年实践，医术确有专长的人员，由至少两名中医医师推荐，经省、自治区、直辖市人民政府中医药主管部门组织实践技能和效果考核合格后，即可取得中医医师资格；按照考核内容进行执业注册后，即可在注册的执业范围内，以个人开业的方式或者在医疗机构内从事中医医疗活动。国务院中医药主管部门应当根据中医药技术方法的安全风险拟订本款规定人员的分类考核办法，报国务院卫生行政部门审核、发布。

2.中医医疗机构配备医务人员应当以中医药专业技术人员为主，主要提供中医药服务；经考试取得医师资格的中医医师按照国家有关规定，经培训、考核合格后，可以在执业活动中采用与其专业相关的现代科学技术方法。在医疗活动中采用现代科学技术方法的，应当有利于保持和发挥中医药特色和优势。

社区卫生服务中心、乡镇卫生院、社区卫生服务站以及有条件的村卫生室应当合理配备中医药专业技术人员，并运用和推广适宜的中医药技术方法。

3.开展中医药服务，应当以中医药理论为指导，运用中医药技术方法，并符合国务院中医药主管部门制定的中医药服务基本要求。

（三）中医药公共卫生服务

1.县级以上人民政府应当发展中医药预防、保健服务，并按照国家有关规定将其纳入基本公共卫生服务项目统筹实施。

2.县级以上人民政府应当发挥中医药在突发公共卫生事件应急工作中的作用，加强中医药应急物资、设备、设施、技术与人才资源储备。

3.医疗卫生机构应当在疾病预防与控制中积极运用中医药理论和技术方法。

（四）中医医疗广告

医疗机构发布中医医疗广告，应当经所在地省、自治区、直辖市人民政府中医药主管部门审查批准；未经审查批准，不得发布。发布的中医医疗广告内容应当与经审查批准的内容相符合，并符合《中华人民共和国广告法》的有关规定。

（五）中医药服务的监督检查

县级以上人民政府中医药主管部门应当加强对中医药服务的监督检查，并将下列事项作为监督检查的重点。

1.中医医疗机构、中医医师是否超出规定的范围开展医疗活动。

2.开展中医药服务是否符合国务院中医药主管部门制定的中医药服务基本要求。

3.中医医疗广告发布行为是否符合本法的规定。

中医药主管部门依法开展监督检查，有关单位和个人应当予以配合，不得拒绝或者阻挠。

五、中药材保护与发展（掌握）

国家制定中药材种植养殖、采集、储存和初加工的技术规范、标准，加强对中药材生产流通全过程的质量监督管理，保障中药材质量安全。

（一）中药材保护与发展

1.国家鼓励发展中药材规范化种植养殖，严格管理农药、肥料等农业投入品的使用，禁止在中药材种植过程中使用剧毒、高毒农药，支持中药材良种繁育，提高中药材质量。

2.国家建立道地中药材评价体系，支持道地中药材品种选育，扶持道地中药材生产基地建设，加强道地中药材生产基地生态环境保护，鼓励采取地理标志产品保护等措施保护道地中药材。

前款所称道地中药材，是指经过中医临床长期应用优选出来的，产在特定地域，与其他地区所产同种中药材相比，品质和疗效更好，且质量稳定，具有较高知名度的中药材。

3.国务院药品监督管理部门应当组织并加强对中药材质量的监测，定期向社会公布监测结果。国务院有关部门应当协助做好中药材质量监测有关工作。

采集、储存中药材以及对中药材进行初加工，应当符合国家有关技术规范、标准和管理规定。

4.国家鼓励发展中药材现代流通体系，提高中药材包装、仓储等技术水平，建立中药材流通追溯体系。药品生产企业购进中药材应当建立进货查验记录制度。中药材经营者应当建立进货查验和购销记录制度，并标明中药材产地。

5.国家保护药用野生动植物资源，对药用野生动植物资源实行动态监测和定期普查，建立药用野生动植物资源种质基因库，鼓励发展人工种植、养殖，支持依法开展珍贵、濒危药用野生动植物的保护、繁育及其相关研究。

6.在村医疗机构执业的中医医师、具备中药材知识和识别能力的乡村医生，按照国家有关规定可以自种、自采地产中药材并在其执业活动中使用。

（二）中药饮片保护与发展

1.国家保护中药饮片传统炮制技术和工艺，支持应用传统工艺炮制中药饮片，鼓励运用现代科学技术开展中药饮片炮制技术研究。

2.对市场上没有供应的中药饮片，医疗机构可以根据本医疗机构医师处方的需要，在本医疗机构内炮制、使用。医疗机构应当遵守中药饮片炮制的有关规定，对其炮制的中药饮片的质量负责，保证药品安全。医疗机构炮制中药饮片，应当向所在地设区的市级人民政府药品监督管理部门备案。

根据临床用药需要，医疗机构可以凭本医疗机构医师的处方对中药饮片进行再加工。

（三）中成药保护与发展

国家鼓励和支持中药新药的研制和生产。国家保护传统中药加工技术和工艺，支持传统剂型中成药的生产，鼓励运用现代科学技术研究开发传统中成药。

1.生产符合国家规定条件的来源于古代经典名方的中药复方制剂，在申请药品批准文号时，可以仅提供非临床安全性研究资料。具体管理办法由国务院药品监督管理部门会同中医药主管部门制定。

前款所称古代经典名方，是指至今仍广泛应用、疗效确切、具有明显特色与优势的古代中医典籍所记载的方剂。具体目录由国务院中医药主管部门会同药品监督管理部门制定。

2.国家鼓励医疗机构根据本医疗机构临床用药需要配制和使用中药制剂，支持应用传统工艺配制中药制剂，支持以中药制剂为基础研制中药新药。

医疗机构配制中药制剂，应当依照《中华人民共和国药品管理法》的规定取得医疗机构制剂许可证，或者委托取得药品生产许可证的药品生产企业、取得医疗机构制剂许可证的其他医疗机构配制中药制剂。委托配制中药制剂，应当向委托方所在地省、自治区、直辖市人民政府药品监督管理部门备案。

医疗机构对其配制的中药制剂的质量负责；委托配制中药制剂的，委托方和受托方对所配制的中药制剂的质量分别承担相应责任。

3. 医疗机构配制的中药制剂品种，应当依法取得制剂批准文号。但是，仅应用传统工艺配制的中药制剂品种，向医疗机构所在地省、自治区、直辖市人民政府药品监督管理部门备案后即可配制，不需要取得制剂批准文号。

医疗机构应当加强对备案的中药制剂品种的不良反应监测，并按照国家有关规定进行报告。药品监督管理部门应当加强对备案的中药制剂品种配制、使用的监督检查。

六、中医药人才培养（掌握）

1. 中医药教育应当遵循中医药人才成长规律，以中医药内容为主，体现中医药文化特色，注重中医药经典理论和中医药临床实践、现代教育方式和传统教育方式相结合。

2. 国家完善中医药学校教育体系，支持专门实施中医药教育的高等学校、中等职业学校和其他教育机构的发展。

中医药学校教育的培养目标、修业年限、教学形式、教学内容、教学评价及学术水平评价标准等，应当体现中医药学科特色，符合中医药学科发展规律。

3. 国家发展中医药师承教育，支持有丰富临床经验和技术专长的中医医师、中药专业技术人员在执业、业务活动中带徒授业，传授中医药理论和技术方法，培养中医药专业技术人员。

4. 国家加强对中医医师和城乡基层中医药专业技术人员的培养和培训。

国家发展中西医结合教育，培养高层次的中西医结合人才。

县级以上地方人民政府中医药主管部门应当组织开展中医药继续教育，加强对医务人员，特别是城乡基层医务人员中医药基本知识和技能的培训。

中医药专业技术人员应当按照规定参加继续教育，所在机构应当为其接受继续教育创造条件。

七、中医药科学研究（掌握）

1. 国家鼓励科研机构、高等学校、医疗机构和药品生产企业等，运用现代科学技术和传统中医药研究方法，开展中医药科学研究，加强中西医结合研究，促进中医药理论和技术方法的继承和创新。

2. 国家采取措施支持对中医药古籍文献、著名中医药专家的学术思想和诊疗经验以及民间中医药技术方法的整理、研究和利用。

国家鼓励组织和个人捐献有科学研究和临床应用价值的中医药文献、秘方、

验方、诊疗方法和技术。

3. 国家建立和完善符合中医药特点的科学技术创新体系、评价体系和管理体制，推动中医药科学技术进步与创新。

4. 国家采取措施，加强对中医药基础理论和辨证论治方法，常见病、多发病、慢性病和重大疑难疾病、重大传染病的中医药防治，以及其他对中医药理论和实践发展有重大促进作用的项目的科学研究。

八、中医药传承与文化传播（掌握）

（一）中医药传承

1. 对具有重要学术价值的中医药理论和技术方法，省级以上人民政府中医药主管部门应当组织遴选本行政区域内的中医药学术传承项目和传承人，并为传承活动提供必要的条件。传承人应当开展传承活动，培养后继人才，收集整理并妥善保存相关的学术资料。属于非物质文化遗产代表性项目的，依照《中华人民共和国非物质文化遗产法》的有关规定开展传承活动。

2. 国家建立中医药传统知识保护数据库、保护名录和保护制度。

中医药传统知识持有人对其持有的中医药传统知识享有传承使用的权利，对他人获取、利用其持有的中医药传统知识享有知情同意和利益分享等权利。

国家对经依法认定属于国家秘密的传统中药处方组成和生产工艺实行特殊保护。

3. 国家发展中医养生保健服务，支持社会力量举办规范的中医养生保健机构。中医养生保健服务规范、标准由国务院中医药主管部门制定。

（二）中医药文化传播

1. 县级以上人民政府应当加强中医药文化宣传，普及中医药知识，鼓励组织和个人创作中医药文化和科普作品。

2. 开展中医药文化宣传和知识普及活动，应当遵守国家有关规定。任何组织或者个人不得对中医药做虚假、夸大宣传，不得冒用中医药名义牟取不正当利益。

广播、电视、报刊、互联网等媒体开展中医药知识宣传，应当聘请中医药专业技术人员进行。

九、保障措施（掌握）

1. 县级以上人民政府应当为中医药事业发展提供政策支持和条件保障，将中医药事业发展经费纳入本级财政预算。

县级以上人民政府及其有关部门制定基本医疗保险支付政策、药物政策等医药卫生政策，应当有中医药主管部门参加，注重发挥中医药的优势，支持提供和利用中医药服务。

县级以上人民政府及其有关部门应当按照法定价格管理权限，合理确定中医医疗服务的收费项目和标准，体现中医医疗服务成本和专业技术价值。

县级以上地方人民政府有关部门应当按照国家规定，将符合条件的中医医疗机构纳入基本医疗保险定点医疗机构范围，将符合条件的中医诊疗项目、中药饮片、中成药和医疗机构中药制剂纳入基本医疗保险基金支付范围。

2. 国家加强中医药标准体系建设，根据中医药特点对需要统一的技术要求制定标准并及时修订。

中医药国家标准、行业标准由国务院有关部门依据职责制定或者修订，并在其网站上公布，供公众免费查阅。

国家推动建立中医药国际标准体系。

3. 开展法律、行政法规规定的与中医药有关的评审、评估、鉴定活动，应当成立中医药评审、评估、鉴定的专门组织，或者有中医药专家参加。

4. 国家采取措施，加大对少数民族医药传承创新、应用发展和人才培养的扶持力度，加强少数民族医疗机构和医师队伍建设，促进和规范少数民族医药事业发展。

十、法律责任（掌握）

（一）县级以上人民政府中医药主管部门及其他有关部门未履行职责的法律责任

县级以上人民政府中医药主管部门及其他有关部门未履行本法规定的职责的，由本级人民政府或者上级人民政府有关部门责令改正；情节严重的，对直接负责的主管人员和其他直接责任人员，依法给予处分。

（二）超范围执业的法律责任

1. 诊所 违反本法规定，中医诊所超出备案范围开展医疗活动的，由所在地县级人民政府中医药主管部门责令改正，没收违法所得，并处一万元以上三万元以下罚款；情节严重的，责令停止执业活动。

中医诊所被责令停止执业活动的，其直接负责的主管人员自处罚决定作出之日起五年内不得在医疗机构内从事管理工作。医疗机构聘用上述不得从事管理工作的人员从事管理工作的，由原发证部门吊销执业许可证或者由原备案部门责令停止执业活动。

2. 医师　违反本法规定，经考核取得医师资格的中医医师超出注册的执业范围从事医疗活动的，由县级以上人民政府中医药主管部门责令暂停六个月以上一年以下执业活动，并处一万元以上三万元以下罚款；情节严重的，吊销执业证书。

（三）未依法备案的法律责任

1. 违反本法规定，举办中医诊所、炮制中药饮片、委托配制中药制剂应当备案而未备案，或者备案时提供虚假材料的，由中医药主管部门和药品监督管理部门按照各自职责分工责令改正，没收违法所得，并处三万元以下罚款，向社会公告相关信息；拒不改正的，责令停止执业活动或者责令停止炮制中药饮片、委托配制中药制剂活动，其直接责任人员五年内不得从事中医药相关活动。

2. 医疗机构应用传统工艺配制中药制剂未依照本法规定备案，或者未按照备案材料载明的要求配制中药制剂的，按生产假药给予处罚。

（四）广告违法的法律责任

违反本法规定，发布的中医医疗广告内容与经审查批准的内容不相符的，由原审查部门撤销该广告的审查批准文件，一年内不受理该医疗机构的广告审查申请。

违反本法规定，发布中医医疗广告有前款规定以外违法行为的，依照《中华人民共和国广告法》的规定给予处罚。

（五）违法种植中药材的法律责任

违反本法规定，在中药材种植过程中使用剧毒、高毒农药的，依照有关法律、法规规定给予处罚；情节严重的，可以由公安机关对其直接负责的主管人员和其他直接责任人员处五日以上十五日以下拘留。

（六）其他违法的法律责任

违反本法规定，造成人身、财产损害的，依法承担民事责任；构成犯罪的，依法追究刑事责任。

第十八节　中医药条例

一、概述（了解）

《中华人民共和国中医药条例》是为继承和发展中医药学，保障和促进中医药事业的发展，保护人体健康制定。经 2003 年 4 月 2 日国务院第 3 次常务会议通过。由国务院于 2003 年 4 月 7 日发布，自 2003 年 10 月 1 日起施行。

二、中医医疗机构与从业人员（掌握）

（一）中医医疗机构

1. 开办中医医疗机构，应当符合国务院卫生行政部门制定的中医医疗机构设置标准和当地区域卫生规划，并按照《医疗机构管理条例》的规定办理审批手续，取得医疗机构执业许可证后，方可从事中医医疗活动。

2. 中医医疗机构从事医疗服务活动，应当充分发挥中医药特色和优势，遵循中医药自身发展规律，运用传统理论和方法，结合现代科学技术手段，发挥中医药在防治疾病、保健、康复中的作用，为群众提供价格合理、质量优良的中医药服务。

3. 依法设立的社区卫生服务中心（站）、乡镇卫生院等城乡基层卫生服务机构，应当能够提供中医医疗服务。

（二）中医从业人员

1. 中医从业人员，应当依照有关卫生管理的法律、行政法规、部门规章的规定通过资格考试，并经注册取得执业证书后，方可从事中医服务活动。

以师承方式学习中医学的人员以及确有专长的人员，应当按照国务院卫生行政部门的规定，通过执业医师或者执业助理医师资格考试，并经注册取得医师执业证书后，方可从事中医医疗活动。

2. 中医从业人员应当遵守相应的中医诊断治疗原则、医疗技术标准和技术操作规范。

全科医生和乡村医生应当具备中医药基本知识以及运用中医诊疗知识、技术，处理常见病和多发病的基本技能。

3. 国家鼓励开展中医药专家学术经验和技术专长继承工作，培养高层次的中医临床人才和中药技术人才。

4. 承担中医药专家学术经验和技术专长继承工作的指导老师应当具备下列条件。

（1）具有较高学术水平和丰富的实践经验、技术专长和良好的职业品德。

（2）从事中医药专业工作 30 年以上并担任高级专业技术职务 10 年以上。

5. 中医药专家学术经验和技术专长继承工作的继承人应当具备下列条件。

（1）具有大学本科以上学历和良好的职业品德。

（2）受聘于医疗卫生机构或者医学教育、科研机构从事中医药工作，并担任中级以上专业技术职务。

三、保障措施（掌握）

1.县级以上地方人民政府应当根据中医药事业发展的需要以及本地区国民经济和社会发展状况，逐步增加对中医药事业的投入，扶持中医药事业的发展。

任何单位和个人不得将中医药事业经费挪作他用。

国家鼓励境内外组织和个人通过捐资、投资等方式扶持中医药事业发展。

2.非营利性中医医疗机构，依照国家有关规定享受财政补贴、税收减免等优惠政策。

3.县级以上地方人民政府劳动保障行政部门确定的城镇职工基本医疗保险定点医疗机构，应当包括符合条件的中医医疗机构。

获得定点资格的中医医疗机构，应当按照规定向参保人员提供基本医疗服务。

4.县级以上各级人民政府应当采取措施加强对中医药文献的收集、整理、研究和保护工作。

有关单位和中医医疗机构应当加强重要中医药文献资料的管理、保护和利用。

5.国家保护野生中药材资源，扶持濒危动、植物中药材人工代用品的研究和开发利用。

县级以上地方人民政府应当加强中药材的合理开发和利用，鼓励建立中药材种植、培育基地，促进短缺中药材的开发、生产。

6.与中医药有关的评审或者鉴定活动，应当体现中医药特色，遵循中医药自身的发展规律。

中医药专业技术职务任职资格的评审，中医医疗、教育、科研机构的评审、评估，中医药科研课题的立项和成果鉴定，应当成立专门的中医药评审、鉴定组织或者由中医药专家参加评审、鉴定。

四、法律责任（掌握）

（一）中医医疗机构违法的法律责任

中医医疗机构违反本条例的规定，有下列情形之一的，由县级以上地方人民政府负责中医药管理的部门责令限期改正；逾期不改正的，责令停业整顿，直至由原审批机关吊销其医疗机构执业许可证、取消其城镇职工基本医疗保险定点医疗机构资格，并对负有责任的主管人员和其他直接责任人员依法给予纪律处分。

1. 不符合中医医疗机构设置标准的。

2. 获得城镇职工基本医疗保险定点医疗机构资格，未按照规定向参保人员提供基本医疗服务的。

（二）未依法取得资格的法律责任

未经批准擅自开办中医医疗机构或者未按照规定通过执业医师或者执业助理医师资格考试取得执业许可，从事中医医疗活动的，依照《中华人民共和国执业医师法》和《医疗机构管理条例》的有关规定给予处罚。

（三）其他法律责任

1. 违反本条例规定，造成重大中医药资源流失和国家科学技术秘密泄露，情节严重，构成犯罪的，依法追究刑事责任；尚不够刑事处罚的，由县级以上地方人民政府负责中医药管理的部门责令改正，对负有责任的主管人员和其他直接责任人员依法给予纪律处分。

2. 违反本条例规定，损毁或者破坏中医药文献的，由县级以上地方人民政府负责中医药管理的部门责令改正，对负有责任的主管人员和其他直接责任人员依法给予纪律处分；损毁或者破坏属于国家保护文物的中医药文献，情节严重，构成犯罪的，依法追究刑事责任。

3. 篡改经批准的中医医疗广告内容的，由原审批部门撤销广告批准文号，1 年内不受理该中医医疗机构的广告审批申请。

负责中医药管理的部门撤销中医医疗广告批准文号后，应当自作出行政处理决定之日起 5 个工作日内通知广告监督管理机关。广告监督管理机关应当自收到负责中医药管理的部门通知之日起 15 个工作日内，依照《中华人民共和国广告法》的有关规定查处。

第四章 基本技能

为落实《国务院办公厅关于进一步加强乡村医生队伍建设的实施意见》（国办发〔2015〕13号）关于"建立乡村全科执业助理医师制度"的精神，根据《医师资格考试暂行办法》的有关规定，国家卫生健康委员会医师资格考试委员会组织制定了《乡村全科执业助理医师基本标准（试行）》。

乡村全科执业助理医师基本标准

一、专业、学历及工作经历要求

具备《中华人民共和国执业医师法》及国家规定的专业、学历、工作经历要求。

二、基本素质要求

1. 尊重生命，关爱患者，能将防治疾病、维护健康作为自己的职业责任。
2. 遵守职业道德，尊重个人信仰及人格，保护个人隐私。
3. 遵守法律、法规、规章及诊疗护理规范、常规。
4. 具有良好的心理素质。
5. 具有终身学习、持续自我完善的意识。

三、基础理论和基本知识要求

1. 掌握医学伦理的基本原则。
2. 掌握维护心理健康的基本方法。
3. 掌握相关法律、法规、规章及诊疗护理规范、常规的基本知识。
4. 掌握公共卫生的基本知识，熟悉公共卫生的基本方法。

5. 掌握全科医学的基本知识，熟悉全科医学的基本方法。

6. 掌握正常人体的基本形态结构和主要功能。

7. 掌握农村常见急、危、重症患者的院前急救与转诊指征，了解临终关怀的基本知识。

8. 掌握农村常见病、多发病的主要发病原因、临床表现、诊断要点、防治原则、基本处理措施与转诊指征。熟悉农村常见病、多发病康复的基本知识。

9. 掌握慢性非传染性疾病的管理及常见危险因素与预防控制的基本知识。

10. 掌握健康教育的基本知识及常用方法，了解健康促进的基本知识。

11. 掌握法定传染病疫情和突发公共卫生事件的报告流程。掌握预防接种相关知识。熟悉常见传染病、地方病的防治原则。

12. 掌握儿童、妇女、老年人、严重精神障碍（重性精神病）患者等特殊人群的重点卫生问题及基本卫生保健知识要点，了解计划生育政策与技术指导原则。

13. 掌握国家基本药物目录中常用药物的合理用药原则，了解基本药理知识。

14. 掌握中医基本知识及常见病、多发病的辨证论治。

四、基本技能要求

1. 具有基本的医学伦理的分析判断能力。

2. 具有良好的人际沟通与协作的能力。

3. 具有依法执业的能力。

4. 具有规范地采集病史、体格检查和书写常用医学文书的能力。

5. 具有基本操作技能和常用辅助检查结果的判读分析能力。

6. 具有对急、危、重症患者的初步判断、现场处置和转诊的能力。

7. 具有对农村常见病、多发病的初步诊断、处置和转诊的能力。

8. 具有对儿童、妇女、老年人等特殊人群健康管理及慢性非传染性疾病、严重精神障碍（重性精神病）患者的基本管理能力。

9. 具有开展健康教育的能力。

10. 具有对法定传染病疫情和突发公共卫生事件初步判断、报告、信息收集和协助进行应急处理与管理的能力。具有实施预防接种相关工作的能力。

11. 具有收集、整理、报送和管理本辖区内居民的健康信息和相关疾病预防控制资料的能力。

12. 具有应用中医药适宜技术和方法防治常见病、多发病的能力。

13. 具有一定的自学和知识更新的能力。

第二部分
公共卫生

第五章　卫生管理和政策

第一节　疾病预防策略

环境因素、人类生物学因素、生活方式和卫生服务可及性的相互作用决定了个体和群体的健康状况。病因或危险因素的持续作用和致病效应的累积导致健康问题或疾病发生发展，出现疾病痊愈、病情缓解、转为慢性、功能不全或者加重、死亡等不同的结局，这个过程被称为疾病的自然过程。一般可分为易感期、发病前期（潜伏期）、发病期（临床期）和发病后期（转归期）4个阶段。从危险因素作用于机体到发病以及疾病发展是一个过程，从而为疾病的预防提供了机会。在疾病发生发展的不同阶段，采取相应适当的预防措施来延缓或者阻止疾病发生发展的策略称为疾病预防策略。根据疾病自然过程，将预防水平分为三级，即三级预防策略。

一、第一级预防（熟悉）

第一级预防，又称**病因预防**或**发病前期预防**（也就是未病先防），是指在疾病尚未发生时针对疾病"易感期"的致病因素（或危险因素）采取措施，是积极预防疾病的根本措施。第一级预防包括个体预防和社区预防。

个体预防措施是针对个人实施的预防措施，如个体化健康教育，提倡自主健康和自我保健，按照合理膳食、适量运动、戒烟限酒、心理平衡的健康基本原则，改变不良的行为和生活方式，建立可行的、有益于健康的行为与生活方式，如开展婚育咨询、妊娠和儿童营养咨询等。

社区预防措施是针对社区人群实施的预防措施，如社区居民的健康教育活动、利用各种媒体普及常见病预防常识、举行趣味健身比赛、长期供应碘盐预防地方性甲状腺肿、预防接种、高危人群预防用药、职业人群健康监护、卫生

立法、改善社区环境卫生、禁止公共场所吸烟及乱扔垃圾。

社区卫生服务中的一级预防强调个体预防和社区预防并重。对群体的普遍预防和对高危人群的重点预防结合起来，全人群策略和高危人群策略的互相补充就形成一级预防双向策略。

二、第二级预防（熟悉）

第二级预防又称**三早预防**（早期发现、早期诊断、早期治疗）或者**临床前期预防**。对于传染病，除了"三早"，尚需做到疫情早报告及患者早隔离，即"五早"。在疾病的早期阶段进行诊断和治疗，可以控制疾病进一步发展，提高治疗效果，减少治疗费用，改善疾病预后，有利于合理利用卫生资源。早期发现疾病可通过普查、筛检、病例发现、定期健康检查、高危人群重点项目检查、自我检查等方法实现。筛查是早期发现疾病的主要方法，要达到"三早"，就是要向群众宣传疾病的早期表现和有病早治的好处，提高医务人员的诊断水平，开发适宜的筛检方法与检测技术。早期诊断是慢性病预防的关键环节，基层遇到的健康问题常常处于早期未分化阶段，基层可以利用对居民个人及家庭的熟悉了解和健康管理等优势及时开展健康干预和连续性健康照顾。

三、第三级预防（熟悉）

第三级预防又称**发病后期预防**，指在疾病的"临床期"积极开展对症治疗和康复治疗，及时有效地防止病情恶化，预防并发症和残疾。对已经丧失劳动力和伤残者，通过功能康复、心理康复、家庭护理指导等，使患者尽快恢复生活和劳动能力，提高生活质量，延长生存期，降低死亡率。

在三级预防策略中，一级预防最为重要。一级预防是积极、主动、经济、有效、无痛苦的预防措施。对不同类型的疾病，有不同的三级预防策略。慢性病的预防控制要从源头抓起，以一级预防为主，还应兼顾二、三级预防。如糖尿病的一级预防，应以糖尿病的易感人群为主要对象，采用健康教育等手段，使易感人群及早改变生活方式，降体重、降血压、降血脂，以减少糖尿病的发生。糖尿病的二级预防应在社区开展高危人群筛查，及早发现无症状的糖尿病及糖耐量降低者，并给予干预治疗，以降低糖尿病发病率和减少并发症的发生。加强对糖尿病患者的治疗，使其血糖、血脂、血压、体征达标，以减少其并发症的发生。糖尿病三级预防则以保护糖尿病患者的劳动能力、提高生活质量、延长寿命为主。

第二节　基本公共卫生服务和重大公共卫生服务项目

2009 年启动的《深化医药卫生体制改革》中的五项工作任务之一，也就是促进基本公共卫生服务逐步均等化工作，包括国家基本公共卫生服务项目、国家重大公共卫生服务项目、加强公共卫生服务能力建设、保障公共卫生服务所需经费四大内容。目的在于使每个居民，无论其性别、年龄、种族、居住地、职业、收入水平，都能平等地获得基本公共卫生服务。

一、实施项目的目的和意义（熟悉）

国家基本公共项目和重大公共卫生项目是促进基本公共卫生服务逐步均等化的重要内容，是深化医药卫生体制改革的重要工作。基本公共卫生服务项目是针对当前城乡居民存在的主要健康问题，以儿童、孕产妇、老年人、慢性病患者、严重精神障碍患者和肺结核患者为重点人群，由基层医疗机构（乡镇卫生院、村卫生室、社区服务中心、社区服务站）组织实施，面向全体居民免费提供的最基本的公共卫生服务。

通过实施国家基本公共卫生服务项目和重大公共卫生服务项目，明确政府责任，对城乡居民健康问题实施干预措施，减少主要健康危险因素，有效预防和控制主要传染病及慢性病，提高公共卫生服务和突发公共卫生事件应急处置能力，使城乡居民逐步享有均等化的公共卫生服务。到 2020 年，基本公共卫生服务逐步均等化的机制基本完善，重大疾病和主要健康危险因素得到有效控制，城乡居民健康水平得到进一步提高。

二、项目的主要内容（掌握）

（一）基本公共卫生服务项目的内容

根据经济社会发展状况、主要公共卫生问题和干预措施效果，确定国家基本公共卫生项目并随着经济社会发展、公共卫生服务需要和财政承受能力适时调整。地方政府根据当地公共卫生问题、经济发展水平和财政承受能力等因素，可在国家基本公共卫生服务项目基础上增加服务内容。到 2018 年，由基层医疗机构正在实施的国家基本公共卫生服务项目有 12 项内容，包括居民健康档案管理、健康教育、预防接种、0～6 岁儿童健康管理、孕产妇健康管理、老年人健康管理、慢性病患者健康管理（包括高血压患者健康管理和 2 型糖尿病患者

健康管理）、严重精神障碍患者管理、肺结核患者健康管理、中医药健康管理、传染病及突发公共卫生事件报告和处理、卫生计生监督协管。

（二）重大公共卫生服务项目的内容

针对主要传染病、慢性病、地方病、职业病等重大疾病和严重威胁妇女、儿童等重点人群的健康问题以及突发公共卫生事件预防和处置需要，制定和实施重大公共卫生服务项目，并适时充实调整。目前，重大公共卫生服务项目包括：艾滋病等重大疾病防控、农村孕产妇住院分娩、贫困白内障患者复明、农村改水改厕、消除燃煤型氟中毒、15岁以下人群补种乙肝疫苗、农村妇女孕前和孕早期增补叶酸预防出生缺陷，以及农村妇女乳腺癌、宫颈癌检查等项目。

第三节　签约服务

转变基层医疗卫生服务模式，实行家庭医生签约服务，强化基层医疗卫生服务网络功能，是深化医药卫生体制改革的重要任务，也是新形势下更好维护人民群众健康的重要途径。实行家庭医生签约服务，是实现"从治病为中心"到"以健康为中心"转变的重要抓手；是分级诊疗制度建设的重要基础；是构建和谐医患关系的重要途径；是应对健康新挑战的重要举措；是密切党和人民群众血肉联系的重要纽带。为加快推进家庭医生签约服务落实，国务院医改办等7部委于2016年5月25日印发《关于推进家庭医生签约服务的指导意见》（国医改办发【2016】1号），明确了总体要求、签约服务主体、优化签约服务内涵、强化签约服务技术支撑等内容。

一、主要目标与签约对象（了解）

要求到2017年，家庭医生签约服务覆盖率达到30%以上，重点人群签约服务覆盖率达到60%以上。到2020年，力争将签约服务扩大到全人群，形成长期稳定的契约服务关系，基本实现家庭医生签约服务制度的全覆盖。其中老年人、孕产妇、儿童、残疾人等人群以及高血压、糖尿病、结核病等慢性疾病和严重精神障碍患者等为重点签约人群，力争实现全部建档立卡的农村贫困人口和计划生育特殊家庭的家庭医生签约服务全覆盖。

二、家庭医生签约服务内容（熟悉）

家庭医生团队为签约居民提供基本医疗、公共卫生和约定的健康管理服务。

基本医疗服务涵盖常见病和多发病的中西医诊治、合理用药、就医路径指导和转诊预约等。公共卫生服务要涵盖国家基本公共卫生服务项目和规定的其他公共卫生服务，包括：建立电子健康档案、优先预约就诊、转诊绿色通道、慢性病长处方、健康教育和健康促进、预防接种、重点疾病健康管理，以及儿童、老年人、孕产妇重点人群健康管理等服务。约定的健康管理服务包括健康评估、康复指导、家庭病床服务、家庭护理、远程健康监测以及特定人群和特殊疾病健康管理等服务，满足居民多样化的健康服务需求。

三、签约服务主体（了解）

家庭医生为签约服务第一责任人，现阶段家庭医生主要包括基层医疗卫生机构注册全科医生（含助理全科医生和中医类别全科医生），具备能力的乡镇卫生院医师和乡村医生等以及公立医院医师和中级以上职称的退休临床医师。签约服务原则上应当采取团队服务形式，家庭医生团队主要由家庭医生、社区护士、公共卫生医师（含助理公共卫生医师）等组成，二级以上医院选派医师（含中医类别医师），有条件的地区可吸收药师、健康管理师、心理咨询师、社（义）工等加入团队。

第四节　中医预防与养生保健

一、基本原则（了解）

1. 天人相应，顺应自然　中医学认为，人生于天地之间，一切生命活动都与大自然息息相关，必须随时随地与其保持和谐一致，这就是"天人相应"的思想。在养生保健实践中，必须遵循这一基本法则，才能取得良好的养生、康复效果。四时养生、冬病夏治、夏病冬治都是这一原则的具体体现。

2. 形神合一，形神共养　形，指形体，即肌肉、血脉、筋骨、脏腑等组织器官，是人的物质基础；神，指情志、意识、思维等精神活动，又指生命活动的外在表现，是人体功能的反映。形神共养，即不仅要注意形体的保养和复健，而且还要注意精神的摄养和康复，两者相辅相成，相得益彰，身体和精神都得到均衡统一的发展。

3. 动静互涵，协调平衡　脏腑器官属阴，以静为特征，功能活动属阳，以动为特征。人体有关饮食的吸收运化、水液的环流代谢、气血的循环贯注、化

物的传导排泄、其物质和功能的相互转化等，都是在机体内脏功能动静协调之下完成的。因此，保持适当的动静协调状态，才能使各器官充满活力，从而推迟各器官的衰老改变。

4. 重视先兆，防微杜渐 中医养生重视先兆，见微知著，未病先防，既病防变，瘥后防复。

二、服务方式（熟悉）

中医药预防与养生保健主要服务方式如下。

1. 针灸、推拿、刮痧、拔罐及经络养生 针灸、推拿、刮痧、拔罐等都可以作用于经络，具有活血止痛、疏通经络、调整脏腑功能，调和阴阳、消除疲劳，缓解压力、养生保健、预防疾病等功效，是简验便廉的养生保健方式。

2. 四时养生 是按一年四季气候阴阳变化的规律和特点，来调摄人体阴阳平衡，调理起居、饮食、精神，以达到健康长寿的方法。

3. 食疗与药膳 食疗又称"食养"，即利用食物来影响机体各方面的功能，使其获得健康或预防疾病的一种养生方法。药膳是在中医学、烹饪学和营养学理论指导下，严格按药膳配方，将中药与某些具有药用价值的食物相配伍，采用我国独特的饮食烹调技术和现代科学方法制作而成的具有一定色、香、味、形的美味食品。

4. 冬病夏治 是指对于一些在冬季容易发生或加重的疾病，在夏季给予针对性的治疗，提高机体的抗病能力，从而使冬季易发生或加重的病症减轻或消失，是中医学"天人合一"的整体观和"未病先防"的疾病预防观的具体运用。常用的治疗方法包括穴位贴敷、针刺、药物内服等，通过在夏季自然界阳气最旺盛的时间对人体进行药物或非药物疗法，益气温阳、散寒通络，从而达到防治冬季易发疾病的目的。

5. 五禽戏、八段锦、太极拳及气功导引等 五禽戏、八段锦、太极拳及气功导引等均为中医传统养生技法，在运动中调和气血，健身强体。

五禽戏，是东汉末年著名医家华佗模仿虎、鹿、熊、猿、鸟（鹤）等5种动物的动作和神态编创的一套健身方法，对躯体及五脏都有良好的锻炼效果。

八段锦，起源于北宋，此功法分为8段，故名为"八段锦"。其口诀是"两手托天理三焦，左右开弓似射雕，调理脾胃须单举，五劳七伤往后瞧，摇头摆尾去心火，两手攀足固肾腰，攒拳怒目增气力，背后七颠百病消。"

太极拳，是国家体委统一改编作为强身健体的运动，它集颐养性情、强身健体、技击对抗等多种功能为一体，是一种内外兼修、柔和、缓慢、轻灵、刚柔相济的中国传统拳术。

6. 调摄情志 情志泛指喜、怒、忧、思、悲、恐、惊7种情绪变化，简称七情，它是人们对外界客观事物的反映。中医学认为情志是由五脏之气化生的，若情志失调，则容易损伤脏腑气血，影响人体健康。历代养生家非常重视情志与人体健康，主张调和七情，延年益寿。

7. 体质养生 体质，即机体素质，是指人体秉承先天（指父母）遗传、受后天多种因素影响，所形成的与自然环境、社会环境相适应的功能和形态上相对稳定的固有特性。针对不同体质进行养生调摄是中医养生的特色之一。

三、主要内容（熟悉）

1. 制定中医预防与养生保健方案 针对当地的气候条件、地理环境、风俗习惯，结合人群体质状况、生活方式、多发疾病谱等，制定适合本地区实际情况的中医预防与养生保健方案，为不同人群提供相应的中医养生保健服务。

2. 易感疾病和传染性疾病的健康教育与健康干预 针对季节性易感疾病和传染性疾病的易感人群，开展中医药健康教育，并采取中医药干预措施，如在流行性感冒易发期，发放艾叶燃熏、板蓝根等中药煎水服用；在过敏性疾病易发期，采用中药熏鼻喷喉等方法延缓发作；在节假日前后进行脾胃调理等。

3. 孕产妇中医保健 针对孕产妇，运用中医药知识开展孕期、产褥期、哺乳期保健服务，如饮食起居指导、常见病食疗、康复训练指导、产后心理辅导等。

（1）孕期保健：普及孕期中医保健知识及分期保健要点，包括情志调摄、饮食起居、健康检查、用药指导等保健服务。

（2）产后饮食起居指导：产后宜进食易消化、富营养的饮食，适当饮用补血、祛瘀、下乳的药膳；多吃流质食物，促进乳汁分泌。产妇忌食刺激性食品，忌辛辣或肥甘厚味，免伤脾胃；勿滥用补品。

（3）产后常见病食疗：脾胃虚弱者可服山药扁豆粳米粥；肾虚腰痛者食用猪腰菜末粥；产后恶露不净者可服当归生姜羊肉汤或益母草红糖水、醪糟。

（4）产后康复训练指导：通过中医手法刺激穴位和专人指导运动训练，防治产后病。

（5）产后心理辅导：预防产后抑郁症，主要表现是产妇在产褥早期出现的以哭泣、忧郁、烦闷为主的情绪障碍。此时应进行心理疏导，并加服补血养肝、疏肝理气中药。

（6）哺乳期饮食指导：若乳汁不足，可多喝鱼汤、鸡汤、猪蹄汤等。断乳

可采用中药的方法回乳，用炒麦芽加水煎服，每日 1 剂，连服 3 天，乳房局部做湿热敷。

4. 其他重点人群的健康教育与健康干预　通过健康教育，向中年人群、妇女、儿童、老年人等社区居民宣传相应的中医药预防保健、养生调摄知识以及中医药慢性病防治和传染病防治知识，包括饮食起居、健身运动、心理调适、疾病预防、调护等。

第六章 卫生统计学和流行病学
基本知识

第一节 卫生统计学概述

卫生统计学是统计学的一个特殊分支，是统计学原理和方法在大健康领域的应用，它通过对卫生相关数据的收集与分析，探索或明确人群健康的不确定性问题。例如，某种疾病的发病率或患病率、某种疾病的年死亡人数、某地区的医院病床数、某种医疗服务的费用等，这些数据对卫生决策具有重要意义。

一、常用基本概念

（一）同质与变异（了解）

同质是指性质相同，在实际研究工作中，对被观测指标有影响的、主要的、可控制的非实验因素达到相同或基本相同就可以认为是同质。同质事物某一观察指标的差别称为**变异**。同质与变异同时存在，统计学的任务就是通过对个体变异的研究，发现同质事物某观察指标变化的规律。

（二）总体与样本（熟悉）

总体是根据研究目的确定的同质观察单位的全体。例如，研究 2017 年辽宁省 60 岁以上老年人高血压患病情况，总体是辽宁省所有 60 岁以上的老年人，称为有限总体；研究某降血脂药的治疗效果，由于对时间和空间未加限制，总体是全部高脂血症患者，称为无限总体。总体的研究对象都是庞大的，我们经常分析的是其中的一部分。

样本是从总体中随机抽取有代表性的部分观察单位。样本所包含的观察单

位数量称为**样本含量**。需注意的是，卫生统计学的主要任务是研究总体的特征，抽样只是手段，最终目的是要通过样本特征推断总体特征。

（三）数据类型（熟悉）

不同类型的数据，所采用的统计学分析方法有所不同。根据数据性质，将其分为定量数据、定性数据和等级数据。

1. 定量数据 又称计量数据，是指对每个受试对象的观察指标用定量方法测定数值大小所得的数据。这类数据一般有度量衡单位，如年龄（岁）、病程（年）、血糖值（mmol/L）等。

2. 定性数据 又称计数数据、分类数据，是指按照某种属性或类别分组计数各组的例数所获得的数据。可分为二分类和多分类，如性别（男／女）、有／无、满意／不满意等为二分类数据；血型（A/B/O/AB）、职业（工人／农民／干部等）等为无序多分类数据。

3. 等级数据 又称有序数据，是介于定量数据和定性数据之间的数据。如文化程度（小学及以下、中学、大专、本科及以上）、治疗效果（治愈、显效、好转、无效）等。

定量数据可以转化为定性数据或等级数据。例如血红蛋白，原属定量数据；若分为 5 个等级：＜70g/L（重度贫血）、70～90g/L（中度贫血）、90～110g/L（轻度贫血）、110～150g/L（血红蛋白正常）和＞150g/L（血红蛋白增高），计算各等级人数，得出等级数据；若按正常与异常分为两组，得出各组的人数，就是定性数据。

二、统计工作的基本步骤（了解）

（一）设计

包括调查设计和实验设计。调查设计应包括：①确定研究目的；②确定调查对象；③确定观察指标；④选择调查方法；⑤决定采取的调查方式；⑥设计调查项目和调查表；⑦样本含量的估计；⑧预期结果及人员经费组织预算。实验设计需要遵循实验设计的 3 个要素（即受试对象、处理因素和试验效应）和 3 个原则（即对照原则、随机原则和重复原则）。

（二）收集数据

数据主要来源有①国家法定报表（卡）：如卫生工作报表、传染病报表、职业病报表、出生或死亡报告卡、肿瘤发病和死亡报告卡等；②日常医疗卫生工作记录：如门诊病历和住院病历、健康体检记录、卫生监测记录等；③专项调查或实验：根据研究目的进行的专题调查或实验。

（三）整理数据

主要使原始数据系统化、条理化，并检查核对数据的准确性，主要核查方式有①专业检查：如男性患者的调查表中不应出现妇科疾病等；②逻辑核查：如新生儿的体重不应 49kg 等；③统计检查：检查报表的纵向合计、横向合计等。

（四）分析数据

包括统计描述和统计推断。统计描述是计算统计量，如平均值、发病率等；统计推断是利用样本特征推断总体特征。

第二节　数据的统计学描述

一、频数分布（了解）

通过调查或实验所获得的原始数据，如果观察例数较多，可以对数据进行分组，制作频数表或频数分布图，显示数据的分布规律。频数表是由组段和频数构成的表格。频数分布就是变量在其取值范围内各组段的分布情况。

例 1　为了解某地区女孩身高的分布情况，测量了 126 名 10 岁女孩的身高（cm），结果如下。

132.3	144.9	138.1	141.9	137.2	137.4	<u>128.5</u>	138.0	144.3	144.7
141.3	134.2	131.5	142.3	134.9	131.5	141.1	141.2	135.4	135.7
146.9	147.3	134.7	132.9	147.4	135.7	137.5	142.2	130.9	133.8
136.2	136.2	137.9	138.5	137.4	132.6	132.7	135.2	145.8	139.6
141.3	141.5	141.6	134.5	133.9	134.1	133.2	141.7	138.5	138.3
136.4	139.6	139.7	136.5	146.3	137.8	139.0	138.8	138.9	140.6
135.9	136.1	132.4	140.8	140.9	138.9	137.6	137.7	137.8	146.2
139.0	143.6	139.4	138.3	140.3	142.6	139.5	139.5	138.7	138.1
143.7	145.6	139.9	140.1	138.2	137.1	140.4	140.5	137.4	136.8
142.4	137.2	140.6	130.2	140.2	<u>149.3</u>	139.2	141.7	141.8	140.2
138.3	138.4	129.3	139.2	134.3	139.4	141.8	142.2	142.7	142.6
133.5	134.9	142.8	145.2	145.6	143.2	138.8	135.2	143.5	143.2
135.3	135.2	143.1	144.2	136.5	137.2				

依据例 1 介绍定量数据的整理、频数表编制的方法及步骤。

1.计算全距　全距也称为极差，用 R 表示，是最大值与最小值之差。

$R=X_{max}-X_{min}$，本例最大值为 149.3，最小值为 128.5，故 $R=149.3-128.5=20.8$（cm）

2. 确定组段数 组段数的多少主要根据研究目的及观察例数确定，一般分为 8~15 组为宜，常取 10 组。

3. 确定组距 组距是相邻两组之间的距离，以 i 表示，$i=20.8/10=2.08$（cm），为方便计算，取整 2cm 作为组距。

4. 划分组段 每个组段的起点称为该组段的"下限"，终点称为"上限"。第一个组段要包含最小值，最后一个组段要包含最大值。

5. 列表划记 将原始数据归纳计数，得到各组的例数，即频数，组成频数分布表（表 6-1）。

表 6-1　126 名 10 岁女孩身高（cm）

身高（cm）	划记	频数	频率（%）	累计频率（%）
128~	丁	2	1.59	1.59
130~	正	4	3.17	4.76
132~	正丁	9	7.14	11.90
134~	正正正	15	11.90	23.80
136~	正正正正	20	15.87	39.67
138~	正正正正正丁	27	21.43	61.10
140~	正正正正一	21	16.67	77.77
142~	正正正	14	11.11	88.88
144~	正丁	8	6.35	95.23
146~	正	5	3.97	99.21
148~150	一	1	0.79	100.00
合计	一	126	100.00	—

原始数据看上去比较杂乱，无章可循，但是整理成频数表 6-1 后，可以看出该数据的分布特征，所有数据在 132~146，以 138~组段的频数最多，其上、下组段的分布频率依次减少，呈单峰且基本对称。

二、描述数据的统计指标（熟悉）

（一）算术均数和标准差

1. 定义 算术均数是将所有观察值直接相加再除以总例数，简称均数，样本均数记为 $\bar{x}$，总体均数记为 μ。标准差是反映每个变量值的离散程度，样本标

准差记为 s ，总体标准差记为 σ 。

样本均数
$$\overline{x} = \frac{x_1 + x_2 + \ldots + x_n}{n} = \frac{\sum x}{n} \tag{1}$$

样本标准差
$$s = \sqrt{\frac{\sum (x - \overline{x})^2}{n-1}} \tag{2}$$

例2 某医师随机抽取了7名6岁健康男童，测得其身高（cm）分别为111、110、118、116、123、108、112，请描述6岁健康男童身高的算术均数。

$$\overline{x} = \frac{111 + 110 + 118 + 116 + 123 + 108 + 112}{7} = 114 \text{（cm）}$$

$$s = \sqrt{\frac{\sum (x - \overline{x})^2}{n-1}} = \sqrt{\frac{(111-114)^2 + (110-114)^2 + \ldots + (112-114)^2}{7-1}} = 5.26 \text{(cm)}$$

2. 应用 适用于服从对称分布数据，特别是服从正态分布或近似正态分布数据。正态分布或近似正态分布的定量数据用均数和标准差（$\overline{x} \pm s$）来描述。

（二）中位数与百分位数

1. 定义 中位数是指将一组观察值从小到大排列，位次居中的观察值就是中位数，用 M 表示。中位数是一个位置指标，以中位数为界，一半观察值比它小，另一半比它大。

n 为奇数时，是位于正中间的那个观测值，即 $M = x_{(n+1)/2}$ 。

n 为偶数时，是位于中间的两个观测值，即 $M = \frac{1}{2}(x_{n/2} + x_{n/2+1})$ 。

例3 8名麻疹患者的潜伏期（天）分别为1，3，5，5，6，8，9，12，求中位数。

$$M = \frac{1}{2}(x_{8/2} + x_{8/2+1}) = \frac{1}{2}(5+6) = 5.5 \text{（天）}$$

该8名麻疹患者的潜伏期的中位数为5.5天。

百分位数是把一组数据从小到大排列后分成100等份，处于第 x 百分位置的数值，用 P_x 表示。它将全部观察值分为两部分，有 $x\%$ 的数据 $< P_x$ ，有（$100-x$）% 的数据 $> P_x$ 。第50百分位数（P_{50}）即是中位数。其计算公式为

$$P_x = L + \frac{i}{f_x}\left(nx\% - \sum f_L\right) \tag{3}$$

式中 L 、i 、f_x 分别为 P_x 所在组段的下限、组距和频率，n 为总例数，$\sum f_L$ 为 $<L$ 的各组段的累计频数。

2. 应用　任何数据均可计算中位数，尤其适用于偏态分布数据、有无确切值数据和分布不明的数据。

（三）几何均数

1. 定义　几何均数是将 n 个观察值的乘积开 n 次方，用 G 表示。其公式为：

$$G = \sqrt[n]{X_1 \times X_2 \times X_3 \times \cdots \times X_n} = \lg^{-1}\left(\frac{\lg X_1 + \lg X_2 + \cdots \lg X_n}{n}\right) = \lg^{-1}\left(\frac{\sum \lg X}{n}\right) \quad （4）$$

例4　有 8 份血清的某抗体效价分别为 $1:2$，$1:4$，$1:8$，$1:16$，$1:32$，$1:64$，$1:128$，$1:256$，求 8 份血清的平均抗体效价。

$$G = \lg^{-1}\left(\frac{\lg 2 + \lg 4 + \cdots \lg 256}{8}\right) = \lg^{-1}\left(\frac{10.84}{8}\right) = 22.65$$

所以 8 份血清的抗体平均效价为 $1:23$。

2. 应用及注意事项

（1）常用于等比数列或对数正态分布数据，医学研究中常用于求抗体平均滴度、平均抗体效价等。

（2）所有观察值中不能有 0。

（3）观察值不能同时出现正值和负值；如果观察值全部为负值，则去除负号计算，再冠以负号。

三、医学参考值范围（熟悉）

（一）定义

医学参考值范围是指大多数正常人的形态、功能、代谢产物中各种生理、生化指标常数，也称为正常值范围。一般在临床上用作判定正常或异常的参考标准。

（二）制定参考值范围的基本步骤

1. 从正常人的总体中随机抽取足够的样本含量。一般要求每组至少在 100 例以上。

2. 选定统一、准确的测定方法，以便将测量误差控制在尽可能小的范围内。

3. 确定是否需要按照性别、年龄、民族等分组制定参考值范围。

4. 根据专业知识确定单侧还是双侧参考值范围。例如血红蛋白、血压等过大或过小都可能是某种疾病的表现，应确定双侧参考值范围；而肺活量、血铅等仅过小或仅过大为异常，应确定单侧参考值范围。

5. 选定适当的百分界限，95% 最常用。

6. 根据数据的分布类型，选择适当的估计方法。

（三）制定参考值范围方法

制定医学参考值范围的方法有正态近似法和百分位数法（表6-2）。正态近似法适用于正态（或近似正态）分布数据以及通过变量变换后服从正态分布的数据；百分位数法多用于偏态分布或分布不明的数据。

表6-2 医学参考值所对应的范围

方法	范围	只有下限	只有上限	双侧
正态近似法	95%	$\bar{x}-1.645s$	$\bar{x}+1.645s$	$(\bar{x}-1.96s) \sim (\bar{x}+1.96s)$
	99%	$\bar{x}-2.325s$	$\bar{x}+2.325s$	$(\bar{x}-2.58s) \sim (\bar{x}+2.58s)$
百分位数法	95%	P_5	P_{95}	$P_{2.5} \sim P_{97.5}$
	99%	P_1	P_{99}	$P_{0.5} \sim P_{99.5}$

例5 调查某地120名健康女性血红蛋白，直方图显示，其分布近似于正态分布，$\bar{x}=117.4$（g/L），$s=10.2$（g/L），试估计该地健康女性血红蛋白的95%参考值范围。

因血红蛋白过高、过低均为异常，所以按双侧估计95%参考值范围

$\bar{x}=+1.96s=117.4+1.96 \times 10.2=137.9$（g/L）

$\bar{x}=+1.96s=117.4-1.96 \times 10.2=97.4$（g/L）

该地健康女性血红蛋白的95%参考值范围为94.41～137.9（g/L）。

第三节 统计表

统计表是将分析事物及其指标用表格的形式，有条理地罗列数据的分布及其统计结果，方便阅读、比较和计算。

一、制表原则（了解）

1. 重点突出，简单明了。一般一张表包括一个中心内容，使人一目了然。

2. 主谓分明，层次清楚。主语和谓语的位置一般不要错乱，标目安排及分组层次要符合专业知识结构要求。

二、基本结构及要求（熟悉）

统计表包括标题、标目、线条、数字和备注5个部分。

1.标题 位于表的正上方，简明扼要地说明表中的中心内容，常使用3W准则（即内容 what，时间 when，地点 where），见表6-3。

2.标目 分为横标目和纵标目。横标目位于表的左侧，一般为研究的事物（即主语）；纵标目位于表的右上侧，一般为描述事物的指标（即谓语）。

3.线条 采用三条线，即顶线、纵标目下的标目线和底线，有时会增加一些半条线，如合计线、标目线。忌任何的斜线和竖线。

4.数字 用阿拉伯数字表示，小数位数保留、单位应一致，表内不能留空格。可以用"…"表示数据暂缺或未记录可用，用"—"表示数据不可能得到，数据实际结果为"0"时，则填"0"。

5.备注 不是统计表的必备部分，一般列于表的下方，用"*"等符号标示解释的内容。

三、种类（熟悉）

根据统计表的分组标志是一组或两组以上，可分为简单表和复合表。

1.简单表 只按一个特征或标志分组的统计表称为简单表，见表6-3。

表6-3　甲乙两地2015—2017年小学生龋齿情况比较

年份	甲地		乙地	
	调查人数	患龋率（%）	调查人数	患龋率（%）
2015	2967	64.5	3197	62.6
2016	3572	64.7	3278	63.8
2017	3269	63.1	3672	61.9

2.复合表 按两个或两个以上特征或标志分组的统计表称为复合表或组合表，见表6-4。

表6-4　2002年和2012年我国成人高血压患病率（%）比较

年份	性别		城乡	
	男性	女性	城市	农村
2002	20.2	18.0	19.3	18.6
2012	26.2	24.1	26.8	23.5

第四节 常用人口统计指标

一、人口特征统计指标（熟悉）

（一）人口总数与年平均人口数

人口总数指一个地区或国家在某一特定时期的人口数。一般采用一年的中点，即 7 月 1 日零时为标准时点进行统计。

年平均人口数是用相邻两年年末人口数的平均值计算，或用年中（7 月 1 日零时）人口数代表年平均人口数。

（二）人口构成

人口构成是人口内部的各种属性特征的数量和比例关系，如年龄构成、性别构成、职业构成、文化程度构成、城乡和地域构成等，它反映地区或国家人口的质量、素质和分布。

（三）老年人口系数

老年人口系数，简称老年系数，指老年人口在总人口中的构成比，说明人口老龄的程度，可作为划分人口类型的尺度，一般把 65 岁及以上的人口称为老年人口。

（四）负担系数

负担系数又称抚养比或抚养系数，指人口中非劳动年龄人数与劳动年龄人数之比。一般以 15～64 岁为劳动力年龄，14 岁及以下和 65 岁及以上为非劳动力年龄或被抚养年龄。

二、人口生育统计指标（熟悉）

测量人口生育水平的指标有出生率、总生育率等；测量人口再生育水平的统计指标有人口自然增长率、再生育率等。反映生育水平的指标是研究人口发展趋势的基础，是确定人口再生产类型的重要依据。

（一）出生率

出生率指某年某地区出生人口数（活产数）与年平均人口数之比，也称粗出生率，一般用千分率表示。出生率反映一个地区或国家人口出生情况，是人口问题综合决策的基础性数据。

$$出生率 = \frac{某年某地区的活产数}{该地区年平均人口数} \times 1000‰ \qquad （5）$$

（二）总生育率

总生育率指某年某地平均每千名育龄妇女（15～49岁）的活产数。总生育率消除了总人口中年龄、性别结构不同对生育水平的影响，较出生率更能准确地反映生育水平。

$$总生育率 = \frac{某年某地区的活产数}{该地区同年15～49岁妇女数} \times 1000‰ \qquad （6）$$

（三）人口自然增长率

人口自然增长率指某年某地区人口自然增加数与该地区年平均人口数之比，即出生率与死亡率之差，用千分率表示。它反映人口自然增长的程度和趋势，是制定人口规划的重要参考指标。

$$人口自然增长率 = 出生率 - 死亡率 \qquad （7）$$

（四）总再生育率

总再生育率是指每个妇女一生平均生育的女儿数。

$$
\begin{aligned}
总再生育率 &= 总生育率 \times 女婴占出生婴儿的构成比 \\
&= 组距 \times \sum 年龄别生育女婴率
\end{aligned}
\qquad （8）
$$

如前面提到的某年某地的总生育率为 2.25，假设女婴占出生婴儿的 48.5%，则总再生育率为 1.09，表明所生的女婴数超过母亲人数。

三、死亡统计指标（熟悉）

死亡统计指标可反映地区或国家居民的死亡水平。死亡率可描述人群总死亡水平，婴儿死亡率、5 岁以下儿童死亡率和孕产妇死亡率是描述特殊人群死亡水平的主要指标，是联合国千年发展目标的重要指标。

（一）死亡率

死亡率用于测量某年某地区居民总死亡水平，又称粗死亡率。

$$死亡率 = \frac{某年某地区的死亡数}{该地区年平均人口数} \times 1000‰ \qquad （9）$$

死亡率与年龄和性别有关，如老年人、婴幼儿和孕产妇的死亡率较高，男性和女性的死亡率不同。因此，在计算死亡率时按不同性别、年龄和死因计算死亡率，称为死亡专率，如男性死亡率、年龄别死亡率、男性肝癌死亡率等。

（二）死因别死亡率

死因别死亡率是按不同死因类别统计的死亡率，其分子是某年某地区由于某大类、某类或某种疾病所致的死亡数。死因别死亡率可以展示不同种类疾病对人群健康的危害程度，为疾病预防控制优先领域的确定提供依据。

（三）死因构成比

死因构成比是指某年某地区全部死亡者中，由于某死因死亡者所占的比例，说明各死因死亡的相对重要性。

$$死因构成比 = \frac{因某死因死亡人数}{总死亡人数} \times 100\% \qquad （10）$$

（四）死因顺位

死因构成比按大小排序的位次即为**死因顺位**。中国疾病预防控制中心发布的《中国死因监测数据集》按疾病类别统计的 2014 年男性死因顺位前 5 位疾病为：恶性肿瘤、脑血管疾病、心脏病、呼吸系统疾病和伤害；女性死因顺位前 5 位疾病为：心脏病、脑血管疾病、恶性肿瘤、呼吸系统疾病和伤害。

第五节　常用流行病学方法

一、流行病学概述

（一）定义（了解）

流行病学是研究特定人群中与健康有关的状态或事件的分布及决定分布的因素，并应用于解决健康问题的一门科学。

（二）研究内容（了解）

流行病学研究内容包括疾病、伤害和健康 3 个层次。疾病包括传染病、寄生虫病、地方病和非传染性疾病等所有疾病。伤害包括意外、残疾、智障和身心损害等。健康状态包括身体生理生化的各种功能状态、疾病前状态和长寿等。

（三）研究方法（熟悉）

流行病学研究常采用观察法、实验法和数理法，以观察法和实验法为主。流行病学研究按设计类型分为描述流行病学、分析流行病学、实验流行病学和理论流行病学。

二、描述流行病学（了解）

（一）定义

描述流行病学是利用常规监测记录或通过专门调查获得的数据资料，描述疾病或健康状态的分布情况，以揭示现象、为病因研究提供线索的作用，即提出假设。

（二）方法

描述流行病学主要包括现况研究、病例报告、个案研究、生态学研究等。现况研究是研究特定时点或期间和特定范围内人群中的疾病或健康状况与有关变量（因素）的关系。现况研究所获得的资料可以使人们于短时间内准确地了解某一人群在特定时间上的某病的流行特征或健康状况，但它不能获得发病率资料，难以确定因果时相关系，具有一定的局限性。

三、个案调查（熟悉）

（一）定义

个案调查也称病家调查，是指运用流行病学的原理和方法，到发病现场对新发病例的接触史、家属及周围人群的发病或健康状况、环境因素等进行调查。个案调查对象一般为传染病病人，也可以是非传染病病人或病因未明的病例。

（二）内容

个案调查实施时一般需要设计个案调查表，主要包括：①基本信息（调查表名称、个案编号）；②人口学特征（年龄、性别、职业、文化程度等）；③流行病学特征（传染源、传播途径、预防接种史）；④临床特征；⑤实验室检测结果。

第六节　疾病的分布

一、疾病分布常用测量指标（熟悉）

（一）发病率

1. 定义　发病率是指一定时期内，一定范围人群中某病新发生病例出现的频率。

$$发病率 = \frac{一定时期内某人群中某病新发病例数}{同期该人群暴露人口数} \times K \qquad (11)$$

$K = 100\%$，$1000‰$，$10000/万$，$100000/10万……$

2. 关键要素 ①新发病例数：若在观察期间内一个人多次发病时，则应计为多个新发病例数；②暴露人口数：观察期内某地区人群中可能发生某种疾病的所有人；③观察时间：一定的观察时间，多为1年。

3. 应用 ①表示疾病流行强度的指标；②反映疾病对人群健康影响的程度；③发病率高对人群健康危害大。

（二）患病率

1. 定义 患病率是指某特定时间内总人口中某病新旧病例所占的比例，也称现患率。按观察时间的不同分为时点患病率和期间患病率。时点患病率的观察时间一般不超过1个月，而期间患病率所指的是特定的一段时间，通常为几个月。

$$时点患病率 = \frac{某一时点某人群中某病新旧病例数}{该时点人口数} \times K \qquad (12)$$

$$期间患病率 = \frac{某观察期间某人群中某病的新旧病例数}{同期的平均人口数} \times K \qquad (13)$$

$K = 100\%$，$1000‰$，$10000/万$，$100000/10万……$

2. 影响患病率的原因 ①新病例增加（即发病率增高）；②治疗水平提高，病人免于死亡，但未痊愈，病程延长；③未治愈者的寿命延长；④病例迁入；⑤健康者迁出；⑥易感者迁入；⑦诊断水平提高；⑧报告率提高。

3. 患病率降低的主要因素 ①新病例减少（发病率下降）；②病死率增高；③病程缩短；④治愈率提高；⑤健康者迁入；⑥病例迁出。

4. 应用 ①用来反映疾病的现患状况，对于病程较长的慢性病，可反映其流行情况；②用于估计某病对居民健康危害的严重程度；③进行卫生经济学评价与分析，为医疗设施规划。

（三）死亡率

1. 定义 死亡率是一定时期内，某人群中总死亡人数在该人群中所占的比例，是测量人群死亡危险最常用的指标，也称粗死亡率。按不同人口学特征（如年龄、性别、职业、民族、种族、婚姻状况等）分别计算，即为死亡专率。

$$死亡率 = \frac{某人群某年总死亡人数}{该人群同年平均人口数} \times K \qquad (14)$$

2. 应用 ①反映人群总死亡水平的指标，用于衡量人群死亡危险性的大小；②反映一个地区不同时期人群的健康状况和卫生保健工作的水平；③死亡专率可提供某病死亡在人群、时间、地区上变化的信息，用于探讨病因和评价防制措施。

（四）病死率

1. 定义 病死率是一定时期内因某病死亡者占该病病人的比例，表示某病病人因该病死亡的危险性。它可反映疾病的严重程度。

$$病死率 = \frac{某时期内因某病死亡人数}{同期某病的病人数} \times 100\% \qquad （15）$$

2. 应用 ①反映医疗水平和诊治能力，常用于急性传染病，也可用于慢性病；②用病死率作为评价不同医院的医疗水平时要注意医院间的可比性；③病死率受疾病严重程度、诊断及治疗水平和病原体毒力的影响，随医疗水平、病因、环境和宿主等因素的变化而变化。

二、疾病流行强度（熟悉）

疾病流行的强度是描述某种疾病某地区一定时间内人群中发病规模大小，它常以历年同期本病的发生水平作基准来衡量。常用散发、暴发及流行等表示。

（一）散发

1. 定义 散发是指发病率呈历年的一般水平，各病例间在发病时间和地点上无明显联系，表现为散在发生。当疾病预防与控制有效时，会呈现散发。

2. 散发原因和疾病 ①病后免疫力持久的疾病，或因预防接种使人群维持一定免疫水平的疾病，如麻疹；②以隐性感染为主的疾病，如脊髓灰质炎、流行性乙型脑炎等；③传播机制不容易实现的传染病，如斑疹伤寒、炭疽等；④潜伏期长的传染病，如麻风。

（二）暴发

1. 定义 暴发是指局部地区或集体单位，短时间内突然发生很多症状相同病人的现象。

2. 特征 ①多有相同的传染源或传播途径；②多数病人常同时出现在该病的最短和最长潜伏期之间；③常见于人群抵抗力弱和（或）人口密集场所，如托幼机构的麻疹、手足口病、腮腺炎、甲型病毒性肝炎等。

（三）流行

1. 定义 流行是指在某地区某病的发病率显著超过该病的历年发病率水平。

2. 特征 ①表现出各病例之间明显的时间和空间联系；②当某地出现某种疾病的流行时，提示当地可能存在共同的传播因素。

（四）大流行

1. 定义 大流行是指某病发病率显著超过该病历年发病率水平。

2. 特征 ①疾病蔓延迅速；②涉及地区广；③短期内可跨越省界、国界甚至洲界；④疾病世界大流行的危险始终存在。

三、疾病分布（了解）

疾病分布形式是指疾病在人群、时间和地区的分布特征（或流行特征），俗称三间分布（时间分布、地区分布和人群分布）。疾病分布是流行病学研究中重要的内容，是描述性研究的核心，是分析性研究的基础，是制定疾病防制策略和措施的依据。

（一）人群分布

疾病人群分布是疾病按人群特征分布的现象，是疾病的群体表现。人群特征主要包括年龄、性别、职业、种族和民族、婚姻与家庭、行为生活方式、宗教信仰、人口流动等。年龄是最主要的人口学特征之一，几乎所有疾病的发生及发展均与年龄有相当密切的关系。研究这些相关特征，有助于探讨疾病或健康状态的影响因素或流行特征。

（二）地区分布

疾病在不同地区的分布特征反映致病因子在这些地区作用的差别。疾病的地区分布可采用行政区划法或自然景观法。一般分析疾病地区分布主要针对以下几个方面：①国家间及国家内不同地区的分布；②城乡分布；③地区聚集性；④地方性疾病。判断一种疾病是否属于地方性疾病的依据是：①该地区的居民发病率高；②其他地区居住的人群发病率低，甚至不发病；③迁入该地区一段时间后，其发病率和当地居民一致；④迁出该地区后，发病率下降；⑤当地的易感动物也可发生同样的疾病。

（三）时间分布

疾病时间分布是疾病流行过程随时间的推移而不断变化的现象。通过疾病的时间分布可了解疾病的流行规律，为疾病的病因研究提供重要的线索，验证可疑的致病因素与疾病发生的关系，通过防制措施实施前后疾病频率的变化评价其效果。疾病的时间分布形式主要有短期波动、季节性、周期性和长期趋势等。

第七节　公共卫生监测

一、公共卫生监测概述（了解）

（一）定义

公共卫生监测是指长期、连续、系统地收集人群中有关公共卫生问题的资料，经过科学分析和解释后获得重要的公共卫生信息，并及时反馈给需要这些信息的人或机构，用以指导制定、完善和评价公共卫生干预措施与策略的过程。

（二）三阶段

1. 连续且系统地收集与健康相关的资料。

2. 科学地整理、分析和解释所收集的原始资料。

3. 及时反馈和合理利用公共卫生信息，从而实现监测的最终目的。

（三）目的

1. 描述与健康相关事件的分布特征和变化趋势。

2. 评价公共卫生干预策略和措施的效果。

二、公共卫生监测的种类和内容（了解）

公共卫生监测的种类主要包括疾病监测、死因监测、医院感染监测、症状监测、行为及行为危险因素监测，以及环境、食品与营养、药物不良反应等其他公共卫生监测。

（一）疾病监测

疾病监测属于针对结果的监测，包括传染病监测、慢性非传染病监测、医院感染监测、死因监测。

1. 传染病监测的主要内容是：①及时发现并诊断病例；发现新发传染病或新的公共卫生问题；②疾病三间分布情况；③监测人群免疫水平、病原体、动物宿主和媒介昆虫等；④监测公共卫生干预项目的进展和效果。

2. 慢性非传染病监测主要包括恶性肿瘤、心脑血管病、糖尿病、精神性疾病、职业病、出生缺陷等。

3. 医院感染监测主要包括全院综合性监测、目标性监测以及细菌耐药性监测和抗菌药物使用监测。

4. 死因监测的目的是了解人群的死亡率和死因分布，反映监测人群健康水平，确定不同时期主要死因及疾病防制重点。

（二）症状监测

症状监测又称为综合征监测或症候群监测，是指通过长期连续、系统地收集特定临床症候群或与疾病相关现象的发生频率，从而对某类疾病的发生或流行进行早期探查、预警和做出快速反应的监测方法。常用的症状监测主要有流行性感冒症状（咳嗽、打喷嚏等）监测、发热监测、腹泻病监测等。

（三）行为及行为危险因素监测

行为及行为危险因素监测是针对公共卫生事件原因的监测，是公共卫生监测的一个重要组成部分。在各类疾病监测中常包含行为监测的内容，如慢性病监测中关注生活方式相关的行为因素（如吸烟、不良饮食习惯等），艾滋病监测中关注特定人群不安全的性行为、吸毒等，道路交通伤害监测中关注酒驾、汽车安全带使用、安全头盔使用等。

（四）其他公共卫生监测

其他公共卫生监测包括环境监测（大气、水、生活居住环境、劳动生产环境等）、食品卫生监测、营养监测、学校卫生监测、药品不良反应监测、计划生育药具使用及不良反应监测等。

第七章　健康教育与健康促进

第一节　概　述

一、健康教育与健康促进的定义（了解）

1. 健康教育的定义　**健康教育**是通过传播、教育和干预，帮助个人和群体掌握卫生保健知识，树立健康观念，自愿采纳有利于健康的行为和生活方式的一系列活动与过程。健康教育的核心目标是帮助人们建立健康行为，它追求的是"知－信－行"的统一，知识是基础，信念是动力，行为是目标。其目的是消除或减轻影响健康的危险因素，预防疾病，促进健康。

2. 健康促进的定义　世界卫生组织定义："**健康促进**是促进人们维护和提高他们自身健康的过程，是协调人类与他们所处环境之间的战略，规定了个人与社会对健康各自所负的责任。"美国健康教育学家劳伦斯·格林指出："健康促进是指一切能促使行为和生活条件向有益于健康改变的教育与环境支持的综合体"。其中教育指健康教育；环境包括社会的、政治的、经济的和自然的环境；而支持即指政策、立法、财政、组织、社会开发等各个系统。

3. 健康教育与健康促进的区别与联系

（1）健康教育要求人们通过自身认知态度和价值观念的改变而自觉采取有益于健康的行为和生活方式。一般来说，健康教育特别适于那些有改变自身行为愿望的人群。而健康促进是在组织、政策、经济、法律上提供支持环境，它对行为改变带有约束性。

（2）健康教育的对象针对个体和人群，其内容也往往是某一或某些与疾病相关的危险因素，侧重于行为与生活方式因素。健康促进涉及整个人群和社会生活的各个方面，侧重于影响健康的社会、环境等方面的因素的改变。

（3）健康教育是健康促进的核心，健康促进需要健康教育的推动和落实，营造健康促进的氛围。没有健康教育，健康促进就缺乏基础。而健康教育必须有健康促进支持，并逐步向健康促进发展，否则其作用会受到极大的限制。

（4）与健康教育相比，健康促进融客观支持与主观参与于一体。健康促进包括健康教育和环境支持。健康教育主要着眼于个人与群体的知识、信念和行为的改变。

二、健康的决定因素（掌握）

影响健康的因素分为以下4类。

1. 行为与生活方式因素 是指由于人们自身的不良行为和生活方式给个人、群体乃至社会的健康带来直接或间接的危害，它对机体具有潜袭性、累积性和广泛影响性的特点。健康的四大基石是合理膳食、适量运动、戒烟限酒、心理平衡。

2. 环境因素 是指以人为主体的外部世界围绕人们的客观事物的总和，包括自然环境和社会环境。**自然环境**包括阳光、空气、水、气候、地理等，是人类赖以生存的物质基础，是人类健康的根本。**社会环境**又称文化－社会环境，包括社会制度、法律、经济、文化、教育、人口、民族、职业等，也包括工作环境、家庭环境、人际关系等。疾病的发生和转化直接或间接地受社会因素的影响和制约，环境因素影响人们生活方式的选择。对健康起着决定性作用的因素包括：收入和社会地位、社会支持网络、教育文化、就业和工作环境、社会与自然环境。

3. 生物学因素 包括病原微生物、遗传、生长发育、衰老、个人生物学特征（包括年龄、性别、形态和健康状况等）。

4. 卫生服务因素 卫生服务系指卫生机构和卫生专业人员为了防治疾病、增进健康，运用卫生资源和各种手段，有计划、有目的地向个人、群体和社会提供必要服务的活动过程。

三、健康相关行为（熟悉）

健康相关行为指个体或团体的与健康和疾病有关的行为。按照行为对行为者自身和他人健康状况的影响，健康相关行为可分为促进健康行为和危害健康行为两大类。

（一）促进健康行为

1. 概念及特点 促进健康行为是指个体或群体表现出的、客观上有益于自

身和他人健康的一组行为。其具有 5 个特征。

（1）有利性：行为有利于自身和他人健康。

（2）规律性：行为有规律的方式而不是偶然行为。

（3）和谐性：个体行为表现与其所处的环境和谐，即个体根据整体环境随时调整自身行为。

（4）一致性：个体外在的行为表现与其内在的心理情绪一致，没有冲突。

（5）适宜性：行为强度适宜，有理性控制，无明显冲动表现。

2. 促进健康行为分类　可以分为五大类。

（1）基本健康行为：指日常生活中一系列有益于健康的基本行为，如合理营养、平衡膳食、适当的身体活动、积极的休息与适量睡眠等。

（2）戒除不良嗜好：不良嗜好指的是对健康有危害的个人偏好，如吸烟、酗酒与滥用药品等。戒烟，戒毒，戒除酗酒、滥用药品、网络成瘾等属于戒除不良嗜好行为。

（3）预警行为：指对可能发生的危害健康的事件预先采取预防措施从而预防事故发生，以及能在事故发生后正确处置的行为，如驾车使用安全带，溺水、车祸、火灾等意外事故发生后的自救和他救行为。

（4）避开环境危害行为：这里的环境危害是广义的，包括人们生活和工作的自然环境与心理社会环境中对健康有害的各种因素。

（5）合理利用卫生服务：指有效、合理地利用现有卫生保健服务，以实现三级预防，维护自身健康的行为，包括定期体检、预防接种、患病后及时就诊、遵从医嘱、配合治疗、积极康复等。其包括①求医行为，指人们感到不适或察觉到自己患有疾病时，主动寻求科学、可靠的医疗帮助的行为。②遵医行为，指个体在确诊患有疾病后，积极遵从医嘱检查、用药，配合治疗的一系列行为。

（二）危害健康行为

1. 概念及特点　危害健康行为指偏离个人、他人乃至社会的健康期望，客观上不利于健康的一组行为。其主要特点如下。

（1）危害性：行为对个体、他人乃至社会的健康有直接或间接的危害。

（2）稳定性：行为非偶然发生，有一定强度的行为维持需保持相当的时间。

（3）习得性：危害健康的行为都是在个体后天的生活经历中学会的。

2. 危害健康行为分类　可以分为 4 类。

（1）不良生活方式与习惯：它是一组习以为常的、对健康有害的行为习惯，包括能导致各种成年期慢性退行性病变的生活方式，如吸烟、酗酒、缺乏运动锻炼、高盐高脂饮食、不良进食习惯等。不良的生活方式与肥胖、心血管系统疾病、早衰、癌症等的发生关系密切。

（2）致病行为模式：是导致特异性疾病发生的行为模式，较多见的是 A 型行为模式和 C 型行为模式。

A 型行为模式是一种与冠状动脉粥样硬化性心脏病密切相关的行为模式，表现为争强好胜，工作节奏快，有时间紧迫感；警戒性和敌对意识较强，勇于接受挑战并主动出击，而一旦受挫就容易不耐烦。有关研究表明，具有 A 型行为者冠状动脉粥样硬化性心脏病的发生率、复发率和死亡率均显著高于非 A 型行为者。

C 型行为模式是一种与肿瘤发生有关的行为模式，其核心行为表现是情绪过分压抑和自我克制，爱生闷气，表面隐忍而内在情绪起伏大。研究表明，C 型行为者患宫颈癌、胃癌、结肠癌、肝癌、恶性黑色素瘤的发生率高出其他人 3 倍左右。

（3）不良疾病行为：指个体从感知到自身有病到疾病康复全过程所表现出来的一系列行为。不良疾病行为可能发生在上述过程的任何阶段，常见的行为表现形式有疑病、恐惧、讳疾忌医、不及时就诊、不遵从医嘱、迷信，乃至自暴自弃等。

（4）违反社会法律、道德的危害健康行为：如国家法律、条例等禁止吸毒贩毒、性乱，公共场所禁止吸烟等。

第二节　健康教育内容

一、特殊人群的健康教育（掌握）

1. 妇女健康教育的基本内容

（1）各生理周期健康教育要点

1）月经期：包括对青春期少女进行月经初潮教育、月经的生理知识、经期卫生保健的重要性与心理卫生教育等。

2）妊娠前期：为胎儿孕育创造健康的环境是预防胎儿畸形的重要环节。从计划妊娠开始，夫妻双方就应按妊娠前须知去做，这样才能做到妊娠前心中有数，才能减少因夫妻双方的疏忽生育缺陷儿（畸形儿）的概率。

妊娠前需注意的要点如下：①向生命负责，做到计划受孕，妊娠前做好保

健咨询，从孕前 3 个月开始，建议每天口服叶酸 0.4mg；②受孕前要排除遗传因素和环境因素，二者是影响优生的两大因素；③处于最佳健康状态和情绪，不吸烟、不饮酒时妊娠；④避孕药停服半年、取节育器半年后方可妊娠；⑤不要饲养宠物和经常接触宠物；⑥不吸毒，不洗桑拿，不泡温泉或用太热的水洗澡；⑦尽量少化妆，不染发，不烫发；⑧避免使用电热毯，减少使用电磁炉和微波炉等家用电器，卧室内减少电器的使用；⑨合理安排饮食，均衡膳食，不偏食、不挑食；⑩生活规律，做力所能及的运动，尽量减少静坐看电视和玩手机的时间；⑪女性若患肝炎、肾炎、肺结核、心脏病等重要脏器疾病，应暂时避孕，在有资质的医疗机构进行检查和评估后决定是否妊娠；⑫女性若在有毒有害的环境工作，应调离并进行相应检查后方可妊娠。

3）妊娠期：包括妊娠的生理卫生知识，妊娠期母体的变化，妊娠期劳动、休息、营养等保健知识，妊娠期用药及性生活注意事项，妊娠期的自我监护和胎教，定期产前检查及胎教的意义。

4）围生期和哺乳期：围生期的生理和心理知识，分娩的先兆、临产和分娩的过程，产褥期的卫生保健常识，产后常见病的预防，新生儿护理、喂养、保健及教育等。

5）更年期：更年期生理、心理及社会适应的健康教育，帮助女性正确对待更年期，学习心理调节的方法。

（2）合理膳食教育：妇女多承担家庭主妇的角色，应学习营养学知识，根据家人的健康状况科学、合理地安排饮食，注意营养与平衡膳食，饮食规律，把好病从口入关。

（3）科学育儿：应掌握妊娠期的保健知识，做好妊娠期保健，掌握母乳喂养和婴幼儿喂养的知识等。

（4）妇女常见病的教育：常见妇科病的防治知识，乳腺癌和妇科肿瘤的定期普查和早期发现。

（5）心理健康教育：妇女在社会上往往处于弱势状态，社会应给予她们以情感和教育支持，使她们掌握行之有效的情绪转移、疏导及心理调节的方法。

（6）美容保健知识教育：指导女性正确选择使用化妆品；正确选择美容院及美容医院，美容手术应注意的事项以及健康的美容观念等。

2.0~6 岁儿童健康教育内容　教育对象不是儿童本人，而是儿童的照料者。此阶段根据儿童发育特点大致分为两个阶段：出生~18 个月和 19 个月~6 岁。

（1）出生~18 个月的教育重点：先天缺陷的筛查、母乳喂养、辅食添加、预防接种、智力开发等。

（2）9个月~6岁的教育重点：传染病和意外伤害的预防，同时对贫血、营养缺乏、佝偻病、发育迟缓、智力落后、语言障碍等防治进行教育。

3. 老年人健康教育内容

（1）行为指导：指导老年人科学、规律的生活起居，良好的生活习惯；纠正不良的行为和生活方式，限制吸烟、饮酒。

（2）心理卫生教育：鼓励老人多参加社会活动、参加力所能及的活动，与子女相互适应、相互支持；合理安排作息时间；保持乐观的情绪，加强健脑锻炼，避免孤独，减少焦虑情绪。

（3）生活卫生：提倡科学合理的平衡膳食，以富含蛋白质、低脂肪、低胆固醇、少盐、少糖、富含维生素和微量元素的食物为主；少吃多餐，定时定量；正确选择保健品。

（4）常见病防治：心脑血管疾病、糖尿病、白内障、青光眼、腰腿痛、关节炎等疾病的防治知识和自我护理方法。

（5）体能活动：根据自身特点选择适合自己的体育活动项目，运动不过量。

二、重点疾病的健康教育（掌握）

（一）高血压的健康教育

1. 高血压健康教育的内容

（1）控制体重：超重与肥胖是高血压病的一个重要的独立危险因素。根据中国人体重指数（BMI）的标准，BMI在18.5~23.9kg/m^{2}者为正常体重；≥24kg/m^{2}者为超重；≥28kg/m^{2}者为肥胖。我国24万成人数据分析结果表明，BMI为24kg/m^{2}者患高血压的危险是正常体重者的3~4倍。腹型肥胖（男性腰围≥85cm、女性≥80cm）者患高血压的危险为腰围低于此界限者的3.5倍。

（2）合理膳食：膳食中摄入过量油脂可导致高血压、动脉粥样硬化等疾病。过多摄入的钠盐是导致高血压病的重要原因。WHO推荐我国每人每日食盐摄入量不应超过6g。膳食中的钾可以对抗钠的升血压作用。钾的来源是蔬菜、水果，高盐而蔬菜、水果少的膳食会造成体内高钠低钾，会更加促进高血压病的发生。故提倡少摄入钠盐，足量摄入新鲜蔬菜和水果。

（3）控制饮酒：长期大量饮酒是高血压的重要危险因素。

（4）戒烟：研究证明，吸烟是心血管病的重要危险因素。

（5）适量锻炼：有规律、中等强度的有氧耐力运动是预防高血压风险的良

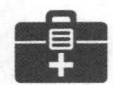

好方法之一。

（6）应对紧张刺激：各种内、外紧张刺激因子会引起人体明显的主观紧迫感觉、相应的紧张行为以及伴随的生理和心理变化，这些都可以导致血压升高。

（7）睡眠不足：睡眠不足可以导致血压升高。提倡充足睡眠。

（8）提高依从性：药物不能根治高血压，只能控制血压，患者需终身服用药物，切忌忽停忽用，特别是中度以上高血压患者，即使症状暂缓解也不能停止使用药物。

2. 目标人群与健康教育重点内容

（1）目标人群：分为 4 类。

1）高血压患者及其家属。

2）高血压高危人群：具有数项行为危险因素或有遗传因素者。

3）一般健康人群。

4）社区领导者和决策者。

（2）不同目标人群的健康教育重点内容

1）高血压患者及家属健康教育：加强随访和管理，使其知道坚持从医行为的重要性；提高个人和家庭自我保健能力，预防病情恶化。

2）高危人群健康教育：矫正不良的行为习惯，消除或减少高血压病的行为危险因素；定期测量血压，做到早诊断、早治疗；减少可避免的高血压患病风险。

3）社区人群健康教育：使儿童、青少年树立全面的健康观念，养成良好的行为习惯，防患于未然；使成年人的知、信、行向有利于全身心健康的方向发展，发现并矫正不良行为习惯。

4）社区领导和决策者的健康教育：提供必要的信息，让其了解高血压病预防的重要性，预防工作的社会效益、经济效益、可行方法，促使领导决策，使高血压预防成为全社会的行动，获得政策、组织协调、环境、舆论和经费的支持。

（二）糖尿病的健康教育

糖尿病是一种代谢紊乱的终生性疾病，由于多种原因引起人体内胰岛素分泌绝对或相对不足，导致糖、脂肪和蛋白质代谢障碍，以血糖升高为主要临床表现。

1. 糖尿病的危险因素

（1）遗传因素：父母皆患糖尿病的子女其发病率在 50% 以上。

（2）病毒感染与自身感染：病毒感染后糖尿病的患病率增加。

（3）肥胖：是 2 型糖尿病的主要易感因素之一。

（4）饮食与体力活动：长期进食高热量、低纤维食物，体力活动过少，能导致肥胖，促进糖尿病的发生。

2. 糖尿病的干预措施

（1）普及防治知识：动员高危人群积极参加糖尿病的筛查。

（2）积极治疗糖尿病：发现糖尿病应积极治疗，患者应按医嘱服药。需指导患者进行饮食控制和适宜的运动，控制体重。同时对患者进行心理疏导，减少焦虑和悲观的思想。患者需坚持自我监测血糖。

（3）预防并发症：让患者和家属了解糖尿病并发症的相关症状，定期进行血糖和尿糖监测，控制血压和血脂水平，定期检查眼底、眼压。鞋袜要合脚、卫生、透气，防治神经和血管病变，不用热水烫脚。糖尿病患者容易发生低血糖，要特别注意预防低血糖的发生。

（三）艾滋病的健康教育

艾滋病是由人类免疫缺陷病毒（HIV）引起的，以人体免疫系统全面崩溃为特征的传染性疾病，艾滋病的全称为"获得性免疫缺陷综合征"。

1. 艾滋病健康教育目标人群

（1）艾滋病病毒感染者、艾滋病患者。

（2）高危人群：一般指卖淫嫖娼者、吸毒者、同性恋者、受劳动教养的人员以及性病患者、艾滋病病毒感染者和艾滋病患者的亲属。

（3）重点人群：指年轻人、流动人口、宾馆或服务行业人员、长途汽车司机；其余则属一般人群。

2. 艾滋病健康教育内容

（1）危害的严重性：①普遍的易感性；②危害的长期性；③控制与治疗的困难性；④资源的消耗性。

（2）可预防性：艾滋病虽然可怕，但它是可以预防的"行为性"疾病，导致该病传播的最主要原因是人类自身的不良性行为、吸毒行为等。

（3）艾滋病传播途径的预防

1）性传播：经性传播的途径可分为异性传播和同性传播两类。预防性传播应提供以下基本信息，即所谓"ABC"措施。① A——禁欲。主要指的是不发生婚前性行为，而不是要求人们终身不与人发生性关系。② B—— 忠诚。指忠于配偶，不与配偶以外的人发生性关系。在双方均没有感染 HIV 的情况下，忠诚是关键性的措施。③ C——安全套使用。一贯地、正确地使用高质量的安全套是在难以做到禁欲、忠诚的情况下，保护性伴双方，减少 HIV 感染机会的一种有效方法。

2）血液途径传播：①尽量减少输血和使用血制品，必须输血时要使用经过HIV抗体检测的血液和经过严格消毒的输液器。有关方面应严把血源关。②避免不必要的静脉注射。静脉注射要使用一次性注射器具。有静脉吸毒行为的人，不要与他人共用注射器具。③不与他人共用刮脸刀、剃须刀、牙刷等，不在消毒不严格的理发店、美容店等处刮胡子、修鬓角、美容、穿耳、文身、修脚等。尽可能避免使用容易刺破皮肤而又公用的工具。④从事人工授精、接触血制品、治疗和护理艾滋病患者的医务人员应认识到，其工作有感染HIV的危险性，必须严格遵守操作规程，避免医源性感染。

3）母婴传播：感染艾滋病病毒的母亲在妊娠后，血液中的病毒可以通过胎盘直接到达胎儿体内，也可在分娩、母乳喂养过程中将艾滋病病毒传染给婴儿。预防母婴垂直传播应提供以下基本信息。①HIV感染妇女要使用高质量安全套，避免非意外妊娠；②HIV感染妇女要在妊娠期、产时和产后使用抗病毒药物；③HIV感染妇女所生婴儿出生后要使用抗病毒药物；④提倡人工喂养。

在教育公众认识传染途径及其预防的同时，必须让公众了解不会感染艾滋病的途径：①在工作和生活中与艾滋病患者和艾滋病病毒感染者的一般接触（如握手、拥抱、共同进餐、共用工具、共用办公用具等）不会感染艾滋病；②HIV不会通过马桶、电话机、餐饮具、卧具、游泳池或公共浴池等公共设施传播；③咳嗽和打喷嚏不传播艾滋病；④蚊虫叮咬不传播艾滋病。

4）关爱和不歧视：关爱和不歧视艾滋病病毒感染者及艾滋病患者是预防与控制艾滋病的重要策略。歧视的行为包括①强制性HIV抗体检测；②拒绝为HIV感染者提供相应的医疗；③拒绝为HIV感染者提供就业、教育、住房、医疗保险、社会福利及其他社会性服务；④拒绝HIV感染者为求学深造或寻求庇护而旅游和移民的自由；⑤对HIV感染者强行隔离或拘留；⑥有意地泄密，例如不经本人同意将情况告诉他人；⑦强迫感染HIV的孕妇堕胎。

自愿性艾滋病病毒咨询和检测：指人们在经过咨询后能对HIV检测与否做出明智选择的过程。它包括检测前的咨询、自愿性检测、检测后咨询、检测后医疗关怀服务及精神关怀与社会支持服务。

三、重点公共卫生问题的健康教育（掌握）

（一）控制吸烟的健康教育

1. 烟草的主要有害成分　纸烟烟雾中含有3800多种已知的化学物质，主要有害成分包括尼古丁、焦油、潜在性致癌物氧化碳和烟尘。

国际上评价烟草有害物质的含量，通常采用烟焦油、尼古丁和一氧化碳3项指标。

2. 吸烟对健康的危害

（1）吸烟是肺癌的最主要病因，危险程度与每天吸烟量、持续吸烟时间和烟草中焦油及尼古丁含量直接相关。

（2）吸烟是冠状动脉粥样硬化性心脏病的主要危险因素，吸烟者缺血性心脏病的发病率和死亡率比不吸烟者高 70%。

（3）80%～90% 的慢性阻塞性肺疾病由吸烟引起。

（4）吸烟与口腔癌、喉癌、食管癌的发病密切相关，与膀胱癌、胃癌、胰腺癌等癌症有关。

（5）吸烟与消化道溃疡和脑卒中、动脉硬化、外周血管病及其他血管疾病有关。

3. 被动吸烟的危害　被动吸烟是指不吸烟者每天暴露于烟雾环境之中，无意或被动吸入由于烟草燃烧所产生的烟雾 15 分钟以上，其危害如下。

（1）母亲吸烟对胎儿的影响：吸烟妇女会导致出生低体重婴儿、流产、早产及胎儿、新生儿死亡的增加；导致胎盘早期剥离、早期出血等并发症的增加。

（2）对儿童的影响：父母吸烟与其 2 岁以下儿童的呼吸道疾病有密切关系；影响儿童生长发育；增加儿童猝死的概率；增加中耳炎发病风险。

（3）对成年人的影响：引起眼刺激、头痛、鼻部症状、咳嗽及过敏反应；加剧患有心、肺疾病和变态反应患者的症状。被动吸烟者可增加患肺癌的危险。

（二）戒酒的健康教育

酗酒的危害：当血液中乙醇（酒精）含量达 0.1% 时，人的动作协调、视觉、言谈及平衡会受损，出现中毒现象。当血液中酒精含量达 0.5% 时，神经生理平衡会严重受损而且失去意识。酗酒造成肝伤害，胃溃疡更是常见。孕妇酗酒会产生胎儿酒精综合征。司机酗酒也是造成交通不安全的重要因素。总之，长期无节制地饮酒给酒精依赖者自己的身体、精神、家庭和社会带来的危害性是不能低估的。

四、健康素养基本知识与技能（熟悉）

健康素养是指人的一种能力，它使一个人能够获得和理解基本的健康信息和服务，并运用这些信息和服务做出正确的判断和决定，以维持并促进自己的健康。《中国公民健康素养基本知识与技能》（2015 版）列出了我国居民应该知晓和掌握的基本健康知识与技能，共有 66 条。

（一）基本知识和理念

1. 健康不仅仅是没有疾病或虚弱，而是身体、心理和社会适应的完好状态。

2. 每个人都有维护自身和他人健康的责任，健康的生活方式能够维护和促进自身健康。

3. 健康生活方式主要包括合理膳食、适量运动、戒烟限酒、心理平衡4个方面。

4. 劳逸结合，每天保证7～8小时睡眠。

5. 吸烟和被动吸烟会导致癌症、心血管疾病、呼吸系统疾病等多种疾病。

6. 戒烟越早越好，什么时候戒烟都为时不晚。

7. 保健食品不能代替药品。

8. 环境与健康息息相关，保护环境能促进健康。

9. 献血助人利己，提倡无偿献血。

10. 成人的正常血压为收缩压<140mmHg，舒张压<90mmHg；腋下体温36～37℃；平静呼吸16～20/min；脉搏60～100/min。

11. 避免不必要的注射和输液，注射时必须做到一人一针一管。

12. 从事有毒有害工种的劳动者享有职业保护的权利。

13. 接受疫苗是预防一些传染病最有效、最经济的措施。

14. 肺结核主要通过病人咳嗽、打喷嚏、大声说话等产生的飞沫传播。

15. 出现咳嗽、咳痰2周以上或痰中带血，应及时检查是否患有肺结核。

16. 坚持正规治疗，绝大部分肺结核病人能够治愈。

17. 艾滋病、乙型病毒性肝炎和丙型病毒性肝炎通过性接触、血液和母婴3种途径传播，日常生活和工作接触不会传播。

18. 蚊子、苍蝇、老鼠、蟑螂等会传播疾病。

19. 异常肿块、腔肠出血、体重骤然减轻是癌症重要的早期报警信号。

20. 遇到呼吸、心搏骤停的伤病员，可通过人工呼吸和胸外心脏按压急救。

21. 应该重视和维护心理健康，遇到心理问题时应主动寻求帮助。

22. 每个人都应当关爱、帮助、不歧视病残人员。

23. 在流行性感冒流行季节前接种流感疫苗可减少患流行性感冒的机会或减轻流行性感冒的症状。

24. 妥善存放农药和药品等有毒物品，谨防儿童接触。

25. 发生创伤性出血，尤其是大出血时，应立即包扎止血；对骨折的伤员不应轻易搬动。

（二）健康生活方式与行为

1. 勤洗手、常洗澡，不共用毛巾和洗漱用具。

2. 每天刷牙，饭后漱口。

3. 咳嗽、打喷嚏时遮掩口鼻，不随地吐痰。

4. 不在公共场所吸烟，尊重不吸烟者免于被动吸烟的权利。

5. 少饮酒，不酗酒。

6. 不滥用镇静催眠药和镇痛药等成瘾性药物。

7. 拒绝毒品。

8. 使用卫生厕所，管理好人、畜粪便。

9. 讲究饮水卫生，注意饮水安全。

10. 经常开窗通风。

11. 膳食应以谷类为主，多吃蔬菜、水果和薯类，注意荤素搭配。

12. 经常食用乳类、豆类及其制品。

13. 膳食要清淡、少盐。

14. 保持正常体重，避免超重与肥胖。

15. 生病后要及时就诊，配合医师治疗，按照医嘱用药。

16. 不滥用抗生素。

17. 饭菜要做熟；生吃蔬菜、水果要洗净。

18. 生、熟食品要分开存放和加工。

19. 不吃变质、超过保质期的食品。

20. 妇女妊娠后及时去医院体检，妊娠期体检至少 5 次，住院分娩。

21. 孩子出生后应尽早开始母乳喂养，6 个月后合理添加辅食。

22. 儿童、青少年应培养良好的用眼习惯，预防近视的发生和发展。

23. 劳动者要了解工作岗位存在的危害因素，遵守操作规程，注意个人防护，养成良好习惯。

24. 孩子出生后要按照计划免疫程序进行预防接种。

25. 正确使用安全套，可以减少感染艾滋病、性病的危险。

26. 发现病死禽畜要报告，不加工、不食用病死禽畜。

27. 家养犬应接种狂犬病疫苗；人被犬、猫抓伤、咬伤后，应立即冲洗伤口，并尽快注射抗血清和狂犬病疫苗。

28. 在血吸虫病疫区，应尽量避免接触疫水；接触疫水后，应及时进行预防性服药。

29. 食用合格碘盐，预防碘缺乏病。

30. 每年做一次健康体检。

31. 系安全带（或戴头盔）、不超速、不酒后驾车能有效减少道路交通伤害。

32. 避免儿童接近危险水域，预防溺水。

33. 安全存放农药，依照说明书使用农药。

34. 冬季取暖注意通风，谨防煤气中毒。

（三）基本技能

1. 需要紧急医疗救助时拨打"120"急救电话。

2. 能看懂食品、药品、化妆品、保健品的标签和说明书。

3. 会测量腋下体温。

4. 会测量脉搏。

5. 会识别常见的危险标志，如高压、易燃、易爆、剧毒、放射性、生物安全等，远离危险物。

6. 抢救触电者时，不直接接触触电者身体，应首先切断电源。

7. 发生火灾时，会隔离烟雾、用湿毛巾捂住口鼻、低姿逃生、会拨打火警电话"119"。

第三节　健康教育服务形式和要求

一、健康教育材料的种类和使用（熟悉）

（一）健康教育处方

健康教育处方是以医嘱形式提供的健康教育材料，供医护人员在随诊时发放使用。健康教育处方针对某种疾病的特点，对前来就诊的群众进行防治知识、用药及生活方式方面的指导。主要配合各种疾病的药物处方使用，针对性地提供健康教育指导，如饮食指导、运动指导、用药指导、康复指导等。应该在医师的讲解和指导下使用，以提高医嘱的依从性和疾病控制效果。一般适用于基层卫生服务机构。

（二）折页

常用的折页有二折页和三折页，通常彩色印刷，图文并茂、简单明了、通俗易懂，吸引力强，适合文化程度较低的居民，可以宣传知识、倡导理念，也可以具体指导某项操作技能，便于携带和保存。一般放置于乡镇卫生院、村卫生室、社区卫生服务中心（站）的候诊区、诊室、咨询台，当居民来就诊时自取或发放到他们手中；或直接入户发放，每户 1 份，并进行讲解或演示；在开展义诊、举行大型健康讲座时发放。

（三）传单

传单主要由文字形成简单的信息。一般放置于社区卫生服务机构，当居民来就诊时发放到他们手中；直接入户发放，每户 1 份；在开展义诊、举行大型健康讲座时发放；特殊情况时集中发放。

（四）小册子

小册子大多由专业卫生机构编写、印刷，发放至社区等基层卫生服务机构。其形式类似于书籍，以文字为主，信息量大，内容丰富，通常包含较多的健康知识、健康行为指导等。可读性强，适合初中及以上文化程度的居民系统地学习某一方面的知识、技能。一般放置在就诊机构的候诊区、诊室、咨询台，供居民自取；也可以门诊咨询或入户访视时发给居民，并进行讲解或演示。

（五）黑板报 / 宣传栏

在农村，黑板报、宣传栏仍然是比较普遍采用的健康信息传播方式。板报和宣传栏内容的设计要有文字和插图，能够提出明确、正确的行为建议，并具有针对性和时效性。宣传栏要设置在群众经常经过、光线较好、易于驻足观看的地方。

（六）招贴画 / 海报

招贴画 / 海报的画面通常由少量文字和较为突出的主题图构成。既可以在培训活动时用于讲解，也可以张贴在宣传栏或社区内醒目的地方供居民阅读。

（七）标语 / 横幅

标语是用简短文字写出的有宣传鼓动作用的口号。一般都是用于制造舆论和渲染气氛，在卫生科普活动中除了可以通过这种形式在当地制造舆论、引起群众关注外，还可以用来传播卫生知识中的关键信息。

（八）VCD/DVD 光碟

VCD/DVD 光碟的特点是直观、生动，以声音和影像的形式传播健康知识、技能，指导人们的行为。此外，光碟 / 录像带材料可以重复使用，传播的信息稳定，避免在人际传播中信息的损失或由于传播者自己理解局限性而造成的信息偏误。VCD/DVD 光碟适用于健康行为、操作技能的教育、培训与指导，当然也可以用于健康知识的传播、教育；VCD/DVD 光碟适用在卫生服务机构的候诊区域、健康教育室播放，发放至企事业单位、学校、社区等场所组织播放，还可以发放至目标人群家庭使用。

（九）电子显示屏

电子显示屏适用于简单信息的传播。电子显示屏可以设立在卫生服务机构的大厅，门诊的候诊区域及社区、学校等场所，设立位置应该便于人群观看，

由于显示屏亮度高，字号较大，可悬挂在位置稍高（高于头顶）的地方，注意控制好滚动播放的速度。

二、健康教育的常用方法（掌握）

（一）讲座

讲座就是通常所说的讲课，适用于健康知识的讲解、发病机制的讲解与分析及健康技能的传授等。讲座前首先要了解目标人群关注的健康问题，目前的健康知识、相关技能水平等，根据目标人群的特点，设计讲座内容和方法。

（二）小组讨论

一般将目标人群6~8人分为一个小组，小组成员可以围绕一个健康问题展开讨论，共同学习，也可以从组内其他人那里寻求帮助和建议。讨论中小组的每个成员都应有发言的机会。小组讨论的适用范围较为广泛，可以单独进行，也可以和其他方法结合使用，主要用于知识、技能的传授，适宜于讨论目标人群不太了解的内容或主题。

（三）同伴教育

同伴教育就是以同伴关系为基础开展的信息交流和分享，可用于劝阻吸烟、预防和控制药物滥用、促进住院分娩、营养改善计划、社会教育和语言教育、艾滋病/性病预防教育等诸多领域。

（四）演示/示范

演示（或示范）大多与讲座结合进行，讲座者结合培训内容，采用实物或模型，进行实际操作演示，使目标人群学习掌握规范的操作步骤的培训方法，所以演示/示范的目的是帮助人们学习新的技能。主要适用于操作技能的学习，目标人群通过观察演示者的演示，能够将理论和方法运用于实际操作中，学会新的技能，纠正以往不规范的操作。

（五）门诊个体健康教育

门诊个体健康教育是指医务人员在门诊诊治患者的同时，针对就诊者个体的具体情况开展的，主要面对就诊患者。患者教育对象存在着更多的个体差异，为满足不同的健康需求，必须强调由医护人员结合医疗护理过程，为患者及其家属提供连续、系统、个性化的健康教育服务，在诊疗过程中有针对性地实施。

（六）入户健康教育

入户健康教育是指卫生服务机构医务人员主动入户开展的针对个体的健康教育。主要对象是新生儿、产妇、儿童及看护人、老年人、重症护理患者、残疾人等重点人群。在提供医疗卫生服务的同时，对患者及其家属进行健康指导，促使其采纳有益于健康的行为及生活方式，提高依从性，使疾病早日康复。

（七）电话和网络咨询

患者和普通人群都可以是电话和网络咨询的指导对象，尤其是对于路途远、身体不方便前来当面咨询的人群来说更方便。

三、健康教育的服务要求（掌握）

乡镇卫生院、村卫生室和社区卫生服务中心（站）等城乡基层医疗卫生机构提供的健康教育服务的形式及要求如下。

1. 提供健康教育资料

（1）发放印刷资料：印刷资料包括健康教育折页、健康教育处方和健康手册等。放置在乡镇卫生院、村卫生室、社区卫生服务中心（站）的候诊区、诊室、咨询台等处。每个机构每年提供不少于12种内容的印刷资料，并及时更新、补充，保障使用。

（2）播放音像资料：音像资料包括VCD、DVD等视听传播资料，机构正常应诊的时间内，在乡镇卫生院、社区卫生服务中心门诊候诊区、观察室、健康教育室等场所或宣传活动现场播放。每个机构每年播放音像资料不少于6种。

2. 设置健康教育宣传栏 乡镇卫生院和社区卫生服务中心宣传栏不少于2个，村卫生室和社区卫生服务站宣传栏不少于1个，每个宣传栏的面积不少于2m²。宣传栏一般设置在机构的户外、健康教育室、候诊室、输液室或收费大厅的明显位置，宣传栏中心位置距地面1.5～1.6m高（即人眼高度）。每个机构每2个月最少更换1次健康教育宣传栏内容。

3. 开展公众健康咨询活动 利用各种健康主题日或针对辖区重点健康问题，开展健康咨询活动并发放宣传资料。每个乡镇卫生院、社区卫生服务中心每年至少开展9次公众健康咨询活动。

4. 举办健康知识讲座 定期举办健康知识讲座，引导居民学习、掌握健康知识及必要的健康技能，促进辖区内居民的身心健康。每个乡镇卫生院和社区卫生服务中心每月至少举办1次健康知识讲座，村卫生室和社区卫生服务站每2个月至少举办1次健康知识讲座。

5. 开展个体化健康教育 乡镇卫生院、村卫生室和社区卫生服务中心（站）的医务人员在提供门诊医疗、上门访视等医疗卫生服务时，要开展有针对性的个体化健康知识和健康技能的教育。

第八章 传染病及突发公共卫生事件

第一节 传染病流行过程的 3 个环节及影响因素

一、传染源的定义，潜伏期、传染期的概念及流行病学意义（了解）

（一）传染源的定义（了解）

传染源是指病原体已在体内生长、繁殖并能将其排出体外的人和动物。包括病人、病原携带者和受感染的动物。

（二）潜伏期（了解）

1. **概念** 从病原体侵入人体起至开始出现临床症状为止的时期，相当于病原体在体内繁殖、转移、定位、引起组织损伤和功能改变，导致临床症状出现之前的整个过程。

2. **流行病学意义** 根据潜伏期可确定接触者的留验、检疫或医学观察期限：一般按平均潜伏期增加 1～2 天予以留验，危害严重的传染病可按最长潜伏期予以留验。

（三）传染期（了解）

1. **概念** 传染源能排出病原体的整个时期称为传染期。

2. **流行病学意义** 各种传染病的隔离期就是根据传染期的长短来决定的。

二、传播途径（熟悉）

（一）概念

传播途径是指病原体从传染源排出后、侵入宿主之前，在外环境中停留和转移所经历的全过程。

（二）特点

病原体从传染源经过外界环境而达到另一个易感个体，需借助于外界环境中一定的媒介，如空气、食物、手、日常用品等。这些参与传播病原体的媒介物称为传播因素或传播媒介。传播途径即为传播因素的组合。一种传染病可通过一种或数种途径传播。

1. 经空气传播 飞沫传播、飞沫核传播、尘埃传播。

其主要流行特征是：①一般呈季节性升高，多见于冬、春季节；②传播易于实现，病例可连续发生，传播迅速、广泛；③在未经免疫预防的人群中，发病可呈现周期性升高，而免疫力持久的疾病，则以儿童多见；④发病与人口密集程度、居住条件等有关。

2. 经水传播 污染的饮用水传播、疫水传播。

其主要流行特征是：①患者皮肤、黏膜有疫水接触史；②发病具有季节性和地区性，以常接触疫水的职业人群发病较多；③大量易感人群进入疫区接触疫水，可形成暴发或流行；④加强疫水洁治措施和个人防护，可控制病例发生。

3. 经食物传播 食物本身含有病原体、食物被污染。

其主要流行特征是：①病例常集中分布在同一伙食单位，病例有食污染食物的历史；②不食者不发病，累及人数与吃污染食物的人数有关；③停用污染的食物后，发病即可平息。

4. 经接触传播 直接接触传播、间接接触传播。

其主要流行特征是：①个人卫生习惯不良、卫生条件差的情况下，发病者较多；②病例一般呈散发，可形成家庭或同居室的聚集性；③无明显的季节性，流行过程缓慢；④切实改善环境卫生条件、讲究卫生，可减少或防止发病。

5. 经媒介节肢动物传播 机械性传播、生物性传播。

其主要流行特征是：①具有一定的地区性和明显的季节性；②有些疾病具有职业特征，如森林脑炎多见于林区伐木工人或林区居住者；③发病年龄有差异，在疫区多见于儿童；④发病率与节肢动物媒介密度呈正相关，控制主要虫媒后则发病率明显下降。

6. 经土壤传播 土壤可因传染源的排泄物、分泌物直接或间接被污染，也可因传染源的尸体埋葬不当等而被污染。

7. 医源性传播 易感者在接受检查、检验、治疗或预防措施时，由于所用的医用器械消毒不严格或被污染而引起的传播。例如，乙型病毒性肝炎、艾滋病等。药品和生物制剂被污染而发生的传播。如病人在输血时，污染的血液可

使病人发生感染。

三、影响人群易感性的因素（熟悉）

（一）概念

人群作为一个整体对传染病病原体的易感程度称为人群易感性。

（二）影响因素

1. 人群易感性升高的主要因素

（1）新生儿的增加：生后 6 个月以上未经人工免疫的婴儿，由于他们从母体得到的抗体逐渐消失，而获得性免疫尚未形成，缺乏特异性免疫力，故对许多传染病都易感。

（2）易感人口的迁入：久居传染病地方流行区的居民，因患病或隐性感染而获得免疫力。但如大量非流行区居民迁入，因他们缺乏相应的免疫力，而使流行区人群易感性升高。

（3）免疫人口免疫力的自然消退：除少数传染病外，一般来说，多数传染病在病后（包括隐性感染）或人工免疫后，经过一段时间，其免疫力逐渐降低，成为易感人口，从而使人群易感性升高。

（4）免疫人口的死亡：人们通过人工免疫、病后或隐性感染而获得对某种传染病的免疫力，人群中这些人的死亡增加，会使人群易感性升高。

（5）病原体发生变异：人群对病原体的新变异株缺乏免疫力，因而普遍易感。

2. 人群易感性降低的主要因素

（1）计划免疫：在人群中进行预防接种，使机体获得特异性免疫力，是降低人群易感性的重要措施。

（2）传染病流行：由于病后或隐性感染后获得特异性免疫力，从而增加了免疫人口。

（3）人群一般抵抗力的提高。

四、影响流行过程的因素（了解）

（一）自然因素

自然因素包括人们生活环境中的气候、地理、土壤、动植物等，其中对流行过程影响最明显的是气候因素和地理因素。气候因素和地理因素对动物宿主、生物媒介、人群活动以及外环境中病原体的存活均有显著影响。

（二）社会因素

社会因素包括人类的一切活动，如社会制度、生产活动、生活条件、医疗卫生状况、文化水平、人口移动、宗教信仰、社会安定等。

第二节　传染病与突发公共卫生事件报告和处理

一、风险管理（熟悉）

突发公共卫生事件是指突然发生，造成或者可能造成社会公众健康严重损害的重大传染病疫情、群体性不明原因疾病、重大食物中毒和职业中毒以及其他严重影响公众健康的事件。

在疾病预防控制机构和其他专业机构指导下，乡镇卫生院、村卫生室和社区卫生服务中心（站）协助开展传染病疫情和突发公共卫生事件风险排查、收集和提供风险信息，参与风险评估和应急预案制（修）订。

二、发现和登记（掌握）

乡镇卫生院、村卫生室和社区卫生服务中心（站）应规范填写门诊日志、入/出院登记本、X线检查和实验室检测结果登记本。首诊医师在诊疗过程中发现传染病病人及疑似病人后，按要求填写《中华人民共和国传染病报告卡》；如发现或怀疑为突发公共卫生事件时，按要求填写《突发公共卫生事件相关信息报告卡》。

根据传染病防控工作的新形势，为进一步加强全国传染病信息报告管理工作，提高报告质量，依据《中华人民共和国传染病防治法》《中华人民共和国电子签名法》等相关法律法规，制定本规范。

组织机构职责：遵循分级负责、属地管理的原则，各有关部门与机构在传染病信息报告管理工作中履行以下职责。

（一）卫生计生行政部门

负责本辖区内传染病信息报告工作的管理。

1.负责本辖区内传染病信息报告工作的管理，建设和完善本辖区内传染病信息网络报告系统，并为系统正常运行提供保障条件。

2.依据相关法律、法规规定，结合本辖区的具体情况，组织制定传染病信息报告工作实施方案，落实传染病信息报告工作。

3.定期组织开展对各级医疗卫生机构传染病信息报告、管理等工作监督检查。

4.国家卫生健康委员会及省级地方人民政府卫生行政部门根据全国或各省（自治区、直辖市）疾病预防控制工作的需要，可调整传染病监测报告病种和内容。

（二）疾病预防控制机构

负责本辖区内传染病信息报告工作的业务指导和技术支持。

1.中国疾病预防控制中心

（1）负责全国传染病信息报告业务管理、技术培训和工作指导，协助国家卫生健康委员会制定相关标准、技术规范和指导方案等。

（2）负责全国传染病信息的收集、分析、报告和反馈，预测重大传染病发生、流行趋势，开展传染病信息报告管理质量评价。

（3）动态监视全国传染病报告信息，对疫情变化态势进行分析，及时分析报告异常情况或甲类及按甲类管理的传染病疫情。

（4）负责国家信息报告网络系统的规划、建设、维护和应用性能的改进与完善，并为省级相关系统建设提供技术支持。

（5）负责对全国传染病信息报告数据备份，确保数据安全。

（6）开展全国传染病信息报告的考核和评估。

2.地方各级疾病预防控制机构

（1）负责本辖区的传染病信息报告业务管理、技术培训和工作指导，实施传染病信息报告管理规范和相关方案，建立健全传染病信息报告管理组织和制度。

（2）负责本辖区的传染病信息的收集、分析、报告和反馈，预测传染病发生、流行趋势，开展传染病信息报告管理质量评价。

（3）动态监视本辖区的传染病报告信息，对疫情变化态势进行分析，及时分析报告、调查核实异常情况或甲类及按甲类管理的传染病疫情。

（4）负责对本辖区信息报告网络系统的维护，提供技术支持。

（5）负责对本辖区的传染病信息分析相关数据备份，确保报告数据安全。

（6）开展对本辖区的传染病信息报告工作的考核和评估。

县级疾病预防控制机构履行以上职责的同时，负责对本辖区内医疗机构和其他责任报告单位报告传染病信息的审核；承担本辖区内不具备网络直报条件的责任报告单位报告的传染病信息的网络直报，或指导本辖区承担基本公共卫生服务项目任务的基层医疗卫生机构对不具备网络直报条件的责任报告单位报告的传染病信息进行网络报告。

（三）卫生监督机构

配合卫生行政部门开展对传染病报告管理工作情况的监督检查，对不履行职责的单位或个人依法进行查处。

（四）医疗机构

执行首诊负责制，依法依规及时报告法定传染病，负责传染病信息报告管理要求的落实。

1. 制定传染病报告工作程序，明确各相关科室在传染病信息报告管理工作中的职责。

2. 建立健全传染病诊断、登记、报告、培训、质量管理和自查等制度。

3. 确立或指定具体部门和专（兼）职人员负责传染病信息报告管理工作。二级及以上医疗机构必须配备2名或以上专（兼）职人员，二级以下医疗机构至少配备1名专（兼）职人员。

4. 一级及以上医疗机构应配备传染病信息报告专用计算机和相关网络设备，保障疫情报告及其管理工作。

5. 负责对本单位相关医务人员进行传染病诊断标准和信息报告管理技术等内容的培训。

6. 负责传染病信息报告的日常管理、审核检查、网络报告（数据交换）和质量控制，定期对本单位报告的传染病情况及报告质量进行分析汇总和通报。协助疾病预防控制机构开展传染病疫情调查和信息报告质量考核与评估。

承担基本公共卫生服务项目任务的基层医疗卫生机构履行以上职责的同时，负责收集和报告责任范围内的传染病信息，并在县级疾病预防控制机构指导下，承担本辖区内不具备网络直报条件的责任报告单位报告的传染病信息网络报告。

（五）采供血机构

对献血人员进行登记。按《艾滋病和艾滋病病毒感染诊断标准》对最终检测结果为阳性病例进行网络报告。

三、传染病相关信息报告（掌握）

（一）责任报告单位及报告人

各级各类医疗卫生机构为责任报告单位；其执行职务的人员和乡村医生、个体开业医师均为责任疫情报告人。

（二）报告病种

1. 法定传染病　目前法定传染病共计 39 种，其中甲类传染病 2 种，乙类传染病 26 种，丙类传染病 11 种。

（1）甲类传染病：甲类传染病也称为强制管理传染病。包括鼠疫、霍乱，共 2 种。对此类传染病发生后报告疫情的时限，对病人、病原携带者的隔离、治疗方式以及对疫点、疫区的处理等，均强制执行。

（2）乙类传染病：乙类传染病也称为严格管理传染病。包括传染性非典型肺炎、艾滋病、病毒性肝炎、脊髓灰质炎、人感染高致病性禽流感、麻疹、流行性出血热、狂犬病、流行性乙型脑炎、登革热、炭疽、细菌性和阿米巴性痢疾、肺结核、伤寒和副伤寒、流行性脑脊髓膜炎、百日咳、白喉、新生儿破伤风、猩红热、布氏菌病、淋病、梅毒、钩端螺旋体病、血吸虫病、疟疾、人感染 H7N9 禽流感。共 26 种。对此类传染病要严格按照有关规定和防治方案进行预防和控制。其中，乙类传染病中传染性非典型肺炎和炭疽中的肺炭疽，采取甲类传染病的预防、控制措施。

（3）丙类传染病：丙类传染病也称为监测管理传染病。包括流行性感冒、流行性腮腺炎、风疹、急性出血性结膜炎、麻风病、流行性和地方性斑疹伤寒、黑热病、棘球蚴病、丝虫病，除霍乱、细菌性和阿米巴性痢疾、伤寒和副伤寒以外的感染性腹泻病、手足口病，共 11 种。对此类传染病要按国务院卫生行政部门规定的监测管理方法进行管理。

（4）国家卫生健康委员会决定列入乙类、丙类传染病管理的其他传染病和按照甲类管理开展应急监测报告的其他传染病。

2. 其他传染病　省级人民政府决定按照乙类、丙类管理的其他地方性传染病和其他暴发、流行或原因不明的传染病。

3. 不明原因肺炎病例和不明原因死亡病例等重点监测疾病。

（三）诊断与分类

责任报告人应按照传染病诊断标准（卫生行业标准）及时对传染病病人或疑似病人进行诊断。根据不同传染病诊断分类，分为疑似病例、临床诊断病例、确诊病例和病原携带者 4 类。其中，需报告病原携带者的病种包括霍乱、脊髓灰质炎以及国家卫生健康委员会规定的其他传染病。

1. 传染病按传播方式分类

（1）呼吸道传染病：指病原体从人体的鼻腔、喉腔、气管和支气管等部位侵入后引起的具有传染性的疾病，经呼吸道传播的疾病主要有肺鼠疫、传染性非典型肺炎、人感染高致病性禽流感、麻疹、肺炭疽、肺结核、流行性脑脊髓膜炎、百日咳、白喉、流行性感冒、流行性腮腺炎、风疹等法定管理的传染病，以及军团菌、腺病毒、呼吸道合胞病毒感染和水痘等非法定管理的传染病。

（2）消化道传染病：主要是通过病人的排泄物（如呕吐物、粪便等）传播的，属于病从口入的疾病，病原体随排泄物排出病人或携带者体外，经过生活接触污染了手、水、食品和食具吃入人体而感染。常见的消化道传染病有细菌性痢疾、脊髓灰质炎（即小儿麻痹症）、伤寒、副伤寒、霍乱、副霍乱、阿米巴痢疾以及各种肠道寄生虫病（如蛔虫病、绦虫病、姜片虫病）等。

（3）血源性传染疾病：是通过血液传播的疾病，包括临床输血、共用注射器、医疗过程中的体液交换（包括患者用过的针头刺破皮肤等）等。典型血液传播疾病是艾滋病、乙型病毒性肝炎、丙型病毒性肝炎。

（4）性传播疾病：是以性传播为主要传播方式的一组疾病，常见的性病有淋病、梅毒、非淋菌性尿道炎、尖锐湿疣、沙眼支原体、软下疳、生殖器疱疹、滴虫病、乙型病毒性肝炎、丙型病毒性肝炎和艾滋病。

（5）虫媒传染病：是由病媒生物传播的自然疫源性疾病，常见的有流行性乙型脑炎、鼠疫、莱姆病、疟疾、登革热等。

（6）自然疫源性疾病：是在同一个地区内，可有许多种属的野生动物成为同一病原体的储存宿主并通过一定的传播途径引起的传染病，如狂犬病等。

2. 传染病按病原学分类

（1）细菌性疾病（17 种）：鼠疫、霍乱、炭疽、细菌性痢疾、肺结核、伤寒和副伤寒、流行性脑脊髓膜炎、百日咳、白喉、新生儿破伤风、猩红热、布氏菌病、淋病、梅毒、麻风病、流行性和地方性斑疹伤寒、钩端螺旋体病。

（2）病毒性疾病（16 种）：传染性非典型肺炎、艾滋病、病毒性肝炎、脊髓灰质炎、人感染高致病性禽流感、麻疹、流行性出血热、狂犬病、流行性乙型脑炎、登革热、人感染 H7N9 禽流感、流行性感冒、流行性腮腺炎、风疹、急性出血性结膜炎、手足口病。

（3）寄生虫病性疾病（6 种）：阿米巴痢疾、血吸虫病、疟疾、丝虫病、棘球蚴病、黑热病。

（四）登记与报告

责任报告单位或责任报告人在诊疗过程中应规范填写或由电子病历、电子健康档案自动生成规范的门诊日志、入 / 出院登记、检测检验和放射登记。首诊医师在诊疗过程中发现传染病病人、疑似病人和规定报告的病原携带者后应按照要求填写《中华人民共和国传染病报告卡》（以下简称传染病报告卡）或通过电子病历、电子健康档案自动抽取符合交换文档标准的电子传染病报告卡。

省级人民政府决定按照乙类、丙类管理的其他地方性传染病和其他暴发、流行或原因不明的传染病也应填报（或抽取）传染病报告卡信息。

（五）填报要求

1. 传染病报告卡填写 《传染病报告卡》统一格式，可采用纸质或电子形式填报，内容完整、准确，填报人签名。纸质报告卡要求用 A4 纸印刷，使用钢笔或签字笔填写，字迹清楚。电子交换文档应当使用符合国家统一认证标准的电子签名和时间戳。

传染病报告卡中须填报患者有效证件或居民健康卡、社会保障卡、新农合医疗卡等身份识别号码；患者为学生或幼托儿童须填报其所在学校或幼托机构全称及班级名称。

2. 传染病专项调查、监测信息报告 国家根据传染病预防控制工作需要开展的专项调查、报告和监测的传染病，应在本规范基础上按照有关要求执行。

（六）报告程序与方式

传染病报告实行属地化管理，首诊负责制。传染病报告卡由首诊医师或其他执行职务的人员负责填写。现场调查时发现的传染病病例，由属地医疗机构诊断并报告。采供血机构发现阳性病例也应填写报告卡。

1. 传染病疫情信息实行网络直报或直接数据交换。不具备网络直报条件的医疗机构，在规定的时限内将传染病报告卡信息报告属地乡镇卫生院、城市社区卫生服务中心或县级疾病预防控制机构进行网络报告，同时传真或寄送传染病报告卡至代报单位。

2. 区域信息平台或医疗机构的电子健康档案、电子病历系统应当具备传染病信息报告管理功能，已具备传染病信息报告管理功能的要逐步实现与传染病报告信息管理系统的数据自动交换功能。

3. 军队医疗卫生机构向社会公众提供医疗服务时，发现传染病疫情，应当按照本规定进行传染病网络报告或数据交换。

（七）报告时限

责任报告单位和责任疫情报告人发现甲类传染病和乙类传染病中的肺炭疽、传染性非典型肺炎等按照甲类管理的传染病病人或疑似病人时，或发现其他传染病和不明原因疾病暴发时，应于 2 小时内将传染病报告卡通过网络报告。

对其他乙、丙类传染病病人、疑似病人和规定报告的传染病病原携带者在诊断后，应于 24 小时内进行网络报告。

不具备网络直报条件的医疗机构及时向属地乡镇卫生院、城市社区卫生服务中心或县级疾病预防控制机构报告，并于 24 小时内寄送出传染病报告卡至代报单位。

（八）疫情报告工作指标

1. 传染病疫情报告率＝网络报告的传染病病例数／登记传染病病例数×100%。

2. 传染病疫情报告及时率＝报告及时的病例数／报告传染病病例数×100%。

3. 突发公共卫生事件相关信息报告率＝及时报告的突发公共卫生事件相关信息数／报告突发公共卫生事件相关信息数×100%。

四、突发公共卫生事件相关信息报告（掌握）

（一）报告范围

突发公共卫生事件相关信息报告范围，包括可能构成或已发生的突发公共卫生事件相关信息，其报告标准不完全等同于《国家突发公共卫生事件应急预案》的判定标准。突发公共卫生事件的确认、分级由卫生行政部门组织实施。

1. 传染病

（1）鼠疫：发现1例及以上鼠疫病例。

（2）霍乱：发现1例及以上霍乱病例。

（3）传染性非典型肺炎：发现1例及以上传染性非典型肺炎病例或疑似病人。

（4）人感染高致病性禽流感：发现1例及以上人感染高致病性禽流感病例。

（5）炭疽：发生1例及以上肺炭疽病例；或1周内，同一学校、幼儿园、自然村寨、社区、建筑工地等集体单位发生3例及以上皮肤炭疽或肠炭疽病例；或1例及以上职业性炭疽病例。

（6）甲型病毒性肝炎或戊型病毒性肝炎：1周内，同一学校、幼儿园、自然村寨、社区、建筑工地等集体单位发生5例及以上甲型病毒性肝炎或戊型病毒性肝炎病例。

（7）伤寒（副伤寒）：5例及以上伤寒（副伤寒）病例，或出现2例及以上死亡。

（8）细菌性和阿米巴性痢疾：3天内，同一学校、幼儿园、自然村寨、社区、建筑工地等集体单位发生10例及以上细菌性和阿米巴性痢疾病例，或出现2例及以上死亡。

（9）麻疹：1周内，同一学校、幼儿园、自然村寨、社区等集体单位发生

10 例及以上麻疹病例。

（10）风疹：1 周内，同一学校、幼儿园、自然村寨、社区等集体单位发生 10 例及以上风疹病例。

（11）流行性脑脊髓膜炎：3 天内，同一学校、幼儿园、自然村寨、社区、建筑工地等集体单位发生 3 例及以上流行性脑脊髓膜炎病例，或者有 2 例及以上死亡。

（12）登革热：1 周内，一个县（市、区）发生 5 例及以上登革热病例；或首次发现病例。

（13）流行性出血热：1 周内，同一自然村寨、社区、建筑工地、学校等集体单位发生 5 例（高发地区 10 例）及以上流行性出血热病例，或者死亡 1 例及以上。

（14）钩端螺旋体病：1 周内，同一自然村寨、建筑工地等集体单位发生 5 例及以上钩端螺旋体病病例，或者死亡 1 例及以上。

（15）流行性乙型脑炎：1 周内，同一乡镇、街道等发生 5 例及以上流行性乙型脑炎病例，或者死亡 1 例及以上。

（16）疟疾：以行政村为单位，1 个月内，发现 5 例（高发地区 10 例）及以上当地感染的病例；或在近 3 年内无当地感染病例报告的乡镇，以行政村为单位，1 个月内发现 5 例及以上当地感染的病例；在恶性疟流行地区，以乡（镇）为单位，1 个月内发现 2 例及以上恶性疟死亡病例；在非恶性疟流行地区，出现输入性恶性疟继发感染病例。

（17）血吸虫病：在未控制地区，以行政村为单位，2 周内发生急性血吸虫病病例 10 例及以上，或在同一感染地点 1 周内连续发生急性血吸虫病病例 5 例及以上；在传播控制地区，以行政村为单位，2 周内发生急性血吸虫病病例 5 例及以上，或在同一感染地点 1 周内连续发生急性血吸虫病病例 3 例及以上；在传播阻断地区或非流行区，发现当地感染的病人、病牛或感染性钉螺。

（18）流行性感冒：1 周内，在同一学校、幼儿园或其他集体单位发生 30 例及以上流行性感冒样病例，或 5 例及以上因流行性感冒样症状住院病例，或发生 1 例及以上流行性感冒样病例死亡。

（19）流行性腮腺炎：1 周内，同一学校、幼儿园等集体单位中发生 10 例及以上流行性腮腺炎病例。

（20）感染性腹泻（除霍乱、痢疾、伤寒和副伤寒以外）：1 周内，同一学校、幼儿园、自然村寨、社区、建筑工地等集体单位中发生 20 例及以上感染性腹泻病例，或死亡 1 例及以上。

（21）猩红热：1 周内，同一学校、幼儿园等集体单位中发生 10 例及以上猩红热病例。

（22）水痘：1周内，同一学校、幼儿园等集体单位中发生10例及以上水痘病例。

（23）输血性乙型病毒性肝炎、丙型病毒性肝炎、艾滋病：医疗机构、采供血机构发生3例及以上输血性乙型病毒性肝炎、丙型病毒性肝炎病例或疑似病例或艾滋病感染。

（24）新发或再发传染病：发现本县（区）从未发生过的传染病或发生本县近5年从未报告的或国家宣布已消灭的传染病。

（25）不明原因肺炎：发现不明原因肺炎病例。

2. 食物中毒

（1）一次食物中毒人数30人及以上或死亡1人及以上。

（2）学校、幼儿园、建筑工地等集体单位发生食物中毒，一次中毒人数5人及以上或死亡1人及以上。

（3）地区性或全国性重要活动期间发生食物中毒，一次中毒人数5人及以上或死亡1人及以上。

3. 职业中毒 发生急性职业中毒10人及以上或死亡1人及以上的。

4. 其他中毒 出现食物中毒、职业中毒以外的急性中毒病例3例及以上的事件。

5. 环境因素事件 发生环境因素改变所致的急性病例3例及以上。

6. 意外辐射照射事件 出现意外辐射照射人员1例及以上。

7. 传染病菌、毒种丢失 发生鼠疫、炭疽、传染性非典型肺炎、艾滋病、霍乱、脊髓灰质炎等菌（毒）种丢失事件。

8. 预防接种和预防服药群体性不良反应

（1）群体性预防接种反应：一个预防接种单位在一次预防接种活动中出现群体性疑似异常反应；或发生死亡。

（2）群体预防性服药反应：一个预防服药点在一次预防服药活动中出现不良反应（或心因性反应）10例及以上；或死亡1例及以上。

9. 医源性感染事件 医源性、实验室和医院感染暴发。

10. 群体性不明原因疾病 2周内，一个医疗机构或同一自然村寨、社区、建筑工地、学校等集体单位发生有相同临床症状的不明原因疾病3例及以上。

11. 其他 各级人民政府卫生行政部门认定的其他突发公共卫生事件。

（二）报告内容

1. 事件信息 信息报告主要内容包括：事件名称、事件类别、发生时间、地点、涉及的地域范围、人数、主要症状与体征、可能的原因、已经采取的措

施、事件的发展趋势、下步工作计划等。具体内容见《突发公共卫生事件相关信息报告卡》。

2. 事件发生、发展、控制过程信息 事件发生、发展、控制过程信息分为初次报告、进程报告、结案报告。

（1）初次报告：报告内容包括事件名称、初步判定的事件类别和性质、发生地点、发生时间、发病人数、死亡人数、主要的临床症状、可能原因、已采取的措施、报告单位、报告人员及通信方式等。

（2）进程报告：报告事件的发展与变化、处置进程、事件的诊断和原因或可能因素，势态评估、控制措施等内容。同时，对初次报告的《突发公共卫生事件相关信息报告卡》进行补充和修正。重大及特别重大突发公共卫生事件至少按日进行进程报告。

（3）结案报告：事件结束后，应进行结案信息报告。达到《国家突发公共卫生事件应急预案》分级标准的突发公共卫生事件结束后，由相应级别卫生行政部门组织评估，在确认事件终止后 2 周内，对事件的发生和处理情况进行总结，分析其原因和影响因素，并提出今后对类似事件的防范和处置建议。

（三）报告方式

获得突发公共卫生事件相关信息的责任报告单位和责任报告人，应当在 2 小时内以电话或传真等方式向属地卫生行政部门指定的专业机构报告，具备网络直报条件的同时进行网络直报，直报的信息由指定的专业机构审核后进入国家数据库。不具备网络直报条件的责任报告单位和责任报告人，应采用最快的通信方式将《突发公共卫生事件相关信息报告卡》报送属地卫生行政部门指定的专业机构，接到《突发公共卫生事件相关信息报告卡》的专业机构，应对信息进行审核，确定真实性，2 小时内进行网络直报，同时以电话或传真等方式报告同级卫生行政部门。

接到突发公共卫生事件相关信息报告的卫生行政部门应当尽快组织有关专家进行现场调查，如确认为实际发生突发公共卫生事件，应根据不同的级别，及时组织采取相应的措施，并在 2 小时内向本级人民政府报告，同时向上一级人民政府卫生行政部门报告。如尚未达到突发公共卫生事件标准的，由专业防治机构密切跟踪事态发展，随时报告事态变化情况。

五、传染病和突发公共卫生事件的处理（熟悉）

（一）主要内容

1. 病人医疗救治和管理 按照有关规范要求，对传染病病人、疑似病人采取隔离、医学观察等措施，对突发公共卫生事件伤者进行急救，及时转诊，书写医学记录及其他有关资料并妥善保管。

2. 传染病密切接触者和健康危害暴露人员的管理　协助开展传染病接触者或其他健康危害暴露人员的追踪、查找，对集中或居家医学观察者提供必要的基本医疗和预防服务。

3. 流行病学调查　协助对本辖区病人、疑似病人和突发公共卫生事件开展流行病学调查，收集和提供病人、密切接触者、其他健康危害暴露人员的相关信息。

4. 疫点疫区处理　做好医疗机构内现场控制、消毒隔离、个人防护、医疗垃圾和污水的处理工作。协助对被污染的场所进行卫生处理，开展杀虫、灭鼠等工作。

5. 应急接种和预防性服药　协助开展应急接种、预防性服药、应急药品和防护用品分发等工作，并提供指导。

6. 宣传教育　根据辖区传染病和突发公共卫生事件的性质和特点，开展相关知识技能和法律法规的宣传教育。

（二）报告数据管理

1. 审核　医疗机构传染病报告管理人员须对收到的纸质传染病报告卡或电子病历、电子健康档案系统中抽取的电子传染病报告卡的信息进行错项、漏项、逻辑错误等检查，对有疑问的报告卡必须及时向填卡人核实。

县级疾病预防控制机构疫情管理人员每日对辖区内报告或数据交换的传染病信息进行审核，对有疑问的报告信息及时反馈报告单位或向报告人核实。对误报、重报信息应及时删除。

对甲类传染病和乙类传染病中的肺炭疽、传染性非典型肺炎等按照甲类管理的病人或疑似病人以及其他传染病和不明原因疾病暴发的报告信息，应立即调查核实，于2小时内通过网络完成报告信息的三级确认审核。

对于其他乙、丙类传染病报告卡，由县级疾病预防控制机构核对无误后，于24小时内通过网络完成确认审核。

2. 订正　医疗卫生机构发生报告病例诊断变更、已报告病例因该病死亡或填卡错误时，应由该医疗卫生机构及时进行订正报告，并重新填写传染病报告卡或抽取电子传染病报告卡，卡片类别选择订正项，并注明原报告病名。对报告的疑似病例，应及时进行排除或确诊。

实行专病报告管理的传染病，由相应的专病管理机构或部门对报告的病例进行追踪调查，发现传染病报告卡信息有误或排除病例时应当在24小时内订

正。已具备电子病历、电子健康档案数据自动抽取交换功能时，以唯一身份标识实现传染病个案报告与专病的数据动态管理。暂不具备条件的，应及时在传染病报告信息管理系统中完成相关信息的动态订正，保证数据的一致性。

3. 补报　责任报告单位发现本年度内漏报的传染病病例，应及时补报。

4. 查重　县级疾病预防控制机构及具备网络直报条件的医疗机构每日对报告信息进行查重，对重复报告信息进行删除。

（三）传染病疫情分析与利用

1. 疫情分析所需的人口资料以国家统计部门数据为准。

2. 省级及以上卫生计生行政部门定期发布的本行政区域传染病疫情信息，对外公布的法定传染病发病、死亡数以传染病报告信息管理系统中按审核日期和现住址统计的数据为准。单病种疫情信息通报和对外发布时，报告发病数和死亡数应与传染病报告信息管理系统数据保持一致。

3. 各级疾病预防控制机构必须每日对通过网络报告的传染病疫情进行动态监控。省级及以上疾病预防控制机构须按周、月、年进行动态分析报告，市（地）和县级疾病预防控制机构须按月、年进行传染病疫情分析，二级及以上医疗机构按季、年进行传染病报告的汇总或分析。当有甲类或按照甲类管理及其他重大传染病疫情报告时，随时做出专题分析和报告。

4. 各级疾病预防控制机构要及时将疫情分析结果以信息、简报或报告等形式向上级疾病预防控制机构和同级卫生行政部门报告，并反馈到下一级疾病预防控制机构。

县级疾病预防控制机构应定期将辖区内疫情分析结果反馈到辖区内的医疗机构。

5. 各级疾病预防控制机构发现甲类传染病和乙类传染病中的肺炭疽、传染性非典型肺炎等按照甲类传染病管理的传染病，以及其他传染病和不明原因疾病暴发等未治愈的传染病病人或疑似病人离开报告所在地时，应立即报告当地卫生行政部门，同时报告上级疾病预防控制机构，接到报告的卫生行政部门应当以最快的通信方式向其到达地的卫生行政部门通报疫情。

6. 毗邻的以及相关地区的卫生行政部门，应当及时互相通报本行政区域的传染病疫情以及监测、预警的相关信息。

7. 信息利用实行分级分类管理。卫生行业内部实现互联共享，公民、法人或其他组织申请公开相关信息的，按照《政府信息公开条例》有关规定办理。

（四）资料保存

1. 各级各类医疗卫生机构的纸质《传染病报告卡》及传染病报告记录保存

3 年。不具备网络直报条件的医疗机构，其传染病报告卡由代报单位保存，原报告单位必须进行登记备案。

2. 符合《中华人民共和国电子签名法》的电子传染病报告卡视为与纸质文本具有同等法律效力，须做好备份工作，备份保存时间至少与纸质传染病报告卡一致；暂不符合的须打印成纸质卡片由首诊医师签名后进行保存备案。

3. 各级疾病预防控制机构应将传染病信息资料按照国家有关规定纳入档案管理。

（五）信息系统安全管理

1. 涉及对传染病信息报告管理系统发生需求变更和功能调整时，中国疾病预防控制中心应做好风险评估，报国家卫生健康委员会批准后实施。

2. 县级及以上疾病预防控制机构必须使用专网或虚拟专网进行网络报告，并逐步覆盖辖区内的各级各类医疗机构。

3. 各级疾病预防控制机构负责辖区内信息报告系统用户与权限的管理，应根据信息安全三级等级保护的要求，制定相应的制度，建立分级电子认证服务体系，加强对信息报告系统的账号安全管理。

4. 医疗机构的电子病历系统实施传染病报告功能时，应通过身份鉴别和授权控制加强用户管理，做到其行为可管理、可控制、可追溯。

5. 信息系统使用人员不得转让或泄露信息系统操作账号和密码。发现账号、密码已泄露或被盗用时，应立即采取措施，更改密码，同时向上级疾病预防控制机构报告。

6. 传染病信息报告、管理、使用部门和个人应建立传染病数据使用的登记和审核制度，不得利用传染病数据从事危害国家安全、社会公共利益和他人合法权益的活动，不得对外泄露传染病病人的个人隐私信息资料。

（六）考核与评估

1. 各级卫生行政部门定期组织对本辖区内的传染病信息报告工作进行督导检查，对发现的问题予以通报并责令限期改正。

2. 各级疾病预防控制机构制定传染病信息报告工作考核方案，并定期对辖区内医疗机构和下级疾病预防控制机构进行指导与考核。

3. 各级各类医疗机构应将传染病信息报告管理工作纳入工作考核范围，定期进行自查。

第三节　预防接种

一、国家免疫规划、免疫程序（掌握）

国家免疫规划，是指按照国家或者省、自治区、直辖市确定的疫苗品种、免疫程序或者接种方案，在人群中有计划地进行预防接种，以预防和控制特定传染病的发生和流行。

国家免疫规划疫苗程序见表 8-1。

表 8-1　国家免疫规划疫苗程序

疫苗	接种对象 月（年）龄	接种剂次	接种途径	接种剂量/剂次	备注
乙肝疫苗	0、1、6 月龄	3	肌内注射	酵母苗 5μg/0.5ml，CHO 苗 10μg/1ml、20μg/1ml	出生后 24 小时内接种第 1 剂次，第 1、第 2 剂次间隔 ≥ 28 天
卡介苗	出生时	1	皮内注射	0.1ml	
脊髓灰质炎疫苗	2、3、4 月龄，4 周岁	4	口服	1 粒	第 1、第 2 剂次，第 2、第 3 剂次间隔均 ≥ 28 天
百白破疫苗	3、4、5 月龄，18～24 月龄	4	肌内注射	0.5ml	第 1、第 2 剂次，第 2、第 3 剂次间隔均 ≥ 28 天
白破疫苗	6 周岁	1	肌内注射	0.5ml	
麻风疫苗（麻疹疫苗）	8 月龄	1	皮下注射	0.5ml	
麻腮风疫苗（麻腮疫苗、麻疹疫苗）	18～24 月龄	1	皮下注射	0.5ml	
乙脑减毒活疫苗	8 月龄，2 周岁	2	皮下注射	0.5ml	
A 群流脑疫苗	6～18 月龄	2	皮下注射	30μg/0.5ml	第 1、第 2 剂次间隔 3 个月
A+C 流脑疫苗	3 周岁，6 周岁	2	皮下注射	100μg/0.5ml	两剂次间隔 ≥ 3 年；第 1 剂次与 A 群流脑疫苗第 2 剂次间隔 ≥ 12 个月
甲肝减毒活疫苗	18 月龄	1	皮下注射	1ml	

续表

疫苗	接种对象 月（年）龄	接种剂次	接种途径	接种剂量/剂次	备注
出血热疫苗（双价）	16～60周岁	3	肌内注射	1ml	接种第1剂次后14天接种第2剂次，第3剂次在第1剂次接种后6个月接种
炭疽疫苗	炭疽疫情发生时，病例或病畜间接接触者及疫点周围高危人群	1	皮上划痕	0.05ml（2滴）	病例或病畜的直接接触者不能接种
钩端螺旋体疫苗	流行地区可能接触疫水的7～60岁高危人群	2	皮下注射	成人第1剂0.5ml，第2剂1.0ml 7～13岁剂量减半，必要时7岁以下儿童依据年龄、体重酌量注射，不超过成人剂量的1/4	接种第1剂次后7～10天接种第2剂次
乙脑灭活疫苗	8月龄（2剂次），2周岁，6周岁	4	皮下注射	0.5ml	第1、第2剂次间隔7～10天
甲肝灭活疫苗	18月龄，24～30月龄	2	肌内注射	0.5ml	两剂次间隔≥6个月

二、疫苗使用管理（掌握）

《疫苗流通和预防接种管理条例》是为加强对疫苗流通和预防接种的管理，预防、控制传染病的发生、流行，保障人体健康和公共卫生，根据《中华人民共和国药品管理法》（以下简称药品管理法）和《中华人民共和国传染病防治法》制定。

疫苗分为两类。第一类疫苗，是指政府免费向公民提供，公民应当依照政府的规定受种的疫苗，包括国家免疫规划确定的疫苗，省、自治区、直辖市人民政府在执行国家免疫规划时增加的疫苗，以及县级以上人民政府或者其卫生主管部门组织的应急接种或者群体性预防接种所使用的疫苗；第二类疫苗，是指由公民自费并且自愿受种的其他疫苗。

国务院卫生行政部门根据全国范围内的疫苗可预防疾病流行情况、人群免疫状况等因素，制定国家免疫规划；会同国务院财政部门拟订纳入国家免疫规

划的疫苗种类，报国务院批准后公布。省、自治区、直辖市人民政府在执行国家免疫规划时，根据本行政区域的疫苗可预防疾病流行情况、人群免疫状况等因素，可以增加免费向公民提供的疫苗种类，并报国务院卫生行政部门备案。国务院卫生行政部门应当建立国家免疫规划专家咨询委员会，建立国家免疫规划疫苗动态调整机制。

三、冷链系统管理（掌握）

疫苗冷链，是指为保证疫苗从疫苗生产企业到接种单位运转过程中的质量而装备的储存、运输冷藏设施、设备。

（一）运输要点

1. 生物疫苗对温度很敏感　疫苗是特殊的药品，在运输、储存等环节有严格的冷藏保温要求。疫苗对温度敏感，温度过高或过低都可能对疫苗质量产生影响。由于疫苗对温度敏感，疫苗从制造到使用的现场，每个环节都可能因温度不符合规定要求而失效。在储运过程中，一旦温度超出2～8℃，疫苗就要被销毁。因为疫苗的特殊性，所以对储运条件要求很高，配送储存都必须在适宜的温度下进行，一条完整的冷链不能断开。如果存在偏差将导致疫苗变性、失效，不能发挥应有的作用。

2. 冷链断链影响疫苗功效　疫苗在运输、保存过程中，受条件限制，县以下防疫机构很少配备冷藏车，多采用保温瓶或保温箱，很难避免高温运输，有时温度忽高忽低，影响疫苗的功效。

3. 冷链运输需"软硬兼施"　在疫苗冷链运输过程中，运输专用车和温度监控系统不可缺少。完好的硬件是疫苗冷链运输的前提。要做好疫苗的冷链运输，首先要有过硬的硬件设备。比如冷藏车，车辆与制冷机都要严格把关，确保完好，这是疫苗冷链运输的基础。

《药品经营质量管理规范》明确规定：经营疫苗或生物制品的企业，应有与经营规模和经营品种相适应的冷藏（冻）储存、运输设备；在运输过程中，对有温度要求的药品，应采取相应的保温或冷藏措施；疫苗运输采用的冷藏车辆及冷藏（冻）箱，应能自动调控和显示温度状况；药品运输应在规定的时间内完成，不得将运输车辆作为药品的储存场所。

计划免疫所用疫苗从生产、储存、运输、分发到使用的整个过程，应有完好的冷藏设备，使疫苗始终置于规定的温度环境中，保证疫苗的功效不受影响。冷链的配套设备包括储存疫苗的低温冷库、普通冷库、疫苗运输车、冰箱、冷藏箱、冷藏背包以及监控系统。

（二）疫苗储存温度监测

冷库、冰箱等储备设备在使用时，应配备温度测量器材，每天进行温度记录。管理人员每天至少 2 次（上午和下午各一次）查看并填写温度记录表。保证设备的正常运转，确保疫苗质量合格、稳定。接种点疫苗温度监测：在预防接种现场，对疫苗批号、开始时间、环境温度、开始接种时疫苗保存温度、完成接种时疫苗保存温度、累计接种时间进行监测记录，并填写接种点疫苗温度记录表。

四、预防接种服务（掌握）

（一）服务对象

辖区内 0～6 岁儿童和其他重点人群。

（二）服务内容

1. 预防接种管理

（1）及时为辖区内所有居住满 3 个月的 0～6 岁儿童建立预防接种证和预防接种卡等儿童预防接种档案。

（2）采取预约、通知单、电话、手机短信、网络、广播通知等适宜方式，通知儿童监护人，告知接种疫苗的种类、时间、地点和相关要求。在边远山区、海岛、牧区等交通不便的地区，可采取入户巡回的方式进行预防接种。

（3）每半年对责任区内儿童的预防接种卡进行 1 次核查和整理。

2. 预防接种 根据国家免疫规划疫苗免疫程序，对适龄儿童进行常规接种。在部分省份对重点人群接种出血热疫苗。在重点地区对高危人群实施炭疽疫苗、钩端螺旋体疫苗应急接种。根据传染病控制需要，开展乙型病毒性肝炎、麻疹、脊髓灰质炎等疫苗强化免疫、群体性接种工作和应急接种工作。

（1）接种前的工作：接种工作人员在对儿童接种前应查验儿童预防接种证（卡、簿）或电子档案，核对受种者姓名、性别、出生日期及接种记录，确定本次受种对象、接种疫苗的品种。询问受种者的健康状况以及是否有接种禁忌等，告知受种者或者其监护人所接种疫苗的品种、作用、禁忌、不良反应以及注意事项，可采用书面和（或）口头告知的形式，并如实记录告知和询问的情况。

（2）接种时的工作：接种工作人员在接种操作时再次查验核对受种者姓名、预防接种证、接种凭证和本次接种的疫苗品种，核对无误后严格按照《预防接种工作规范》规定的接种月（年）龄、接种部位、接种途径、安全注射等要求予以接种。

（3）接种后的工作：告知儿童监护人，受种者在接种后应在留观室观察 30

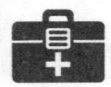

分钟。接种后及时在预防接种证、卡（簿）上记录，与儿童监护人预约下次接种疫苗的种类、时间和地点。有条件的地区录入计算机并进行网络报告。

3. 疑似预防接种异常反应处理 如发现疑似预防接种异常反应，接种人员应按照《全国疑似预防接种异常反应监测方案》的要求进行处理和报告。

（三）服务要求

1. 接种单位必须为区县级卫生行政部门指定的预防接种单位，并具备《疫苗储存和运输管理规范》规定的冷藏设施、设备和冷链管理制度，并按照要求进行疫苗的领发和冷链管理，保证疫苗质量。

2. 承担预防接种的人员应当具备执业医师、执业助理医师、执业护士或者乡村医生资格，并经过县级或以上卫生行政部门组织的预防接种专业培训，考核合格后持证方可上岗。

3. 基层医疗卫生机构应积极通过公安、乡镇（街道）、村（居）委会等多种渠道，利用提供其他医疗服务、发放宣传资料、入户排查等方式，向预防接种服务对象或监护人传播相关信息，主动做好辖区内服务对象的发现和管理。

4. 根据预防接种需要，合理安排接种门诊开放频率、开放时间和预约服务的时间，提供便利的接种服务。

5. 应按照《疫苗流通和预防接种管理条例》《预防接种工作规范》《全国疑似预防接种异常反应监测方案》等相关规定做好预防接种服务工作。

（四）考核指标

1. 建证率＝年度辖区内建立预防接种证人数／年度辖区内应建立预防接种证人数 ×100%。

2. 某种疫苗接种率＝年度辖区内某种疫苗年度实际接种人数／某种疫苗年度应接种人数 ×100%。

五、疑似预防接种疫苗异常反应（掌握）

疑似预防接种异常反应是指在预防接种后发生的怀疑与预防接种有关的反应或事件。聚集性／群体性疑似预防接种异常反应是指在同一时间和同一接种地点，使用同品种疫苗发生的 2 例以上相同或类似的疑似预防接种异常反应。

（一）疑似预防接种异常反应分类

疑似预防接种异常反应经过调查诊断分析，按发生原因分为以下 5 种类型。

1. 不良反应 合格的疫苗在实施规范接种后，发生的与预防接种目的无关或意外的有害反应，包括一般反应和异常反应。①一般反应：在预防接种后发生的，由疫苗本身所固有的特性引起的，对机体只会造成一过性生理功能障碍的反应，主要有发热和局部红肿，同时可能伴有全身不适、倦怠、食欲缺乏、乏力等综合症状。②异常反应：合格的疫苗在实施规范接种过程中或者实施规范接种后造成受种者机体组织器官、功能损害，相关各方均无过错的药品不良反应。由疫苗本身所固有的特性引起的，与疫苗的毒株、纯度、生产工艺、附加物等因素有关异常反应的发生率极低，病情相对较重，多需要临床处置。

2. 疫苗质量事故 由于疫苗质量不合格，接种后造成受种者机体组织器官、功能损害。疫苗质量问题包括疫苗毒株、纯度、生产工艺、附加物、外源性因子、出厂前检定等不符合国家规定的疫苗生产规范或标准。

3. 接种事故 由于在预防接种实施过程中违反预防接种工作规范、免疫程序、疫苗使用指导原则、接种方案，造成受种者机体组织器官、功能损害。

4. 偶合症 受种者在接种时正处于某种疾病的潜伏期或前驱期，接种后巧合发病。

5. 心因性反应 在预防接种实施过程中或接种后因受种者心理因素发生的个体或者群体性的反应。心因性反应与疫苗本身所固有的特性无关。

（二）常见的疑似预防接种异常反应及处理原则

1. 一般反应 一般反应发生率相对较高，病情轻微，多于数天内恢复，一般不需要临床处置。

（1）局部反应

临床表现：主要有注射部位红肿、疼痛、硬结等（接种卡介苗后出现局部红肿、化脓或溃疡、结痂、瘢痕；接种吸附疫苗后出现硬结）；注射部位红肿、硬结按纵横平均直径分为轻度（<15mm）、中度（15~30mm）和重度（>30mm）。

处置原则：直径<15mm（轻度）一般无须任何处理；直径15~30mm（中度）用干净毛巾热敷；直径>30mm（重度）及时到医院诊治，接种卡介苗后局部红肿不能热敷。

（2）全身反应

临床表现：主要有发热、头痛、倦怠、头晕、乏力、全身不适等；发热按腋窝温度分为轻度（37.1~37.5℃）、中度（37.6~39.0℃）和重度（>39.0℃）。

处置原则：发热≤37.5℃（轻度），加强观察，适当休息，多饮水，伴其他全身症状、异常哭闹等，及时到医院诊治；发热>37.5℃（中度、重度），及时到医院诊治。

（3）加重反应

临床表现：是全身反应和局部反应的加重；仅发生在个别批号疫苗或某些次数的免疫接种中；发生人数较多，超过该种疫苗平时发生反应人数。加重反

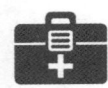

应只要经过适当的处理，一般无严重后果，不会引起不可恢复的组织器官的损伤或功能上的障碍，也不会发生后遗症。

处置原则：全身反应或局部反应处理与一般反应治疗相同，但要加强观察，防止并发症。

2. 常见异常反应 由疫苗本身所固有的特性引起，与疫苗的毒株、纯度、生产工艺、附加物等因素有关，异常反应的发生率极低，病情相对较重，多需要临床处置。

（1）无菌性脓肿

产生原因：主要是接种含有磷酸铝或氢氧化铝等吸附剂的疫苗（如百白破疫苗、白破疫苗等）；疫苗可以初冻结过；接种部位不正确、注射过浅、剂量过大、使用前未充分摇匀疫苗等。

临床表现：注射局部红晕，形成硬结；局部肿胀、疼痛；轻者针眼处流脓，重者形成溃疡，溃疡未破溃前有波动感，轻者自行吸收，重者破溃排脓，有时深部溃烂形成脓腔，长期不愈。

处置原则：干热敷，促进脓肿吸收。脓肿未破溃，可用注射器抽取脓液，切忌切开排脓，以防久不愈合。脓肿破溃或空腔，切开排脓，扩创剔除坏死组织，预防和控制继发感染。

（2）热性惊厥

产生原因：热性惊厥是一种症状，多见于婴幼儿，可能是婴幼儿神经系统发育尚未健全，接种疫苗后引起加重反应、疫苗特性反应，也可能继发于其他异常反应时出现发热，引起热性惊厥。

临床表现：①先发热后惊厥，体温一般在38℃以上，多在发热开始12小时之内、体温骤升之时。②发作突然，时间短暂，肌肉阵发痉挛，四肢抽动，两眼上翻，口角牵动，牙关紧闭，口吐白沫，呼吸不规则或暂停，面部与口唇发绀，可伴有短暂的意识丧失，大小便失禁。③免疫接种引起的惊厥多只发生1次，持续数分钟，很少有超过20分钟者，有些儿童表现为多次短暂惊厥。无中枢神经系统病变，预后良好，不留后遗症。

处置原则：静卧，将纱布缠裹的压舌板放在上下磨牙之间，以防咬伤舌头。保持呼吸道通畅。止痉，如苯巴比妥钠每次5～8mg/kg肌内注射，也可用10%水合氯醛灌肠，每岁每次1ml。

（3）常见的过敏反应

临床类型：过敏性皮疹、荨麻疹、大疱型多形红斑、麻疹/猩红热样皮疹、过敏性紫癜、过敏性休克、阿瑟反应（局部过敏性坏死反应）、血管性水肿。

处置原则：停用可疑、相似疫苗，多喝水或输液以促进致敏物质排出，应用抗过敏药或解毒药治疗，预防和控制继发感染，支持疗法。

1）过敏性皮疹——荨麻疹：一般在接种后数小时以至数日发生。发生在体表者，一般先有瘙痒，随后发生水肿性红斑、风疹团。皮疹大小不等，色淡红或深红，皮疹周围呈苍白色，压之褪色，边缘不整齐。皮疹反复或成批出现，此起彼伏，速起速退，消退后不留痕迹。严重者融合成片，有奇痒。

2）过敏性皮疹——麻疹/猩红热样皮疹：常见于接种后3～7天。为隆起于皮肤表面的斑丘疹，色鲜红或暗红。可见于耳后、面部、四肢或躯干，多少不均，可散在发生或融合成片。

3）过敏性皮疹——大疱型多形红斑：接种疫苗后6～8小时或24小时内发生。注射局部及附近皮肤发生一至数个丘疹，并伴发热，3～5天后发疹处出现水疱，疱液淡黄清晰、不混浊。

4）过敏性紫癜：起病急，接种疫苗1～7天在接种部位发生紫癜病理改变，以全身性小血管炎为主。临床以皮肤紫癜、消化道症状、关节炎及肾损害为特征，皮肤紫癜以下肢、臀部多见，呈对称分布、分批出现；初起时为大小不等的红色斑疹或荨麻疹样丘疹，淡红色，压之褪色，数小时即为深紫色红斑，中心点状出血或融成片状，稍凸出皮肤，压不褪色，少数患者可见出血性疱疹，多于1～4周自然消退，部分患者数天甚至数年内反复出现，有时可伴头面部、手足皮肤血管神经性水肿。

5）紫癜肾炎：通常是疫苗接种后发生过敏性紫癜的继发表现，因未进行积极抗过敏治疗或治疗延误引起，多于紫癜后1～6周或紫癜消退后或紫癜复发时出现，患者可有蛋白尿和血尿，大多数患者在数周内恢复，少数患者病情迁延转变为慢性肾炎。

6）过敏性休克

发病机制：由致敏原引起的一种严重的以周围循环衰竭为主的症候群。有过敏体质的儿童在接种含有微量鸡胚细胞、小牛血清等致敏原的疫苗（如麻疹疫苗、风疹疫苗和乙脑疫苗）时可能会发生。属于Ⅰ型变态反应。

临床表现：接种后数分钟至30分钟内发生（个别患者1～2小时），首先出现全身发痒，随之出现局部或全身广泛性红疹或荨麻疹、水肿等皮肤症状；胸闷、气急、面色苍白和呼吸困难、喉头水肿、支气管平滑肌痉挛，从而导致四肢发冷、脉搏细弱、血压下降、昏迷，若救治不当，可致死亡。

7）阿瑟（Arthus）反应（局部过敏性坏死反应）

发病机制：皮下多次注射异种血清或类毒素等可溶性抗原后，血液已有高

滴度的相应抗体，当疫苗（抗原）再次接种于局部时形成不溶性抗原抗体复合物，激活补体，引起白细胞浸润，出现炎症或组织坏死。属第Ⅲ型变态反应。

临床表现：以重复多次注射的病例易于发生。在注射局部发生急性炎症或消退后7~10天重新发生一种局部反应，表现为局部组织变硬，并有明显红肿，轻者直径5.0cm以上，严重者扩展至整个上臂。一般持续3~4天，不留痕迹。个别严重者在注射部位有轻度坏死直至深部组织变硬。最严重者局部组织、皮肤和肌肉发生坏死和溃烂。

8）血管性水肿

发病机制：注射可溶性抗原（类毒素、抗毒素）时易发生。属第Ⅰ型变态反应。

临床表现：接种不久或最迟1~2天发生急性局限性水肿，注射局部无痛性肿胀，皮肤张紧发亮、瘙痒、灼热，境界不明显，淡红色或较苍白，质地软，不可凹陷性水肿逐渐扩大，重者可扩大至整个上肢，也常发生于皮下组织疏松处，如眼睑、口唇、包皮、肢端等部位也常发生，常伴荨麻疹同时发生，出现急、消退快，不留永久损害，不留痕迹。

9）过敏反应的处理

局部反应（包括红晕、肿胀、硬结、坏死等），口服抗组胺药、冷敷。全身反应（休克、喉头水肿、支气管痉挛、鼻炎、血管性水肿、荨麻疹、全身性红斑、血管炎等），1:1000肾上腺素0.01mg/kg或0.3ml皮下注射，肾上腺皮质激素静脉使用，苯海拉明1mg/kg肌内注射。

特殊反应的处理：支气管痉挛，氨茶碱4mg/kg，静脉使用，皮质类固醇静脉滴注，氧气吸入；喉头水肿，皮下注射1:1000肾上腺素0.3ml，氧气吸入，气管插管或气管切开；低血压，应用升压药、输液、皮质类固醇；心搏骤停患者，采取心肺复苏，除颤，应用抗心律失常药、碳酸氢钠、抗过敏药物治疗，以缓解症状。新的治疗药物有白三稀拮抗药、抗IgE治疗。

3. 偶合症

（1）常见偶合症

1）偶合急性传染病：预防接种时受种者处于某种急性传染病潜伏期或前驱期，接种疫苗后该疾病出现临床症状，误认为是疫苗不良反应；在一些急性传染病的恢复期进行预防接种，可能加重原有疾病。

2）偶合内科疾病：患儿有内科慢性疾病，但症状不明显或有明显禁忌证，因体检草率未能发现或因问诊不够而疏忽。患儿经预防接种后不久急性发作，个别严重者发生死亡。

3）偶合神经精神疾病。

4）偶合婴儿窒息或猝死。

（2）常见偶合症鉴别与处置：接种灭活疫苗，不可能引起相应疾病；接种活疫苗，需结合临床资料、病原学及其他检查原因不明或多因素，由调查诊断专家组进行诊断，明确偶合症诊断后，向受种者耐心解释。

（3）婴儿猝死综合征（SIDS）

病因：病毒感染，呼吸系统病变致使呼吸驱动力下降，导致肺泡换气不足和缺氧，呼吸道阻塞，肺表面活性物质消耗增加而致肺泡萎缩，通气换气障碍，心血管系统病变，胃食管反流，辅酶A、脱氧酶缺乏，脂肪代谢异常，家族遗传因素，免疫缺陷。其他如母服鸦片、吸烟，分娩时产程短、有窒息或羊水污染及宫内感染等。

临床特点：多见于1月龄至1岁的婴儿，尤以2～4月龄者常见，其中90%的婴儿死于6月龄前，男性稍多，一年四季均可发生，多见于春、秋末和冬初，人工喂养儿多于母乳喂养儿，早产儿多于足月产儿，尤其出生体重＜1900g者，病前多有轻度上呼吸道感染或轻度发育异常，在睡眠中突然死亡，有的病例有呼吸暂停、心动过缓、缺氧等。

4. 心因性反应

（1）晕针

发生原因：受种者在接种疫苗时，由于过度精神紧张而造成短暂性脑缺血引起的短时间失去知觉和行动能力的现象。由于情绪紧张、恐惧心理造成；受种者在接种时适逢空腹、疲劳，注射地点气温高，空气不流通。

临床表现：发病突然，持续时间短，恢复完全，预后良好。临床表现多样，轻者有心慌、虚脱感，轻度恶心或胃部不适，手足麻木等，一般短时间可恢复正常，稍重者面色苍白，心率加快，恶心、打哈欠、出冷汗、手足冰冷等，严重者可突然失去知觉、呼吸减慢、肌肉松弛、瞳孔散大等。

治疗原则：保持安静和空气新鲜，平卧，取头低足高位，注意保暖。轻者可给予盐开水或糖水，短时可恢复。针灸人中、合谷等穴可促其苏醒，严重者可用1:1000肾上腺素，成人0.5～1.0ml，10岁以下儿童0.3～0.5ml，婴儿酌减，皮下注射。必要时半小时后可重复注射。

（2）癔症

又称歇斯底里（Hysteria），是由于精神心理因素，如重大生活事件、内心冲突、情绪激动、暗示或自我暗示等原因引起的心因性精神症状；如在群体中发生，则称群体性癔症。

临床表现：自主神经系统紊乱，如头痛、头晕、恶心、面色苍白或潮红、出冷汗、肢冷、阵发性腹痛；运动障碍，如阵发性抽搐、下肢活动障碍、四肢强直；感觉障碍，如肢麻、肢痛、喉头异物感；视觉障碍，如视物模糊、一过性复视或一过性失明；精神障碍，如翻滚、嚎叫、哭闹；其他如阵发性嗜睡。

处置原则：一般不需要特殊治疗，如丧失知觉者促其苏醒，苏醒后酌情给予镇静药，暗示治疗，物理治疗，尽可能在门诊治疗，对于发作频繁、不合作者，请精神神经科医师会诊处理。

（3）群体性癔症

临床特点：急性群体发病，暗示性强，发作短暂，反复发作，主观症状与客观检查不符，无阳性体征，女性、年长儿童居多，同一区域、同一环境、同一年龄组、同一精神刺激、同一时间发作，预后良好。

防治对策及措施：宣传教育，预防为主，排除干扰，疏散病人，避免医疗行为的刺激，疏导为主，暗示治疗，仔细观察，处理适度。

5. 吉兰 - 巴雷综合征的临床表现

（1）前驱期：一般发生于疫苗接种后 1～2 周。急性或亚急性起病，数日达高峰。弛缓性瘫痪，四肢对称性，少数患者可不对称，重者呼吸肌麻痹。感觉障碍，感觉异常多见，如烧灼感、麻木等，感觉缺失，"手套袜套"样改变。脑神经麻痹，以双侧面瘫最常见，其他运动性脑神经（第Ⅲ对、第Ⅳ对、第Ⅵ对、第Ⅺ对、第Ⅻ对脑神经）也可受累。

（2）自主神经症状：皮肤潮红，多汗，窦性心动过速，直立性低血压，暂时性尿潴留。

单相病程：可短暂波动，但无复发 - 缓解，多于 4 周时肌力开始恢复。

辅助检查：脑脊液典型改变为蛋白、细胞分离，病后第 3 周最明显。肌电图，神经传导速度（NCV）减慢，远端潜伏期延长，F 波或 H 反射延迟或消失。腓肠神经活检，脱髓鞘及炎性细胞浸润。

治疗：病因治疗，抑制炎症反应，消除致病因子，促进神经再生。

（3）呼吸肌麻痹：是 GBS 的主要危险并发症，保持呼吸道通畅，及时气管插管或气管切开，人工呼吸机辅助呼吸，一般度过 2 周左右，大多患者可恢复正常。对症支持治疗。一般起病后 2～3 周病情稳定，并开始逐步恢复。本病预后较好，大部分患者完全或几乎完全恢复正常功能，少数患者可有复发。

6. 脊髓灰质炎疫苗相关病例（VAPP） 服用活疫苗（多见于首剂服苗）后 4～35 天发热，6～40 天出现急性弛缓性麻痹，无明显感觉丧失，临床诊断符合脊髓灰质炎，麻痹后未再服用脊髓灰质炎活疫苗，粪便标本只分离到脊髓灰质炎疫苗株病毒。服苗接触者（VAPP）与服脊髓灰质炎活疫苗者在服苗后35天内有密切接触史，接触后6~60天出现急性弛缓性麻痹，符合脊髓灰质炎的临床诊断，麻痹后未再服脊髓灰质炎活疫苗，粪便中只分离到脊髓灰质炎疫苗株病毒。

7. 卡介苗引起的异常反应的处理

（1）接种局部不良反应的处理：保持局部清洁，一般不需要特殊治疗，可治愈。

水疱或脓疱、小水泡：络合碘消毒。

大水泡：注射器抽脓，必要时应用5%~10%异烟肼软膏、利福平外敷。

溃疡：局部消毒、10%异烟肼软膏、利福平，用凡士林纱外敷。

深部脓疡：有波动时用注射器抽脓、生理盐水冲洗后注入链霉素、异烟肼溶液保留，每周1次，切开排脓。

肉芽组织增生：用消毒剪刀剪平。

（2）卡介苗引起的淋巴结肿大：早期，热敷，每日3~4次，每次10~15分钟，用异烟肼粉末或加利福平涂敷，大龄儿童可用链霉素局部封闭，脓疡有破溃趋势时应及早切开，应用对氨基水杨酸油膏纱条或利福平纱条引流脓疡；自发破溃者，用对氨基水杨酸软膏或利福平粉剂涂敷。卡介苗接种所致的淋巴结反应，不能诊断为结核病，因为卡介苗接种与结核杆菌引起的病理改变有着本质的区别，前者引起的病理改变是良性的、退行性的，可自然消散，不留痕迹。

（3）全身性卡介苗感染：卡介苗接种全身性感染是一种严重的并发症。引起卡介苗接种全身性感染的主要原因是人体存在免疫缺陷所致，例如先天性胸腺缺损或发育不全的患者易发生卡介苗接种全身性感染。主要表现为卡介苗接种后出现类似血行播散性结核样改变。X线检查无胸腺影或比正常胸腺影小，T淋巴细胞绝对值低下，病变部位抗酸染色可发现抗酸杆菌，抗结核治疗效果不理想，多数患者因卡介苗播散或并发其他感染性疾病而死亡。

（4）卡介苗超量（深部）接种

1）卡介苗超量（深部）接种的处理：72小时内及时上报。封闭治疗，应用普鲁卡因2~4ml、异烟肼50mg扇形封闭；每日1次；异烟肼抗结核治疗，每公斤体重10mg/d，连续治疗3~6个月，局部溃疡、脓肿、淋巴结肿大，按强反应处理。

2）超量（深部）接种的手术治疗：局部麻醉后，纵行切开皮肤及肉芽肿壁，用乳突刮匙轻轻地刮尽皮下及基底部的肉芽组织和坏死组织，尽量保持未变色的皮肤，如皮肤已发绀坏死，则剪掉修齐。并用金属探针探查，如有深部

瘘道，同样地把肉芽组织刮除；用5%异烟肼冲洗。疑似预防接种异常反应，报告范围按照发生时限分为以下情形。24小时内，如过敏性休克、不伴休克的变态反应（荨麻疹、斑丘疹、喉头水肿等）、中毒性休克综合征、晕厥、癔症等。5天内，如发热（腋温≥38.6℃）、血管性水肿、全身化脓性感染（毒血症、败血症、脓毒血症）、接种部位发生的红肿（直径＞2.5cm）、硬结（直径＞2.5cm）、局部化脓性感染（局部脓肿、淋巴管炎和淋巴结炎、蜂窝织炎）等。15天内，如麻疹样或猩红热样皮疹，过敏性紫癜、局部过敏坏死反应（阿瑟反应）、热性惊厥、癫痫、多发性神经炎、脑病、脑炎和脑膜炎等。6周内，如血小板减少性紫癜、吉兰-巴雷综合征、疫苗相关麻痹型脊髓灰质炎等。3个月内，如臂丛神经炎、接种部位发生的无菌性脓肿等。接种卡介苗后1~12个月，如淋巴结炎或淋巴管炎、骨髓炎、全身播散性卡介苗感染等。其他，如怀疑与预防接种有关的其他严重疑似预防接种异常反应。

六、疫苗针对性传染病的监测和控制（熟悉）

疫苗针对性传染病主要是乙型病毒性肝炎、结核病、脊髓灰质炎、百日咳、白喉、破伤风、麻疹、甲型病毒性肝炎、流行性脑脊髓膜炎、流行性乙型脑炎、风疹、流行性腮腺炎、流行性出血热、炭疽和钩端螺旋体病等15种传染病，要及时进行诊断、报告和控制，并做好常规监测工作。

第九章　居民健康管理

第一节　居民健康档案管理

一、服务对象（掌握）

辖区内常住居民（指居住半年以上的户籍及非户籍居民），以 0～6 岁儿童、孕产妇、老年人、慢性病患者、严重精神障碍患者和肺结核患者等人群为重点。

二、服务内容（掌握）

居民健康档案内容包括个人基本信息、健康体检、重点人群健康管理记录和其他医疗卫生服务记录。

（一）个人基本信息

包括居民个人基础信息和基本健康信息。个人基础信息包括姓名、性别、出生日期、民族、身份证号、家庭住址、联系电话、工作单位、联系人姓名与电话以及常住户口类型、血型、文化程度、从事职业、婚姻状况、医疗费用支付方式等。通过询问个人健康史，填写居民基本健康信息，包括过敏史及过敏物质、有害因素暴露史、慢性病既往史、手术史、外伤史、家族史、遗传病史、有无残疾等。农村地区居民在建立居民健康档案时还需根据实际情况选择填写生活环境等信息。

（二）健康体检

包括一般健康检查、生活方式、健康状况及其疾病用药情况、健康评价等。

（三）重点人群健康管理记录

包括国家基本公共卫生服务项目要求的 0～6 岁儿童、孕产妇、老年人、慢性病、严重精神障碍和肺结核患者等各类重点人群的健康管理记录。

（四）其他医疗卫生服务记录

包括上述记录之外的其他接诊、转诊、会诊记录等。其中接诊记录表中就诊者的主观资料包括主诉、咨询问题和卫生服务要求等。就诊者的客观资料包括查体、实验室检查、影像检查等结果。评估是根据就诊者的主、客观资料做出的初步印象、疾病诊断或健康问题评估。处置计划指在评估基础上制订的处置计划，包括诊断计划、治疗计划、病人指导计划等。

（五）居民健康档案封面

居民健康档案封面的居民个人信息内容应与居民个人信息表内容一致，封面上应填写完整的 17 位居民健康档案编码。

（六）居民健康档案信息卡

应当根据居民信息如实填写，与健康档案对应项目的填写内容一致。

三、健康档案的建立、使用、终止和保存（掌握）

（一）居民健康档案的建立

1. 辖区居民到乡镇卫生院、村卫生室、社区卫生服务中心（站）接受服务时，由医务人员负责为其建立居民健康档案，并根据其主要健康问题和服务提供情况填写相应记录，同时为服务对象填写并发放居民健康档案信息卡。建立电子健康档案的地区，逐步为服务对象制作发放居民健康卡，替代居民健康档案信息卡，作为电子健康档案进行身份识别和调阅更新的凭证。

2. 通过入户服务（调查）、疾病筛查、健康体检等多种方式，由乡镇卫生院、村卫生室、社区卫生服务中心（站）组织医务人员为居民建立健康档案，并根据其主要健康问题和服务提供情况填写相应记录。

3. 已建立居民电子健康档案信息系统的地区应由乡镇卫生院、村卫生室、社区卫生服务中心（站）通过上述方式为个人建立居民电子健康档案。并按照标准规范上传区域人口健康卫生信息平台，实现电子健康档案数据的规范上报。

4. 将医疗卫生服务过程中填写的健康档案相关记录表单，装入居民健康档案袋统一存放。居民电子健康档案的数据存放在电子健康档案数据中心。

（二）居民健康档案的使用

1. 已建档居民到乡镇卫生院、村卫生室、社区卫生服务中心（站）复诊或随访时，在调取其健康档案后，由接诊医师根据复诊情况，及时更新、补充相应记录内容。

2. 入户开展医疗卫生服务时，应事先查阅服务对象的健康档案并携带相应表单，在服务过程中记录、补充相应内容。已建立电子健康档案信息系统的机构应同时更新电子健康档案。

3. 对于需要转诊、会诊的服务对象，由接诊医师填写转诊、会诊记录。

4. 所有的服务记录由责任医务人员或档案管理人员统一汇总、及时归档。

5. 居民健康档案的动态使用记录要保证更新及时、真实准确。

（三）居民健康档案的终止和保存

1. 定期并及时清理死亡、迁出、无效居民健康档案，居民健康档案的终止缘由包括死亡、迁出、失访等，且均需记录日期。对于迁出辖区的还要记录迁往地点的基本情况、档案交接记录等。

2. 纸质健康档案应逐步过渡到电子健康档案，纸质健康档案和电子健康档案，由健康档案管理单位（即居民死亡或失访前管理其健康档案的单位）参照现有规定中的病历的保存年限、方式负责保存。

四、服务要求和工作指标（掌握）

（一）服务要求

1. 乡镇卫生院、村卫生室、社区卫生服务中心（站）负责首次建立居民健康档案、更新信息、保存档案；其他医疗卫生机构负责将相关医疗卫生服务信息及时汇总、更新至健康档案；各级卫生行政部门负责健康档案的监督与管理。

2. 健康档案的建立要遵循自愿与引导相结合的原则，在使用过程中要注意保护服务对象的个人隐私，建立电子健康档案的地区，要注意保护信息系统的数据安全。

3. 乡镇卫生院、村卫生室、社区卫生服务中心（站）应通过多种信息采集方式建立居民健康档案，及时更新健康档案信息。已建立电子健康档案的地区应保证居民接受医疗卫生服务的信息能汇总到电子健康档案中，保持资料的连续性。

4. 统一为居民健康档案进行编码，采用 17 位编码制，以国家统一的行政区划编码为基础，以村（居）委会为单位，编制居民健康档案唯一编码。同时将建档居民的身份证号作为身份识别码，为在信息平台上实现资源共享奠定基础。

5. 按照国家有关专项服务规范要求记录相关内容，记录内容应齐全完整、真实准确、书写规范、基础内容无缺失。各类检查报告单据和转、会诊的相关记录应粘贴留存归档，如果服务对象需要可提供副本。已建立电子版化验和检查报告单据的机构，化验及检查的报告单据交居民留存。

6. 健康档案管理要具有必需的档案保管设施、设备，按照防盗、防晒、防

高温、防火、防潮、防尘、防鼠和防虫等要求妥善保管健康档案，指定专（兼）职人员负责健康档案管理工作，保证健康档案完整、安全。电子健康档案应有专（兼）职人员维护。

7. 积极应用中医药方法为居民提供健康服务，记录相关信息并纳入健康档案管理。

8. 电子健康档案在建立完善、信息系统开发、信息传输全过程中应遵循国家统一的相关数据标准与规范。电子健康档案信息系统应与新农合、城镇基本医疗保险等医疗保障系统相衔接，逐步实现健康管理数据与医疗信息以及各医疗卫生机构间数据互联互通，实现居民跨机构、跨地域就医行为的信息共享。

9. 对于同一个居民患有多种疾病的，其随访服务记录表可以通过电子健康档案实现信息整合，避免重复询问和录入。

（二）工作指标

1. 健康档案建档率＝建档人数/辖区内常住居民数×100%。

注：建档指完成健康档案封面和个人基本信息表，其中 0~6 岁儿童不需要填写个人基本信息表，其基本信息填写在"新生儿家庭访视记录表"上。

2. 电子健康档案建档率＝建立电子健康档案人数/辖区内常住居民数×100%。

3. 健康档案使用率＝档案中有动态记录的档案份数/档案总份数×100%。

注：有动态记录的档案是指 1 年内与患者的医疗记录相关联和（或）有符合对应服务规范要求的相关服务记录的健康档案。

（三）居民健康档案的基本要求

1. 真实性　居民健康档案由各种原始资料组成，这些原始资料应能真实地反映居民当时的健康状况，要如实地记载居民的病情变化、治疗经过、康复状况等详尽的资料。居民健康档案除了具有医学效力还具有法律效力，这就需要保证资料的真实可靠。

2. 科学性　城乡居民健康档案作为医学信息资料，应按照医学科学的通用规范进行记录。各种图表制作、文字描述、计量单位使用都要符合有关规定，做到准确无误。医疗卫生服务中经常使用的健康问题名称要符合疾病分类的标准，健康问题的描述要符合医学规范。

3. 完整性　居民健康档案在记录方式上虽然比较简洁，但记录的内容必须完整。这种完整性一是体现在各种资料必须齐全，一份完整的健康档案应该包括个人基本信息和一个人从出生到死亡的整个过程中其健康状况的发展变化情况以及所接受的各项卫生服务记录；二是所记录的内容必须完整，如居民个人健康档案应包括病人的社会经济状况、就医背景、病情变化、评价结果、处理计划等，并能从生物、心理、社会各个层面去记录。

4. 连续性 居民健康档案以问题为导向的卫生服务记录方式及其使用的一些表格都充分体现了连续性这一基本特色，是把居民的健康问题进行分类记录，每次患病的资料可以累加，从而保持了资料的连续性。而且通过随访表，可以把健康问题的动态变化记录下来。

5. 可用性 基层医疗卫生服务健康档案的使用频率很高，需要对健康档案科学、合理地进行记录，格式要简洁明了，文句描述要条理清晰，善于使用关键词、关键句。电子健康档案要实现数据在各机构间的互联互通，便于居民跨机构、跨地域就医信息的共享。

附件 1

居民健康档案表单目录

1. 居民健康档案封面（略）

2. 个人基本信息表

3. 健康体检表

4. 重点人群健康管理记录表（略）

    4.1   0～6 岁儿童健康管理记录表

        4.1.1   新生儿家庭访视记录表

        4.1.2   1～8 月龄儿童健康检查记录表

        4.1.3   12～30 月龄儿童健康检查记录表

        4.1.4   3～6 岁儿童健康检查记录表

        4.1.5   男童生长发育监测图

        4.1.6   女童生长发育监测图

    4.2   孕产妇健康管理记录表

        4.2.1   第 1 次产前检查服务记录表

        4.2.2   第 2～5 次产前随访服务记录表

        4.2.3   产后访视记录表

        4.2.4   产后 42 天健康检查记录表

    4.3   高血压患者随访服务记录表

    4.4   2 型糖尿病患者随访服务记录表

    4.5   严重精神障碍患者管理记录表

        4.5.1   严重精神障碍患者个人信息补充表

        4.5.2   严重精神障碍患者随访服务记录表

    4.6   肺结核患者管理记录表

        4.6.1   肺结核患者第一次入户随访记录表

        4.6.2   肺结核患者随访服务记录表

    4.7   中医药健康管理服务记录表

        4.7.1   老年人中医药健康管理服务记录表

        4.7.2   儿童中医药健康管理服务记录表

5. 其他医疗卫生服务记录表（略）

    5.1   接诊记录表

    5.2   会诊记录表

6. 居民健康信息卡（略）

附件2

个人基本信息表

姓　名：　　　　　　　　　　　　　　　　　　　　编号□□□－□□□□□

性　　别	1男　2女　9未说明的性别　0未知的性别　□		出生日期	□□□□ □□　□□
身份证号		工作单位		
本人电话		联系人姓名	联系人电话	
常住类型	1户籍　　2非户籍　　　　　　　　　　　□	民　族	01汉族　99少数民族 ＿＿＿＿＿＿＿□	
血　　型	1 A型　2 B型　3 O型　4 AB型　5 不详／RH：1阴性　2阳性　3不详　□/□			
文化程度	1研究生　2大学本科　3大学专科和专科学校　4中等专业学校　5技工学校　6高中　7初中　8小学　9文盲或半文盲　10不详　　　　　　　　　　　　　　□			
职　　业	0国家机关、党群组织、企业、事业单位负责人　1专业技术人员　2办事人员和有关人员　3商业、服务业人员　4农、林、牧、渔、水利业生产人员　5生产、运输设备操作人员及有关人员　6军人　7不便分类的其他从业人员　8无职业　□			
婚姻状况	1未婚　2已婚　3丧偶　4离婚　5未说明的婚姻状况　　　　　　　　　　□			
医疗费用 支付方式	1城镇职工基本医疗保险　2城镇居民基本医疗保险　3新型农村合作医疗 4贫困救助　5商业医疗保险　6全公费　7全自费　8其他　　　□/□/□			
药物过敏史	1无　2青霉素　3磺胺　4链霉素　5其他　　　　　　　　　　□/□/□			
暴露史	1无　2化学品　3毒物　4射线　　　　　　　　　　　　　　□/□/□			
既往史	疾病	1无　2高血压　3糖尿病　4冠状动脉粥样硬化性心脏病　5慢性阻塞性肺疾病 6恶性肿瘤　　　　7脑卒中　8严重精神障碍　9结核病　10肝炎　11其他法定传染病　12职业病＿＿＿＿＿13其他 □　确诊时间　　年　月/　□　确诊时间　　年　月/　□　确诊时间　　年　月 □　确诊时间　　年　月/　□　确诊时间　　年　月/　□　确诊时间　　年　月
	手术	1无　　2有：名称①＿＿＿＿＿时间＿＿＿/名称②＿＿＿＿＿时间＿＿＿□
	外伤	1无　　2有：名称①＿＿＿＿＿时间＿＿＿/名称②＿＿＿＿＿时间＿＿＿□
	输血	1无　　2有：原因①＿＿＿＿＿时间＿＿＿/原因②＿＿＿＿＿时间＿＿＿□
家族史	父　　亲	□/□/□/□/□/□	母　　亲	□/□/□/□/□/□
	兄弟姐妹	□/□/□/□/□/□	子　　女	□/□/□/□/□/□
	1无　2高血压　3糖尿病　4冠状动脉粥样硬化性心脏病　5慢性阻塞性肺疾病 6恶性肿瘤　7脑卒中　8严重精神障碍　9结核病　10肝炎　11先天畸形　12其他			
遗传病史	1无　2有：疾病名称＿＿＿＿＿　　　　　　　　　　　　　　　　　□			
残疾情况	1无残疾　2视力残疾　3听力残疾　4言语残疾　5肢体残疾 6智力残疾　7精神残疾　8其他残疾　　　　　□/□/□/□/□/□			
生活环境*	厨房排风设施	1无　2油烟机　3换气扇　4烟囱　　　　　　　　　　□
	燃料类型	1液化气　2煤　3天然气　4沼气　5柴火　6其他　　　□
	饮水	1自来水　2经净化过滤的水　3井水　4河湖水　5塘水　6其他□
	厕所	1卫生厕所　2一格或二格粪池式　3马桶　4露天粪坑　5简易棚厕□
	禽畜栏	1无　2单设　3室内　4室外　　　　　　　　　　　　□

填表说明：

1. 本表用于居民首次建立健康档案时填写。如果居民的个人信息有所变动，可在原条目处修改，并注明修改时间或重新填写。若失访，在空白处写明失访原因；若死亡，写明死亡日期和死亡原因。若迁出，记录迁往地点基本情况、档案交接记录。0～6 岁儿童无须填写该表。

2. **性别** 按照国际标准分为男、女、未知的性别及未说明的性别。

3. **出生日期** 根据居民身份证的出生日期，按照年（4 位）、月（2 位）、日（2 位）顺序填写，如 19490101。

4. **工作单位** 应填写目前所在工作单位的全称。离退休者填写最后工作单位的全称；下岗待业或无工作经历者需具体注明。

5. **联系人姓名** 填写与建档对象关系紧密的亲友姓名。

6. **民族** 少数民族应填写全称，如彝族、回族等。

7. **血型** 在前一个"□"内填写与 ABO 血型对应编号的数字；在后一个"□"内填写与"RH"血型对应编号的数字。

8. **文化程度** 指截至建档时间，本人接受国内外教育所取得的最高学历或现有水平所相当的学历。

9. **药物过敏史** 表中药物过敏主要列出青霉素、磺胺或链霉素过敏，如有其他药物过敏，请在其他栏中写明名称。

10. **既往史**

（1）疾病：填写现在和过去曾经患过的某种疾病，包括建档时还未治愈的慢性病或某些反复发作的疾病，并写明确诊时间，如有恶性肿瘤，请写明具体的部位或疾病名称，如有职业病，请填写具体名称。对于经医疗单位明确诊断的疾病都应以一级及以上医院的正式诊断为依据，有病史卡的以卡上的疾病名称为准，没有病史卡的应有证据证明是经过医院明确诊断的。可以多选。

（2）手术：填写曾经接受过的手术治疗。如有，应填写具体手术名称和手术时间。

（3）外伤：填写曾经发生的后果比较严重的外伤经历。如有，应填写具体外伤名称和发生时间。

（4）输血：填写曾经接受过的输血情况。如有，应填写具体输血原因和发生时间。

11. **家族史** 指直系亲属（父亲、母亲、兄弟姐妹、子女）中是否患过所列出的具有遗传性或遗传倾向的疾病或症状。有则选择具体疾病名称对应编号的数字,可以多选。没有列出的请在"其他"中写明。

12. 生活环境　农村地区在建立居民健康档案时需根据实际情况选择填写此项。

附件3

健康体检表

姓　名：　　　　　　　　　　　　　　　　　　编号□□□－□□□□□

体检日期	年　月　日		责任医师	
内容	检 查 项 目			
症状	1 无症状　2 头痛　3 头晕　4 心悸　5 胸闷　6 胸痛　7 慢性咳嗽　8 咳痰　9 呼吸困难　10 多饮　11 多尿　12 体重下降　13 乏力　14 关节肿痛　15 视物模糊　16 手足麻木　17 尿急　18 尿痛　19 便秘　20 腹泻　21 恶心呕吐　22 眼花　23 耳鸣　24 乳房胀痛　25 其他　　　　　　　　　　　　□/□/□/□/□/□/□/□/□			
一般状况	体　温	℃	脉　率	次/分钟
	呼吸频率	次/分钟	血　压	左侧　　　　/　　　mmHg 右侧　　　　/　　　mmHg
	身　高	cm	体　重	kg
	腰　围	cm	体质指数（BMI）	kg/m²
	老年人健康状态 自我评估*	1 满意　2 基本满意　3 说不清楚　4 不太满意　5 不满意		
	老年人生活自理 能力自我评估*	1 可自理（0～3分）　　　　　2 轻度依赖（4～8分） 3 中度依赖（9～18分）　　　4 不能自理（≥19分）		□
	老年人 认知功能*	粗筛阴性 粗筛阳性，简易智力状态检查，总分		□
	老年人情感 状态*	粗筛阴性 粗筛阳性，老年人抑郁评分检查，总分		□
生活方式	体育锻炼	锻炼频率	1 每天　2 每周1次以上　3 偶尔　4 不锻炼	□
		每次锻炼时间	分钟　　　坚持锻炼时间	年
		锻炼方式		
	饮食习惯	1 荤素均衡　2 荤食为主　3 素食为主　4 嗜盐　5 嗜油　6 嗜糖		□/□/□
	吸烟情况	吸烟状况	1 从不吸烟　2 已戒烟　3 吸烟	□□
		日吸烟量	平均　　　　支	
		开始吸烟年龄　　岁	戒烟年龄　　　　　岁	
	饮酒情况	饮酒频率	1 从不　2 偶尔　3 经常　4 每天	□
		日饮酒量	平均　　　两	
		是否戒酒	1 未戒酒　2 已戒酒，戒酒年龄：　　　岁	□
		开始饮酒年龄　　岁	近一年内是否曾醉酒　　1 是　2 否	□
		饮酒种类	1 白酒　2 啤酒　3 红酒　4 黄酒　5 其他	□/□/□/□/□
	职业病危害因素 接触史	1 无　2 有（工种　　　　　　从业时间　　　年） 毒物种类		□
		粉尘　　　　　　　防护措施　1 无　2 有		□
		放射物质　　　　　防护措施　1 无　2 有		□
		物理因素　　　　　防护措施　1 无　2 有		□
		化学物质　　　　　防护措施　1 无　2 有		□
		其他　　　　　　　防护措施　1 无　2 有		□

续表

脏器功能	口腔	口唇 1 红润 2 苍白 3 发绀 4 皲裂 5 疱疹 齿列 1 正常 2 缺齿 3 龋齿 4 义齿（假牙） 咽部 1 无充血 2 充血 3 淋巴滤泡增生	□ □ / □ / □ □
	视 力	左眼_____ 右眼_____ （矫正视力：左眼_____ 右眼_____）	
	听 力	1 听见 2 听不清或无法听见	□
	运动功能	1 可顺利完成 2 无法独立完成任何一个动作	□
查体	眼 底 *	1 正常 2 异常	□
	皮 肤	1 正常 2 潮红 3 苍白 4 发绀 5 黄染 6 色素沉着 7 其他	□
	巩 膜	1 正常 2 黄染 3 充血 4 其他	□
	淋巴结	1 未触及 2 锁骨上 3 腋窝 4 其他	□
	肺	桶状胸：1 否 2 是	□
		呼吸音：1 正常 2 异常	□
		啰 音：1 无 2 干啰音 3 湿啰音 4 其他	□
	心 脏	心率：____次 / 分钟 心律： 1 齐 2 不齐 3 绝对不齐	□
		杂音：1 无 2 有	□
	腹 部	压痛：1 无 2 有	□
		包块：1 无 2 有	□
		肝大：1 无 2 有	□
		脾大：1 无 2 有	□
		移动性浊音：1 无 2 有	□
	下肢水肿	1 无 2 单侧 3 双侧不对称 4 双侧对称	□
	足背动脉搏动 *	1 未触及 2 触及双侧对称 3 触及左侧弱或消失 4 触及右侧弱或消失	□
	肛门指诊 *	1 未及异常 2 触痛 3 包块 4 前列腺异常 5 其他	□
	乳 腺 *	1 未见异常 2 乳房切除 3 异常泌乳 4 乳腺包块 5 其他	□ / □ / □ / □
	妇科 * 外阴	1 未见异常 2 异常	□
	阴道	1 未见异常 2 异常	□
	宫颈	1 未见异常 2 异常	□
	宫体	1 未见异常 2 异常	□
	附件	1 未见异常 2 异常	□
	其 他 *		
辅助检查	血常规 *	血红蛋白_____ g/L 白细胞_____×10⁹/L 血小板_____×10⁹/L 其他_____	
	尿常规 *	尿蛋白_____ 尿糖_____ 尿酮体_____ 尿隐血_____ 其他_____	
	空腹血糖 *	_____ mmol/L 或 _____ mg/dl	
	心电图 *	1 正常 2 异常	□

续表

辅助检查	尿微量白蛋白 *	_____ mg/dl	
	大便隐血 *	1 阴性　　　2 阳性	□
	糖化血红蛋白 *	_____ %	
	乙型肝炎表面抗原 *	1 阴性　　　2 阳性	□
	肝功能 *	血清谷丙转氨酶 _____ U/L　　血清谷草转氨酶 _____ U/L 白蛋白 _____ g/L　　　　　总胆红素 _____ μmol/L 结合胆红素 _____ μmol/L	
	肾功能 *	血清肌酐 _____ μmol/L　　血尿素 _____ mmol/L 血钾浓度 _____ mmol/L　　血钠浓度 _____ mmol/L	
	血脂 *	总胆固醇 _____ mmol/L　　三酰甘油 _____ mmol/L 血清低密度脂蛋白胆固醇 _____ mmol/L 血清高密度脂蛋白胆固醇 _____ mmol/L	
	胸部 X 线片 *	1 正常　　　2 异常	□
	B 超 *	腹部 B 超　　1 正常　2 异常	□
		其他　　　　1 正常　2 异常	□
	宫颈涂片 *	1 正常　　　2 异常	□
	其　他 *		
现存主要健康问题	脑血管疾病	1 未发现　2 缺血性卒中　3 脑出血　4 蛛网膜下腔出血　5 短暂性脑缺血发作　6 其他	□/□/□/□/□
	肾病	1 未发现　2 糖尿病肾病　3 肾衰竭　4 急性肾炎　5 慢性肾炎　6 其他	□/□/□/□/□
	心脏疾病	1 未发现　2 心肌梗死　3 心绞痛　4 冠状动脉血供重建　5 充血性心力衰竭　6 心前区疼痛　7 其他	□/□/□/□/□
	血管疾病	1 未发现　2 夹层动脉瘤　3 动脉闭塞性疾病　4 其他	□/□/□
	眼部疾病	1 未发现　2 视网膜出血或渗出　3 视盘水肿　4 白内障　5 其他	□/□/□/□
	神经系统疾病	1 未发现　2 有	□
	其他系统疾病	1 未发现　2 有	□

		入 / 出院日期	原　因	医疗机构名称	病案号
住院治疗情况	住院史	/			
		/			
		建 / 撤床日期	原　因	医疗机构名称	病案号
	家庭病床史	/			
		/			

续表

	药物名称	用　法	用　量	用药时间	服药依从性 1 规律　2 间断　3 不服药
主要用 药情况	1				
	2				
	3				
	4				
	5				
	6				

	名　称	接种日期	接种机构		
非免疫 规划预 防接种史	1				
	2				
	3				

健康 评价	1 体检无异常 2 有异常 异常 1 异常 2 异常 3 异常 4 □				
健 康 指 导	1 纳入慢性病患者健康管理 2 建议复查 3 建议转诊 　　　　　　□/□/□	危险因素控制：□/□/□/□/□/□/□ 1 戒烟　2 健康饮酒　3 饮食　4 锻炼 5 减体重（目标　　kg） 6 建议接种疫苗 7 其他			

填表说明

1. 本表用于老年人，高血压、2 型糖尿病和严重精神障碍患者等的年度健康检查。一般居民的健康检查可参考使用，肺结核患者、孕产妇和 0～6 岁儿童无须填写该表。

2. 表中带有 * 号的项目，在为一般居民建立健康档案时不作为免费检查项目，不同重点人群的免费检查项目按照各专项服务规范的具体说明和要求执行。对于不同的人群，完整的健康体检表指按照相应服务规范要求做完相关检查并记录的表格。

3. 一般状况

（1）体质指数（BMI）＝体重（kg）/身高的平方（m²）

（2）老年人生活自理能力评估：65 岁及以上老年人需填写此项，详见本章第四节。

（3）老年人认知功能粗筛方法：告诉被检查者"我将要说3件物品的名称（如铅笔、卡车、书），请您立刻重复"。过1分钟后请其再次重复。如被检查者无法立即重复或1分钟后无法完整回忆3件物品名称为粗筛阳性，需进一步行"简易智力状态检查量表"检查。

（4）老年人情感状态粗筛方法：询问被检查者"你经常感到伤心或抑郁吗"或"你的情绪怎么样"。如回答"是"或"我想不是十分好"，为粗筛阳性，需进一步行"老年抑郁量表"检查。

4. 生活方式

（1）体育锻炼：指主动锻炼，即有意识地为强体健身而进行的活动。不包括因工作或其他需要而必须进行的活动，如为上班骑自行车、做强体力工作等。锻炼方式填写最常采用的具体锻炼方式。

（2）吸烟情况："从不吸烟者"不必填写"日吸烟量""开始吸烟年龄""戒烟年龄"等，已戒烟者填写戒烟前相关情况。

（3）饮酒情况："从不饮酒者"不必填写其他有关饮酒情况项目，已戒酒者填写戒酒前相关情况，"日饮酒量"折合成白酒量（啤酒/10＝白酒量，红酒/4＝白酒量，黄酒/5＝白酒量）。

（4）职业暴露情况：指因患者职业原因造成的化学品、毒物或射线接触情况。如有，需填写具体化学品、毒物、射线名或填不详。

（5）职业病危险因素接触史：指因患者职业原因造成的粉尘、放射物质、物理因素、化学物质的接触情况。如有，需填写具体粉尘、放射物质、物理因素、化学物质的名称或填不详。

5. 脏器功能

（1）视力：填写采用对数视力表测量后的具体数值（5分记录），对配戴眼镜者，可戴其平时所用眼镜测量矫正视力。

（2）听力：在被检查者耳旁轻声耳语"你叫什么名字"（注意检查时检查者的脸应在被检查者视线之外），判断被检查者听力状况。

（3）运动功能：请被检查者完成以下动作，"两手摸后脑勺""捡起这支笔""从椅子上站起，走几步，转身，坐下。"判断被检查者运动功能。

6. 查体　如有异常请在横线上具体说明，如可触及的淋巴结部位、个数；心脏杂音描述；肝、脾肋下触诊大小等。建议有条件的地区开展眼底检查，特别是针对高血压或糖尿病患者。

（1）眼底：如果有异常，具体描述异常结果。

（2）足背动脉搏动：糖尿病患者必须进行此项检查。

（3）乳腺：检查外观有无异常，有无异常泌乳及包块。

（4）妇科：外阴，记录发育情况及婚产式（未婚、已婚未产或经产式），如有异常情况请具体描述。阴道，记录是否通畅，黏膜情况，分泌物量、色、性状以及有无异味等。宫颈，记录大小、质地，有无糜烂、撕裂、息肉、腺囊肿；有无接触性出血、举痛等。宫体，记录位置、大小、质地、活动度；有无压痛等。附件，记录有无块物、增厚或压痛；若扪及肿块，记录其位置、大小、质地；表面光滑与否、活动度、有无压痛以及与子宫及盆壁关系。左、右两侧分别记录。

7. 辅助检查 该项目根据各地实际情况及不同人群情况，有选择地开展。老年人，高血压、2 型糖尿病和严重精神障碍患者的免费辅助检查项目按照各项规范要求执行。

尿常规中的"尿蛋白、尿糖、尿酮体、尿隐血"可以填写定性检查结果，阴性填"－"，阳性根据检查结果填写"＋""＋＋""＋＋＋"或"＋＋＋＋"，也可以填写定量检查结果，定量结果需写明计量单位。

大便隐血、肝功能、肾功能、胸部 X 线片、B 超检查结果若有异常，请具体描述异常结果。其中 B 超写明检查的部位。65 岁及以上老年人腹部 B 超为免费检查项目。

其他：表中列出的检查项目以外的辅助检查结果填写在"其他"一栏。

8. 现存主要健康问题 指曾经出现或一直存在，并影响目前身体健康状况的疾病。可以多选。若有高血压、糖尿病等现患疾病或者新增的疾病需同时填写在个人基本信息表既往史一栏。

9. 住院治疗情况 指最近 1 年内的住院治疗情况。应逐项填写。日期填写年、月，年份应写 4 位。如因慢性病急性发作或加重而住院或家庭病床，请特别说明。医疗机构名称应写全称。

10. 主要用药情况 对长期服药的慢性病患者了解其最近 1 年内的主要用药情况，西药填写化学名及商品名，中药填写药品名称或中药汤剂，用法、用量按医师医嘱填写，用法指给药途径，如口服、皮下注射等。用量指用药频次和剂量，如每日 3 次，每次 5mg 等。用药时间指在此时间段内一共服用此药的时间，单位为年、月或天。服药依从性是指对此药的依从情况，"规律"为按医嘱服药，"间断"为未按医嘱服药，频次或数量不足，"不服药"即为医师开了处方，但患者未使用此药。

11. 非免疫规划预防接种史 填写最近 1 年内接种的疫苗的名称、接种日期和接种机构。

12.健康评价　无异常是指无新发疾病或原有疾病控制良好、无加重或进展，否则为有异常，填写具体异常情况，包括高血压、糖尿病、生活能力、情感筛查等身体和心理的异常情况。

13.健康指导　纳入慢性病患者健康管理是指高血压、糖尿病、严重精神障碍患者等重点人群定期随访和健康体检。减体重的目标是指根据居民或患者的具体情况，制定下次体检之前需要减重的目标值。

附件 4

填表基本要求

一、基本要求

（一）档案填写一律用钢笔或圆珠笔，不得用铅笔或红色笔书写。字迹要清楚，书写要工整。数字或代码一律用阿拉伯数字书写。数字和编码不要填出格外，如果数字填错，用双横线将整笔数码划去，并在原数码上方工整填写正确的数码，切勿在原数码上涂改。

（二）在居民健康档案的各种记录表中，凡有备选答案的项目，应在该项目栏的"□"内填写与相应答案选项编号对应的数字，如性别为男，应在性别栏"□"内填写与"1 男"对应的数字 1。对于选择备选答案中"其他"或者是"异常"这一选项者，应在该选项留出的空白处用文字填写相应内容，并在项目栏的"□"内填写与"其他"或者是"异常"选项编号对应的数字，如填写"个人基本信息表"中的既往疾病史时，若该居民曾患有"腰椎间盘突出"，则在该项目中应选择"其他"，既要在"其他"选项后写明"腰椎间盘突出"，同时在项目栏"□"内填写数字 13。对各类表单中没有备选答案的项目用文字或数据在相应的横线上或方框内据情填写。

（三）在为居民提供诊疗服务过程中，涉及疾病诊断名称时，疾病名称应遵循国际疾病分类标准 ICD-10 填写，涉及疾病中医诊断病名及辨证分型时，应遵循《中医病证分类与代码》（GB/T15657－1995，TCD）。

二、居民健康档案编码

统一为居民健康档案进行编码，采用 17 位编码制，以国家统一的行政区划编码为基础，村（居）委会为单位，编制居民健康档案唯一编码。同时将建档居民的身份证号作为统一的身份识别码，为在信息平台下实现资源共享奠定基础。

第一段为 6 位数字，表示县及县以上的行政区划，统一使用《中华人民共和国行政区划代码》（GB2260）。

第二段为 3 位数字，表示乡镇（街道）级行政区划，按照国家标准《县以下行政区划代码编码规则》（GB/T10114-2003）编制。

第三段为 3 位数字，表示村（居）民委员会等，具体划分为：001～099 表示居委会，101～199 表示村委会，901～999 表示其他组织。

第四段为 5 位数字，表示居民个人序号，由建档机构根据建档顺序编制。

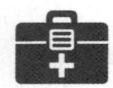

在填写健康档案的其他表格时，必须填写居民健康档案编号，但只需填写后 8 位编码。

三、各类检查报告单据及转诊记录粘贴

服务对象在健康体检、就诊、会诊时所做的各种化验及检查的报告单据，都应该粘贴留存归档。可以有序地粘贴在相应健康体检表、接诊记录表、会诊记录表的后面。

双向转诊（转出）单存根与双向转诊（回转）单可另页粘贴，附在相应位置上与本人健康档案一并归档。

四、其他

各类表单中涉及的日期类项目，如体检日期、访视日期、会诊日期等，按照年（4 位）、月（2 位）、日（2 位）顺序填写。

第二节　0～6 岁儿童健康管理

一、儿童年龄分期及各期特点（熟悉）

一般分为胎儿期、新生儿期、婴儿期、幼儿期、学龄前期、学龄期、青春期 7 个阶段，在每一阶段均表现出与年龄相关的生长发育规律。

1.胎儿期　从受精卵形成到胎儿娩出前，称为胎儿期。应做好婚前、妊娠期的保健，定期监测胎儿的生长发育，必要时做产前诊断，以保证胎儿的正常发育。

2.新生儿期　自胎儿娩出至生后 28 天。此期发病率及死亡率与其他阶段相比均较高。新生儿死亡率是衡量一个国家和地区的卫生水平、评价妇幼卫生工作的一项重要指标。

3.婴儿期　自出生至 1 岁的时期，包含新生儿期。此期来自母体的免疫抗体逐渐消失，自身免疫系统尚未完全成熟。易患传染病和感染性疾病。消化系统容易发生功能紊乱，造成营养问题。保健重点在于提倡母乳喂养、指导、及时合理添加辅食等。

4.幼儿期　自 1 岁至满 3 周岁为幼儿期。此期小儿对危险的识别和自我保护能力有限，要注意预防伤害的发生。

5.学龄前期　自满 3 周岁至 6～7 岁。此期智力发育增快，理解能力、语言表达能力增强，好奇、自我发展意识快速发展，可塑性强。

6. 学龄期 自 6～7 岁至青春期前。此期应保证营养，注意心理保健、体育锻炼和保证充足的睡眠。

7. 青春期 女孩从 10～12 岁开始到 17～18 岁，男孩从 13～14 岁开始至 18～20 岁结束，开始与结束年龄可相差 2～4 岁。体格生长再次加速，出现第 2 高峰。生殖系统快速发育趋于成熟，至本期结束，各系统器官发育已成熟。需加强良好社会适应的教育与生理、心理卫生知识教育（包括性知识教育），保证营养，做好高血压和肥胖的防治工作。

二、儿童生长发育指标及评价（熟悉）

目前，可以使用体格生长和神经、心理发育两大方面的指标对儿童的生长发育状况进行评价。

（一）儿童体格生长常用发育指标

常用反映儿童体格生长的指标有体重、身高、坐高、头围和胸围。

1. 体重 是评价儿童生长最为重要的指标之一。包括各器官、系统和体液的总量。体重可以受多种因素影响，如营养、疾病、睡眠等，是最易获得的反映儿童生长与营养状况的指标，易于准确测量，常用于生长监测，反映近期的营养状况。

新生儿期有体重的生理性下降，多在生后 3～4 天达到最低点，以后逐渐回升，至生后第 7～10 天，重新达到出生时的体重。体重在出生后前 3 个月增长最快，一般为每月平均增长 600～1000g，3～6 个月每月平均增长 600～800g，1 岁以内是体重增加的最快速时期，是"第 1 个生长高峰"。1 岁时体重可达出生体重的 3 倍，2 岁时为出生体重的 4 倍。

儿童体重的简单估算公式：

<6 月龄婴儿体重＝出生体重（kg）+ 月龄 ×0.7

7～12 月龄婴儿体重＝6（kg）+ 月龄 ×0.25

2 岁至青春前期儿童体重（kg）＝年龄（岁）×2+8

2. 身高（身长） 指头、脊柱与下肢长度的总和，主要反映长期的营养状况，受遗传、种族和环境的影响较为明显。出生时平均身长为 50cm，生后第 1 年增长最快，1 岁时可达 75cm，2 岁时可达 85cm。

2～12 岁儿童身高的简单估算公式：

身长（cm）＝年龄（岁）×6+77

2 岁以下儿童立位测量不易准确，应仰卧位测量，称为身长。2 岁以上儿童立位测量时称为身高，立位测量值比仰卧位少 1～2cm。

3. **坐高**　指头顶到坐骨结节的高度。3岁以下取卧位测量，称顶臀长，代表头颅及脊柱的发育长度。

4. **头围**　自眉弓上缘经枕骨结节绕头一周的长度，反映颅骨生长和脑发育的一个重要指标。2岁以内测量头围最有监测价值，连续测量更为重要，其受双亲头围大小的影响，出生时平均33～34cm，1岁时46cm，2岁时48cm。15岁时54～58cm，基本同成人。

头围过小常提示脑发育不良，过大或增长过快则需考虑有无脑积水及脑肿瘤的可能。

5. **胸围**　乳头下缘经肩胛下缘平绕胸一周是胸围的测量长度，一般取呼气、吸气的均值。胸围代表胸廓和肺的生长。出生时，胸围小于头围，1岁左右胸围约等于头围，生长较差者，胸围等于头围的年龄会推迟，与营养状况有关。

（二）体格生长发育评价

包括发育水平、生长速度和匀称程度3个方面。其中生长曲线是生长速度表示的最简单、直观的方式，定期体格检查是评价生长速度的关键。

（三）与体格发育有关的其他发育指标及评价

1. **头颅骨**　出生时后囟很小或已闭合，最迟6～8周龄闭合。前囟出生时为1～2cm，以后随颅骨生长而增大，6月龄左右逐渐骨化而变小，最迟于2岁闭合。前囟的大小以两个对边中点连线的大小表示。如脑发育不良时，表现为头围、前囟均小，囟门关闭早等特点；而甲状腺功能减退时前囟闭合延迟；颅内压增高时，前囟饱满，脱水时前囟凹陷。

2. **脊柱**　婴儿期脊柱生长快于四肢，以后四肢生长快于脊柱。出生时，脊柱无生理性弯曲，3个月左右因抬头动作的发展出现颈椎前凸，6个月因独坐能力的发展出现胸椎后凸，12月龄左右开始行走出现腰椎前凸。脊柱的自然弯曲至6～7岁才为韧带所固定。

3. **长骨**　长骨的发育是从胎儿期到成人期逐渐完成的。长骨的生长主要由长骨干骺端的软骨骨化，骨膜下成骨，使长骨增长、增粗，当骨骺与骨干融合时，标志长骨停止生长。

骨化中心的出现可反映长骨的生长成熟程度，常用骨龄表示，可用X线测定不同年龄儿童长骨干骺端骨化中心出现的时间、数目及形态的变化。出生时腕骨尚无骨化中心，股骨远端及胫骨近段已出现骨化中心，故早期判断长骨的生长，应摄膝部X线骨片，年长儿童摄左手腕部X线骨片，了解其腕骨、掌骨、指骨的发育。腕部出现骨化中心的次序为头状骨、钩骨（3月龄）、下桡骨骨骺（约1岁）、三角骨（2～2.5岁），月骨（3岁左右）、大小多角骨（3.5～5岁）、舟骨（5～6岁）、下尺骨骺（6～7岁）、豆状骨（9～10岁），10岁时出全，共10个。1～9岁腕部骨化中心的数目约为岁数加1。骨的生长与生长激素、甲状腺素、性激素有关。

4. 牙齿 出生时乳牙已骨化，恒牙的骨化从新生儿开始，18～24个月时第三恒磨牙已骨化。人一生有乳牙20颗，恒牙28～32颗，两副牙齿。生后4～10个月乳牙开始萌出，13个月未萌出者为乳牙萌出延迟。出牙时间及顺序个体差异较大，与遗传、内分泌，食物性状有关。6岁左右萌出第一颗恒牙，6～12岁，乳牙逐个被同位恒牙替换。出牙是生理现象，但个别小儿可有低热、唾液增多、流涎、睡眠不安及烦躁等症状。牙齿的健康生长与蛋白质、钙、磷、氟、维生素A、维生素C、维生素D等营养素和甲状腺素有关。食物的咀嚼有利于牙齿生长。

（四）儿童神经心理发育与评价

儿童神经心理的发育内容包括感知、运动、语言、情感、思维、判断和意志、性格等方面。神经心理发育异常可能是某些系统疾病的早期表现。对于神经心理的评价，目前有许多测验和量表，临床将这些方法分为筛查性测验和诊断性测验两大类。

1. 筛查性测验 是比较简单、快速、经济的方法，可以在短时间内筛查发育或智力方面问题，筛查阳性者应进行诊断量表测验。国内使用较为普遍的方法有丹佛发育筛查测验（DDST）、0～6岁儿童发育筛查量表（DST）、儿童心理行为发育问题预警征象、图片词汇测验（PPVT）等。

2. 诊断性测验 常用的进行发育诊断的量表有盖塞尔（Gesell）发育测验、Bayley婴儿发育量表等。进行智力诊断的量表包括韦氏学前儿童智力量表、韦氏儿童智力量表。

三、新生儿家庭访视（掌握）

新生儿期是婴儿期的特殊阶段，新生儿保健重点是预防出生时缺氧、窒息，预防低体温和感染的发生，并进行新生儿筛查。新生儿家庭访视目的是通过定期对新生儿进行健康检查，宣传科学育儿知识，指导家长做好新生儿喂养、护理和疾病预防，并早期发现异常和疾病，及时处理和转诊，降低新生儿患病率和死亡率。新生儿家庭访视是新生儿保健的重要形式。

（一）访视次数

1. 正常足月新生儿 访视次数不少于2次。首次访视应在出院后7天内进行，如发现问题应酌情增加访视次数，必要时转诊。满月访视应在出生后

28~30天进行，满28天后结合接种乙肝疫苗第2针，在乡镇卫生院进行随访。

2. 高危新生儿　根据具体情况酌情增加访视次数，首次访视应在得到高危新生儿出院（或家庭分娩）报告后3日内进行。高危新生儿应具有下列高危因素之一。

（1）早产儿（胎龄＜37周）或低出生体重儿（出生体重＜2500g）。

（2）宫内、产时或产后窒息儿，缺氧缺血性脑病及颅内出血者。

（3）高胆红素血症患儿。

（4）新生儿肺炎、败血症等严重感染者。

（5）新生儿患有各种影响生活能力的出生缺陷（如唇裂、腭裂、先天性心脏病等）以及遗传代谢性疾病。

（6）母亲有异常妊娠及分娩史、高龄分娩（≥35岁）、患有残疾（视、听、智力、肢体、精神）并影响养育能力者等。

（二）访视内容

1. 询问　需了解妊娠期及出生情况、一般情况、喂养情况。

（1）妊娠期及出生情况：了解母亲妊娠期患病及药物使用情况，孕周、分娩方式、双胎或多胎、窒息、产伤、畸形等情况，出生体重、身长及新生儿听力筛查、遗传代谢性疾病筛查情况等。

（2）一般情况：睡眠，有无呕吐、惊厥，大小便次数、性状及预防接种情况。

（3）喂养情况：喂养方式、吃奶次数，奶量及其他存在问题。

2. 测量　内容包括体重及体温。

（1）体重：每次测量体重前需校正体重计零点。排空大小便、脱去外衣、袜子、尿布等，称重时新生儿取卧位，不接触其他物体。记录时以千克（kg）为单位，至小数点后2位。

（2）体温：测量前，体温表水银柱在35℃以下。用腋表测量，保持5分钟后读数。

3. 体格检查　包括一般情况、头颈部、眼、耳等内容。

（1）一般情况：精神状态、面色、吸吮行为、哭声等。

（2）皮肤黏膜：有无黄染，有无发绀或苍白［口唇、指（趾）甲、甲床、眼结膜］、皮疹、出血点、糜烂、硬肿、水肿等。

（3）头颈部：前囟大小及张力，有无血肿，有无包块。

（4）眼：外观有无异常，结膜有无充血和分泌物，巩膜有无黄染，检查光刺激反应。

（5）耳：外观有无畸形，外耳道是否有异常分泌物，是否有湿疹等。

（6）鼻：外观有无畸形，呼吸是否通畅，有无鼻翼扇动。

（7）口腔：有无唇裂、腭裂，口腔黏膜有无异常等。

（8）胸部：外观有无畸形，有无呼吸困难和胸骨凹陷，1分钟呼吸次数和心率，心脏听诊有无杂音，肺部呼吸音是否对称，有无异常。

（9）腹部：有无膨隆、包块，肝、脾有无肿大，重点观察脐带是否脱落，脐部有无红肿、渗出。

（10）外生殖器及肛门：有无畸形，检查男孩睾丸位置、大小，有无阴囊水肿、包块。

（11）脊柱、四肢：有无畸形，臀部、腹股沟和双下肢皮纹是否对称，双下肢是否等长、等粗。

（12）神经系统：四肢活动度、对称性、肌张力和原始反射。

4. 指导 包括居住环境、母乳喂养、护理、疾病预防、伤害预防、促进母婴交流等内容。

（1）居住环境：卧室应安静，阳光充足，室内温度在22～26℃为宜，湿度适宜。

（2）母乳喂养：观察和评估母乳喂养的体位。新生儿含接及吸吮情况等，喂养前母亲可洗手后将手指放入新生儿口中，刺激和促进吸吮反射的建立，以便主动吸吮乳头。尽早开奶，产后2周是建立母乳喂养的关键时期。产后30分钟内应帮助新生儿尽早实现第一次吸吮对成功建立母乳喂养十分重要。

（3）护理：衣着宽松，质地柔软，保持皮肤清洁。脐带未脱落前，每天用75%乙醇擦拭脐部1次，保持脐部干燥、清洁。若有头部血肿、口炎或鹅口疮、皮肤皱褶处潮红或糜烂，给予针对性指导。对生理性黄疸、生理性体重下降、"马牙""螳嘴"、乳房肿胀、假月经等现象无须特殊处理。早产儿应注意保暖，在换尿布时注意先将尿布加温，必要时可放入成人怀中，直接贴紧成人皮肤保暖。

（4）疾病预防：注意并保持家庭卫生，接触新生儿前要洗手，减少探视，家人患有呼吸道感染时要戴口罩，以避免交叉感染。生后数天开始补充维生素D，足月儿每日口服400IU，早产儿每日口服800IU。对未接种卡介苗和第1剂乙肝疫苗的新生儿，提醒家长尽快补种。未接受新生儿疾病筛查的新生儿，告知家长到具备筛查条件的医疗保健机构补筛。有吸氧治疗史的早产儿，在生后4～6周或矫正胎龄32周转诊到开展早产儿视网膜病变（ROP）筛查的指定医院进行眼底病变筛查。

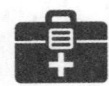

（5）**伤害预防**：注意喂养姿势、喂养后的体位，预防乳汁吸入和窒息。保暖时避免烫伤，预防伤害的发生。

（6）**促进母婴交流**：母亲及家人多与新生儿说话、微笑和皮肤接触，促进新生儿感知觉发展。

5. 转诊

（1）<u>立即转诊</u>：若新生儿出现下列情况之一，应立即转诊至上级医疗保健机构。①体温≥37.5℃或≤35.5℃。②反应差伴面色发灰、吸吮无力。③呼吸频率<20/min 或>60/min，呼吸困难（鼻翼扇动、呼气性呻吟、胸骨凹陷）、呼吸暂停伴发绀。④心率<100/min 或>160/min，有明显的心律失常。⑤皮肤严重黄染（手掌或足跖）、苍白、发绀和厥冷，有出血点和瘀斑，皮肤硬肿，皮肤脓疱达到 5 个或很严重。⑥惊厥（反复眨眼、凝视、面部肌肉抽动、四肢痛性抽动或强直、角弓反张、牙关紧闭等）、囟门张力高。⑦四肢无自主运动，双下肢、双上肢活动不对称；肌张力消失或无法引出握持反射等原始反射。⑧眼窝或前囟凹陷、皮肤弹性差、尿少等脱水征象。⑨眼睑高度肿胀，结膜重度充血，有大量脓性分泌物；耳部有脓性分泌物。⑩腹胀明显伴呕吐。⑪脐部脓性分泌物多，有肉芽或黏膜样物，脐轮周围皮肤发红和肿胀。

（2）<u>建议转诊</u>：若新生儿出现下列情况之一，建议转诊至上级医疗保健机构。①喂养困难。②躯干或四肢皮肤明显黄染、皮疹，指（趾）甲周红肿。③单眼或双眼溢泪，黏性分泌物增多或红肿。④颈部有包块。⑤心脏杂音。⑥肝、脾大。⑦首次发现五官、胸廓、脊柱、四肢畸形并未到医院就诊者。在检查中，发现任何不能处理的情况，均应转诊。

四、婴幼儿健康管理（掌握）

满月后婴幼儿的随访服务均应在乡镇卫生院、社区卫生服务中心进行，偏远地区可在村卫生室、社区卫生服务站进行，<u>时间分别在 3、6、8、12、18、24、30、36 月龄时，共 8 次</u>。有条件的地区，建议结合儿童预防接种时间增加随访次数。服务内容包括询问上次随访到本次随访之间的婴幼儿喂养、患病等情况，进行体格检查，做生长发育和心理行为发育评估，进行科学喂养（合理膳食）、生长发育、疾病预防、预防伤害、口腔保健等健康指导。<u>在婴幼儿6~8、18、30 月龄时分别进行 1 次血常规（或血红蛋白）检测。在 6、12、24、36 月龄时使用行为测听法分别进行 1 次听力筛查</u>。在每次进行预防接种前均要检查有无禁忌证，若无，体检结束后接受预防接种。

（一）健康检查内容

1. 询问

（1）喂养及饮食史：喂养方式，食物转换（辅食添加）情况，食物品种，餐次和量，饮食行为及环境，营养素补充剂的添加等情况。

（2）生长发育史：既往体格生长、心理行为发育情况。

（3）生活习惯：睡眠、排泄、卫生习惯等情况。

（4）过敏史：药物、食物等过敏情况。

（5）患病情况：两次健康检查之间患病情况。

2. 体格测量

（1）体重

测量前准备：每次测量体重前需校正体重秤零点。儿童脱去外衣、袜、鞋、帽等，排空大小便，婴儿去掉尿布。冬季注意保持室内温暖，让儿童仅穿单衣裤，准确测量并除去外衣重量。

测量方法：测量时儿童不能接触其他物体。使用杠杆式体重秤进行测量时，放置的砝码应接近儿童体重并迅速调整游锤，使杠杆呈正中水平，砝码及游锤所示读数相加，使用电子体重秤称重时待数据稳定后读数，记录时需除去衣服重量。体重记录以千克（kg）为单位，记录小数点后1位。

（2）身长（身高）

测量前准备：2岁及以下儿童测量身长，2岁以上儿童测量身高。儿童测量身长（身高）时应脱去外衣、鞋、袜、帽。

测量方法：测量身长时，儿童应仰卧于量床中央，助手将其头扶正，头顶接触头板，两耳在同一水平。测量者立于儿童右侧，左手握住儿童两膝，使其两腿伸直，右手移动足板使其接触儿童双足跟部，注意量床两侧的读数应保持一致，然后读数。

测量身高时，儿童应取立位，两眼直视正前方，胸部挺起，两臂自然下垂，足跟并拢，足尖分开约60°，足跟、臀部与两肩胛间三点同时接触立柱，头部保持正中位置，使测量板与头顶尖接触，读测量板垂直交于立柱上刻度的数字，视线应与立柱上刻度的数字平行。儿童身长（身高）记录应以厘米（cm）为单位，至小数点后1位。

头围：儿童取坐位或仰卧位，测量者位于儿童右侧或前方，用左手拇指将软尺零点固定于儿童头部右侧眉弓上缘处，经枕骨粗隆及左侧眉弓上缘回至零点，使软尺紧贴头皮，女童应松开发辫。儿童头围记录以厘米（cm）为单位，至小数点后1位。

3. 体格检查

（1）一般情况：观察儿童精神状态、面容、表情和步态。

（2）皮肤：有无黄染、苍白、发绀［口唇、指（趾）甲床］、皮疹、出血点、瘀斑、血管瘤，颈部、腋下、腹股沟部、臀部等皮肤皱褶处有无潮红或糜烂。

（3）淋巴结：全身浅表淋巴结的大小、个数、质地、活动度，有无压痛。

（4）头颈部：有无方颅、颅骨软化，前囟大小及张力，颅缝，有无特殊面容、颈部活动受限或颈部包块。

（5）眼：外观有无异常，有无结膜充血和分泌物，眼球有无震颤。婴儿是否有注视、追视情况。

（6）耳：外观有无异常，耳道有无异常分泌物。

（7）鼻：外观有无异常，有无异常分泌物。

（8）口腔：有无唇、腭裂，口腔黏膜有无异常。扁桃体是否肿大，乳牙数，有无龋齿及龋齿数。

（9）胸部：胸廓外形是否对称，有无漏斗胸、鸡胸、肋骨串珠、肋软骨沟等，心脏听诊有无心律失常及心脏杂音，肺部呼吸音有无异常。

（10）腹部：有无腹胀、疝、包块或触痛，检查肝、脾大小。

（11）外生殖器：有无畸形、阴囊水肿、包块，检查睾丸位置及大小。

（12）脊柱、四肢：脊柱有无侧弯或后凸，四肢是否对称、有无畸形，有条件者可进行发育性髋关节发育不良筛查。

（13）神经系统：四肢活动对称性、活动度和肌张力。

4. 心理行为发育监测　婴幼儿每次进行健康检查时，需按照儿童生长发育监测图的运动发育指标进行发育监测，定期了解儿童心理行为发育情况，及时发现发育偏离儿童。有条件地区可开展儿童心理行为发育筛查。

5. 实验室及其他检查

（1）血常规检查：婴幼儿分别在 6～8、18、30 月龄检查 1 次。

（2）听力筛查：对有听力损失高危因素的儿童采用便携或听觉评估仪及筛查型耳声发射仪，在儿童 6、12、24 月龄和 36 月龄各进行 1 次听力筛查。

（二）健康评价

1. 体格生长评价指标　体重/年龄、身长（身高）/年龄、头围/年龄、体重/身长（身高）和体质指数（BM1）/年龄。评价内容为生长水平及匀称度。评价方法为：①可采用三等级划分法和五等级划分法；②百分位数法；③曲线图法。

2. 心理行为发育评价　采用儿童生长发育监测图、儿童神经心理发育预警征象监测婴幼儿心理行为发育。未通过者，需进行心理行为发育筛查或转诊。

（三）指导

1. 喂养与营养指导 提倡母乳喂养，婴儿6月龄内应纯母乳喂养，无须添加水、果汁等以免减少母乳的喂养量；按需哺乳，3月龄内婴儿应频繁吸乳，每日不少于8次；4～6月龄逐渐定时喂养，每3～4小时喂养一次；哺乳时按照一侧乳房排空后再喂另一侧的原则；正确的哺乳姿势有斜抱式、卧式、抱球式；进行乳房按摩；乳母身心愉快、充足睡眠、合理营养。从6月龄起，在合理添加其他食物的基础上继续母乳喂养至2岁。

同时指导家长进行科学的食物转换、均衡膳食营养、培养儿童良好的进食行为、注意食品安全，预防儿童蛋白质能量营养不良、营养性缺铁性贫血、维生素D缺乏性佝偻病、超重或肥胖等常见营养性疾病的发生。建议引入泥糊状食物的起始月龄为6月龄，不早于4月龄。食物添加的原则是由少到多，由一种到多种（表9-1）。

不宜母乳喂养的情况：母亲正接受化学治疗或放射治疗、患活动期肺结核且未经有效治疗、患乙型病毒性肝炎且新生儿出生时未接种乙肝疫苗及乙肝免疫球蛋白、HIV感染、乳房上有疱疹、吸毒等情况。

2. 体格生长 告知定期测量儿童体重、身长（身高）、头围的重要性，反馈测评结果，指导家长正确使用儿童生长发育监测图进行生长发育监测。

3. 心理行为发育 根据儿童发育年龄进行预见性指导，促进儿童心理行为发育。

4. 伤害预防 重视儿童伤害预防，针对不同地区、不同年龄儿童伤害发生特点，对溺水、跌落伤、道路交通伤害等进行预防指导。

5. 疾病预防 指导家长积极预防儿童消化道、呼吸道等常见疾病，按时预防接种，加强体育锻炼，培养良好的卫生习惯。

表9-1 儿童食物转换方法

月　龄	食物性状	转换食物品种
1～3个月	泥状食物	果汁、鱼肝油
4～6个月	泥状食物	粥、菜泥、水果泥、米汤、米糊
7～9个月	末状食物	蛋黄、烂面、饼干、蛋、鱼、肉末
10～12个月	软碎食物	稠粥、软饭、面条、豆制品、碎菜、碎肉、馒头

（四）转诊

1. 对低体重、生长迟缓、消瘦、肥胖、营养性缺铁性贫血及维生素D缺乏

性佝偻病儿童进行登记，并转入儿童营养性疾病管理。

2.对儿童心理行为发育筛查结果可疑或异常的儿童进行登记并转诊。

3.出现下列情况之一，且无条件诊治者应转诊。

（1）皮肤有皮疹、糜烂、出血点等，淋巴结肿大、压痛。

（2）头围过大或过小，前囟张力过高，颈部活动受限或颈部包块。

（3）眼外观异常、溢泪或溢脓、结膜充血，眼球震颤，婴儿不注视、不追视。

（4）耳、鼻有异常分泌物，龋齿。

（5）听力筛查未通过。

（6）心脏杂音，心律失常，肺部呼吸音异常。

（7）肝、脾大，腹部触及包块。

（8）脊柱侧弯或后凸，四肢不对称、活动度和肌张力异常，疑有发育性髋关节发育不良。

（9）外生殖器畸形、睾丸未降、阴囊水肿或包块。

在健康检查中，发现任何不能处理的情况均应转诊。

五、学龄前儿童健康管理（掌握）

为4～6岁儿童每年提供1次健康管理服务。散居儿童的健康管理服务应在乡镇卫生院、社区卫生服务中心进行，集居儿童可在托幼机构进行。每次服务内容包括询问上次随访到本次随访之间的饮食、患病等情况，进行体格检查、血常规检测和视力检查，进行合理饮食、生长发育、疾病预防、预防伤害、口腔保健等健康指导。在每次进行预防接种前均要检查有无禁忌证，若无，体检结束后接受疫苗接种。

（一）询问

询问上次随访到本次随访之间的饮食、过敏、患病、体格生长和心理行为发育、生活习惯等情况，便于体检中有针对性地检查和进行相应的健康教育。

1.饮食 儿童摄入食物的品种餐次和量、饮食行为及环境、营养素补充剂的添加等情况。

2.过敏 儿童药物、食物等过敏情况。

3.患病 儿童两次健康检查之间患病情况。儿童在视物时是否有异常的行为表现，例如不会与家人对视或对外界反应差，对前方障碍避让迟缓，暗处行走难，视物明显歪头或距离近，畏光或眯眼、眼球震颤等。

4.生长发育 体格生长、心理行为发育情况。

5. 生活习惯 睡眠、排泄、卫生习惯等情况。

（二）体格检查

1. 体格测量 测量身高和体重，方法同婴幼儿健康管理。

2. 一般状态观察 儿童精神状态、面容、表情和步态。

3. 眼及视力

（1）眼睛：检查结膜是否充血，有无分泌物、畏光、流泪等。

（2）视力：①检查对象为 4、5、6 岁儿童。②检查方法。采用国际标准视力表或对数视力表检查儿童视力，检测距离为 5m，视力表照度为 500lx，视力表 1.0 行高度为受检者眼睛高度。检查时，一眼遮挡，但勿压迫眼球，按照先右后左顺序，单眼进行检查。自上由下辨认视标，直到不能辨认的一行时为止，其前一行即为可记录为被检者的视力。③结果判定和处理。对 4 岁视力≤0.6、5 岁和 6 岁视力≤0.8 的视力低常儿童，或两眼视力相差两行以上的儿童，都应当在 2 周到 1 个月内进行复查。

4. 耳 检查耳道有无异常分泌物。

5. 口腔 检查牙齿数目：检查 20 颗乳牙是否全部萌出。6 岁儿童第一颗恒磨牙是否完全萌出。检查龋齿数目。

6. 胸部 确定心率是否在正常范围内，心律是否规则，有无心音异常及心脏杂音，肺部呼吸音有无异常。

7. 腹部 检查有无肝、脾大等。

（三）血常规检查

每年检查 1 次，记录血红蛋白值，注意有无贫血及贫血的程度。

（四）指导

1. 合理膳食

（1）食物品种及量：每天应摄入 300～400ml 牛乳及乳制品，180～260g 谷类，120～140g 肉蛋类，25g 豆类及豆制品，200～250g 蔬菜，150～300g 水果，25～30g 植物油。

（2）饮水量：根据季节和儿童活动量决定饮水量，以白开水为好，幼儿园可安排每日上、下午各 1～2 次集中饮水，每次饮水量 100～150ml，保证儿童按需饮水。

（3）饮食安排：每天的进食可安排 3 餐主食、2～3 次乳类与营养点心，餐间控制零食。家庭和幼儿园负责为儿童提供安全、营养、易于消化和美味的健康食物，注意食物的均衡和营养，多提供富含铁的食物，鼓励儿童进食蔬菜和水果，促进肠道铁吸收，少提供高脂、高糖食物和快餐食品、碳酸饮料及含糖饮料。

（4）培养良好的饮食习惯：良好的饮食习惯包括定时、定量进食，不偏食、不挑食、不过量进食，不贪吃零食，进餐时专心致志，不在进餐时看电视、看书或边玩边吃。要固定进餐地点，在餐桌边进食，进餐时充分咀嚼，不狼吞虎咽。只要成人遵循儿童身心发育的特点，采取具体形象的教育方法，坚持教育的一致性和一贯性，就能使儿童养成良好的饮食习惯。

2. 生长发育

（1）体格生长评价：告知家长定期测量儿童体重、身高的重要性，检查后及时反馈测评结果，当发现体格生长偏离、发育异常及可疑异常者，询问进食及患病情况，分析儿童生长发育不良的原因，针对原因进行个体化指导；对存在进食行为问题的儿童，指导家长合理喂养和行为矫治，使儿童体格生长恢复正常速度。对于反复患消化道、呼吸道感染及影响生长发育的慢性疾病儿童，应及时嘱家长带儿童去医院进一步诊断和治疗。

（2）体格锻炼：①幼儿园应当根据儿童的年龄及生理特点，每日有组织地开展各种形式的体格锻炼，掌握适宜的运动强度，保证运动量，提高儿童身体素质。②保证儿童室内外运动场地和运动器械的清洁、卫生、安全，做好场地布置和运动器械的准备。定期进行室内外安全隐患排查。③利用日光、空气、水和器械，有计划地进行儿童体格锻炼。做好运动前的准备工作。运动中注意观察儿童面色、精神状态、呼吸、出汗量和儿童对锻炼的反应，若有不良反应要及时采取措施或停止锻炼；加强运动中的保护，避免运动伤害。运动后注意观察儿童的精神、食欲、睡眠等状况。④全面了解儿童健康状况，患病儿童停止锻炼；病愈恢复期的儿童运动量要根据身体状况予以调整；体弱儿童的体格锻炼进程应当较健康儿童缓慢，时间缩短，并要对儿童运动反应进行仔细的观察。

3. 预防伤害 学龄前期儿童喜欢活动，但机体发育尚未完善，动作不够协调，又缺少生活实践经验，缺乏对危险的认识，易发生伤害事故。家庭和幼儿园要结合日常生活对儿童进行安全教育，如要遵守交通规则，不要在马路上玩耍；不玩弄电器和电器开关，以防触电；不玩弄火柴、打火机，远离热水、热汤等热液，防止烧（烫）伤；避免到河边或池塘边玩，以防溺水等。同时，做好室内和户外活动的安全防护，如尖锐器具、热水瓶等的安全放置，对操场活动器具及场地进行定期安全检查。幼儿园开展火灾、地震等灾害发生时的防护和自救演练。

4. 口腔保健

（1）饮食习惯：儿童应定时饮食，特别是晚上刷牙后不能再吃东西。少吃甜食及饮用碳酸饮品，均衡营养。鼓励孩子进食含膳食纤维食物，如蔬菜、粗粮。

（2）纠正不良习惯：纠正吮指、咬唇、吐舌、口呼吸等不良习惯。

（3）口腔清洁：注意口腔清洁，每次进食以后应漱口。指导家长用牙线及时处理孩子牙缝中的食物嵌塞。3岁以后，家长和幼儿园老师可开始教儿童自己选用适合儿童年龄的牙刷，用最简单的"画圈法"刷牙，其要领是将刷毛放置在牙面上，轻压使刷毛屈曲，在牙面上画圈，每部位反复画圈5次以上，牙齿的各个面（包括唇颊侧、舌侧及咬殆面）均应刷到。此外，家长还应每日帮儿童刷牙1次（最好是晚上），保证刷牙的效果。当儿童学会含漱时，建议使用儿童含氟牙膏，每次牙膏用量为绿豆大小。

（4）定期检查：建议每半年检查1次，发现龋齿及时治疗。

（5）局部应用氟化物预防龋病：建议每年2次接受由口腔专业人员实施的局部应用氟化物。

（6）窝沟封闭预防龋病：窝沟封闭是预防磨牙窝沟龋的最有效方法。应当由口腔专业人员对儿童窝沟较深的乳磨牙及第一恒磨牙进行窝沟封闭，用高分子材料把牙齿的窝沟填平，使牙面变得光滑、易清洁，细菌不易留存，达到预防窝沟龋的作用。

5. 疾病预防

（1）**传染性疾病的预防**：集体儿童要特别注意预防肝炎、麻疹、水痘、流行性感冒、流行性腮腺炎、细菌性痢疾、猩红热、流行性脑脊髓膜炎、流行性乙型脑炎等传染性疾病。具体措施是①加强儿童体格锻炼，多做户外活动，增强儿童体质，提高对疾病的抵抗能力。②培养儿童良好的卫生习惯。③按免疫程序和要求完成疫苗的预防接种。④传染病流行期间家长不要带儿童到公共场所。⑤患传染病的儿童应进行隔离治疗。痊愈后凭医疗结构出具的证明方可返回幼儿园。

（2）**眼部疾病的预防**：学龄前期是儿童视觉发育与成熟的关键时期，弱视屈光不正（主要包括远视、近视及散光）和斜视是影响学龄前儿童视觉发育的主要因素，且屈光不正又可导致斜视和弱视的发生。具体措施是①定期进行眼及视力检查，及时发现和矫正弱视、斜视和屈光不正。②注意用眼卫生，预防屈光不正。儿童持续近距离注视时间每次不超过30分钟，操作各种电子视频产品时间每次不宜超过20分钟，每天累计时间建议不超过1小时。眼睛与各种电子产品荧光屏的距离一般为屏面对角线的5~7倍，屏面略低于眼高。③预防传染性眼病。儿童的玩具和毛巾应经常清洗、消毒，教育儿童不用脏手揉眼。若

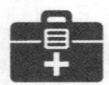

发现孩子出现眼红、畏光、流泪、分泌物多等异常情况，应及时就医，预防传染性眼病在幼儿园和家庭的传播。

六、常见儿童健康问题处理（熟悉）

（一）营养不良及处理

1. 病因 早产，低出生体重儿或小于胎龄儿；喂养不当；反复呼吸道感染和腹泻，消化道畸形，内分泌、遗传代谢性疾病及影响生长发育的其他慢性疾病。

2. 评估及分类

（1）低体重：多为较短时间能量缺乏为主或生长迟缓所致。体重／年龄的测量值低于中位数减2个标准差为轻度低体重；体重／年龄处于中位数减2个标准差至中位数减3个标准差之间为中度低体重，小于中位数减3个标准差为重度低体重。此指标主要反映儿童近期营养不良或急性营养不良。

（2）生长迟缓：多为较长时间蛋白质缺乏为主所致。身长（身高）／年龄处于中位数减2个标准差至中位数减3个标准差之间为中度生长迟缓。小于中位数减3个标准差为重度生长迟缓。此指标主要反映过去或长期慢性营养不良。

（3）消瘦：多为急性能量缺乏为主所致。体重／身长（高）处于中位数减2个标准差至中位数减3个标准差之间为中度消瘦，小于中位数减3个标准差为重度消瘦。此指标主要反映儿童近期急性营养不良。

3. 处理

（1）喂养指导：进行喂养咨询和病因分析，指导家长为儿童提供合理膳食，纠正偏食、挑食的习惯。

（2）对患儿进行登记管理，每个月进行营养监测、生长发育评估和指导1次，直至恢复正常生长。

（3）转诊：重度营养不良儿童、中度营养不良儿童连续2次治疗体重增长不良，或营养改善3～6个月身长或身高仍增长不良，需及时转上级妇幼保健机构或专科门诊进行会诊或治疗。转诊后，应定期了解儿童转归情况，出院后及时纳入专案管理，按上级妇幼保健机构或专科门诊的治疗意见协助恢复治疗，直至恢复正常。

（二）营养性缺铁性贫血

营养性缺铁性贫血是小儿时期危害健康的常见病，多发生在6个月至3岁的婴幼儿，可显著影响儿童的体格发育、智力发育、抗感染能力、学习行为能力、协调平衡能力以及人际交往能力等。缺铁对婴幼儿早期脑发育造成的损害是不可逆转的。

1. 病因

（1）早产、双胎或多胎儿失血和妊娠期母亲贫血导致先天铁储备不足。

（2）未及时添加富含铁的食物导致铁摄入量不足。

（3）不食理的饮食搭配和胃肠疾病，影响铁的吸收。

（4）生长发育过快，对铁的需要量增大。

（5）长期慢性失血导致铁丢失过多。

2. 评估及分度 血常规或血红蛋白（Hb）检查结果为血红蛋白值降低：6 月龄至 6 岁 <110g/L。由于海拔高度对血红蛋白值的影响，海拔每升高 1000m，血红蛋白上升约 4%。轻度贫血，血红蛋白为 90～109g/L；中度贫血，血红蛋白为 60～89g/L；重度贫血，Hb<60g/L。

3. 处理

（1）营养指导：对轻度贫血患儿家长进行合理喂养指导，给予含铁丰富且易吸收的食物，如动物肝、血及瘦肉。多吃富含维生数 C 的蔬菜、水果，帮助铁的吸收。

（2）病因治疗：分析可能的病因，采取相应的干预措施。

（3）药物治疗：补充铁剂和维生素 C，服药 1 个月后复查血红蛋白，如果恢复正常，继续服药 4～6 周，也可同时补充叶酸、维生素 B_{12} 等微量营养素。

（4）转诊：中、重度贫血患儿，轻度贫血患儿经铁剂正规治疗 1 个月后无改善或进行性加重者，应及时转上级妇幼保健机构或专科门诊会诊或转诊治疗。

（三）龋齿及其处理

龋齿是危害儿童口腔健康的头号杀手。

1. 儿童龋齿的危害

（1）当乳牙因龋齿导致的牙体缺损涉及大部分乳牙时，咀嚼功能会显著降低，造成儿童不愿吃含纤维多的蔬菜和肉食、偏食等不良饮食习惯，影响儿童的营养摄入及颌面部和全身正常生长发育。

（2）儿童患龋齿时还会出现咀嚼不适甚至疼痛，造成其只用健侧牙齿咀嚼食物，长期偏侧咀嚼可能会使双侧面部发育不对称，影响咬殆和面部美观。

（3）如果乳前牙因龋齿而早期丧失，会影响发音的清晰程度。乳牙因龋齿变黑或缺失，对孩子的心理发育和自信心的树立都会有影响。

（4）乳牙因龋齿过早脱落，会造成恒牙萌出间隙不足而发生位置异常导致牙齿不齐，甚至畸形。

2. 儿童易患龋齿的原因

（1）牙齿抵抗力低。

（2）睡眠时唾液分泌量较少，有利于细菌繁殖。

（3）不能很好地刷牙。

（4）喜欢吃甜食，口腔环境会长期处于酸性状态。

3. 乳牙龋齿的处理

（1）警惕乳磨牙之间牙齿相邻面龋，及时去医院检查诊治。

（2）提倡养成定期到医院进行口腔检查的习惯，做到早发现、早诊断、早治疗。

（3）乳牙龋齿会引起牙根周围组织的炎症，孩子经常会出现牙龈肿痛的症状。应及时去医院进行诊治。

（4）及时治疗乳牙龋齿。

（四）视力低常

从出生起至 7 岁是儿童发育最为关键的时期，此期如果受到各种不利因素影响，会造成视功能终身损害。定期检查视力，早期发现和早期治疗眼部疾病可以减轻对儿童视觉发育的影响和避免终身缺陷。

对 4 岁视力≤0.6、5 岁和 5 岁以上视力≤0.8 的视力低常儿童，或两眼视力相差两行以上的儿童，都应当在 2 周到 1 个月进行复查。复查后视力，4 岁视力≤0.6、5 岁和 5 岁以上视力≤0.8，或两眼视力相差两行以上的儿童，应转诊至相关专科门诊进一步治疗。

七、常见儿童伤害的处理（熟悉）

伤害是我国 1～17 岁儿童死亡的第一位原因，伤害已经成为危害我国儿童健康的严重卫生问题。儿童伤害主要高发的类型包括溺水、道路交通伤害、跌落、中毒、烧烫伤等。

（一）溺水

溺水是指呼吸道淹没或浸泡于水或液体中，导致呼吸损害的过程。儿童溺水 2 分钟后便失去意识，4～6 分钟后神经系统便遭受不可逆的损伤。溺水是我国儿童伤害死亡的第一位原因，其死亡率 1～4 岁儿童最高，男性高于女性，农村高于城市。大多数农村儿童溺水发生在家中或家附近的水井、水渠、池塘等。预防要点如下。

1. 绝不能将儿童单独留在浴缸、浴盆里，或待在开放的水源边；无论儿童在家里、室外或其他地点的水中或水旁，家长与儿童的距离要伸手可及，专心看管，不能分心于他事，如打电话、聊天、做家务。

2. 在儿童乘船、嬉水、学习游泳时，家长应为儿童准备并使用合格的漂浮设备，如救生衣等。

3.家长应带儿童在设有专职救生员的公共游泳场所游泳，教育孩子不要在标示禁止游泳的区域游泳和嬉水。

4.水缸、水桶等蓄水容器应加盖。使用澡盆、浴缸等后马上将水倾倒干净；水井安装汲水泵或加设防护盖。

（二）中毒

中毒是指机体受毒物作用出现的疾病状态。毒物是指在一定条件下（接触方式、接触途径、进入体内的数量）影响机体代谢过程，引起机体暂时或永久的器质性或功能性异常状态的外来物质。儿童中毒多发生在1~4岁年龄组儿童，学龄前儿童非常好奇、好动，喜欢用口和手去探索环境中的各种事物，许多研究已经证实，在2岁左右中毒率会显著增加，此时的幼儿活动范围增大，有更多的途径接触到毒物，很容易误食家中药物、杀虫剂、清洁剂而中毒。我国有近9成的儿童中毒发生在家中。预防要点如下。

1.药品最好储存在防止儿童开启的安全包装中，包装盖在用后应立即再盖好。即使是采用儿童安全包装的药品，也应妥善保管。

2.成人避免在儿童面前服药；给孩子吃药时，不要哄骗孩子是糖果，以免造成孩子概念上的错误，埋下误服中毒的隐患。

3.妥善保管家用化学品，要存放在儿童接触不到之处，并储存在原来的包装容器中，不要另外分装到其他容器。更不要用饮料瓶、饼干盒、糖果罐存放消毒剂、清洁剂、杀虫剂等家用化学品，以免孩子误服。

4.应注意经皮肤吸收中毒的预防。婴幼儿皮肤较薄，通透性高，体表面积相对较大，药物易经皮肤吸收。因此，婴幼儿使用外用药如酒精、水杨酸、碘制剂等应仅限于病变部位，不应大面积应用于皮肤表面以防吸收中毒。

5.注意饮食卫生。生吃瓜果、蔬菜时要反复浸泡，彻底清洗或削皮，避免食用被农药污染的蔬菜和水果。不吃腐败变质的食物、水果。

6.注意通风，防范有害气体。炉具要定期检修，保证管道无泄漏。调整通气，使燃料燃烧充分，减少一氧化碳产生。燃气使用过程中要打开通风设备或开窗通风，以免有害气体积聚。直排式燃气热水器要安放在浴室外通风处，以免产生的缺氧和一氧化碳对人体造成危害。冬季用煤炉取暖一定要安装排气道并保证良好的排气效果，同时要经常检修，保证排气道通畅。

（三）烧烫伤

烧烫伤是指由于外部热损伤而造成的身体皮肤或其他器官组织的伤害。由于小儿皮肤嫩薄，同等热力在小儿身上造成的损伤远较成人严重。我国儿童烧烫伤主要发生在1~4岁儿童，烧烫伤的热源主要是高温液体灼伤，绝大多数发生在家中。预防要点如下。

1. 保温水瓶、热水杯要放到孩子够不到的地方。

2. 给小儿洗澡时，水盆内要先放凉水再放热水。

3. 装有热粥、汤的锅不要放在地面上，以免小儿坐入其中或碰翻被烫伤。

4. 家长为小儿保温时，热水袋不要直接接触小儿皮肤，可用毛巾将热水袋包好后放在小儿身边，并且要经常变换热水袋的位置，以免烫伤。

（四）电击伤

电击伤是由于强烈的电流通过人体，因电流的震荡作用而引起昏厥、呼吸中枢麻痹、假死等，统称电休克。预防要点如下。

1. 家长要经常检验家用电器运行情况，杜绝漏电；家电的电源线不要乱接乱拉。

2. 电热器（电饭锅、电水壶、电磁炉等）、充电手机等要放在儿童不能触摸到的地方，避免接触；电源开关尤其是插座不要让儿童触摸，并应选用安全电插座。

3. 选购电动玩具时，要注意辨明生产厂家，特别注意玩具的设计和安全性。

4. 婴幼儿在户外活动时，家长更要注意看管，远离变压器材及对人有危险的带电设施，尤其要注意发现活动场所周围裸露的电线。

（五）意外窒息

意外窒息是 1～3 个月婴儿常见的伤害，是婴儿期伤害死亡的主要原因。主要见于家长照顾不周或护理婴儿的行为不正确，如果注意预防，这类事故完全可以避免。预防要点如下。

1. 哺乳母亲尽量不要躺着给小婴儿喂奶，以免熟睡后乳房压住婴儿的鼻孔，引起婴儿窒息。若乳母因病只能躺着喂奶时，应保持清醒。

2. 寒冷季节里，成人不要与婴儿合睡一个被窝，也不要将婴儿搂在成人的怀里睡觉，避免成人熟睡后其手臂或后背等压迫、阻塞婴儿呼吸道。

3. 婴儿在睡觉时不要把被子盖过头部，家长在抱婴儿外出时，不要把孩子头部盖得太严，如果要盖孩子头部，宜用透气性好的纱布或丝巾。

4. 不要在婴儿枕头旁边放塑料布或给宝宝使用塑料围嘴来防止婴儿吐奶弄脏床单和衣服，一旦有风就会将塑料布吹到婴儿脸上，使婴儿窒息。

5. 家长不要把婴儿单独留在家里，爱吐奶的孩子可能会因吐出的奶块呛到气管里造成窒息。

八、服务要求（掌握）

1. 开展儿童健康管理的乡镇卫生院、村卫生室应当具备所需的基本设备和条件。包括儿童体重秤、量床、身高计、软尺、听诊器、手电筒、消毒压舌板、听力和视力筛查工具、儿童生长发育监测图和必要的实验室检查设备。

（1）体重秤：体重测量应使用杠杆式体重秤或电子体重秤，最大称量为60kg，最小分度值为50g。

（2）量床：供2岁及以下儿童测量身长使用，最小分度值为0.1cm。

（3）身高计：供2岁以上儿童测量身高使用，最小分度值为0.1cm。

（4）软尺：无伸缩性软尺，最小分度值为0.1cm。

（5）听力筛查工具：便携式听觉评估仪或筛查型耳声发射仪。

（6）视力筛查工具：国际标准视力表或标准对数视力表灯箱。

2. 从事儿童健康管理工作的乡村医生应取得相应的执业资格并接受过儿童保健专业技术培训，按照国家儿童保健有关规范的要求进行儿童健康管理。

3. 乡镇卫生院、村卫生室应通过妇幼卫生网络、预防接种系统以及日常医疗卫生服务等多种途径掌握辖区中的适龄儿童数，并加强与托幼机构的联系，取得配合，做好儿童的健康管理。

4. 加强宣传，向儿童监护人告知服务内容，使更多的儿童家长愿意接受服务。

5. 儿童健康管理服务在时间上应与预防接种时间相结合。鼓励在儿童每次接受免疫规划范围内的预防接种时，对其进行体重、身长（高）测量，并提供健康指导服务。

6. 每次服务后及时记录相关信息，纳入儿童健康档案。

7. 积极应用中医药方法，为儿童提供生长发育与疾病预防等健康指导。

九、考核指标（掌握）

1. 新生儿访视率＝年度辖区内按照规范要求接受1次及以上访视的新生儿人数／年度辖区内活产数×100%。

2. 儿童健康管理率＝年度辖区内接受1次及以上随访的0～6岁儿童数／年度辖区内0～6岁儿童数×100%。

第三节　孕产妇健康管理

孕产期保健是指各级各类医疗保健机构为准备妊娠至产后42天的妇女及胎婴儿提供的全程系列的医疗保健服务，包括妊娠前、妊娠期、分娩期及产褥期

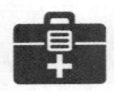

各阶段的系统保健。医疗保健机构为妊娠的妇女提供妊娠期健康管理，包括建立孕产期保健册（卡），提供产前检查、筛查危险因素，诊治妊娠合并症和并发症，提供心理、营养和卫生指导等。在整个妊娠期间至少提供 5 次产前检查，妊娠早期至少进行 1 次，妊娠中期至少 2 次，妊娠晚期至少 2 次（其中至少 1 次在 36 周后进行），发现异常者应当酌情增加检查次数。根据不同妊娠时期确定各期保健重点。对高危孕妇进行专案管理，密切观察并及时处理危险因素。

一、妊娠的判定（掌握）

妊娠是胚胎和胎儿在母体内发育成长的过程。成熟卵子受精是妊娠的开始，胎儿及其附属物自母体排出是妊娠的终止。正常妊娠从末次月经的第 1 日开始计算，平均时间约为 40 周（280 日）。

妊娠期从临床上分为 3 个时期：第 13 周末之前称为早期妊娠，第 14～27 周末称为中期妊娠，第 28 周及其后称为晚期妊娠。

（一）早期妊娠的判定

早期妊娠也称早孕，是胚胎形成胎儿器官分化的重要时期，因此早期妊娠的判定主要是确定妊娠、胎数、胎龄，排除异位妊娠等病理情况。

1. 停经 停经是妊娠第一体征，生育年龄有性生活史的健康妇女，月经规律，一旦月经过期，应考虑妊娠的可能，出现月经过期 10 日以上应高度怀疑妊娠。若停经 2 个月以上，则妊娠的可能性更大。需要注意的是，停经是妊娠最早的症状，但不是妊娠的特有症状。

2. 早孕反应 早孕反应在停经 6 周左右出现，包括畏寒、头晕、乏力、嗜睡、缺乏食欲、喜食酸物、厌恶油腻、恶心、晨起呕吐等症状。当出现停经并伴有早孕反应时应进行妊娠确认。早孕反应多在停经 12 周左右逐渐自行消失。

3. 尿频 前倾增大的子宫在盆腔内压迫膀胱导致孕妇产生尿频。当子宫增大超出盆腔后，症状自行消失。

4. 乳房变化 乳房胀痛，乳房体积逐渐增大，有明显的静脉显露，乳头增大，乳头、乳晕着色加深。乳晕周围皮脂腺增生出现的深褐色结节称为蒙氏结节。哺乳妇女在妊娠后乳汁明显减少。

5. 妇科检查 妊娠期阴道黏膜和宫颈阴道部充血呈紫蓝色。停经 5～6 周时子宫增大饱满，呈球形。停经 6～7 周时子宫峡部极软，感觉宫颈与宫体之间似不相连，称为黑加征。停经 8 周时子宫为非孕时的 2 倍，停经 12 周时为非孕时的 3 倍，在耻骨联合上方可以触及子宫。

6. 妊娠试验 在受孕后 9 天就可显示尿 hCG（绒毛膜促性腺激素）阳性，

而血清中的 hCG 比较准确,在胚胎着床后出现升高。临床上多用早孕试纸法检测受检者尿液,结果阳性结合临床表现可以判定妊娠。

7. 超声检查 妊娠早期超声检查的主要目的是确定宫内妊娠,估计孕龄及胎数,排除异位妊娠和滋养细胞疾病,排除盆腔肿块或子宫异常。在停经 4~5 周时可见妊娠囊,在停经 6 周时可见胚芽和原始心管搏动。彩色多普勒超声可见胎儿心脏区彩色血流,可以确诊为早期妊娠、活胎。

8. 基础体温测定 双相型体温且有性生活的妇女,出现高温相 18 日持续不降,则其早孕的可能性大。高温相持续超过 3 周,高度怀疑早期妊娠的可能。

9. 胎心音 在停经 11~12 周时,可以通过超声多普勒仪听到胎心音。

(二)中、晚期妊娠的判定

中、晚期妊娠是胎儿生长和各器官发育成熟的重要时期,主要的妊娠判定包括判断胎儿生长发育情况、宫内情况和发现胎儿畸形。

1. 子宫增大 腹部检查时见增大子宫,子宫底高度因孕妇的脐耻间距离、胎儿发育情况、羊水量、单胎、多胎等而产生差异。不同孕周的子宫底增长速度不同,妊娠 20~24 周时增长速度较快,平均每周增长 1.6cm,而 36~40 周增长速度减慢,平均每周增长 0.25cm。正常情况下子宫高度在妊娠 36 周时最高,而后略有下降。

2. 胎动 指胎儿的躯体活动。妊娠 18~20 周孕妇可开始感到胎动,时间因孕妇的个人感觉敏感度不同而略有差异。有时在腹部检查时可以看到或触到胎动。

3. 胎体 妊娠 20 周后经腹壁可触到子宫内的胎体。妊娠 24 周后能够区分胎头、胎背、胎臀和胎儿肢体。

4. 胎心音 妊娠 18~20 周用听诊器经孕妇腹壁能听到胎心音。胎心音呈双音,似钟表嘀嗒声,正常时每分钟 110~160 次。

5. 超声检查 可了解胎儿生长发育、羊水和胎盘等情况。在妊娠 18~24 周可使用超声对胎儿进行系统检查以筛查出胎儿的结构畸形。超声检查在妊娠 24 周前可以准确估计胎龄。

(三)围生医学的概念

围生医学又称围产医学,是研究在围生期内对围生儿及孕产妇卫生保健的一门科学,对降低围生期母儿死亡率和病残儿发生率、保障母儿健康具有重要意义。围生期是指产前、产时和产后的一段时期,这段时间孕产妇要经历妊娠期、分娩期和产褥期 3 个阶段。

国际上对围生期的规定有以下 4 种。

1. 围生期Ⅰ：从妊娠满 28 周（即胎儿体重≥1000g 或身长＞35cm）至产后 1 周。

2. 围生期Ⅱ：从妊娠满 20 周（即胎儿体重＞1500g 或身长＞25cm）至产后 4 周。

3. 围生期Ⅲ：从妊娠满 28 周至产后 4 周。

4. 围生期Ⅳ：从胚胎形成至产后 1 周。

我国采用围生期Ⅰ计算围生期死亡率。

二、妊娠早期健康管理（掌握）

妊娠早期是指妊娠 13 周之前的妊娠。妊娠早期保健至少 1 次。妊娠早期保健的主要目的是确定宫内妊娠及孕周，全面评价孕妇与胎儿健康状况，筛查不宜妊娠者，提供孕产期保健指导。

（一）健康管理的内容

1. 询问及检查

（1）询问：妊娠 13 周前由孕妇居住地的乡镇卫生院为其建立《孕产妇保健手册》，进行一次妊娠早期随访（详细询问孕妇基本情况、现病史、既往史、个人史、月经史、婚育史、避孕史、夫妇双方家族史和遗传病病史等）。

（2）推算预产期：预产期计算应按末次月经第 1 日算起，月份减 3 或加 9，日数加 7。如末次月经第 1 日是公历 2015 年 4 月 23 日，预产期应为 2016 年 1 月 30 日。如孕妇对末次月经仅记得农历日期，应转换成公历再推算预产期。实际分娩日期与推算的预产期有可能相差 1～2 周。

（3）体格检查：重点内容包括观察孕妇发育、营养、精神状态等一般情况，注意步态，测量身高、体重、血压，同时注意腹壁、双下肢有无水肿，检查心、肺情况，检查乳房发育、乳房大小及乳头凹陷情况，检查肝脾大小、软硬度及触痛，检查脊柱及四肢，注意骨盆及下肢有无畸形等。进行盆腔检查，了解内、外生殖器情况。

（4）辅助检查：基本检查项目包括血常规、血型、尿常规、阴道分泌物、肝功能、肾功能、乙肝表面抗原、梅毒血清学检测、艾滋病病毒抗体检测。建议检查项目包括乙肝五项、血糖测定、宫颈细胞学检查、沙眼衣原体及淋球菌检测、心电图、胎儿颈项后透明带宽度（NT）测量，有条件可逐步开展妊娠早期的血清学筛查（筛查 13 三体综合征、18 三体综合征、唐氏综合征）等。

2. 筛查危险因素

（1）基本情况：年龄＜18 岁或＞35 岁、身高≤145cm、BMI≤18.5 或 BMI≥24。

胸廓、脊柱畸形，骨盆狭窄或畸形、吸烟、未婚先孕、家族遗传病史或畸形儿史、糖尿病家族史等均为妊娠危险因素。

（2）异常孕产史：自然流产≥2次、人工流产≥2次、早产史、围生儿死亡史、出生缺陷儿史、母儿血型不合史、难产史、巨大儿分娩史、产后出血史等。

（3）既往或现患有内、外科疾病或妇科疾病：贫血、活动性肺结核、心脏病、糖尿病、血液病、肝炎、甲状腺功能异常、高血压、慢性肾炎、子宫肌瘤、卵巢肿瘤等。

（4）本次妊娠的异常情况：妊娠剧吐、发热、头晕、头痛、出血、腹痛、服药情况等。根据检查结果填写第一次产前随访服务记录表，对具有妊娠危险因素和可能有妊娠禁忌证及严重并发症的孕妇，及时转诊到上级医疗保健机构，并在2周内随访转诊结果。

（二）保健指导

通过讲解妊娠期检查的内容和意义，给予营养、心理、卫生（包括口腔卫生等）和避免致畸因素的指导，提供疾病预防知识，特别要强调避免致畸因素和疾病对胚胎的不良影响，告知出生缺陷产前筛查及产前诊断的意义和最佳时间等。

1. 营养指导 妊娠最初6周是胎儿神经管发育和形成的重要时期，重视预防胎儿神经管畸形极为重要。

（1）膳食：膳食清淡、适口，易于消化，并有利于降低妊娠早期的妊娠反应，每日应包括主食200～300g，新鲜蔬菜300～400g，大豆及豆制品50～100g，水果50～100g，蛋50g，植物油20g，鲜奶200～250ml，动物性食品100～150g。

（2）少食多餐：进食的餐次、数量、种类及时间应根据孕妇的食欲和妊娠反应的轻重及时进行调整，少食多餐，保证进食量。

（3）保证摄入足量富含碳水化合物的食物：妊娠早期应保证每天至少摄入150g碳水化合物（约合谷类200g），因妊娠反应严重而不能正常进食足够碳水化合物的孕妇应及时就医，避免对胎儿早期脑发育造成不良影响。

（4）多摄入富含叶酸的食物并补充叶酸：妊娠早期叶酸缺乏可增加胎儿发生神经管畸形及早产的危险。妇女应从计划妊娠开始多摄取富含叶酸的动物肝、深绿色蔬菜及豆类，并建议每日补充叶酸400～800μg。

（5）戒烟、禁酒：烟草中的尼古丁和烟雾中的氰化物、一氧化碳可导致胎儿缺氧和营养不良、发育迟缓。乙醇（酒精）亦可通过胎盘进入胎儿体内造成

胎儿宫内发育不良、中枢神经系统发育异常等。

2. 避免接触致畸因素的指导 预防病毒（风疹病毒、巨细胞病毒、单纯疱疹病毒）和弓形虫感染，戒烟戒酒，远离有毒有害的作业和环境，谨慎用药（如抗癌药、性激素、抗癫痫药、抗甲状腺药和降糖药等对胚胎有致畸作用）。

3. 口腔保健指导

（1）坚持每天 2 次有效刷牙，饭后漱口，预防牙龈炎的发生。

（2）对于呕吐频繁的孕妇，可以适当用含漱液，呕吐后立即含漱，使口腔持续保持清洁、湿润，祛除口臭、清新口腔，有效预防口腔疾病。

（3）对于容易发生龋齿的孕妇，可适当用一些局部使用的氟化物。

（4）适当地增加使用不含蔗糖的口香糖清洁牙齿。

（5）告知要定期进行口腔检查，发现口腔疾病要适时治疗，妊娠早期治疗有可能引起流产。妊娠晚期时，许多药物以及麻醉对胎儿有影响，不能使用。因此，合适的治疗时间是妊娠中期。

三、妊娠中期健康管理（掌握）

妊娠中期是指妊娠 14～27 周的妊娠。妊娠中期保健至少 2 次，可分别在妊娠 16～20 周、妊娠 21～24 周各检查 1 次。妊娠中期保健的目的主要是监测胎儿生长发育、进行产前筛查及产前诊断、妊娠并发症和合并症的筛查，并进行保健指导。

（一）健康管理内容

1. 询问及检查

（1）询问：了解胎动开始时间，询问有无头晕、头痛或视物不清、水肿、心悸、气短，有无腹痛、阴道流血、阴道流液及阴道分泌物异常等症状。

（2）体格检查：称体重，测血压，注意双下肢有无水肿。

（3）产科检查：测量宫高、腹围，听胎心；妊娠 20 周开始可以绘制妊娠图，动态观察胎儿生长发育情况。简易妊娠图主要由宫高曲线组成，每次产前检查时，将宫高标记在妊娠图上，并逐渐连成一曲线，观察是否在正常范围内。正常发育时曲线应在第 10 百分位和第 90 百分位之间，小于第 10 百分位，连续 2 次或间断 3 次，提示胎儿发育不良，超过第 90 百分位，提示胎儿发育过度。产科检查时，通过手测子宫底高度或者尺测耻骨上子宫底高度可以估计胎儿大小及孕周。妊娠期宫高正常值对照表见表 9-2。

表 9-2 宫高正常值对照表

妊娠周数	手测宫高	尺测宫高（cm）
12 周末	耻骨联合上 2～3 横指	
16 周末	脐耻之间	
20 周末	脐下 1 横指	18（15.3～21.4）
24 周末	脐上 1 横指	24（22.0～25.1）
28 周末	脐上 3 横指	26（22.4～29.0）
32 周末	脐与剑突之间	29（25.3～32.0）
36 周末	剑突下 2 横指	32（29.8～34.5）
40 周末	脐与剑突之间	33（30.0～35.3）

（4）辅助检查：每次检查均应进行血常规、尿常规检查，对于有生殖道感染症状及分泌物异常者，进行生殖道感染相关检测。

（5）特殊辅助检查：妊娠 16～24 周，应进行超声检查，了解胎儿发育、胎盘及羊水情况，筛查胎儿有无严重的形态和结构的畸形。在妊娠 16～20 周，知情选择进行唐氏综合征筛查。在妊娠 24～28 周，对有糖尿病危险因素的孕妇需进行妊娠期糖尿病筛查，主要是采取 75g 糖耐量进行筛查。

2. 筛查危险因素 主要包括妊娠高血压综合征、妊娠期糖尿病、贫血、胎儿宫内发育异常等。

（二）保健指导

妊娠中期保健指导包括提供营养、心理及卫生指导，告知产前筛查及产前诊断的重要性等。提倡适量运动，预防及纠正贫血。有口腔疾病的孕妇，建议到口腔科治疗。

1. 营养指导 此时期在妊娠早期基础上增加食物摄入量，保障能量及营养素所需量的增加。

（1）适当增加鱼、禽、蛋、瘦肉、海产品等优质蛋白的摄入量，以满足孕妇及胎儿生长发育对优质蛋白的需要，其中海产品还可满足妊娠期对碘的需要。

（2）适当增加奶类摄入：奶制品富含蛋白质，也是钙的良好来源，从妊娠中期开始，每日至少摄入 250ml 的牛奶或相当量的奶制品，或喝 500ml 低脂牛奶。

（3）常吃含铁丰富的食物：孕妇是缺铁性贫血的高发人群，给予胎儿铁储备的需要，妊娠中期开始要增加铁的摄入量，如动物血、动物肝、瘦肉等，并可在医师指导下补充小剂量的铁剂。同时还可摄入富含维生素 C 的蔬菜与水果，

或补充维生素 C，以促进对铁的吸收和利用。

（4）适当增加主食摄入：米、面等主食是热能的主要来源，满足妊娠中期胎儿迅速生长以及母体组织的生长所需要的大量热能。

（5）适量身体活动。

（6）禁烟戒酒，少吃刺激性食物。如烟草、乙醇等，对胚胎发育的各个阶段有明显的毒性作用，因此禁烟、戒酒是必须的。浓茶、咖啡也应尽量避免，同样，刺激性食物尽量少吃。

2. 运动指导　孕妇应适量运动，维持体重的适宜增长，每天进行不少于 30 分钟的中等强度的身体活动，如散步、孕妇操、游泳、瑜伽等，有利于体重适宜增长和自然分娩。不要做剧烈的运动，如跳动、踢球、打球等。

3. 孕妇自我监护指导

（1）自我监测胎动：让孕妇掌握在妊娠晚期开始自我监测胎动的方法，孕妇应于每天早晨、中午、晚上固定一个时间，分别数 3 次胎动，每次数 1 小时。3 次的胎动数相加再乘以 4，即为 12 小时胎动数。正常胎动次数每小时 3～5 次或以上，12 小时应在 30～40 次。12 小时胎动数<20 次或每小时<3 次，提示胎儿有异常。12 小时胎动数<10 次则提示胎儿宫内明显缺氧，应及时去医院进一步检查。

（2）体重自我管理：对孕妇进行体重管理的目的是保持孕妇在妊娠期合理的体重增长。妊娠期的合理体重增长是妊娠期总的增重和每周的增重都在正常范围。妊娠前妇女是在理想体重范围内，推荐妊娠期总的增长范围是11～16kg，妊娠中、晚期每周体重增长在 0.3～0.5kg。

（3）指导孕妇能识别异常症状：妊娠期主要异常症状有阴道出血、腹痛、阴道流液，胎动异常如胎动减少、消失或增加，有双下肢水肿、头晕、头痛或视物不清、心悸、气短或夜间不能平卧，恶心、呕吐，上腹不适等，孕妇如有异常症状要及时就医。出现危急征象的孕妇，要立即转上级医疗保健机构急诊。

四、妊娠晚期健康管理（熟悉）

妊娠晚期是指妊娠 28 周以后至临产前的妊娠。妊娠晚期至少进行 2 次产前检查，其中至少 1 次在妊娠 36 周后进行，重点孕妇应在有助产资质的医疗保健机构进行，并酌情增加次数。妊娠晚期保健的目的是监测与评估胎儿生长发育及宫内健康状况，筛查与治疗妊娠合并症及并发症，进行分娩前鉴定，分娩前头盆评估，预测分娩方式，确定分娩地点。提倡住院分娩和自然分娩。

（一）健康管理内容

1.询问及检查

（1）询问：询问上次产前检查之后有无特殊情况出现，特别要关注妊娠期并发症和合并症的表现特征。注意询问有无头晕、头痛、眼花或视物不清、水肿，有无恶心、厌油腻、心慌、气短、胸闷、尿频、尿少等症状，有无胎动减少或频繁，有无腹痛、阴道流血、阴道流液等情况。

（2）体格检查：称体重，测血压，注意双下肢有无水肿。

（3）产科检查：测量宫高、腹围，听胎心，应用四步触诊法检查胎位、胎先露及先露入盆情况，继续绘制妊娠图。妊娠36周时测量骨盆、估计胎儿体重，并根据胎儿大小和骨盆情况预测分娩方式，建议分娩地点。估计胎儿体重，根据宫高、腹围对胎儿体重进行简单估算。宫高＞35cm 和宫高 + 腹围＞140cm 提示巨大儿的可能性大。

（4）辅助检查：①基本检查项目。每次均应进行血常规、尿常规检查，复查一次肝功能和肾功能。②建议检查项目。必要时在妊娠36周后进行胎心电子监护，如需要了解胎儿、胎盘及羊水等情况可行 B 型超声检查，对于有生殖道感染症状及分泌物异常者，进行生殖道感染相关检测。

2.筛查危险因素 主要包括妊娠高血压综合征、贫血、心脏病、肝病、肾病、胎盘早剥、前置胎盘、胎儿窘迫、胎儿宫内生长受限等妊娠合并症及并发症。

（二）保健指导

妊娠晚期保健指导，包括孕妇自我监测胎动，纠正贫血，提供分娩前心理准备、临产先兆症状、提倡住院分娩和自然分娩、母乳喂养及新生儿护理等方面的指导。

1.营养指导 妊娠晚期的膳食应在妊娠中期营养的基础上做相应调整，适当增加食物供给量，尤其应增加含蛋白质、钙、铁丰富的动物性食品及水果、蔬菜等。每日进餐宜少食多餐，次数可增至 5 餐以上。对患有贫血、妊娠高血压综合征、糖尿病的孕妇，应分别进行相应调整，给予合理膳食，以保障孕产妇及胎儿的安全与健康。

2.提供心理保健 让孕妇了解分娩的自然的生理过程及哺育婴儿知识，做好分娩前的充分准备，有助于减轻孕妇的焦虑等不良心理反应。对于紧张、抑郁的孕妇进行心理咨询，必要时进行心理治疗。

3.分娩地点及分娩方式的选择指导 在妊娠36周后的产前检查，应根据病史、本次妊娠情况、胎儿大小、胎位和骨盆条件、各项辅助检查结果等综合判断，确定分娩地点及分娩方式，有危险因素者应当到有处理能力的医疗保健机

构分娩，如对有难产因素的孕妇，应建议到能解决难产的医院进行分娩，对有妊娠合并症和并发症的高危孕妇，建议到专科医院或有抢救能力、有输血条件的医院分娩，并应酌情安排提前入院。

4. 识别临产征兆的指导 对于妊娠晚期孕妇要注意以下临产征兆：宫底高度下降，胃部压迫感消失，下腹疼痛、酸胀感，腰酸，大腿根部发胀，尿频，但无尿急、尿痛，阴道分泌物增多，阴道少量出血等情况。一旦出现临产征兆，做好充分的住院准备。

5. 母乳喂养及新生儿护理指导 应指导妊娠晚期的孕妇掌握和了解母乳喂养和新生儿护理的知识，使其在分娩后能从容或主动地采取纯母乳喂养，进行正确的新生儿护理。

五、产后访视（掌握）

产后3~7天、28天分别进行家庭访视1次，填写产后访视记录表，出现母婴异常情况应适当增加访视次数或指导及时就医。乡镇卫生院（村卫生室）在得到分娩医院转来产妇分娩的信息后，应于3~7天到产妇家中进行第一次产后访视，进行产褥期健康管理，加强母乳喂养和新生儿护理指导，同时进行新生儿访视。

（一）正常产褥

1. 产褥期母体变化

（1）子宫：产褥期子宫变化最大。在胎盘娩出后子宫逐渐恢复至未孕状的全过程称为子宫复旧。时间一般为6周，其主要变化为宫体肌纤维和子宫内膜的再生，同时还有子宫血管变化、子宫下段和宫颈的复原等。

（2）阴道：阴道壁肌张力于产褥期逐渐恢复，阴道腔逐渐缩小，阴道黏膜皱襞约在产后3周重新显现，但阴道于产褥期结束时仍不能完全恢复至未孕时的紧张度。

（3）外阴：分娩后外阴轻度水肿，于产后2~3天逐渐消退。

（4）盆底组织：在产褥期坚持做产后康复锻炼，盆底肌可能在产褥期内即恢复至接近未孕状态。

（5）乳房：乳腺在产后开始泌乳，产后7天内分泌的乳汁称为初乳。初乳呈淡黄色，含较多有形物质，质稠。乳汁含有大量免疫抗体，有助于新生儿抵抗疾病的侵袭。吸吮和不断排空乳房是维持乳汁分泌的重要条件。

（6）循环系统及血液：子宫胎盘血液循环终止且子宫缩复，大量血液从子宫涌入产妇体循环，加之妊娠期潴留的组织间液回吸收，产后72小时内产妇循环血量增加15%~25%。同时，产褥早期血液仍处于高凝状态，有利于胎盘剥离创面形成血栓，减少产后出血量。

（7）消化系统：妊娠期肠蠕动及肌张力均减弱，胃液中盐酸分泌量减少，产后需 1～2 周恢复正常。

（8）泌尿系统：妊娠期体内潴留的水分主要经肾排出，故产后 1 周内尿量增多。

（9）内分泌系统：产后雌激素及孕激素水平急剧下降，至产后 1 周时已降至未孕水平。胎盘催乳素于产后 6 小时已不能测出。月经复潮及排卵时间受哺乳影响而不同。

（10）腹壁：妊娠期出现的下腹正中线色素沉着在产褥期逐渐消失，腹壁紧张度在产后 4～8 周逐渐恢复。

2. 产褥期临床表现

（1）生命体征：产后体温多数在正常范围内，体温可在 24 小时内略升高，一般不超过 38℃。产后 3～4 天出现的泌乳热一般持续 4～16 小时，体温在 37.8～39.0℃，不属于病态。产后脉搏略慢，每分钟 60～70 次。产后呼吸深慢，一般每分钟 14～16 次。

（2）子宫复旧：胎盘娩出后，子宫圆而硬，宫底在脐下一指。产后第 1 天略上升至脐平，以后每天下降 1～2cm，至产后 10 日子宫降入骨盆腔内。

（3）产后宫缩痛：是在产褥早期因子宫收缩引起下腹部阵发性剧烈疼痛。产后宫缩痛于产后 1～2 天出现，持续 2～3 天自然消失，多见于经产妇。哺乳时反射性缩宫素分泌增多使疼痛加重，不需要特殊用药。

（4）恶露：产后随子宫蜕膜脱落，含有血液、坏死蜕膜等组织经阴道排出，称为恶露。恶露有血腥味，但无臭味，持续 4～6 周，总量为 250～500ml。因其颜色、内容物及时间不同，恶露分为①血性恶露。色鲜红，量多，有时有小血块。持续 3～4 天，出血逐渐减少，浆液增加转变为浆液恶露。②浆液恶露。色淡红，持续 10 天左右，随后白细胞增多，变为白色恶露。③白色恶露。因含大量白细胞，色泽较白得名。白色恶露持续约 3 周干净。若子宫复旧不全或腔内残留胎盘、多量胎膜或合并感染时，恶露增多，血性恶露持续时间延长并有臭味。

（5）褥汗：产后 1 周内皮肤排泄功能旺盛，排出大量汗液，以夜间睡眠和初醒时更明显，不属病态。

3. 产褥期处理及保健

（1）饮食起居：合理饮食，产后 1 小时可让产妇进流食或清淡半流食，以后可进普通饮食。食物应富有营养、足够热量和水分。若哺乳，应多进食蛋白质、热量丰富的食物，并适当补充维生素和铁剂，推荐补充铁剂 3 个月。保持

身体清洁，产妇居室应清洁、通风，注意休息。

（2）排尿与排便：产后5天内尿量明显增多，应鼓励产妇尽早自行排尿。产后因卧床休息、食物缺乏纤维素，加之肠蠕动减弱，产褥早期腹肌、盆底肌张力降低，容易发生便秘，应鼓励产妇多吃蔬菜及早日下床活动。

（3）观察子宫复旧及恶露：测量宫底高度，了解子宫复旧情况。观察恶露数量、颜色及气味。

（4）观察情绪变化：经历妊娠及分娩的激动和紧张后，精神极度放松、对哺育新生儿的担心、产褥期的不适等，均可造成产妇情绪不稳定，尤其在产后3～10天，可表现为轻度抑郁。应帮助产妇减轻身体不适，并给予精神关怀、鼓励和安慰，使其恢复自信。

（5）乳房护理：鼓励纯母乳喂养，按需哺乳。指导正确哺乳方法。

（6）预防产褥中暑：产褥期因高温环境使体内余热不能及时散发，引起中枢性体温调节功能障碍的急性热病，称为产褥中暑，其表现为高热、水和电解质紊乱、循环衰竭和神经系统功能损害等。应做好卫生宣教，破除旧风俗习惯，居室保持通风，避免室温过高，同时产妇应穿着宽大、透气的舒适衣物。

（7）鼓励适当活动及做产后康复锻炼：产后尽早适当运动。产后康复锻炼有助于体力恢复、排尿和排便，同时减少静脉栓塞的发生，能使盆底及腹肌张力恢复。

（8）计划生育指导：若已恢复性生活，应采取避孕措施。

（二）产妇访视

1. 了解产妇分娩情况、孕产期有无异常以及诊治过程。

2. 询问一般情况，观察精神状态、面色等情况。

3. 通过观察、询问和检查，了解产妇乳房、子宫、出血和恶露、会阴或腹部伤口恢复等情况。监测体温、血压、脉搏。

4. 对康复正常及出现母乳喂养、产后便秘、痔疮、会阴伤口等问题的产妇要进行产褥期保健指导和处理相关问题。

5. 发现有产后感染、产后出血、子宫复旧不良、妊娠合并症未恢复者以及产后抑郁等问题的产妇，应及时转至上级医疗保健机构治疗。

6. 提供纯母乳喂养、营养、心理、卫生及避孕方法等指导。关注产后抑郁等心理问题。督促产后42天进行健康检查。

（三）促进母乳喂养

1989年世界卫生组织和联合国儿童基金会发布的《保护、促进和支持母乳喂养的联合声明》要求每个妇幼保健机构都应做到"促使母乳喂养成功的十点措施"，包括以下几个方面。

1. 有书面的母乳喂养政策，并常规地传达到所有的保健人员。

2. 对所有保健人员进行必要的技术培训，使他们能实施这一政策。

3. 要把有关母乳喂养的好处及处理方法告诉所有孕妇。

4. 帮助母亲在产后半小时内开始母乳喂养。

5. 指导母亲如何喂奶，以及在需与其婴儿分开的情况下如何保持泌乳。

6. 除母乳外，禁止给新生婴儿喂任何食物或饮料，除非有医学指征。

7. 实行母婴同室，让母亲与婴儿一天 24 小时在一起。

8. 鼓励按需哺乳。

9. 不要给母乳喂养的婴儿吸吮橡皮奶头或使用奶头做安慰物。

10. 促进母乳喂养支持组织的建立，并将出院母亲转给这些组织。

六、产后 42 天检查（掌握）

产后 42 天，正常产妇应接受乡镇卫生院的健康检查，了解健康状况，检查者填写产后 42 天健康检查记录表。

1. 了解产褥期基本情况 了解产褥期有无发热、出血、腹痛等情况及其治疗经过；了解妊娠期间有无妊娠合并症及并发症，及其相关疾病的症状是否缓解或存在；了解母乳喂养情况等。

2. 体格检查 测量体重、血压，检查乳房，进行盆腔检查，了解子宫复旧及伤口愈合情况。

3. 对孕产期有合并症和并发症者进行必要的辅助检查，并提出诊疗意见。

4. 保健指导 为产妇提供纯母乳喂养 6 个月、婴幼儿营养、心理、卫生及避孕方法等指导。产后健康检查未发现异常者可恢复性生活。但如果产后检查发现恶露未净、会阴伤口有触痛、子宫偏大偏软、子宫复旧欠佳时，应暂缓性生活。在恢复性生活的同时，就应采取避孕措施，避免意外妊娠。

七、服务要求（掌握）

1. 开展孕产妇健康管理的乡镇卫生院应当具备服务所需的基本设备和条件。

2. 从事孕产妇健康管理服务工作的人员应取得相应的执业资格，并接受过孕产妇保健专业技术培训，按照国家孕产妇保健有关规范要求，进行孕产妇全程追踪与管理工作。

3. 加强与村（居）委会、妇联、计生等相关部门的联系，掌握辖区内孕产

妇人口信息。

4. 加强宣传，在基层医疗卫生机构公示免费服务内容，使更多的育龄妇女愿意接受服务，提高早孕建册率。

5. 将每次保健服务的信息及检查结果准确、完整地记录在《孕产妇保健手册》和检查或随访记录上，并纳入健康档案管理。

6. 积极运用中医药方法（如饮食起居、情志调摄、食疗药膳、产后康复等），开展妊娠期、产褥期、哺乳期保健服务。

八、考核指标（掌握）

1. 早孕建册率＝辖区内妊娠 13 周之前建册并进行第一次产前检查的产妇人数 / 该地该时间段内活产数 ×100%。

2. 产后访视率＝辖区内产妇出院后 28 天内接受过产后访视的产妇人数 / 该地该时间内活产数 ×100%。

第四节　老年人健康管理

一、服务对象和内容（掌握）

按照《国家基本公共卫生服务规范（第 3 版）》要求，老年人健康管理的服务对象是辖区内 65 岁及以上常住居民。辖区内常住居民，包括居住半年以上的户籍及非户籍居民。

每年为老年人提供 1 次健康管理服务，包括生活方式和健康状况评估、体格检查、辅助检查和健康指导。

二、生活方式和健康状况评估（熟悉）

（一）评估目的和意义

老年人的健康状况受多种因素的影响，其中不健康的生活方式行为模式和错误的认知是很多慢性病发生的促发因素。冠状动脉粥样硬化性心脏病、脑卒中等心脑血管疾病、糖尿病、慢性呼吸系统疾病、恶性肿瘤等是近 30 年来影响我国居民健康的重要慢性非传染性疾病。吸烟、饮酒、体力活动少、不合理膳食和心理与社会不良刺激因素是导致高血压、高血糖、血脂异常、超重肥胖等生物危险因子的直接原因。吸烟、饮酒、身体活动不足、膳食不合理被称为行为危险因子。行为危险因子和生物危险因子（或称为中间危险因子）成为冠状动脉粥样硬化性心脏病、脑卒中等心脑血管疾病、糖尿病、慢性呼吸系统疾病、恶性肿瘤的共同危险因子。行为危险因子经过教育培训是可以被矫正和改变的。通过评估老年人生活方式，了解老年人存在的影响健康、导致疾病的行为危险因子，依据这些信息资料可以为其提供正确、合理的生活方式及保健指导。针对上述行为危险因子进行干预，可有效降低发病率或延缓其病情的发展，对预防和控制相关疾病，提高老年人的整体健康水平具有重要作用。

（二）评估内容

1. 饮食行为评估 需要评估患者进食膳食所含热量及其来源比例，食物种类和脂肪、食盐、果蔬以及乙醇等的摄入量。

2. 运动锻炼的评估 运动形式和运动量。

3. 体重控制情况 体质指数和体重分类、腰围以及是否为中心型肥胖，是否控制体重，控制体重采取的方法等。

4. 吸烟行为的评估 是否吸烟、开始吸烟年龄、目前吸烟量、烟的种类以及对戒烟的态度、是否有过戒烟等。

5. 饮酒行为的评估 是否饮酒、饮酒量、饮酒种类、是否有酒精依赖等。

6. 精神压力及紧张因素状况的评估 是否有各种情绪障碍（紧张、焦虑、抑郁等）和心理困扰等。

7. 遵医嘱行为的评估 各种慢性病患者遵医嘱服药情况，是否遵医嘱监测血压、血糖等。

（三）评估方法

乡村医生可通过以下途径获得信息，对生活方式进行评估。

1. 健康体检时对健康体检表中生活方式要求的内容逐项询问。

2. 使用调查问卷，采用询问的方式对评估内容逐项询问。

3. 日常诊疗和随访工作中，根据老年人健康状况进行针对性询问。

4. 开展健康教育工作过程中，通过沟通、交流获得相关信息。

三、老年人生活自理能力评估（熟悉）

（一）评估目的和意义

老年人的生活自理能力对老年人的身体健康和心理健康影响很大，通过生活自理能力评估，可了解老年人的生活自理能力，为针对性提供健康管理提供相关信息，为老年人生活照料和支持提供依据。有助于开展针对性健康管理工作，维护老年人健康水平和提高生活质量。

（二）评估内容

包括<u>进餐、梳洗、穿衣、如厕、身体活动等生活自理能力的评估</u>。详见表9-3。

表9-3　老年人生活自理能力评估表

评估事项、内容与评分	程度等级				判断评分
	可自理	轻度依赖	中度依赖	不能自理	
进餐：使用餐具将饭菜送入口、咀嚼、吞咽等活动	独立完成	—	需要协助，如切碎、搅拌食物等	完全需要帮助	
评分	0	0	3	5	
梳洗：梳头、洗脸、刷牙、剃须、洗澡等活动	独立完成	能独立地洗头、梳头、洗脸、刷牙、剃须等；洗澡需要协助	在协助下和适当的时间内，能完成部分梳洗活动	完全需要帮助	
评分	0	1	3	7	
穿衣：穿衣裤、袜子、鞋子等活动	独立完成	—	需要协助，在适当的时间内完成部分穿衣	完全需要帮助	
评分	0	0	3	5	
如厕：小便、大便等活动及自控	无须协助，可自控	偶尔失禁，但基本上能如厕或使用便具	经常失禁，在很多提示和协助下尚能如厕或使用便具	完全失禁，完全需要帮助	
评分	0	1	5	10	
活动：站立、室内行走、上下楼梯、户外活动	独立完成所有活动	借助较小的外力或辅助装置能完成站立、行走、上下楼梯等	借助较大的外力才能完成站立、行走，不能上下楼梯	卧床不起，活动完全需要帮助	
评分	0	1	5	10	
总得分					

（三）评估方法

1. 以老年人生活自理能力评估表为<u>工具</u>，由老年人自己完成评估；对于阅读能力、理解能力不能满足要求的老年人，可由了解老年人生活情况和健康情况的家人代为进行评估。

2. 评估时要对评估表中5个方面的评估事项进行自理能力程度等级的选择。

3. 自评完成后由医务人员判断评分，并计算总评分。

4. 根据总评分判断老年人生活自理能力的程度。判断依据是：<u>0～3分者为可自理；4～8分者为轻度依赖；9～18分者为中度依赖；＞19分者为不能自理</u>。

四、体格检查和辅助检查（熟悉）

根据《国家基本公共卫生服务规范（第3版）》要求，通过问诊、体格检查、辅助检查和老年人生活自理能力评估，了解老年人的健康状况，为针对性进行老年人的健康管理提供依据。

体格检查：包括体温、脉搏、呼吸、血压、身高、体重、腰围、皮肤、浅表淋巴结、肺部、心脏、腹部等常规体格检查，并对口腔、视力、听力和运动功能等进行粗测判断。

辅助检查：包括血常规、尿常规、肝功能（血清谷草转氨酶、血清谷丙转氨酶和总胆红素）、肾功能（血清肌酐和血尿素）、空腹血糖、血脂（总胆固醇、三酰甘油、低密度脂蛋白胆固醇、高密度脂蛋白胆固醇）、心电图和腹部B超（肝、胆、胰、脾）检查。

对于已建立居民健康档案的老年人，除了通过问诊、体格检查和辅助检查获得及时的健康状况信息外，还可通过健康档案获得老年人既往的健康状况信息。从卫生资源和信息有效利用的角度看，应首先利用健康档案已有的信息，在此基础上，再通过进行健康检查获得新的健康信息，作为老年人健康管理的依据。

五、健康指导（熟悉）

（一）健康指导原则

《国家基本公共卫生服务规范（第3版）》对老年人的健康指导有如下要求。

1. 告知老年人健康体检的结果，并进行相应健康指导。

2. 对发现已确诊的原发性高血压患者、2型糖尿病患者，应纳入相应的慢性病患者健康管理。

3. 对体检中发现有异常的老年人建议定期复查。

4. 进行健康生活方式以及疫苗接种、骨质疏松预防、防跌倒措施、意外伤害预防和自救等健康指导。

5. 告知或预约下一次健康管理服务的时间。

（二）健康指导方法

根据世界卫生组织"5A"方法，针对健康生活方式中行为改变的指导方法如下。

1. **评估** 首先针对评估对象个体的生活方式进行评价，了解其行为改变的状况、知识和态度，确定其最主要的危险因子。评估内容包括饮食、运动锻炼、

体重控制、吸烟、饮酒、遵医嘱等行为及精神压力等因素。

2. 建议 根据评估对象个体的行为危险因子水平,提出有针对性的行为改变建议,使评估对象了解生活方式干预对健康的重要性。建议内容如下。

(1)合理膳食:《中国居民膳食指南》引用世界卫生组织推荐的适宜膳食能量的构成为糖类(碳水化合物)能量占总能量的55%~65%,脂肪能量占20%~30%,蛋白质占11%~15%。《中国居民膳食指南》中合理膳食包括①食物多样,谷类为主,粗细搭配;②多吃蔬菜、水果和薯类;③每天吃奶类、大豆或其制品;④常吃适量的鱼、禽、蛋和瘦肉;⑤减少烹调油用量,吃清淡、少盐膳食,每天烹调油摄入不超过25ml;食用盐摄入不超过6g;⑥食不过量,天天运动,保持健康体重;⑦三餐分配要合理,零食要适当;⑧每天足量饮水,合理选择饮料;⑨如饮酒应限量;⑩吃新鲜、卫生的食物。

《中国老年人膳食指南》提出的合理膳食建议:①食物要粗细搭配、松软,易于消化、吸收;②合理安排饮食,提高生活质量;③重视预防营养不良和贫血;④多做户外活动,维持健康体重。

(2)增加运动:根据老年人身体状况,提出针对性的运动建议,包括选择适宜的运动形式和运动量,循序渐进,并提出注意事项,防止运动损伤和意外。《中国老年人膳食指南》提出老年人运动的四项原则如下。①安全。参加运动时首先要考虑安全,避免有危险性的项目和动作,运动强度和幅度不能太大,动作要简单、舒缓。②全面。尽量选择多种运动项目和能活动全身的项目,使全身各关节、肌肉群和身体多个部位得到锻炼。③自然。老年人运动方式应自然、简便,不宜做负重憋气、过分用力、头部旋转摇晃的运动,尤其对有动脉硬化和高血压的老年人,更应避免。④适度。老年人应根据自己的生理特点和健康状况选择适当的运动强度、时间和频率。最好坚持每天锻炼,每周至少锻炼3~5次,每天户外活动时间至少30分钟,最好60分钟。老年人进行锻炼一定要量力而行,运动强度以轻微出汗、自我感觉舒适为度。另外,老年人运动要尽量选择空气清新、场地宽敞、设施齐全、锻炼气氛好的场所锻炼。

(3)戒烟:戒烟或减少吸烟量。

(4)适量饮酒:《中国居民膳食指南》建议成年男性一天饮用酒的酒精量不超过25g,相当于啤酒750ml,或葡萄酒250ml,或38°的白酒75g,或高度白酒50g;成年女性一天饮用酒的酒精量不超过15g,相当于啤酒450ml,或葡萄酒150ml,或38°的白酒50g。

(5)心理平衡、缓解精神压力:鼓励参加各种活动来进行自我调节和放松心情。

（6）监测血压和血糖：对老年人中的高血压患者和糖尿病患者，建议遵医嘱监测血压和血糖，并教会患者检测血糖、血压的方法。

3. 服务对象的认同 提高老年人的参与程度，与老年人共同制订个体化的切实可行的目标和健康改善行动计划，为老年人提供感兴趣的活动形式，提高他们的依从性和可行性。内容包括：①了解老年人喜欢的活动形式与预计目标。②帮助老年人制定一个符合其意愿的目标，而不应是医师主观地去设定目标。

4. 支持 创造社区支持性环境并为患者提供保健指导。支持的内容为：①了解老年人达到目标面临的最大挑战。②了解老年人克服困难曾经采取的措施。③为老年人制订书面的行为干预计划，方便患者对照实施。④为老年人实现目标提供咨询、指导和运动场所等社区支持性环境。

5. 计划 制订随访计划，通过家庭访视、电话随访、短信通知和门诊随访等方式进行生活方式调整的随访。计划的内容为：①预约下次随访时间。②了解老年人在接受指导期间合理膳食、体力活动、控制体重、戒烟限酒等执行情况。③了解老年人利用社区资源的情况。④随时调整和改进个体干预方案。

六、服务要求（掌握）

（一）服务流程

乡村医生为辖区内老年人提供健康管理的服务流程包括"预约——信息采集和健康状况评估——评估结果的分类——老年人的分类管理"共4个环节。服务流程体现以下特点：①信息采集不仅包含体检，而且还包括生活方式和健康状况评估；②健康管理的服务对象不仅包括患者，还包括健康的人和具有危险因子的人；③不仅针对疾病进行管理，还针对生活方式进行管理；④老年人健康管理不是孤立开展的，而是与慢性病患者和其他疾病的健康管理相结合开展的；⑤关注老年人骨质疏松预防、意外伤害预防和疫苗接种。

（二）服务要求

1. 每年为老年人提供1次健康管理服务，包括生活方式和健康状况评估、体格检查、辅助检查和健康指导。

2. 开展老年人健康管理服务的乡镇卫生院应当具备服务内容所需的基本设备和条件。对于乡村医生个人，应做到：①了解相关的设备和条件；②具备相关设备及条件使用的技能；③在服务过程中充分利用相关的设备和条件为老年人健康管理服务。

3. 加强与村（居）委会、派出所等相关部门的联系，掌握辖区内老年人口信息变化。加强宣传，告知服务内容，使更多的老年人愿意接受服务。

健康管理不仅是一项卫生工作，还是一项社会工作。在为老年人健康管理服务的过程中，加强与村（居）委会、派出所等相关部门的联系，不仅可以获得辖区内老年人口的相关信息，还可充分利用村（居）委会等基层组织的号召力、组织领导能力等社会支持作用，开展健康宣传，协助组织健康体检和相关疾病的随访管理等，提高乡村医生为老年人健康管理服务的效率。

4. 每次健康检查后，及时将相关信息记入健康档案，具体内容详见《城乡居民健康档案管理服务规范》健康体检表。对于已纳入相应慢性病健康管理的老年人，本次健康管理服务可为一次随访服务。

健康管理是一个长期的过程，健康管理需要借助健康档案这个工具来提高管理的科学性、有效性和管理效率。老年人的健康管理，不论是"预约""信息采集和健康状况评估"，还是"评估结果的分类""老年人的分类管理"，都离不开既往健康档案中信息的利用。同时，服务流程中每一步骤产生的数据或信息，又可成为健康档案的信息来源，并应补充到健康档案之中。需要注意的是，乡村医生应了解建立健康档案的目的，不仅是为了完成"填报"任务，而且要将健康档案作为提高医务人员健康服务效率的工具。因此，乡村医生应尽力将健康档案的建立和使用融入日常工作，才能使其真正成为提高工作效率的工具。

5. 积极应用中医药方法为老年人提供养生保健疾病防治等健康指导。

（三）考核指标

为了评价老年人健康管理服务的任务完成数量和质量，有的地方也为了进行绩效考核，故设立考核指标：老年人健康管理率。

1. 定义　老年人健康管理率是指一年中辖区内 65 岁及 65 岁以上常住居民中接受健康管理人数的比例。

2. 计算公式　老年人健康管理率＝年内接受健康管理人数 / 年内辖区内 65 岁及 65 岁以上常住居民数 ×100%。

3. 相关概念

（1）年内辖区内 65 岁及以上常住居民数：通常来源于村（居）委会、派出所等相关部门提供的 65 岁及 65 岁以上老年人的人口数，可采用每年 6 月 30 日的人口数，也可采用上一年年初人口数与本年度年末人口数的平均数，如上一年 1 月 1 日人口数 + 本年 12 月 31 日人口数之和除以 2 计算而来。

（2）接受健康管理的人数：是指辖区内 65 岁以上常住老年人建立了健康

档案，且一年中接受了健康体检、健康指导、健康体检表填写完整的人数。

（3）体检表完整：所谓完整，一是指填写项目的完整，通过对完整程度的检查，发现还有哪些要求的体检项目没有进行；二是指填写信息的完整，就是说每项体检完成后，体检结果是否得到完整记录。抽查体检表的完整是按照一定的方法，比如随机或按照某种特点在全部已完成填写的体检表中抽取一定数量的体检表进行检查的过程，可直接反映健康体检表填写的完整性和填写质量，也可间接反映开展哪些项目的老年人健康体检，还有哪些项目没有开展。为改善工作方向提供依据。

第五节　高血压患者健康管理

一、服务对象（掌握）

辖区内 35 岁及以上常住居民中原发性高血压患者。

二、筛查（掌握）

1. 对辖区内 35 岁及以上常住居民，每年为其免费测量一次血压（非同日 3 次测量）。注意测量血压正确的方法：要安静休息 5 分钟以上开始测量；测量时裸露右（左）上臂或只隔一件单衣，不能卷起衣袖测量；测量过程中不要说话或移动，保持测量过程安静；测量稳定状态下的血压值，2～3 次测量确认。

2. 对第一次发现收缩压≥140mmHg 和（或）舒张压≥90mmHg 的居民在去除可能引起血压升高的因素后预约其复查，非同日 3 次测量血压均高于正常，可初步诊断为高血压。建议转诊到有条件的上级医院确诊并取得治疗方案，2 周内随访转诊结果，对已确诊的原发性高血压患者纳入高血压患者健康管理。对可疑继发性高血压患者，及时转诊。

3. 如有以下 6 项指标中的任一项高危因素，建议每半年至少测量 1 次血压，并接受医务人员的生活方式指导。

（1）血压高值［收缩压 130～139mmHg 和（或）舒张压 85～89mmHg］。

（2）超重或肥胖，和（或）腹型肥胖。

超重：28kg/m^2＞BMI≥24kg/m^2；肥胖：BMI≥28kg/m^2。

腰围：男≥90cm（2.7 尺），女≥85cm（2.6 尺）为腹型肥胖。

（3）高血压家族史（一、二级亲属）。

（4）长期膳食高盐。

（5）长期过量饮酒（每日饮白酒≥100ml）。

（6）年龄≥55岁。

三、随访评估（掌握）

对原发性高血压患者，每年要提供至少4次面对面的随访。

1. 测量血压并评估是否存在危急情况，如出现收缩压≥180mmHg和（或）舒张压≥110mmHg；意识改变、剧烈头痛或头晕、恶心呕吐、视物模糊、眼痛、心悸、胸闷、喘憋不能平卧及处于妊娠期或哺乳期同时血压高于正常等危急情况之一，或存在不能处理的其他疾病时，须在处理后紧急转诊。对于紧急转诊者，乡镇卫生院、村卫生室、社区卫生服务中心（站）应在2周内主动随访转诊情况。

2. 若不需要紧急转诊，询问上次随访到此次随访期间的症状。

3. 测量体重、心率，计算体质指数（BMI）。

4. 询问患者疾病情况和生活方式，包括心脑血管疾病、糖尿病、吸烟、饮酒、运动、摄盐情况等。

5. 了解患者服药情况。

四、分类干预（掌握）

1. 对血压控制满意（一般高血压患者血压降至140/90mmHg以下；≥65岁老年高血压患者的血压降至150/90mmHg以下，如果能耐受，可进一步降至140/90mmHg以下；一般糖尿病或慢性肾病患者的血压目标可以在140/90mmHg基础上再适当降低）、无药物不良反应、无新发并发症或原有并发症无加重的患者，预约下一次随访时间。

2. 对第一次出现血压控制不满意或出现药物不良反应的患者，结合其服药依从性，必要时增加现用药物剂量、更换或增加不同类的降压药物，2周内随访。

3. 对连续两次出现血压控制不满意或药物不良反应难以控制以及出现新的并发症或原有并发症加重的患者，建议其转诊到上级医院，2周内主动随访转诊情况。

4. 对所有患者进行有针对性的健康教育，与患者一起制定生活方式改进目标，并在下一次随访时评估进展。告诉患者出现哪些异常时应立即就诊。

五、健康体检（掌握）

对原发性高血压患者，每年进行 1 次较全面的健康检查，可与随访相结合。内容包括体温、脉搏、呼吸、血压、身高、体重、腰围、皮肤、浅表淋巴结、心脏、肺部、腹部等常规体格检查，并对口腔、视力、听力和运动功能等进行判断。具体内容参照《居民健康档案管理服务规范》健康体检表。

六、服务要求和考核指标（掌握）

（一）服务要求

1.高血压患者的健康管理由医师负责，应与门诊服务相结合，对未能按照管理要求接受随访的患者，乡镇卫生院、村卫生室、社区卫生服务中心（站）医务人员应主动与患者联系，保证管理的连续性。

2.随访包括预约患者到门诊就诊、电话追踪和家庭访视等方式。

3.乡镇卫生院、村卫生室、社区卫生服务中心（站）可通过本地区社区卫生诊断和门诊服务等途径筛查和发现高血压患者。有条件的地区，对人员进行规范培训后，可参考《中国高血压防治指南》对高血压患者进行健康管理。

4.发挥中医药在改善临床症状、提高生活质量、防治并发症中的特色和作用，积极应用中医药方法开展高血压患者健康管理服务。

5.加强宣传，告知服务内容，使更多的患者和居民愿意接受服务。

6.每次提供服务后及时将相关信息记入患者的健康档案。

（二）工作指标

1.高血压患者规范管理率＝按照规范要求进行高血压患者健康管理的人数/年内已管理的高血压患者人数 ×100%。

2.管理人群血压控制率＝年内最近一次随访血压达标人数/年内已管理的高血压患者人数 ×100%。

注：最近一次随访血压指的是按照规范要求最近一次随访的血压，若失访则判断为未达标，血压控制是指收缩压＜140mmHg 和舒张压＜90mmHg（65 岁及以上患者收缩压＜150mmHg 和舒张压＜90mmHg），即收缩压和舒张压同时达标。

附件5

高血压患者随访服务记录表

姓　名：　　　　　　　　　　　　　编号□□□-□□□□□

随访方式		1门诊　2家庭 3电话　□	1门诊　2家庭 3电话　□	1门诊　2家庭 3电话　□	1门诊　2家庭 3电话　□
症状	1无症状 2头痛、头晕	□/□/□/□/ □/□/□/□	□/□/□/□/ □/□/□/□	□/□/□/□/ □/□/□/□	□/□/□/□/ □/□/□/□
	3恶心、呕吐 4眼花、耳鸣 5呼吸困难 6心悸、胸闷 7鼻出血不止 8四肢发麻 9下肢水肿	其他：	其他：	其他：	其他：
体征	血压 （mmHg）				
	体重（kg）	/	/	/	/
	体质指数 （BMI） （kg/m²）	/	/	/	/
	心 率 （/min）				
	其 他				
生活方式指导	日吸烟量 （支）	/	/	/	/
	日饮酒量 （两）	/	/	/	/
	运 动	次/周　分钟/次 次/周　分钟/次	次/周　分钟/次 次/周　分钟/次	次/周　分钟/次 次/周　分钟/次	次/周　分钟/次 次/周　分钟/次
	摄盐情况 （咸淡）	轻/中/重/轻/中/重	轻/中/重/轻/中/重	轻/中/重/轻/中/重	轻/中/重/轻/中/重
	心理调整	1良好　2一般 3差　□	1良好　2一般 3差　□	1良好　2一般 3差　□	1良好　2一般 3差　□
	遵医行为	1良好　2一般 3差　□	1良好　2一般 3差　□	1良好　2一般 3差　□	1良好　2一般 3差　□
辅助检查 *					
服药依从性		1规律　2间断 3不服药　□	1规律　2间断 3不服药　□	1规律　2间断 3不服药　□	1规律　2间断 3不服药　□
药物不良反应		1无　2有　□	1无　2有　□	1无　2有　□	1无　2有　□

续表

此次随访分类		1控制满意 2控制不满意 3不良反应 4并发症 □			1控制满意 2控制不满意 3不良反应 4并发症 □			1控制满意 2控制不满意 3不良反应 4并发症 □			1控制满意 2控制不满意 3不良反应 4并发症 □		
用药情况	药物名称1												
	用法用量	每日 次	每次		每日 次	每次		每日 次	每次		每日 次	每次	
	药物名称2												
	用法用量	每日 次	每次		每日 次	每次		每日 次	每次		每日 次	每次	
	药物名称3												
	用法用量	每日 次	每次		每日 次	每次		每日 次	每次		每日 次	每次	
	其他药物												
	用法用量	每日 次	每次		每日 次	每次		每日 次	每次		每日 次	每次	
转诊	原因												
	机构及科别												
下次随访日期													
随访医师签名													

填表说明

1. 本表为高血压患者在接受随访服务时由医师填写。每年的健康体检后填写健康体检表。若失访，在随访日期处写明失访原因；若死亡，写明死亡日期和死亡原因。

2. 体征：体质指数（BMI）＝体重（kg）/身高的平方（m²），体重和体质指数斜线前填写目前情况，斜线后填写下次随访时应调整到的目标。如果是超重或肥胖的高血压患者，要求每次随访时测量体重并指导患者控制体重；正常体重人群可每年测量一次体重及体质指数。如有其他阳性体征，请填写在"其他"一栏。

3. 生活方式指导：在询问患者生活方式时，同时对患者进行生活方式指导，与患者共同制定下次随访目标。

日吸烟量：斜线前填写目前吸烟量，不吸烟填"0"，吸烟者写出每天的吸烟量"××支"，斜线后填写吸烟者下次随访目标吸烟量"××支"。

日饮酒量：斜线前填写目前饮酒量，不饮酒填"0"，饮酒者写出每天的饮酒量相当于白酒"××两"，斜线后填写饮酒者下次随访目标饮酒量相当于白酒"××两"（啤酒/10＝白酒量，红酒/4＝白酒量，黄酒/5＝白酒量）。

运动：填写每周几次，每次多少分钟。即"××次/周，××分钟/次"。横线上填写目前情况，横线下填写下次随访时应达到的目标。

摄盐情况：斜线前填写目前摄盐的咸淡情况。根据患者饮食的摄盐情况，按咸淡程度在列出的"轻、中、重"之一上划"√"分类，斜线后填写患者下

次随访目标摄盐情况。

心理调整：根据医师印象选择对应的选项。

遵医行为：指患者是否遵照医师的指导去改善生活方式。

4. 辅助检查：记录患者上次随访到这次随访之间在各医疗机构进行的辅助检查结果。

5. 服药依从性："规律"为按医嘱服药；"间断"为未按医嘱服药，频次或数量不足；"不服药"即为医师开了处方，但患者未使用此药。

6. 药物不良反应：如果患者服用的降压药物有明显的药物不良反应，具体描述哪种药物，何种不良反应。

7. 此次随访分类：根据此次随访时的分类结果，由随访医师在4种分类结果中选择一项在"□"中填上相应的数字。"控制满意"是指血压控制满意，无其他异常；"控制不满意"是指血压控制不满意，无其他异常；"不良反应"是指存在药物不良反应；"并发症"是指出现新的并发症或并发症出现异常。如果患者同时并存几种情况，填写最严重的一种情况，同时结合上次随访情况确定患者下次随访时间，并告知患者。

8. 用药情况：根据患者整体情况，为患者开具处方，并填写在表格中，写明用法、用量。同时记录其他医疗卫生机构为其开具的处方药。

9. 转诊：如果转诊要写明转诊的医疗机构及科室类别，如××市人民医院心内科，并在"原因"一栏写明转诊原因。

10. 下次随访日期：根据患者此次随访分类，确定下次随访日期，并告知患者。

11. 随访医师签名：随访完毕，核查无误后随访医师签署其姓名。

第六节　2型糖尿病患者健康管理

一、服务对象（掌握）

辖区内35岁及以上常住居民中2型糖尿病患者。

二、筛查（掌握）

1. 对工作中发现的2型糖尿病高危人群进行有针对性的健康教育，建议其每年至少测量1次空腹血糖，并接受医务人员的健康指导。

2. 2型糖尿病的高危人群主要包括年龄≥40岁；体质指数（BMI）≥24；

男性腰围≥90cm，女性≥85cm；有糖尿病家族史者；以往有空腹血糖处在6.1～6.9mmol/L（IFG）者或餐后2小时血糖处在7.8～11.0mmol/L状态者（IGT）；有高密度脂蛋白胆固醇降低和（或）高三酰甘油血症者；有高血压和（或）心脑血管病变者；严重精神病和抑郁症患者。

3. 健康指导主要包括：饮食控制、运动治疗、控制体重、保持良好的心理状态及支持性环境。糖尿病患者要采取综合治疗，包括饮食治疗、运动治疗、血糖监测、健康教育和药物治疗。其中饮食治疗的基本原则是控制总能量，达到或维持合理体重；平衡膳食，合理安排各种营养素比例；避免高脂肪，适量蛋白质，适宜碳水化合物；增加膳食纤维摄入；清淡饮食，减少钠盐摄入；坚持少量多餐，定时定量；保持饮食摄入和身体活动的平衡。

三、随访评估（掌握）

对确诊的2型糖尿病患者，每年提供4次免费空腹血糖检测，至少进行4次面对面随访。

1. 测量空腹血糖和血压，并评估是否存在危急情况，如出现血糖≥16.7mmol/L或血糖≤3.9mmol/L；收缩压≥180mmHg和（或）舒张压≥110mmHg；意识或行为改变、呼气有烂苹果样丙酮味、心悸、出汗、食欲减退、恶心、呕吐、多饮、多尿、腹痛、深大呼吸、皮肤潮红；持续性心动过速（心率>100/min）；体温>39℃或有其他的突发异常情况，如视力突然骤降、妊娠期及哺乳期血糖高于正常值等危险情况之一，或存在不能处理的其他疾病时，须在处理后紧急转诊。对于紧急转诊者，乡镇卫生院、村卫生室、社区卫生服务中心（站）应在2周内主动随访转诊情况。

2. 若不需要紧急转诊，询问上次随访到此次随访期间的症状。

3. 测量体重，计算体质指数（BMI），检查足背动脉搏动情况。

4. 询问患者疾病情况和生活方式，包括心脑血管疾病、吸烟、饮酒、运动、主食摄入情况等。

5. 了解患者服药情况。

四、分类干预（掌握）

1. 对血糖控制满意（空腹血糖值<7.0mmol/L），无药物不良反应、无新发并发症或原有并发症无加重的患者，预约下一次随访。

2. 对第一次出现空腹血糖控制不满意（空腹血糖值≥7.0mmol/L）或药物不良反应的患者，结合其服药依从情况进行指导，必要时增加现有药物剂量、更

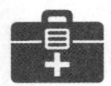

换或增加不同类的降糖药物，2周时随访。

3. 对连续两次出现空腹血糖控制不满意或药物不良反应难以控制以及出现新的并发症或原有并发症加重的患者，建议其转诊到上级医院，2周内主动随访转诊情况。

4. 对所有的患者进行针对性的健康教育，与患者一起制定生活方式改进目标，并在下一次随访时评估进展。告诉患者出现哪些异常时应立即就诊。

五、健康体检（掌握）

对确诊的2型糖尿病患者，每年进行1次较全面的健康体检，体检可与随访相结合。内容包括体温、脉搏、呼吸、血压、空腹血糖、身高、体重、腰围、皮肤、浅表淋巴结、心脏、肺部、腹部等常规体格检查，并对口腔、视力、听力和运动功能等进行判断。具体内容参照《居民健康档案管理服务规范》健康体检表。

六、服务要求和考核指标（掌握）

（一）服务要求

1. 2型糖尿病患者的健康管理由医师负责，应与门诊服务相结合，对未能按照健康管理要求接受随访的患者，乡镇卫生院、村卫生室、社区卫生服务中心（站）应主动与患者联系，保证管理的连续性。

2. 随访包括预约患者到门诊就诊、电话追踪和家庭访视等方式。

3. 乡镇卫生院、村卫生室、社区卫生服务中心（站）要通过本地区社区卫生诊断和门诊服务等途径筛查和发现2型糖尿病患者，掌握辖区内居民2型糖尿病的患病情况。

4. 发挥中医药在改善临床症状、提高生活质量、防治并发症中的特色和作用，积极应用中医药方法开展2型糖尿病患者健康管理服务。

5. 加强宣传，告知服务内容，使更多的患者愿意接受服务。

6. 每次提供服务后及时将相关信息记入患者的健康档案。

（二）工作指标

1. 2型糖尿病患者规范管理率＝按照规范要求进行2型糖尿病患者健康管理的人数/年内已管理的2型糖尿病患者人数×100%。

2. 管理人群血糖控制率＝年内最近一次随访空腹血糖达标人数/年内已管理的2型糖尿病患者人数×100%。

注：最近一次随访血糖指的是按照规范要求最近一次随访的血糖，若失访则判断为未达标，空腹血糖达标是指空腹血糖＜7mmol/L。

附件6

2型糖尿病患者随访服务记录表

姓　名：　　　　　　　　　　　　　　　　编号□□□－□□□□□

随访日期					
	随访方式	1 门诊　2 家庭 3 电话　□	1 门诊　2 家庭 3 电话　□	1 门诊　2 家庭 3 电话　□	1 门诊　2 家庭 3 电话　□
症状	1 无症状 2 多饮 3 多食 4 多尿 5 视物模糊 6 感染 7 手足麻木 8 下肢水肿 9 体重明显下降	□/□/□/□ □/□/□/□ 其他	□/□/□/□ □/□/□/□ 其他	□/□/□/□ □/□/□/□ 其他	□/□/□/□ □/□/□/□ 其他
体征	血压 （mmHg）				
	体重（kg）	/	/	/	/
	体质指数 （kg/m²）	/	/	/	/
	足背动脉搏动	1 触及正常 2 减弱（双侧　左侧 右侧） 3 消失（双侧　左侧 右侧）□	1 触及正常 2 减弱（双侧　左侧 右侧） 3 消失（双侧　左侧 右侧）□	1 触及正常 2 减弱（双侧　左侧 右侧） 3 消失（双侧　左侧 右侧）□	1 触及正常 2 减弱（双侧　左侧 右侧） 3 消失（双侧　左侧 右侧）□
	其他				
生活方式指导	日吸烟量	/ 支	/ 支	/ 支	/ 支
	日饮酒量	/ 两	/ 两	/ 两	/ 两
	运动	次/周 分钟/次 次/周 分钟/次	次/周 分钟/次 次/周 分钟/次	次/周 分钟/次 次/周 分钟/次	次/周 分钟/次 次/周 分钟/次
	主食 （克/天）	/	/	/	/
	心理调整	1 良好　2 一般 3 差　□	1 良好　2 一般 3 差　□	1 良好　2 一般 3 差　□	1 良好　2 一般 3 差　□
	遵医行为	1 良好　2 一般 3 差　□	1 良好　2 一般 3 差　□	1 良好　2 一般 3 差　□	1 良好　2 一般 3 差　□

续表

辅助检查	空腹血糖值	mmol/L	mmol/L	mmol/L	mmol/L
	其他检查*	糖化血红蛋白　% 检查日期:　月　日	糖化血红蛋白　% 检查日期:　月　日	糖化血红蛋白　% 检查日期:　月　日	糖化血红蛋白　% 检查日期:　月　日
服药依从性		1 规律　2 间断 3 不服药　□	1 规律　2 间断 3 不服药　□	1 规律　2 间断 3 不服药　□	1 规律　2 间断 3 不服药　□
药物不良反应		1 无　2 有　□	1 无　2 有　□	1 无　2 有　□	1 无　2 有　□
低血糖反应		1 无　2 偶尔 3 频繁　□	1 无　2 偶尔 3 频繁　□	1 无　2 偶尔 3 频繁　□	1 无　2 偶尔 3 频繁　□
此次随访分类		1 控制满意 2 控制不满意 3 不良反应 4 并发症　□	1 控制满意 2 控制不满意 3 不良反应 4 并发症　□	1 控制满意 2 控制不满意 3 不良反应 4 并发症　□	1 控制满意 2 控制不满意 3 不良反应 4 并发症　□
用药情况	药物名称 1				
	用法用量	每日　次　每次	每日　次　每次	每日　次　每次	每日　次　每次
	药物名称 2				
	用法用量	每日　次　每次	每日　次　每次	每日　次　每次	每日　次　每次
	药物名称 3				
	用法用量	每日　次　每次	每日　次　每次	每日　次　每次	每日　次　每次
	胰岛素	种类: 用法和用量:	种类: 用法和用量:	种类: 用法和用量:	种类: 用法和用量:
转诊	原因				
	机构及科别				
下次随访日期					
随访医师签名					

填表说明

1. 本表为 2 型糖尿病患者在接受随访服务时由医师填写。每年的健康体检填写健康体检表。若失访,在随访日期处写明失访原因;若死亡,写明死亡日期和死亡原因。

2. 体征:体质指数(BMI)= 体重(kg)/ 身高的平方(m²),体重和体质指数斜线前填写目前情况,斜线后填写下次随访时应调整到的目标。如果是超重或是肥胖的患者,要求每次随访时测量体重并指导患者控制体重;正常体重人群可每年测量一次体重及体质指数。如有其他阳性体征,请填写在"其他"一栏。

3. 生活方式指导:在询问患者生活方式时,同时对患者进行生活方式指导,与患者共同制定下次随访目标。

日吸烟量：斜线前填写目前吸烟量，不吸烟填"0"，吸烟者写出每天的吸烟量"××支"，斜线后填写吸烟者下次随访目标吸烟量"××支"。

日饮酒量：斜线前填写目前饮酒量，不饮酒填"0"，饮酒者写出每天的饮酒量相当于白酒"××两"，斜线后填写饮酒者下次随访目标饮酒量相当于白酒"××两"（啤酒/10＝白酒量，红酒/4＝白酒量，黄酒/5＝白酒量）。

运动：填写每周几次，每次多少分钟。即"××次/周，××分钟/次"。横线上填写目前情况，横线下填写下次随访时应达到的目标。

主食：根据患者的实际情况估算主食（米饭、面食、饼干等淀粉类食物）的摄入量。为每天各餐的合计量。

心理调整：根据医师印象选择对应的选项。

遵医行为：指患者是否遵照医师的指导去改善生活方式。

4. 辅助检查：为患者进行空腹血糖检查，记录检查结果。若患者在上次随访到此次随访之间到各医疗机构进行过糖化血红蛋白（控制目标为7，随着年龄的增长标准可适当放宽）或其他辅助检查，应如实记录。

5. 服药依从性："规律"为按医嘱服药；"间断"为未按医嘱服药，频次或数量不足；"不服药"即为医师开了处方，但患者未使用此药。

6. 药物不良反应：如果患者服用的降糖药物有明显的药物不良反应，具体描述哪种药物，何种不良反应。

7. 低血糖反应：根据上次随访到此次随访之间患者出现的低血糖反应情况。

8. 此次随访分类：根据此次随访时的分类结果，由责任医师在4种分类结果中选择一项，并在"□"中填上相应的数字。"控制满意"是指血糖控制满意，无其他异常；"控制不满意"是指血糖控制不满意，无其他异常；"不良反应"是指存在药物不良反应；"并发症"是指出现新的并发症或并发症出现异常。如果患者同时并存几种情况，填写最严重的一种情况，同时结合上次随访情况确定患者下次随访时间，并告知患者。

9. 用药情况：根据患者整体情况，为患者开具处方，并填写在表格中，写明用法、用量。同时记录其他医疗卫生机构为其开具的处方药。

10. 转诊：如果转诊要写明转诊的医疗机构及科室类别，如××市人民医院内分泌科，并在"原因"一栏写明转诊原因。

11. 下次随访日期：根据患者此次随访分类，确定下次随访日期，并告知患者。

12. 随访医师签名：随访完毕，核查无误后随访医师签署其姓名。

第七节　结核病患者健康管理

一、服务对象（掌握）

肺结核是由结核分枝杆菌引起的肺部感染，多呈慢性过程，属慢性呼吸道传染病。根据传染病疫情网络报告，我国肺结核患者中约 3/4 发病集中于青壮年，且农村患者较多，主要集中在中西部地区。肺结核的主要传染源是排菌的肺结核患者（尤其是痰涂片阳性、未经治疗的患者）。呼吸道感染是结核的主要感染途径，通过飞沫传播感染是最常见的方式。

当患者咳嗽、打喷嚏或大声说话时，肺部病灶中的结核杆菌随呼吸道分泌物排到空气中，健康人吸入后可引起结核感染。影响结核杆菌传播的主要因素有感染菌株毒力、传染源排菌量的多少、排出飞沫的大小（打喷嚏产生的飞沫小，最容易进入肺深部引起感染）、与患者接触的密切程度、接触者自身的免疫功能、环境因素（阴湿天气易感染）等。其他感染途径，如消化道、皮肤、子宫、泌尿生殖系统等，均很少见。规范的抗结核治疗和管理传染源是结核病有效控制的关键措施。

服务对象是辖区内确诊的肺结核患者。

二、筛查及推介转诊（掌握）

对辖区内前来就诊的居民或患者，如发现有慢性咳嗽、咳痰时间超过 2 周、咯血、血痰，或发热、盗汗、胸痛或不明原因消瘦等肺结核可疑症状者，在鉴别诊断的基础上，填写"双向转诊单"。推荐其到结核病定点医疗机构进行结核病检查。1 周内进行电话随访，看是否前去就诊，督促其及时就医。

三、第一次入户随访（掌握）

乡镇卫生院、村卫生室接到上级专业机构管理肺结核患者的通知单后，要在 72 小时内第一次入户访视患者，具体内容如下。

1. 确定督导人员　督导人员优先为医务人员，也可为患者家属。若选择家属，则必须对家属进行培训。同时与患者确定服药地点和服药时间。按照化学治疗方案，告知督导人员患者的"肺结核患者治疗记录卡"或"耐多药肺结核患者服药卡"的填写方法、取药的时间和地点，提醒患者按时取药和复诊。

2. 对患者的居住环境进行评估，告诉患者及家属做好防护工作，防止传染。

3. 对患者及家属进行结核病防治知识宣传教育。

（1）肺结核治疗疗程：只要配合医师、遵从医嘱，严格坚持按照抗结核治疗的基本原则规律服药，绝大多数的肺结核患者是可以彻底治愈的。服用抗结核药物1个月以后，一般传染性就会减少或消失。通常初治肺结核患者治疗的疗程为6个月左右，复治肺结核患者为8个月左右，耐多药肺结核患者可长达24个月。

（2）不规律服药的危害：不少患者不遵从医嘱，未按时、规律地进行服药，未完成全疗程治疗会导致初次治疗失败，易产生耐药，严重者会发展为耐多药结核病，复治的疗程明显延长，治愈率会大大降低，甚至终身不愈，其治疗费用大幅度增加，如果传染给其他人，被传染者发病也多为耐药结核病。

（3）服药方法及药品存放：抗结核药物宜采用空腹顿服的服药方式，一日的服药量要在同一时间一次性服用（如早上空腹一次性顿服）。药品应放在阴凉干燥、儿童接触不到的地方。夏天宜放在冰箱的冷藏室。

（4）服药后不良反应及处理：常见的不良反应有胃肠道反应，胃肠不适、恶心、呕吐，皮肤瘙痒、关节痛、肢体麻木感等，严重者可能会出现视物不清、皮疹、听力下降、肾功能受损等，应及时联系医师或就诊，禁忌自行停药或随意更改治疗方案。若服用利福平后出现尿液变红、红色眼泪等为正常现象，不必担心。为及时发现并干预不良反应，每个月应到定点医疗机构进行血常规、肝功能、肾功能复查。

（5）治疗期间复诊查痰：查痰的目的是让医师及时了解患者的治疗状况：是否有效及是否要调整治疗方案。

需复查痰涂片和培养的时间：①初治肺结核患者应在治疗满2、5、6个月时；②复治肺结核患者在治疗满2、5、8个月时；③耐多药肺结核患者注射期每2个月时；④耐多药肺结核患者非注射期每2个月时。

正确的留痰方法是：深呼吸2～3次，用力从肺部深处咳出痰液，将咳出的痰液留置在痰盒中，并拧紧盒盖。复查的肺结核患者应收集两个痰标本（夜间痰、清晨痰）。夜间痰：送痰前一日，患者晚间咳出的痰液；清晨痰：患者晨起立即用清水漱口后，留存咳出的第2口、第3口痰液。如果患者在留痰前吃过东西，则应先用清水漱口，再留存咳出的第2口、第3口痰液；装有义齿的患者在留取痰标本前应先将义齿取出。唾液为不合格标本。

（6）外出期间如何坚持服药：如果患者需要短时间的外出，应告知医师，并带够足量的药物继续按时服药，同时要注意将药物低温、避光保存；如果改

变居住地，应及时告知医师，以便能够延续治疗。

（7）生活习惯及注意事项：患者应注意保持良好的卫生习惯。避免将疾病传染他人，最好住在单独的、光线充足的房间，经常开窗通风。不能随地吐痰，也不要下咽，应把痰吐在纸中包好后焚烧，或吐在有消毒液的痰盂中；不要对着他人大声说话、咳嗽或打喷嚏。传染期内应尽量少去公共场所，如需外出应佩戴口罩。

吸烟会加重咳嗽、咳痰及咯血等症状，大量咯血可危及生命。抗结核药物大部分经肝代谢，并且对肝有不同程度的损害，饮酒会加重对肝的损害，降低药物疗效，因此在治疗期间应严格戒烟、禁酒。要注意休息，避免重体力活动，加强营养，多吃奶类、蛋类、瘦肉等高蛋白食物，还应多吃绿叶蔬菜、水果以及杂粮等富含维生素和无机盐的食品，避免吃过于刺激的食物。

（8）密切接触者检查：建议与患者密切接触者及时到定点医疗机构进行结核菌感染和肺结核筛查。

4. 告诉患者如出现病情加重、严重不良反应、并发症等异常情况时，要及时就诊。

5. 若72小时内2次访视均未见到患者，则将访视结果向上级专业机构报告。

四、督导服药和随访管理（掌握）

（一）督导服药

1. 医务人员督导患者服药 医务人员对患者进行直视下督导服药。

2. 家庭成员督导 患者每次服药要在家属的面视下进行。

（二）随访评估

对于由医务人员督导的患者，医务人员至少每个月记录1次对患者的随访评估结果；对于由家庭成员督导的患者，基层医疗卫生机构要在患者的强化期或注射期内每10天随访1次，继续期或非注射期内每个月随访1次。

1. 评估是否存在危急情况，如有则紧急转诊，2周内主动随访转诊情况。

2. 对无须紧急转诊的，了解患者服药情况（包括服药是否规律，是否有不良反应），询问上次随访至此次随访期间的症状。询问其他疾病状况、用药史和生活方式。

（三）分类干预

1. 对于能够按时服药、无不良反应的患者，则继续督导服药，并预约下一次随访时间。

2. 患者未按定点医疗机构的医嘱服药，要查明原因。若是不良反应引起的，则转诊；若是其他原因，则要对患者强化健康教育。若患者漏服药次数超过1周及以上，要及时向上级专业机构进行报告。

3. 对出现药物不良反应、并发症或合并症的患者，要立即转诊，2周内随访。

4. 提醒并督促患者按时到定点医疗机构进行复诊。

五、结案评估（掌握）

当患者停止抗结核治疗后，要对其进行结案评估，包括：记录患者停止治疗的时间及原因；对其全程服药管理情况进行评估；收集和上报患者的"肺结核患者治疗记录卡"或"耐多药肺结核患者服药卡"。同时将患者转诊至结核病定点医疗机构进行治疗转归评估，2周内进行电话随访，看其是否前去就诊及确诊结果。

六、服务要求（掌握）

1. 在农村地区，主要由乡村医生开展肺结核患者的健康管理服务。

2. 肺结核患者健康管理医务人员需接受上级专业机构的培训和技术指导。

3. 患者服药后，督导人员按上级专业机构的要求，在患者服完药后在"肺结核患者治疗记录卡"或"耐多药肺结核患者服药卡"中记录服药情况。患者完成疗程后，要将"肺结核患者治疗记录卡"或"耐多药肺结核患者服药卡"交上级专业机构留存。

4. 提供服务后及时将相关信息记入"肺结核患者随访服务记录表"，每个月记入1次，存入患者的健康档案，并将该信息与上级专业机构共享。

5. 管理期间如发现患者从本辖区居住地迁出，要及时向上级专业机构报告。

七、考核指标（掌握）

1. 肺结核患者管理率＝已管理的肺结核患者人数／辖区同期内经上级定点医疗机构确诊并通知基层医疗卫生机构管理的肺结核患者人数 ×100%。

2. 肺结核患者规则服药率＝按照要求规则服药的肺结核患者人数／同期辖区内已完成治疗的肺结核患者人数 ×100%。

规则服药：在整个疗程中，患者在规定的服药时间实际服药次数占应服药次数的90%以上。

第八节　严重精神障碍患者健康管理

一、服务对象（掌握）

严重精神障碍患者健康管理是基本公共卫生服务的主要内容之一，由基层医疗卫生机构在精神卫生专业机构指导下具体承担。

严重精神障碍的定义在不同情况下有所差异，《中华人民共和国精神卫生法》第八十三条规定为"疾病症状严重，导致患者社会适应等功能严重损害、对自身健康状况或者客观现实不能完整认识，或者不能处理自身事务的精神障碍"。

基本公共卫生服务中所指的严重精神障碍，是指临床表现有幻觉、妄想、严重思维障碍、行为紊乱等精神病性症状，且患者社会生活能力严重受损的一组精神疾病。具体包括精神分裂症、分裂情感障碍、偏执性精神障碍、双相情感障碍、癫痫所致精神障碍、精神发育迟滞伴发精神障碍等6种精神疾病。强调要具有精神病性症状，因此要注意精神发育迟滞不伴发精神障碍不包括在内。

服务对象的诊断要由精神科执业医师做出。诊断明确的患者才可纳入健康管理，疑似患者不是基本公共卫生健康管理的对象。

服务对象应为辖区常住患者，即在本辖区内在家居住，并且连续居住至少半年以上，不论是否具有辖区户籍。

二、患者信息管理（掌握）

在将严重精神障碍患者纳入管理时，需由家属提供患者在精神卫生专业机构（包括精神专科医院和综合医院精神科）进行诊断治疗的相关信息，或者由精神卫生专业机构直接将相关信息转给基层医疗卫生机构。同时，基层医疗卫生人员须为患者进行一次全面评估，为其建立一般居民健康档案，并按照要求填写严重精神障碍患者个人信息补充表。在每次随访时还应填写严重精神障碍患者随访服务记录表。各项信息的填写应翔实。上述信息还应及时录入至国家严重精神障碍信息系统中。

三、随访评估（掌握）

根据应管理严重精神障碍患者的病情分类开展随访工作，依病情变化及时调整随访周期。至少每3个月随访1次，全年至少随访4次。每次随访应对患者进行危险性评估；检查患者的精神状况，包括感觉、知觉、思维、情感和意志行为、自知力等；询问和评估患者的躯体疾病、社会功能情况、用药情况及各项实验室检查结果等。

（一）危险性

危险性经评估共分为 6 级。

1.0 级 无符合以下 1～5 级中的任何行为。

2.1 级 口头威胁，喊叫，但没有打砸行为。强调危险性仅限口头，无具体的攻击行为。

3.2 级 打砸行为，局限在家里，针对财物，能被劝说制止。重点在患者虽然有攻击行为，但仅在自己家中，未到公共场合，同时仅针对财物，未攻击人。

4.3 级 明显打砸行为，不分场合，针对财物，不能接受劝说而停止。重点在患者的攻击行为已经发生在家庭以外的场合，同时劝说无效。

5.4 级 持续的打砸行为，不分场合，针对财物或人，不能接受劝说而停止。包括自伤、自杀、伤害自身的行为均属于危险性 4 级。

6.5 级 持管制性危险武器的针对人的任何暴力行为，或者纵火、爆炸等行为，无论在家里还是公共场合。如患者发生持械伤害他人的行为，即使在家中、针对家人，同样属于危险性 5 级。

（二）精神状况

包括患者上次随访到本次随访期间的精神症状（从感觉、知觉、思维、情感和意志行为等多个方面询问）、自知力等。

（三）躯体状况

包括患者上次随访到本次随访期间的睡眠、饮食等一般情况，以及躯体疾病、社会功能、服药及不良反应情况、住院情况及相关实验室检查结果等。

四、分类干预（熟悉）

根据患者的危险性分级、精神症状是否消失、自知力是否完全恢复，工作、社会功能是否恢复，以及患者是否存在药物不良反应或躯体疾病情况将患者病情分为不稳定、基本稳定、稳定 3 类，并依此对患者进行分类干预。

每次随访均应根据患者病情的控制情况，对患者及其家属进行有针对性的健康教育和生活技能训练等方面的康复指导，例如日常生活技能、社交技能、体重控制等。同时应对家属提供心理支持和帮助。

（一）病情不稳定患者

1.定义 指危险性为 3～5 级，或者患者的精神症状、自知力、社会功能

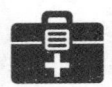

状况、躯体状态等多个方面均较差，如存在明显的精神病性症状、自知力缺乏、有急性药物不良反应或严重躯体疾病。

2.**处理** 对症处理后，立即转诊至精神卫生专业机构接受治疗。必要时请当地公安部门予以协助。住院治疗者2周内随访，居家治疗者应协助精神专科医师进行应急医疗处置，并至少每2周在居委会人员、民警的共同协助下随访1次。

（二）病情基本稳定患者

1.**定义** 指危险性为1～2级，或者患者的精神症状、自知力、社会功能状况至少有一方面较差。

2.**处理** 首先应判断是病情波动、药物疗效不佳，还是伴有药物不良反应或躯体症状恶化。应查找原因，采取相应对症处理措施，必要时与患者原主管医师联系，在规定剂量范围内考虑调整现用药物剂量或精神专科复诊，在医师指导下调整治疗方案，经初步处理后观察2周，若情况趋于稳定，可维持目前治疗方案，3个月时随访；经初步处理无效，应请精神专科医师进行诊治或转诊到上级医院2周内随访转诊情况，对居家治疗者应每2周随访1次至病情稳定。

（三）病情稳定患者

1.**定义** 指危险性为0级，同时，患者精神症状基本消失，自知力基本恢复、社会功能为一般或良好，无严重药物不良反应，躯体疾病稳定，无其他异常。

2.**处理** 继续执行上级医院制定的治疗方案，3个月时随访。

五、健康检查（掌握）

健康检查为免费项目，针对所有管理的严重精神障碍患者开展，每年进行1次。在进行前需征得监护人与患者本人同意，并且要考虑患者病情的实际情况，在存在明显冲动、攻击行为等情况时可能要暂缓。

健康检查可单独进行，也可与随访相结合。健康检查的内容包括检查和化验等。检查包括一般体格检查，如测血压、体重和心电图检查，抽血化验包括血常规、转氨酶、血糖等。如患者病情需要，应增加相应检查项目，如尿常规、B型超声等，费用由医疗保险、医疗救助、个人负担等几种方式或渠道解决。

六、服务要求（掌握）

1.基本公共卫生健康管理应由接受过严重精神障碍管理相关培训的专职或兼职人员开展。

2. 管理需要与公安、民政残联、村（居）委会等相关部门加强联系，及时为辖区内新发现的严重精神障碍患者建立健康档案并及时更新。

3. 健康管理的随访形式包括 3 种：预约患者到门诊就诊、通过电话随访患者情况和入户进行家庭访视等。原则上要求当面随访患者本人，包括门诊就诊随访和到患者家中进行访视等。对拒绝当面随访者，乡村医生可采用电话随访，但应保证至少每半年当面随访 1 次；电话随访发现患者病情有波动时要尽早面访或建议至精神卫生专业机构就诊。

4. 基本公共卫生健康管理工作还需加强宣传，鼓励和帮助患者进行生活功能康复训练，指导患者参与社会活动，接受职业训练，促进患者回归社会。

七、考核指标（掌握）

严重精神障碍患者规范管理率＝年内辖区内按照规范要求进行管理的严重精神障碍患者人数 / 年内辖区内登记在册的确诊严重精神障碍患者人数 ×100%。

第九节 中医药健康管理

一、体质的概念和构成（熟悉）

（一）体质的概念

体质是在遗传变异的基础上，人体所表现出来的形态和功能方面相对稳定的特征。具体指以下几个方面。

1. **身体形态发育水平** 体型、身体姿态、营养状况等。

2. **生理生化功能水平** 即机体新陈代谢功能及人体各系统、器官的工作效能。

3. **身体素质和运动能力** 即身体在生活、劳动和运动中所表现出来的力量、速度、耐力、灵敏、柔韧等身体素质以及走、跑、跳跃、投掷、攀登、爬越、悬垂、支撑等运动能力。

4. **心理状态** 包括本体感知觉能力、个性、人际关系、意志力、判断力等。

5. **适应能力** 对外界环境以及抗寒耐暑的能力，对疾病的抵抗能力。

影响人的体质的因素很多，如遗传、环境、营养、教育、体育锻炼、卫生保健、生活方式等，在这些因素中学校教育，特别是学校体育锻炼，对增强学

生体质具有重要影响。

2009年,《中医体质分类与判定》标准正式发布,该标准是我国第一部指导和规范中医体质研究及应用的文件,旨在为体质辨识及与中医体质相关疾病的防治养生保健、健康管理提供依据,使体质分类科学化、规范化。

(二)体质的类型

《中医体质分类与判定》标准将体质分为平和质、气虚质、阳虚质、阴虚质、痰湿质、湿热质、血瘀质、气郁质、特禀质9个类型。

1. 平和质（A型）

【总体特征】 阴阳气血调和,以体态适中、面色红润、精力充沛等为主要特征。

【形体特征】 体型匀称、健壮。

【常见表现】 面色、肤色润泽,头发稠密、有光泽,目光有神,鼻色明润,嗅觉通利,唇色红润,不易疲劳,精力充沛,耐受寒热,睡眠良好,胃纳佳,大小便正常,舌色淡红,苔薄白,脉和缓有力。

【心理特征】 性格随和开朗。

【对外界环境适应能力】 对自然环境和社会环境适应能力较强。

【发病倾向】 平素患病较少。

2. 气虚质（B型）

【总体特征】 元气不足,以疲乏、气短、自汗等气虚表现为主要特征。

【形体特征】 肌肉松软不实。

【常见表现】 平素语音低弱,气短懒言,容易疲乏,精神不振,易出汗,舌淡红,舌边有齿痕,脉弱。

【发病倾向】 易患感冒、内脏下垂等病;病后康复缓慢。

【对外界环境适应能力】 不耐受风、寒、暑、湿邪。

3. 阳虚质（C型）

【总体特征】 阳气不足,以畏寒怕冷、手足不温等虚寒表现为主要特征。

【形体特征】 肌肉松软不实。

【常见表现】 平素畏冷,手足不温,喜热饮食,精神不振,舌淡胖嫩,脉沉迟。

【发病倾向】 易患痰饮、肿胀、泄泻等病;感邪易从寒化。

【对外界环境适应能力】 耐夏、不耐冬;易感风、寒、湿邪。

4. 阴虚质（D型）

【总体特征】 阴液亏少,以口燥咽干、手足心热等虚热表现为主要特征。

【形体特征】 体型偏瘦。

【常见表现】 手足心热，口燥咽干，鼻微干，喜冷饮，大便干燥，舌红少津，脉细数。

【发病倾向】 易患虚劳、失精、不寐等病；感邪易从热化。

【对外界环境适应能力】 耐冬、不耐夏；不耐受暑、热、燥邪。

5. 痰湿质（E型）

【总体特征】 痰湿凝聚，以形体肥胖、腹部肥满、口黏苔腻等痰湿表现为主要特征。

【形体特征】 体型肥胖，腹部肥满松软。

【常见表现】 面部皮肤油脂较多，多汗且黏，胸闷，痰多，口黏腻或甜，喜食肥甘甜黏，苔腻，脉滑。

【发病倾向】 易患消渴、中风、胸痹等病。

【对外界环境适应能力】 对梅雨季节及湿重环境适应能力差。

6. 湿热质（F型）

【总体特征】 湿热内蕴，以面垢油光、口苦、苔黄腻等湿热表现为主要特征。

【形体特征】 形体中等或偏瘦。

【常见表现】 面垢油光，易生痤疮，口苦口干，身重困倦，大便黏滞不畅或燥结，小便短黄，男性易阴囊潮湿，女性易带下增多，舌质偏红，苔黄腻，脉滑数。

【发病倾向】 易患疮疖、黄疸、热淋等病。

【对外界环境适应能力】 对夏末、秋初湿热气候，湿重或气温偏高环境较难适应。

7. 血瘀质（G型）

【总体特征】 血行不畅，以肤色晦暗、舌质紫黯等血瘀表现为主要特征。

【形体特征】 胖、瘦均见。

【常见表现】 肤色晦暗，色素沉着，容易出现瘀斑，口唇黯淡，舌黯或有瘀点，舌下络脉紫黯或增粗，脉涩。

【发病倾向】 易患症瘕及痛证、血证等。

【对外界环境适应能力】 不耐受寒邪。

8. 气郁质（H型）

【总体特征】 气机郁滞，以神情抑郁、忧虑脆弱等气郁表现为主要特征。

【形体特征】 体型瘦者为多。

【常见表现】 神情抑郁，情感脆弱，烦闷不乐，舌淡红，苔薄白，脉弦。

【心理特征】 性格内向不稳定、敏感多虑。

【发病倾向】 易患脏躁、梅核气、百合病及郁证等。

【对外界环境适应能力】 对精神刺激适应能力较差；不适应阴雨天气。

9. 特禀质（Ⅰ型）

【总体特征】 先天失常，以生理缺陷、过敏反应等为主要特征。

【形体特征】 过敏体质者一般无特殊；先天禀赋异常者或有畸形，或有生理缺陷。

【常见表现】 过敏体质者常见哮喘、风团、咽痒、鼻塞、喷嚏等；患遗传性疾病者有垂直遗传、先天性、家族性特征；患胎传性疾病者具有母体影响胎儿个体生长发育及相关疾病特征。

【心理特征】 随禀质不同情况各异。

【发病倾向】 过敏体质者易患哮喘、荨麻疹、花粉症及药物过敏等；遗传性疾病如血友病、唐氏综合征等；胎传性疾病如五迟（立迟、行迟、发迟、齿迟和语迟）、五软（头软、项软、手足软、肌肉软、口软）、解颅、胎惊等。

【对外界环境适应能力】 适应能力差，如过敏体质者对易致过敏季节适应能力差，易引发宿疾。

二、中医药保健指导（掌握）

中医药保健指导多依据体质类型，从生活起居、饮食、运动等方面开展工作。

（一）平和质的保健指导

注意节制饮食，粗、细粮搭配。起居有节律，劳逸结合。保持充足睡眠时间，参加适度运动，积极乐观开朗，不要常吃过冷、过热或不干净的食物，粗、细粮食物要合理搭配。穴位保健可按摩涌泉穴、足三里。

（二）气虚质的保健指导

气虚体质的人注意避免外感，避免过劳，保持充足睡眠时间，参加适度运动，积极、乐观、开朗。不宜多食生冷苦寒、辛辣燥热的食物，不宜选择过于滋腻、难于消化的食物。宜常食糯米、小米、山药、红薯、马铃薯、胡萝卜、鸡肉、牛肉、黄鱼、鲢鱼、桂圆肉、大枣等，也可通过药膳来调补，如当归黄芪炖鸡、参芪大枣粥等，多食用具有益气健脾作用的食物，如黄豆、白扁豆、鸡肉等。少食空心菜、生萝卜等。注意保暖，避免汗出当风。宜选择运动较缓和的项目如八段锦、太极拳、太极剑等。穴位保健可按摩关元、气海、手足阳明经。

（三）阳虚质的保健指导

阳虚体质的人可多食有温补阳气作用的食物，如羊肉、狗肉、带鱼、虾、核桃、生姜、干姜、洋葱、韭菜、辣椒、花椒、胡椒等，不宜过食生冷食物，少饮绿茶。可做一些舒缓柔和的运动，如慢跑、散步、打太极拳、做广播操。秋、冬季节注意保暖，尤其是手足、背部及下腹部丹田部位的防寒保暖。夏季避免直吹空调、电扇。可多做日光浴。可按摩关元、命门、督脉、膀胱经等，或艾灸足三里、关元，可适当洗桑拿、温泉浴。

（四）阴虚质的保健指导

加强自我修养，减少与人争执或动怒。睡好"子午觉"，居室宜安静。阴虚体质的人饮食宜清淡，远肥腻厚味燥烈之品（包括葱、姜、蒜之类），可常服枸杞、麦冬泡茶饮或食枸杞菊花粥，宜多食黑木耳、黑芝麻、绿豆、糯米、乌贼、龟、鳖、螃蟹、牡蛎、鸭肉、猪皮、豆腐、牛奶等性寒凉食物，多食瘦猪肉、冬瓜等甘凉滋润之品，少食羊肉、韭菜、辣椒、葵花子等温燥辛辣香浓之品。宜选择中小强度运动，控制出汗量，适合太极拳、太极剑、气功等项目。保健穴位：太溪、三阴交，肝、脾、肾经（下肢）。

（五）血瘀质的保健指导

保持乐观开朗，避免急躁。血瘀体质的人宜选用具有调畅气血作用的食物，可常食山楂、桃仁、油菜、大豆、香菇等具有活血祛瘀作用的食物，可少量常饮黄酒、葡萄酒或白酒，醋可多吃，多食山楂、玫瑰花等，少食肥肉等滋腻之品。少食用收涩、寒凉、冰冻之物，如乌梅、柿子、石榴、苦瓜等。不宜久居在阴暗、寒冷的环境中。可参加各种舞蹈、步行健身法、徒手健身操等。保健穴位：期门、血海。

（六）痰湿质的保健指导

痰湿体质的人宜多参加社会活动，多看一些对抗性的体育比赛，不宜思虑过度。饮食宜清淡，少食肥甘厚腻生冷之品，酒类也不宜多饮，且勿过饱。多吃蔬菜、水果，尤其是一些具有健脾利湿，化湿祛痰作用的食物，宜多食山药、薏苡仁、扁豆、萝卜、洋葱、冬瓜、红小豆等；药膳可选择白茯苓粥、薏苡仁粥、赤小豆粥，都具有健脾利湿之效，饮食应以清淡为主，可多食冬瓜等。居住环境切忌潮湿，宜干燥，穿衣宜棉麻的天然透气面料为主。因体形肥胖，易于困倦，故应根据自己的具体情况循序渐进，长期坚持运动锻炼，可选择低强度、长时间、不间断、有规律的有氧运动项目如快走、骑自行车、打羽毛球等。保健穴位：丰隆、足三里、脾经、胃经（下肢）。

（七）湿热质的保健指导

湿热体质的人宜情绪稳定，避免烦恼，培养兴趣爱好。减少饮酒，饮食宜清淡，宜选用甘寒或甘平，具有清热化湿的食物，如薏苡仁、莲子、红小豆、绿豆、鸭肉、鲫鱼、芹菜、莲藕等，减少辛辣和大热大补的食物，少食牛肉、羊肉。居室宜干燥、通风良好，避免潮热。宜做大强度、大运动量的锻炼，如中长跑、游泳、爬山、各种球类、武术等。保健穴位：支沟、阴陵泉，手足阳明经（四肢）及背部。

（八）气郁质的保健指导

气郁体质的人宜乐观、开朗，多与他人相处。饮食宜选用具有疏肝、理气、解郁作用的食物，如黄花菜、海带、山楂、玫瑰花、蘑菇、柑橘、荞麦、洋葱、萝卜、大蒜、苦瓜等。可少量饮酒，以活动血脉，提高情绪。气郁体质的人不要总待在家里，要多参加群众性的体育运动项目，宜坚持做较大强度、发泄式锻炼，如跑步、登山、游泳等。多晒太阳，多听音乐。保健穴位：合谷、太冲，肝经（下肢）。

（九）特禀质的保健指导

尽量避免过敏源的同时，还应避免情绪紧张。饮食宜清淡，多食益气固表的食物，如糯米、山药、红枣等，少食辛辣、腥发食物，不食含可致过敏物质的食物。起居要规律，居室宜通风良好。保持室内清洁，被褥、床单要经常洗晒，可防止对尘螨过敏。避免接触、喂养宠物。避免季节交替时长时间在野外锻炼，运动时注意避风寒。保健穴位：神阙、曲池，肺经（上肢）及背部。

三、儿童中医体质调养（掌握）

（一）概述

小儿具有生机旺盛而又稚嫩、柔软的生理特点，一方面，生机蓬勃，发育旺盛；另一方面，脏腑娇嫩，形气未充。其"发病容易，传变迅速"而又"脏气清灵，易趋康复"。

0～36个月儿童中医药健康管理服务主要是针对小儿的生理病理特点和主要健康问题，通过对家长开展中医饮食起居指导，传授中医穴位按揉方法，改善儿童健康状况，促进儿童生长发育。

（二）服务说明

1. 预约儿童家长　在儿童6、12、18、24、30、36月龄时，结合儿童健康体检和预防接种的时间，预约儿童家长来基层医疗卫生机构接受儿童中医药健康指导。

2. 儿童中医饮食起居指导 根据不同月龄儿童的特点，向家长提供儿童中医饮食调养、起居活动指导。

3. 传授中医穴位按揉方法 在儿童 6、12 月龄时，向家长传授摩腹和捏脊的方法，在 18、24 月龄时向家长传授按揉迎香、足三里穴的方法；在 30、36 月龄时，向家长传授按揉迎香、四神聪穴的方法。

（三）儿童中医保健方法和技术

1. 饮食调养

（1）养成良好的饮食习惯，尽量延长夜间喂奶的间隔时间。

（2）养成良好的饮食习惯，避免偏食，节制零食，按时进食，提倡"三分饥"，防止乳食无度。

（3）食物宜细、软、烂、碎，而且应品种多样。

（4）严格控制冷饮，寒凉食物要适度。

2. 起居调摄

（1）保证充足的睡眠时间，逐步养成夜间睡眠、白天活动的作息习惯。

（2）养成良好的小便习惯，适时把尿；培养每日定时大便的习惯。

（3）衣着要宽松，不可紧束而妨碍气血流通，影响骨骼生长发育。

（4）春季注意保暖，正确理解"春捂"；夏季纳凉要适度，避免直吹电风扇，空调温度不宜过低；秋季避免保暖过度，提倡"三分寒"，正确理解"秋冻"；冬季室内不宜过度密闭保暖，应适当通风，保持空气新鲜。

（5）经常到户外活动，多见风日，以增强体质。

3. 推拿方法

（1）摩腹

【位置】 腹部。

【操作】 操作者用手掌掌面或示指、中指、环指的指面附着于小儿腹部，以腕关节连同前臂反复做环形有节律的移动，每次 1～3 分钟。

【功效】 具有改善脾胃功能、促进消化吸收的作用。

（2）捏脊

【位置】 背脊正中，督脉两侧的大椎至尾骨末端处。

【操作】 操作者用双手的中指、环指和小指握成空拳状，示指半屈，拇指伸直并对准示指的前半段。施术从长强穴开始，操作者用双手示指与拇指合作，在示指向前轻推患儿皮肤的基础上与拇指一起将长强穴的皮肤捏拿起来，然后沿督脉两侧，自下而上，左、右两手交替合作，按照推、捏、捻、放、提的前后顺序，自长强穴向前捏拿至脊背上端的大椎穴捏一遍。如此循环，根据病情

及体质可捏拿4~6遍，从第2遍开始的任何一遍中，操作者可根据不同脏腑出现的症状，采用"重提"的手法，有针对性地刺激背部的脏腑对应腧穴，以便加强疗效。在第5遍捏拿儿童脊背时，在儿童督脉两旁的脏腑对应腧穴处，用双手的拇指与示指合作，分别将脏腑对应腧穴的皮肤用较重的力量在捏拿的基础上提拉一下。捏拿第6遍结束后，用双手拇指指腹在儿童腰部的肾俞穴处，在原处揉动的动作中用拇指适当地向下施以一定的压力，揉按结合。

【功效】 具有消食积、健脾胃、通经络的作用。

（3）穴位按揉

足三里穴

【位置】 在小腿前外侧，犊鼻下3寸，距胫骨前缘一横指处。

【操作】 操作者用拇指端按揉，每次1~3分钟。

【功效】 具有健脾益胃、强壮体质的作用。

迎香穴

【位置】 在鼻翼外缘中点旁，当鼻唇沟中。

【操作】 双手拇指分别按于同侧下颌部，中指分别按于同侧迎香穴，其余3指则向手心方向弯曲，然后使中指在迎香穴处做顺时针方向按揉，每次1~3分钟。

【功效】 具有宣通鼻窍的作用。

四神聪穴

【位置】 在头顶部，百会前后、左右各旁开1寸处，共4穴。

【操作】 用手指逐一按揉，先按左、右神聪穴，再按前、后神聪穴，每次1~3分钟。

【功效】 具有醒神益智的作用。

（4）注意事项

①根据需要准备滑石粉、爽身粉或冬青膏等介质。②操作者应双手保持清洁，指甲修剪圆润，防止操作时划伤小儿皮肤。③天气寒冷时，要保持双手温暖，可搓热后再操作，以免凉手刺激小儿造成紧张，影响推拿。④手法应柔和，争取小儿配合。⑤局部皮肤破损、骨折不宜按揉。

四、老年人中医体质辨识（掌握）

（一）概述

人体处于不同的年龄阶段，在结构、功能、代谢以及对外界刺激反应等方面表现出体质差异性。老年人机体生理功能衰退，随着阴阳气血、津液代谢和情志活动的变化，老年性疾病逐渐增多，平和体质相对较少，偏颇体质较多。因此，老年人中医药健康管理服务可根据老年人的体质特点从情志调摄、饮食调养、起居调摄、运动保健和穴位保健等方面进行相应的中医药保健指导。

对 65 岁及以上居民，在其知情同意下开展老年人中医药健康管理服务。主要内容包括：①中医体质信息采集；②中医体质辨识；③中医药保健指导。

（二）老年人中医体质的特征与判定

1. 平和质

【总体特征】 阴阳气血调和，以体态适中、面色润泽、精力充沛等为主要特征。

【常见表现】 面色、肤色润泽，头发较密，目光有神，不易疲劳，精力充沛，耐受寒热，睡眠良好，胃纳佳，大、小便正常，舌色淡红、苔薄白，脉和缓有力。

【形体特征】 体型匀称，无明显驼背。

【心理特征】 性格随和、开朗。

【发病倾向】 平素患病较少。

【对外界环境适应能力】 对自然环境和社会环境适应能力较强。

2. 气虚质

【总体特征】 元气不足，以疲乏、气短、自汗等表现为主要特征。

【形体特征】 形体偏胖，肌肉松软不实。

【常见表现】 平素语音低弱，气短懒言，容易疲乏，精神不振，易出汗，易头晕，活动量减少，舌淡红，舌边有齿痕，脉弱。

【心理特征】 性格偏内向，喜安静。

【发病倾向】 易患感冒、内脏下垂等病；病后康复缓慢。

【对外界环境适应能力】 不耐受风、寒、暑、湿邪。

3. 阳虚质

【总体特征】 阳气不足，以畏寒怕冷、手足不温等表现为主要特征。

【形体特征】 肌肉松软不实。

【常见表现】 平素畏冷，以胃脘、背部、腰膝多见，手足不温，喜热饮食，精神不振，舌淡胖嫩，脉沉迟。

【心理特征】 性格内向，多沉静。

【发病倾向】 易患痹证、咳喘、泄泻等病；感邪易从寒化。

【对外界环境适应能力】 耐夏、不耐冬；易感风、寒、湿邪。

4. 阴虚质

【总体特征】 阴液亏少，以口燥咽干、手足心热等表现为主要特征。

【形体特征】 体型偏瘦。

【常见表现】 眼睛干涩，口燥咽干，鼻微干，皮肤干燥、脱屑，偏好冷饮，大便干燥，舌红少津，脉细数。

【心理特征】 性格外向，易急躁。

【发病倾向】 易患便秘、燥证、消渴等病；感邪易从热化。

【对外界环境适应能力】 耐冬、不耐夏；不耐受暑、热燥邪。

5. 痰湿质

【总体特征】 痰湿凝聚，以形体肥胖、腹部肥满、口黏苔腻等表现为主要特征。

【形体特征】 体型肥胖，腹部肥满松软。

【常见表现】 面部皮肤油脂较多，多汗且黏，胸闷，痰多，口黏腻或甜，喜食肥甘甜黏苔腻，脉滑。

【心理特征】 性格温和、稳重，善于忍耐。

【发病倾向】 易患鼾症、中风、胸痹等病。

【对外界环境适应能力】 对梅雨季节及湿重环境适应能力差。

6. 湿热质

【总体特征】 湿热内蕴，以面垢油光、口苦、苔黄腻等表现为主要特征。

【形体特征】 形体中等或偏瘦。

【常见表现】 面垢油光，口苦，口中异味，身重困倦，大便黏滞不畅，小便短黄，男性易阴囊潮湿，女性易带下发黄，舌质偏红，苔黄腻，脉滑数。

【心理特征】 性格多变，易烦恼。

【发病倾向】 易患皮肤湿疹、疮疖、口疮、黄疸等病。

【对外界环境适应能力】 对夏末、秋初湿热气候，湿重或气温偏高环境较难适应。

7. 血瘀质

【总体特征】 血行不畅，以肤色晦暗、舌质紫黯等表现为主要特征。

【形体特征】 胖、瘦均见。

【常见表现】 肤色、目眶晦暗，色素沉着，容易出现瘀斑，肢体麻木，好卧，口唇黯淡，舌黯或有瘀点，舌下络脉紫黯或增粗，脉涩。

【心理特征】 性格偏浮躁，易健忘。

【发病倾向】 易患胸痹、癥瘕及痛证、血证等。

【对外界环境适应能力】 不耐受寒邪。

8. 气郁质

【总体特征】 气机郁滞，以神情抑郁、紧张、焦虑等表现为主要特征。

【体型特征】 瘦者为多。

【常见表现】 神情抑郁，紧张焦虑，烦闷不乐，有孤独感，容易受到惊吓，舌淡红，苔薄白，脉弦。

【心理特征】 性格不稳定，敏感多虑。

【发病倾向】 易患不寐、郁证等。

【对外界环境适应能力】 对精神刺激适应能力较差；不适应阴雨天气。

9. 特禀质

【总体特征】 过敏体质者，以过敏反应等为主要特征；先天失常者为另一类特禀质，以禀赋异常为主要特征。

【形体特征】 过敏体质者一般无特殊；先天失常者或有畸形，或有生理缺陷。

【常见表现】 过敏体质者常见哮喘、风团、咽痒、鼻塞、喷嚏等；先天失常者患遗传性疾病者，有垂直遗传、先天性、家族性特征。

【心理特征】 随禀质不同情况各异。

【发病倾向】 过敏体质者易患哮喘、荨麻疹、过敏性鼻炎及药物过敏等；遗传性疾病如血友病等。

【对外界环境适应能力】 适应能力差，如过敏体质者对季节变化等适应能力差，易引发宿疾。

根据老年人中医药健康管理服务记录表前 33 项问题采集信息，每一问题按 5 级评分，依据体质判定标准判定体质类型。

第十节　中风、痹症的中医健康管理

一、中风

（一）发病特点（熟悉）

具有突然昏仆、不省人事、半身不遂、偏身麻木、口眼歪邪、言语謇涩等特定的临床表现。轻证仅见眩晕、偏身麻木、口眼歪斜、半身不遂等；多急性起病，好发于 40 岁以上；发病之前多有头晕、头痛、肢体一侧麻木等先兆症状，常有眩晕、头痛、心悸等病史，病发多有情志失调、饮食不当或劳累等诱因。

（二）常见病因的识别（掌握）

本病多是在内伤积损的基础上，复因劳逸失度、情志不遂、饮酒饱食或外邪侵袭等原因，引起脑脉痹阻或血溢脑脉之外，最终导致脑髓神机受损，从而发生猝然昏仆、半身不遂诸症。

（三）辨证干预（熟悉）

中风的中医健康干预主要是早期重视发病先兆，及时通过情志调摄、中药针灸等综合干预措施防治发病，恢复期与康复期发挥中医核心作用，促进患者早日康复。就辨证干预方面，中经络以平肝息风、化痰祛瘀通络为主。恢复期及后遗症期，多为虚实兼夹，当扶正祛邪，标本兼顾，平肝息风，化痰祛瘀与滋养肝肾，益气养血并用。结合辨病，评估其预后并适当采取必要措施。腔隙性脑梗死、脑血管痉挛虽多表现为中经络，仍应重点监控，防其病情恶化。正确使用通下之法、凉血化瘀法，但应注意活血而不破血、动血。中风后遗症，可配合针灸及康复治疗。

二、痹症

（一）发病特点（熟悉）

本病不分年龄、性别，但青壮年和体力劳动者、运动员以及体育爱好者易于罹患。同时，发病及病情的轻重与寒冷、潮湿、劳累以及天气变化、节气等有关。

（二）常见病因的识别（掌握）

痹证的发生是由于风寒湿热之邪，侵袭肢体经络，引起气血运行不畅，经络阻滞所致。

1. 外邪侵袭　居处、劳动环境寒冷、潮湿或阴雨潮湿季节，感受风寒湿邪则成风寒湿痹。风寒湿痹，郁久化热，而致风湿热合邪痹阻经络为患。

2. 正气不足　素体虚弱，或病后、产后气血亏虚，或劳倦过度，正气不足，卫外不固，外邪乘虚而入致病。

（三）辨证干预（熟悉）

痹证的健康干预要从预防致病因素着手，重在缓解疼痛症状，恢复患者活动能力，提高患者生活质量。痹证的治疗应以祛邪通络为基本原则，并根据邪气的偏盛，分别予以祛风、散寒、胜湿、清热、祛痰、化瘀。痹证的治疗，还宜重视养血活血，即所谓"治风先治血，血行风自灭"；治寒宜结合温阳补火；治湿宜结合健脾益气。久痹正虚者，应重视扶正，补肝肾、益气血是常用之法。可配合针灸、推拿、外治等方法。

第十章 卫生监督协管

第一节 基本知识

一、食源性疾病、食物中毒的概念（熟悉）

（一）食源性疾病

1. 概念 是指通过食物摄入的方式和途径致使病原物质进入人体并引起的中毒性或感染性疾病。食源性疾病除了包括传统的食物中毒之外，还包括经食物而感染的肠道传染病、食源性寄生虫病、人畜共患传染病、食物过敏以及因摄入食物中的有毒有害物质引起的人体慢性损害等。

2. 特征 ①食物是食源性疾病暴发或流行过程中传播病原体的媒介；②引起食源性疾病的病原体是食物中含有的致病因子；③摄入含致病因子的食物可引起感染性或中毒性临床综合征。

（二）食物中毒的定义与分类

1. 定义 食物中毒是指人摄入了含有生物性、化学性、有毒有害物质的食物或把有毒有害物质当作食品摄入后出现的非传染性的急性、亚急性疾病。食物中毒属食源性疾病的范畴，并且是最常见的一类疾病。

2. 分类 食物中毒一般按病原物不同分为 5 类：细菌性食物中毒、真菌及其毒素食物中毒、动物性食物中毒、植物性食物中毒、化学性食物中毒。

二、食物中毒的发病特点及预防措施（熟悉）

（一）发病特点

1. 食物中毒发生的原因和临床表现 各不相同，但其发病具有以下共同特点。

（1）发病潜伏期短，来势急剧，短时间内可能有多数人发病，发病曲线呈突然上升趋势。

（2）发病与食物有关，患者有食用同一污染食物史，流行波及范围与污染食物供应范围相一致，停止污染食物供应后，流行即告终止。

（3）中毒患者临床表现基本相似，以恶心、呕吐、腹痛、腹泻等消化道症状为主。

（4）中毒患者对健康人不具有传染性，人与人之间不直接传染。

2. 细菌性食物中毒的特点　四季都可发生，尤以夏、秋季为主；发病率高、病死率低、恢复快；各类食物均可发生；临床症状分胃肠型和神经型，以消化道症状为主。常见的细菌性食物中毒有沙门菌食物中毒、变形杆菌食物中毒、葡萄球菌食物中毒、副溶血性弧菌食物中毒、肉毒梭菌食物中毒等。

3. 真菌及其毒素食物中毒的特点　食品被真菌污染；一般的烹调和加热处理不能破坏食品中的真菌毒素；没有传染性和免疫性；有明显的季节性和地区性。常见的真菌及其毒素食物中毒有霉变谷物（黄曲霉素）、霉变甘蔗（3-硝基丙酸）引起的中毒。

4. 动物性食物中毒的特点　诊断的主要依据是流行病学资料、患者的潜伏期和特有的临床表现、形态学鉴定资料、实验室结果，必要时进行毒理学试验。常见的动物性食物中毒有河豚，含高组胺的鱼类、鱼胆、贝类。

5. 植物性食物中毒的特点　误食有毒植物或有毒植物种子，发病季节性、地区性比较明显，临床表现各异。常见的植物性食物中毒有毒蘑菇、发芽马铃薯、菜豆、银杏、苦杏仁等。

6. 化学性食物中毒的特点　发病与进食时间、进食量有关；发病有群体性，有相同的临床表现；无地域性、季节性、传染性。常见的有有机磷、亚硝酸盐、鼠药、甲醇中毒等。

（二）细菌性食物中毒的预防原则

1. 防止致病菌污染食品　在"从田野到餐桌"的整个食品生产、加工、储存、运输、销售等所有环节采取各种措施防止食源性致病菌污染食品，避免食品的生熟交叉污染，做好对所有接触直接入口食品的加工工具、容器、食具等的清洗消毒，防止其污染食品。加强全民的食品卫生宣传教育，改变不良的烹调和饮食习惯，食品从业人员要进行就业前体检和定期体检及食品卫生知识培训，严格执行相应的卫生操作规范和卫生制度，各级食品安全监管部门应强化对食品生产加工和销售单位的监督管理，杜绝致病菌污染食品的各种隐患。

2. 控制致病菌在食品中生长繁殖和产生毒素　致病菌一旦污染了食品，只有达到足够的菌量才能导致细菌性食物中毒的发生；因此，为了抑制致病菌在食品中的生长繁殖和产生毒素，应在低温条件下短时间保存食品，新鲜的食品原料应及时加工，加工后的熟食品要立即食用，剩余的食物尽可能在低温条件下保存并尽早食用，不要存放时间过长。

3. 彻底加热食品，杀灭病原菌和破坏毒素 大多数引起细菌性食物中毒的病原菌是不耐热的，彻底加热食品可以杀灭或破坏其中所污染的不耐热的致病菌和细菌毒素，防止细菌性食物中毒的发生；加热食品时应注意保证加热的温度和时间能足以杀灭食品内部的病原菌。

三、常见食品的卫生问题（了解）

1. 粮谷类的主要卫生问题 真菌和真菌毒素的污染、农药残留、有毒有害物质的污染、仓储害虫，以及无机夹杂物、有毒种子的污染、掺假等。

2. 果蔬类的主要卫生问题 细菌和寄生虫的污染、有毒化学物质的污染（如农药污染、工业废水、不恰当存放或腌制导致亚硝酸盐含量增加等）。

3. 豆类及豆类制品的主要卫生问题 豆类中有害物、微生物、添加剂和化肥的残留污染。

4. 油脂类的主要卫生问题 油脂酸败、微生物污染和天然存在的有害物质。

5. 肉类及其制品的主要卫生问题 肉类的腐败变质、易受人畜共患传染病污染、药物残留。

6. 蛋类及其制品的主要卫生问题 微生物污染、化学性污染。

7. 水产品类的主要卫生问题 腐败变质、寄生虫病、工业废水污染。

8. 乳类的主要卫生问题 腐败变质、致病菌污染（如结核菌、炭疽杆菌、布氏菌、沙门菌等）。

9. 酒类的主要卫生问题 酒中的有害物质，常见的有甲醇、醛类、氰化物、铅、锰、微生物污染等。

四、水源选择与卫生防护、饮用水常用消毒方法（熟悉）

（一）水源的种类及其卫生学特征

水源分为降水、地表水及地下水。

1. 降水 降水是指雨水、雪水、雹水。降水的特点是水质较好，矿物质含量较低，但在收集与保存过程中易被污染，且水量没有保证。

2. 地表水 地表水是降水径流和汇集后形成的水体，包括江河水、湖泊水、塘水、水库水等。地表水以降水为主要补充来源，与地下水也有互补关系。因

主要来自降水，地面水质一般较软，含盐量较少。江、河水在涨水期或暴雨后，水中常含有大量泥沙及其他杂质，使水浑浊或带色，细菌含量较高，但盐类含量较低。湖水由于流动较慢，湖岸冲刷较少，水中杂质沉淀较完全，因此水质一般较清，但往往有大量浮游生物生长繁殖，使水着色并带有臭味。塘水容量较小，自净能力差，受地表生活性污物污染的机会多，因而是地表水中水质较差的水源。

3. 地下水 地下水是由于降水和地表水经土壤地层渗透地面以下而形成，可分为浅层地表水、深层地表水、泉水。因经地层的渗滤，其中大部分悬浮物和微生物已被阻留，地下水的水质一般物理感官性状较好，细菌含量较少，但它可溶解土壤中各种矿物盐类使水质硬度增加，水中溶解氧因被土壤中生物化学过程消耗而减少。

（二）水源选择的条件

1. 水量充足 应能满足城镇或居民点的总用水量，并考虑到近期和远期的发展。

2. 水质良好 经净化处理后水源水的感官性状、化学指标、细菌学指标、毒理学指标、放射性指标都应符合生活饮用水水质标准。

3. 便于防护 水源周围环境条件较好，有条件的地区宜优先考虑地下水作为饮用水水源。采用地表水作水源时，取水点应设在城镇和工矿企业的上游。

4. 技术和经济上合理 技术上不存在问题、经济上可支撑、群众取用方便。

（三）生活饮用水卫生要求

生活饮用水是指符合生活饮用水卫生标准的用于日常饮用和洗涤的水，应符合下列4项基本要求。

1. 水中不得含有病原微生物和寄生虫虫卵，以保证不发生和传播介水传染病。

2. 水中所含化学物质及放射性物质不得危害人体健康。

3. 水的感官性状良好。

4. 应经消毒处理，并符合出厂水消毒剂限制值及出厂水和管网末梢水消毒剂余量的要求。

（四）水源水的卫生防护

饮用水的给水方式有集中式给水和分散式给水两种。集中式给水通常称为自来水，是指由水源集中取水，对水进行净化和消毒，并通过输水管和配水管网送到给水站和城镇用户。分散式给水是指居民直接从水源分散取水，是广大农村居民的主要取水方式。

1. 集中式给水的卫生防护 采用地表水水源作饮用水应设置卫生防护带，在取水点周围半径100m的水域内，严禁捕捞、网箱养殖、停靠船只、游泳和从事其他可能污染水源的任何活动；河流取水点上游1000m至下游100m的水域，不得排入工业废水和生活污水，其沿岸防护范围内不得堆放污染水源的废渣、垃圾、有毒物品，不得从事放牧等有可能污染该段水域水质的活动。采用地下水作饮用水源时，要注意井壁的结构应当严密、不漏水，井周围应有一定距离的卫生防护带，在这个区域内不得有污染源存在。

2. 分散式给水的卫生防护

（1）井水卫生防护：采用井水作水源时，井应设在污染源上游，地势较高不易积水处，周围30m内，不得有渗水厕所、渗水坑、粪坑、垃圾堆和废渣堆等污染物。如规定不得在井台上洗菜、洗衣服、喂饮牲畜，严禁向井内扔东西，将井口加高，加井盖，设置公用提水桶，定期掏挖污泥，加强消毒等。

（2）地面水卫生防护：取水点周围25～30m范围内不得有污染源；江河水应采用分段或分时用水；水库、湖水可分区用水；多塘水地区可分塘用水。应禁止在用水区洗涤、养殖或从事其他可能污染水源的活动，以保证饮用水清洁。有条件地区可建设岸边自然渗井或砂滤井进行过滤取水。

（五）农村饮用水常用消毒方法

1. 煮沸消毒 是农村家庭分散式供水（或农村家庭自备水）最安全有效的消毒方法。

2. 氯化消毒 是在水中加入氯制剂，通过制剂中有效氯的作用杀灭水中的致病微生物。常用的氯制剂有液态氯、漂白粉、漂白粉精片等。在农村家庭饮水消毒中以漂白粉、漂白粉精片使用最多。

五、室内空气污染（了解）

（一）室内空气污染的来源

室内空气污染来源很多，主要污染源为室外来源和室内来源。

1. 室外来源的污染物 主要为室外空气、建筑物自身的有害物质、人为带入室内造成污染，以及生活水污染以水雾形势喷入到室内空气中等。

2. 室内来源的污染物 主要为室内燃料燃烧、人的活动、室内建筑装饰材料、生物性污染、家用化学品、室外大气污染物进入等。

（二）室内空气主要污染物对健康的危害

室内空气主要污染物对健康的危害主要有：病原微生物（如军团菌、结核杆菌、白喉杆菌、流感病毒等）通过空气在室内传播；SO_2 和 NO_2 对呼吸道有

损伤；CO 除引起急性中毒外，其慢性影响为损伤心肌和中枢神经；颗粒物中含有大量的多环芳烃（PAH），其中有很多是致癌原。

（三）空气污染的预防控制措施

室内空气中污染物种类较多，来源广泛。保证居室空气清洁的措施除立法机构、政府和相关企业共同努力防治室内外空气污染外，还要考虑以下几个方面的问题：①选择良好的住宅地段；②使用环保建筑材料和装饰材料；③合理配置住宅平面，防止厨房产生的煤烟和烹调油烟吹入居室；④改变烹调习惯，减少油炸、油煎，烹调时减低用油温度；⑤禁止室内吸烟；⑥空气过滤装置应定期清洗或更换；⑦定期清洗排油烟机等。

六、土壤污染（了解）

（一）土壤污染

土壤污染是指人类生产的生活活动中排出的有害物质进入土壤中，超过一定限量，直接或间接地危害人畜健康的现象。

1. 土壤污染的来源

（1）工业污染：包括废水、废气、固体废弃物以及汽车尾气污染。

（2）生活污染：包括生活垃圾、人畜粪便和生活污水等。

（3）农业污染：主要是农药和化肥污染。

土壤污染的种类有很多，有生物性污染物、化学性污染物和放射性污染物。生物性污染物中的病原菌来自垃圾、粪便和污水；化学性污染物包括各种有毒有害物质，其中最主要的是一些重金属（如铅、汞、镉、铬等）和农药；放射性污染来自核试验、核电站和科研机构排出的废气、废水和固体废弃物。污染物污染土壤的方式主要有气型污染、水型污染、固体废弃物型污染等。

2. 土壤污染的危害

（1）生物性污染的危害：土壤的生物性污染可能引起多种传染病和寄生虫病。

（2）化学性污染的危害：土壤受化学性污染后，常常通过农作物和水进入人体，造成各组损害，特别是镉、铬、铊、铅等重金属和农药污染土壤后，在土壤中可残留很长时间，会对居民健康造成各种危害。

（3）农药污染的危害：目前我国农药有 140 多个品种，常用的有 60 多个品种，产量为每年 150 多万吨。农药污染土壤后，多通过农作物进入人体，对人体健康产生各种影响。有机氯农药以其蓄积性强和远期危害备受人们的关注。

3. 土壤卫生防护原则 为了保护土壤不受污染，必须对工业废渣、粪便、垃圾等各种污染物进行合理的收集、运出、无害化处理和综合利用。

（1）工业废渣处理：目前对工业废渣的处理主要是综合利用，进行回收和处理。

（2）粪便无害化处理：人、畜粪便的无害化处理，是控制肠道传染病、增加农业肥料、改良土壤的重要措施。利用堆肥、发酵、沼气法等多种方法，以杀灭粪便中的寄生虫卵和致病微生物，消除传染疾病的危害性，并保持其肥料价值。

（3）垃圾无害化处理：生活垃圾经过有效的无害化处理，才能排放或利用。

（4）污水处理：含有毒污染物的工业废水，必须有效地净化、回收后才能排放；医院污水含有许多致病微生物，应经专门消毒处理。

（5）合理施用农药、化肥：对毒性大并在土壤中残留期长的农药、化肥，应控制适用范围和用量；同时大力发展高效低毒、低残留的新品种农药和化肥。

第二节　服务内容和要求

一、服务内容

（一）食源性疾病及相关信息报告（掌握）

医疗机构在日常工作中发现或怀疑有食源性疾病、食品污染等对人体健康造成危害或可能造成危害的线索和事件，应当立即向卫生行政部门报告。报告内容应包括发生事故的单位、地址、时间、中毒人数、可疑食物、发生的原因及已采取的措施、需要解决的问题和要求等有关内容。

卫生医疗机构和有关单位发现重大食物中毒事件，应在 2 小时内向所在地县级人民政府卫生行政部门紧急报告。

（二）饮用水卫生安全巡查（掌握）

1. 协助卫生监督执法机构对农村集中式供水、城市二次供水和学校供水进行巡查。

2. 协助卫生监督执法机构开展饮用水水质抽检。

3. 发现辖区内饮用水出现异常情况，应及时报告卫生监督执法机构。

4. 协助有关专业机构对供水单位从业人员开展业务培训。

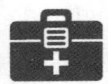

（三）学校卫生服务（掌握）

1. 协助卫生监督执法机构定期对学校传染病防控开展寻访，发现问题隐患及时报告。

2. 认真贯彻落实《中华人民共和国传染病防治法》《学校卫生工作条例》及有关法律、法规。

3. 学校教学建筑、环境噪声、室内微小气候、采光、照明等环境质量以及黑板、课桌椅的设置应当符合国家有关标准。

4. 按照有关规定对学生设置厕所和洗手设施。为学生提供充足的符合卫生标准的饮用水。

5. 督促学校建立卫生制度，加强对学生个人卫生、环境卫生以及室内卫生、教学卫生的管理。

6. 贯彻执行食品卫生法律、法规，加强饮食卫生管理，办好学生膳食，加强营养指导。

7. 监督学校将体育场地和器材应当符合卫生和安全要求。运动项目和运动强度应当适合学生的生理承受能力和体质健康状况，防止发生伤害事故。

8. 指导学校将健康教育纳入教学计划。开设健康教育课，设立卫生宣传栏，开展学生健康咨询活动。

9. 监督建立学生健康管理制度。定期对学生进行体检，建立学生体质卡片，纳入学生档案。

10. 学校医务室应配备可以处理一般伤病事故的医疗用品。

11. 学校医务室应当积极配合学校做好近视眼、弱视、沙眼、龋齿、寄生虫病、营养不良、贫血、脊柱弯曲等学生常见疾病的群体预防和矫治工作。

12. 学校医务人员认真贯彻执行传染病防治法律、法规，做好急、慢性传染病的预防和控制管理工作，配备兼职报告员，同时做好地方病的预防和控制管理工作。

（四）非法行医和非法采供血信息报告（熟悉）

定期对辖区内非法行医、非法采供血行为开展巡访，发现相关信息应及时向卫生监督执法机构报告。

1. 将非法行医和非法采供血信息报告协管服务工作列入目标管理考核内容。

2. 定期对辖区内医疗服务市场、采供血机构开展巡访，发现非法行医、非法采供血等相关信息及时向区卫生监督机构报告。

3. 加强与上级主管部门和工商、药品监督、公安等部门的沟通、合作，有效压缩非法行医违法犯罪活动的生存空间。对非法行医造成人身损害的案件，要及时上报和报案，并做好相应信息的采集、调查、登记等工作。

4.建立非法行医监测报告网络，进一步落实卫生监督案件个案报告制度。利用基本公共卫生服务的平台，及时收集辖区内非法行医和非法采供血及非法诊疗行为的信息。

5.加强基层监督人员培训工作，提高工作水平。

6.加强相关法规宣传，通过典型案例曝光，震慑违法行为。结合群众关心、社会关注的热点问题，开展"防范非法行医和非法采供血"及各类虚假"义诊"活动的宣传活动，增强群众自我保护意识。

7.加强上级对下级工作的监督检查、指导力度，共同维护医疗服务秩序，切实保障人民群众的就医安全。

（五）计划生育相关信息报告（熟悉）

1.协助卫生监督执法机构定期对辖区内计划生育机构计划生育工作进行巡查。

2.协助卫生监督执法机构对辖区内与计划生育相关的活动开展巡访，发现相关信息及时报告。

二、服务要求（掌握）

1.县（区）级卫生行政部门要建立健全各项协管工作制度和管理规定，为基层医疗卫生机构开展卫生监督协管工作创造良好的条件。

2.县（区）卫生监督执法机构要采用在乡镇、社区设派出机构或派出人员等多种方式，加强对基层医疗卫生机构开展卫生监督协管的指导、培训并参与考核评估。

3.乡镇卫生院、社区卫生服务中心要建立健全卫生监督协管服务有关工作制度，配备专（兼）职人员负责卫生监督协管服务工作，明确责任分工。有条件的地区可以实行零报告制度。

4.要按照国家法律、法规及有关管理规范的要求提供卫生监督协管服务，及时做好相关工作记录，记录内容应齐全完整、真实准确、书写规范。

第十一章 基本技能

第一节 卫生处理操作

一、喷洒消毒（掌握）

喷洒消毒是指用普通喷雾器喷洒消毒液进行表面消毒的处理方法。各种农用和医用喷雾器均可用于喷洒消毒。

（一）适用范围

喷洒消毒法适用于对物体（品）表面、室内墙面和地面、室外建筑物和帐篷表面、地面、车辆外表面、装备及植被等实施消毒。

（二）使用要求

喷洒应先从足下喷洒，开辟无害化通道至操作端点，而后按先上后下、先左后右的顺序依次喷洒。

（三）注意事项

1. 喷洒有刺激性或腐蚀性消毒剂时，消毒人员应佩戴防护口罩、手套，穿防护服、胶鞋。

2. 室内喷洒时，喷洒前将食品、衣被及其他不需要消毒的物品收叠放好，或用塑料膜覆盖防湿。

3. 室外喷洒时，消毒人员应站在上风向。

（四）常用喷雾器的操作

1. 手动压缩喷雾器的特点和作用 手动压缩喷雾器重量轻，容量较大，操作简单，使用方便；喷头可调成线状或雾状，可根据喷洒部位的需要，增加喷杆长度。

2. 操作方法

（1）安装：按照使用说明书将各部分装合，安装时注意各部位的位置。塑料喷雾器各连接部位不能旋得过紧，以免破裂。

（2）试喷：在液桶内加少量清水，打气到一定压力试喷。检查各连接处有无漏气、漏水，喷雾是否正常。

（3）装药液：将配好的药液过滤后倒入桶内。药液不能超过标准线，以保持桶内有一定的空间储藏压缩气体。

（4）打气：装好泵体并旋紧至不漏气、不漏水即可打气。有的喷雾器压力达到一定程度自动排气，没有排气设备的气压不宜太足。

（5）喷雾：雾滴大小与压力强度有关，可根据杀灭对象和环境，调整喷头进行喷洒。

3. 维护保养

（1）作业完毕，应将桶内余气放掉，药液倒出，桶内及打气筒用清水清洗，并打气喷雾以清洗软管、喷杆和喷头。

（2）清除喷雾器表面的灰尘、污物、药液和水。

（3）放置在阴凉干燥、通风的地方。

（4）如较长时间不使用，则应将喷杆、软管卸下，各连接部位涂抹少量润滑油，包装存放。

（五）含氯消毒剂喷洒消毒

含氯消毒剂是指在水中能产生具有杀菌活性的次氯酸的一类化学消毒剂，属高效消毒剂，具有广谱、高效、低毒、有强烈的刺激性气味，对金属有腐蚀性，对织物有漂白作用，消毒效果受有机物影响大、消毒液不稳定等特点。

1. 常用的含氯消毒剂 "84"消毒液，含有效氯5%（W/W）；漂白粉精（泡腾片）：含有效氯80%（W/W）；二氯异氰尿酸钠，含有效氯60%（W/W）；三氯异氰尿酸，含有效氯85%～90%（W/W）。常用含氯消毒剂的剂型：片剂、粉剂、颗粒和液体。

2. 消毒剂量 对一般污染的物品表面，用1000mg/L的消毒液均匀喷洒，作用30分钟以上；对经血液传播的病原体、结核杆菌等污染表面的消毒，用含有效氯2000mg/L的消毒液均匀喷洒，作用60分钟以上。

3. 注意事项

（1）片剂、粉剂、颗粒剂应于阴凉处避光、防潮、密封保存；水剂应于阴凉处避光、密闭保存。消毒液应现用现配。

（2）使用时应戴手套和口罩，避免高浓度消毒剂接触皮肤和吸入呼吸道，如消毒剂不慎接触眼睛，应立即用水冲洗，严重者应就医。

（3）消毒时若存在大量有机物，应提高使用浓度或延长作用时间。

（4）喷洒后有强烈的刺激性气味，人员应离开现场。

二、浸泡消毒（掌握）

浸泡消毒是指将待消毒物品全部浸没于消毒剂溶液内进行消毒的处理方法。

（一）适用范围

适用于对耐湿器械、玻璃器皿、餐（饮）具、生活用具及衣物等实施消毒。

（二）使用要求及注意事项

1. 对导管类物品应使管腔内同时充满消毒剂溶液。消毒至要求的作用时间，应及时取出消毒物品用清水或无菌水清洗，去除残留消毒剂。

2. 对仅沾染污物的物品应清洗去污垢再浸泡消毒。

3. 使用可连续浸泡消毒的消毒液时，消毒物品或器械应洗净沥干后再放入消毒液中。

（三）消毒处理

1. 含氯消毒剂 对细菌繁殖体污染的物品消毒，用含有效氯 50mg/L 的消毒液浸泡 10 分钟以上；对经血液传播的病原体、分枝杆菌和细菌芽孢污染物品的消毒，用含有效氯 2000～5000mg/L 的消毒液浸泡 30 分钟以上。

2. 戊二醛 戊二醛消毒液为无色的透明液体，无沉淀物，有醛刺激性气味，戊二醛含量范围为 2.0%～2.5%。加 pH 调节剂前，戊二醛消毒剂的 pH 应在 3.5～4.5，加 pH 调节剂后，戊二醛消毒剂使用液的 pH 应在 7.5～8.0。戊二醛为高效消毒剂，因具有杀菌谱广、杀细菌芽孢效果可靠、杀菌作用受有机物影响较小、对金属腐蚀性小等特点，适用于不耐热的医疗器械和精密仪器的消毒与灭菌，尤其是内镜的消毒灭菌。

（1）使用方法

1）消毒剂的配制：使用前应加入防锈剂（1L 戊二醛加 5g 亚硝酸钠）和 pH 调节剂（碳酸氢钠），充分混匀，用 pH 试纸测酸碱度，pH 应在 7.5～8.0。

2）待消毒器械的清洗处理：污染的器械在消毒处理前应充分清洗干净、干燥；新启用的手术器械在消毒处理前应除去油污及保护膜，再用洗涤剂清洗去除油脂，干燥。

3）医疗器械的浸泡消毒：将待消毒的器械放入 2.0%～2.5% 戊二醛消毒液浸泡，使其完全淹没，消毒容器加盖，常温下作用 60 分钟，取出后用无菌蒸馏水冲洗干净，无菌纱布擦干，放入无菌器械盒内待用。

（2）注意事项

1）戊二醛消毒剂对皮肤和黏膜有刺激性，对人有毒性，戊二醛消毒剂对眼睛有严重的伤害。应在通风良好处配制、使用，必要时，使用场所应有排风设备。操作时注意个人防护，佩戴防护口罩、防护手套和防护眼镜，如使用处空气中戊二醛浓度过高，建议配备自给式呼吸器（正压式防护面具），如不慎接触，应立即用清水连续冲洗，如伤及眼睛应及早就医。

2）用于浸泡器械的容器，必须洁净、加盖，使用前须先经消毒处理。

3）在常温条件下，加入碳酸氢钠和亚硝酸钠后的戊二醛消毒液最多可连续使用 14 天。连续使用过程中，应加强日常监测，掌握其浓度变化，浓度低于 1.8% 时应停止使用。

4）消毒后的医疗器械以无菌方式取出，用无菌蒸馏水反复冲洗干净，再用无菌纱布等擦干后使用。

5）用内镜清洗消毒机消毒处理时，所用的内镜清洗消毒机必须符合相关标准的规定。

6）对戊二醛过敏的操作人员禁用。

7）不能用于注射针头、手术缝合线及棉线类物品的消毒。

3. 1∶1000 苯扎溴铵溶液 兼有杀菌和去垢效力，作用强而快，对金属无腐蚀作用，不污染衣服，性质稳定，易于保存，浸泡时间为 30 分钟，常用于刀片、剪刀、缝针的消毒。忌与肥皂、盐类或其他合成洗涤剂同时使用，避免使用铝制容器。消毒金属器械时，1000ml 苯扎溴铵溶液中加医用亚硝酸钠 5g，配成"防锈苯扎溴铵溶液"，有防止金属器械生锈的作用。药液宜每周更换 1 次。不宜用于膀胱镜、眼科器械及合成橡胶的消毒。对革兰氏阴性杆菌及肠道病毒作用弱，对结核杆菌及芽孢无效。

三、擦拭消毒（掌握）

擦拭消毒是指用布或其他擦拭物浸以消毒剂溶液，擦拭物体表面进行消毒的处理方法。

（一）适用范围

适用于对家具、办公用具、生活用具、玩具、器械、车辆和装备等物体表面，以及医院和实验室环境表面实施消毒处理。对大件物品或其他不能采用浸泡法消毒的物品，可采用擦拭消毒法消毒。

（二）使用要求

消毒时用干净的布或其他物品浸消毒剂溶液，依次往复擦拭拟消毒物品表面，作用至所用消毒剂要求的时间后，再用清水擦洗，去除残留消毒剂，以减轻可能引起的腐蚀、漂白等损坏作用。

（三）注意事项

1. 不耐湿物品表面不能用该方法消毒。

2. 擦拭时应防止对擦拭物体表面的遗漏。

3. 污物可导致消毒剂有效浓度下降，因此表面污物较多时应适时更新消毒液，防止污物中的病原体对消毒剂溶液的污染。

（四）消毒处理

主要使用的消毒液有含氯消毒剂，消毒所用药物浓度和作用时间参见浸泡法。

第二节　个人防护操作

个体防护是为保护突发公共卫生事件处置的工作人员免受化学、生物与放射性污染而穿戴的防护用品。

一、消化道传染病个人防护（掌握）

1. 个人防护用品　根据工作内容不同，所需的个人防护用品有所区别。进行肠道传染病流行病学调查工作的人员，需配备的防护用品包括工作服、鞋套或胶靴；开展肠道传染病采样、消杀工作的人员个人防护用品包括工作帽（一次性帽子）、外科口罩或医用防护口罩、防护服、鞋套或胶靴、乳胶手套。

2. 防护用品穿脱顺序　以开展采样和消杀工作人员个人防护用品为例。

（1）穿戴防护用品：穿戴防护用品前，需去除个人饰物或钥匙扣等物品。

1）戴口罩：将口罩上头带拉过头顶，放在脑后较高位置，下头带拉过头顶，放在颈后耳朵以下位置；双手从中间向两侧下移压紧鼻夹，塑造鼻梁形状。戴好口罩后，应做气密性检查，双手捂住口罩快速呼气或吸气，口罩略微有鼓起或塌陷，若感觉有气体从鼻梁处漏出，应重新调整鼻夹，若感觉气体从口罩两侧漏出，进一步调整头带位置。

2）戴帽子：根据头的大小选择合适的帽子，将脑后的头发挽成发髻，帽子由前额向脑后罩于头部，注意要把头发全部罩在帽子内。

3）戴里层手套：手卫生后戴里层一次性手套。

4）穿防护服：先检查防护服是否有破损。打开防护衣，将拉链拉至合适位置，左、右手握住左、右袖口的同时，抓住防护服腰部的拉链开口处，先穿下肢、后穿上肢，穿戴好防护服后，防护服上的拉链要拉到最上面，如果防护服上有帽子的，要把帽子戴上。

5）戴防护眼镜：如选择全面型自吸过滤式呼吸器，无须佩戴防护眼镜。

6）穿鞋套或胶靴：如果穿鞋套，要检查鞋套是否有破损。如果穿胶靴，防护服要塞进胶靴内。

7）戴外层手套：将手套套在防护服袖口外面。

（2）脱防护用品

1）脱手套：将手套反面朝外，操作时注意手不要触碰手套外面，放入医疗废物专用包装袋中。

2）摘防护眼镜：抓住眼镜一侧的外边缘，轻轻将眼镜摘下，为避免损伤镜面，可先将眼镜放入密封袋中，再放入医疗废物专用袋中。注意不要接触到面部。

3）脱防护服：解开防护服，防护服连同鞋套或胶靴一起脱下，防护服里面朝外包裹鞋套或胶靴，一起放入医疗废物专用包装袋中，操作时注意手不要触碰防护服外面。

4）摘帽子：将手指内面朝外掏进帽子，将帽子轻轻摘下，将反帽子内面朝外，放入医疗废物专用包装袋中。

5）摘掉口罩：一手按住口罩，另一只手将口罩带摘下，放入医疗废物专用包装袋中。注意双手不接触面部。

6）将医疗废物专用包装袋口扎紧。

7）手清洗、消毒：用流动水清洗双手，再用手消毒剂消毒，最后用流动水冲洗干净双手；如果现场没有流动水，可用免洗手消毒剂消毒双手。

二、呼吸道传染病个人防护（一级防护）（掌握）

1. 个人防护用品 主要包括工作帽（一次性帽子）、外科口罩或医用防护口罩、隔离服（或连体式防护服）、鞋套或胶靴、乳胶手套。

2. 个人防护用品穿脱顺序

（1）穿戴防护用品

1）戴外科口罩或医用防护口罩：双手从中间向两侧下移压紧鼻夹，或用双指按压鼻夹，紧贴于鼻梁处。

2）戴帽子：根据头的大小选择合适的帽子戴上，注意要将头发全部罩在帽子内。

3）穿防护服：先检查防护服是否有破损，穿好防护服后，防护服上的拉链要拉到最上面，如果防护服上有帽子，要把帽子戴上。

4）穿鞋套或胶靴：如果穿鞋套，要检查鞋套是否有破损。如果穿胶靴，防护服要塞进胶靴内（埃博拉病毒的防护需防止液体进入，不用将防护服塞进胶靴内）

5）戴上手套，将手套套在防护服袖口外面。

（2）脱防护用品

1）脱手套：将手套反面朝外，操作时注意手不要触碰手套外面，放入医疗废物专用包装袋中。

2）解防护服：解开防护服，防护服连同鞋套或胶靴一起脱下，防护服里面朝外包裹鞋套或胶靴，一起放入医疗废物专用包装袋中，操作时注意手不要触碰防护服外面。

3）摘帽子：将手指内面朝外掏进帽子，将帽子轻轻摘下，将反面朝外，放入医疗废物专用包装袋中。

4）摘口罩：一手按住口罩，另一只手将口罩带摘下，注意双手不接触面部，放入医疗废物专用包装袋中。

5）将医疗废物专用包装袋口扎紧。

6）手清洗、消毒：用流动水清洗双手，再用手消毒剂消毒，最后用流动水冲洗干净双手；如果现场没有流动水，可用免洗手消毒剂消毒双手。

第三节 手卫生

手卫生是洗手、卫生手消毒和外科手消毒的总称。手卫生主要是针对医护人员在工作中存在的交叉感染的风险而采取的措施，是控制医院感染的重要手段。通过手卫生，可有效降低医院感染。本节仅介绍洗手和卫生手消毒。

一、洗手与卫生手消毒原则（了解）

当手部有血液或其他体液等肉眼可见的污染时，应用肥皂（皂液）和流动水洗手；当手部没有肉眼可见污染时，宜使用速干手消毒剂消毒双手代替洗手。

1.医务人员应根据洗手与卫生手消毒原则选择洗手或使用速干手消毒剂。

（1）直接接触每个患者前后，从同一患者身体的污染部位移动到清洁部位时。

（2）接触患者黏膜、破损皮肤或伤口前后，接触患者的血液、体液、分泌物、排泄物、伤口敷料等之后。

（3）穿、脱隔离衣前后，摘手套后。

（4）进行无菌操作，接触清洁物品、无菌物品之前。

（5）接触患者周围环境及物品后。

（6）处理药物或配餐前。

2.医务人员在下列情况时应先洗手，然后进行卫生手消毒。

（1）接触患者的血液、体液和分泌物以及被传染性致病微生物污染的物品后。

（2）直接为传染病患者进行检查、治疗、护理或处理传染病患者污物之后。

二、医务人员洗手方法（掌握）

1.在流动水下，使双手充分淋湿。

2.取适量肥皂（皂液），均匀涂抹至整个手掌、手背、手指和指缝。

3.认真揉搓双手至少15秒，应注意清洗双手所有皮肤，包括指背、指尖和指缝，具体揉搓步骤如下。

（1）掌手相对，手指并拢，相互揉搓。

（2）手心相对，双手交叉，指缝相互揉搓，左、右手交换进行。

（3）掌心相对，双手交叉，指缝相互搓。

（4）弯曲手指，使关节在另一手掌心旋转揉搓；左、右手交换进行。

（5）右手握住左手大拇指旋转揉搓，左、右手交换进行。

（6）将5个手指尖并拢放在另一手掌心旋转揉，交换进行。

4.在流动水下彻底冲净双手，擦干，取适量护手液护肤。

三、卫生手消毒方法（了解）

1.取适量的速干手消毒剂于掌心。

2.严格按照医务人员洗手方法中的揉搓步骤进行揉搓。

3.揉搓时保证手消毒剂完全覆盖手部皮肤，直至手部干燥。

第四节 医疗废弃物处理

医疗废物是指医疗卫生机构在医疗、预防、保健以及其他相关活动中具有直接或间接感染性、毒性以及危险性的废物。医疗废物包括感染性废物、损伤

性废物、病理性废物、药物性废物、化学性废物。

一、感染性废物（掌握）

感染性废物是指携带病原微生物，具有引发感染性疾病传播危险的医疗废物，包括被病人血液、体液、排泄物污染的物品，传染病病人产生的垃圾等。

1.被病人血液、体液、排泄物污染的物品。包括棉球、棉签、引流棉条、纱布及其他各种敷料；一次性卫生用品、一次性医疗用品及一次性医疗器械；废弃的被服；其他被病人血液、体液、排泄物污染的物品。

2.医疗机构收治的隔离传染病病人或者疑似传染病病人产生的生活垃圾。

3.病原体的培养基、标本和菌种、毒种保存液。

4.各种废弃的医学标本。

5.废弃的血液、血清。

6.使用后的一次性医疗用品及一次性医疗器械视为感染性废物。

处理方法：

（1）使用后的一次性医疗用品和一次性医疗器械，以及被病人血液、体液、排泄物、分泌物污染的物品，统一装入黄色医疗废物包装袋内。当盛装的医疗废物达到包装袋或容器的3/4时要严密、紧实封口，盛装医疗废物的每个包装袋必须贴有中文标签。填写标签内容包括：产生科室、产生日期、数量、类别（如纱布、棉签等）及需要特别说明等。

（2）传染病病人或疑似传染病病人的生活垃圾使用双层包装袋，及时密封，按医疗废物处理。

（3）检验科、中心实验室及各种实验室的病原体培养基、标本和菌种、毒种保存液等高危险性废物，应当在产生地点进行压力蒸汽灭菌或化学消毒处理后，装入双层包装袋内，然后按感染性废物处理。

二、损伤性废物（掌握）

损伤性废物是指能够刺伤或割伤人体的废弃的医用锐器，包括医用针、解剖刀、手术刀、玻璃试管等。

1.各类穿刺针用后不可故意弯曲、折断、分离注射器针头。严禁针头回套针帽、徒手分离和二次分拣使用后的注射器和针头。

2.操作者应立即将使用后的各类穿刺针放入锐器回收容器，防护标准按医疗废物处理。

3.锐器回收容器应防刺破且防渗漏，尺寸以能容纳各种锐器为宜，并加盖管理。容器满后将盖口拧紧，装入医疗废物包装袋内。

4.移出存放污染锐器的容器前应先评估，若有发生穿透或渗漏的可能，应将其放入第二层密闭、防穿刺、防渗漏的容器中。

三、病理性废物（了解）

病理性废物是指在诊疗过程中产生的人体废弃物和医学实验动物尸体，包括手术及其他诊疗过程中产生的废弃人体组织、器官等；病理切片后废弃的人体组织、病理蜡块等；医学实验动物的组织、尸体。将病理性废物装入医疗废物包装袋内或低温保存（大块的）统一处理。

四、药物性废物（了解）

药物性废物是指过期、淘汰、变质或被污染的废弃药品，包括废弃的一般性药品，废弃的细胞毒性药物和遗传毒性药物等，废弃的疫苗、血液制品等。少量的药物性废物可以混入感染性废物，但应当在标签上注明；批量的药物性废物在药品监督部门监督指导下处理。

五、化学性废物（了解）

化学性废物是指具有毒性、腐蚀性、易燃易爆性的废弃化学物品，包括医学影像室、实验室废弃的化学试剂，废弃的过氧乙酸、戊二醛等化学消毒剂，废弃的汞血压计、汞温度计等。应当交专门机构处理，产生的污水，严格消毒，达到国家标准后，排入污水处理系统。

六、医疗废弃物处理流程（了解）

1.医务人员按《医疗废物分类目录》对医疗废物进行分类。

2.根据医疗废物的类别将医疗废物分置于专用包装物或容器内，但包装物和容器应符合《医疗废物专用包装物容器的标准和警示标识的规定》。

3.医务人员在盛装医疗废物前应当对包装物或容器进行认真检查，确保无破损、渗液和其他缺陷。

4.盛装的医疗废物达到包装物或容器的3/4时，应当使用有效的封口方式，使封口紧实、严密。

5.盛装医疗废物的每个包装物或容器外表面应当有警示标记并附中文标签，标签内容包括医疗废物产生单位、产生日期、类别。

6. 放入包装物或容器内的感染性废物、病理性废物、损伤性废物不得任意取出。

7. 医疗废物管理专职人员每天从医疗废物产生地点将分类包装的医疗废物按照规定的路线运送至院内临时储存室。运送过程中应防止医疗废物的流失、泄漏，并防止医疗废物直接接触身体，每天运送工作结束后，应当对运送工具及时进行清洁和消毒。

8. 医疗废物管理专职人员每天对产生地点的医疗废物进行过称、登记，登记内容包括来源、种类、重量、交接时间、最终去向、经办人。

9. 临时储存室的医疗废物由专职人员交由指定的专门人员处置，储存时间不得超过2天，并填写危险废物转移联单。

10. 医疗废物转交出去以后，专职人员应当对临时储存地点、设施及时进行清洁和消毒处理，并做好记录。

七、医疗废弃物处理的注意事项（了解）

1. 废弃的麻、精神、放射性、毒性等药品依照有关法律、行政、法规执行。

2. 批量的废化学试剂、废消毒剂应当交由专门机构处置。

3. 批量的含汞的体温计、血压计等医疗器具报废时应当交由专门机构处置。

4. 病原体的培养基、标本和菌种、毒种保存液等高危险废物应首先在产生地点进行高压灭菌或化学消毒处理，然后按感染性废物收集。

5. 隔离的传染病病人或疑似病人产生的医疗废物应当使用双层包装袋并及时密封。

第五节　针刺伤的处理

针刺伤是指在工作中由医疗锐器，如注射针、穿刺针、手术刀、剪刀等引起的皮肤损伤。针刺伤是当今医务人员所面临的最严重的职业危险因素之一，可引起如人类免疫缺陷病毒（HIV）、乙型肝炎病毒（HBV）、梅毒等20余种血源性病原体的感染。针刺伤威胁着医务人员生命健康和职业安全，给暴露者带来极大的精神心理压力，也给医疗卫生机构和暴露者带来沉重的经济负担。针刺损伤发生的特点是护理人员发生针刺伤的比例最高，门、急诊是发生针刺伤的重要区域等。

一、针刺损伤的预防控制（了解）

预防控制针刺损伤的发生，从根本上讲应健全相关社会制度和法律法规；重视预防针刺伤的培训，包括发生职业暴露后的紧急处理流程、规范用药、规范医疗操作行为、规范操作过程的个人防护等；推广安全器具及锐器盒规范使用；完善医院暴露上报系统；加强宣传教育；高危人群接种疫苗等。

（一）提高职业安全意识

1. 培训

（1）对新入职人员进行预防针刺伤重要性等安全意识方面的培训。

（2）每年应对工作人员进行正确、标准的安全工作流程培训。

（3）培训工作人员正确使用安全型医疗护理用具和工具。

（4）每年进行一次血源性传播疾病的流行病学知识培训。

2. 管理

（1）应把预防针刺伤和预防血源性病原体感染纳入风险管理与控制计划中。

（2）建立职业安全和预防针刺伤发生的管理制度。

（3）建立各类针刺伤预防的专项培训、考核、评价制度。

（4）制定各类预防针刺伤发生和发生后管理机制与实施流程。

（5）建立发生针刺伤的登记、报告制度与流程，准确收集分析数据信息。

（6）营造安全文化氛围，建立和强化安全文化观念与意识。

3. 操作

（1）采光：各类穿刺操作的视野环境应保持光线充足、明亮、舒适。

（2）空间：操作台面应平展、宽敞，物品有序放置。

（3）物品备置：实施各类穿刺操作之前，应确保各种用具、工具、辅助用品在操作者可及范围，避免手持锐器远距离移动。

（4）为有明确血源性传播疾病的患者执行各类穿刺操作时，宜戴双层手套。

（5）宜选择安全型针具，为不配合的患者做穿刺治疗时宜有他人协助。

（6）纠正不安全行为：双手回套针帽、徒手传递锐器、持锐器随意走动、用手移去注射器针头等。

（二）正确处理锐器

使用后的锐器直接丢弃在锐器盒（要求：材质坚硬，防刺穿；避免开口过大，防止溅洒；一经封口不能打开），避免二次分拣，严禁徒手弯曲或断针头。

二、发生针刺损伤时的处置

1. 冲 立即用肥皂液和流动水清洗损伤污染的皮肤，被暴露的黏膜应当反复用生理盐水冲洗干净。

2. 挤 立即在伤口旁端由近心端向远心端轻轻挤压，尽可能挤出损伤处的血液，再用肥皂液和流动水清洗，避免挤压伤口局部。

3. 消 受伤部位的伤口冲洗后，应当用消毒液，如用0.5%碘伏或无刺激的消毒液进行消毒，并包扎伤口，伤口较深大时，经初步处理后立即采取进一步处理。

4. 报 及时报告相关部门，确保能得到及时、有效的预防措施。发生24小时内填报针刺伤发生报告记录表。

5. 治 根据暴露程度及患者的传染病史选择具体的预防或治疗措施。

6. 检 当事人在损伤的当天进行肝炎病毒、梅毒、HIV等病毒检测，并定期进行复检，每次有结果记录（表11-1）。

表 11-1　血液暴露后追踪采血监测时间

病毒	暴露后 24 小时内	暴露后 4 周	暴露后 8 周	暴露后 12 周	暴露后 4 个月	暴露后 5 个月	暴露后 6 个月
HBV	√	√	√	√	√		
HCV	√	√	√		√		√
HIV	√	√	√	√			√
梅毒	√	√	√	√	√	√	

第三部分
全科医疗

第十二章 全科医学基本知识

第一节 全科医疗

一、全科医学和全科医疗的概念（熟悉）

全科医学又称**家庭医学**，是一个面向社区与家庭，整合了临床医学、预防医学、康复医学以及人文社会学科相关内容于一体的综合性临床二级学科，其范围涵盖了各种年龄、性别、器官系统以及各类疾病。它是在西方国家通科医师长期实践经验的基础上，综合了现代生物医学、行为科学和社会科学的最新研究成果，用以指导全科医生从事基层医疗保健的知识技能体系。这一新型学科于20世纪80年代后期引入中国内地。中华医学会全科医学分会成立于1993年。1997年1月，中共中央、国务院在《关于卫生改革与发展的决定》中明确指出，要加快发展全科医学，大力培养全科医生。

全科医疗/家庭医疗（以下简称**全科医疗**）是将全科/家庭医学理论应用于病人、家庭和社区卫生服务的一种基层健康照护专业服务，是一种综合了许多学科领域内容的一体化的临床专业。

二、全科医疗的服务模式（掌握）

全科医疗针对社区居民的健康问题与常见疾病，无论年龄、性别与疾病类型，都提供以人为中心、以家庭为单位、以社区为范围、以预防为先导、连续性、综合性、可及性、协调性、个体化的长期负责式健康照护，并将个体与群体健康照护融为一体。全科医疗充分体现了现代生物 - 心理 - 社会医学模式，以及卫生资源利用的成本效益最大化。

全科医疗的服务模式具体体现为以下特征。

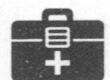

1. 基层医疗照护　全科医疗是一种以门诊为主体的第一线医疗照护，也称为首诊服务。全科医疗以相对简便、经济而有效的手段解决社区居民 70% 以上的健康问题，并根据需要安排患者及时、恰当地利用医院和其他类型的医疗保健服务；同时关心未就医的患者以及未患病者的健康需求。

2. 以人为中心照护　全科医疗重视人胜于重视疾病，即将患者看作有个性、有情感需求的人，而不仅仅是疾病的载体；其服务目标不仅是要寻找有病的器官，更重要的是维护服务对象的整体健康。为达到这一目标，全科医疗服务者必须视服务对象为重要合作伙伴，熟悉其生活、工作、社会背景和个性类型，从"整体人（全人）"的角度全面考虑其生理需求、心理需求与社会需求，以便提供适当的服务，使其积极参与健康维护和疾病控制的过程。

3. 综合性照护　这一特征是全科医学的"全方位"或"立体性"的体现，即：就服务对象而言，不分年龄、性别和疾病类型；就服务内容而言，包括医疗、预防、康复和健康促进；就服务层面而言，涉及生理、心理和社会文化各个方面；就服务范围而言，涵盖个人、家庭与社区，无论其在种族、社会文化背景、经济情况和居住环境等方面有何不同；就服务手段而言，可利用一切对服务对象有利的方式与工具，包括现代医学与传统医学。因此，全科医疗又被称为一体化服务。

4. 连续性照护　全科医疗是从生到死的全过程服务，因此又被称为全生命周期服务。其持续性可包括：第一，人生的各个阶段，从婚育咨询开始，经过妊娠期、产褥期、新生儿期、婴幼儿期、少儿期、青春期、中年期、老年期直至濒死期，都覆盖在全科医疗服务之下；当患者去世后，还要顾及其家属居丧期的健康照护，乃至某些遗传危险因素和疾病的持续性管理问题。第二，疾病发生、发展的各个阶段，全科医疗对疾病特别是慢性疾病负有一、二、三级预防的不间断责任，从健康促进、危险因素的监控，到疾病的早、中、晚期的长期管理。第三，任何时间、地点，包括服务对象出差或旅游期间，甚至住院或会诊期间，全科医疗都有可能根据患者的需要及时提供服务。

连续性服务是全科医疗的一个十分重要而独有的特征，需要通过一些特定途径来实现这种服务，包括家庭保健协议，用以固定医患双方的长期关系；预约就诊制度，保证患者就诊时能见到自己的家庭医生；慢性病的随访制度，使任何一个慢性病患者可获得规范化的管理而不致失控；急诊或 24 小时电话值班制度，使对患者的"首诊"得到保证；完整的健康档案，使每个服务对象的健康与疾病资料获得完整、准确的记录和充分利用。

5. 协调性照护　全科医疗还是动员多种资源服务于患者及其家庭的枢纽，

如掌握各类专科医疗的信息和转（会）诊专家的名单，需要时可为患者提供适当的转（会）诊服务；了解社区健康资源，如健康促进协会、志愿者队伍、托幼托老机构、营养餐厅、护工队伍等，可为患者联系到有效的社区支持；熟悉患者及其家庭，在健康维护与疾病管理，尤其是慢性病管理中充分发挥家庭资源的作用。这种协调与动员作用使全科医疗立足基层、指挥全盘，根据需求为患者提供医疗、护理、精神、社会等多方面的援助。

6. 可及性照护 全科医疗是方便、可及的基层医疗照护，它对服务对象应体现出地理上的接近、使用上的方便、关系上的亲切、结果上的有效，以及价格上的合理等一系列使人易于利用的特点。任何地区建立全科医疗机构时，应在服务地点、内容、时间、质量、人员结构以及价格与收费方式等方面考虑当地民众的可及性，使百姓感受到这种服务值得自己充分利用。在全科医疗中充分发挥医师基本功与基础检验设备的作用，可以获得比一般专科医疗更好的成本效益。

三、全科医疗与专科医疗的区别和联系（了解）

1. 全科医疗与专科医疗的区别 专科医疗负责疾病形成以后一段时期的诊治，是根据科学对人体生命与疾病本质的研究成果来认识与对抗疾病；并承担深入研究病因、病理等微观机制的责任。其对患者的管理责任是间断性的，而且患者出院或就诊结束，这种管理责任随即终止。因此，患者回家以后的遵医行为如何，就不再属于医师的管理范围。专科医疗处理的多为疑难重症，往往需要动用昂贵的医疗资源。专科医生是运用越来越复杂而精密的仪器设备救治患者的技术权威，而患者往往是高技术手段的被动受体。

全科医疗负责健康时期、疾病早期乃至经专科诊疗后无法治愈的各种疾病患者的长期照护，其关注的中心是人而不是病。无论其服务对象有无疾病，全科医疗都要为其提供令人满意的服务，即对自己的"当事人"有关健康的一切事务负有不可推卸的责任。全科医疗对患者负有全面的管理责任，只要患者信任，医师就应关照其健康问题而无论时间、地点；患者回家以后的遵医行为，其家庭或社区环境是否有利于治疗与康复，仍然属于医师的管理范围。全科医疗处理的多为常见健康疾病与慢性病，利用的手段多为中西医适宜技术。在全科医疗服务团队中，患者是医护人员得力的合作伙伴。全科医疗与专科医疗在具体特性上的区别，见表12-1。

表 12-1　全科医疗与专科医疗在具体特性上的区别

特征	全科医疗	专科医疗
服务人口	较少而稳定，约 1：2500	大而流动性强，1：（5 万～30 万）
照顾范围	宽（生物－心理－社会功能）	窄（某系统、器官、细胞）
疾病类型	常见问题	疑难、急、重问题
技术	基本技术，不昂贵	高新技术，昂贵
方法	综合	分科
责任	持续性，从生前到死后	间断性
服务内容	综合性一体化健康服务	医疗为主
态度／宗旨	以健康为中心，全面管理 以人为中心，患者主动参与	以疾病为中心，救死扶伤 以医师为中心，患者被动服从

2. 全科医疗与专科医疗的联系　两者既各司其职，又互补互利。实行分级诊疗后，专科医生将主要精力用于少数疑难杂症的确诊和危、急、重症的抢救，以及与之相关的高科技研究和医学教育，大医院的门诊部的主要功能是在特定的时间内根据预约接待基层转诊的患者；全科医生则以经济有效和高情感的方式处理大批日常患者的一般健康问题，并能筛选或发现少数疑难危重患者，及时转、会诊。全科医生提供的有关患者的早期信息有利于专科医生对疑难问题的诊治；专科医生提供的继续医学教育有利于全科医生及时更新知识、利用新技术，更好地与专科医疗衔接。这种联系将根据患者需要，组织起家庭、社区和医院之间的“一条龙”服务系统，提供“无缝式”的医疗照护。

3. 全科医疗与中医学的联系　中医学在缜密的哲学思维体系指导下积累了大量的实践经验，其整体论（“天人合一”“心身相关”“脏腑经络学说”等）、养生预防康复的原则和措施、个体化的辨证论治、因时因地制宜的处理、简便经济有效的诊治方法以及强调医德和医患关系等，不仅与全科医学如出一辙，而且更具可操作性，也更适合中国人的文化传统、思维方式和健康信念。此外，中医学还有许多优势可作为现代医学的补充，特别是对病毒感染、老年病、慢性病和各种功能性疾病这类现代医学感到棘手的问题，可以根据其整体状况和舌、脉等表象做出中医学的功能性诊断并开出适当的中药方剂，或施以针灸、按摩、食疗、体疗等综合有效的干预，从而在符合医学要求的前提下尽量满足患者的各种期望，也更容易得到患者的信任而改善其遵医行为。因此，把中医学的适用成分引进全科医疗服务，将不仅使中国的全科医生迅速得到群众的承认，还有可能对全科医学在世界的发展提供有益的工具和启示。

四、临床预防（掌握）

1.临床预防的概念　临床预防又称个体预防，是预防医学的重要组成部分，是医师、护士在临床医疗服务过程中对导致健康损害的主要危险因素进行评价的基础上，对患者、早期无症状者和健康人实施的个体预防干预措施，是在临床环境条件下向他们提供的以第一级预防和第二级预防为主的、治疗与预防一体化的卫生保健服务。在具体实施中，尤其注重不良行为生活方式等危险因素的采集和纠正，强调医患双方以相互尊重的方式进行健康咨询并共同决策，以及疾病临床前期的早期诊断和早期治疗，推行临床医学与预防医学一体化的、连续性的卫生保健服务，以达到减少或消除致病危险因素、维护与促进健康的目的。

2.临床预防的实施

（1）健康教育与咨询：对就医者进行教育是一种特定的干预方式，强调患者参与。

1）患者评估：为了加强针对性，必须首先评估患者的需要，包括①患者的性别及其处于生命周期的哪个阶段；②患者的家庭或社会角色；③患者对疾病的认识与观念；④患者与疾病有关的不良生活方式与行为；⑤患者对教育内容的理解程度；⑥患者的主观需求和客观需要；⑦患者有什么可利用的资源；⑧教育内容的优先顺序。

2）讨论发现适宜的管理目标：包括正确用药，适当休息，降压，降糖，降脂，戒烟或减烟，减重（通过合理运动与膳食），预防各种伤害，改善心情，改善家庭关系、家庭环境和社交状况等，每次应使之个体化、可操作、重点突出、循序渐进；同时要重视患者自主权，关注相应的经济因素；并争取家庭、亲友及社区的支持。

3）教育方式：①面谈。面谈是最直接和最基本的患者教育方式，通过面谈，评估患者生理上和情绪上的需要。②教育处方。教育处方是以医嘱形式印制的文字材料，对患者进行用药和生活方式指导。③环境与媒体。环境和媒体是间接的患者教育方式，以壁报、专栏、录像播放和各种通俗读物布置诊所环境，吸引候诊患者的注意力并激发兴趣，进行知识的熏陶，为针对性教育提供信息基础。

（2）筛检与周期性健康检查

1）概念：筛检是应用快速简便的检验、检查或其他手段，对未识别的疾病或缺陷做出推断性鉴定，从外表健康者中查出可能患某病者。筛检试验不是诊

断，对阳性和可疑阳性者应当指导就医，以进一步诊断并做必要的治疗。筛检不仅可早期发现可疑疾病，还可发现高危人群，以便及早控制危险因素，避免疾病发生。周期性健康检查是运用筛查项目系列组合，针对不同年龄、性别对象而编制的终身健康检查计划。它比筛查更具有科学性、系统性和针对性，是各国全科医生日常诊疗中的重要工作内容。

2）确定筛检项目的原则：①该疾病和健康问题是当前重大的卫生问题（如患病率高或危害严重者）；②该疾病的自然史了解较清楚，早期治疗效果好；③有适当的检测技术，安全、方便、易于被接受；④检验费用低廉，符合成本－效益原则。

3）常见筛查项目：一些常见疾病的筛查结果及处理方法见表 12-2～表12-5。

表 12-2　高血压筛检

异常筛检结果	进一步诊断	可供参考的治疗方案	随访
血压≥ 140/90mmHg（非同日 3 次）	全血计数，血清学检查、尿液分析、心电图、超声心动图、胸部 X 线片、肾图检查等	低盐饮食，控制能量、酒的摄入，适度的锻炼，控制体重，异常结果的手术治疗、药物治疗等	定期的血压测量、适当的医嘱和治疗、控制药物不良反应

表 12-3　糖尿病筛检

异常筛查结果	进一步诊断	可供参考的治疗方案	随访
空腹血糖升高（6.1mmol/L ≤空腹血糖＜ 7.0mmol/L）	为"空腹血糖损害"（IFG），需要做葡萄糖耐量试验（OGTT）	控制体重、腰围、血脂、血压	若 OGTT 正常，每年复查 1 次血糖
空腹血糖升高（≥ 7.0mmol/L）	次日再做空腹血糖证实，糖化血红蛋白检测、血清肌酐检测、尿液分析、甲状腺功能试验、心电图检查	糖尿病饮食计划、适当锻炼、口服药物治疗、胰岛素治疗	体检，空腹血糖、糖化血红蛋白测定，尿液分析，肌酐清除率，自我监测血压，尿糖、尿酮测定

表 12-4　血脂异常筛检

异常筛检结果	进一步诊断	可供参考的治疗方案	随访
总胆固醇、三酰甘油、低密度脂蛋白胆固醇升高，高密度脂蛋白胆固醇 –C 降低	总胆固醇等指标复查、脂蛋白分子	非药物治疗。低脂肪、低能量饮食，适度锻炼，减肥，药物治疗	制订饮食计划，适度锻炼、体重控制，定期体检，处理药物的不良反应

表 12-5　乳腺癌筛查

异常筛检结果	进一步诊断	可供参考的治疗方案	随访
乳房检查异常、钼靶扫描	胸部 X 线片、B 型超声、CT、活检冷冻切片、细针穿刺细胞学检查、综合放大或电压钼靶检查、肝功能检查	乳房部分切除、腋窝淋巴结切除、化学治疗、放射治疗、激素治疗、家庭护理、合理营养	乳房检查、骨盆检查、肝功能检查、钼靶摄片

4）周期性健康检查内容：周期性健康检查是按年龄和性别而进行的以预防为导向的措施，对于老年、儿童和妇女围生期保健都有相应的特殊检查内容。目前我国大陆地区还没有全人群统一的周期性健康检查的内容要求。

（3）免疫预防

（4）化学预防：是指对无症状的人群使用药物、营养素（包括矿物质）、生物制剂或其他天然物质作为第一级预防措施，提高人群抵抗疾病的能力，以防止某些疾病的发生。常用的化学预防方法有：①对有特效防治药物的传染病，给易感者采用的预防性服药措施，如在疟疾流行时，易感者服用抗疟疾药乙胺嘧啶、伯氨喹等；②给育龄或妊娠的妇女和幼儿补充含铁物质来降低罹患缺铁性贫血的危险；③妊娠期妇女补充叶酸降低神经管缺陷婴儿出生的危险；④补充氟化物降低龋齿患病率；⑤用低剂量阿司匹林预防心肌梗死、心脏病、脑卒中以及可能的肿瘤等。但是化学性预防必须在医师指导下进行。使用阿司匹林等药物尤其应注意其禁忌证和不良反应。

（5）临床营养指导：合理营养是健康的物质基础，营养不足或过剩都可以引起或加速疾病的发生与发展。因此，做好临床营养指导是全科医生实施临床预防的重要内容之一。

五、全科医疗的常用工具（掌握）

1. 全科医疗特色的健康档案（病历）　全科医疗本身具有的各种特征，要求其健康档案也有别于传统的专科医疗记录，体现出以人为中心进行全方位、全过程管理的鲜明特色。全科医疗健康档案在记录上采用以问题为导向的记录方式。以问题为导向的医疗记录（POMR）能够较全面地反映患者的生理、心理、行为和社会各方面的情况，以及未分化疾病和慢性疾病的进展情况，为全科医生进行综合性、连续性、协调性的服务提供记录空间和备查依据。POMR 式健康档案由基本资料、问题目录、问题描述、病情流程表等组成。具体内容如下。

（1）基本资料：包括人口学资料、健康行为资料、临床基本资料（既往

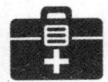

史、家族史、生物医学基础资料、临床预防操作资料及药物过敏史等）。

（2）主要问题目录：一般以表格形式填写主要问题目录，放在健康档案的开始部分、个人一般情况之后；健康问题按诊断日期的顺序编号排序。其中所记录的问题一般指过去影响、现在正在影响或将来还会影响个人健康的异常情况；内容包括已明确诊断的慢性生理或心理疾病、手术、社会问题、家庭问题、行为问题、卫生经济问题、异常的体征或化验检查结果、难以解释的症状、危险因素，或虽常见但医师认为是较为重要的问题等（表 12-6）。

表 12-6　主要问题目录（举例）

序号	诊断日期	问题名称
1	1996.9.3	2 型糖尿病（县医院确诊）
2	2000.2.4	丧偶
3	2002.3.1	高血压（乡卫生院确诊）
4	2005.2.3	心悸待查
5	2008.4.5	糖尿病视网膜病变

（3）SOAP 式问题描述

1）S，主观资料：是由患者或其就医陪伴者提供的主诉、症状、疾病史、家族史和社会生活史等。对以上情况的描述尽量使用（或贴近）患者的语言。

2）O，客观资料：包括医师查体发现、实验室检查结果、心理行为测量结果，以及医师观察到的患者的态度、行为等。

3）A，对健康问题的评估：完整的评估应包括初步判断、鉴别诊断、问题的轻重程度及预后判断等。"评价"内容超出了以往的疾病诊断，其内容可以是疾病、生理问题、心理问题、社会问题，以及未明确原因的症状和（或）主诉。

4）P，对问题的处理计划：计划内容应包括诊断计划、治疗策略（包括用药和非药物治疗方式）、患者教育等。有关患者教育要记录所需要的教育内容，包括饮食控制、运动指导、祛除疾病的相关危险因素等。对于长期接受医疗照护的慢性病患者，健康教育通常包括解释治疗结果、药物可能发生的不良反应及药物的交互作用、在什么情况下必须马上就医等。由于这些内容与患者的连续性管理和预后密切相关，并体现了医师的伦理、法律责任，所以都应一一记录在案，以便日后继续评价管理。

此外，POMR 式健康档案还包括规范化的慢性病随访记录和转、会诊记录等（略）。

2. 以家庭为单位的照护　家庭医生要善于了解并评价家庭对健康的影响、家庭类型、功能与周期，发现其中对家庭成员健康的潜在威胁，并通过适当的咨询干预使之及时化解，改善其家庭功能；还要善于动员家庭资源，协助对疾病的诊断与长期管理。

（1）家庭对健康和疾病的影响：①遗传方面；②儿童发育方面；③疾病传播方面；④成人发病和死亡方面；⑤疾病预后方面；⑥就医行为与生活方式方面。

（2）家庭的类型

1）核心家庭：由父母及其未婚子女组成的家庭，也包括无子女夫妇家庭和养父母及其养子女组成的家庭。

2）扩展家庭：由两对或两对以上的夫妇及其未婚子女组成的家庭。是由核心家庭及夫妇单、双方的父母或亲属共同构成的。又可以分为主干家庭与联合家庭。①主干家庭，由一对已婚子女及其父母、未婚子女或未婚兄弟姐妹构成的家庭。②联合家庭，又称复式家庭，由至少两对或两对以上同代夫妇及其未婚子女组成的家庭，包括父母与几对已婚子女及孙子（女）构成的家庭。

3）其他家庭类型：包括单身家庭、单亲家庭、同居家庭、隔代家庭、同性恋家庭及混合家庭等。这些家庭虽然不具备传统的家庭形式，但也表现出家庭的主要特征。

（3）家庭的功能

1）抚养和赡养：通过供给成员饮食、衣服、住所、温暖、保护、休息等，满足成员最基本的生理需要。

2）满足感情需要：满足人的爱与被爱的需要，成员之间维系着用血缘和姻缘关系加固的情感纽带。

3）满足生殖和性需要：生育子女，传宗接代，延续种族；此外，还满足人的性需要，调节控制性行为。

4）社会化：将家庭成员培养成合格的社会成员，如传授社会技巧和知识，发展建立人际关系的能力，学会与人相处，胜任社会角色。

5）经济功能：家庭是社会经济分配与消费的最基本单位，只有具备充分的经济资源，才能满足家庭成员各种需要，包括医疗保健、健康促进的需要。

6）赋予成员地位：父母的合法婚姻还为成员提供社会、经济、教育、职业等方面的地位。

（4）家庭生活周期：家庭也像个人一样，有其发生、发展和结束的过程，其中的任何重大事件都会给其成员的心理和生理健康造成影响。家庭生活周期各阶段见表12-7。

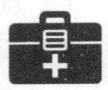

表 12-7 家庭生活周期各阶段

阶段	定义	重要事项
新婚	男、女结合	双方适应沟通（亲密－独立、自由－责任感的平衡）；性生活协调及计划生育
第一个孩子出生	最大孩子介于 0～30 个月	父母角色适应；经济及幼儿照顾的压力；母亲产后恢复；计划免疫
有学龄前儿童	最大孩子介于 30 个月～6 岁	儿童身心发育；孩子与父母部分分离（如上幼儿园）
有学龄儿童	最大孩子介于 6～13 岁	儿童身心发展；上学问题；终身健康生活习惯与行为的养成
有青少年	最大孩子介于 13 岁～离家	青少年教育与沟通；自我认知问题；青少年性教育，与异性交往和恋爱
孩子离家创业	最大孩子离家至最小孩子离家	父母与子女关系改为成人间关系；父母渐有孤独感
空巢期	父母独处至退休	恢复夫妻两人的生活，重新适应婚姻关系
退休	退休至死亡	计划退休生活；适应与新家庭成员关系；经济及生活依赖性高；面临病患、衰老、丧偶、死亡

（5）家庭资源：为维持家庭基本功能，应对紧张事件和危机状态所需要的物质和精神上的支持被称为家庭资源。家庭资源的充足与否，直接关系到家庭及其成员对压力及危机的适应能力。家庭资源可分为家庭内资源和家庭外资源。

家庭内资源包括①经济支持：家庭对成员提供的各种金钱、财物的支持；②维护支持：家庭对其成员名誉、地位、权利和健康的维护与支持；③医疗处理：为家人提供及安排医疗照护；④爱的支持：家庭对成员的关怀及精神支持，满足家人感情需要；⑤信息和教育：为家人提供医疗信息、建议及家庭内部的健康教育；⑥结构支持：家庭住所或设施的改变，以适应患病成员需求。

家庭外资源包括①社会资源：亲朋好友及社会团体的关怀与支持；②文化资源：文化、传统、习俗教育等方面的支持；③宗教资源：宗教信仰、宗教团体的支持；④经济资源：来自家庭之外的收入、赞助、保险、福利等；⑤教育资源：教育制度、方式、水平等；⑥环境资源：居住区环境、社区设施、公共环境等；⑦医疗资源：医疗保健机构、卫生保健制度及卫生服务的可及性和可用性。

当家庭内资源不足或缺乏时，家庭医生应帮助患者及家庭寻找和利用家庭外资源。

（6）家系图编制：家系图可用来描述家庭结构、家庭遗传问题、家庭成员相互关系、家庭重要事件等情况。家系图比较稳定，可作为家庭档案的基本资料存于病历中。家系图一般由 3 代组成。长辈在上，子孙在下；同辈中，长者在左，幼者在右；夫妇双方的家庭都应包含在内。个人的符号旁边，可按需要加注年龄、病历、婚姻、死亡等生活事件。一般可在 5～15 分钟完成。其使用的符号有一定的格式，见图 12-1。

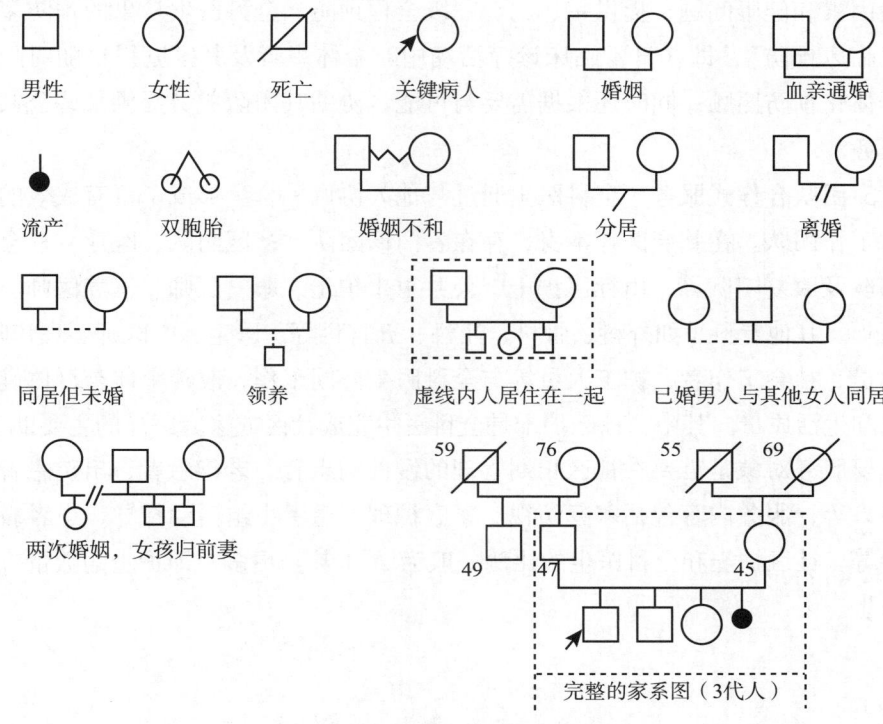

图 12-1　家系图常用符号及图例

3. 以社区为范围的照护　全科医疗是立足于社区的卫生服务，其特征表现为：第一，社区的概念体现于地域和人群，即以一定的地域为基础，以该人群的卫生需求为导向，全科医疗服务内容与形式都应适合当地人群的需求，并充分利用社区资源，为社区民众提供服务。因此"社区卫生诊断"就成为开展全科医疗必要的基础环节。第二，以社区为导向的基层医疗，将全科医疗中个体和群体健康照护紧密结合，互相促进。全科医生在诊疗服务中，既要利用其对社区背景的熟悉去把握个别患者的相关问题，又要对从个体患者身上反映出来的群体问题有足够的敏感性。因为全科医生的就医人群是相对固定的，各类疾病发生的概率也相对固定，一旦疾病概率有明显变化，就表明出现了足以影响群体健康的某些因素。此时，医师就要去追踪患者的来龙去脉，了解其所属组织或住宅区域可能发生的重大生活事件，评估其对患者的负面影响，并提出合理的社区干预计划。

4. 以预防为导向的照护　全科医疗要求落实"预防为主"的思想，即在

人健康时、由健康向疾病转化过程中以及疾病发生早期（无症状期）就主动关注，其服务对象除了患病者外还包括高危人群与健康人群。全科医疗注重并实施"全生命周期健康管理"。根据服务对象生命周期的不同阶段中可能存在的危险因素和健康问题，提供一、二、三级全程预防。全科医生从事的预防多属于"临床预防"，即在日常临床诊疗活动中对个体患者及其家庭提供随时随地的个体化预防照顾；同时还根据需要与可能，协助其团队成员提供某些公共卫生服务。

5. 团队合作式服务 全科医生通过与他人协调配合，形成了卓有成效的综合性工作团队。在基层医疗本身，存在着门诊团队、社区团队、医疗 – 社会工作团队及康复团队等，由社区护士、公共卫生护士、康复医师、营养医师、心理医师、其他专科（如外科、骨科、儿科、五官科等）医生、中医师、理疗师、接诊员、社会工作者、护工人员等与全科医生协同工作，改善个体与群体健康状况和生活质量。其中，社区护士是全科医生完成社区或家庭医疗的主要助手，其主要服务对象是需要在社区长期管理的慢性病患者、老年患者、出院患者及残疾人等，服务内容包括家庭访视、家庭护理、患者小组活动指导、患者教育督导等。社区护士和全科医生的比例一般为 2∶1 甚至更多，即护士的数量应超过医生。

第二节　全科医生

一、全科医生的概念（掌握）

1. 全科医生的定义 **全科医生**又称**全科 / 医生**或**家庭医生**，是执行全科医疗的卫生服务提供者。全科医生对个人、家庭和社区提供优质、方便、经济有效、一体化的基本医疗保健服务，进行生命、健康与疾病的全过程、全方位负责式管理的医生。

2. 我国全科医生发展的总体目标 2011 年在《国务院关于建立全科医生制度的指导意见》中提出的全科医生发展总体目标是：到 2020 年，在我国初步建立起充满生机和活力的全科医生制度，基本形成统一规范的全科医生培养模式和"首诊在基层"的服务模式，全科医生与城乡居民基本建立比较稳定的服务关系，基本实现城乡每万名居民有 2～3 名合格的全科医生，全科医生服务水平全面提高，基本适应人民群众基本医疗卫生服务需求。

3. 全科医生的角色

（1）对个人与家庭：①医生；②健康管理者；③咨询者；④教育者；⑤卫生服务协调者。

（2）对医疗保健与保险体系：①守门人；②团队管理与教育者。

（3）对社会：①社区或家庭成员；②社区健康组织与监测者。

4. 全科医生的素质

（1）强烈的人文情感：全科医生必须具有对人类和社会生活的热爱与持久兴趣，具有服务于社区人群、与人交流和相互理解的强烈愿望；对患者具有高度的同情心和责任感。

（2）扎实的业务技能：全科医生应具有为"整体人（全人）"服务的知识；既善于处理暂时性健康问题，又能对慢性病患者、高危人群与健康人提供持续性保健。因此，涉及社区常见疾病的各临床学科（包括中医学等传统医学），乃至遗传学、心理学、行为科学、预防医学、伦理学、经济学等学科中的相关知识技能，都是不可缺少的。

（3）出色的管理能力：全科医生工作处处涉及患者、家庭与社区健康管理以及社区卫生服务团队管理等，因此必须有自信心、自控力和决断力，敢于并善于独立承担责任、控制局面；在集体环境中具有协调意识、合作精神和足够的灵活性、包容性，从而成为团队的核心，与各方面保持和谐的人际关系；又能随时平衡个人生活与工作的关系，以保障自己的身心健康与服务质量。

（4）执着的科学态度：科学态度和学习能力是全科医生的关键素质之一，必须严谨、敏锐、孜孜不倦地对待业务工作，抓紧相关继续医学教育的机会；能运用循证思维，批判性地评价新知识和信息，并将其结合于日常服务实践中。善于通过各种方法评价自身技能与行为，不断获得自我发展。

二、全科医生的签约服务（熟悉）

国务院深化医药卫生体制改革工作领导小组办公室（简称医改办）、国家卫生计生委等七部门在 2016 年 5 月发布《关于印发推进家庭医生签约服务指导意见的通知》（国医改办发〔2016〕1 号），将家庭医生签约服务作为转变基层医疗卫生服务模式、深化医药卫生体制改革的重要任务。习近平总书记在 2017 年新年贺词中特别指出："很多群众有了自己的家庭医生。"乡村医生对此应予以充分的重视。

1. 签约服务的目的　通过推进家庭医生签约服务，强化全科医生制度建设，鼓励群众增加对基层医疗卫生服务的利用，促进基层首诊、分级诊疗的实现，

落实健康中国规划和人人享有基本医疗卫生服务的目标。同时结合医疗保险支付机制改革（按病种付费、按人头预付制、医联体总额付费等），发挥家庭医生在防控慢性病、减少医疗浪费、合理引导双向转诊方面的守门人作用。

2. 签约服务的方式

（1）家庭医生为签约服务的第一责任人。现阶段家庭医生主要包括全科医生（含助理和中医类别全科医生）、乡镇卫生院医师和村医，以及参与基层服务的符合条件的专科医生。

（2）实行团队签约服务。家庭医生团队主要由家庭医生、社区护士、公共卫生医师等组成，有条件的地区可吸收药师、健康管理师、心理咨询师、社（义）工等加入团队，合理分工，密切合作。

（3）签订服务协议。根据服务半径和人口，合理划分签约服务责任区域，居民或家庭自愿选择一个家庭医生团队签订服务协议，明确服务内容、方式、期限和医患双方的责任、权利、义务及其他有关事项。签约期限一般为 1 年，期满后居民可续约或另择其他团队签约。鼓励和引导居民就近签约，也可跨区域签约，建立有序竞争机制。

（4）鼓励组合式签约。加强医院与基层医疗机构对接，让居民自愿选择家庭医生团队 + 一个二级医院 + 一个三级医院，或村医 + 一个卫生院 + 一个县医院，即"1+1+1"组合签约服务模式，在组合之内可自行选择就医机构，逐步过渡到基层首诊；在组合外就诊应通过家庭医生转诊。

3. 签约服务的内涵

（1）明确签约服务内容。①基本医疗服务：常见病、多发病的中西医诊治、合理用药，慢性病精细化管理，就医路径指导和转诊预约等公共卫生服务；②涵盖国家基本公共卫生服务项目和规定的其他公共卫生服务（根据服务能力和需求提供）；③健康管理服务：可包括健康评估与指导、康复指导、家庭病床与家庭护理、中医药治未病、高危人群的疾病筛查、全生命周期健康管理、远程健康监测等个性化服务内容。

（2）制定实施签约服务包。签约服务提供的内容丰富，应根据服务对象的需求有针对性地提供。例如，对于老、病、残、孤等弱势群体，妇女、儿童等高需求群体，慢性病患者以及各类高风险职业群体，都可以根据其年龄、性别、遗传、经济、文化、习俗、社会角色、职业压力、多发疾病、主要健康问题等不同特点，将所需服务和适宜技术进行组合，并制定合理的收费价格，组织团队内、外人力和其他资源提供服务，便于服务对象选择利用。

（3）体现对签约服务对象的优惠。对于签约者可以在选择服务人员、服务预约、用药指导、自我监测指导、检查结果咨询、专家会诊预约、参与慢性病患者俱乐部等各类互动式健康管理、必要的上门服务等方面，从服务的时间、数量、品质乃至价格上给予适当的优惠，使之易于感受签约的益处；并通过医患双方在维护健康、控制疾病方面的有效沟通与充分合作，增强签约服务的效果和吸引力。

4. 签约服务的激励机制　家庭医生签约服务需要新的考核、分配和激励机制与之配套。签约团队成员的收费主要来自签约服务费（包括医保基金、公卫经费和签约居民付费等），而不是传统的"按服务项目收费"和药品收费。要建立以签约服务对象数量与构成、服务质量、健康/疾病管理效果、居民满意度（包括续签率）、医药费用控制、签约居民基层就诊比例等为核心的签约服务评价考核指标体系，定期对服务团队开展评价考核，将结果及时向社会公开，并与医保支付、基本公共卫生服务经费拨付以及团队和个人绩效分配挂钩。

三、全科医生的诊疗思维（掌握）

1. 以患者为中心的全人照护　在诊疗中体现现代医学模式，不仅看病，还要把患者看作完整的人，提供全方位的照护。除了要执行医师的工作，如问病史、查体、辅助检查之外，还要了解患者的就医目的、对医师的期望、就诊时的情感状态、对自己的病患有无恐惧及担忧等，以及患者及其家庭的经济文化背景和相关生活方式，了解疾病对患者工作与家庭生活的影响，从中寻找某些发病原因方面的资料；并从生理、心理、社会"三维"角度做出整体评价和恰当的干预。基层医疗患者常有多种躯体方面的非特异性症状（病痛），却没有明显的阳性体征和实验室检查结果，这些问题往往是由心理 – 社会方面的因素引起的，被称为"躯体化问题"。所以医师应考虑到精神与躯体之间的相互影响，以及提供整体性服务的重要性。全科医生的诊治目标要从缓解症状、治愈疾病扩大到预防疾病、满足患者的需要；利用的资源应从医疗资源延伸到广泛的社会资源；医患间的交往也从接诊看病转为一种不受时空、疾病类型、患病和就诊与否等因素限制的伙伴式、连续性的交流——由此发挥出医师的技术魅力和人格魅力，体现出"医师本身就是药"，向民众提供有温度的长期陪伴。

2. 以解决问题为导向的诊疗思维方法

（1）全科医疗常见临床问题：在基层医疗服务中，大多数患者都是以症状（问题）而不是疾病就诊，并且大多数症状是由亚健康状态、早期未分化疾病、自限性疾病或心理社会因素引起，往往无须也不可能做出病理和病因学的诊断。对这类问题，专科医生可以告诉患者"你现在没有大问题，观察一段时间再说

吧"；而在全科医生这里，却应该在做出初步健康评价后及时给予全方位的健康干预，对机体不平衡状态予以调整。此时医师干预的理由，一是适应就诊者的需求，为其解决健康问题；二是"治未病"的成本 – 效果远高于"治已病"。

全科医疗中常见症状大致包括：发热；皮疹；水肿；发绀；结膜充血；耳鸣与耳聋；鼻出血；口腔溃疡；牙痛；咽痛；吞咽困难；咳嗽与咳痰；咯血；呼吸困难；胸痛；心悸；恶心与呕吐；黄疸；腹痛；腹泻；便秘；呕血与便血；尿急、尿频与尿痛；血尿；阴道出血；腰腿痛；关节痛；头痛；抽搐；眩晕；晕厥；意识障碍；失眠等。全科医生必须熟知如何妥善地判断和处理这些症状，以及与之相关的常见疾病。

（2）全科医生的诊疗思维方法：可以描述为"小病善治，大病善识，急病善转，慢病善管"。

1）病情初步判断：①首先要识别或排除威胁生命的严重疾病；②多考虑社区常见疾病；③症状不典型、非特异时考虑全身性疾病（内分泌系统疾病、免疫系统疾病、血液系统疾病等）；④从生理 – 心理 – 社会角度鉴别亚健康与心身问题。

2）治疗与健康问题处理：①一般问题可做试验性即刻治疗；②病情需要时及时转诊；③慢性病及健康问题进行全方位长期管理。相比专科医生的疾病诊断，全科医生更经常使用"分类诊断处理"，即接诊患者时，要在得出正确的诊断之前，根据病史或查体的结果判断病情的轻、重、缓、急，随即进行相应处理。首先，分辨问题类型。根据症状的性质与发作过程，区分这些症状是否由危急的疾病引起，是器质性的还是功能性的。然后，分辨是急性还是慢性，是重症还是轻症。最后，决定是否转诊。根据问题类型与严重程度，将患者分为3类：①在基层可直接判断或处理的；②可以或需要进一步观察的；③需要紧急转（会）诊的。对于留下来继续观察和治疗的患者，如有重要的疑点（"红旗问题"），一定要告知同事和患者，并记录在案。已明确或怀疑有危险问题而自己又无法处理的患者，一定要及时转诊，避免损害患者的生命健康。

四、全科医生的应诊任务与接诊技巧（掌握）

1. 全科医生的应诊任务

（1）确认并处理现患问题：日常诊疗中多为常见疾病、未分化和自限性问题，但也要对可能危及生命的重病有足够的警惕性；并在诊疗活动中体现以患者为中心的原则（详见本节"三、全科医生的诊疗思维"）。

（2）对慢性活动性问题进行处理：全科医生对服务对象的长期负责式照顾

体现在每一次与患者的接触中。由于社区有大量的慢性病患者，无论患者以何种问题就诊，都应关注其暂时性问题与慢性疾病的相互作用，或借此机会顺便对慢性病患者进行规范性随访（详见第九章第五节、第六节等）。

（3）根据需要提供预防性照顾：患者就诊时是提供个体化预防的最佳时机。在接诊时，应根据三级预防的要求，适时地向处于某种健康风险（包括特殊生物与社会环境、特定年龄段、特殊人格及心理状态或特殊历史时期等）的患者提供预防服务。

（4）改善患者的就医和遵医行为：就医过多或利用医疗种类不当，导致医疗资源浪费且对患者身心健康无益；就医过少则易延误诊治。能否遵医与各类疾病的预后密切相关。在每次接诊中应教育患者形成正确的就医和遵医行为，使其对医疗服务的利用达到最佳效果，并避免医源性疾病（详见本节"改善遵医行为"）。

2. 全科医生的接诊技巧

（1）程序化沟通：全科医生的接诊过程是不断与就诊者沟通的过程，一般包括5个环节。

1）观察－询问：观察既是诊断的开始，又是沟通的开始。与就诊者见面伊始，医师便应调动全部感知能力去察言观色，从患者的体型、姿态、面色、呼吸、语气、语调、表情、认知等各方面发现各种可能有意义的信息，对其身体、精神、心理、教育、文化背景乃至健康需求在瞬间形成初步判断。在此基础上以适当的问候作为开场白，就可以进入正题——询问。询问有两种方式，即封闭式询问和开放式询问。封闭式询问让对方回答"是"或"否"，往往以医师对疾病的认识为中心，可在短时间内获得确切答案，但易固定思维甚至误导患者，更无法获得其真实感受和主观体验；开放式询问是要引出对方的叙述，以患者为中心，以广泛了解其相关信息为目的，但费时较多，患者可能抓不住重点甚至离题。两种询问可在问诊中根据需要交替使用；在全科医生的持续性服务，特别是对慢性病患者长期管理中，为了解患者全方位的相关性信息，开放式询问使用得更多些。

医师在本环节应表达出自己对患者的高度关切。

2）倾听－反馈：全科医生在发出询问后几分钟内倾听患者陈述。倾听是认真而积极的，既要用眼神、姿势和"嗯，嗯"等副语言表达出专注与鼓励，又要用耳朵、心灵、大脑来了解分析事实，感知患者语言之外的意思；尽量少打断患者，但也需要适当进行引导、概括与澄清一些重要事实。之后要及时反馈，将其讲述的内容予以综合整理后再返回给他，并给予必要的理解和认同。

医师在本环节应持同理心，力求客观，不评判、不争辩、不急于劝告或说服患者。

3）查体－辅助检查：查体是全科医生的临床基本功，在基层接诊中尤为重要。医师要在前两个环节形成的临床思维指导下，有目的地选择查体和辅助检查项目；在操作过程中除了注意手法轻柔、减少患者不适外，还要将获得的信息与患者分享（比如可以赞美患者健康的脏器，但对有问题或存疑的发现应小心选择恰当的语言，避免刺激患者）。

在本环节应体现出医师的细致、体贴和娴熟的临床技能。

4）解释－讨论：这是接诊过程中医患互动最集中的环节。能否获得提问与解释的机会，往往是患者就诊感受优劣的决定性因素；同时也体现了"知情同意"的伦理学原则：患者有权了解医师的评价与判断，也需要在医师指导下做出适合自己的进一步诊治决策。

医师需要对症状、检查结果、预后、后续检查治疗方案等进行系统的解释；在解释时要根据患者的接受能力、医疗经验、社会背景和人格特点，选择恰当的语言，避免使用晦涩的专业术语，并确保其理解了医师的解释；用"您还有什么问题吗"这类语句，让患者有机会提问，可以就自己的观点、意愿与医师充分讨论。患者对医师的评价有何反应？是否觉得问题严重？对疾病预后（如并发症）、疾病管理的效益有何考虑？从经济上和心理上能否接受医师的管理方案……对这些问题的讨论是本次接诊是否成功乃至此后医患能否合作的关键。

本环节医师要把握住平等讨论的心态。

5）总结－约定：本环节对接诊可以起到"一锤定音"的作用。在充分讨论后医患对病情达成共识，并讨论了适宜的管理目标与随访计划，医师需要最后对共识用几句话进行简要总结，并以"合同"方式做记录（双方在病历上签字留底）。以此来加深印象、强化记忆，提高患者自主性，鼓励其承担自我管理责任——这样对签约患者的强化管理尤为有效。

本环节的落实将把医师的诊疗服务转化为患者生活的重要成分，从而有利于医患双方携手实现可行的健康目标。

（2）改善遵医行为

1）遵医行为的影响因素：①患者知识（误解）。患者不理解慢性疾病需要长期服药，或不理解某些感染需要足量或联合使用抗生素，导致用药中断或用药不足。②患者健康信念（动力）。医师需要帮助患者激发其遵守治疗计划的动机，其手段包括与患者共同讨论其健康信念问题，共同设定短期目标。如通过维持服药和血压监测，让血压保持正常；制定不良反应少的治疗和简单、方便的养生方法（如运动减肥或控制饮食等），以及与患者讨论药物种类选择、剂量大小、劳累和情绪控制等问题，使其意识到自己在治疗计划中的重要作用。③用药。药物的剂量与不良反应是两个经常影响遵医行为的因素，过于复杂、不方便或需要改变患者生活方式的处方很难被患者接受，不少患者由于害怕药物的不良反应而拒绝服药，对此类患者需要精确地说明药物对其的主要好处与不良反应的实际发生频率，不使其因噎废食。④经济因素和人际支持。患者的经济承受能力必须考虑，同时在慢性病长期管理方面，医师的管理计划应争取家属或亲友在情绪、信息、人力、物力、财力、生活方式或家庭环境改善等方面共同参与长期治疗过程。⑤医患关系和医疗照护方式。医-患之间的沟通和平等互动能够加强患者的参与意识和遵医行为，同样，诊所环境的布局与布置是否科学并富有人情味、患者整个就医过程的方便与否、各类医护人员的工作态度和言行举止是否得体、药物的配方剂型是否便于使用等都影响遵医行为，也包括一些方便患者的医疗、咨询、健康指导项目能否经常化地向患者提供等。表12-8概括了影响病人遵医行为的因素。

表 12-8　影响病人遵医行为的因素

加强因素	减弱因素
对医师信任，满意其接诊和处理	对病程进展或用药方法误解
医患交流清楚、直接，并涉及所有重要问题	遵医动力不足；不恰当健康信念所致
遵医动力充足	用药剂量或不良反应问题
无经济问题	经济上不能承受
家庭支持有力	不满意医师接诊（太短或缺少人情味） 医患间力量抗衡，试图否定对方 团队成员间缺乏共同目标和沟通，指导患者不够

2）改善遵医行为的策略：包括①医生方面。若发生患者不遵医嘱，医师应引导其纠正不良行为。此外，医师应在指导患者行为方面进行自我调整，并做到以下几点。第一，以能够使患者听懂的方式解释问题；第二，最重要的内容最先提供；第三，对于重要的内容必须强调2～3遍；第四，每次给予的内容尽量少而要点集中，便于理解和记忆；第五，较复杂的内容应写在纸上或让患者复述，以保证其正确理解。②医疗行政方面。检查管理政策和教育目标，强调以"全人"为服务对象，注意保护患者权益。向医护人员提供行为科学和人际交流训练，使医患间沟通顺畅。适当组织特定患者团体（如癌症患者协会、糖尿病患者协会等），加强医患间的整体交流和患者的自我教育等。

第十三章　常见症状

第一节　发热

一、概述（熟悉）

人的体温由于各种原因导致调节异常，使得体温超过正常范围，称为**发热**。不同个体之间体温略有差异，24 小时内波动不超过 1℃，一般下午略高。运动或进食后、高温环境下及妇女排卵后，体温均可略高。体表不同部位体温亦有不同，腋下 36～37℃，口腔 36.2～37℃，肛温 36.5～37.7℃。

二、常见病因和临床特点（掌握）

发热的病因多种多样，临床表现因病因不同而异。

（一）根据是否有感染分类

发热的病因常分为感染性发热和非感染性发热两大类，前者更常见。

1. 感染性发热　主要见于①急、慢性传染病；②急、慢性全身感染或局灶性感染：各种病原体包括细菌、病毒、真菌、支原体、寄生虫等。

2. 非感染性发热　主要见于①风湿性疾病：系统性红斑狼疮、成人斯蒂尔病等；②恶性肿瘤：各种恶性实体瘤、血液系统恶性肿瘤（淋巴瘤）等；③内分泌及代谢疾病：甲状腺功能亢进症、严重脱水等；④中枢神经系统疾病：脑出血、外伤、肿瘤等；⑤无菌性组织坏死：心肌梗死、肺栓塞、烧伤、大手术等；⑥变态反应：药物热、药物引起的溶血或血型不合输血引起的溶血等；⑦物理因素：中暑等；⑧其他：自主神经功能紊乱产生的功能性发热，包括感染后发热和神经功能性低热。

（二）热度

热度不同，病因各异。

1. **低热（37.3~38℃）** 慢性低热（病程持续1个月以上），可为结核、肝炎、局灶性化脓性感染；也可为非感染性的，如风湿性疾病、甲状腺功能亢进症、恶性肿瘤、功能性发热。

2. **中等度热（38.1~39℃）和高热（39.1~41℃）** 急性发热（病程＜2周）主要由感染引起，也可能是全身疾病的早期表现。长期发热（病程≥2周）多由急性中等度热或高热迁延而来，常由感染、肿瘤、结缔组织病和变态反应性疾病引起，但仍以感染为主。

3. **超高热（＞41℃）** 多见于中暑、热射病、丘脑病变、婴幼儿急性感染性疾病、输液反应。常急性起病，干热无汗，可伴昏迷、惊厥。

（三）热型

即体温曲线，常见下列几种。

1. **稽留热** 体温持续在39~40℃以上达数日或数周，24小时内波动不超过1℃。常见于大叶性肺炎和伤寒等。

2. **弛张热** 又称败血症热型，体温常在39℃以上，24小时内波动范围达2℃以上，但最低体温仍高于正常水平。见于败血症、风湿热、重症肺结核和化脓性炎症等。

3. **间歇热** 体温骤升达高峰，持续数小时后，骤降至正常水平，经过1日至数日后又骤升，如此高热期与无热期反复交替发作。常见于疟疾、急性肾盂肾炎等。

4. **波状热** 体温逐渐升高达39℃或以上，持续数日后逐渐下降至正常水平，数日后又骤升，持续数日后又骤降，如此反复发作多次。常见于布氏菌病。

5. **回归热** 体温骤升达39℃或以上，持续数日后又骤降至正常水平，数日后又骤升，持续数日后又骤降，如此反复发作。可见于回归热、霍奇金淋巴瘤、周期热等。

6. **不规则热** 发热的体温曲线无一定规律。可见于结核病、风湿热、支气管肺炎等。

三、诊断思路（掌握）

（一）病史采集

1. 现病史

（1）针对发热本身的问诊：①发热可能的诱因。如传染病接触史和疫区居

住史利于传染病的诊断；受凉和过度劳累等利于呼吸道感染的诊断；不洁饮食利于肠道感染的诊断。②起病的缓急、病程的长短。急性起病，短期发热，多见于感染性发热及药物热；慢性起病，长期发热，见于结核病、恶性肿瘤、结缔组织病等。③热度和热型的特点。不同的发热性疾病具有相应的热型，但由于抗生素、糖皮质激素和解热药的应用和个体差异，有时热型不典型。

（2）伴随症状的问诊：有助于鉴别诊断。①伴寒战，以细菌性感染和寄生虫感染最为常见，也可见于药物热、急性溶血或输血反应等。②伴明显头痛，见于颅内感染、出血等。③伴胸痛，见于肺内感染、心包炎、心肌炎、心肌梗死等。④伴腹痛，见于胃肠道感染、肿瘤等。⑤伴尿频、尿急、尿痛，见于泌尿系统感染。⑥伴皮疹，见于发疹性传染病，如麻疹、猩红热、水痘等，或变态反应性疾病，如结缔组织病、药物热等。⑦伴出血，见于流行性出血热、某些血液病（如急性白血病、急性再生障碍性贫血）、弥散性血管内凝血等。⑧伴肌肉痛，见于炎症性肌病、军团菌病等。⑨伴淋巴结肿大或肝、脾大。局部淋巴结肿大见于局部急性炎症性病变、淋巴结结核；全身淋巴结肿大见于白血病、淋巴瘤及转移瘤；肝、脾大见于传染性单核细胞增多症、病毒性肝炎、结缔组织病和血液系统疾病。⑩伴黄疸，见于病毒性肝炎、淋巴瘤、溶血、胆囊炎、胆管炎、败血症等。

（3）诊疗经过问诊：患病以来化验和检查结果以及治疗用药情况。

（4）患病以来一般情况问诊：包括饮食、睡眠、大小便和体重变化，了解全身一般情况。

2. 其他相关疾病史问诊

（1）既往有无结核病、肝炎、结缔组织病、糖尿病和肿瘤等病史；有无传染病接触史；有无药物和食物过敏史；有无外伤、手术史。

（2）有无长期疫区居住史；有无烟酒嗜好；有无性病和冶游史。

（3）婚姻和配偶健康情况，女性月经、生育情况，有无流产史等。

（4）有无遗传性疾病家族史。

（二）体格检查

1. 测量体温，必要时测肛温　连续每日记录4次体温，以观察热型，特别对长期不明原因发热有诊断价值。

2. 全面系统的体格检查　包括皮疹、黄疸、淋巴结、局部感染灶、心肺异常体征，以及有无肝脾大和腹部其他异常体征等，对发热病因有诊断价值。

（三）辅助检查

1. 血常规　①白细胞增高伴核左移和中性粒细胞碱性磷酸酶（NAP）积分

增高见于急性化脓性细菌感染；②白细胞不增高或降低可见于伤寒、疟疾、病毒感染及革兰氏阴性杆菌感染等；③淋巴细胞增高且异形淋巴细胞＞10%，对传染性单核细胞增多症有诊断价值；④嗜酸性粒细胞增高常见于寄生虫病及变态反应性疾病；⑤贫血伴大量原始细胞和幼稚细胞，则可能是急性白血病或淋巴瘤骨髓侵犯；⑥血小板减少见于血液系统疾病或结缔组织病。

2. 尿常规 轻度蛋白尿可能由发热本身所致，不一定提示肾病。明显的尿常规异常可由尿路感染、肿瘤、肾病或结缔组织病引起。

3. 便常规和隐血试验 对肠道感染和肿瘤性疾病有诊断价值。

4. 红细胞沉降率 对结核病、自身免疫病、肿瘤性疾病的诊断有帮助。

5. 胸部 X 线片 对了解心、肺、纵隔情况及对结核或肿瘤的诊断有重要价值。

6. 腹部 B 型超声 对了解腹部脏器病变和腹腔淋巴结是否肿大有重要价值。

7. 细菌学检查

（1）血培养：有利于伤寒、败血症、感染性心内膜炎的确诊。

（2）痰培养：有利于呼吸道感染的诊断。

（3）尿培养：有利于尿路感染的诊断。

（4）粪培养：有利于肠道感染的诊断。

8. 其他针对性的辅助检查 如血清学试验（肥达反应、外斐反应）、自身抗体（抗核抗体谱等）检测、各种穿刺液（胸腔积液、腹水、脑脊液、骨髓液）检查、各种组织（淋巴结、肝、肾及各种病变组织）活检等。

四、处理原则（掌握）

关键是针对原发病的治疗，如明确为细菌性感染者应在完善必要的实验室检查和各种培养标本的采集后，给予相应有效的抗生素治疗，局部感染应做好感染灶的清除。

如遇下列情况应做紧急降温处理：①体温 >40℃；②高热伴惊厥或谵妄；③高热伴休克或心功能不全；④高温中暑。

紧急降温措施如下。

1. 首选物理降温，包括冰袋或冷毛巾湿敷等。

2. 退热药物：临床常用布洛芬、对乙酰氨基酚等退热药。但有严重感染者，在未应用有效抗生素前，不应使用退热药，以免引起或加重休克。糖皮质激素一定不能作为退热药物应用，但在严重感染引起的脓毒性休克时，可与有效抗生素同时应用。在高度怀疑药物热及变态反应性疾病等的少数情况下，可谨慎使用。

3. 对超高热或高热伴惊厥、谵妄者，还可应用冬眠疗法（氯丙嗪50mg、异丙嗪50mg加入5%葡萄糖溶液或生理盐水中静脉滴注）。

五、转诊指征（掌握）

1. 经处理高热不退，伴有某种危重病症，如昏迷、抽搐、剧痛、呼吸困难、发绀、休克、重度心律失常等患者。

2. 经初步检查，对发热诊断不清，需要做进一步检查的患者。

3. 疑为风湿性疾病、肿瘤、血液系统疾病或传染病导致的发热。

第二节　皮疹

一、概述（熟悉）

皮疹是不同于正常皮肤的皮肤病变，包括多种表现形式，可分为原发性皮疹和继发性皮疹两大类。

二、常见病因和临床特点（熟悉／掌握）

皮疹的病因多种多样，包括日光照射、昆虫叮咬、花粉或日化用品过敏、感染、炎症、肿瘤、药物和免疫性疾病等。

1. 原发性皮疹

（1）斑疹：局限性皮肤颜色变化，既不隆起也不凹陷，一般直径<1cm。

（2）丘疹：局部隆起的实质性皮损，一般直径<1cm。

（3）斑块：由丘疹扩大或融合而成，扁平、隆起，直径>1cm。

（4）水疱：高出皮面、内含液体的局限性腔隙性损害，直径一般<1cm，>1cm者称为大疱。

（5）脓疱：内含脓液的疱，可见于脓疱疮。

（6）结节：累及真皮和皮下组织的局限性、实质性损害，多呈圆形或椭圆形。

（7）囊肿：内含液体、黏稠物质和细胞成分的局限性囊性损害，如皮脂腺囊肿。

（8）风团：真皮浅层水肿性、暂时性、局限性、隆起性损害，颜色可呈浅红色或苍白色，大小不等，形态不一，边缘不规则，周围有红晕，常突然发生，短时间内消退，消退后不留瘢痕，自觉剧痒，最常见于荨麻疹。

（9）紫癜：血管内血液外溢所致皮损，针尖样局限性出血为瘀点，较大的出血融合斑为瘀斑。

2. 继发性皮疹

（1）鳞屑：即将脱落的角质层，大小、厚薄及形态不一。

（2）浸渍：皮肤长时间处于潮湿状态，角质层含水量较多后出现变软、发白、起皱。

（3）抓痕：搔抓或摩擦所致表皮或真皮浅层点状或线状缺损。

（4）糜烂：表皮或黏膜上皮的缺损。

（5）溃疡：深大真皮、皮下组织的局限性缺损。

（6）裂隙：亦称皲裂，指皮肤的线条状裂口。

（7）痂：创面上渗液、脓液、血液、药物、上皮细胞等混合干涸而成的附着物。

（8）苔藓样变：亦称苔藓样化，为皮肤局限性浸润肥厚，皮沟加深，皮嵴隆起，表面粗糙，似皮革样，边缘清楚，多伴剧痒，可见于慢性湿疹。

（9）萎缩：皮肤的一种退行性变引起的皮肤变薄，可见于表皮、真皮及皮下组织。

3. 常见疾病

（1）过敏性皮肤病

1）接触性皮炎、湿疹、荨麻疹：详见过敏性皮肤病。

2）药疹：有用药史，出现水肿性红斑等多种类型皮疹，严重者伴有不同程度的发热、关节痛、淋巴结肿大、内脏损害等全身表现。

（2）伴有皮疹的急性传染病

1）麻疹：多见于6个月至5岁小儿，发热2～3日出现口腔颊黏膜科氏斑，继而1～2日后自耳后出现淡红色斑丘疹，自上而下，自躯干向四肢扩展，遍及全身，有流涕、咳嗽、结膜充血。

2）风疹：多见于1～5岁儿童，发热1～2日最先于面部出现淡红色斑疹、斑丘疹，1日左右遍及全身，常伴有耳后、枕部淋巴结肿大，2～3日后皮疹消退。

3）猩红热：发热第2日自耳后出疹，自上而下数小时可遍及全身，为全身皮肤充血发红基础上弥漫性针尖大小、鲜红色、点状红斑，压之褪色，热度高低与皮疹轻重变化一致，伴有咽峡炎。舌乳头红肿呈草莓样舌、杨梅样舌。

4）流行性脑脊髓膜炎：多见于15岁以下儿童，发热、头痛、呕吐、皮肤

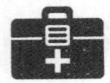

黏膜出现鲜红色或紫红色瘀点或瘀斑，颈项强直、克尼格征（Kernig sign）阳性、布鲁津斯基征（Brudzinski sign）阳性。

5）水痘：多见于儿童，有病人接触史，低热、头痛、乏力、全身不适，1～2日出现斑疹、丘疹、水疱，皮疹向心性分布，躯干最多，皮疹最后结痂。

6）其他：如伤寒（发热6～8日，躯干出现玫瑰疹，伴有脾大、肥达反应阳性等）、流行性出血热、皮肤脓疱疮等。

（3）其他类型伴有皮疹的疾病

1）系统性红斑狼疮：20～40岁女性多见面颊和鼻梁部出现蝶形红斑、盘状红斑，可伴有发热、关节痛、乏力、消瘦、口腔溃疡、胸膜炎或心包炎、神经精神症状、肾受累、血液及免疫学检查异常等。

2）其他：如败血症、血小板减少性紫癜、白血病等。

三、诊断思路

皮疹的诊断和鉴别诊断，需要对病史、体格检查、辅助检查等资料进行综合分析。询问病史时要注意既往有无皮疹病史、周围疾病流行及接触情况，此次发病表现及治疗经过等，注意皮疹与其他疾病的联系。

1. 病史采集

（1）性别和年龄

（2）诱因：如异常接触物品或患者、用药、日晒、呼吸道感染、发热等。

（3）部位：皮疹始发部位、扩展部位。

（4）特点：皮疹的形态、色泽、大小、界限、分布及出疹顺序，皮疹是否高出或低于皮表，有无渗液等。

（5）发作形式：为突发或缓慢起病。

（6）发作时间：急性（数小时至数天），见于湿疹、荨麻疹、特应性皮炎、变应性接触性皮炎、虫咬皮炎、药疹、疱疹、病毒疹；亚急性（数天或数周），如湿疹、特应性皮炎、脓疱疹、疥疮、虱病、药疹、玫瑰糠疹、银屑病、癣、念珠菌病；慢性（数周或数月），多见于湿疹、银屑病、特应性皮炎、癣、神经性皮炎。

（7）加重及缓解因素

（8）伴随症状：皮疹伴发热多见于病毒疹、脓疱疹、药疹等；皮疹伴瘙痒见于荨麻疹、特应性皮炎、疥疮、虱病、虫咬、水痘、疱疹样皮炎、丘疹性棘层松解性皮病（Grover综合征）、癣、银屑病、药疹、玫瑰糠疹、念珠菌病、应激性瘙痒或单纯性苔藓等。

（9）既往史：有无全身系统性疾病，有无皮疹、湿疹、哮喘史或过敏倾向。

（10）药物过敏史

（11）家族史

2. 体格检查

（1）皮疹检查：皮疹的形态、色泽、大小、界线、是否高出或低于皮肤表面、是否渗液、是否触痛。

（2）全身检查：体温、脉搏、呼吸、血压、眼结膜、口舌咽部黏膜、心、肺、肝、脾、淋巴结、关节等。

3. 其他实验室检查

（1）血常规：嗜酸性粒细胞升高见于变态反应性疾病、寄生虫性皮肤病；中性粒细胞升高见于细菌性皮肤病，中性粒细胞减少见于系统性红斑狼疮。

（2）皮肤免疫病理检查：适用于天疱疮、类天疱疮、红斑狼疮、皮肌炎、皮肤血管炎等免疫皮肤病。

（3）显微镜检查：可发现疥疮、螨虫、真菌菌丝、细菌等。

（4）斑贴试验：测验变应性接触性皮炎的变应原。

（5）皮肤划痕试验：用于诊断荨麻疹。

4. 诊断和鉴别诊断 对于病情简单、皮疹形态明显的疾病，无须烦琐的鉴别，可直接根据"病史 + 症状 + 皮损特点 + 辅助检查"综合分析做出诊断。例如，患者皮损伴瘙痒 + 鳞屑镜检菌丝，提示体癣；单侧沿神经分布斑丘疹性水疱 + 明显疼痛，提示带状疱疹；脓疱疱液沉积呈半月形，提示大疱性脓疱疮；指缝、外生殖器好发 + 夜间剧烈瘙痒 + 隧道和丘疱疹，提示疥疮；强烈日光照射 + 急性红斑、水疱 + 瘙痒、灼痛，提示日光性皮炎。

对于表现复杂的疾病，综合上述诊断要点，抓住主要特征，也可以加以鉴别。

四、处理和转诊（掌握）

1. 皮疹的治疗原则

（1）首先应明确是单纯皮肤病变还是合并有其他系统病变。

（2）根据病因和皮损特点选用药物。

2. 皮疹的药物治疗

（1）内用药物治疗：包括抗组胺药物、糖皮质激素、抗生素、抗病毒药物、抗真菌药物、维生素类药物等。

（2）皮疹的外用药物

1）选择正确的药物：根据不同病因、临床表现选择不同的药物。如真菌性皮肤病选抗真菌药，过敏性皮肤病可选用糖皮质激素等。

2）选择正确的剂型：根据皮疹特点进行选择。①急性期。有糜烂、渗出多，选用溶液湿敷，湿敷期间可用油剂保护皮疹；仅有红斑、丘疹，无糜烂、渗出，选用粉剂、洗剂；急性期忌用软膏或有刺激性药物。②亚急性期。有糜烂，渗液少，有结痂，选用油剂、糊剂；无糜烂，选用乳剂、糊剂。③慢性期。角化过度、增厚、苔藓样变，选用软膏、硬膏、乳剂等。④如仅有瘙痒而无皮疹，可用酊剂或醑剂、乳剂、洗剂等，小儿以后两种为宜。

3）使用注意事项：①必须询问患者有无药物过敏史，并告知患者外用药引起过敏反应或刺激时应立即停用。②向患者或家属详细告知用法，如湿敷需用6层纱布浸湿溶液，以不滴水为度，紧贴于患处；分泌物多者，宜勤换湿敷；大面积湿敷时需浓度低些，以免吸收中毒。③刺激性强的药物，如高浓度水杨酸不宜用于婴幼儿、面部或会阴部。④外用药物浓度应由低至高；药物外用易产生耐受，故需经常变更药物。

3. 转诊　遇皮疹无法明确诊断、皮疹伴全身表现严重者（如严重药疹出现大片糜烂、表皮棘层细胞松解等）、皮疹经初期治疗效果不佳者，需及时转诊到上级医院就诊。

第三节　水肿

一、概述（了解）

水肿指人体组织间隙有过多的液体积聚导致组织肿胀。水肿按范围可分为全身性水肿与局部性水肿。当液体在体内组织间隙弥漫性分布时呈全身性水肿；液体积聚在局部组织间隙时呈局部水肿；发生于体腔内称积液，如胸腔积液、腹水、心包积液。一般情况下，水肿这一术语，不包括内脏器官局部的水肿，如脑水肿、肺水肿等。

二、常见病因与临床特点（熟悉／掌握）

1. 全身性水肿

（1）心源性水肿：主要是右心衰竭的表现。主要是由于有效循环血量减少，肾血流量减少，继发性醛固酮增多引起钠、水潴留以及静脉淤血，决定了水肿程度。毛细血管滤过压增高，组织液回吸收减少所致，决定了水肿部位。一般无颜面部水肿。水肿程度可由于心力衰竭程度而有所不同，可自轻度的踝部水肿以至严重的全身性水肿。水肿特点是首先出现于身体下垂部位。最早出现于踝内侧，行走活动后明显，休息后减轻或消失；经常卧床者以腰骶部为明显。水肿为对称性、凹陷性。此外，通常伴有颈静脉怒张、肝大、静脉压升高，严重时还出现胸腔积液、腹水等右心衰竭的表现。

（2）肾源性水肿：可分为肾炎性水肿和肾病综合征性水肿，可见于各种肾病。发生机制不同，肾炎性水肿主要是由多种因素引起肾排泄水、钠减少，导致钠、水潴留，细胞外液增多，毛细血管静水压升高，引起水肿。肾小球超滤系数及滤过率下降，而肾小管回吸收钠增加（球-管失衡）导致钠、水潴留是肾炎性水肿的基本机制。而肾病性水肿主要由于大量蛋白尿导致低蛋白血症，血浆胶体渗透压下降致使水分外渗。无论肾炎性水肿还是肾病性水肿都可引起肾实质缺血，刺激肾素—血管紧张素—醛固酮活性增加，醛固酮活性增加导致钠、水潴留，而肾内前列腺素（PGI_2、PGE_2 等）产生减少，致使肾排钠减少。肾炎性水肿特点是疾病早期晨起时眼睑与颜面水肿，而肾病性水肿为周身水肿。常有尿常规改变，伴发高血压、肾功能损害的表现。心源性水肿需与肾源性水肿相鉴别，鉴别要点见表 13-1 所示。

表 13-1　心源性水肿与肾源性水肿的鉴别

	心源性水肿	肾源性水肿
开始部位	从足部开始，向上延及全身	从眼睑、颜面开始而延及全身
发展快慢	发展常缓慢	发展较迅速
水肿性质	比较坚实，移动性较小	软而移动性大
伴随症状	伴有心功能不全病症	伴有其他肾病病症

（3）肝源性水肿：肝硬化在临床上主要表现为肝功能减退和门静脉高压两个方面。肝硬化失代偿期主要表现为腹水，也可首先出现踝部水肿，逐渐向上蔓延。门静脉高压症、低蛋白血症、肝淋巴液回流障碍、继发性醛固酮增多等因素是水肿与腹水形成的主要机制。

（4）营养不良性水肿：由于摄入不足，吸收利用差或慢性消耗性疾病长期营养缺乏、蛋白丢失性胃肠病、重度烧伤等所致低蛋白血症或维生素 B_1 缺乏，是产生水肿的主要原因。其特点是水肿发生前常有消瘦、体重减轻等表现。皮

下脂肪减少所致组织松弛，组织压降低，加重水肿液的潴留。水肿常从足部开始逐渐蔓延至全身。

（5）其他原因的全身性水肿：①黏液性水肿，为甲状腺功能减退引起非凹陷性水肿，颜面及下肢较明显。②经前期紧张综合征，月经前7～14天出现眼睑、踝部及手部轻度水肿，可伴乳房胀痛及盆腔沉重感，月经后排尿增加，水肿逐渐消退。③药物性水肿，多见于糖皮质激素，也可出现在雄激素、雌激素、胰岛素、萝芙木制剂、甘草制剂等疗程中。④特发性水肿，大多数查不到原因，多见于妇女，主要表现在身体下垂部分，被认为是内分泌功能失调与直立体位的反应异常所致，立卧位水试验有助于诊断。⑤其他，可见于妊娠高血压综合征（24周后出现，多见于初产妇）、硬皮病、血清病、间脑综合征、血管神经性水肿及老年性水肿等。

2. 局部性水肿　是液体局限性积聚于身体局部组织间隙，常由于局部静脉、淋巴回流受阻或毛细血管通透性增加所致，如肢体血栓形成致血栓性静脉炎、丝虫病致象皮腿、局部炎症、创伤或过敏等。

三、诊断思路（掌握）

1. 询问病史

（1）水肿发生的诱因及主要症状：水肿的诱因，如有无感染、劳累、精神紧张以及剧烈运动或久坐。水肿出现时间、急缓、部位（开始部位及蔓延情况）、全身性或局部性、是否对称性、是否凹陷性，与体位变化及活动关系以及加重或缓解的因素。

（2）伴随症状：水肿伴肝大者可为心源性水肿、肝源性水肿与营养不良性水肿，而同时有颈静脉怒张者则为心源性水肿；伴重度蛋白尿，则常为肾源性水肿，而轻度蛋白尿也可见于心源性水肿；伴呼吸困难与发绀者常提示由于心脏病、上腔静脉阻塞综合征等所致；水肿与月经周期有明显关系者，可见于经前期紧张综合征；伴消瘦、体重减轻者，可见于营养不良、肿瘤等。

（3）诊治经过：水肿发生后是否去医院就诊，是否行血常规、尿常规、肝功能、肾功能、X线胸片、心电图、超声心动图、胸腹部超声及CT等项检查，结果如何。是否应用过利尿药。

（4）一般情况问诊：既往有无心、肾、肝、内分泌及过敏性疾病病史及其相关症状，如心悸、气促、咳嗽、咳痰、咯血、头晕、头痛、失眠、腹胀、腹痛、食欲、体重及尿量变化等。重点询问有无高血压、心脏病、糖尿病、慢性肾病、肝病、肺部疾病、甲状腺疾病、肿瘤、营养不良等疾病。是否有酗酒、吸烟及药物过敏史，是否有外伤和手术史，观察水肿与药物、饮食、月经及妊娠的关系。女性患者月经与婚育史，有无心脏病家族史。

2. 体格检查

（1）主要表现周身双侧对称性水肿者，多见于心、肝、肾疾病或低白蛋白血症等。局限性水肿见于局部静脉和淋巴回流受阻，炎症或变态反应，局部有压痛和红肿。非凹陷性水肿常提示淋巴系统梗阻性水肿或甲状腺功能低下所致的黏液性水肿。

（2）心源性水肿常伴有心脏病理性杂音、心律失常、心脏扩大等表现。

（3）颈静脉怒张见于右心衰竭、上腔静脉受压（如纵隔肿瘤、动脉瘤，血栓等）。

（4）肺部啰音提示肺淤血或存在心源性水肿。

（5）腹水明显者应观察是否有脾大、腹壁静脉曲张、蜘蛛痣和肝掌，应考虑肝硬化的存在。

（6）大量腹水也可为巨大卵巢囊肿及妊娠子宫压迫静脉所致。

（7）单侧下肢水肿者应除外静脉血栓、淋巴回流受阻、静脉曲张和局部感染等。

3. 辅助检查　应进行血常规、尿常规及肝功能、肾功能测定。必要时考虑甲状腺功能、24 小时尿蛋白定量、粪便隐血试验及血、尿渗透压浓度测定，心电图、超声心动图、胸部 X 线片及胸部 B 型超声、CT 等检查。

四、处理和转诊（掌握）

1. 处理原则

（1）诊治基础疾病，如心脏病、肾病、肝硬化、营养不良及甲状腺功能低下等。

（2）主要低盐饮食：限钠（每天 2～3g）、利尿，排钾与保钾利尿药可以依据血清电解质情况联合使用，排钾利尿药，如氢氯噻嗪、呋塞米（速尿）、螺内酯（安体舒通）、氨苯蝶啶等，但利尿药也可造成蛋白从尿中丢失。明显低白蛋白血症者可间断输入白蛋白，主要是利尿作用。

（3）透析治疗：可以减少水分的同时减轻蛋白的丢失。适用于严重水肿利尿效果不佳或不宜使用利尿药者。

（4）腹水严重、压迫症状明显者可以考虑腹腔穿刺放腹水，但需要有经验的医师和有条件的医院实施。

2. 转诊指征

（1）水肿诊断不明确。如果出现昏迷、呼吸困难、消化道出血临床表现或检查发现大量胸腔积液、腹水、心包积液等情况需立即就诊于上级医院。

（2）水肿原因明确，但原发病没有得到有效控制者如顽固性心力衰竭、高度水肿、肾功能持续进行性恶化以及肝硬化出现肝性脑病等。

第四节　发绀

一、概述（熟悉）

发绀是指由于血液中**未氧合的血红蛋白**增多，使皮肤和黏膜呈青紫色改变的一种征象，这种改变多发生在皮肤较薄和毛细血管较丰富的部位，如口唇、耳垂、鼻尖、面颊和指（趾）甲床等部位。由于其颜色青紫，临床上又称其为**紫绀**。发绀的程度与血液中未氧合血红蛋白的绝对量增加有关，受血红蛋白水平的影响，间接地反映了体内的缺氧状况，是缺氧类疾病重要的体征。

二、常见病因（熟悉）

（一）血液中还原血红蛋白增多

又称**真性发绀**，是血液中未氧合血红蛋白增加的主要原因。主要是由于心肺疾病引起呼吸功能障碍，造成通气和换气功能下降；另外，外周循环障碍、氧的组织交换障碍，均可造成全身和局部的血氧饱和度下降，致使血中氧合血红蛋白降低，从而导致发绀。

1. 中心性发绀　是由于心、肺疾病引起呼吸功能衰竭、通气与换气功能障碍、肺氧合作用不足导致血氧饱和度降低所致。

（1）肺源性发绀：即由于呼吸功能不全、肺氧合作用不足所致。常见于各种严重的呼吸系统疾病，如气道阻塞、肺炎、阻塞性肺气肿、弥漫性肺间质纤维化、肺淤血、肺水肿、急性呼吸窘迫综合征、肺栓塞等。

（2）心源性发绀：由于心内异常通道分流，使部分静脉血未通过肺循环进行氧合作用而进入循环动脉。如分流量超过心排血量的1/3，即可出现发绀。常见于发绀型先天性心脏病，如法洛四联症和艾森门格综合征等。

2. 周围性发绀　是由于周围循环血流障碍所致，引起周围组织氧的交换和利用障碍，导致血氧饱和度下降。

（1）淤血性周围性发绀：由于体循环淤血、周围血流缓慢的疾病而引起，常见于右心衰竭、慢性心脏压塞、缩窄性心包炎、血栓性静脉炎、上腔静脉阻塞综合征、下肢静脉曲张等。

（2）缺血性周围性发绀：常由于心排血量减少和局部血流障碍性疾病而引起，如休克、血栓闭塞性血管疾病、雷诺病等。

3. 混合性发绀 中心性发绀与周围性发绀同时存在。常见于右心衰竭，也可见上述多种病因出现在同一患者身上，如肺水肿合并休克时。

（二）血液中存在异常血红蛋白衍生物

1. 高铁血红蛋白血症 由于药物或化学毒物引起，体内的血红蛋白中的二价铁被三价铁所取代，使其失去与氧的结合能力，造成未氧合血红蛋白增多，导致发绀。主要有苯胺、硝基苯、亚硝酸盐、磺胺类等中毒所致。由于食用大量含亚硝酸盐的变质蔬菜，可引起高铁血红蛋白血症，称为肠源性青紫症。

2. 先天性的高铁血红蛋白血症 有家族史，自幼发病。

3. 硫化血红蛋白血症 当患者同时有便秘或服用硫化物药物时，在肠内形成大量硫化氢时，硫化氢可作用于血红蛋白，生成硫化血红蛋白。硫化血红蛋白缺乏携氧能力，当血液中硫化血红蛋白含量增加时临床便可出现发绀。

三、临床特点（掌握）

1. 发绀伴呼吸困难 常见于重症心、肺疾病及急性呼吸道梗阻、大量气胸等，而高铁血红蛋白血症虽有明显发绀，但一般无呼吸困难。

2. 发绀伴杵状指（趾） 提示病程较长。主要见于发绀型先天性心脏病及某些慢性肺部疾病。

3. 发绀伴意识障碍及衰竭 主要见于某些药物或化学物质中毒、休克、急性肺部感染或急性心力衰竭等。

4. 皮肤温度 发绀时局部皮肤温暖，属于中心性发绀，常由于心、肺疾病引起；发绀伴皮肤湿冷，属于周围性发绀，常由于灌注不足引起。

5. 自幼发绀 无心肺疾病，一般状态好，有家族史，考虑为先天性发绀。

6. 急性发绀 发病突然，吸氧不能改善，注意食物、化学物质和药物中毒。

四、诊断思路（掌握）

1. 病史采集

（1）基本情况和发病时间与发病急缓。

（2）发病诱因：有无心肺疾病发作，是否摄入有关的药物、变质的蔬菜，是否有便秘。

（3）发绀伴随症状：注意是否伴随咳嗽、心悸、气短、意识情况、晕厥等。

（4）发绀诊治情况：患病来做过哪些检查，如血尿化验检查、心电图、血气分析、重要器官的超声和放射线检查等。

（5）患者治疗情况：是否用过抗生素、利尿药、扩血管药和特殊药物等。

（6）患者一般情况：饮食、睡眠、活动、大小便情况。

2. 体格检查要点

（1）检查生命体征有无异常。

（2）发绀是全身性还是局部性，是中心性发绀还是周围性发绀；有无杵状指（趾）。

（3）重要脏器的体征：心、肺的改变，包括肺啰音、心脏杂音等。

3. 辅助检查要点　如果有条件者，可行血尿常规和生化化验、心电图。如果病情允许，可行血气分析、重要器官心脏和腹部超声、放射线检查等。

五、处理和转诊（掌握）

1. 处理　发绀属于疾病比较严重的表现，一般应尽快接受急救治疗。

（1）首先就地采取措施，包括输液、吸氧等，尽可能地保持**生命指征**的稳定。

（2）针对**原发病的处理**：呼吸系统疾病包括吸痰、吸氧、针对性地应用平喘化痰、激素等药物，大量的气、液胸要做穿刺减压等；心脏疾病要采取半卧位，应用强心、利尿和扩血管等措施；周围性发绀者要注意局部保温。

2. 转诊

（1）生命体征不稳定者立刻转诊。

（2）心、肺等重要器官功能异常引起的发绀。

（3）发绀病因不清者。

（4）发绀进行性加重者。

（5）可疑药物或食物中毒者。

第五节 结膜充血

一、概述（了解）

基层全科医生经常接诊主诉"红眼"的患者。"红眼"是指任何造成眼局部或全部充血而发红的情形，结膜充血是最常见的"红眼"之一。眼球充血分为浅层充血和深层充血两种。前者呈鲜红色，称为结膜充血；后者呈暗红色，称为睫状充血；二者兼有，称为混合性充血。结膜充血是眼球表层结膜血管的充血，结膜充血形态为网状，颜色为鲜红色，常继发于结膜疾病或有关的表浅刺激。

二、常见病因（熟悉）

一般为结膜疾病或是比较表浅的刺激引起，包括感染、外伤、异物、化学性烟雾、风、紫外线和长期局部用药等。

三、临床特点及意义（掌握）

结膜充血是**急性结膜炎**的最常见体征。结膜充血的特点是表层血管充血，以**穹窿部**明显，向角膜缘方向减轻，这些表层血管可随结膜机械性移动而移动，并于局部滴用肾上腺素等血管收缩药后充血消失。可表现为结膜充血的常见疾病如下。

1. 结膜炎 是结膜充血最常见的病因，常见感染性（细菌、衣原体、病毒）和非感染性（过敏、异物）等引起表浅血管扩张、充血、水肿、分泌物增多等症状，重者有畏光及灼热感，视力一般不受影响。

2. 结膜下出血 肉眼可见单侧、局限性、边缘清楚的出血。通常眼不痛，视力也不受影响。如无特殊原因，大部分患者不需要治疗，避免诱因如高血压、剧烈咳嗽等，只需观察。

3. 角膜炎 大多数角膜炎是由外来感染引起，轻微的角膜外伤常是感染的诱因。常见的致病原为细菌、真菌、病毒等。另外，角膜免疫功能不全或营养不良均可引起角膜炎。也常见于戴隐形眼镜者。常有眼球充血、畏光、疼痛不适等症状。

4. 急性虹膜睫状体炎 虹膜睫状体炎的发病原因很复杂，大多病因不明，可能与自身免疫性疾病如风湿以及结核、梅毒、病毒感染等有关。

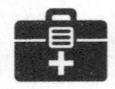

全科医生接诊结膜充血患者时，一定要详细询问病史，尤其注意：①症状是迅速发展还是缓慢发展，这点特别重要，因为不同疾病的起病方式不同。如异物性结膜炎结膜迅速充血，而病毒性结膜炎、虹膜炎则结膜充血较缓慢。②是否有眼痛、畏光。畏光提示可能有角膜炎、虹膜炎或闭角型青光眼，单纯结膜炎患者一般不会畏光。③仔细观察眼分泌物，分泌物的不同提示不同疾病。

"眼红"可能是不同的眼部疾病的临床表现，临床上要特别注意鉴别。同时，不能简单地认为眼越红，病情越重，眼红不明显，病情就轻，因为有些严重的眼部疾病，眼红并不明显。当"眼红"的患者在检查、治疗的过程中发现眼痛加重、视力下降时，可能出现比较严重的眼部疾病，要注意及时转诊。

第六节　耳鸣与耳聋

一、概述（了解）

耳鸣是耳科临床最常见的症状之一，常被患者描述为电铃声、蝉鸣声、嘶嘶声或其他杂音。耳鸣发病率较高，并随着年龄增长而升高，一般人群中有不同程度耳鸣者占17%，老年人耳鸣发生率可达33%。耳鸣对患者的影响程度不一，轻者可忽略其存在，重者可引起严重的精神心理紊乱。

临床上将各种听力损失统称为耳聋，是听觉传导通路发生器质性或功能性病变导致不同程度听力损害的总称，程度较轻的有时也称重听，显著影响正常社交能力的听力减退称为聋，因双耳听力障碍不能以语言进行正常社交者称为聋哑人或聋人。耳聋是影响人类生活质量和导致终身残疾的最主要问题之一。近年来的临床调查表明，明显听力障碍者占世界总人口的7%～10%。我国2006年第二次全国残疾人抽样调查的听力语言残疾者为2780万人，占全部残疾人数的27%，而7岁以下的聋哑儿童高达80万人，并以每年3万聋儿的速度在持续增长。

二、常见病因与分类（了解）

（一）耳鸣分类

1. 根据病因分类

（1）**疾病性耳鸣**：引起耳鸣的病因包括炎症、肿瘤、外伤、畸形、变态反应、代谢性疾病、免疫性疾病、耳毒性药物中毒、老年因素、噪声因素、心理因素等。常见的疾病包括中耳炎、耳硬化症、甲状腺功能异常、糖尿病、颈椎病、多发性硬化、Paget病、碘或锌缺乏、贫血、偏头痛、高血压、高血脂、肾病、自身免疫性疾病等。此外，临床上一类原因不明的主观性耳鸣，以及通过目前的检查手段均未发现明显异常，或异常检查结果与耳鸣之间缺少明确的因果关系，称为**特发性耳鸣**。

（2）精神心理性耳鸣

1）幻听：耳鸣声呈语言样，如听见被指责声或被骂声，为精神病的一种症状，应作为精神病治疗。

2）听像：是由心理学原因引起的耳鸣声，最常见的为乐声或歌声。它可能是平常的耳鸣声被想象转换为愉快的乐声。也可能为轻型精神病或精神紊乱而同时伴有耳鸣者。

2. 根据耳鸣产生的部位分类

（1）耳源性耳鸣：指耳鸣产生的部位位于听觉系统内，包括外耳、中耳、内耳、听神经、脑干及听觉中枢等部位。其中外耳、中耳病变引起的耳鸣，原因是外界环境噪声对体内生理性杂音存在掩蔽作用，当外耳、中耳存在病变使外界声波传入内耳受阻时，环境噪声的掩蔽作用减弱，体内生理性杂音相对增强造成耳鸣。另外，鼓室内颈内静脉球体瘤、耳硬化症、中耳积液可引起与脉搏节律一致的耳鸣，称为搏动性耳鸣。耳蜗病变引起耳鸣的机制目前尚不清楚，多数学者认为与病变部位自发性放电活动有关。耳蜗内损伤的毛细胞处于持久去极化状态，引起神经元兴奋，产生异常信号。蜗后病变主要在内耳道及小脑桥脑角，与听神经关系密切。这些部位的病变（如听神经瘤、脑膜瘤、胆脂瘤、炎症或血管异常等）容易压迫听神经，可产生异常神经冲动导致耳鸣。听觉中枢病变包括脑干及听觉皮质的病变，如肿瘤、血管病变、炎症及多发性硬化等，当累及听觉中枢的蜗核、传出神经纤维及传入神经纤维时，可导致耳鸣。

（2）非耳源性耳鸣：指源于听觉系统之外部位的耳鸣，多指体声。包括①血管源性耳鸣，多由颅内、外血管病变引起。如乙状窦憩室、动－静脉瘘、动脉瘤、动静脉畸形等，可导致与脉搏节律一致的搏动性耳鸣。②肌源性耳鸣。腭肌阵挛是客观性耳鸣常见的原因，患者单侧或双侧可听到不规则咯咯声，节律与软腭痉挛性收缩同步。此外，中耳肌（包括镫骨肌或鼓膜张肌）痉挛性收缩可产生典型节律性咔哒声。③咽鼓管病变。咽鼓管异常开放患者，可能听到与呼吸节律同步的耳鸣声。④颞下颌关节病变。颞下颌关节炎或牙齿咬合不平衡时，患者张口或闭口活动时本人或旁人可在外耳道附近听到耳鸣如咔哒声。

3. 根据有无器质性病变分类 无器质性病变的耳鸣称为功能性耳鸣或精神

性耳鸣，如有癔症倾向的人突然受到重大精神打击时易发生精神性或癔症性耳鸣，各种原因引起的幻听等。另一种是伪装性或夸大性耳鸣，属于欺骗行为。

（二）耳聋分类

可按病变的性质分为器质性聋、功能性聋及伪聋 3 类，其中器质性聋按病变部位分为传导性聋、感音神经性聋与混合性聋 3 类。

1. 传导性聋　发生在外耳、中耳或内耳声音传导路径上的任何结构或功能障碍都能导致传导性聋。传导性聋的气导听力损失一般不超过 60dB，而骨导听力基本在正常范围，半规管裂等内耳疾病引起的传导性聋患者骨导听力可在 −5～−20dB。

2. 感音神经性聋　由于 Corti 器毛细胞、听神经、听觉中枢传导径路及各级听中枢本身受损害，致声音感受或神经冲动传导等发生障碍，称感音神经性聋，其气、骨导听力皆下降。其中噪声、感染、耳毒性药物、遗传等因素导致毛细胞受损者称感音性聋（耳蜗聋），常有重振现象；病变位于听神经及神经信号传导径路者分别称为神经性聋、中枢性聋（统称蜗后性聋），如听神经瘤、听神经病等，其言语识别率常有明显下降，患者诉说能听到声音，但不能辨别其意；病变发生于大脑听觉皮质者称皮质聋。

3. 混合性聋　同时具有传导性聋与感音神经性聋因素，常发生于既有外耳和（或）中耳病变，又有 Corti 器毛细胞或听神经病变，如耳硬化症同时累及听骨链和耳蜗，颞骨混合性骨折，慢性化脓性中耳炎、胆脂瘤、中耳肿瘤等。

4. 功能性聋　又称心理性聋、非器质性聋、癔症性聋、假性器质性聋、假性神经性聋、精神性聋等，由精神心理因素引起。

5. 伪聋　即装聋，听觉系统无器质性病变，听力正常。

三、临床特点及意义（熟悉）

（一）耳鸣

耳鸣的听功能障碍部位分类见表 13-2。

表 13-2　耳鸣的听功能障碍部位分类

听功能障碍部位分类	病变部位	耳鸣特点	常见疾病
传导性耳鸣	外耳、中耳	低频、宽频带、持续性或搏动性耳鸣	耵聍栓塞、鼓膜外伤、急性中耳炎
感音神经性耳鸣	耳蜗、听神经	高频、窄频带耳鸣	梅尼埃病、听神经瘤
中枢性耳鸣	脑干或听觉中枢	自觉为双侧同频耳鸣	脑缺血病变、颅脑外伤或肿瘤

（二）耳聋

1. 传导性聋 分泌性中耳炎、急性或慢性化脓性中耳炎、粘连性中耳炎、急性乳突炎、急性外耳道炎或外耳道疖、颞骨中伤累及中耳、外耳道机械性阻塞（耵聍、异物、肿瘤、外耳道胆脂瘤等）、先天性外耳道闭锁等病变使声波经外耳道和中耳传导时受到阻碍，使到达内耳的声能减弱，致不同程度的听力下降称为传导性聋。病因明确，诊断不难。

2. 感音神经性聋 Corti 器毛细胞、血管纹、螺旋神经节、听神经或听觉中枢病变均可阻碍声音的感受、分析或影响声音信息传递，由此引起的听力减退或听力丧失称为感音神经性聋，可由多种不同原因引起。

（1）药物性聋：又称**药物中毒性聋**，指误用某些药物或长期接触某些化学制品造成内耳损害所致的耳聋。常见的中毒药物有氨基糖苷类抗生素如链霉素、庆大霉素、卡那霉素、新霉素、妥布霉素等；多肽类抗生素如万古霉素、多黏菌素等；抗肿瘤药物如氮芥、卡铂、顺铂等；利尿类药物如呋塞米等袢利尿药；水杨酸类镇痛药；抗疟药如奎宁、氯喹等；含砷剂。此外，乙醇、烟草、磷、苯、砷、铅、一氧化碳中毒等亦可损害听觉系统。药物性聋的发病机制尚未完全阐明。一般认为，药物中毒致聋除取决于药物种类、用药剂量、用药时间及途径等以外，还与家族、遗传及个体差异有关。药物性聋的症状以耳鸣、耳聋和眩晕为主，可出现在用药过程中，也可发生于停药后数日、数周甚至数月。应用上述药物的过程中一旦出现耳鸣、听力下降的现象，应立即到耳鼻咽喉科进行听力检查。

（2）先天性聋和遗传性聋：先天性聋是由于妊娠期母体因素或分娩因素引起的听力障碍，病毒感染、产伤、核黄疸，母体患梅毒、艾滋病或在妊娠期大量应用耳毒性药物可导致胎儿耳聋。遗传性聋是指基因或染色体异常等造成听觉器官发育缺陷而导致的耳聋，出生时即存在听力障碍者称为先天性遗传性聋，出生后某一时期开始出现听力障碍者称为获得性遗传性聋，遗传性聋患者多伴有其他部位或系统畸形的异常。

（3）突发性聋：突然发生的原因不明的感音神经性聋，多在 72 小时内听力急剧下降，无明显波动，多单耳发病，常伴耳鸣，也可伴有眩晕。为基层医疗急症之一，经积极治疗部分患者可挽救听力。

（4）老年性聋：为伴随年龄老化（一般发生在 60 岁以上）而发生的听觉系统退行性变导致的耳聋。临床表现为双耳同时或先后出现的双侧听觉障碍，常逐渐发生，两侧耳聋程度可相似，亦可轻重不一。

（5）噪声性聋：指急性或慢性强声刺激损伤听觉器官而引起的听力障碍。若长期在噪声环境中工作，则为职业性疾病。

（6）其他常见的感音神经性聋：听神经瘤，梅尼埃病，病毒或细菌感染，创伤因素，自身免疫性疾病，全身疾病相关性聋，如高血压、糖尿病、慢性肾炎、系统性红斑狼疮、甲状腺功能低下、多发性硬化均可能引起耳聋。

3. 混合性聋　耳的传音与感音系统同时受累所致的耳聋称混合性聋。如化脓性中耳炎合并迷路炎或细菌毒素、耳毒性药物经蜗窗膜渗入内耳造成内耳损害，进而引起混合性听力下降。听力曲线的特点是既有气导下降，又有骨导下降，曲线呈缓降型，低频区有气骨导间距而高频区不明显。

4. 功能性聋　又称**精神性聋**或**癔症性聋**，属非器质性聋。常由精神心理受创伤引起，表现为单侧或双侧听力突然严重丧失，无耳鸣和眩晕。说话的音调与强弱和发病前相同，但多有缄默、四肢震颤麻木、过度凝视等癔症症状。反复测听结果变异较大。患者可突然自愈或经暗示治疗而快速恢复，助听器常有奇效，治愈后有复发倾向。

5. 伪聋　又称诈聋，指听觉系统无病而自称失去听觉，对声音不做搭理者的表现，严格地说，不能称为疾病。伪聋者多机警，有的还很熟悉常规的测听方法。应用客观测听方法如脑干听觉诱发电位、耳声发射和声导抗等可较容易鉴别。

全科医生接诊耳鸣、耳聋患者时，要详细了解病史，常规体检，发现严重疾病请转诊专科治疗。

第七节　鼻出血

一、概述（了解）

鼻出血是临床常见症状之一。儿童和青少年的鼻出血部位多数在鼻中隔前下方的易出血区；中、老年患者的鼻出血多发生在鼻腔后段。

二、常见病因和临床特点（熟悉）

鼻出血的病因包括局部因素和全身因素。鼻出血的临床特点主要是鼻腔出血，可以单侧出血，亦可双侧出血；可表现为间歇性反复出血，亦可为持续性出血；出血量多少不一，轻者仅涕中带血或倒吸血涕，重者可达数百毫升以上，甚至危及生命。

1. 局部病因

（1）鼻外伤或医源性损伤：包括挖鼻、用力擤鼻涕等外力均可导致鼻黏膜损伤出血；鼻骨、鼻中隔或鼻窦窦壁骨折及鼻窦气压骤变等损伤黏膜或血管导致出血；鼻腔、鼻窦手术等损伤血管导致出血。

（2）鼻腔及鼻窦炎症：各种炎症都可能使鼻腔、鼻窦的局部黏膜发生改变而出血。

（3）肿瘤：鼻腔、鼻窦及鼻咽部肿瘤溃烂出血经鼻流出，如鼻腔血管瘤、鼻咽纤维血管瘤、鼻咽癌等均可表现有鼻出血的症状。

（4）其他：① 鼻中隔疾病，如鼻中隔偏曲、鼻中隔黏膜糜烂等易导致出血；②鼻腔异物，多为一侧鼻腔出血或血涕。

2. 全身病因 凡能引起血压增高、凝血功能障碍或血管张力改变的全身性疾病均可发生鼻出血。

（1）心血管疾病：高血压、血管硬化或充血性心力衰竭等。

（2）血液病：血友病、急性白血病、再生障碍性贫血等。

（3）某些急性传染病：流行性感冒、出血热、麻疹等。

（4）肝、肾等慢性疾病和风湿热：肝功能损害致凝血障碍，尿毒症可致小血管的异常，风湿热患者常有鼻出血症状。

（5）中毒：磷、汞、砷、苯等可能破坏造血系统，长期服用水杨酸类药物可致血液内凝血酶原减少。

（6）使用抗凝药物及抗血小板药物

（7）其他：遗传性出血性毛细血管扩张症、内分泌功能失调等。

三、不同出血血管的临床特点（掌握）

鼻出血时，不同出血血管的临床特点各有不同（表13-3）。

表 13-3　鼻出血不同出血血管的临床特点

分类	临床特点
动脉性鼻出血	呈鲜红色，出血猛烈，似喷泉样冒出或射出
静脉性鼻出血	常呈暗红色，出血不间断，均匀地向外涌出
毛细血管渗血	多处或弥漫性渗血，常合并凝血机制障碍

四、诊断思路（掌握）

（一）病史采集

1.针对鼻出血本身的问诊 询问哪侧鼻腔出血或哪侧鼻腔首先出血。询问鼻出血的可能诱因，如是否有挖鼻史、打喷嚏、外伤史等。询问鼻出血量的多少，以便做出正确的出血量估计。询问鼻出血的频率。询问是否有伴随症状及伴随症状的特点，如伴有鼻涕、鼻塞，可见于鼻腔炎症等；如为一侧脓血性涕，小儿可能为鼻腔异物，成人可能为鼻腔鼻窦或鼻咽部的血管瘤或恶性肿瘤。

2.针对全身性疾病病史的问诊 有无血液病、传染病（伤寒、出血热、黑热病等）、高血压、动脉硬化、肝硬化、心脏病等，了解职业和工作性质、环境和营养情况，以往有无出血史或家族史。若为女性患者应注意鼻出血与月经周期的关系。青春期男、女性及妊娠期鼻出血患者应注意分析鼻出血与内分泌紊乱的关系。

（二）专科检查

1.明确出血部位 鼻出血多发生于单侧，发现双侧鼻孔出血，常是一侧鼻腔的出血经后鼻孔反流至对侧所致。因此，应先明确何侧鼻孔先出血，以进行重点检查。检查时患者一般取坐位，通过前鼻镜观察。遇出血量较多时，患者应取半卧位，并用吸引器边吸出血块边寻找出血点。首先检查克氏区、黎氏区黏膜，如未发现出血点，再检查各鼻甲、鼻道及鼻顶等处。鼻腔后部出血，需用后鼻镜或硬质内镜检查，重点观察 Woodruff 血管丛。鼻腔的局部病变如鼻中隔偏曲、穿孔及陈旧性血痂也是寻找出血点的线索，应仔细观察。如仍未发现出血部位，则应考虑鼻出血是否来源于鼻窦，可进行鼻窦的影像学检查。

2.估计出血总量 鼻出血可经后鼻孔流向咽部而被不自觉地咽下或混合了大量唾液吐出，因此，估计出血量不应依赖患者的主诉。血压、脉搏及体位试验等体格检查是判断出血量的客观依据。少量鼻出血，患者可无任何体征变化；出血量达 500ml 时，患者可出现脉速、乏力、面色苍白等情况；当出现血压下降、脉速无力、肢冷出汗时，出血量可达 500～1000ml。

五、处理和转诊（掌握）

（一）处理原则

处理鼻出血应遵循"急者治其标、缓者治其本"的原则，对活动性鼻出血先对症治疗，即紧急止血、补充血容量，待病情稳定后再针对病因治疗，以达到"标本兼治、预防复发"的目的。如顽固不愈的鼻出血，应及时向耳鼻咽喉专科转诊。

（二）全身治疗

1. 镇静，控制血压 严重鼻出血患者因大脑皮质缺血，常烦躁不安、血压升高而加重出血。应用镇静药，使患者安静，配合治疗，并有利于降压。一般应用巴比妥类药物，但对老年患者以苯海拉明或异丙嗪为宜。

2. 抗休克 对已出现休克征象的鼻出血患者，应首先处理休克，使患者侧卧，下肢抬高，注意保温，检测血压、脉搏，及时补足血容量。

3. 保持呼吸道通畅 存在意识障碍者，如外伤昏迷、醉酒者等，鼻出血可流入气管造成窒息，应注意密切观察呼吸道情况，已出现呼吸阻塞者，应首先清理气道，必要时紧急气管插管或气管切开。

4. 止血药物的应用 止血药物对鼻出血的治疗仅有辅助作用，不能因此而忽视局部止血疗法。

此外，老年人鼻出血危险性高，常因高血压、动脉硬化引起，多为后部鼻腔出血，出血凶猛，局部止血困难，可能并发心、脑血管意外。治疗时应高度重视，保持血压平稳，监测心电活动，慎用止血药和麻黄碱收缩鼻黏膜，防止并发心、脑血管意外。

（三）局部止血疗法

1. 指压止血 常作为临时急救措施，以指紧捏双侧鼻翼，压迫鼻中隔前下区数分钟，此时患者用口呼吸，头保持直立位防止血液流入咽部。

2. 烧灼止血 常用化学药物如铬酸、30%～50% 硝酸银等，黏膜表面麻醉后，涂于鼻黏膜出血点周围封闭出血血管，达到止血目的。但仅适用于轻微的鼻中隔前下区出血。此外，利用电凝、微波止血的原理与化学烧灼止血相似。

3. 填塞止血 利用填塞物，压迫出血部位，使破裂血管闭合而达到止血目的，是治疗鼻出血的主要方法。填塞物一般用凡士林纱条，填塞 48 小时内须将其取出，否则可导致鼻腔和（或）鼻窦感染、化脓性中耳炎甚至化脓性骨髓炎、脑膜炎等严重并发症。对需长期填塞止血的患者可使用碘仿纱条，取出时间可适当延长。包括前鼻孔填塞法、后鼻孔填塞法。

4. 血管结扎 对出血剧烈、填塞无效者，须行血管结扎手术。根据鼻出血的部位及血管造影的结果，手术分为筛前动脉结扎术、颌内动脉结扎术、上唇动脉结扎术及颈外动脉结扎术。

5. 选择性血管栓塞 是治疗顽固性鼻出血的另一种方法，尤其适合鼻咽血管纤维瘤及颈内动脉瘤所导致鼻出血的治疗。

6. 鼻内镜下的血管结扎、激光、电凝、等离子止血 对出血点隐蔽的顽固性后鼻腔出血非常适合。

第八节　口腔溃疡

一、概述（了解）

溃疡是口腔黏膜最常见的疾病，调查发现 10%～25% 的人群患有该病。常见口腔溃疡有复发性阿弗他溃疡和创伤性溃疡。复发性阿弗他溃疡又称复发性口腔溃疡、复发性口疮或复发性阿弗他口炎，无论男女、任何年龄、任何人种均可发生。本病具有周期性、复发性和自限性的特征，病损表现为孤立的、圆形或椭圆形的浅表性溃疡。溃疡发作轻者数月 1 次，重者可连续发作，由于灼痛明显，常影响患者的饮食和言语。诱因可能是局部创伤、精神因素、食物、药物、激素水平改变及维生素或微量元素缺乏。创伤性溃疡与物理或化学性损伤有关，重点在于祛除病因。

二、常见病因（了解）

复发性口腔溃疡的病因目前尚不清楚，存在明显的个体差异，而大多数学者认同其发生是多种因素综合作用的结果。发病因素有细胞免疫或体液免疫异常、遗传因素、系统性疾病因素（如胃、十二指肠溃疡等消化道疾病或功能紊乱）、感染因素、环境因素、微循环障碍等。创伤性溃疡病因有机械性刺激（如残冠、残根、不良修复体、锐利的牙齿边缘、下意识地咬唇颊部、刷牙不慎损伤等）、化学性刺激（如误服强酸、强碱）和冷热刺激伤。

三、临床特点及意义（熟悉）

（一）复发性口腔溃疡

一般表现为反复发作的圆形或椭圆形溃疡，具有"黄、红、凹、痛"的临床特征（即病损面覆盖黄色假膜，周边有充血红晕带，中央凹陷，灼痛明显）和长短不一的"发作期、愈合期、间歇期"的周期规律，并且有不治而愈的自限性。临床分为轻型、重型及疱疹样溃疡。复发性口腔溃疡的诊断可根据临床体征及复发性、周期性、自限性的病史，依据溃疡的特征进行分型。对大而深、长期不愈的溃疡，应警惕癌性溃疡的可能，需做活检明确诊断。

1.轻型阿弗他溃疡　最常见，约占80%，患者初发时多数为此型。溃疡不大，一般为3～5个，散在分布，好发于唇、舌、颊、软腭等角化程度较差的黏膜。初起为局灶性黏膜充血水肿，呈粟粒状红点，灼痛明显，2～3 天后上皮破损，继而形成浅表溃疡，圆形或椭圆形，边界清楚，直径<5mm。约 5 天溃疡开始愈合，此时创面缩小、红肿消退、疼痛减轻。10～14 天溃疡愈合，不留瘢痕。溃疡复发的间隙期长短不一，因人而异，可半月至数月不等，有的患者会出现迁延不断的情况。有的患者有较规则的发病周期如月经前后，有的患者常在劳累之后发病。一般无明显全身症状与体征。

2.重型阿弗他溃疡 约占 8%。溃疡大而深，似"弹坑"，直径可>10mm，周围组织红肿、微隆起，基底微硬，边缘整齐、清晰，表面有灰黄色假膜或灰白色坏死组织。溃疡期持续时间较长，可达月余或更长。通常是 1～2 个溃疡。溃疡疼痛剧烈，愈合后可留瘢痕，发生于舌腭弓、软硬腭交界处等口腔后部时可造成组织缺损，影响言语及吞咽。常伴低热、乏力等全身不适症状和病损局部区域的淋巴结肿痛。溃疡也可在之前愈合处再次复发，造成更大的瘢痕和组织缺损。

3.疱疹样阿弗他溃疡 约占 10%。多发于成年女性。溃疡直径较小，常<2mm，溃疡数目多可达十几或数十个，散在分布，似"满天星"。相邻的溃疡可融合成片，黏膜充血发红，疼痛最重。唾液分泌增加，可伴有头痛、低热等全身不适和病损局部的淋巴结肿痛等症状。

（二）创伤性溃疡

口内残根、残冠的尖锐边缘，不良修复物、尖锐牙尖等可使相对应的黏膜形成溃疡或糜烂面，溃疡的大小、部位、深浅不一，但与刺激物相适应。临床中应仔细询问病史，查找造成创伤的刺激因素，尽快去除，并嘱患者避免不良理化因素的刺激，养成良好的饮食习惯。

第九节 牙痛

一、常见病因（熟悉）

牙痛是口腔科患者就诊最常见的原因。引起牙痛常见的口腔疾病有：因感染、磨损或磨耗、创伤等因素导致牙体硬组织不同程度缺损的疾病，如龋病、牙外伤、牙齿磨损等；还有牙髓疾病，根尖周病，牙周疾病如急性龈乳头炎、牙周脓肿等。

二、临床特点（掌握）

（一）龋病

牙痛是龋病的常见症状。龋病分为浅龋、中龋、深龋。浅龋的龋损在牙釉质和根面牙骨质层内，患者一般无明显自觉症状。中龋为龋损进展到牙本质浅层，临床检查已有龋洞形成，表现为对酸、甜饮食敏感，过冷、过热饮食也能产生酸痛感觉，冷刺激尤其显著，但痛感为一过性的，去除刺激后症状随即消失。深龋为龋损进展到牙本质深层，可见明显的龋洞形成，患者遇冷、热、酸、甜刺激时有明显的疼痛症状，而且有典型的食物嵌塞时的疼痛症状，痛感较中龋更加剧烈，但没有自发性疼痛。

（二）牙髓疾病

牙髓疾病是指因感染、创伤、物理或化学因素等引起牙髓组织一系列病变，临床上以急性牙髓炎或慢性牙髓炎最为常见。尖锐、剧烈疼痛是牙髓炎的主要症状。急性牙髓炎的典型症状如下：①自发性阵发性疼痛；②温度刺激引起疼痛加剧；③疼痛不能自行定位，呈放散性或牵涉性（沿三叉神经分布区放散）；④疼痛常在夜间发作或加重。临床检查可找到引起牙髓炎的致病因素如近髓深龋、非龋性牙体硬组织疾病、充填体、深牙周袋等。探针可引起剧烈疼痛，温度测试反应敏感或激发痛，疼痛持续一段时间或出现热痛、冷缓解。慢性牙髓炎是临床上最常见的一型牙髓炎。慢性牙髓炎一般不发生剧烈的自发性疼痛，但有时可出现不甚明显的阵发性隐痛或每日出现定时钝痛，患者可有长期的冷、热刺激痛史，一般可定位患牙。

（三）根尖周病

根尖周病是指发生于根尖周组织的炎症性疾病。临床分为急性根尖周炎和慢性根尖周炎。

1. 急性根尖周炎　早期患牙有轻度疼痛，此时患牙咬紧，疼痛可以暂时缓解，随炎症加重，出现典型的患牙咬合痛、自发痛、持续性钝痛，可自行定位。炎症继续发展，形成急性根尖脓肿，疼痛转为自发性、剧烈持续性跳痛，伸长感加重，不敢咬合，临床检查叩痛明显。脓液扩散至骨膜下，疼痛、肿胀更加剧烈，达到最高峰，患牙更觉浮起、松动，甚至不敢碰触，影响睡眠和进食，可伴有体温升高等全身症状。脓液一旦穿破骨膜达到黏膜下，自发性胀痛及咬合痛随即减轻，全身症状亦缓解。

2. 慢性根尖周炎　一般无明显自觉症状，患牙可有咀嚼时不适感。患牙常由牙髓炎继发，既往可有疼痛发作史。患牙可查及深龋洞或充填物，对叩诊无反应或仅有不适感，一般不松动。患牙根尖部黏膜或牙龈表面可查及窦道开口，挤压窦道口有时可有脓液溢出。

（四）急性龈乳头炎

牙龈乳头受到机械或化学刺激，是引起急性龈乳头炎的直接原因，如食物嵌塞、食物发酵产物的刺激、不适当地使用牙签等器具剔牙、过硬或过锐食物的刺伤等。临床表现为牙龈乳头发红、肿胀，探触和吸吮时易出血，有自发性肿胀和明显的探触痛。有时局部可查到刺激物，牙可有轻度叩痛。

（五）牙周脓肿

牙周脓肿分为急性牙周脓肿和慢性牙周脓肿。

1. 急性牙周脓肿 发病突然，在患牙的唇颊侧或舌腭侧牙龈形成椭圆形或半球形的肿胀突起。牙龈发红、水肿，表面光亮。脓肿早期患牙疼痛较明显，可有搏动性疼痛，患牙有"浮起感"，叩痛、松动明显。脓肿形成后，脓液局限，脓肿表面较软，扪诊有波动感，疼痛可稍减轻。脓肿可发生于单个牙齿，也可同时发生于多个牙齿，一般无明显全身症状。

2. 慢性牙周脓肿 常因急性期过后未及时治疗或反复急性发作所致。一般无明显症状，可见牙龈表面有窦道开口。叩痛不明显，有时有咬合不适感。

（六）牙外伤

牙外伤包括牙震荡、牙体硬组织的损伤、牙脱位和牙折等。牙震荡通常不伴有牙体硬组织缺损，常因进食时突然咬到硬物所致，患牙有伸长不适感，轻微松动和叩痛。而伴有牙体硬组织损伤者常有牙齿松动、移位、折断，牙髓暴露等表现，伴有不同程度的疼痛。

（七）牙本质过敏症

牙本质过敏症是指牙齿受到生理范围内的刺激时，出现的短暂、尖锐的疼痛或不适现象，不是一种单独的疾病，而是多种牙体疾病共有的症状。其特点为发作迅速、疼痛尖锐、时间短暂。牙本质过敏症的主要表现为刺激痛，当刷牙、吃硬物、酸甜冷热等刺激时均可发生酸痛，尤其对机械刺激最敏感。

（八）牙隐裂

牙隐裂指牙冠表面的非生理性细小裂纹，常不易发现。隐裂的细纹常渗入牙本质结构，从而引起疼痛，常发生于上颌磨牙，其次是下颌磨牙和上颌前磨牙。表浅的隐裂常无明显症状，较深时则遇冷、热刺激敏感或有咬合不适感。深的隐裂因可达到牙本质深层，多有慢性牙髓炎症状，有时也可急性发作，并出现定点性咀嚼剧痛。

三、处理和转诊（熟悉）

全科医生接诊牙痛患者时应对病史、牙痛的特征、发病过程等进行详细询问，查找患牙，分析疼痛原因。如果是急性疼痛，可对症治疗，并及时转诊牙科，避免滥用抗生素。

第十节　咽痛

一、概述（熟悉）

咽痛是咽部疾病中最为常见的症状。除可因咽部疾病或咽部邻近器官疾病引起外，也可为全身性疾病的伴随症状。咽痛有刺痛、钝痛、烧灼痛、隐痛、跳痛、胀痛等表现，可为阵发性或持续性。疼痛程度轻重不一，视疾病的性质和患者对疼痛的敏感程度而异，与病情的严重程度并不完全一致。临床上有自发性咽痛和激发性咽痛两种：自发性咽痛指在咽部无任何动作的平静状态下出现，常局限于咽部某一部位，多由咽部疾病引起；激发性咽痛由各种活动如吞咽、进食或压舌板等器械的刺激所引起。

二、常见病因（熟悉）

1. 咽部黏膜和淋巴组织的急、慢性炎症

（1）急性咽炎。

（2）急性扁桃体炎。

（3）慢性咽炎。

（4）慢性扁桃体炎。

（5）扁桃体周围炎、扁桃体周围脓肿。

（6）咽部间隙感染。

2. 咽部创伤、溃疡、异物

3. 咽部的特异性感染

（1）结核。

（2）白喉。

（3）梅毒。

4. 咽部的恶性肿瘤

5. 咽部邻近器官病变

（1）茎突过长。

（2）亚急性甲状腺炎。

（3）会厌病变。

（4）颈动脉鞘炎。

（5）颈部纤维组织炎。

（6）咽肌风湿性病变。

6. 某些全身性疾病

（1）白血病。

（2）艾滋病。

（3）咽食管反流等。

三、临床特点（掌握）

1. 咽部炎症性疾病　是引起咽痛的最常见病因。急性咽炎、急性扁桃体炎、扁桃体周围脓肿、咽后脓肿、咽旁脓肿等引起的咽痛常起病较急，常有发热等全身症状，咽部疼痛较剧烈，吞咽、进食时加重，严重时甚至可引起吞咽困难。咽部溃疡伴感染时疼痛也甚剧烈。慢性炎症病变时，咽痛较轻，呈钝痛、隐痛表现。咽痛时往往伴有咽部异物感。咽部炎症性疾病最常见的是病毒感染，而不是细菌感染。

2. 咽部创伤、异物　一般有创伤史或异物史，咽部可见创面或见异物滞留。异物引起的咽痛，一旦异物取出，若无并发黏膜损伤，疼痛可立即减轻或消失。

3. 恶性肿瘤　如扁桃体癌，早期可无咽痛，晚期肿瘤表面坏死伴感染时，可有剧烈咽痛。咽部检查可见咽部肿瘤及肿瘤坏死创面，往往见脓苔附着。

4. 咽部邻近器官疾病　如急性会厌炎，发病急、进展快，可有发热，可引起剧烈咽痛、吞咽困难、发声含混，严重患者可出现呼吸困难。口咽部检查可无异常。喉镜检查可见会厌红肿，严重者会厌呈球形，声门不能窥见，有些患者甚至形成会厌脓肿。该病若不及时有效处理可引起严重呼吸困难甚至窒息，危及生命。此外，亚急性甲状腺炎常表现为咽痛，颈部纤维组织炎亦可导致咽痛。

四、诊断思路

（一）病史采集

1. 现病史

（1）针对咽痛本身的问诊：①咽痛出现的时间。询问咽痛发生前有无诱

因，如过劳、着凉、创伤、进食过辣过硬食物或刺激性饮料、烟酒过度史及有毒、有害气体刺激等；询问咽痛初始出现的时间，是新发生的咽痛还是持续时间较长的咽痛；新发生的咽痛应了解近期进展情况，持续时间较长的咽痛应了解近期变化情况。②咽痛的性质，是尖锐、剧烈疼痛还是钝痛、隐痛，吞咽时有无加重。③咽痛时有无发热、头痛、四肢酸软、乏力等，有无呼吸困难及吞咽困难。④针对咽痛有无治疗或自行处理。⑤咽部创伤及异物史。

（2）相关鉴别问诊：①伴发热、头痛、四肢乏力、食欲减退，多见于咽部急性感染如急性咽炎、急性扁桃体炎、急性会厌炎等。②伴吞咽时加重，咽部局部病变引起的咽痛一般都有吞咽时加重的表现。③伴有吞咽困难、发音含混、呼吸困难等。急性化脓性扁桃体炎、扁桃体周围脓肿、咽后脓肿、咽旁脓肿、急性会厌炎或会厌脓肿等均可出现吞咽困难；扁桃体周围脓肿、咽后脓肿、咽旁脓肿、急性会厌炎或会厌脓肿等可有发音含混；咽后脓肿、急性会厌炎或会厌脓肿还可并发呼吸困难。④伴有咽部以外的症状。反酸、嗳气及胃灼热（"烧心"）等伴发症状常见于咽食管反流，颈侧疼痛常见于扁桃体周围脓肿及咽旁脓肿。⑤发病过程中有无呼吸、循环、泌尿及骨关节等系统伴发症状。

（3）诊疗经过问诊：①患病以来是否到医院就诊和检查？是否做过咽部检查或喉镜检查？伴发热时是否做过血常规、血培养等实验室检查？检查结果如何？是否做出过诊断？②治疗及用药情况，是否进行过治疗？如何治疗？用药情况及其效果如何？

（4）患病以来的一般情况问诊：包括精神、饮食、睡眠、大小便和体重等变化情况，以了解全身一般情况。

2.其他相关病史的问诊

（1）既往史：既往有无结核病、肝炎、高血压、糖尿病、肾小球肾炎、心脏疾病、骨关节疾病和肿瘤等疾病史；有无外伤、手术及输血史；有无传染病接触史；有无药物及食物过敏史。

（2）个人史：有无长期疫区居住史；有无烟酒嗜好；性病及冶游史。

（3）婚育史及女性患者的月经史。

（4）有无家族遗传病史。

（二）体格检查

1.耳鼻咽喉专科检查 观察有无咽部充血、软腭及腭垂有无水肿、扁桃体有无红肿及脓性分泌物、咽后壁或咽侧壁有无隆起、咽部有无淋巴滤泡增生、有无溃疡、有无新生物生长等。喉镜检查会厌有无红肿、舌根及会厌谷有无异物或创面、杓区及杓间区有无红肿、梨状窝有无积液等。检查颌下及颈部有无淋巴结肿大，咽部炎症性疾病往往伴有颈部淋巴结肿大、疼痛；颈部有无压痛点，如甲状腺有无压痛，亚急性甲状腺炎患者有时表现为吞咽疼痛而首先就诊；舌骨综合征患者常有舌骨大角触痛。

2. 全面系统的体格检查 全身体检，寻找可能引起咽痛的全身性疾病如咽食管反流、心绞痛等。

（三）辅助检查

1. 实验室检查 血常规检查白细胞增高伴中性粒细胞增多者常见于咽部细菌感染性疾病，如急性化脓性扁桃体炎、咽部脓肿；病毒感染一般无明显变化或白细胞减少。怀疑细菌性感染时可行咽拭子涂片检查或细菌培养和药物敏感试验。

2. 其他辅助检查 喉镜检查应按常规进行，检查下咽部有无病变。怀疑胸部、纵隔或食管有病变时，请转诊专科，进行胸部和纵隔 CT 检查、食管钡剂透视或食管镜检查；疑消化系统疾病者行电子胃镜检查。

五、处理和转诊

1. 病毒感染是导致咽痛、咽部感染最常见的原因之一，治疗上不需要抗病毒和使用抗生素。建议患者多喝水、注意休息、观察病情变化。依据病情对症治疗，如咽痛剧烈者可以使用对乙酰氨基酚片，伴高热者可用退热药物。

2. 咽部细菌感染性炎症如急性化脓性扁桃体炎，主要应用抗生素治疗；咽部各种脓肿除应用抗生素外，还需行脓肿切开引流术；对全身症状重者要进行对症支持治疗；局部可给予漱口液含漱。

3. 急性会厌炎患者要应用抗生素和糖皮质激素联合治疗。

4. 咽部异物患者要及时取出异物。

5. 转诊指征：各种咽痛在进行治疗后不能好转甚至加重、伴有严重呼吸困难、咽部脓肿没有条件治疗、疑有咽部异物而不能确诊或虽确诊但不能取出时，均须立即转诊。

第十一节 吞咽困难

一、概述（了解）

吞咽困难是指食物从口腔至食管、贲门、胃的运送过程中受阻而产生咽部、

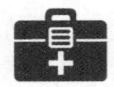

胸骨后或食管部位的梗阻停滞感觉。对于吞咽困难患者临床医师必须重视，器质性疾病所致的吞咽困难必须与假性吞咽困难相区别，后者并无食管梗阻的基础病变，患者仅诉咽部、胸骨后有团块样堵塞感，但往往不能明确指出具体部位，且进食流质或固体食物均无困难，这类患者常伴有神经官能症的其他症状。吞咽困难是食管癌最常见症状，对任何有吞咽困难者，必须要及早明确是否为癌所致。

二、常见病因（熟悉）

1. 口咽部疾病　口咽炎、口咽损伤、咽白喉、咽结核、咽肿瘤、咽后壁脓肿等。

2. 食管疾病　食管炎、食管良性肿瘤、食管癌、食管异物、食管肌功能失调（贲门失弛缓症、弥漫性食管痉挛等）、甲状腺极度肿大等，其中食管癌是重要病因。

3. 神经肌肉疾病　延髓麻痹、重症肌无力、有机磷杀虫药中毒、多发性肌炎、皮肌炎、环咽失弛缓症等。

4. 全身性疾病　狂犬病、破伤风、肉毒中毒、缺铁性吞咽困难（Plummer-Vinson 综合征）等。

三、临床特点及意义（掌握）

1. 吞咽困难伴声嘶　多见于食管癌纵隔浸润、主动脉瘤、淋巴结肿大及肿瘤压迫喉返神经。

2. 吞咽困难伴呛咳　多见于脑神经疾病、食管憩室和食管贲门失弛缓症致潴留食物反流，此外，也可因食管癌致食管支气管瘘及重症肌无力致咀嚼肌、咽喉肌和舌肌无力，继而出现咀嚼及吞咽困难，饮水呛咳。吞咽困难随进食时间延长而渐进加重。

3. 吞咽困难伴呃逆　一般病变位于食管下端，见于贲门失弛缓症、膈疝等。

4. 吞咽疼痛　见于口咽炎或溃疡，如急性扁桃体炎、咽后壁脓肿、急性咽炎、白喉、口腔炎和口腔溃疡等。进食后食管性吞咽困难伴疼痛，如疼痛部位在胸前、胸后、胸骨上凹及颈部，则多见于食管炎、食管溃疡、食管异物、晚期食管癌、纵隔炎等。如进食过冷、过热食物诱发疼痛，则常为弥漫性食管痉挛。

5. 胸骨后疼痛和（或）反酸、灼热　常提示胃食管反流病，是反流性食管炎、食管消化性溃疡和食管良性狭窄的主要临床表现。

6. 吞咽困难伴哮喘和呼吸困难 见于纵隔肿物、大量心包积液压迫食管及大气管。如果饭后咳嗽则多见于反流物误吸，见于延髓麻痹、贲门失弛缓症、反流性食管炎等。

7. 吞咽困难伴反流 进食流质食物立即反流至鼻腔并有呛咳，病因可能为咽部神经肌肉功能失常。进食后较长时间发生反流提示食管梗阻近段有扩张或食管憩室内有滞留。如反流量较多，并含有宿食，有发酵臭味，常提示可能为食管贲门失弛缓症，常于夜间平卧时出现，常因呛咳而惊醒。如反流物为血性黏液，则多见于晚期食管癌。

8. 有物体阻塞感 在不进食时也感到在咽部或胸骨上凹部位有上下移动的物体堵塞，常提示癔球症。多见于年轻女性，病程迁延，症状时轻时重。

9. 其他 应注意营养状况，淋巴结有无肿大，咽部有无炎症和溃疡，以及警惕咽部、食管、食管胃交界部癌及咽部炎症性病变引起吞咽困难。注意有无神经系统体征，如软腭麻痹、味觉障碍、声带麻痹、吞咽运动异常及脑神经损害体征。

第十二节　咳嗽与咳痰

一、概述（熟悉）

咳嗽是一种反射性防御动作，通过咳嗽可以清除呼吸道分泌物及气道内异物。但是咳嗽剧烈也会影响工作与休息，导致呼吸道出血或气胸等。痰是气管、支气管的分泌物或肺泡内的渗出液，借助咳嗽将其排出称为咳痰。咳痰是一种病态现象。呼吸道发生炎症或肺淤血和肺水肿时，黏膜充血、水肿，黏液分泌增多，浆液渗出增加，渗出物与黏液、吸入的尘埃和某些组织破坏物等混合而成痰，随咳嗽动作排出。

二、常见病因（熟悉）

呼吸系统疾病、心血管疾病等均可导致咳嗽，详见表13-4。

1. 呼吸道疾病 当鼻咽部至小支气管整个呼吸道黏膜受到刺激时，均可引起咳嗽。各种理化刺激、过敏因素、病原体及肺部肿瘤均可引起咳嗽和（或）咳痰，而呼吸道感染是引起咳嗽、咳痰最常见的原因。

2. 胸膜疾病 如各种原因所致的胸膜炎、胸膜间皮瘤、自发性气胸或胸腔

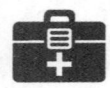

表 13-4　咳嗽的常见病因

系统	常见病因
呼吸系统疾病	感染性疾病：上呼吸道感染、鼻窦炎、咽炎、急性支气管炎、肺炎、肺脓肿、支气管扩张、百日咳 气道疾病：慢性支气管炎、支气管哮喘、慢性阻塞性肺疾病 胸膜疾病：结核性胸膜炎、恶性胸腔积液、自发性气胸 肿瘤：肺癌、喉癌、鼻咽癌 其他：间质性肺炎、支气管异物
心血管疾病	急性左心衰竭、二尖瓣狭窄、肺栓塞、肺动脉高压
神经系统疾病	脑炎、脑膜炎
其他	胃食管反流
	ACEI 类药物
	心因性咳嗽

穿刺等均可引起咳嗽。

3. 心血管疾病　左心衰竭引起肺淤血或肺水肿时，因肺泡及支气管内有浆液性或血性渗出物，可引起咳嗽。另外，右心或体循环静脉栓子脱落造成肺栓塞时也可引起咳嗽。

4. 中枢神经因素　从大脑皮质发出冲动传至延髓咳嗽中枢，人可随意引起咳嗽反射或抑制咳嗽反射。脑炎、脑膜炎时也可出现咳嗽。

5. 其他　胃食管反流、心因性咳嗽。

三、临床特点（掌握）

（一）咳嗽特点

1. 咳嗽的性质　咳嗽按性质又可分为干性咳嗽与湿性咳嗽。咳嗽无痰或痰量极少，称为干性咳嗽（干咳）。干咳或刺激性咳嗽常见于急性或慢性咽喉炎、喉癌、急性支气管炎初期、气管受压、支气管异物、支气管肿瘤、胸膜疾病、原发性肺动脉高压以及二尖瓣狭窄等。咳嗽伴有咳痰称为湿性咳嗽，常见于慢性支气管炎、支气管扩张、肺炎、肺脓肿、空洞性肺结核和急性左心衰竭等。

2. 咳嗽的时间与规律　咳嗽通常按时间分为 3 类：3 周以内的咳嗽称为急性咳嗽；持续 3～8 周的咳嗽称为亚急性咳嗽；持续超过 8 周的咳嗽称为慢性咳嗽。突发性咳嗽常由于吸入刺激性气体或异物、淋巴结或肿瘤压迫气管或支气管分叉处所引起。发作性咳嗽可见于百日咳、支气管结核以及以咳嗽为主要症状的支气管哮喘（变异性哮喘）等。长期慢性咳嗽，多见于慢性支气管炎、支气管扩张、肺脓肿及肺结核。夜间咳嗽常见于左心衰竭和肺结核患者，引起夜间咳嗽的原因，可能与夜间肺淤血加重及迷走神经兴奋性增高有关。不同持续时间咳嗽的常见疾病见表 13-5。

表 13-5 不同持续时间咳嗽的常见疾病

分期	持续时间	常见疾病
急性	＜3 周	普通感冒、急性气管 – 支气管炎、急性咽炎、急性支气管炎、肺炎
亚急性	3～8 周	感染后咳嗽、肺脓肿、咳嗽变异性哮喘
慢性	＞8 周	慢性支气管炎、支气管扩张、咳嗽变异性哮喘、肺结核、肺癌、间质性肺炎、胃食管反流等

3. 咳嗽的音色 指咳嗽声音的特点。如①咳嗽声嘶：多为声带的炎症或肿瘤压迫喉返神经所致；②鸡鸣样咳嗽：表现为连续阵发性剧咳伴有高调吸气回声，多见于百日咳、会厌和（或）喉部疾病或气管受压；③金属音咳嗽：常见于因纵隔肿瘤、主动脉瘤或支气管癌直接压迫气管所致的咳嗽；④咳嗽声音低微或无力：见于严重肺气肿、声带麻痹及极度衰弱者。

4. 痰的性质和痰量 痰的性质可分为黏液性痰、浆液性痰、脓性痰和血性痰等。黏液性痰多见于急性支气管炎、支气管哮喘及大叶性肺炎的初期，也可见于慢性支气管炎、肺结核等。浆液性痰见于肺水肿、细支气管肺泡癌等。脓性痰见于化脓性细菌性下呼吸道感染如肺炎、肺脓肿、支气管扩张。血性痰是由于呼吸道黏膜受侵害、损害毛细血管或血液渗入肺泡所致，常见于支气管扩张、肺癌等。上述各种痰液均可带血。健康人很少有痰，急性呼吸道炎症时痰量较少，痰量增多常见于支气管扩张、肺脓肿和支气管胸膜瘘，恶臭痰提示有厌氧菌感染。铁锈色痰为典型肺炎球菌肺炎的特征；黄绿色或翠绿色痰，提示铜绿假单胞菌感染；痰白黏稠且牵拉成丝难以咳出，提示有真菌感染；大量稀薄浆液性痰中含粉皮样物，提示棘球蚴病（包虫病）；粉红色泡沫痰是肺水肿的特征。如果日咳数百至上千毫升浆液泡沫痰，还需考虑细支气管肺泡癌的可能。

（二）临床特点

1. 发病性别与年龄 疾病的发生与性别和年龄有一定关系。如异物吸入或支气管淋巴结肿大是致儿童呛咳的主要原因；长期咳嗽对青壮年来说首先须考虑的是肺结核、支气管扩张，而对男性 40 岁以上吸烟者则须考虑慢性支气管炎、肺气肿、支气管肺癌，对青年女性患者须注意支气管内膜结核和支气管腺瘤等。

2. 咳嗽的程度与音色 咳嗽程度是重是轻,是单声咳还是连续性咳,或者发作性剧咳,是否嗅到各种不同异味时咳嗽加剧,对咳嗽原因的鉴别有重要意义。如单声咳常出现在干性胸膜炎、大叶性肺炎等患者;声嘶多出现在声带的炎症或肿瘤压迫喉返神经的患者;鸡鸣样咳嗽多出现在百日咳、喉部疾病患者;金属音咳嗽多为胸部肿瘤患者的表现;发作性咳嗽或嗅到不同异味时咳嗽加剧多见于支气管哮喘患者。长期干咳(3个月以上)需注意有无后鼻部分泌物滴流、咳嗽变异性哮喘、慢性支气管炎和胃食管反流的存在。

3. 咳嗽伴随症状 伴随症状是鉴别诊断的重要依据。如肺炎、肺脓肿、脓胸、胸膜炎等患者咳嗽可伴高热、胸痛;支气管扩张、肺结核(尤其是空洞性肺结核)、支气管肺癌患者可伴咯血;伴大量脓臭痰,将痰收集静置后出现明显分层现象多见于支气管扩张和肺脓肿患者;伴随有进行性体重下降须考虑有无支气管肺癌或结核等。

(1)咳嗽伴发热:多见于急性上、下呼吸道感染,肺结核,胸膜炎等。

(2)咳嗽伴胸痛:常见于肺炎、胸膜炎、支气管肺癌、肺梗死和自发性气胸等。

(3)咳嗽伴呼吸困难:常见于喉水肿、喉肿瘤、支气管哮喘、慢性阻塞性肺疾病、重症肺炎、肺结核、大量胸腔积液、气胸、肺淤血、肺水肿及气管或支气管异物。

(4)咳嗽伴咯血:常见于支气管扩张、肺结核、肺脓肿、支气管肺癌、二尖瓣狭窄、支气管结石、肺含铁血黄素沉着症等。

(5)咳嗽伴大量脓痰:常见于支气管扩张、肺脓肿、肺囊肿合并感染和支气管胸膜瘘。

(6)咳嗽伴有哮鸣音:多见于支气管哮喘、慢性喘息性支气管炎、心源性哮喘、弥漫性泛细支气管炎、气管与支气管异物等。当支气管肺癌引起气管与支气管不完全阻塞时可出现呈局限性分布的吸气性哮鸣音。

(7)咳嗽伴有杵状指(趾):常见于支气管扩张、慢性肺脓肿、支气管肺癌和脓胸等。

四、诊断思路(掌握)

1. 详细询问病史 包括咳嗽的病程、诱因、特点、伴随症状、咳痰的性质、痰量,对治疗的反应。

2. 相关鉴别症状 包括:流涕和咽喉疼痛(上呼吸道感染、上气道咳嗽综合征);发热、寒战和胸痛(肺炎);盗汗和体重下降(恶性肿瘤结核);胃灼热（胃食管反流病）；进食或饮水时发生吞咽困难或窒息发作（误吸）。

3. 既往史 关注近期呼吸道感染的情况（即最近的1～2个月）：过敏史、哮喘史、COPD和胃食管反流等疾病史；结核或HIV感染的危险因素（或已知病史）、吸烟史、药物应用史，需要特别强调ACEI的使用情况；慢性咳嗽患者还需要问及接触气道刺激物或致敏原情况，以及真菌疾病流行地区的居住和旅游史。

五、处理和转诊

（一）处理

1. 初步判断病因 详细询问病史，进行X线检查，判断病因。

2. 针对病因进行治疗 如肺炎给予抗生素、肺结核给予抗结核治疗，因使用ACEI类药物引起者立即停用该类药物等。

3. 对症治疗

（1）镇咳药：干咳剧烈，影响休息和睡眠者，可给予镇咳药。中枢性镇咳药可直接抑制延髓咳嗽中枢而产生镇咳作用，可使用含有可待因或右美沙芬的制剂；外周性镇咳药可通过抑制咳嗽反射弧中的感受器、传入神经、传出神经及效应器中的任意环节而起到镇咳作用，如含有那可丁的制剂或复方制剂（复方甲氧那明）。

（2）对于气道痉挛或气道高反应的患者可给予支气管扩张药（如沙丁胺醇、异丙托溴铵等）吸入缓解咳嗽症状；症状重者可以加用糖皮质激素（如丙酸氟替卡松、布地奈德等）吸入。

（3）祛痰药：祛痰药能改变痰中黏性成分，降低痰的黏滞度，使痰易于咳出。包括痰液溶解药如乙酰半胱氨酸，可分解痰液中的黏性成分，使痰液液化，黏滞性降低而易咯出；黏液调节剂，如盐酸溴己新和羧甲司坦，作用于气管和支气管的黏液产生细胞，使分泌物黏滞性降低，痰液变稀而易咯出。也可以雾化吸入生理盐水稀释痰液。

（4）其他治疗：考虑上气道咳嗽综合征者可局部使用抗组胺药、减充血药、鼻表面激素喷剂等；考虑胃食管反流者可给予质子泵抑制药、H_2受体拮抗药、胃肠动力药等；肺脓肿者进行体位引流；伴有咯血者给予止血药；伴有呼吸困难者吸氧等。

（5）对于重度衰弱和Ⅱ型呼吸衰竭者，应避免应用镇静药物。

（二）转诊指征

1. 对于无法明确诊断者，如怀疑肿瘤、结核、支气管哮喘等。

2. 治疗 3～5 天无效和（或）进行性加重者。

3. 伴有严重症状或体征者如呼吸困难、咯血、长期发热、消瘦等症状者。

4. 疑诊为严重的心脏疾病如急性左心衰竭、肺栓塞等需紧急转至上级医院救治者。

第十三节　咯血

一、概述（了解）

　　喉及喉部以下的呼吸道任何部位的出血，经口腔咯出称为咯血。少量咯血有时仅表现为痰中带血，大咯血时血液从口鼻涌出，常可阻塞呼吸道，造成窒息死亡。一旦出现经口腔排血究竟是口腔、鼻腔、上消化道的出血还是咯血，需要医师仔细鉴别。鉴别时须先检查口腔与鼻咽部，观察局部有无出血灶，鼻出血多自前鼻孔流出，常在鼻中隔前下方发现出血灶；鼻腔后部出血，尤其是出血量较多，易与咯血混淆。此时由于血液经后鼻孔沿软腭与咽后壁下流，使患者在咽部有异物感，用鼻咽镜检查即可确诊。其次，还需要与呕血进行鉴别。呕血是指上消化道出血经口腔呕出，出血部位多见于食管、胃及十二指肠。对于咯血与呕血可根据病史、体征及其他检查方法进行鉴别。

二、常见病因（熟悉）

　　咯血原因很多，主要见于呼吸系统疾病和心血管疾病。

（一）支气管疾病

　　炎症、肿瘤、结石致支气管黏膜或毛细血管通透性增加，或黏膜下血管破裂所致。

　　1. 支气管肺癌：患者多数为中、老年人，有长期吸烟史，常伴有咳嗽、消瘦、胸闷等症状。

　　2. 支气管扩张：长期反复咳嗽、咳脓性痰、反复呼吸道感染。

　　3. 支气管结核：长期咳嗽、盗汗，痰中可查到结核杆菌。

　　4. 少见的有慢性支气管炎、支气管结石、支气管腺瘤、支气管黏膜非特异性溃疡等。

（二）肺部疾病

　　肺部炎症致肺组织破坏出血。

1. 肺结核 中、青年多见，常伴咳嗽、午后低热、盗汗、消瘦，女性可有月经紊乱。

2. 肺炎 急性起病，发热（常为中等度热或高热）、咳脓性痰，抗菌治疗有效。

3. 肺脓肿 急性起病，发热 10 天左右咳大量脓臭痰后体温可下降，伴食欲减退、消瘦等。

4. 较少见于肺淤血、肺梗死、肺寄生虫病、肺真菌病、肺泡炎、肺含铁血黄素沉着症和肺出血肾炎综合征等。

（三）心血管疾病

其发生机制多因肺淤血造成肺泡壁或支气管内膜毛细血管破裂和支气管黏膜下层支气管静脉曲张破裂所致。

1. 急、慢性左心衰竭 常见于风湿性心脏病二尖瓣狭窄，其次为先天性心脏病所致肺动脉高压或原发性肺动脉高压。心血管疾病引起咯血，可表现为小量咯血或痰中带血、大量咯血、粉红色泡沫样血痰和黏稠暗红色血痰。

2. 肺栓塞 起病急，多为痰中带血或数口鲜血，鲜有大咯血，伴胸闷、气短，常有制动史或下肢静脉血栓史。

3. 肺血管炎 慢性起病，常伴咳嗽或胸闷、呼吸困难，并有肺外脏器受累的表现，如肾受累可有血尿等。

（四）其他少见病因

血液病（如白血病、血小板减少性紫癜、血友病、再生障碍性贫血等）、某些急性传染病（如流行性出血热、肺出血型钩端螺旋体病等）、风湿性疾病（如结节性多动脉炎、系统性红斑狼疮、Wegener 肉芽肿病、白塞病等）或气管、支气管子宫内膜异位症等均可引起咯血。

三、临床特点（掌握）

（一）临床表现

1. 年龄 青壮年咯血常见于肺结核、支气管扩张、二尖瓣狭窄等。40 岁以上有长期吸烟史（纸烟 20 支／日 ×20 年以上）者，应高度注意支气管肺癌的可能性。儿童慢性咳嗽伴少量咯血与低色素贫血，须注意特发性含铁血黄素沉着症的可能。

2. 咯血量 咯血量大小的标准尚无明确的界定，但一般认为每日咯血量在 100ml 以内为小量，100～500ml 为中等量，500ml 以上或一次咯血 100～500ml 为大量。大量咯血主要见于空洞性肺结核、支气管扩张和慢性肺脓肿。支气管

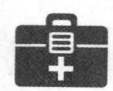

肺癌少有大咯血，主要表现为痰中带血，呈持续或间断性。慢性支气管炎和支原体肺炎也可出现痰中带血或血性痰，但常伴有剧烈咳嗽。

3. 颜色和性状 因肺结核、支气管扩张、肺脓肿和出血性疾病所致咯血，其颜色为鲜红色；铁锈色痰可见于典型的肺炎链球菌肺炎，也可见于肺吸虫病和肺泡出血；砖红色胶冻样痰见于典型的肺炎克雷伯杆菌肺炎。二尖瓣狭窄所致咯血多为暗红色；左心衰竭所致咯血为浆液性粉红色泡沫痰；肺梗死引起咯血为黏稠暗红色血痰。

（二）问诊要点

1. 确定是否咯血 首先须鉴别是咯血还是呕血。注意询问出血有无明显病因及前驱症状，出血的颜色及其血中有无混合物等，详见表13-6。其次，须鉴别血液是否从喉以下部位咳出，应注意除外鼻腔出血、口腔出血、牙龈出血。

表 13-6 咯血和呕血的鉴别要点

项 目	咯 血	呕 血
疾病	呼吸系统或心脏疾病	消化系统疾病
前驱症状	咳嗽、胸闷	恶心、呕吐
出血动作	咳出	呕出
颜色	鲜红	暗红或黑色
血液中物质	痰液	胃内容物
pH 值	碱性	酸性
黑粪	通常无，量大时可有	有
出血后伴随症状	痰中带血	无痰

2. 发病年龄及咯血性状 仔细询问发病年龄及咯血性状对分析咯血病因有重要意义。如青壮年大咯血多考虑肺结核、支气管扩张等；中年以上间断或持续痰中带血则须高度警惕支气管肺癌的可能；中、老年有慢性潜在疾病，出现砖红色胶冻样血痰时多考虑克雷伯杆菌肺炎等。

3. 伴随症状 询问有无伴随症状是进行鉴别诊断的重要步骤。如伴有发热、胸痛、咳嗽、咳痰首先须考虑肺炎、肺结核、肺脓肿等；伴有呛咳、杵状指应考虑支气管肺癌的可能；伴有皮肤黏膜出血应注意血液病、风湿病及肺出血型钩端螺旋体病和流行性出血热等。

4. 个人史 须注意有无结核病接触史、吸烟史、职业性粉尘接触史、生食海鲜史及月经史等。如肺寄生虫病所致咯血、子宫内膜异位症所致咯血均须结合上述病史做出诊断。

（三）伴随症状

1. 咯血伴发热 多见于肺结核、肺炎、肺脓肿、流行性出血热、肺出血型钩端螺旋体病、支气管肺癌等。

2. 咯血伴胸痛 见于肺炎球菌肺炎、肺结核、肺梗死、支气管肺癌等。

3. 咯血伴呛咳 见于支气管肺癌、支原体肺炎。

4. 咯血伴脓痰 见于支气管扩张、肺脓肿、空洞性肺结核继发细菌感染等。

5. 咯血伴皮肤黏膜出血 可见于血液病、风湿病及肺出血型钩端螺旋体病和流行性出血热等。

6. 咯血伴杵状指 见于支气管扩张、肺脓肿、支气管肺癌等。

7. 咯血伴黄疸 须注意钩端螺旋体病、肺炎球菌肺炎、肺梗死等。

四、诊断思路（掌握）

（一）病史采集

1. 咯血特点的询问

（1）首先应重点询问是咯血还是呕血，是否为鼻咽部出血或牙龈出血来确定咯血的诊断。

（2）起病情况：首次发作还是既往已有发作。

（3）持续时间：持续存在或反复发作。

（4）诱发的原因：如受凉、劳累、接触刺激性气体等。

（5）估计咯血量：量少时仅为血丝；量较多时则以茶匙、茶杯或矿泉水瓶等容易描述容量的容器估计出血量。

2. 伴随症状及相关鉴别问诊 与病因相关的症状：咳嗽、咳痰伴发热常见于肺炎、肺结核；伴盗汗、体重下降和乏力，常见于恶性肿瘤、结核；伴胸痛和呼吸困难常见于肺炎、肺栓塞；伴单侧的下肢疼痛和（或）水肿常见于肺栓塞；伴血尿常见于肺出血肾炎综合征；反复鼻出血、皮肤瘀斑提示可能存在凝血功能障碍。

3. 诊疗经过 问诊对于反复发作的咯血应了解以往的检查诊断和治疗效果。支气管扩张常儿时起反复发作，经过抗炎和止血治疗迅速好转；肺结核病程长，多为午后低热，抗结核治疗后好转；肺出血肾炎综合征常反复发作，伴有血尿，激素治疗有效。

4. 一般情况 发病以来睡眠、排尿等情况。急性支气管炎导致的剧烈咳嗽影响睡眠；心功能不全者常有夜间憋醒、少尿；肺出血肾炎综合征患者常有

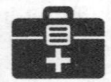

血尿。

5. 既往其他可能相关病史的问诊

（1）既往相关疾病：慢性肺部疾病如支气管扩张、肺结核、肺癌；其他系统恶性肿瘤；血液病（如凝血功能异常、白血病等）；心力衰竭、慢性肝病等。

（2）相关的危险因素：有结核密切接触史者可能患有肺结核；有长期吸烟史者易患肺恶性肿瘤；有 HIV 感染、长期使用免疫抑制药者易发生结核、真菌感染；有近期制动史者如脊柱、盆腔、腹部手术或长距离旅行（经济舱综合征）易患有肺栓塞。

（3）相关用药：是否使用抗血小板药物如阿司匹林；抗凝药物如华法林、利伐沙班等。

（二）体格检查

1. 生命体征　注意是否具有低血压、心动过速、呼吸急促或呼吸窘迫、发绀；有无发热、烦躁、意识模糊等，全身状态如恶液质。低血压、心动过速、发绀者常见于肺栓塞、急性左心功能不全；伴有发热者常见于肺部感染；烦躁、意识模糊者注意是否患有结核；恶液质者注意是否患有恶性肿瘤。

2. 肺部检查　注意双侧呼吸音的对称性；有无湿啰音、干啰音和哮鸣音；有无肺实变的体征，如支气管呼吸音、叩诊浊音。肺癌、肺炎患者常有患侧呼吸音减弱、肺实变的体征；支气管扩张患者可闻及湿啰音，急性左心衰竭患者可闻及双肺底细湿啰音和干鸣音。

3. 心脏听诊　有无心音改变，额外心音或杂音提示心力衰竭和肺动脉压力升高。

4. 其他　颈部、锁骨上区淋巴结肿大提示恶性肿瘤或结核；颈静脉怒张、双下肢凹陷性水肿提示心力衰竭；下肢静脉曲张和肿胀可能为肺栓塞；皮肤和黏膜瘀点、瘀斑提示血液系统疾病。

（三）辅助检查

1. 影像学检查　必须行胸部 X 线检查。推荐肺 CT 检查，必要时可行支气管镜、肺血管造影等检查；胃镜检查可区分有无呕血。

2. 实验室检查　血常规是重要的检查，白细胞总数提示是否感染；血红蛋白下降、贫血提示血液病的可能；血小板明显减少提示凝血机制障碍。尿常规中红细胞增高注意除外凝血机制障碍和血管炎；D- 二聚体显著增高提示肺栓塞的可能；凝血功能检查可发现凝血机制异常导致的咯血。

五、处理与转诊（掌握）

（一）初步处理

根据咯血量的大小初步判断病情严重程度，痰中带血或每天仅数口者可观察，咯血量多者须进行以下处理。

1. 一般治疗：休息，保持大便通畅；必要时吸氧。

2. 嘱患者患侧卧位，必须保持呼吸道通畅，及时清除呼吸道分泌物，避免引起窒息。

3. 药物治疗：可试用云南白药，咯血量大者可使用静脉止血药物，如垂体后叶素、氨甲苯酸等。

4. 严密观察病情变化，监测心率、血压、血氧饱和度、呼吸频率、咯血量的变化，及时处理。

5. 安慰患者使其安静，但慎用镇静药；高度紧张者可使用小剂量镇静药如地西泮。

6. 如剧烈咳嗽诱发或加重咯血，则可酌情应用镇咳药，注意避免镇咳过度抑制咳嗽反射导致血液在肺内的蓄积引起窒息。

7. 窒息的治疗：应采取患侧卧位，头低足高位，轻拍背部使血块咳出，清除口腔、鼻腔、喉部积血，必要时使用气管插管以保持气道通畅。

（二）转诊指征

1. 大量咯血者，尤其一次咯血量＞100ml者。

2. 中等量咯血在社区医院止血治疗效果不佳者。

3. 咯血伴血流动力学障碍、低血压、心律失常、呼吸困难者。

4. 咯血原因不明，疑诊为肺结核、肺癌、心血管疾病者。

第十四节　呼吸困难

一、概述（熟悉）

呼吸困难是指患者主观感到空气不足、呼吸费力，客观上表现呼吸频率、深度、节律的改变，严重时可出现张口呼吸、鼻翼翕动、端坐呼吸，甚至发绀、呼吸辅助肌参与呼吸运动。

二、常见病因（熟悉）

引起呼吸困难的原因繁多，主要为呼吸系统和心血管系统疾病。

（一）呼吸系统疾病

1. 气道阻塞　如喉、气管、支气管的炎症、水肿、肿瘤或异物所致的狭窄或阻塞及支气管哮喘、慢性阻塞性肺疾病等。

2. 肺部疾病　如肺炎、肺脓肿、肺结核、肺不张、肺淤血、肺水肿、弥漫性肺间质疾病、细支气管肺泡癌等。

3. 胸壁、胸廓、胸膜腔疾病　如胸壁炎症、严重胸廓畸形、胸腔积液、自发性气胸、广泛胸膜粘连、结核、外伤等。

4. 神经肌肉疾病　如脊髓灰质炎病变累及颈髓、急性多发性神经根神经炎和重症肌无力累及呼吸肌、药物导致呼吸肌麻痹等。

5. 膈肌运动障碍　如膈肌麻痹、大量腹腔积液、腹腔巨大肿瘤、胃扩张和妊娠末期。

（二）循环系统疾病

常见于各种原因所致的左心衰竭和（或）右心衰竭、心脏压塞、肺栓塞和原发性肺动脉高压等。

（三）中毒

系各种中毒所致，如糖尿病酮症酸中毒、吗啡类药物中毒、有机磷杀虫药中毒、氰化物中毒、亚硝酸盐中毒和急性一氧化碳中毒等。

（四）神经精神性疾病

如脑出血、脑外伤、脑肿瘤、脑炎、脑膜炎、脑脓肿等颅脑疾病引起呼吸中枢功能障碍和精神因素所致的呼吸困难，如癔病等。

（五）血液病

常见于重度贫血、高铁血红蛋白血症、硫化血红蛋白血症等。

三、临床特点（掌握）

（一）临床表现

1. 肺源性呼吸困难　肺源性呼吸困难主要是呼吸系统疾病引起的通气、换气功能障碍导致缺氧和（或）二氧化碳潴留所致。临床上常分为以下 3 种类型。

（1）吸气性呼吸困难：主要特点表现为吸气显著费力，严重者吸气时可见"三凹征"，表现为胸骨上窝、锁骨上窝和肋间隙明显凹陷，可伴有干咳及高调吸气性喉鸣。常见于喉部、气管、大支气管的狭窄与阻塞。

（2）呼气性呼吸困难：主要特点表现为呼气费力、呼气缓慢、呼吸时间明显延长，常伴有呼气期哮鸣音。常见于慢性支气管炎、慢性阻塞性肺疾病、支气管哮喘、弥漫性泛细支气管炎等。

（3）混合性呼吸困难：主要特点表现为吸气期及呼气期均感呼吸费力、呼吸频率增快、深度变浅，可伴有呼吸音异常或病理性呼吸音。常见于重症肺炎、重症肺结核、肺栓塞（高危）、弥漫性肺间质疾病、大量胸腔积液、气胸、广泛性胸膜增厚等。

2. 心源性呼吸困难 主要是由于左心衰竭和（或）右心衰竭所致，尤其是左心衰竭时呼吸困难更为严重。

左心衰竭因肺淤血可引起呼吸困难，其特点为：①常有基础疾病，如风湿性心脏病、高血压心脏病、冠状动脉粥样硬化性心脏病等；②呈混合性呼吸困难，活动时呼吸困难出现或加重，休息时减轻或消失，夜间阵发性呼吸困难，重者被迫采取半坐位或端坐呼吸；③两肺底部或全肺出现湿啰音；④应用强心药、利尿药和血管扩张药改善左心功能后呼吸困难症状随之好转。

右心衰竭严重因体循环淤血也可引起呼吸困难。临床上主要见于慢性肺源性心脏病、某些先天性心脏病或由左心衰竭发展而来。另外，也可见于各种原因所致的急性或慢性心包积液。体格检查可见原发病的表现。

3. 中毒性呼吸困难 尿毒症、糖尿病酮症等引起代谢性酸中毒可出现深长而规则的呼吸，可伴有鼾音，称为酸中毒大呼吸。某些药物如吗啡类、巴比妥类等中枢抑制药物和有机磷杀虫药中毒时，可抑制呼吸中枢引起呼吸困难，呼吸缓慢、变浅，伴有呼吸节律异常的改变如潮式呼吸或间停呼吸。化学毒物如一氧化碳中毒、亚硝酸盐和苯胺类中毒、氰化物中毒可导致机体缺氧引起呼吸困难，严重时引起脑水肿抑制呼吸中枢。

4. 神经精神性呼吸困难 重症神经系统病变如脑出血、脑炎、脑膜炎、脑脓肿、脑外伤及脑肿瘤等常见呼吸变为慢而深，并常伴有呼吸节律的改变。精神性呼吸困难主要表现为呼吸频率快而浅，伴有叹息样呼吸或出现手足搐搦。临床上常见于癔症患者，可突然发生呼吸困难，严重时也可出现意识障碍。

5. 血源性呼吸困难 多由红细胞携氧量减少，血氧含量降低所致。表现为呼吸浅，心率快。临床常见于重度贫血、高铁血红蛋白血症、硫化血红蛋白血症。除此以外，大出血或休克时，因缺氧和血压下降，刺激呼吸中枢，也可使呼吸加快。

（二）问诊要点

1. 呼吸困难发生的诱因 包括有无引起呼吸困难的基础病因和直接诱因，

如心肺疾病、肾病、代谢性疾病病史和有无药物、毒物摄入史及头痛、意识障碍、颅脑外伤史。

2. 呼吸困难发生的快与慢 询问起病是突然发生、缓慢发生，还是渐进发生或者有明显的时间性。气道异物、自发性气胸、支气管哮喘、肺栓塞、急性左心衰竭、中毒等疾病起病急；COPD、间质性肺炎、慢性心力衰竭起病比较慢；COPD、间质性肺炎、尿毒症等引起的呼吸困难是渐进发生的；自发性气胸、肺栓塞等疾病常有明显的时间性。

3. 呼吸困难与活动、体位的关系 如左心衰竭引起的呼吸困难常活动后加重；平卧时加重，坐位时减轻；胸腔积液引起的呼吸困难患侧卧位时气短减轻。

4. 伴随症状 如发热、咳嗽、咳痰、咯血、胸痛等。肺炎、结核性胸膜炎引起的呼吸困难常伴发热、咳嗽；肺栓塞引起的呼吸困难常有咯血和胸痛。

（三）伴随症状

1. 发作性呼吸困难伴哮鸣音 多见于支气管哮喘、心源性哮喘；突发性重度呼吸困难见于急性喉头水肿、气管异物、大面积肺栓塞、自发性气胸等。

2. 呼吸困难伴发热 多见于肺炎、肺脓肿、肺结核、胸膜炎、急性心包炎等。

3. 呼吸困难伴一侧胸痛 见于大叶性肺炎、急性渗出性胸膜炎、肺栓塞、自发性气胸、急性心肌梗死、支气管肺癌等。

4. 呼吸困难伴咳嗽、咳痰 见于慢性支气管炎、阻塞性肺气肿继发肺部感染、支气管扩张、肺脓肿等；伴大量泡沫痰可见于有机磷中毒；伴粉红色泡沫痰见于急性左心衰竭。

5. 呼吸困难伴意识障碍 见于脑出血、脑膜炎、糖尿病酮症酸中毒、尿毒症、肺性脑病、急性中毒、休克型肺炎等。

6. 呼吸困难伴下肢肿胀 单侧下肢肿胀见于肺栓塞；双下肢肿胀见于慢性右心衰竭、肾功能不全尿毒症、肝硬化等。

四、诊断思路（掌握）

（一）病史采集

1. 现病史

（1）针对呼吸困难的问诊

①发作的急缓：呼吸困难是突然发生的还是逐渐发生的。突发者常见于喉部或气管异物、自发性气胸、肺动脉栓塞；数小时内逐渐加重者见于急性左心衰竭肺水肿、支气管哮喘、重症肺炎、糖尿病酮症酸中毒；呼吸困难超过数天

或数周者见于慢性阻塞性肺疾病、支气管哮喘、胸腔积液、慢性右心衰竭、心包积液、气管或支气管肿瘤；呼吸困难超过数月或数年者见于慢性阻塞性肺疾病、慢性左心衰竭、肺间质纤维化、肺尘埃沉着病等；慢性疾病基础上急性发作者常见于慢性左心衰竭的急性发作及COPD、支气管哮喘的急性发作；出生后即出现呼吸困难者常见于先天性心脏病。

②发作诱因及缓解因素：哮喘患者常在接触过敏原（如花粉、某些食物、尘螨等）后发作，脱离过敏原使用支气管扩张药后可缓解；心源性哮喘常因过度劳累、肺部感染，并发心律失常等诱因发作，坐位可减轻；自发性气胸常于过度用力时突发；胸腔积液时患侧卧位可减轻；重症肺炎可有前期上呼吸道感染表现。

③呼吸困难的类型：是吸气性呼吸困难、呼气性呼吸困难还是混合性呼吸困难。

（2）相关伴随症状问诊

①发热：提示感染性疾病，如肺炎、胸膜炎、心包积液。

②单侧胸痛：见于胸膜炎、气胸、肺动脉栓塞，胸骨后疼痛见于缺血性心脏病合并左心衰竭。

③咳嗽及咳痰：咳嗽、咳白痰见于支气管哮喘；咳嗽、咳黄痰见于COPD；咳大量浆液性泡沫痰常见于急性左心衰竭及有机磷中毒引起的急性肺水肿。

④心悸：见于急性左心衰竭、阵发性心律失常、高血压等。

（3）诊疗经过问诊：是否检查治疗，效果如何。非突发性的呼吸困难患者以往做过的检查和治疗有助于此次诊断。

（4）一般情况问诊：发病以来睡眠、大小便和体重变化情况，有无情绪异常。

2. 其他相关病史

（1）过敏史：有过敏史者更要注意排除哮喘。

（2）既往史：有高血压心脏病者应先除外心源性呼吸困难；有COPD等慢性肺疾病者则肺源性呼吸困难的可能性大。

（3）个人史：吸烟者警惕肺肿瘤；长期接触粉尘等提示为肺尘埃沉着病导致的呼吸困难。

（二）体格检查

1. 呼吸速率、节排、音调　呼吸困难伴有喉鸣者见于喉头水肿，呼吸深大见于糖尿病酮症酸中毒；呼吸节律不规整见于脑血管病变。

2. 一般状况　意识障碍见于颅内高压、糖尿病酮症酸中毒、一氧化碳中毒、

有机磷中毒；端坐呼吸见于急性左心衰竭；发绀见于各种肺源性呼吸困难及急性左心衰竭；声嘶见于急性喉炎。

3. 气管位置 一侧气胸或胸腔积液时气管偏向健侧；哮喘、CPOPD、心源性哮喘时气管无偏移。

4. 肺部检查 常见肺源性呼吸困难及心源性呼吸困难疾病体征。支气管哮喘常可闻及哮鸣音；COPD 呼吸音弱，可闻及干、湿啰音；肺炎时可闻及湿啰音；胸腔积液时叩诊呈浊音，听诊呼吸音减弱或消失；急性左心衰竭时可闻及奔马律、双下肢水肿；其中最重要的是肺源性哮喘和心源性哮喘的鉴别，见表13-7。

表 13-7 肺源性呼吸困难和心源性呼吸困难的鉴别要点

	肺源性呼吸困难	心源性呼吸困难
病史	慢性支气管炎、支气管哮喘、慢性阻塞性肺疾病等	高血压、冠状动脉粥样硬化性心脏病、先天性心脏病等
特点	呼气性呼吸困难	吸气性呼吸困难
痰液性状	白痰、黄痰	粉红色泡沫痰
听诊	干鸣音为主	湿啰音为主
X 线胸片	肺炎、气胸、胸腔积液等	以肺门为中心的云雾状阴影
心电图	窦性心动过速	左心室肥厚，ST-T 改变
B 型利钠肽	< 100pg/ml	> 100pg/ml
治疗	支气管扩张药、激素有效	扩血管药、利尿药、强心药有效

（三）辅助检查

1. 心电图 对判断有无急性心肌梗死、严重心律失常引起的急性左心衰竭有重要帮助。

2. 血常规 对确定有无呼吸系统感染性疾病有重要的临床意义。

3. 胸部 X 线片 可明确气胸、胸腔积液、肺炎的诊断，对 COPD、哮喘、心源性哮喘有重要的参考意义。

五、处理和转诊（掌握）

（一）初步处理

1. 初步判断呼吸困难的严重程度，分级处理。

（1）对于急性呼吸困难、气短、严重发绀者，应紧急处理。①过敏所致喉头水肿：立即使患者脱离致病原。如输注青霉素等药物时突然发生喉头水肿应立即停止使用青霉素，皮下注射或肌内注射肾上腺素 0.3～0.5mg，可每 5～10 分钟重复给药，若发生心搏骤停可静脉注射或肌内注射肾上腺素 1mg，或静脉注射地塞米松 5～10mg；异丙嗪（非那根）10mg 缓慢静脉注射（或 25mg 肌内注射）。② 脱离中毒环境：一氧化碳中毒，应及时将患者转移至空气新鲜处。有机磷农药中毒，应迅速清除毒物，将患者搬离中毒环境，去除被污染的衣物，清洗污染的皮肤；口服者予以催吐或用清水洗胃。③气道异物：应立即采用 Heimlich 手法进行救治；发生窒息时应及时做环甲膜穿刺术或切开术以通畅气道。④重度支气管哮喘急性发作：可给予中、低流量吸氧，全身应用糖皮质激素如静脉滴注琥珀酸氢化可的松 100～400mg/d 或甲泼尼龙 80～160mg/d，或地塞米松 10～30mg/d；吸入 β_2 受体激动药如万托林，效果不佳时应用雾化吸入的方法。症状缓解后逐渐减量，若病情不缓解应转入上级医院治疗。

（2）对于亚急性呼吸困难者，肺源性呼吸困难和心源性呼吸困难者应立即给予吸氧；中枢神经病变者应注意清除口腔内分泌物，保持呼吸道通畅。

2. 根据病因进行处理 对于病因清楚、诊断明确的呼吸困难应针对病因进行相应的处理，如支气管哮喘可使用支气管解痉药如吸入 β_2 受体激动药（如万托林）；心源性哮喘者可用强心、利尿、扩张血管药物；糖尿病酮症酸中毒者应使用胰岛素、补液治疗；大量胸腔积液及气胸者应行胸腔穿刺抽液、排气治疗。对于不能明确诊断为心源性哮喘或肺源性哮喘者可给予茶碱类药物缓解呼吸困难。

3. 对症处理

（1）任何原因导致的呼吸困难都可以给予吸氧，应注意 COPD 要给予低流量（1～2L/min）吸氧。

（2）卧床休息可以减少耗氧量，减轻呼吸困难。

（3）保持呼吸道通畅，及时清理分泌物，可酌情给予解痉祛痰药物，如氨溴索化痰、β_2 受体激动药万托林或抗胆碱能药物噻托溴铵扩张支气管。

（二）转诊指征

1. 诊断不明的呼吸困难。

2. 按既往诊断治疗效果不佳者、气道异物患者应转诊。

3. 呼吸困难症状重，危及生命，如肺栓塞、急性左心衰竭、中毒等经初步处理后应立即转诊。

第十五节　胸痛

一、概述（熟悉）

胸痛是临床上常见的症状，主要由胸部疾病所致，少数由其他疾病引起。胸痛的程度因个体痛阈的差异而不同，也与疾病病情轻重程度不完全一致。

二、常见病因（熟悉）

各种化学、物理因素及刺激因子均可刺激胸部的感觉神经纤维产生痛觉冲动，并传至大脑皮质的痛觉中枢引起胸痛；除患病器官的局部疼痛外，还可见远离该器官某部体表或深部组织疼痛，称**放射痛**或**牵涉痛**，如心绞痛时除出现心前区、胸骨后疼痛外也可放射至左肩、左臂内侧或左颈、左侧面颊部。引起胸痛的原因主要为胸部疾病。常见的有以下几种。

1. 胸壁疾病　急性皮炎、皮下蜂窝织炎、带状疱疹、肋间神经炎、肋软骨炎、流行性肌炎、肋骨骨折、多发性骨髓瘤、急性白血病等。

2. 心血管疾病　冠状动脉粥样硬化性心脏病（心绞痛、心肌梗死）、心肌病、二尖瓣或主动脉瓣病变、急性心包炎、胸主动脉瘤（夹层动脉瘤）、肺梗死、肺动脉高压以及神经官能症等。

3. 呼吸系统疾病　胸膜炎、胸膜肿瘤、自发性气胸、血胸、支气管炎、肺炎、支气管肺癌等。

4. 纵隔疾病　纵隔炎、纵隔气肿、纵隔肿瘤等。

5. 消化系统疾病　食管炎、食管癌、食管裂孔疝、膈下脓肿、肝脓肿、脾梗死等。

6. 乳腺疾病　乳腺癌、乳腺纤维瘤等。

7. 其他　过度通气综合征、痛风等。

三、临床特点（掌握）

（一）疼痛特点

1. 发病年龄和性别　青壮年胸痛多考虑结核性胸膜炎、自发性气胸、心肌炎、心肌病、风湿性心瓣膜病，40岁以上者须注意心绞痛、心肌梗死和支气管肺癌。女性应注意乳腺疾病的可能。

2. 胸痛部位 大部分疾病引起的胸痛常有一定部位。例如，胸壁疾病所致的胸痛常固定在病变部位，且局部有压痛，若为胸壁皮肤的炎症性病变，局部可有红、肿、热、痛表现；带状疱疹所致胸痛，可见成簇的水疱沿一侧肋间神经分布伴剧痛，且疱疹不超过体表中线；肋软骨炎引起胸痛，常在第一、第二肋软骨处见单个或多个隆起，局部有压痛、但无红肿表现；心绞痛及心肌梗死的疼痛多在胸骨后方和心前区或剑突下，可向左肩和左臂内侧放射，甚至可达环指与小指，也可放射于左颈或面颊部，误认为牙痛；夹层动脉瘤引起疼痛多位于胸背部，向下放射至下腹、腰部与两侧腹股沟和下肢；胸膜炎引起的疼痛多在胸侧部；食管及纵隔病变引起的胸痛多在胸骨后；肝胆疾病及膈下脓肿引起的胸痛多在右下胸，侵犯膈肌中心部时疼痛放射至右肩部；肺尖部肺癌（肺上沟癌、Pancoast 瘤）引起疼痛多以肩部、腋下为主，向上肢内侧放射。

3. 胸痛性质 胸痛的程度可呈剧烈疼痛、轻微疼痛和隐痛。胸痛的性质可有多种多样。例如，带状疱疹呈刀割样或灼热样剧痛；食管炎多呈烧灼痛。肋间神经痛为阵发性灼痛或刺痛；心绞痛呈绞窄样痛并有重压窒息感，心肌梗死则疼痛更为剧烈并有恐惧、濒死感；气胸在发病初期有撕裂样疼痛；胸膜炎常呈隐痛、钝痛和刺痛；夹层动脉瘤常呈突然发生胸背部撕裂样剧痛或刺痛；肺梗死亦可突然发生胸部剧痛或绞痛，常伴呼吸困难与发绀。

4. 疼痛持续时间 平滑肌痉挛或血管狭窄缺血所致的疼痛为阵发性，炎症、肿瘤、栓塞或梗死所致疼痛呈持续性。如心绞痛发作时间短暂，持续 1～5 分钟，而心肌梗死疼痛持续时间很长（数小时或更长）且不易缓解。

5. 影响疼痛因素 主要为疼痛发生的诱因、加重与缓解的因素。例如，心绞痛发作可在劳力或精神紧张时诱发，休息后或含服硝酸甘油或硝酸异山梨酯后于 1～2 分钟缓解，而对心肌梗死所致疼痛则服上述药物无效。食管疾病多在进食时发作或加剧，服用抗酸药和促动力药物可减轻或消失。胸膜炎及心包炎的胸痛可因咳嗽或用力呼吸而加剧。自发性气胸常发生于胸内压突然增高如突发的剧烈咳嗽、胸部运动后如抬重物、上肢牵拉等。胸腔积液引起的胸痛常在深吸气时加重，屏气时消失。

（二）伴随症状

1. 胸痛伴有咳嗽、咳痰和（或）发热 常见于气管、支气管和肺部疾病。

2. 胸痛伴呼吸困难 常提示病变累及范围较大，如大叶性肺炎、自发性气胸、渗出性胸膜炎和肺栓塞等。

3. 胸痛伴咯血 主要见于肺栓塞、支气管肺癌。

4. 胸痛伴苍白、大汗、血压下降或休克时 多见于心肌梗死、夹层动脉瘤、

主动脉瘤破裂和大块肺栓塞。

5. 胸痛伴吞咽困难 多提示食管疾病，如食管癌、反流性食管炎等。

6. 胸痛伴有放射 心绞痛时除了出现心前区胸骨后疼痛外，也可放射至左肩、左臂内侧或左颈、左侧面颊部。

（三）各类胸痛的特点

详见表13-8。

1. 胸壁疾病 ①疼痛部位固定于病变部位，如胸壁脓肿、带状疱疹等；②病变部位有明显压痛；③胸廓活动增强时疼痛加重，如举臂、咳嗽、深吸气等可使胸痛加重。

2. 肺部疾病 ①胸痛多伴有咳嗽、咳痰；②胸壁局部无压痛；③胸壁活动不会引起疼痛，而咳嗽、深吸气可使胸痛加重。

3. 胸膜疾病 ①疼痛部位固定于病变部位：多位于下胸部；②咳嗽、深吸气等可使胸痛加重，屏气时疼痛消失；③病变部位没有压痛。

4. 肺血管疾病 ①疼痛部位常位于上胸部；②疼痛常伴咯血；③ 常伴单侧或双侧的下肢肿胀；④常有制动、手术或外伤史。

5. 心血管疾病 ①胸痛由体力活动诱发或加重，休息后好转；②胸痛部位多位于胸骨后或心前区，少数位于剑突下；③胸痛可放射至左肩、左臂；④扩血管药物可减轻或缓解疼痛。

6. 纵隔疾病或食管疾病 ①胸痛常位于胸骨后；②胸痛性质常呈持续性疼痛，可有放射痛；③疼痛与进食有关：吞咽时胸痛加重，常伴吞咽困难。

7. 横膈病变 ①胸痛常位于下胸部或胸骨下部；②右膈肌中心受累可有右肩部放射痛；③深呼吸运动可使胸痛加重。

表 13-8 不同疾病胸部疼痛的特点

疾病	年龄	部位	性质	持续时间	伴随症状	诱因	加重或缓解的因素
心绞痛	40岁以上	胸骨后或心前区	隐痛、钝痛、刺痛	数秒至数分钟	心悸	体力活动、情绪激动	含服扩冠药物、休息后好转
心肌梗死	40岁以上	胸骨后或心前区	绞痛、濒死感	十余分钟或更长	心悸	体力活动、情绪激动	扩冠药物缓解不佳
肺栓塞	任何年龄	受累胸膜或胸壁	刺痛、闷痛	持续存在，治疗后好转	咯血、气短	制动、下肢外伤	活动加重
肺炎	任何年龄	受累胸膜或胸壁	钝痛、闷痛	持续存在，治疗后好转	发热、咳嗽	受凉	抗感染治疗后好转

续表

疾病	年龄	部位	性质	持续时间	伴随症状	诱因	加重或缓解的因素
支气管肺癌	40岁以上	受累胸膜或胸壁	隐痛、钝痛、刺痛	长期存在	咯血、消瘦	长期重度吸烟	
自发性气胸	青壮年	病变侧	刺痛、钝痛	持续存在，治疗后好转	咳嗽	胸部剧烈运动	深吸气加重，屏气消失
结核性胸膜炎	青壮年	病变侧	钝痛、闷痛	持续存在，治疗后好转	咳嗽、发热	结核接触史	深吸气加重，屏气消失
食管疾病	任何年龄	胸骨后	钝痛、闷痛	持续存在，治疗后好转	进食噎感、反酸	进食	进食加重，服用抗酸药物或促动力药减轻
肋间神经痛	中、老年人	沿肋间神经走行部位	剧烈疼痛不能忍受	持续存在，治疗后好转	带状疱疹可见皮肤疱疹沿肋骨走行分布	前驱感染	咳嗽、深呼吸或打喷嚏往往使疼痛加重，镇痛药可暂时减轻
肋软骨炎	青壮年	前上胸部	隐痛	持续存在，治疗后好转	可向肩背部放射		咳嗽、上肢活动加重

四、诊断思路（掌握）

（一）病史采集

现病史

（1）针对胸痛的问诊

①胸痛发生的急缓：急性发生的胸痛多为心脏疾病如心绞痛、心肌梗死，肺栓塞，主动脉夹层动脉瘤，自发性气胸，多在用力后突然出现。缓慢发生的胸痛多为胸膜炎、肺炎、肋间神经痛等。

②胸痛的诱因：心绞痛、心肌梗死常发生在劳力或情绪激动后，自发性气胸常发生于用力后，肺炎常发生于感染后。

③胸痛部位：心绞痛及心肌梗死的疼痛多在胸骨后方和心前区或剑突下，主动脉夹层动脉瘤引起的疼痛多位于胸背部，胸膜炎引起的疼痛多在胸侧部；食管及纵隔病变引起的胸痛多在胸骨后；肝胆疾病及膈下脓肿引起的胸痛多在右下胸，带状疱疹可见成簇的水疱沿一侧肋间神经分布伴剧痛，且疱疹不超过体表中线；肋软骨炎引起胸痛，常在第一、第二肋软骨处见单个或多个隆起，局部有压痛，但无红肿表现。

④胸痛性质：心绞痛呈绞窄样痛并有重压窒息感，心肌梗死则疼痛更

为剧烈，并有恐惧、濒死感；主动脉夹层动脉瘤常呈突然发生胸背部撕裂样剧痛或锥痛；肺梗死亦可突然发生胸部剧痛或绞痛，常伴呼吸困难与发绀；带状疱疹呈刀割样或灼热样剧痛；食管炎多呈烧灼痛；肋间神经痛为阵发性灼痛或刺痛；气胸在发病初期有撕裂样疼痛；胸膜炎常呈隐痛、钝痛和刺痛。

⑤胸痛持续时间：心绞痛发作时间短暂、持续数分钟，而心肌梗死疼痛持续数小时或时间更长，且不易缓解；胸膜炎的疼痛可因胸腔积液增长后消失；肋间神经痛可持续2～3周。

⑥胸痛加重或缓解的因素：心绞痛发作可在劳力或精神紧张、情绪激动时诱发，休息后或含服硝酸甘油或硝酸异山梨酯后于1～2分钟缓解，而对心肌梗死所致疼痛则服上述药物无效；胸膜炎的胸痛可因咳嗽或用力呼吸而加剧，屏气后可减轻或消失；食管疾病多在进食时发作或加剧，服用抗酸药和促动力药物可减轻或消失。

（2）针对伴随症状的问诊

①胸痛伴有咳嗽、咳痰和（或）发热，常见于气管、支气管和肺部疾病。

②胸痛伴呼吸困难常提示病变累及范围较大，如大叶性肺炎、自发性气胸、渗出性胸膜炎和肺栓塞等。

③胸痛伴咯血，主要见于肺栓塞、支气管肺癌。

④胸痛伴苍白、大汗、血压下降或休克时，多见于心肌梗死、主动脉夹层动脉瘤、主动脉窦瘤破裂和大块肺栓塞。

⑤胸痛伴吞咽困难多提示食管疾病，如食管癌、反流性食管炎等。

⑥胸痛伴有放射：心绞痛时除了出现心前区胸骨后疼痛外，也可放射至左肩、左臂内侧或左颈、左侧面颊部。

（二）查体

1. 生命体征：心律失常者注意心血管疾病，血压低、心率快者注意心肌梗死、肺栓塞、主动脉夹层破裂等。

2. 有发绀者注意可能为肺栓塞、急性左心衰竭；呼吸音弱者可能为胸腔积液、自发性气胸；带状疱疹可见成簇的水疱沿一侧肋间神经分布伴剧痛，且疱疹不超过体表中线；肋软骨炎引起胸痛，常在第一、第二肋软骨处见单个或多个隆起，局部有压痛，但无红肿表现；单侧下肢肿胀可能为肺栓塞；乳腺包块可能为乳腺增生或乳腺癌。

（三）检查

1. 胸痛的基本检查是X线胸片和心电图。X线胸片可以发现胸腔积液、自发性气胸、肺癌、肺炎等；心电图可以发现心肌缺血、心肌梗死、心律失常。

2. 血常规有助于确定呼吸系统感染。

3. 如果有条件行 D-二聚体检查可协助筛查肺栓塞；心肌酶、B 型利钠肽有助于确诊心肌炎、心力衰竭。

五、处理和转诊（掌握）

（一）处理

根据胸痛的严重程度区分处理 世界卫生组织（WHO）将疼痛等级分为 5级：0 度，无疼痛；Ⅰ度，轻度痛，为间歇痛，可不用药；Ⅱ度：中度痛，为持续痛，影响休息，需用镇痛药；Ⅲ度：重度痛，为持续痛，不用药不能缓解疼痛；Ⅳ度，严重痛，为持续剧痛伴血压、脉搏等变化。对于Ⅲ度、Ⅳ度的疼痛应尽快找到病因，及时处理。尤其是怀疑心血管疾病者，Ⅲ度、Ⅳ度的疼痛常提示病情严重，可能危及生命，应及时转至上级医院诊治。根据疼痛病因做出相应处理。

1. 疑诊冠状动脉粥样硬化性心脏病心绞痛者嘱患者安静休息，立即舌下含服扩冠药物如硝酸甘油、速效救心丸等，监测心率、血压、血氧饱和度；做心电图以除外心肌梗死的可能。

2. 疑诊心肌梗死者立即舌下含服扩冠药物如硝酸甘油、速效救心丸等，监测心率、血压、血氧饱和度；立即转诊至上级医院诊治。

3. 疑诊主动脉夹层、肺栓塞者，立即吸氧，转诊至上级医院诊治。

4. 肺炎、支气管扩张等肺部感染性疾病给予经验性抗菌药物治疗，可选择青霉素类、二代头孢菌素、喹诺酮类等药物治疗。

5. 胸膜炎引起的疼痛首先应抽胸腔积液明确积液性质。感染性胸膜炎给予青霉素类、二代头孢菌素、喹诺酮类等药物治疗；结核性胸膜炎需规律使用抗结核药物（如异烟肼、利福平、乙胺丁醇等）；心功能不全引起的漏出液通过扩血管、利尿、强心等改善心功能；肝功能不全、肾功能不全、低蛋白血症等患者改善脏器功能、补充蛋白等措施进行治疗。

6. 自发性气胸者休息、吸氧，大量气胸者可胸腔穿刺排气治疗。

7. 肺肿瘤、食管癌、癌性胸膜炎引起的疼痛可给予镇痛药物如曲马朵、复方磷酸可待因等药物。

（二）转诊指征

1. 病因不明的疼痛，尤其是Ⅲ度、Ⅳ度的疼痛患者。

2. 疑诊病情严重可能危及生命的疼痛如心肌梗死、主动脉夹层、肺栓塞、张力性气胸等患者经初步处理后应立即转诊至上级医院。

3. 经初步治疗疼痛不缓解或加重者。

第十六节 心悸

一、概述（了解）

心悸是指患者对心脏搏动的一种不适感觉，患者常诉为"心慌"，是一种常见的临床症状，多伴有心前区不适感。心悸的发生机制目前尚不十分清楚。一般认为与心率加快、心脏搏动节律异常、心肌收缩力增强、心排血量增加等有关，并受患者精神状态和注意力的影响。心悸不是某一疾病的特征性表现，但是在很多心脏疾病的基础上均可发生，特别是在有心律失常的情况下，心悸可以成为患者就医的主要表现。在一些以自主神经功能紊乱为主、无器质性心脏病的人群中，心悸可以是困扰患者的主要症状。

二、常见病因（熟悉）

1. 心律失常 各种心律失常均可以表现为心悸，是心悸最常见的原因。心律失常中最常见的有各种**期前收缩**、**阵发性室上性心动过速**、心房扑动和心房颤动，其中室性期前收缩最常见。也可见于缓慢性心律失常，包括窦性心动过缓、窦性停搏、窦房传导阻滞（病态窦房结综合征）、不同程度的房室传导阻滞等。这些心律失常可见于无器质性心脏病的人群，常可因情绪激动、劳累、吸烟、饮酒、咖啡、浓茶及某些药物而诱发或加重。也可见于各种器质性心脏病，如冠状动脉粥样硬化性心脏病、心肌病、心肌炎、风湿性心脏病等。离子紊乱、甲状腺功能亢进时也较常见。

2. 心脏搏动增强 健康人体力劳动、情绪激动、紧张、恐惧、焦虑、大量饮酒、饮浓茶或咖啡可以出现心悸。应用某些药物如阿托品、氨茶碱、肾上腺素、麻黄碱、甲状腺素等也可引起心悸。在某些器质性心脏病如高血压心脏病、瓣膜性心脏病、先天性心脏病等心脏工作量增加时，也可引起心悸。

3. 周身代谢增加性疾病 如甲状腺功能亢进时、低血糖症、嗜铬细胞瘤患者，都可对心脏产生正性肌力和正性频率的作用，导致心率加快、心肌收缩力增强引起心悸。此外，贫血、发热、缺氧等也可产生心悸。

4. 心脏自主神经功能紊乱 常见于更年期综合征和神经衰弱者。

三、临床特点及意义（掌握）

1. 现病史的采集及其注意事项 心悸是许多疾病的一个共同表现，其中有一部分患者无器质性病变。因而应详细询问病史，根据心悸时的自我感觉及伴随症状来分析其病因，从而做出正确的处理。

（1）注意发病的诱因：心悸常发生在轻体力活动后或休息时，病变多为器质性的，如发生在运动或情绪激动后则可能为功能性的反应。

（2）注意发病的缓急：是阵发性还是持续性，发作和终止是突然的还是缓渐的。突发突止的阵发性特点，主要见于阵发性室上性心动过速，典型的发作病史非常有助于疾病的诊断。

（3）注意发病时的伴发症状：伴有气短常见于心力衰竭；伴有胸痛，要考虑心肌梗死和心包炎；伴发热、出汗要考虑周身的疾病；伴失眠、乏力常见于自主神经功能紊乱。

（4）注意既往疾病病史的采集：比如有无冠状动脉粥样硬化性心脏病、心肌病、瓣膜病、高血压病、心律失常、甲状腺功能亢进等病史；有无服用抗心律失常药物的病史；有无心脏电生理和射频消融手术的病史，这均有利于疾病的诊断和处理。

2. 体格检查及其注意事项

（1）测量血压，听诊心率和节律，有无心脏的病理性杂音等。

（2）听诊心律绝对不整齐，第一心音强弱不等，并有脉搏短绌，是心房颤动的典型体征。

（3）发作时心率快而规则，160～220 次 / min，伴有突发突止的特点，血压平稳，一般为阵发性室上性心动过速的特点。

（4）发作时心率快，150 次 / min 以上，如果同时伴有低血压、意识模糊、休克的征象，要考虑为室性心动过速，极其风险，需要紧急救治。

（5）心率缓慢，低于 50 次 / min，心律不整齐，多数为严重的传导阻滞或病态窦房结综合征。

（6）如果心律不规整伴有心脏杂音，常提示有器质性心脏病。心脏检查的同时要注意全身状态的检查，特别是甲状腺的检查和有无贫血体征。

3. 辅助检查及其注意事项

（1）心电图检查：主要包括普通心电图、动态心电图。心电图检查是确诊心律失常及其类型的重要手段。一般的期前收缩等异常，普通心电图检查可能不会发现，可以做动态心电图检查以提高诊断率，并且可以同时发现心肌缺血等伴发征象。

（2）对于可疑阵发性的心动过速，建议到上级医院行心脏电生理检查以确定诊断，同时可以进行射频消融治疗。

（3）心脏超声检查：可以明确有无器质性心脏病变，对于心脏瓣膜病、心肌梗死、心包疾病均有较大的价值。

（4）化验检查：应包括血生化和血常规，观察有无贫血、感染，血离子异常及血糖的高低；疑似甲状腺功能亢进者检查 T_3、T_4、TSH 等。

第十七节 恶心与呕吐

一、概述（熟悉）

恶心与呕吐是临床常见的症状，常伴随发生。恶心为上腹部不适、紧迫欲吐的感觉；呕吐是胃或部分小肠的内容物经食管、口腔而排出体外的现象。恶心是呕吐的前奏，但也可仅有恶心而无呕吐，或仅有呕吐而无恶心，临床上呕吐意义更大，可由多种原因引起。

二、常见病因（熟悉）

（一）消化系统疾病

1. 炎症性疾病 常见于反流性食管炎、急慢性胃炎、急性肠道感染、急性出血坏死性小肠炎、胃及十二指肠溃疡、急性阑尾炎、腹膜炎、急性肝炎、急慢性胆囊炎、胆石症、胆道蛔虫、急性胰腺炎及急性腹膜炎等。

2. 梗阻性疾病 常见于贲门失弛缓症、幽门梗阻、十二指肠壅滞症、肠梗阻、肠套叠等。

3. 血管性疾病 腹型过敏性紫癜、肠系膜血管血栓形成等。

（二）中枢神经系统疾病

1. 颅内感染 各种脑炎、脑膜炎等。

2. 脑血管疾病 脑出血、脑血栓形成、高血压脑病、偏头痛等。

3. 颅脑损伤 脑挫伤或脑血肿。

4. 脑水肿、颅内高压 可以由脑部病变引起，也可由肝性脑病、低血糖、尿毒症脑病等引起。

5. 其他 癫痫、颅内肿瘤。

（三）全身性疾病

1. 五官科疾病 梅尼埃病、急慢性咽炎、青光眼、屈光不正等。

2. 心脏疾病 心绞痛、急性心肌梗死、心力衰竭等。

3. 肾病 急慢性肾功能不全、肾盂肾炎等。

4. 内分泌疾病 糖尿病酮症酸中毒、甲状腺功能亢进症等。

5. 妇产科疾病 妊娠反应、急慢性盆腔炎、宫外孕等。

6. 药物 常见的有红霉素、大多数抗肿瘤药物、避孕药、洋地黄、吗啡等。

7. 服用刺激性物质 可见于吞服强酸、强碱、汞、砷等毒物及大量饮酒。

8. 神经性呕吐 如胃肠神经官能症等。

三、临床特点（掌握）

（一）呕吐的时间

晨起呕吐多见于早期妊娠；晚上或夜间呕吐常见于幽门梗阻。

（二）呕吐与进食的关系

食后即吐常见于神经性呕吐及食管病变，如贲门失弛缓症、食管癌等；食后2～3小时后呕吐，常见于急性胃肠炎、消化性溃疡；食后数小时呕吐或数餐后呕吐量多者，常见于幽门梗阻；有些患者的呕吐与食物性状有关，进流食呕吐较轻，进固体食物时呕吐加重，提示贲门或幽门的不全梗阻。

（三）呕吐特点

呕吐前无恶心，呕吐呈喷射状，常见于脑炎、脑膜炎等颅内压增高的患者；呕吐毫不费力，进食即吐，甚至呕吐与进食无明确关系，吐出量不多，常见于神经性呕吐；呕吐呈满口而出状态，量较多，常见于幽门梗阻或肠梗阻。

（四）呕吐物性状

呕吐物有酸臭味及隔日的食物，见于幽门梗阻；呕吐物带有粪臭味，见于肠梗阻；呕吐物含有大量酸性液体常提示胃泌素瘤或胃溃疡及十二指肠溃疡；不含有酸性液体常提示食管梗阻；呕吐物含黄绿色胆汁多提示梗阻平面在十二指肠乳头以上；呕吐物有大蒜味常见于有机磷中毒。

（五）体格检查

有胃形及振水音阳性者见于幽门梗阻；可看到肠形伴肠鸣音亢进、气过水声者提示肠梗阻；贫血貌伴眼睑及周身水肿者提示慢性肾功能不全；呼吸深大、昏迷者见于糖尿病酮症酸中毒；脑膜刺激征阳性者常见于脑膜炎、脑炎；查体有躯体定位症状者常见于脑血管病变。

四、诊断思路（掌握）

呕吐属消化系统症状，但引起恶心、呕吐的原因并非单纯为消化系统疾病，而是涉及全身各个系统，尤其需要注意的是在以恶心、呕吐为主要表现的住院患者中，尿毒症、糖尿病酮症酸中毒、神经精神系统病变以及早孕反应往往较消化系统疾病更为常见。因此在恶心、呕吐的诊断中，一定要详细了解病史，结合查体与辅助检查，广开思路，才能做出正确的诊断。

（一）病史

儿童呕吐常因饮食不当所致，少数见于先天性食管闭锁、肠套叠等；青壮年多因急性胃肠炎、消化性溃疡；中、老年人要注意胃肠道肿瘤；生育期女性要注意妊娠呕吐的可能。有不洁饮食史者要注意急性胃肠炎；有应用避孕药、抗肿瘤药物等用药史者要注意药物的可能。有手术史者应注意粘连性肠梗阻；梅尼埃病、偏头痛等既往常有类似发作史。

（二）伴随症状

临床上大多数恶心、呕吐患者均同时伴发其他症状，详细了解这些症状对确定恶心、呕吐的病因有很大帮助。恶心、呕吐伴腹痛、腹泻者常见于急性胃肠炎、急性细菌性痢疾、霍乱及各种原因的急性中毒；呕吐伴腹胀、腹痛，排便、排气减少应考虑肠梗阻；呕吐伴发热、寒战、右上腹痛、黄疸应考虑胆囊炎或胆石症；呕吐伴眩晕、眼球震颤、平衡失调，常见于前庭器官疾病；喷射状呕吐伴高热、头痛、颈强常见于脑炎、脑膜炎；呕吐伴眼痛、头痛应警惕青光眼；慢性呕吐伴排尿异常、水肿应注意慢性肾功能不全；已婚妇女伴停经应考虑妊娠呕吐。

（三）辅助检查

1.实验室检查　血常规、尿常规、便常规、血糖、血酮体、肝功能、肾功能是呕吐患者的常规检查项目。血白细胞增多见于炎症性疾病；血糖明显升高，pH 降低，血、尿酮体阳性提示糖尿病酮症酸中毒；血肌酐升高，尿内有蛋白、管型提示为慢性肾功能不全；便内白细胞增多提示胃肠道感染，必要时进行便细菌培养以明确致病菌；肝功能转氨酶成倍增长提示急性肝炎；对于伴有中枢神经症状者可进行脑脊液检查，压力升高且脑脊液内糖、氯化物、白细胞异常者提示为脑膜炎；育龄期妇女一定要行血或尿 HCG 测定。

2.影像学检查　X 线片检查可以帮助明确有无胃肠道梗阻及大概推断梗阻部位，近年来胃肠道 CT 技术的发展对于明确肠道梗阻的部位及病变性质提供了很大帮助。如果患者的症状提示为实质脏器病变所致，可以进行相应器官的

CT、MRI 及超声检查以明确有无病变。心电图检查排除急性心肌梗死。

3. 内镜检查 有助于发现胃肠道病变，如贲门失弛缓症、溃疡病、胃癌、肠癌等。还可进行内镜下的治疗，如食管球囊扩张术、胆道内取石、胆道内支架置入术等。

五、处理和转诊（掌握）

（一）处理

1. 一般处理 怀疑颅脑疾病者要禁食（必要时禁水），防止误吸；怀疑胃肠梗阻者要胃肠减压和清洁洗肠；及时纠正高血压、高血糖（低血糖）和水、电解质及酸碱失衡。

2. 多学科会诊 恶心与呕吐几乎涉及所有学科的疾病，要及时诊断和处理相关科室的疾病，防止误诊和延误治疗。

（二）转诊指征

根据多学科会诊结果，基层没有条件或处理有风险，在患者生命体征相对平稳状态下，及时转诊至上一级医院进一步处理。

第十八节　黄疸

一、概述（熟悉）

黄疸是由于血清中胆红素升高致使皮肤、黏膜和巩膜发黄的症状和体征。正常胆红素最高为 17.1μmol/L（1.0mg/dl），其中结合胆红素（CB）3.42μmol/L，非结合胆红素（UCB）13.68μmol/L。胆红素在 17.1～34.2μmol/L，临床不易察觉，称为**隐性黄疸**，超过 34.2μmol/L（2.0mg/dl）时出现**黄疸**。出现黄疸的疾病很多，发生机制各异，对胆红素代谢过程的理解是做出正确诊断的基础。按胆红素性质可分为以 UCB 增高为主的黄疸和以 CB 增高为主的黄疸；按病因学分类可分为溶血性黄疸、肝细胞性黄疸、胆汁淤积性黄疸（即阻塞性黄疸）和先天性非溶血性黄疸。

二、常见病因（熟悉）

（一）溶血性黄疸

凡能引起溶血的疾病都可产生溶血性黄疸。①先天性溶血性贫血：如珠蛋

白生成障碍性贫血、遗传性球形红细胞增多症；②后天性获得性溶血性贫血：如自身免疫性溶血性贫血、新生儿溶血、不同血型输血后的溶血以及蚕豆病、阵发性睡眠性血红蛋白尿等。

（二）肝细胞性黄疸

各种使肝细胞广泛损害的疾病也可发生黄疸，如病毒性肝炎、肝硬化、中毒性肝炎、肝癌、钩端螺旋体病、败血症等。

（三）胆汁淤积性黄疸

胆汁淤积可分为肝内性胆汁淤积或肝外性胆汁淤积。肝内性胆汁淤积又可分为肝内阻塞性胆汁淤积和肝内胆汁淤积，前者见于肝内泥沙样结石、癌栓、寄生虫病（如华支睾吸虫病），后者见于毛细胆管型病毒性肝炎、药物性胆汁淤积（如氯丙嗪、甲睾酮等）、原发性胆汁性肝硬化、妊娠期复发性黄疸等。肝外性胆汁淤积可由胆总管结石或狭窄、炎性水肿、肿瘤及蛔虫等阻塞所引起。

（四）先天性非溶血性黄疸

由肝细胞对胆红素的摄取、结合和排泄有缺陷所致的黄疸，本组疾病临床上少见。

1. Gilbert 综合征　由肝细胞摄取 UCB 功能障碍及微粒体内葡萄糖醛酸转移酶不足，致血中 UCB 增高而出现黄疸。这类患者除黄疸外症状不多，其他肝功能也正常。

2. Crigler-Najjar 综合征　由肝细胞缺乏葡萄糖转移酶致 UCB 不能形成 CB，导致血中 UCB 增多而出现黄疸，本病由于血中 UCB 甚高，故可产生核黄疸，见于新生儿，预后极差。

3. Rotor 综合征　由肝细胞对 UCB 和排泄 CB 存在先天性障碍致血中胆红素增高而出现黄疸。

4. Dubin-Johnson 综合征　由肝细胞对 CB 及某些阴离子（如靛青绿、X 线造影剂）向毛细胆管排泄发生障碍，致血清 CB 增加而发生的黄疸。

三、临床特点（掌握）

（一）溶血性黄疸

皮肤黏膜轻度黄疸，呈浅柠檬色，不伴皮肤瘙痒，其他症状主要为原发病的表现。如急性溶血时可有发热、寒战、头痛、呕吐、腰痛，并有不同程度的贫血和血红蛋白尿（尿呈酱油色或茶色），严重者可有急性肾衰竭；慢性溶血多为先天性，除伴贫血外尚有脾大。

（二）肝细胞性黄疸

皮肤、黏膜浅黄色至深黄色，可伴有轻度皮肤瘙痒，其他为肝原发病的表现，如疲乏、食欲减退，严重者可有出血倾向。

（三）胆汁淤积性黄疸

皮肤呈暗黄色，完全阻塞者颜色更深，甚至呈黄绿色，并有皮肤瘙痒及心动过缓，尿色深，粪便颜色变浅或呈白陶土色。

四、诊断思路（掌握）

（一）判断真性黄疸或假性黄疸

1. 真性黄疸 检查在充足的自然光线下进行，巩膜最先出现黄染，然后见于全身皮肤，因为胆红素对弹性纤维具有亲和力，故检查巩膜是判断有无黄疸的重要步骤。

2. 假性黄疸 服用大剂量米帕林（阿的平）及胡萝卜素等引起的皮肤黄染，但巩膜无黄染。

（1）服用大剂量米帕林后全身皮肤可出现黄染，但巩膜无黄染。

（2）摄入过量的胡萝卜、南瓜、柑橘、木瓜、菠菜等含胡萝卜素甚多的食物后，尤其是甲状腺功能减退或肝功能不全时，易出现皮肤黄染，多累及手掌、足底和皮脂腺丰富的前额及鼻等处皮肤，但巩膜与黏膜无黄染，停用有关食物后皮肤黄染即逐渐消退。

（3）球结膜下脂肪积聚：老年人，球结膜呈浅黄色，色泽稍浊暗，分布不匀，凹凸不平，多偏于内眦，皮肤无黄染，血清胆红素不高。

（二）实验室检查

实验室检查有助于区别 3 种黄疸（表 13-9）。

1. 溶血性黄疸 血清总胆红素（TB）增加，以 UCB 为主，CB 基本正常。由于血中 UCB 增加，故 CB 形成也代偿性增加，从胆道排至肠道也增加，致尿胆原增加，粪胆素亦随之增加，粪色加深。由于缺氧及毒素作用，肝处理增多的尿胆原的能力降低，致血中尿胆原增加，并从肾排出，故尿中尿胆原增加，但无胆红素。急性溶血性黄疸尿中有血红蛋白排出，隐血试验阳性。血液检查除贫血外尚有网织红细胞增加，骨髓红细胞系列增生旺盛等。

2. 肝细胞性黄疸 血中 CB 与 UCB 均增加，黄疸型肝炎时，CB 增加幅度多高于 UCB。尿中 CB 定性试验阳性，而尿胆原可因肝功能障碍而增高。此外，血液生化检查有不同程度的肝功能损害。

表 13-9　3 种黄疸的实验室检查的区别

项目	溶血性黄疸	肝细胞性黄疸	胆汁淤积性黄疸
TB	增加	增加	增加
CB	正常	增加	明显增加
CB/TB	<15%～20%	>30%～40%	>50%～60%
尿胆红素	－	＋	＋＋
尿胆原	增加	轻度增加	减少或消失
ALT、AST	正常	明显增高	可增高
ALP	正常	增高	明显增高
GGT	正常	增高	明显增高
PT	正常	延长	延长
对维生素 K 反应	无	差	好
胆固醇	正常	轻度增加或降低	明显增加
血浆蛋白	正常	白蛋白降低，球蛋白升高	正常

注：TB. 总胆红素；CB. 直接胆红素；ALT. 丙氨酸氨基转移酶；AST. 天冬酸氨基转移酶；ALP. 血清碱性磷酸酶；GGT. γ－谷氨酰转移酶；PT. 血浆凝血酶原时间

3. 胆汁淤积性黄疸　血清 CB 增加，尿胆红素试验阳性，因肠肝循环途径被阻断，所以尿胆原及粪胆素减少或缺如，血清碱性磷酸酶及总胆固醇增高。

五、转诊指征

急性中毒或血型不合出现的溶血性黄疸有致命的风险，应及时转诊；酶胆分离的肝细胞性黄疸易发生肝衰竭，凝血酶原活动度＜40% 或有明显的出血倾向者要及时转诊；高热、寒战、剧烈腹痛的胆汁淤积性黄疸患者易发生感染性休克，在有效的抗感染同时及时转诊至有条件的医院行 ERCP 胆道引流。

第十九节　腹痛

一、概述（熟悉）

腹痛是临床最常见的症状之一，也是促使患者就诊的重要原因。腹痛多由腹腔脏器疾病引起，也可由胸部及全身性疾病引起；引起腹痛的原因可以是器质性病变，也可能是功能性改变所致。临床上按照起病急缓与病程长短，将腹痛分为急性腹痛和慢性腹痛两大类，其中需进行紧急处理的急性腹痛又称为急腹症。由于发病原因复杂，引起腹痛的机制各异，对腹痛患者必须认真地了解病史，进行全面的体格检查和必要的辅助检查（包括生化检查与器械检查），在此基础上联系病理生理改变，进行综合分析，才能做出正确的诊断。

二、常见病因（熟悉）

1. 急性腹痛

（1）腹腔器官急性炎症：如急性胃炎、急性肠炎、急性胰腺炎、急性出血坏死性肠炎、急性胆囊炎等。

（2）空腔脏器阻塞或扩张：如肠梗阻、胆道结石、胆道蛔虫症、泌尿系结石梗阻等。

（3）脏器扭转或破裂：如肠扭转、肠绞窄、肠系膜或大网膜扭转、卵巢扭转、肝破裂、脾破裂、异位妊娠破裂等。

（4）腹膜炎症：多由胃肠穿孔或炎症波及，少部分为自发性腹膜炎。

（5）腹腔内血管阻塞：如缺血性肠病、夹层腹主动脉瘤等。

（6）腹壁疾病：如腹壁挫伤、腹壁脓肿及腹壁带状疱疹等。

（7）胸部疾病所致的牵涉性疼痛：如肺炎、肺梗死、心绞痛、心肌梗死、急性心包炎、胸膜炎、食管裂孔疝、胸椎结核或肿瘤等。

（8）全身性疾病所致的腹痛：如腹型过敏性紫癜、尿毒症、铅中毒、血卟啉病等。

2. 慢性腹痛

（1）腹腔脏器的慢性炎症：如反流性食管炎、慢性胃炎、慢性胆囊炎及胆道感染、慢性胰腺炎、结核性腹膜炎、溃疡性结肠炎、克罗恩（Crohn）病等。

（2）空腔脏器的张力变化：如胃肠痉挛、扩张或胃肠、胆道运动障碍等。

（3）胃、十二指肠溃疡。

（4）腹腔脏器的扭转或梗阻：如慢性胃、肠扭转。

（5）脏器包膜的牵张：实质性器官因病变肿胀，导致包膜张力增加而发生的腹痛，如肝淤血、肝炎、肝脓肿、肝癌等。

（6）中毒与代谢障碍：如铅中毒、尿毒症等。

（7）肿瘤压迫及浸润：以恶性肿瘤居多，可能与肿瘤不断长大，压迫与浸润感觉神经有关。

（8）胃肠神经功能紊乱：如功能性胃肠病。

三、临床特点（掌握）

1. 诱发与缓解因素 胆囊炎或胆石症发作前常有进食油腻食物史，而急性胰腺炎发作前则常有酗酒、暴饮暴食史；部分机械性肠梗阻与腹部手术有关。腹部受暴力作用引起的剧痛并有休克者，可能是肝、脾破裂所致；进食与抑酸药缓解的上腹痛多与胃酸分泌有关；解痉药物缓解者则多与平滑肌痉挛联系；呕吐后缓解的上腹痛多为胃十二指肠病变而非胆胰疾病。

2. 性质和程度 进食刺激性食物或服用非甾体抗炎药后出现上腹痛，常见于急、慢性胃炎；周期性发作、节律性疼痛，常见于消化性溃疡；突发性、剧烈中上腹刀割样痛，多为消化性溃疡穿孔所致；阵发性绞痛（常令患者辗转不安）可见于胆石症或泌尿系结石；阵发性剑突下钻顶样痛是胆道蛔虫症的典型表现；中、上腹持续痛并向腰背部放射，应考虑急性胰腺炎；突发性腹痛，迅速向全腹蔓延伴腹膜刺激征阳性，提示急性弥漫性腹膜炎；转移性右下腹痛为急性阑尾炎的典型表现。隐痛或钝痛多为内脏性疼痛，常由胃肠张力变化或轻度炎症引起。胀痛可能为实质脏器的包膜牵张所致。腹痛的程度除了听取患者的描述之外，也可对比其日常的感受加以估计，如与关节扭伤、牙痛、月经痛对比；还可通过直观模拟定量划分腹痛等级，如以一直尺显示 0cm 为不痛、10cm 为极重疼痛，让患者指出腹痛相当的刻度，可供分级。

3. 发作时间 餐后痛多见于胃溃疡、胃炎、胆囊炎、胆石症、胰腺炎；饥饿痛是十二指肠溃疡的典型表现；部分胃食管反流病及食管裂孔疝患者易在夜间（卧位）出现症状；月经期间痛可见于卵泡破裂；子宫内膜异位症的腹痛与月经来潮相关。

4. 疼痛部位与器官疾病的关系 见表 13-10。

表 13-10　急性腹痛部位与疾病关系

疼痛部位		腹内病变	腹外病变
上腹部	中	胃溃疡及穿孔、胃癌急性穿孔、胃痉挛、胃炎、胃黏膜脱垂症、急性胰腺炎、胆道蛔虫症	急性心肌梗死、急性心包炎
	右	急性胆囊炎、胆石症、十二指肠溃疡及穿孔、肝脓肿、肝破裂、右胆道蛔虫症、结肠癌梗阻	右肺基底部大叶性肺炎、右侧膈胸膜炎、右肾结石、右侧肾盂肾炎
	左	胃溃疡、急性胰腺炎、脾栓塞、脾破裂、结肠癌梗阻	左侧膈胸膜炎、左肺基底部大叶性肺炎、左肾结石、左侧肾盂肾炎

续表

疼痛部位		腹内病变	腹外病变
中下腹部	脐周	肠炎、肠道蛔虫症、急性机械性肠梗阻，急性肠系膜淋巴结炎、腹主动脉瘤，急性阑尾炎（早期）	
	右下腹	急性阑尾炎、克罗恩病、右侧嵌顿性腹股沟疝、右侧输卵管炎、右侧卵巢囊肿蒂扭转、右侧卵巢黄体破裂、异位妊娠破裂、痛经	
	左下腹	乙状结肠扭转、左侧嵌顿性腹股沟疝、左侧输卵管炎、左侧卵巢囊肿蒂扭转、左侧卵巢黄体破裂、异位妊娠破裂、痛经	
弥漫性或部位不定		急性原发性（或继发性）腹膜炎、急性肠穿孔、大网膜扭转、急性出血坏死性肠炎等	慢性铅中毒、血卟啉病、腹型过敏性紫癜、腹型风湿病、腹型病、糖尿病酮症酸中毒、急性溶血等

5. 与体位的关系 某些体位会使腹痛加剧或减轻，可作为诊断的线索。如左侧卧位时可使胃黏膜脱垂者疼痛减轻；胰腺炎或胰腺癌患者仰卧时疼痛可加重，而俯卧位或前倾位时可缓解；膝胸位或俯卧位可使十二指肠淤滞症患者的腹痛及呕吐症状缓解；急性胆囊炎患者弯腰或深呼吸时疼痛加剧，前屈弯腰体位常可使反流性食管炎患者灼痛加重等。

6. 伴随症状

（1）伴发热、寒战：提示有炎症，如急性胆道感染、腹腔脓肿、肝脓肿、胆囊炎、泌尿系感染。

（2）伴休克：同时有贫血者提示腹腔实质脏器（如脾、肝）破裂；无贫血者可疑胃肠穿孔、绞窄性肠梗阻、急性化脓性胆管炎、重症急性胰腺炎。腹腔外疾病如心肌梗死、肺炎也可有腹痛与休克，应特别警惕。

（3）伴反酸、烧心、胃部灼热感：提示消化性溃疡、胃食管反流病、胃炎。

（4）伴呕吐：提示食管、胃肠病变，若呕吐量大且有异味，可疑消化道梗阻。

（5）伴腹泻：提示消化吸收障碍、感染、肠道溃疡或肿瘤。

（6）伴黄疸：常见肝、胆、胰疾病或急性溶血性贫血等。

（7）伴血尿：提示尿路疾病（如结石、感染）。

7. 内、外科急性腹痛特点 基层医师在缺乏临床检验设备的情况下，尤其需要判断急性腹痛属于内科或外科疾病，以便做出正确的处理（表13-11）。

表 13-11　内、外科急性腹痛的特点

临床表现		外科性急性腹痛	内科性急性腹痛
起病		急骤	不定
先驱症状		一般无，但可有	有
腹痛		由轻到重，由含混到明确，由局限到弥漫	由重到轻，含混而平稳
发热等全身中毒反应		后于腹痛出现	先于腹痛出现
腹膜刺激征	压痛	+	±
	反跳痛	+	－
	腹肌紧张	+	±
腹膜刺激征的演变		持续、进展	间断，减轻或消失
腹部触诊包块或肿物		可有	无
腹式呼吸		受限或消失	不受限
其他部位体征		无	常有

四、诊断思路（掌握）

（一）病史采集

1. 针对腹痛本身的问诊

（1）腹痛起病情况：有无饮食、手术等诱因，急性起病者要特别注意各种急腹症的鉴别，应仔细询问、寻找诊断线索。缓慢起病者要考虑功能性疾病与器质性疾病，良性疾病与恶性疾病的区别，除病因、诱因外，还应特别注意缓解因素。

（2）腹痛的性质和程度：腹痛的性质与病变性质密切相关。绞痛多为空腔脏器痉挛、扩张或梗阻所致；烧灼痛多与化学性刺激有关，如高胃酸分泌。剧烈刀割样疼痛多为脏器穿孔或严重炎症所致；持续性钝痛可能为实质脏器牵张或腹膜外刺激所致；隐痛或胀痛反映病变轻微，可能为脏器轻度扩张或包膜牵扯等所致。

（3）腹痛的部位：腹痛的部位多代表疾病部位，对牵涉痛的理解更有助于判断疾病的部位和性质。

（4）腹痛的时间与进食、活动、体位的关系：已如前述。饥饿性疼痛，进食缓解对高酸分泌性胃病，尤其是十二指肠溃疡诊断有帮助。

2. 相关鉴别问诊　腹痛的伴随症状对确立疾病的性质、严重程度均十分重要，腹痛伴发热、寒战显示有炎症存在，见于急性胆道感染、腹腔脓肿、肝脓肿，也可见于腹腔外疾病。腹痛伴休克同时有贫血者可能是腹腔脏器破裂；无贫血者见于胃肠穿孔、肠扭转、绞窄性肠梗阻、急性出血坏死性胰腺炎。腹腔外疾病如心肌梗死、肺炎也可有腹痛与休克，应特别注意腹痛伴黄疸可能与肝、胆、胰疾病有关，急性溶血性贫血也可出现腹痛与黄疸。腹痛伴血尿可能为泌尿系统疾病（如泌尿系结石）所致。腹痛伴反酸、呕吐、腹泻提示食管、胃肠病变，呕吐量大提示胃肠道梗阻；伴反酸、嗳气提示消化性溃疡或胃炎；伴腹泻提示消化吸收障碍或肠道炎症、溃疡或肿瘤。

3. 诊疗经过问诊

（1）患病以来是否到医院就诊？做过哪些检查？体格检查有哪些阳性发现？有无行血常规、尿常规、粪常规、肝功能和肾功能及生化检查、腹部B型超声或CT检查、内镜检查、病理检查等，结果如何？

（2）治疗和用药情况，结果如何？包括各种抗生素、解痉药物、质子泵抑制药、生长抑素等药物的应用和疗效。

4. 患病以来一般情况问诊 包括饮食、睡眠、大便、小便和体重变化情况等，即现病史5项，以了解全身一般情况。

5. 既往史 有无结核、肝炎、糖尿病、肿瘤病史，有无传染病接触史，有无药物和食物过敏史，有无外伤手术史。如有消化性溃疡病史要考虑溃疡穿孔；有心血管意外病史要考虑血管栓塞。

6. 个人史 有无长期疫区居住史，有无烟酒嗜好，有无性病及冶游史等。如有酗酒史要考虑急性胰腺炎、急性胃炎；育龄妇女有停经史要考虑宫外孕，要注意腹痛与年龄、性别、职业的关系，幼儿常见原因有先天畸形、肠套叠、蛔虫病等；青壮年以急性阑尾炎、胰腺炎、消化性溃疡等多见；中、老年人以胆囊炎、胆石症、恶性肿瘤、心血管疾病多见；育龄妇女要考虑卵巢囊肿扭转、宫外孕等；有长期铅接触史者要考虑铅中毒。

7. 其他 有无相关遗传家族史。

（二）体格检查

1. 一般检查 要重视全身情况，观察患者的神志、精神状况、体温、呼吸、脉搏、血压、姿势、体位、活动情况，有无贫血或黄疸等。

2. 心肺听诊

3. 腹部查体

（1）有以下体征时应考虑有急腹症的可能性：①腹膜刺激征（腹部压痛、反跳痛及肌紧张）；②肠鸣音亢进或消失；③伴有休克表现等。

（2）腹部触及肿块时，须注意肿块的部位、大小、有无触痛、活动度及有无搏动感等。

（3）墨菲征阳性：提示有急性胆囊炎。

（4）麦氏点压痛及反跳痛：提示阑尾炎症累及腹膜壁层。

（5）必要时，行妇科专科查体。

（三）辅助检查

1.血液检查 血常规、生化检查：若白细胞总数及中性粒细胞比例升高，常可能有急性细菌感染，有时需要监测血常规的变化。血淀粉酶升高，超过正常值 3 倍对确诊急性胰腺炎有重要意义。血糖、酮体检查用于糖尿病及并发症的诊断。

2.尿液检查 主要用于尿路感染、尿路结石等疾病的诊断。生育年龄女性出现下腹部疼痛时，为排除异位妊娠所致，可做尿妊娠检查。

3.诊断性腹腔穿刺 当腹水征阳性但诊断不明确时，可行诊断性腹腔穿刺。穿刺液混浊或为脓液提示腹膜炎或腹腔脓肿，如有胃肠内容物（食物残渣、胆汁、粪汁等），提示消化道穿孔；抽出不凝血液多为实质脏器破裂，如外伤性肝、脾破裂或肝癌自发性破裂；穿刺液为淡红色血性可能是结核性腹膜炎、绞窄性肠梗阻、肿瘤性腹水；如腹水淀粉酶高多为重症急性胰腺炎。

4.腹部 B 型超声检查 为肝、胆、胰腺等疾病首选的诊断方法。对胆结石检查其敏感度较高，对肝脓肿、肝肿瘤、胰腺炎及肾结石引起的腹痛也有重要的诊断价值。

5.心电图检查 当有心血管疾病高危因素者出现急性上腹痛时，须行心电图等检查以便与心血管疾病进行鉴别。

6.内镜检查（胃镜或结肠镜） 是消化道疾病首选的检查方法，但考虑或明确有消化道穿孔者为检查的禁忌证；生命体征不稳定者应慎重选用。

7.X 线检查 立位腹部 X 线片检查，是临床判断有无胃肠道穿孔或肠梗阻简单易行的首选项目。

五、处理和转诊（掌握）

1.急性腹痛

（1）需判断是否需要留院观察、住院或手术治疗。

（2）检查生命体征，对伴有休克者，应立即给予抗休克治疗。

（3）对怀疑急腹症者应加强监测和护理，及时请会诊或转院。

（4）对可能需要手术治疗的患者，需告知禁食。

（5）后续追踪：对腹痛原因仍不确定的患者，即使腹痛已改善，仍需继续观察，并需行 24 小时后的追踪复诊。

（6）对诊断明确的急性腹痛，如急性胃炎、肠炎、胆道蛔虫症等，可给予适量解痉镇痛药，如溴丙胺太林（普鲁苯辛）15mg，每日3次（tid）或每日4次（qid）（饭前服）；山莨菪碱10mg，每日3次（tid），口服。

（7）对原因不明的腹痛，应避免使用吗啡、哌替啶等镇痛药，以免掩盖病情，延误诊治。

（8）怀疑为胸腔疾病如肺炎、心肌梗死所致的急性腹痛，应以原发病的治疗为主。

2. 慢性腹痛

（1）以病因治疗为主，可针对病因酌情给予解痉、镇痛等对症治疗。病因不明确时，不宜应用强镇痛药，以免掩盖病情，延误诊治。

（2）对慢性腹痛或复发性腹痛患者，注意提供连续性、整体性的个性化医疗照顾。

3. 转诊指征

（1）需要手术治疗的情况。

（2）有危及生命情况的腹痛，如主动脉夹层或腹部动脉瘤破裂、心肌梗死、内脏出血（如创伤、异位妊娠等）。

（3）有休克现象，如低血压合并组织灌流不良、异常呼吸及意识障碍等，应在积极建立静脉通路、抗休克及监测的情况下通过急救机构转院。

（4）在没有进一步检查设备和诊断能力的情况下，需转诊。

4. 需要注意的特殊问题

（1）麻醉镇痛药的应用：传统的观念一直认为，急腹症在未明确诊断之前禁用麻醉镇痛药。现在认为由于有各种先进仪器的监测，及时使用麻醉镇痛药只会减轻患者的痛苦，而不会影响诊断。

（2）老年人急性腹痛属高危问题：①老年人感觉迟钝，对疼痛不敏感。②症状不典型，老年人腹膜炎可不发热，无腹膜刺激征，无白细胞计数增高。③死亡率随年龄递增。基础病多，并存各种呼吸、心脏及神经科疾病。④老年人的急性胃肠炎必须采用排除法确诊，上腹痛、恶心、呕吐首先考虑心肌梗死、腹腔疾病。

（3）小儿肠套叠：多发于婴幼儿，特别是2岁以下的儿童。小儿添加辅食的年龄，可因肠蠕动紊乱而发生肠套叠。绝大多数肠套叠是近端肠管向远端肠管内套入；最主要的症状为腹痛、呕吐和果酱样血便。同时面色苍白、出冷汗、呕吐、精神不振时，应想到肠套叠的可能。腹部可触及腊肠样包块；肛门指诊往往可见果酱样血便。

第二十节 腹泻

一、概述（熟悉）

正常人每日或隔日排成形便 1 次，少数人习惯于每日排便 2～3 次，亦属正常。腹泻是指排便次数增多，粪便稀薄或伴有黏液、脓血、未消化食物。腹泻可分为急性腹泻和慢性腹泻。急性腹泻多有较强的季节性，好发于夏、秋两季。**慢性腹泻**是指反复发作或持续 2 个月以上的腹泻。

二、常见病因（熟悉）

（一）急性腹泻

1. 感染性腹泻 包括由细菌、病毒、真菌、原虫、蠕虫等各种病原体感染所致肠炎，常见为急性肠炎、细菌性痢疾、阿米巴痢疾、败血症、伤寒、副伤寒、钩端螺旋体病、霍乱及副霍乱等，亦应注意因抗生素不恰当使用所致的真菌感染。

2. 非感染性腹泻 ①肠道非感染性疾病如溃疡性结肠炎急性发作、克罗恩病、缺血性肠病等；②急性中毒包括食物中毒、有机磷中毒、动植物和化学药物中毒等；③其他如变态反应性肠炎、过敏性紫癜、甲状腺功能亢进、尿毒症、药物不良反应等。

（二）慢性腹泻

1. 胃部疾病 如慢性萎缩性胃炎、胃大部切除术后致胃酸缺乏。

2. 肠道感染 肠结核、慢性细菌性痢疾、慢性阿米巴痢疾、血吸虫病、钩虫病等。

3. 肠道其他疾病 如肠道肿瘤、肠道息肉、溃疡性结肠炎、克罗恩病、吸收不良综合征等。

4. 肝、胆、胰腺病变 酒精性肝病、肝硬化、慢性胆囊炎、慢性胰腺炎、胰腺癌等。

5. 内分泌及代谢性疾病 如甲状腺功能亢进、糖尿病性肠病等。

6. 神经功能紊乱 如神经功能性腹泻、肠易激综合征。

7. 其他 如尿毒症、系统性红斑狼疮、放射性肠炎、药物不良反应等。

三、临床特点（掌握）

（一）病史

1. 性别及年龄　儿童腹泻以消化不良及轮状病毒感染多见；青壮年腹泻多为细菌感染所致；老年人腹泻要注意肠道肿瘤及糖尿病；神经功能性腹泻多见于女性。

2. 起病及病程　急性腹泻起病骤然，多为感染或食物中毒所致；慢性腹泻起病缓慢，病程长，多见于慢性感染、非特异性炎症、肠道肿瘤或神经功能紊乱等。

3. 要注意询问有无同食者群集发病的历史，有无长期饮酒史，近期有无服用洋地黄类药物、利胆药等药物史。

（二）腹泻的临床表现

1. 腹泻次数及量　分泌性腹泻粪便量常超过每日 1L，其他腹泻远少于此量。急性感染性腹泻及溃疡性结肠炎急性发作，每日排便次数可多达 10 次以上，慢性腹泻每日排便次数多少于此数。直肠激惹明显的疾病如急性细菌性痢疾表现为排便次数多而量少，反之则提示病变部位较高。

2. 粪便性质　阿米巴痢疾的粪便呈果酱样；溃疡性结肠炎常为脓血便；细菌性痢疾的粪便以脓液为主；霍乱常呈米泔水样便；缺血性肠病往往表现为便血，仅含少量粪质；粪便中带有大量黏液而无病理成分常见于肠易激综合征；粪便奇臭多为严重感染性肠病或消化吸收不良；粪便中含有脂肪滴及食物纤维增多常见于慢性胰腺炎或吸收不良综合征。

3. 腹泻与腹痛的关系　急性腹泻常伴有腹痛，小肠疾病腹痛在脐周，便后腹痛缓解不明显；结肠疾病腹痛多在下腹部，且便后腹痛可缓解。

4. 腹泻加重和缓解的因素　如进食油腻食物后加重，常提示为肝、胆、胰病变；与某种特定食物有关提示为变态反应性肠炎。

（三）伴随症状

1. 腹泻伴发热　常见于肠道感染性疾病如急性细菌性痢疾、急性肠炎、伤寒、副伤寒、肠结核等，也可见于肠道恶性淋巴瘤、溃疡性结肠炎、克罗恩病等。

2. 腹泻伴里急后重　见于病变累及直肠者如急性痢疾、直肠癌等。

3. 腹泻伴消瘦　见于胃肠道恶性肿瘤、吸收不良综合征。

4. 腹泻伴腹部包块　见于胃肠道恶性肿瘤、肠结核、克罗恩病等。

5. 腹泻伴关节痛　见于溃疡性结肠炎、克罗恩病、系统性红斑狼疮等。

6. 腹泻伴皮疹　见于伤寒、副伤寒、过敏性紫癜等。

7. 腹泻伴严重失水　见于霍乱等。

（四）体格检查

应注意腹部有无压痛及压痛点的位置。若在脐周压痛提示为急性肠炎；沿结肠走行区压痛提示为溃疡性结肠炎；回盲部压痛及包块常提示为肠结核或克罗恩病。

四、诊断思路（掌握）

1. 实验室检查　粪便常规检查是基本检查，急性感染性腹泻时便内白细胞增多，急性细菌性痢疾便内白细胞每高倍视野＞15 个；溃疡性结肠炎时便内红细胞、白细胞均明显增多。便细菌培养对于发现致病菌有重要意义，便球、杆菌比例的检查有助于菌群失调性腹泻的诊断。

2. 影像学检查　胃肠道造影及钡剂灌肠检查是一种基本的检查方法，它可以显示消化道有无肿瘤、溃疡，同时还可以明确肠道的运动功能。正常时钡剂在 12～18 小时可达到结肠脾曲，24～72 小时应全部从结肠排出，肠道运动功能过快患者常在 6 小时内钡剂即可到达回盲部。

3. 内镜检查　有助于发现肠道的各种炎症、肿瘤、溃疡、寄生虫感染等疾病，并有助于鉴别诊断。如溃疡性结肠炎可发现肠道弥漫性充血、水肿及多发溃疡，病变间无正常黏膜；克罗恩病则表现为节段性肠炎，病变间有正常黏膜。

五、处理和转诊

（一）急性腹泻

1. 一般治疗　尽量卧床休息，多饮水，不要禁食，鼓励患者摄入清淡流质或半流质饮食，以防止脱水或治疗轻微的脱水。重症患者可口服糖盐水以补充体液的丢失；如果持续呕吐或明显脱水，则需静脉补充糖盐水及其他相关电解质。

2. 对症治疗　常用蒙脱石散，首次加倍，之后每便 1 次稀便口服 1 袋；益生菌也是常用的药物。

3. 抗生素　无明确感染征象者，不建议预防性应用抗生素。必要时也以口服为主。

（二）慢性腹泻

慢性腹泻主要是对因治疗。

（三）转诊

一般腹泻不需要转诊，高度怀疑传染性疾病者，特别是怀疑霍乱及副霍乱等疾病要及时与疾病预防控制中心联系，按程序转入专科医院（病房），避免传染范围扩大。

第二十一节 便秘

一、概述（了解）

正常人每日排便 1～2 次或 1～2 日排便 1 次，便秘患者每周排便少于 3 次，并且排便费力，粪质硬结、量少。老年人或患有某些疾病（如糖尿病、神经压迫等）使肠管动力障碍，导致排便困难，粪便开始干结，后面可以是正常，甚至是稀便。

二、常见病因（熟悉）

便秘在临床上有多种分类方式，按病程或起病方式，可分为急性便秘和慢性便秘；按有无器质性病变，可分为器质性便秘和功能性便秘；按粪块积留部位，可分为结肠性便秘和直肠性便秘。在此按**功能性便秘和器质性便秘**来详述病因。

1. 功能性便秘

（1）由于饮食不足、饮水过少或膳食过于精细、长期缺乏食物纤维，食物残渣对肠黏膜刺激不足，不能产生便意。

（2）精神紧张，排便习惯不良：多因精神压力增大或因外出旅行，生活习惯被打乱造成排便习惯受干扰或抑制。

（3）年老体弱、久病卧床、产妇、孕妇，以及活动过少的人，常因膈肌、腹肌、肛门括约肌收缩力下降，腹压降低，使排便动力不足；一部分多产、难产妇女，直肠前壁肌层变薄，排便时粪便进入直肠前壁向前突出部分，不能由肛门排出，发生便秘。

（4）结肠运动功能障碍：如肠易激综合征时肠道痉挛而运动失常，使排便困难。

（5）中毒及药物性影响：铅、砷、汞、磷等中毒，服用吗啡和鸦片制剂，抗胆碱药，神经节阻断药，抗抑郁药，含钙、铝制剂等，可影响肠蠕动而见便秘。

（6）长期服用泻药：使肠壁神经感受细胞的应激性降低，以致不使用泻药

或灌肠，则不能排便。

（7）结肠冗长。

2. 器质性便秘

（1）直肠与肛门疾病：引起肛门括约肌痉挛，排便疼痛造成惧怕排便，如痔疮、肛裂、肛门周围脓肿、肛瘘、脱肛等。

（2）结肠梗阻：肠道良性或恶性肿瘤、肠粘连、肠寄生虫、肠梗阻、克罗恩病、肠结核、性病性肉芽肿、先天性巨结肠症等。

（3）卵巢囊肿、腹腔内肿瘤或腹水以及疝气等压迫肠道，使大便排出不畅。

（4）内分泌紊乱：下垂体功能不全、甲状腺功能低下、甲状旁腺功能亢进、糖尿病等内分泌紊乱疾病，也可引起便秘。

（5）神经障碍：脑血管意外、脑脊髓肿瘤、多发性硬化、截瘫等神经传导障碍，使排便失常引起便秘。

三、临床特点及意义（熟悉）

1. 病史

（1）年龄：老年人多见于结肠、直肠肿瘤；新生儿顽固性便秘应考虑先天性巨结肠或肛门狭窄闭锁。

（2）职业史：有长期铅接触史，应想到慢性铅中毒的可能。

（3）生活史：应了解摄入食物的种类，食物中所含纤维素的量，还应了解患者的精神状态，有无情绪紧张、焦虑、忧郁等，这些常为肠易激综合征的诱发因素。

（4）药物史：应仔细了解有无服用引起便秘的药物，包括吗啡或鸦片制剂、可待因、颠茄、溴丙胺太林、神经节阻断药物及肠道吸附收敛剂。特别应注意询问有无经常服用峻泻药的病史。

2. 便秘的临床表现

（1）便秘的起病及病程：在排便习惯一向正常而近期出现顽固性便秘者，则必须警惕直肠、乙状结肠、降结肠肿瘤。病程漫长，伴有反复缓解与加重者，常为肠易激综合征。

（2）大便的频度、性状及排便是否费力：要注意便秘并非单指排便频次减少，粪便干结，有些患者每日都能排便，亦无粪便干结，但排出困难，排便不畅，亦属便秘范畴。

3. 便秘的伴随症状

（1）便秘伴腹痛：应多考虑为慢性结肠炎、肠易激综合征、肠结核、结肠肿瘤、慢性铅中毒、结肠憩室炎、克罗恩病。

（2）便秘伴消瘦、贫血：粪便扁小呈带状，表面带血丝或鲜血便者，应考虑结肠癌或直肠癌等。

（3）便秘伴急性腹痛、腹胀、呕吐：须考虑肠梗阻的可能。

（4）便秘伴有便血：应考虑痔疮，肛裂，直肠，结肠肿瘤，大肠息肉，结肠憩室炎，肠套叠等。

（5）便秘伴腹部肿块：肠结核、结肠癌、肠套叠、蛔虫病、绞窄性疝、肠扭转、血吸虫性结肠肉芽肿、克罗恩病，以及子宫肌瘤、卵巢肿瘤等腹腔肿瘤压迫造成的便秘，在腹部亦可扪及相应的肿块。

（6）便秘伴发热：见于肠结核、大肠憩室炎、肛门直肠周围脓肿、克罗恩病。

（7）便秘、腹泻交替：见于肠结核、局限性肠炎、肠易激综合征等。另外，大肠癌，特别是右半结肠癌，常有便秘和腹泻交替出现的现象。

4. 体格检查　便秘患者在体格检查时重点要注意有无腹部包块，在乙状结肠区触及条索状肿物时，要注意鉴别是否为乙状结肠内含有粪块或炎症刺激乙状结肠痉挛形成腊肠样肿块。

5. 辅助检查

（1）实验室检查：便常规及隐血试验是常规检查内容，恶性肿瘤便隐血试验可呈阳性，寄生虫病镜检可发现虫卵。血常规有贫血，周围血液中有网织细胞、点彩红细胞与多染色红细胞增多，多为慢性铅中毒。

（2）影像学检查：胃肠道造影可以发现消化道有无狭窄、息肉、肿瘤、扩张、肠道内憩室等造成便秘的疾病，同时还可以检测在便秘时有无钡剂的排空迟延。钡剂灌肠，特别是近年来采用的结肠低张双重造影，对发现便秘的病因可能有帮助。吞服一定数量不透X线的胶管碎片作为标志物，定时拍摄胶片，可了解标志物在胃肠道内运行的速度及分布情况。如系直肠性便秘，可见标志物在结肠中运行很快，最后聚积于直肠，如为结肠性便秘，则标志物分布于空肠与直肠之间。排粪造影检查是将钡剂注入直肠、结肠（有时还可口服钡剂以观察小肠）后，患者坐在易透X线的便器上，在患者排便的过程中多次摄片或录像，以观察肛管、直肠的影像学改变。检查者应亲自阅片，结合临床资料与其他检查结果综合判断，不能仅凭影像资料诊断。

（3）内镜检查：肛门直肠镜、乙状结肠镜、纤维结肠镜等内镜检查，可直接观察肠黏膜是否存在病变，并可做活组织检查以明确病变的性质。对疑有下消化道肿瘤、各种炎症、溃疡、寄生虫感染、息肉等疾病，需进一步明确诊断或做鉴别诊断时应做内镜检查。除用于诊断外，内镜还可用于治疗，例如结肠

息肉可通过纤维结肠镜进行电灼或摘除。

（4）肛肠动力学检查：利用压力测定装置，检查内外括约肌、盆底、直肠功能状态及它们之间的协调情况，对判断便秘与上述结构的功能失常是否有关有重要意义。

第二十二节 呕血与便血

一、概述（熟悉）

消化道出血包括上消化道出血及下消化道出血。上消化道出血是指屈氏韧带以上的消化器官（包括食管、胃、十二指肠、肝、胆、胰及胃空肠吻合术后的空肠）病变出血，常表现为呕血合并便血，也可仅有便血而无呕血。下消化道出血是指屈氏韧带以下的消化道出血，通常不合并呕血，仅表现为便血。

呕血是指消化道出血经口腔呕出。呕血的颜色取决于出血量的多少及血液在胃内停留时间的长短。出血量多并在胃内停留时间较短，呈鲜红色或暗红色；出血量少并在胃内停留时间较长，则血液内血红蛋白经胃酸作用，形成正铁血红蛋白，故呈咖啡色或黑褐色，或柏油样。便血是指消化道出血时，血从肛门排出，血呈鲜红色、暗红色或柏油样，或粪便带血，均称为便血。一般认为消化道出血在 60ml 以上即可出现黑粪，右半结肠的出血由于存留时间较长也可表现为黑褐色。少量出血每日＜5ml 不造成粪便颜色改变，须经隐血试验才能确定者，称为隐血。

二、常见病因（熟悉）

1. 食管疾病 如肝硬化所致食管胃底静脉曲张破裂出血、食管炎、食管贲门黏膜撕裂（Mallory-Weiss 综合征）、食管癌、食管异物、食管裂孔疝等。

2. 胃及十二指肠疾病 消化性溃疡合并出血是上消化道出血最常见的原因。其次，见于急性胃黏膜损害、肝硬化所致门静脉高压性胃病、胃癌、胃黏膜脱垂症、血管异常如恒径动脉破裂（Dieulafoy 综合征）等。

3. 肝、胆、胰腺疾病 胰腺癌、胆石症、胆道寄生虫、胆管癌、肝癌、肝动脉瘤破裂等疾病所致出血流入十二指肠，造成呕血或便血。

4. 肠道疾病 小肠肿瘤、小肠血管瘤、肠结核、肠伤寒、克罗恩病、米格（Meckel）憩室炎或溃疡、急性出血坏死性小肠炎、肠套叠等；溃疡性结肠炎、结肠憩室炎、结肠癌、结肠息肉、缺血性结肠炎等结肠疾病；直肠损伤、非特异性直肠炎、直肠癌、直肠息肉、痔疮、肛裂、肛瘘等直肠肛管疾病。

5. 全身性疾病

（1）血液系统疾病：再生障碍性贫血、急性白血病、血友病、遗传性毛细血管扩张症、血小板减少性紫癜、过敏性紫癜等。

（2）急性传染病与寄生虫病：如急性细菌性痢疾、阿米巴痢疾、血吸虫病、流行性出血热、重症肝炎、登革热、伤寒与副伤寒、钩端螺旋体病、钩虫病等。

（3）结缔组织病：系统性红斑狼疮、皮肌炎、结节性多动脉炎累及上消化道。

（4）其他：维生素C缺乏病、维生素K缺乏病、尿毒症、肺源性心脏病等。

呕血的病因虽多，但主要的四大原因是：消化性溃疡；食管胃底静脉曲张破裂出血；急性胃黏膜损害出血；胃癌。便血常见的原因是溃疡性结肠炎、结肠肿瘤、缺血性结肠炎和痔疮等。

三、临床特点（掌握）

1. 呕血的颜色和量　呕血的颜色取决于出血量的多少、出血速度的快慢以及出血的部位。血色鲜红或暗红，混有血块常提示出血量大、出血速度快、出血部位靠上，多见于肝硬化所致食管胃底静脉曲张破裂出血，也可见于急性胃黏膜损害、Dieulafoy综合征、胃癌侵袭小动脉破裂所致出血；血色呈咖啡色常提示出血量小、出血速度慢，多见于消化性溃疡出血。一般来讲，呕血量常通过患者的口述来大概估计，但有时呕吐物内混有大量的食物及胃液，或者消化道出血速度慢，大量血液潴留于肠腔内而未被呕出或便出，这时由患者口述的出血量与实际出血量就存在很大差别，因此在估计出血量时需结合全身症状以及血压、脉搏等来综合判断。

2. 便血的颜色　取决于消化道出血的部位、出血量及血液在肠道停留的时间。柏油样便是指当上消化道出血出血量在60ml以上，血液未被呕出或未完全呕出，则血中血红蛋白与肠内硫化物形成硫化铁，致粪色黑而发亮，外观类似柏油，称柏油样便或黑粪，多见于消化性溃疡出血。小肠出血时，如血液在肠道停留时间较长，亦可呈柏油样便。柏油样便需与服铁剂、铋剂、活性炭或中草药所致的黑色粪便相鉴别，后者黑而不亮。

3. 患者的一般情况　对估计出血量至关重要。如有无头晕、黑蒙、烦躁、心悸、口渴、出冷汗、晕厥等症状。少量出血出血量占总血容量的10%以下，即<500ml，可有轻度头晕、乏力，脉搏、血压等均无变化；中等量出血出血量

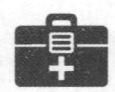

占总血容量的 20%，即 1000ml 左右，有烦躁、心悸、口渴、尿少，脉搏增快，每分钟 100 次左右，血压偏低；大量出血出血量占 30% 以上，即＞1500ml，可出现休克症状，如面色苍白、烦躁不安、出冷汗、四肢厥冷，血压下降，收缩压＜10.64kPa（80mmHg），脉搏细弱，每分钟＞120 次。

4. 伴随症状

（1）呕血前有慢性规律性上腹痛、反酸史，多为消化性溃疡出血；呕血前有发热、黄疸、胆绞痛，呕血后绞痛缓解，多为胆道出血；呕血伴有皮肤紫癜及血象改变者，多见于血液病；呕血发生在中、老年人，尤其是男性，有上腹痛，无明显规律伴食欲缺乏、消瘦、贫血，应警惕胃癌出血；呕血量大伴肝掌、脾大或有腹水，常为肝硬化食管胃底静脉曲张破裂出血；剧烈呕吐后出现呕血，应注意食管贲门黏膜撕裂（Mallory-Weiss 综合征）。

（2）便血伴发热常见于传染性疾病如急性出血坏死性肠炎、肠伤寒、流行性出血热、钩端螺旋体病；部分见于恶性肿瘤如肠淋巴瘤、白血病等；便血伴里急后重，提示为肛门、直肠疾病，见于痢疾、直肠癌等；便血伴腹部肿块应考虑结肠癌、肠套叠、肠结核、淋巴瘤等；便血伴反复上腹痛、周期性节律性发作见于消化性溃疡；上腹绞痛见于肝、胆道出血；腹痛伴便血还见于溃疡性结肠炎、急性出血坏死性小肠炎、肠套叠、肠系膜血栓形成或栓塞等；便血伴皮肤黏膜出血者常见于血液系统疾病，如再生障碍性贫血、急性白血病、血友病、血小板减少性紫癜等；重症肝炎时也可出现便血伴皮肤黏膜出血。

5. 体格检查　对于上消化道出血的患者，最重要的是区别肝硬化食管胃底静脉曲张破裂出血及非食管胃底静脉曲张破裂出血，因此查体上要注意肝硬化的体征，包括肝病面容、肝掌、蜘蛛痣，有无腹壁静脉曲张，移动性浊音是否阳性，有无脾大。如果以上体征阳性，则肝硬化食管胃底静脉曲张破裂出血的可能性大，应积极处理。消化性溃疡出血患者可有贫血貌，剑下压痛；胃癌患者可有贫血、消瘦；胆道出血患者可有黄疸、右上腹压痛。

便血的原因比较复杂，因此查体时要详细检查。传染性疾病常伴有皮疹，如伤寒的玫瑰疹，流行性出血热的鞭击样出血点；肠道炎症性疾病在相应病变部位有压痛，如溃疡性结肠炎沿结肠走行有压痛，肠结核、阿米巴痢疾在回盲部有压痛；结肠癌、淋巴瘤可触及包块，肠套叠可触及有压痛的肠袢；遗传性毛细血管扩张症、血管瘤等血管性疾病所致出血常无异常体征。

四、诊断思路（掌握）

1. 症状鉴别　首先要排除鼻、咽、喉、口腔出血，经吞咽后再行呕出的假性呕血以及咯血。

2. 病史

（1）性别和年龄：儿童、少年便血应注意肠套叠、家族性多发性息肉病、钩虫病等；青壮年便血应考虑消化性溃疡、感染性疾病等；青壮年便血常见为消化性溃疡、溃疡性结肠炎出血，青壮年便血也应警惕恶性肿瘤的可能；老年人要注意阿司匹林不良反应、消化道肿瘤和缺血性结肠炎的可能；女性要注意痔疮出血。

（2）呕血前有大量饮酒、脑血管意外、大面积烧伤或服用非甾体抗炎药、肾上腺皮质激素等药物史，应注意急性胃黏膜损害所致出血，近年来服用中药引起出血者也较为常见。

（3）血与便的混合情况：血液可与粪便混合或仅排血液，也可以血液黏附在粪便表面或于排便前、后滴鲜血。一般来讲，出血量大且速度快常表现为仅排血液；直肠、肛管疾病如痔、肛裂、直肠癌等常表现为排便前、后滴鲜血或血液黏附在粪便表面而不与粪便混合；出血量一般且位置靠上多为暗红色血便或柏油样便。

（4）便的性状：许多感染性疾病的血便有自身的特点，仔细观察血便的颜色、性状及气味对于寻找病因有极大帮助。如急性细菌性痢疾多为黏液脓性鲜血便；阿米巴痢疾的粪便为暗红色果酱样便；急性出血坏死性小肠炎可排出洗肉水样血便，并有特殊的腥臭味。

（5）既往病史：既往有溃疡病者要注意消化性溃疡所致出血；有肝病史者要注意是否为肝硬化食管胃底静脉曲张破裂或门静脉高压性胃病所致出血。

（6）呕血与咯血的鉴别：呕血与咯血的鉴别要点见表13-12。

表 13-12　咯血与呕血的鉴别要点

项目	咯血	呕血
病史	有心、肺疾病史	有消化性溃疡、肝硬化等疾病史
出血前症状	喉部痒感、胸闷、咳嗽	上腹不适、恶心、呕吐等
颜色	鲜红色	棕黑色、暗红色，有时鲜红色
出血方式	咯出	呕出
血中混合物	痰，泡沫	食物残渣、胃液
pH 试纸反应	碱性	酸性
黑粪	除非咽下，否则没有	有，可为柏油样，呕血停止后仍持续数日

3. 辅助检查

（1）实验室检查：血常规可有红细胞计数及血红蛋白量减少，白细胞计数升高，若血小板减少伴或不伴有白细胞、红细胞减少，应考虑肝硬化脾功能亢进；便隐血试验可阳性，便内红细胞增多提示为下消化道出血；肝功能检查肝硬化患者白蛋白降低，可有或无酶学改变，凝血时间延长；肾功能检查尿素氮可以升高（肠源性氮质血症），肌酐一般正常。

（2）内镜检查：对于上消化道出血的诊断和鉴别诊断具有重要意义，确诊为上消化道出血后有条件的单位应进行急诊胃镜检查，以明确出血原因并可以行局部止血药喷洒、电灼、钛夹、曲张静脉硬化、套扎等治疗。结肠镜检查对于肠道肿瘤、息肉、溃疡性结肠炎、克罗恩病、肠结核具有诊断意义，也可发现血管瘤、遗传性毛细血管扩张症，尤其在活动性出血时诊断意义更大。对于小肠疾病所致出血，临床诊断困难，小肠镜及胶囊内镜虽可以确定大部分的出血原因，但操作复杂、费用高，临床难以广泛推广。对于难以确定病因的便血，在活动性出血期可以行消化道核素造影或血管造影以明确出血部位。

（3）影像学检查：包括超声、CT、MRI，对于肝硬化的诊断意义重大，可以判断有无肝硬化并可以测定门静脉宽度、门静脉压力。

五、处理与转诊（掌握）

（一）处理

无论呕血或便血，首要的处理是保证生命体征。

1. 一般治疗　①保持3个通畅：呼吸道、血管和抢救通道（包括各种仪器）；②保持3个镇静：患者、家属和医务人员；③保持3个准确：呕血、便血的量，生命体征，抢救药物的速度和量。

2. 积极补充血容量　急性出血，血红蛋白<90g/L、收缩压<90mmHg时，应立即输入足够量的全血，对肝硬化患者避免陈旧血液和过量输血、输液。

3. 非食管静脉曲张破裂出血　①通过胃管抽出胃内血液，然后注入冷盐水或冷8mg% 去甲肾上腺素盐水，每6～8小时抽净胃内血液后再重复注入，也可注入凝血酶（或与去甲肾上腺素盐水交替）；②快速输注奥美拉唑80mg后，以8mg/h持续泵入24～48小时；③急诊内镜直视下局部喷洒止血药、高频电灼、激光和止血夹等。

4. 食管静脉曲张破裂出血　①三腔二囊管压迫；②应用垂体后叶素、八肽加压素、特利加压素、生长抑素及其衍生物降低门静脉压力。

5. 痔疮大出血的处理　主要以填塞为主。

（二）转诊

必须在生命体征相对平稳状态下、由设备齐全的急救车（必须在有经验的医师和护士护送下）转诊至上一级医院。食管静脉瘤破裂出血者至少要在三腔二囊管压迫下转诊。

第二十三节　尿频、尿急与尿痛

一、概述（熟悉）

尿频是指单位时间内排尿次数增多，成人每日排尿＞8次，而正常成人白天排尿4～6次，夜间0～2次。尿急是指患者一有尿意即迫不及待需要排尿，难以控制。尿痛是指患者排尿时感觉耻骨上区、会阴部和尿道内疼痛或烧灼感。尿频、尿急和尿痛称为尿路刺激征。

二、常见病因与临床特点（熟悉／掌握）

（一）尿频

1. 生理性尿频　饮水过多、精神紧张或气候寒冷时排尿次数增多属正常现象。特点是每次尿量不少，无尿频、尿急等其他症状。

2. 病理性尿频

（1）炎症性尿频：尿频而每次尿量少，多伴有尿急、尿痛与尿不尽感，尿液镜检可见炎性细胞。多见于膀胱炎、尿道炎、前列腺炎和尿道旁腺炎等下尿路感染。

（2）多尿性尿频：排尿次数增多而每次尿量不少，全日总尿量增多。多见于糖尿病、尿崩症、急性肾衰竭的多尿期和精神性多饮。

（3）神经性尿频：尿频而每次尿量少，无尿急、尿痛症状，尿液镜检无炎性细胞。多见于中枢及周围神经病变如癔症、神经源性膀胱。

（4）膀胱容量减少性尿频：持续性尿频，药物治疗难以缓解，每次尿量少。多见于膀胱占位性病变；妊娠子宫增大或卵巢囊肿等压迫膀胱；膀胱结核引起膀胱纤维性缩窄。

（5）尿道口及其周围病变：尿道口息肉、处女膜伞和尿道旁腺囊肿等刺激尿道口引起尿频。

（二）尿急

1. 炎症　急性膀胱炎、尿道炎，特别是膀胱三角区和后尿道炎症，尿急症状特别明显。急、慢性前列腺炎常有尿急。

2. 结石和异物　膀胱和尿道结石或异物刺激黏膜产生尿急。

3. 肿瘤　膀胱、尿道、前列腺及其邻近器官的肿瘤。

4. 神经源性　精神因素和神经源性膀胱。

5. 高热或高温环境下尿液高度浓缩，酸性高的尿可刺激膀胱或尿道黏膜产生尿急。

（三）尿痛

疼痛部位多在耻骨上区，尿痛性质可为灼痛或刺痛，伴有会阴部和尿道内疼痛。尿道炎多在排尿开始时出现疼痛，而后尿道炎、膀胱炎和前列腺炎常出现终末性尿痛。引起尿频的因素都可以有尿痛。

三、诊断思路（掌握）

（一）询问病史

1. 现病史

（1）尿频、尿急、尿痛：①病史中有何诱发因素，如受凉、劳累、憋尿及是否接受导尿、尿路器械检查或流产术等。②发病的缓急、病程的长短。③排尿频率，夜尿次数，每次尿量，有无排尿困难，有无尿不尽感；尿痛的部位、性质；尿的颜色，有无血尿、脓尿。

（2）伴随症状：①尿路刺激征明显见于膀胱炎和尿道炎。伴有会阴部、腹股沟和睾丸胀痛见于急性前列腺炎。②尿路刺激征伴发热、腰痛等周身中毒症状，多见于肾盂肾炎。③膀胱结核可出现严重的尿频、尿急伴血尿、午后低热、乏力、盗汗等症状。④尿频、尿急伴无痛性血尿，见于膀胱癌。⑤尿频、尿急、尿痛伴有尿流突然中断，见于膀胱结石堵住出口或后尿道结石嵌顿。老年男性，病程长，尿频伴尿线细，进行性排尿困难，见于前列腺增生。⑥尿频不伴尿急和尿痛，但伴有多饮、多尿和口渴，见于糖尿病、尿崩症及精神性多饮等。

（3）诊疗经过：①是否有医院就诊经历，是否做过相关检查，如血常规、尿常规、尿微生物及细胞学检查、泌尿系统影像学检查等。②是否明确诊断与治疗以及用药情况。

（4）患病以来的一般情况：精神状态、饮食、睡眠、大便和体重变化。

2. 既往相关病史问诊

（1）既往有无类似尿路刺激征发作。

（2）有无慢性病史如糖尿病、结核病、肾炎、尿路结石、肿瘤、精神心理疾病等病史、外伤手术史以及环磷酰胺治疗史。

（3）职业性质，是否有毒物接触史及不洁性生活史。

（4）婚育史，有无流产及妇科疾病。

（5）有无尿路感染的反复发作史，是否做过尿培养，细菌种类有哪些以及药物使用的种类和疗程。

（二）辅助检查

1. 血常规 如果血白细胞总数及中性粒细胞比例升高，提示上尿路感染引起周身性感染。

2. 尿常规 尿路感染时尿白细胞增多，伴或不伴尿红细胞增多。尿路结石或肿瘤时尿常规以红细胞为主，应检查尿红细胞形态以排除肾炎，如果合并感染可出现白细胞增多。

3. 消毒清洁中段尿培养加药敏 对确诊尿路感染的部位及治疗有重要价值。

4. 高血糖是尿路感染的易感因素。

5. 尿病理检查找癌细胞 对提示泌尿系统肿瘤有意义。

6. 影像学检查 泌尿系统 B 型超声、X 线检查、静脉肾盂造影，必要时可行腹部及盆腔 CT 检查，有助于发现尿路结石及肿瘤。

四、处理及转诊（掌握）

无器质性疾病导致的尿道综合征无须特殊治疗，原发病诊断与治疗非常重要。如果尿路刺激征伴有发热，经抗感染治疗无效或治疗后症状仍长期反复发作的患者，以及无痛性血尿患者需转诊。

第二十四节　血尿

一、概述（熟悉）

血尿是指尿中红细胞增多，包括镜下血尿和肉眼血尿。新鲜尿液经离心沉淀后，显微镜检每高倍视野红细胞≥3 个可以定为镜下血尿。肉眼血尿是指尿呈洗肉水色或血色，肉眼即可见的血尿，显微镜下呈现满视野红细胞。

二、常见病因（掌握）

几乎血尿都是由泌尿系统疾病引起，极少数的血尿由全身性疾病或泌尿系统邻近器官病变所致。血尿是泌尿系统疾病最常见的症状之一。

1. 泌尿系统疾病 各种原发、继发及遗传性肾小球疾病如急、慢性肾小球肾炎，IgA 肾病，狼疮肾炎，紫癜肾炎，遗传性肾小球肾炎和薄基底膜肾病；急、慢性间质性肾炎，尿路感染，泌尿系统结石、结核、肿瘤，多囊肾，血管异常，尿路憩室、息肉和先天性畸形等。

2. 全身性疾病 ①感染性及传染性疾病：败血症、流行性出血热、猩红热、钩端螺旋体病和丝虫病等；②血液病：白血病、再生障碍性贫血、血小板减少性紫癜、过敏性紫癜和血友病；③自身免疫性疾病：血管炎、系统性红斑狼疮、结节性多动脉炎、皮肌炎、类风湿关节炎、系统性硬化病等引起肾损害时；④心血管疾病：亚急性感染性心内膜炎、急进性高血压、慢性心力衰竭、肾动脉栓塞和肾静脉血栓形成等。

3. 尿路邻近器官疾病 急慢性前列腺炎、精囊炎、急性盆腔炎或盆腔脓肿、宫颈癌、输卵管炎、阴道炎、急性阑尾炎、直肠癌和结肠癌等。

4. 药品或化学物品对肾小管和尿路的损害因素 如磺胺药，吲哚美辛，甘露醇，汞、铅、镉等重金属；另外，环磷酰胺引起的出血性膀胱炎及抗凝药如肝素过量也可出现血尿，也应引起关注。

5. 功能性血尿 ①运动性血尿：平时运动量小，突然加大运动量可出现运动性血尿。②直立性血尿：身体直立时出现血尿，平卧时消失。大多数是非肾源性血尿，但也有少数患者出现肾源性血尿。有时与**"胡桃夹"**现象有关，也就是**左肾静脉受压综合征**，可以出现蛋白尿，随着年龄成长血尿逐渐减轻，预后良好。

三、临床特点（掌握）

1. 尿颜色的改变 镜下血尿其颜色正常，每升尿含血量>1ml 是肉眼血尿，尿呈淡红色，像洗肉水样。肾出血时，尿与血混合均匀，尿呈暗红色，出血严重时尿可呈血液状。膀胱或前列腺出血尿色鲜红，有时有凝血块。但红色尿不一定是血尿，镜检尿液中是否存在红细胞最为重要。下列情况就是假性血尿：如尿呈暗红色或酱油色，镜检无或仅有少量红细胞，见于血红蛋白尿；尿呈棕红色或葡萄酒色，镜检无红细胞，见于卟啉尿；服用某些药物如大黄、利福平，或进食某些红色蔬菜也可排红色尿，但镜检无红细胞。

2. 尿分段异常 尿三杯试验，分别留起始段尿、中段尿和终末段尿观察，如起始段血尿提示病变在尿道；终末段血尿提示出血部位在膀胱颈部、三角区或后尿道的前列腺和精囊腺；3 段尿均呈红色即全程血尿，提示血尿来自肾或输尿管。

3. 镜下血尿 尿颜色正常，显微镜检查可判断是肾源性血尿或非肾源性血尿。镜下红细胞大小不一、形态多样是由于红细胞从肾小球滤过膜漏出，通过具有不同渗透梯度的肾小管时，化学和物理作用使红细胞膜受损，血红蛋白溢出而变形，为肾小球性血尿，见于肾小球肾炎。而镜下红细胞形态单一，与外周血近似，为均一型血尿，提示血尿来源于肾后，见于肾盂、肾盏、输尿管、膀胱和前列腺病变。

4. 症状性血尿 血尿的同时伴有肾区钝痛或绞痛提示病变在肾。膀胱和尿道病变则常伴有尿频、尿急和排尿困难。

5. 无症状性血尿 部分血尿患者既无泌尿道症状也无全身症状，应注意是否为某些疾病的早期表现，如肾结核、肾癌或膀胱癌。

四、诊断思路（熟悉）

（一）病史采集

1. 现病史

（1）血尿的问诊。①诱因：有无前驱感染，与感染密切相关的反复发作的无痛性肉眼血尿提示肾小球肾炎的可能性大；有无应用抗凝药物或抗血小板药物史，如使用肝素、华法林及阿司匹林等；有无寒冷、高热、外伤、剧烈运动等。②尿色：如尿为红色应进一步了解是否进食引起红色尿的药品或食物，是否为女性的月经期间，以排除假性血尿；肉眼血尿多略混浊，而血红蛋白尿多为透明的酱油色或红葡萄酒样。③是间断还是持续出现：发作性腰痛相伴随的间断血尿提示结石的可能性大。④血尿出现的时相：肾小球源性血尿为全程血尿；非肾小球源性血尿，尿三杯试验，初始血尿提示病变部位在前尿道，终末血尿提示病变部位在膀胱三角区或后尿道；病变在膀胱及输尿管开口以上部位时可表现为全程血尿。⑤尿中有无血丝或凝血块：肾小球源性血尿多为不凝血尿；而非肾小球源性血尿多有血丝或凝血块。无痛性肉眼血尿伴凝血块者应首先考虑泌尿系结核和肿瘤。

（2）伴随症状问诊。①疼痛：绝大多数肾小球源性血尿不伴有疼痛；若伴有单侧或双侧腰腹绞痛，则可能为尿路结石。②尿路刺激症状：如伴尿频、尿急、尿痛及排尿困难，可提示尿路感染或前列腺疾病。同时伴有腰痛、高热、

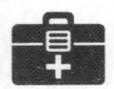

畏寒，常为肾盂肾炎。③发热、盗汗：泌尿系结核时可伴有此症状，对于老年人发热伴有血尿可以是早期肾肿瘤的表现。④尿量异常。⑤血尿伴有水肿、高血压、蛋白尿，见于肾小球肾炎。⑥血尿伴肾肿块，单侧可见于肿瘤、肾积水和肾囊肿；双侧肿大见于先天性多囊肾，触及移动性肾见于肾下垂或游走肾。⑦血尿伴有皮肤黏膜及其他部位出血，见于血液病和某些感染性疾病。⑧血尿合并乳糜尿见于丝虫病、慢性肾盂肾炎。

（3）诊疗经过问诊：①是否曾到医院就诊，做过哪些检查，如血常规、尿常规、尿红细胞位相、尿微生物及细胞学检查、肝功能、肾功能、尿路影像学检查、膀胱镜等；②治疗和用药情况，疗效情况，病情变化情况。

（4）一般情况问诊：饮食、睡眠、大便和体重变化，全身一般情况。

2.其他相关病史问诊

（1）既往有无肾小球肾炎、多囊肾、结核病、肝炎、尿路结石、肿瘤等病史；有无传染病接触史；药物和食物过敏史；外伤、手术及器械检查史。

（2）有无长期疫区居住史；有无烟酒嗜好、不洁性病经历。

（3）女性婚育月经史，有无流产史等。

（4）有无遗传性疾病史。

（二）体格检查

重点注意有无全身皮肤出血点或紫癜、腹部沿输尿管走行区压痛、腹部包块、肾区叩击痛。男性还应做前列腺指检。

（三）辅助检查

1.尿常规 出现红细胞管型或合并蛋白尿时多提示肾小球源性血尿。如果以白细胞为主，要考虑尿路感染。

2.尿红细胞位相（或相差显微镜） 有助于鉴别肾小球源性血尿与非肾小球源性血尿。前者多为多种形态的变形红细胞尿，后者多为正常形态红细胞尿。

3.血常规及凝血功能检查 有助于诊断抗凝药物或血液系统疾病导致的血尿。

4.尿病理检查找癌细胞 对提示尿路肿瘤有意义。

5.影像学检查 泌尿系统 B 型超声、静脉肾盂造影、腹部及盆腔 CT 等检查有助于发现尿路结石、结核、肿瘤、肾囊肿及多囊肾等。

五、处理及转诊（熟悉）

关键是基础疾病的诊断与治疗。凝血功能障碍、外伤或手术导致的严重血尿，应给予止血治疗。下列情况应考虑转诊：经初步检查，对血尿原因诊断不清，如疑是血液系统疾病、肾小球疾病、上尿路感染、肿瘤、结核、血管畸形等导致血尿的患者，可以去上级医院就诊。

第二十五节　阴道出血

一、概述（熟悉）

阴道出血为妇科患者最常见的主诉之一。女性生殖道任何部位，包括阴道、宫颈、宫体及输卵管均可发生出血。虽然绝大多数出血来自宫体，但不论其源自何处，除正常月经外，均称"阴道出血"。

二、常见病因（熟悉）

1. 卵巢内分泌功能失调　可引起异常子宫出血。主要包括无排卵性功能失调性子宫出血和排卵性功能失调性子宫出血两类。另外，月经间期卵泡破裂，雌激素水平短暂下降也可致子宫出血。

2. 与妊娠有关的子宫出血　常见的有流血、异位妊娠、葡萄胎、产后胎盘部分残留、胎盘息肉和子宫复旧不全等。

3. 生殖器炎症　如阴道炎、急性子宫颈炎、宫颈息肉和子宫内膜炎等。

4. 生殖器肿瘤　子宫肌瘤是引起阴道出血的常见良性肿瘤，分泌雌激素的卵巢肿瘤也可引起阴道出血。其他几乎均为恶性肿瘤，包括阴道癌、子宫颈癌、子宫内膜癌、子宫肉瘤、妊娠滋养细胞肿瘤、输卵管癌等。

5. 损伤、异物和外源性性激素　生殖道创伤如阴道骑跨伤、性交所致处女膜或阴道损伤，放置宫内节育器，幼女阴道内放入异物均可引起出血。雌激素或孕激素（包括含性激素保健品）药物可引起"突破性出血"。

6. 与全身疾病有关的阴道出血　如血小板减少性紫癜、再生障碍性贫血、白血病、肝功能损害等，均可导致子宫出血。

三、临床特点（掌握）

1. 经量增多　月经量增多（>80ml）或经期延长，月经周期基本正常，为子宫肌瘤的典型症状，其他如子宫腺肌病、排卵性功能失调性子宫出血、放置宫内节育器，均可有经量增多。

2. 周期不规则的阴道出血　多为无排卵性功能失调性子宫出血，但围绝经

期妇女应注意排除子宫内膜癌。性激素或避孕药引起的"突破性出血"也表现为不规则阴道出血。

3. 无任何周期可辨的长期持续阴道出血 多为生殖道恶性肿瘤所致，首先应考虑子宫颈癌或子宫内膜癌的可能。

4. 停经后阴道出血 发生于育龄妇女，应首先考虑与妊娠有关的疾病，如流产、异位妊娠、葡萄胎等；发生于围绝经期妇女，多为无排卵性功能失调性子宫出血，但应排除生殖道恶性肿瘤。

5. 阴道出血伴白带增多 一般应考虑晚期子宫颈癌、子宫内膜癌或子宫黏膜下肌瘤伴感染。

6. 接触性出血 于性交后或阴道检查后，立即有鲜血出现，应考虑急性子宫颈炎、子宫颈癌、宫颈息肉或子宫黏膜下肌瘤的可能。

7. 经间出血 若发生在下次月经来潮前14～15日，历时3～4日，且出血量少，偶可伴有下腹疼痛和不适，多为排卵期出血。

8. 经前或经后点滴出血 月经来潮前数日或来潮后数日，持续极少量阴道褐红色分泌物，可见于排卵性月经失调或为放置宫内节育器的不良反应。此外，子宫内膜异位症亦可能出现类似情况。

9. 绝经多年后阴道出血 若出血量极少，历时2～3日即净，多为绝经后子宫内膜脱落引起的出血或萎缩性阴道炎；若出血量较多、出血持续不净或反复阴道出血，应考虑子宫内膜癌的可能。

10. 间歇性阴道排出血性液体 应警惕有输卵管癌的可能。

11. 外伤后阴道出血 常见于骑跨伤后，出血量可多可少。

四、诊断思路（掌握）

1. "月经"。患者往往不具备基本的医疗常识和知识，临床上与患者交谈、询问病史时，因双方知识架构的差异和信息的不对等，往往易出现误解。在妇科患者的诊疗中，最常见的信息差，即为"月经"。

对于患者而言，所有从阴道流出的血均被称为"月经"。而此时医师需要仔细询问病史，捋顺时间轴，用专业知识判断出此"月经"为真正的月经，还是异常的阴道出血。

首先，询问患者月经史，包括月经规律、周期、每次行经天数、月经量、是否有伴随症状、末次月经日期，必要时需询问前次月经日期。例如，患者，42岁，自诉"月经来潮3天伴剧烈腹痛1天"，则应详细询问月经史，如"平素月经规律，周期30天，每次行经5天，量中等，偶尔伴腹痛，程度轻，无须口服镇痛药。"此时如果直接诊断患者此次来诊为"痛经",则极有可能误诊,可能引起非常严重的后果。应该追问:"今日为2019年4月1日,此次月经开始于3天前,即2019年3月30日。月经周期30天,再前次月经开始于哪天?"患者回答:"此次月经时间有些不一样,既往月经几乎都于月中来潮,15日左右,再前次月经日期为2019年2月14日,1月份为1月14日,而3月14日未来月经,推迟至3月30日。"医师则应继续追问:"3月30日的月经是否与既往一样?"患者回答:"此次月经不一样,量非常少,褐红色。"综上,则可判断出此次"月经"并非真正月经,患者实际应为"停经44天,阴道流血3天,腹痛1天"。后续经过妇科检查发现附件区包块、尿HCG(+),后穹窿穿刺抽出不凝血,则诊断为"异位妊娠待除外"。试想,医师轻信患者"月经来潮3天"的叙述,将腹腔内出血的异位妊娠诊断为痛经,后果多么可怕!极有可能耽误病情,甚至威胁患者生命。因此,与"阴道出血"相关的病例,询问月经非常重要!

2. 首先排除器质性病变,才能考虑功能性病变。例如,68岁女患者以"阴道少量流血1周"就诊于妇科门诊。询问月经史无特殊,绝经19年,此次之前无阴道流血发生。妇科检查:外阴老年性,阴道畅,阴道黏膜皱襞消失、菲薄,可见散在红色出血点。宫颈萎缩,光滑。子宫体略大,活动欠佳,触痛阳性,双侧附件区未及异常。至此,医师可能急切地将此老年患者诊断为"老年性阴道炎",化验白带常规,对症用药,同时加用雌激素软膏。而仔细想来,对于此病例的处理则过于草率!应全面询问病史及既往史。患者补充:"既往从未进行体检,从未行妇科检查。"医师则应进行下一步辅助检查:宫颈液基细胞学、HPV检查、盆腔超声检查。结果回报:宫颈液基细胞学HSIL;HPV,16(+)、58(+)。盆腔彩色超声示子宫左后壁低回声结节5cm。此时,医师应继续明确宫颈病变,完善阴道镜检查,于阴道镜下行宫颈活检及颈管搔刮。病理结果提示宫颈鳞状细胞癌。因此可以判断,这是一个颈管型或内生型的宫颈鳞状细胞癌患者。若单纯依靠病史和妇科检查,忽略患者既往无规律体检的既往史,未对患者补充相应的辅助检查,则极易漏诊更加重要的主要病因。此患者诊断为:宫颈鳞状细胞癌、子宫肌瘤、老年性阴道炎,若仅治疗老年性阴道炎,而不处理宫颈鳞状细胞癌,试想数月、数年后,患者再次就诊时可能已发展为期别较晚的宫颈癌,预后则极差。综上可以得出:全面诊断非常重要,可能同一患者发生多个导致子宫出血的疾病,一定要优先排除器质性病变,抓住主要矛盾。

3. 明确出血部位。如前所述,阴道、宫颈、子宫内膜、输卵管病变发生出血性疾病时,血液均从阴道流出,均可诊断为"阴道出血",但出血部位不同,处理方法则相距甚远。明确病史后,通过妇科检查,可看到阴道壁是否完整、

宫颈表面是否有活动性出血、宫颈管内是否有血液流出。血液自宫颈管内流出，则考虑为子宫内膜病变或输卵管疾病。

4. 阴道出血的其他鉴别。患者有时难以区分自己的解剖部位，那么，对于诊断"阴道出血"也可能存在误解。有些患者以"阴道出血"就诊，实则为血尿或下消化道出血。有些患者自诉"外阴肿物出血"，实则子宫脱垂，暴露于阴道口外部分因长期摩擦出血；或黏膜下肌瘤娩出，摩擦出血。这些均需结合患者病史、体格检查、辅助检查来全面分析。

五、处理和转诊（掌握）

1. 处理

（1）阴道壁外伤：轻者可局部压迫，行阴道填塞；重者需手术缝合。

（2）宫颈息肉：手术切除，送常规病理。

（3）阴道炎、宫颈炎：行阴道分泌物检查，依据结果对症处理。

（4）宫颈癌前期病变：低级别病变可定期复查；高级别病变行宫颈锥形切除术。

（5）宫颈癌：早期可行子宫广泛性切除、双侧输卵管或附件切除、盆腔淋巴结切除，依据术后病理结果决定是否补充放射治疗、化学治疗。晚期患者可直接行放射治疗、化学治疗。

（6）子宫内膜息肉：宫腔镜下子宫内膜息肉切除术，送常规病理检查。

（7）功能失调性子宫出血：药物止血或刮宫。流出组织需行病理检查。贫血患者需输血、补液、应用止血药等处理，纠正患者一般状况。

（8）流产术后宫腔残留：宫腔镜下清宫术。若残留组织较多、血供丰富、残留胚胎组织活性较强，可于术前先行甲氨蝶呤化学治疗。术后需监测血清人绒毛膜促性腺激素及盆腔彩色超声。

（9）瘢痕妊娠：宫腔镜下清宫术及瘢痕修补术，或阴式胚胎清除瘢痕修补术。若病变部位子宫肌层较薄，术中出血风险较高，可于术前24小时内行双侧子宫动脉栓塞，以减少术中出血。

（10）子宫内膜癌：术前需明确病理诊断，依据病理检查结果及术中子宫标本剖视、淋巴结探查，决定具体术式。术后可能需补充化学治疗。

（11）节育环异位：宫腔镜下节育环取出术。

（12）阴道癌：活检病理明确诊断后，手术治疗，必要时补充放射治疗、化学治疗。

（13）异位妊娠：手术治疗或甲氨蝶呤化学治疗。

（14）黄体破裂：手术治疗或止血对症治疗。

（15）输卵管癌：全面分期手术，必要时术后补充化学治疗。

（16）凝血功能异常等全身性疾病：积极治疗原发病，对症治疗。若原发病无法治愈，必要时可考虑子宫内膜切除术或全子宫切除术。

2. 转诊

（1）患者妇科疾病复杂，需要行较高难度手术者，可转入上级医院或专科医院救治。转院前需纠正一般状态，排除手术禁忌。

（2）患者手术难度尚可，但合并较重内科系统疾病，有相当手术禁忌或麻醉禁忌者，建议转入上级综合性医院治疗。

第二十六节 腰腿痛

腰腿痛是一组临床多见的症状，是指腰、腰骶、骶髂、臀部等处的疼痛，可伴有一侧或两侧下肢痛、马尾神经受压症状。除了致痛原因明确的椎间盘突出、腰椎管狭窄等病症外，肌肉、韧带等软组织的慢性损伤是造成症状的主要原因。由于腰腿痛临床表现多样，病程较长，治疗较困难，研究其病因对于预防具有重要的临床意义。腰腿痛仅仅是一组临床症状，治疗的关键是明确致痛原因，并做好鉴别诊断，亦应注意患者心理因素的影响。

一、常见病因（掌握）

腰腿痛的病因繁多，有创伤、炎症、肿瘤和先天性疾病等，常见病因见表13-13。

表 13-13　腰腿痛的常见病因

病因	脊柱	软组织	椎管	内脏
创伤	骨折和（或）脱位椎弓崩裂	腰扭伤 腰背筋膜脂肪疝 腰肌劳损 棘上韧带、棘间韧带损伤 第3腰椎横突综合征 臀上皮神经炎	陈旧性骨折、脱位 畸形 硬脊膜囊肿	肾挫伤
炎症	结核、骨髓炎 强直性脊柱炎 类风湿关节炎	纤维织炎 筋膜炎 血管炎 神经炎	蛛网膜炎 硬膜外感染 脊髓炎 神经根炎	胰腺炎 肾盂肾炎 盆腔炎

续表

病因	脊柱	软组织	椎管	内脏
退行性病变	腰椎骨关节炎 腰椎滑脱 椎间盘突出 骨质疏松		椎体后缘骨赘 椎管狭窄 黄韧带肥厚	内脏下垂
发育及姿势异常	第3腰椎横突综合征 脊柱侧弯、脊柱后凸 腰椎峡部裂	脊肌瘫痪性侧弯	脊膜膨出 神经根和神经节变异 血管畸形 神经根管发育性狭窄	游走肾 多囊肾
肿瘤及类肿瘤	血管瘤 转移性肿瘤 嗜伊红肉芽肿 骨巨细胞瘤 脊索瘤	脂肪瘤 纤维瘤 血管瘤	脊髓及神经根肿瘤	胰腺癌 盆腔肿瘤 肾肿瘤 腹膜后肿瘤

二、临床特点及意义（掌握）

根据起病急缓程度大致可分为急性腰腿痛和慢性腰腿痛。

（一）急性腰腿痛

突然发生疼痛，多数疼痛较剧烈，一般持续时间＜6周。急性腰腿痛的发生多与外伤等原因有关，常见于急性腰肌损伤、腰椎棘间韧带损伤、腰椎小关节紊乱症、腰椎压缩骨折、骶髂关节半脱位、腰椎间盘突出、膝关节内外侧副韧带损伤等。临床特点见表13-14。

表 13-14　急性腰腿痛的临床特点

项目	临床特点
疼痛	剧烈、急骤、突然发生或早上不能起床，自觉腰部疼痛难忍，随腰部活动而加剧，平卧后可减轻，疼痛点较固定、明确，也可向大腿部放射
强迫体位	严重者多卧床不起，不敢翻身。站立时不能弯腰，弯向一侧，跛行走路，侧卧时屈膝屈髋可以减轻疼痛
活动受限	腰椎前屈、后伸、侧弯、左右旋转受限，伸膝、屈膝可引起疼痛；肌肉痉挛
体格检查	"4"字试验阳性，直腿抬高试验阳性等

（二）慢性腰腿痛

持续发生疼痛，多数程度较轻或时重时轻，一般持续时间＞12周。慢性腰腿痛较急性腰腿痛在就诊患者中多见，常见的引发慢性腰腿痛的疾病有腰腿部软组织损伤、椎管狭窄、腰椎或膝骨关节炎、骨质疏松、腰骶椎或膝关节的先天性畸形、腰椎结核、强直性脊柱炎、肿瘤等。慢性腰腿痛的临床特点见表 13-15。

表 13-15　慢性腰腿痛的临床特点

项目	临床特点
起病特点	各年龄段均可见，中、老年人为多；病程较长，多在 3 个月以上；患者往往有职业特点
疼痛	疼痛局限，两侧交替出现，叩痛、压痛明显，一般疼痛时不太剧烈，反复发作；用镇痛药物可以缓解，但不持久

恶性肿瘤转移造成的腰腿痛的临床特点见表 13-16。

表 13-16　恶性肿瘤转移造成的腰腿痛的临床特点

项目	临床特点
病程	病程进展快，症状、体征和 X 线片在短期内即可有较大的变化
疼痛	难以忍受的电击样或烧灼样疼痛，夜间痛，严重影响睡眠，需强镇静药才能缓解，这种难以解释的剧痛是一般腰腿痛所少见的
原发症状	常伴有不同程度的原发癌的症状：如直肠癌有黏液血便，肺癌有咳嗽、咯血、胸痛，肝癌有腹胀、腹痛、肝大等表现，血液系统恶性肿瘤有高热、贫血、出血等症状

（三）临床引起腰腿痛常见疾病的特点

1. 强直性脊柱炎　好发于 16～30 岁的青壮年，其中 90% 是男性，有明显的家族遗传史。早期主要表现为下腰痛或骶髂部不适、疼痛或发僵。晨起或久坐起立时腰部发僵明显，但活动后减轻。当病变累及胸椎或肋椎关节时，胸部扩张功能受限，导致肺活量减少，胸部有狭窄感。晚期脊柱僵硬可致躯干和髋关节屈曲，最终发生驼背畸形。患者组织相容性抗原（HLA-B27）的阳性率高达 90% 以上，有明显的家族聚集倾向。

2. 腰椎间盘突出　常见于 20～50 岁的患者，男、女比例为 4∶1～6∶1。患者多有弯腰劳动或长期坐位工作史，首次发病常在半弯腰持重或突然做扭腰动作过程中。椎间盘突出导致的坐骨神经根性疼痛往往因咳嗽、打喷嚏或做 Valsava 动作诱发或加重。直腿抬高试验阳性对诊断椎间盘突出敏感，但特异性不佳，其阳性率约为 90%。怀疑腰椎间盘突出时，应重点对 L_5 和 S_1 神经根进行检查，因 98% 的腰椎间盘突出发生在 L_4～L_5 椎间盘和 L_5～S_1 椎间盘。L_5 神经根受累会出现踝关节力量和趾背伸力弱，足背内侧和拇背侧区域感觉减退。S_1 神经根受累时表现跟腱反射减弱（单侧跟腱反射减弱更具有意义），足背外侧和小腿后方感觉减弱，长期受累还会表现跖趾关节跖屈力弱。典型患者，根

据病史、症状、体征，结合 X 线片即可做出初步诊断。

3. 腰椎管狭窄　腰椎管狭窄的症状主要表现为腰背部疼痛和间歇性跛行（活动后小腿后方或小腿远端疼痛、酸胀，休息后可以缓解），最常见的表现是持续性腰腿痛，坐位或弯腰等动作却可以缓解。尽管间歇性跛行是典型表现，但相对少见。此时的神经性间歇性跛行要与血管源性间歇性跛行相鉴别。对活动后小腿痛的老年患者要检查足背动脉搏动情况，必要时做下肢血管检查等，除外血管性间歇性跛行。

4. 腰肌劳损　常因腰扭伤治疗不彻底或累积性损伤，如有躯干长期负重活动或长期弯腰工作史，临床表现为慢性腰痛（为酸胀痛），休息后缓解，但卧床过久反感不适，稍事活动后可减轻，活动过久则疼痛又加剧。腰痛可随时间向上、下或对侧发展。在疼痛区有固定压痛点，该点位置常在肌肉起止点附近或神经肌肉结合点。在压痛点进行叩击，疼痛反可减轻，这是与深部骨疾病的区别之一。

5. 增生性脊柱炎　又称退行性脊柱炎，多见于 50 岁以上的患者，晨起时感腰痛、酸胀、僵直，活动不便，活动腰部后疼痛好转，但过多活动后腰痛又加重。疼痛以傍晚时明显，平卧可缓解，疼痛不剧烈，敲打腰部有舒适感，腰椎无明显压痛。

6. 结核性脊椎炎　是感染性脊椎炎中最常见的疾病，腰椎最易受累，其次为胸椎。背部疼痛常为结核性脊椎炎的首发症状。疼痛局限于病变部位。呈隐痛、钝痛或酸痛，夜间明显，活动后加剧，伴有低热、盗汗、乏力、食欲缺乏。晚期可有脊柱畸形、冷脓肿及脊髓压迫症状。

7. 泌尿系统疾病　肾炎、肾盂肾炎、尿路结石、结核、肿瘤、肾下垂和肾积水等多种疾病可引起腰背痛。不同疾病有其不同特点，肾炎呈深部胀痛，位于腰肋三角区，并有轻微叩痛；肾盂肾炎腰痛较鲜明，叩痛较明显；肾脓肿多为单侧腰痛，常伴有局部肌紧张和压痛；肾结石多为绞痛，叩痛剧烈；肾肿瘤引起的腰痛多为单侧钝痛或胀痛。

8. 盆腔器官疾病　男性前列腺炎和前列腺癌常引起下腰骶部疼痛，伴有尿频、尿急、排尿困难；女性慢性附件炎、宫颈炎、子宫脱垂和盆腔炎可引起腰骶部疼痛，且伴有下腹坠胀感和盆腔压痛。

三、处理和转诊（熟悉）

1. 非手术治疗　绝大多数腰腿痛患者可经非手术治疗缓解或治愈。

（1）卧床休息，减少弯腰活动，佩戴腰围支具。避免一切损伤性因素。

（2）腰背肌锻炼：规律训练腰背肌可增加腰椎稳定性，也可延缓脊椎的退变。

（3）牵引、理疗、推拿和按摩：短期、适当牵引等方法可松弛痉挛的骶棘肌，降低椎间盘压力，减轻炎症反应对神经根的刺激。但应禁止暴力按摩。

（4）适当使用非甾体抗炎药。

2. 手术治疗 腰腿痛病因明确，如腰椎间盘突出、腰椎管狭窄等，经严格非手术治疗无效者，可考虑手术治疗。

对于腰腿痛的处理原则，关键是明确病因，针对原发病治疗。对于疼痛严重者，应注意生命体征是否稳定，可临时对症镇痛处理，但应避免掩盖病情并尽快查找病因。对于疼痛严重、逐渐加重、治疗后不缓解、反复发作、诊断不清者，应尽快转诊到上级医院，以免延误最佳治疗时机。

第二十七节 关节痛

一、常见病因（掌握）

（一）急性关节痛

1. 感染：急性化脓性关节炎 细菌感染关节所致，多见于儿童及年老体弱者，易发生在膝关节和髋关节，多为单发，很少有3个以上关节发病。如不能得到早期诊断和早期治疗，细菌可以破坏关节结构，导致关节功能丧失。患者起病急，全身中毒症状明显，早期则有畏寒、寒战和高热，体温高达39℃以上。病变关节红、肿、热、痛。位置较深的肩关节和髋关节则红肿不明显。患者常感病变关节持续疼痛，功能严重障碍，各个方向的被动活动均引起剧烈疼痛，患者常不愿活动患肢。

2. 自身免疫：风湿性关节炎 常见于儿童和青少年，也可见于成人。起病急剧，是上呼吸道A组乙型溶血性链球菌感染后引起的一种自身免疫性疾病，其关节痛呈游走性、多发性，以膝关节、踝关节、肘关节、腕关节、肩关节等大关节受累为主，病变关节可有红、肿、热、疼痛和压痛，肿胀消失快，常在1~6周自然消肿，不遗留关节僵直和畸形改变。患者可同时出现心脏损害、环性红斑、舞蹈病和皮下结节。注意抗链球菌溶血素"O"（ASO）只是链球菌感染的证据，并非风湿热的特异性抗体。

3. 代谢：急性痛风性关节炎 由于尿酸盐沉积在关节囊、滑囊、软骨、骨

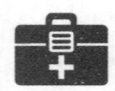

质和其他组织中而引起病损及炎性反应，其多有遗传因素，好发于40岁以上男性，多见于第一跖趾关节，也可发生于其他较大关节，尤其是踝部与足部关节。多数患者无全身症状，仅少数患者可伴有头痛、低热、脉速、肝大、多尿及白细胞增多、红细胞沉降率增快。症状可持续数天至数周，能自行缓解，受累区域皮肤可呈暗红色、皱缩、轻度瘙痒和脱屑，但能逐渐恢复。

4. 外伤性关节痛 关节遭遇外伤或暴力作用会导致关节内关节软骨、半月板、交叉韧带、侧副韧带等结构损伤，重者出现关节脱位。急性外伤性关节痛常在外伤后即出现受损关节疼痛、肿胀和功能障碍。

（二）慢性关节痛

1. 自身免疫

（1）类风湿关节炎：类风湿关节炎多发生在20~45岁女性，男、女发病率比约为1：3，是一种以慢性进行性关节炎症和骨质破坏为主的全身性自身免疫病。起病缓慢、隐匿。病变常累及腕关节、掌指关节、近端指间关节，也可累及踝关节、膝关节，呈对称性、持续性。早期近端指间关节梭形肿胀，晚期出现"天鹅颈"征和"纽扣花样"改变为特征。病变关节活动受到限制，有僵硬感，以早晨为重，称晨僵。可伴有发热、贫血、类风湿结节、血管炎、心包炎及淋巴结肿大等关节外表现，血清中可查到类风湿因子（RF）等多种自身抗体。

（2）系统性红斑狼疮：系统性红斑狼疮性关节炎是系统性红斑狼疮（SLE）疾病时期的一种表现，而系统性红斑狼疮是一种以多系统损害为临床表现的自身免疫性疾病。主要表现为发热、皮疹、脱发、关节痛或关节炎、肾炎、浆膜炎、溶血性贫血、白细胞减少、血小板减少及中枢神经系统损害。

2. 脊柱炎相关

（1）强直性脊柱炎：属于累及结缔组织的血清阴性脊柱关节病。特点是进展缓慢，从骶髂关节开始逐渐向上蔓延至脊柱的关节及邻近的韧带，最后造成骨性强直和畸形。也可侵犯近躯干的大关节，如髋关节等。好发于青壮年，男性多于女性,（10~14）：1。有明显家族史，父系较多。病因尚不清楚，但组织形容性抗原（HLA-B27）的阳性率可高达88%~96%。

（2）赖特（Reiter）综合征：发生于某些特定部位（如肠道和泌尿生殖道）感染之后而出现的关节炎。其中具有典型尿道炎、结膜炎和关节炎三联征者被称为赖特综合征。多见于青年男性。

3. 代谢：慢性痛风性关节炎 如关节炎反复发作，又未得到适当治疗则可进入慢性期，最终形成慢性痛风性关节炎。表现为持续性慢性疼痛。尿酸盐在关节内及周围软组织中沉积引起慢性炎症反应，导致骨质侵蚀破坏和周围组织纤维化，使受累关节呈非对称性不规则肿胀和进行性僵硬、强直和畸形，最终关节功能丧失。本病可累及多个关节，而极少数患者的脊柱小关节和肋软骨也可受损，表现为轻微的胸、腰背痛和肋间神经痛。

4. 退行性病变

（1）骨关节炎：原发性骨关节炎多发生在 50 岁以后，女性略多于男性，常有多个关节受累。最常受累的是膝关节、髋关节、手指关节、腰椎关节、颈椎关节等关节。继发性骨关节炎可发生于各个年龄阶段，平均约 40 岁，仅有少数关节受累。起病缓慢，开始可因受凉、劳累或轻微外伤而感到酸胀不适或钝痛，以后逐渐加重。活动多时疼痛加重，休息后好转。可有静息后暂时性僵硬，关节摩擦痛及嘎吱声，偶有关节交锁。晚期多伴有明显滑膜炎症，关节疼痛、肿胀、积液、活动受限。

（2）血友病性关节炎：关节内出血好发于膝关节，也可累及踝关节、肘关节、肩关节和髋关节，很少波及小关节。5 岁以下儿童极少发病，8 岁后发病率增加，30 岁以后发病率逐渐下降。在出现明显关节内出血之前，常感关节不适，此后关节迅速肿大，有波动感并伴有轻度肿胀和功能障碍。多次发作后，可引起关节退变、关节摩擦音、畸形、活动受限和肌萎缩。在筋膜下、肌肉内、骨膜下及骨内可因出血形成血友病性囊肿，偶可引发大出血、感染或骨筋膜室综合征等严重后果。

5. 感染

（1）结核性关节炎：儿童和青壮年多见。负重大、活动多、易受创伤的关节易患结核，其中脊柱最常见，其次为髋关节和膝关节。早期症状和体征不明显。活动期常有疲劳、低热、盗汗及食欲下降。病变关节肿胀、疼痛，但疼痛程度较化脓性关节炎轻。活动后疼痛加重，休息后稍减轻。关节结核形成的脓肿常缺乏红、热等急性炎症反应，称为"冷脓肿"。晚期关节畸形和功能障碍。如关节旁有窦道形成，常可见有干酪样物质流出。滑液或滑膜组织中可检出抗酸染色阳性杆菌，结核分枝杆菌培养 80% 为阳性。

（2）梅毒性关节炎：多发生于中年晚期梅毒患者。单关节或多关节同时发病。发病时，可出现持续发热或呈弛张热型，关节表现为红、肿、痛。关节红、肿、痛在夜间加重。关节渗出液呈略混浊的浆液性或浆液纤维蛋白性，但不是脓性。转为慢性关节梅毒后，形成滑膜粘连带，发生软骨破坏，关节边缘可出现骨质增生，呈骨性关节炎样变，也许遗留关节强直。

6. 骨和软骨疾病

（1）骨质疏松：老年妇女全身多个关节疼痛，感到特别无力，不能负重

行走。

（2）软骨损伤：主要是膝关节的半月板损伤，当膝关节微屈时，如果突然过度内旋伸膝或外旋伸膝，就有可能引起半月板撕裂。半月板损伤会有明显的膝部撕裂感，随即关节疼痛、活动受限、走路跛行、关节活动时有弹响。

7.肿瘤引发的关节痛 关节局部出现肿瘤也是造成关节疼痛的重要因素之一，多见于生长发育期的儿童和老人。良、恶性肿瘤均能引发关节痛。

8.关节慢性损伤（劳损引起的疼痛） 由于关节部位活动量相对较大，导致关节周围的肌肉等软组织出现劳损，进而引起疼痛，常见的有肩周炎、网球肘等。

二、临床特点及意义（掌握）

（一）疼痛特点

1.发作 快、慢、隐匿性。

2.部位 前、后、内侧、外侧，不定位。

3.持续时间 持续痛、间歇痛。

4.性质 钝痛、刺痛、休息痛、运动痛、夜间痛加重或缓解的因素。

5.急性损伤 伤后是否能继续活动或负重，还是因疼痛不得不停止活动。

（二）机械性症状

1.爆裂声 韧带撕裂或损伤。

2.弹响声 半月板破裂。

3.交锁 半月板破裂、游离体。

4."打软腿" 髌骨半脱位、韧带撕裂、半月板破裂。

（三）肿胀、积液

1.急性（2小时内）、大量、张力大 韧带撕裂或关节内骨折（血肿）。

2.慢性（24~36小时）、轻中度 半月板损伤或韧带损伤。

3.活动后反复发生 半月板损伤。

第二十八节　头痛

一、概述（熟悉）

头痛是指各种伤害性刺激所产生的致痛因子作用于头颅内外对疼痛敏感的

组织的疼痛感受器，经痛觉传导系统的神经结构传入中枢部分进行分析、整合后所产生的痛觉。通常指局限于头颅上半部，包括眉弓、耳轮上缘和枕外隆突连线以上的疼痛。

二、常见病因（熟悉）

（一）血管性头痛

为颅内外血管舒缩障碍所致。

1.偏头痛

2.非偏头痛型血管性头痛 为全身感染、发热、缺氧、中毒及循环障碍等所致。

（1）发热性头痛

（2）高血压性头痛

（3）中毒性头痛：常见于应用扩血管药、饮酒或咖啡、吸入 CO_2 等。

（4）脑血管病性头痛：各种出血或缺血性脑血管病、动脉瘤、动静脉畸形。

（二）紧张性头痛

由头部肌肉急、慢性发作性收缩而引起。

（三）头部神经痛

头部感觉神经病变所致，如三叉神经痛、舌咽神经痛、枕大神经痛等。

（四）牵引性头痛

因疼痛敏感组织受压迫、牵引而致。

1.颅内高压性头痛 因各种原因所致的脑水肿，如脑囊肿、脑脓肿、脑血肿、脑肉芽肿及脑肿瘤。

2.颅内低压性头痛 因休克、脱水、外伤、腰椎穿刺、脑脊液漏等所致。

（五）脑膜刺激性头痛

脑膜因生物源（细菌、病毒、寄生虫）毒素、代谢产物、空气、细胞、血液、异物等刺激而引起疼痛。

（六）牵涉性头痛

为头部邻近组织病损所致。

1.颈源性头痛 颈椎外伤、骨折、肿瘤、脓肿、颈椎病及颈部皮肤或肌肉炎症、外伤。

2.眼源性头痛 青光眼、屈光不正、斜视、眼部各种炎症、肿瘤、外伤。

3.鼻源性头痛 鼻、鼻窦的炎症、外伤、肿瘤。

4. 耳源性头痛 各种外耳、中耳炎症及乳突炎、外伤、肿瘤等。

5. 齿源性头痛 牙周炎、下颌骨炎症、外伤、肿瘤、颞下颌关节病等。

6. 咽源性头痛 扁桃体炎、脓肿、肿瘤、鼻咽癌等。

7. 其他 颅骨、头皮、皮下组织、肌肉的外伤、炎症、肿瘤等。

（七）功能性头痛

为高级神经功能失调、痛阈降低所致。

三、临床特点（掌握）

症状

1. 头痛部位 了解头痛部位是单侧或双侧、前额或枕部、局部或弥散、颅内或颅外对病因的诊断有重要价值。如偏头痛及丛集性头痛多在一侧。颅内病变的头痛常为深在性且较弥散，颅内深部病变的头痛部位不一定与病变部位相一致，但疼痛多向病灶同侧放射。高血压引起的头痛多在额部或整个头部。全身性或颅内感染性疾病的头痛，多为全头部痛。蛛网膜下腔出血或脑脊髓膜炎除头痛外尚有颈痛。眼源性头痛为浅在性且局限于眼眶、前额或颞部。鼻源性疼痛或牙源性疼痛也多为浅表性疼痛。

2. 头痛发生时间及持续时间

（1）是早晨还是晚上，如脑瘤患者头痛常发生在早晨，丛集性头痛易在夜间入睡后发生。

（2）神经痛持续时间为数秒；血管性头痛持续数小时到1～2天；牵涉性头痛可持续数日；功能性头痛可持续数月；持续而又进展性头痛多见于占位性病变。

（3）青壮年慢性头痛，但无颅内压增高，常因焦急、情绪紧张而发生，多称为紧张性头痛。

3. 头痛性质 是胀痛、钝痛、隐痛还是跳痛、裂开痛、箍紧痛、钻痛、割痛等。如高血压性头痛、血管性头痛及发热性疾病的头痛，往往带搏动性。神经痛多呈电击样痛或刺痛，肌肉收缩性头痛多为重压感、紧箍感或钳夹样痛。脑瘤常为钝痛，蛛网膜下腔出血常为裂开痛等。

4. 头痛类型 是波动性、持续性还是周期性。在询问病史时，如头痛有阵发性加重，须注意头痛与时间、体位、情绪及疲劳的关系。如有周期性发作，则应注意与季节、气候、饮食及睡眠的关系。

5. 头痛加重因素 有无在用力、低头、咳嗽、打喷嚏等使颅内压增高的情况下头痛加重，有无在月经周期头痛程度发生变化等。

6. 头痛程度 是否达到了影响工作和睡眠的程度。①轻度：指患者可忍受、不影响日常生活及工作，功能性头痛、紧张性头痛多属此。②中度：尚可忍受但常影响日常生活和工作，部分血管性头痛、紧张性头痛、轻度神经痛属此。③重度：不能忍受，不能坚持日常生活和工作，见于颅内占位病变后期、急性脑血管病、颅高（或低）压性头痛、脑膜刺激性头痛、血管性头痛持续发作、重症神经痛。

7. 头痛伴发症状 有无恶心、呕吐、视物不清、耳鸣、失语、瘫痪等。①头痛伴剧烈呕吐者为颅内压增高，头痛在呕吐后减轻者见于偏头痛。②头痛伴眩晕者见于小脑肿瘤、椎 - 基底动脉供血不足等。③头痛伴发热者常见于感染性疾病，包括颅内感染或全身性感染。④慢性进行性头痛出现精神症状者应注意颅内肿瘤。⑤慢性头痛突然加剧并有意识障碍者提示可能发生脑疝。⑥头痛伴视力障碍者可见于青光眼或脑肿瘤。⑦头痛伴脑膜刺激征者提示有脑膜炎或蛛网膜下腔出血。⑧头痛伴癫痫发作者可见于脑血管畸形、脑内寄生虫病或脑肿瘤等。⑨头痛表现为一连串密集发作且有数月甚至数年的缓解期者可能为丛集性头痛。⑩头痛伴重压、紧箍感可能为肌收缩性头痛。⑪头痛伴神经功能紊乱症状者可能是神经功能性头痛。

8. 头痛先兆症状 有无暗点、亮光、异彩、幻觉等视觉先兆。

9. 几种常见原发性头痛的临床表现 详见表 13–17。

10. 继发性头痛的临床表现 见表 13–18。

表 13–17 常见原发性头痛的临床表现

主要疾病	临床特征
偏头痛	女性多见，呈发作性，多为偏侧，中、重度头痛，常表现为搏动样头痛，声光刺激及日常活动可加重，病程中常伴恶心、呕吐
紧张性头痛	头痛部位弥散，钝痛，常伴压迫感或紧箍感，一般有头皮、颈部压痛点，可伴有头晕、焦虑、抑郁，极少有恶心、呕吐
丛集性头痛	一侧眼眶周围剧烈钻痛，某段时间内反复密集发作，伴结膜充血、流泪、流涕、眼睑水肿及 Horner 征等

表 13–18 继发性头痛的临床表现

主要疾病	临床特征
三叉神经痛	呈刺激、电击样疼痛、烧灼感，多为单侧，持续数秒或数分钟，面部有触发点
脑肿瘤	呈压迫或搏动样疼痛，进行性加重，可有视盘水肿
蛛网膜下腔出血	阵发性、进行性加重，常伴恶心、呕吐、颈项强直
急性鼻窦炎	钝痛，持续 2 天至 3 周，常伴发热、流涕
硬膜下血肿	钝痛、轻度或重度疼痛，可伴意识障碍及局灶性体征

四、诊断思路（掌握）

（一）症状

头痛的诊断主要依靠病史采集，因此针对头痛患者一定要注意询问的内容包括：患者的年龄，发生头痛的时间，头痛的部位、发生的频率、性质、疼痛程度、疼痛达到高峰的时间以及持续的时间，头痛加重或缓解的因素，发病时有无先兆表现和伴随症状，以及既往就诊情况。

（二）体征

1. 一般检查　注意精神、意识、瞳孔的改变，以及呼吸、脉搏、体温、心率等生命体征变化。

2. 全面的神经系统检查　有助于颅内、外神经系统疾病的发现及定位。

3. 头、颈部检查　有助于发现颅外病变及颈部病变的阳性体征。

4. 相关检查　可提供有关眼、耳、鼻、咽、喉、口腔等科疾病的阳性发现及病变诊断。

（三）实验室检查及辅助检查

1. 实验室检查

（1）血常规、尿常规、便常规：血常规，感染性疾病可见白细胞总数及中性粒细胞比例增多，嗜酸性粒细胞增多见于寄生虫病及变态反应性疾病。尿常规有助于糖尿病和肾病的诊断。便常规可发现寄生虫卵或节片。

（2）血液生化及血清学检查：肝功能、肾功能、血糖、血脂、免疫球蛋白、补体及有关抗原、抗体的检测，对病原学及某些特异性疾病可提供有帮助的诊断线索。

（3）脑脊液检查：常规、生化及特异性免疫、病原学检查，可发现颅压高低、有无炎性改变及其性质。

2. 辅助检查

（1）脑电图、脑地形图：可提供脑部疾病异常变化的依据。

（2）TCD：有助于发现颅内、外血管病变和血流的改变情况。

3. 影像学检查

（1）颅骨 X 线片：可发现先天性畸形、垂体肿瘤、病理性钙化及局部骨质破坏与增生；鼻颏位及鼻额位 X 线片可发现各鼻窦的炎症、肿瘤，颅底 X 线片可发现骨折、肿瘤。

（2）颈椎四位片：正侧位及双斜位 X 线片有助于骨折、肿瘤、退行病变及关节紊乱症的诊断。

（3）CT 及 MRI：对脑及颈段脊髓的炎症、肿瘤、血肿、囊肿及出血、梗死、寄生虫病等病变有重要诊断意义。

（4）脑血管造影或 MRA、CTA：对血管病变、畸形、血管瘤可提供定位性诊断，对占位病变亦可发现间接征象。

五、处理和转诊（掌握）

首先区分是器质性原因引起的头痛还是功能性原因引起的头痛。若经诊断为器质性病因，如脑出血、蛛网膜下腔出血、颅内感染、中毒等疾病所致的头痛，则处理原发病，必要时给予镇痛、脱水降颅压等对症治疗。若经诊断为功能性原因引起的头痛如偏头痛、紧张性头痛等，或高血压及发热引起的头痛，则可对症治疗。

转诊指征：①首次急性起病的剧烈头痛。②头痛患者伴意识障碍或抽搐发作，或有偏瘫、偏身感觉障碍、脑膜刺激征阳性等神经系统定位体征者。③慢性进行性加重的头痛。

第二十九节　抽搐

一、概述（了解）

抽搐是全身肌肉或局部肌肉不自主的阵发性强烈收缩，常可引起关节运动和强直。当肌群收缩表现为强直性和阵挛性时，称为惊厥。

二、常见病因（熟悉）

抽搐的病因可分为特发性和症状性。特发性无明确原因，症状性病因有以下几种。

（一）脑部疾病

1.感染　如脑炎、脑膜炎、脑脓肿等。

2.外伤　如产伤、颅脑外伤等。

3.肿瘤　包括原发性肿瘤、脑转移瘤。

4.血管疾病　如脑出血、蛛网膜下腔出血、高血压脑病、脑缺氧等。

5.寄生虫病　如脑型疟疾、脑血吸虫病、脑棘球蚴病、脑囊虫病等。

6.其他　①先天性脑发育障碍；②原因未明的大脑变性，如结节性硬化、

播散性硬化、核黄疸等。

（二）全身性疾病

1. 感染　如急性胃肠炎、中毒型痢疾、链球菌败血症、中耳炎、百日咳等。

2. 中毒　①内源性：如尿毒症、肝性脑病等；②外源性：如乙醇、苯、铅、砷、汞、氯喹、阿托品、有机磷等中毒。

3. 心血管疾病　高血压脑病或阿－斯综合征等。

4. 代谢障碍　如低血糖、低钙血症及低镁血症、急性间歇性血卟啉病、子痫、维生素 B_6 缺乏病等。其中低血钙可表现为典型的手足搐搦症。

5. 风湿性疾病　如系统性红斑狼疮、脑血管炎等。

6. 其他　如突然撤停催眠药、抗癫痫药，还可见于热射病、溺水、窒息、触电等。

（三）神经官能症

如癔症性抽搐和惊厥。

（四）其他

此外，尚有一重要类型，即小儿惊厥，高热惊厥多见于小儿。

三、临床特点（熟悉）

（一）特发性癫痫

又称原发性癫痫、隐源性癫痫，是指目前尚未查到病因、亦没有发现显著病理变化者，其中少数患者可有家族史。临床表现往往呈癫痫大发作形式（全身强直－阵挛性抽搐），首次发病年龄有两个高峰：一为 5 岁前后；另一为青春期。病期较长，间歇期神经系统检查无阳性体征，患者亦无自觉症状。

（二）继发性癫痫

常见的病因为颅内感染、颅内肿瘤、颅脑外伤、脑寄生虫病、脑血管病、脑变性病及脑先天性疾病。临床表现除原发性疾病症状、体征外，抽搐发作可为癫痫大发作及局限性癫痫。

（三）高热惊厥

高热惊厥又称为热性惊厥。一般认为，小儿在 6 个月至 3 岁，由于感染（颅脑感染除外）所致高热而发生惊厥，神经系统无异常者，即可诊断为高热惊厥。根据临床可分为以下两型。

1. 单纯发热惊厥（良性惊厥）　发病年龄多在 6 个月至 3 岁，惊厥与发热有密切关系，多在体温升至 40℃时出现，发生于高热后 2～6 小时，一般不超过 24 小时。惊厥时间短暂，在 1 分钟以内，不超过 2 分钟，发作后一般情况良好，多无癫痫发作后的嗜睡，而伴有啼哭。

2. 非典型高热惊厥（有并发症性高热惊厥、高热诱发性癫痫） 发病年龄常在 3 岁以上或 6 个月以下，发病与高热关系不密切，低热也可引起发作，发病可见于发热后任何时间，超过 24 小时也可发病。抽搐多为全身性，也可局限于一侧，发作持续时间长，可超过 10～20 分钟。

（四）代谢性疾病

1. 维生素 D 缺乏引起的手足抽搐症 有 3 种抽搐形式。①手足抽搐：多见于 6 个月以上的婴儿和儿童；②癫痫样抽搐：多见于婴儿时期，其特点是患儿在没有发热的情况下突然发生全身性抽搐，类似癫痫大发作，每次持续时间短，多为数秒至数分钟，可以反复发作，间歇期儿童基本正常；③喉痉挛及支气管痉挛症：多见于 2 岁前婴幼儿，发作时表现为呼吸困难，由于呼吸困难，可继发脑缺氧而引起全身抽搐。

2. 甲状腺手术损伤或切除甲状旁腺所致的手足搐搦症 多发于术后 1～4 天，偶有癫痫样大发作，发生于术后数年至数十年。血钙 / 血磷测定有助于诊断。

3. 低血糖 抽搐通常发生于血糖降至 2.78mmol/L 时，由于中枢神经系统缺乏能量来源，轻者发生肌肉跳动、肌肉阵挛，重者呈癫痫大发作或局限性发作。胰岛细胞瘤所致的低血糖易产生发作性抽搐或昏迷抽搐，多出现于清晨、夜间、延迟进食及运动后的空腹情况下。低血糖性抽搐与癫痫的不同点在于：发作前常有饥饿、无力、出汗、焦虑、面色苍白、心动过速、意识蒙眬等前驱症状。

4. 低血钠、高血钠及低血镁 亦可引起抽搐，儿童尤为多见，常呈阵发性全身抽搐，低血镁还伴有手足抽搐。诊断依据在于患者具有引起电解质紊乱的病史、相应的临床表现和化验检查。

5. 碱中毒 碱中毒时神经肌肉兴奋性增高，严重时可发生全身抽搐，这与肌肉呈碱性状态时钙的离子化减少导致低血钙有关。癔症患者由于过度换气引起碱中毒时可出现手足抽搐，患者常伴有头晕、耳鸣、胸闷、兴奋、躁动、手足麻木、呼吸减慢及暂停等症状。

6. 糖尿病昏迷 可引起局部抽搐及癫痫样大发作，多见于高渗性昏迷。由于大量失水，血糖过高，细胞外液呈高渗状态，引起脑细胞内严重脱水所致。癫痫发作亦可见于酮症酸中毒，由于酸性代谢产物及电解质紊乱影响中枢神经系统所致。

7. 肝性脑病 癫痫大发作多发生于疾病末期，此期患者已处于深昏迷状态，瞳孔散大，肌张力减低，各种反射消失，昏迷前期出现的扑翼样震颤亦消失。

8. 尿毒症　癫痫样发作是尿毒症的常见症状，发作形式多为全身性抽搐，也可以是局限性抽搐；全身抽搐发作前常先有运动不稳、手指震颤、扑翼样震颤及肌颤搐。

9. 苯丙酮尿症　癫痫常在 1 岁以前发病，多为全身抽搐及婴儿痉挛症，具有反复发作及药物不易控制的特点。脑电图有高波幅棘 – 慢复合波等异常改变，患者常伴精神发育幼稚、皮肤色白细腻、头发呈棕黄色等特点。

（五）心血管疾病

1. 高血压脑病　抽搐发作形式多为全身性，也可为局限性，严重者呈癫痫持续状态，患者多伴有剧烈头痛、呕吐、意识障碍及神经系统症状。

2. 急性心源性脑缺血综合征　各种心血管疾病引起的急性脑缺血、脑缺氧性晕厥，其中部分患者可发生抽搐性晕厥。抽搐发作时有心脏停搏或心动过速、心动过缓、血压下降等，心电图检查有异常改变。

（六）暴怒惊厥

又名屏气发作，多见于 1~3 岁小儿，暴怒时出现，严重者与癫痫发作相似，两眼凝视，发呆 2~3 分钟后来一次深呼吸，片刻后神志立即清醒，继续啼哭，无其他症状及神经系统阳性体征。与癫痫的区别在于：①发作前有暴怒等诱因刺激。②发作以突然停止呼吸出现发绀为起点，继之才出现抽搐；而癫痫发作则先有抽搐，后出现呼吸暂停。

（七）破伤风

本病的特点是肌肉呈强直性抽搐，患者常有皮肤及黏膜外伤史，全身强直性抽搐时意识清楚，外界刺激可引起发作，发作间歇期肌肉呈紧张的强硬状态，苦笑面容，张口困难。

（八）狂犬病

狂犬病引起的全身肌肉抽搐仅发生于痉挛期，患者可有角弓反张，但意识清醒，伴随的喉肌痉挛不仅在饮水时出现，无法吞咽，即使看到水、听到水流的声音，甚至一想到水也可发生。

（九）癔症性抽搐

根据发病前有情感因素，发作时意识并不丧失，对外界刺激尚有反应，双眼常紧闭、无舌咬伤等特点，一般容易与癫痫发作相鉴别。

四、处理和转诊（掌握）

（一）处理

1. 抽搐发作时　首要原则应是保护患者，不要令其受伤。应立即使患者平卧，头处于低位，解开领带、腰带，取下活动义齿；将压舌板或纱布卷、手绢等置于患者口腔上、下磨牙之间，防止舌咬伤；在患者抽搐时不要用力按压其肢体，防止骨折、脱臼；不要按压"人中"穴等。如果患者当时有静脉通路，可以即刻静脉注射地西泮 10～20mg，在 5～10 分钟注射完毕。患者抽搐终止后，可以给予甘露醇 125～250ml 静脉滴注，防治脑水肿。

2. 癫痫持续状态时 癫痫持续状态是指癫痫连续发作之间意识尚未完全恢复又频繁再发，或癫痫发作持续 30 分钟以上不自行停止。首选药物是地西泮，成人给予 10～20mg 缓慢静脉注射，可在 3～5 分钟控制发作，但半衰期较短。如患者再次癫痫发作，可在 20 分钟后再注射 1 次，或同时肌内注射苯巴比妥钠 0.2～0.4g。同时要关注患者的呼吸状态。

（二）转诊

1. 抽搐发作者 在排除低血糖性抽搐、生命体征平稳后均需立即转诊。若为低血糖性抽搐，需立即口服糖水或静脉注射 50% 葡萄糖溶液 40～60ml，待生命体征平稳后转诊。

2. 癫痫持续状态的患者 在生命体征平稳的基础下进行转诊。

第三十节　眩晕

一、概述（了解）

眩晕（vertigo）是一种运动性或位置性错觉，造成人与周围环境空间关系在大脑皮质中反应失真，产生旋转、倾倒及起伏等感觉。患者常常有天旋地转、视物晃动、周围景物转动、房屋倾倒等运动感觉及自身升降沉浮、倾斜转动不稳定等异样感觉，常伴眼球震颤、恶心、呕吐，以及面色苍白、出汗等自主神经症状或视觉、听觉障碍。临床上按眩晕的性质可分为**真性眩晕**和**假性眩晕**。存在自身或对外界环境空间位置的错觉为真性眩晕，而仅有一般的晕动感并无对自身或外界环境空间位置错觉称假性眩晕。

二、常见病因（熟悉）

（一）前庭源性疾病

1. 周围前庭系统疾病（真性眩晕） 指前庭感受器及前庭神经颅外段（未出内听道）病变引起的眩晕，眩晕感严重，持续时间短。

（1）耳源性：梅尼埃病、良性位置性眩晕、突发性聋、迷路炎、晕动病。

（2）第Ⅷ对脑神经病变：小脑脑桥角部肿瘤、听神经炎、听神经损伤、中毒性损害。

2. 中枢性前庭系统疾病（假性眩晕） 指前庭神经颅内段、前庭神经核、核上纤维、内侧纵束、小脑和大脑皮质病变引起的眩晕，眩晕感较轻，但持续时间长。

（1）脑干病变：脑干血管病、脑干肿瘤、脑干脑炎、多发性硬化。

（2）小脑病变：小脑血管病、小脑肿瘤、小脑外伤。

（3）大脑病变：颞叶肿瘤或血管病变、颞叶癫痫。

3. 两种眩晕的鉴别 详见表 13-19。

表 13-19 周围性眩晕与中枢性眩晕的鉴别

临床特征	周围性眩晕	中枢性眩晕
病变部位	前庭感受器及前庭神经颅外段（未出内听道）	前庭神经颅内段、前庭神经核、核上纤维、内侧纵束、小脑、大脑皮质
常见疾病	迷路炎、中耳炎、前庭神经元炎等	椎-基底动脉供血不足、颈椎病、小脑肿瘤、脑干（脑桥和延髓）病变等
眩晕程度及持续时间	发作性、症状重、持续时间短	症状轻、持续时间长
眼球震颤	幅度小、多水平或水平加旋转、眼震快相向健侧或慢相向病灶侧	幅度大、形式多变、眼震方向不一致
平衡障碍	倾倒方向与眼震慢相一致，与头位有关	倾倒方向不定、与头位无一定关系
前庭功能试验	无反应或反应减弱	反应正常
听觉损伤	伴耳鸣、听力减退	不明显
自主神经症状	恶心、呕吐、出汗、面色苍白等	少有或不明显
脑功能损害	无	脑神经损害、瘫痪和抽搐等

（二）非前庭源性疾病

1. 眼源性疾病 急性眼外肌麻痹、屈光不正、青光眼及 Cogan 综合征。

2. 本体感觉系统病损 常见有多发性神经炎、慢性酒精中毒、遗传性共济失调脊髓型等。

3. 心血管疾病 高血压、直立性低血压、心律失常、心力衰竭所致眩晕。

4. 血液病 各种原因所致贫血、出血等。

5. 中毒性 急性发热性疾病、尿毒症、严重肝病、糖尿病等。

6. 心理性眩晕

7. 其他 躯体源性疾病（亦称非典型性眩晕）。

三、临床特点及意义（掌握）

（一）症状

1. 真性眩晕

（1）梅尼埃病：以发作性眩晕伴耳鸣、听力减退及眼球震颤为主要特点，严重时可伴有恶心、呕吐、面色苍白和出汗，发作多短暂，很少超过2周。具有复发性特点。

（2）迷路炎：多由于中耳炎并发，症状同上，检查发现鼓膜穿孔，有助于诊断。

（3）内耳药物中毒：常由链霉素、庆大霉素及其同类药物中毒性损害所致。多为渐进性眩晕伴耳鸣、听力减退，常先有口周及四肢发麻等。水杨酸制剂、奎宁、某些镇静催眠药（氯丙嗪、哌替啶等）亦可引起眩晕。

（4）前庭神经元炎：多在发热或上呼吸道感染后突然出现眩晕，伴恶心、呕吐，一般无耳鸣及听力减退。持续时间较长，可达6周，痊愈后很少复发。

（5）位置性眩晕：患者头部处在一定位置时出现眩晕和眼球震颤，多数患者不伴耳鸣及听力减退。可见于迷路和中枢病变。

（6）晕动病：见于晕船、晕车等，常伴恶心、呕吐、面色苍白、出冷汗等症状。

2. 假性眩晕

（1）颅内血管性疾病：多有眩晕、头痛、耳鸣等症状，高血压脑病可有恶心、呕吐，重者抽搐或昏迷。小脑或脑干出血常以眩晕、头痛、呕吐起病，重者很快昏迷。

（2）颅内占位性病变：听神经瘤、小脑肿瘤除有眩晕外，常有进行性耳鸣和听力下降，还有头痛、复视、构音不清等。其他肿瘤因部位不同表现也各不相同。

（3）颅内感染性疾病：除神经系统临床表现外，尚有感染症状。

（4）颅内脱髓鞘疾病及变性疾病：多发性硬化是以中枢神经系统多发病变为特点的脱髓鞘疾病，常以肢体疼痛、感觉异常及无力为首发症状，可有眩晕、视力障碍及相关的神经系统症状和体征。延髓空洞症是进行性变性疾病，可出现软腭瘫痪、吞咽困难、发音障碍等表现，部分患者伴有眩晕。

（5）癫痫：有些患者出现眩晕性发作，多见于颞叶癫痫和前庭癫痫。

3. 可根据伴随症状预判疾病

（1）伴耳鸣、听力下降者见于前庭器官疾病，第Ⅷ对脑神经病及肿瘤等。

（2）伴恶心、呕吐者见于梅尼埃病、晕动病等。

（3）伴共济失调者见于小脑、颅后窝或脑干病变等。

（4）伴眼球震颤者见于脑干病变、梅尼埃病等。

（5）伴听力下降者见于药物中毒。

（二）实验室检查及辅助检查

1.眼科检查 视力检查、视野检查、复相分析及瞳孔、眼底检查等。必要时查眼震图、视网膜电图、视觉诱发电位等检查，以明确或排除眼病及视神经疾病。

2.耳科检查 耳镜检查可观察耳道、鼓膜病变；听力测定可行耳语、音叉试验及电听力测定、耳蜗电图或听觉诱发电位等检查。

3.前庭功能检测 ①平衡障碍可行过指试验、Romberg 试验或 Mann 试验及步态观察有无倾斜或倾倒。②眼球震颤诱发试验可行位置性诱发试验、变温试验（冷热水交替）、旋转椅试验等以观察眼球震颤与自主神经反应出现的潜伏期、持续时间、方向、类型，惊醒双侧对比以及更加客观、敏感、可靠的眼震颤与自主神经反应出现的潜伏期、持续时间、方向、类型，进行双侧对比以及更加客观、敏感、可靠的眼震电图测定。

4.血及脑脊液检查 有助于脑部血管狭窄、闭塞及血流速度、血流量等项目的测定，对脑血管病的诊断有重要意义。

5.血流动力学检查 脑彩色超声、脑循环动力有助于脑部血管狭窄、闭塞及血流速度、血流量等项目的测定，对脑血管病的诊断有重要意义。

6.影像学检查 脑血管造影可发现血管畸形、动脉瘤、血管狭窄及阻塞部位；CT 及 MRI 可发现骨折、出血、梗死、占位病变或炎症病灶。

第三十一节 晕厥

一、概述（了解）

晕厥（syncope）是伴有姿势张力丧失的突发性、短暂性、一过性意识丧失，是由于一些疾病导致的一过性脑供血不足，致使脑组织由正常供氧状态迅速陷入缺氧状态所引起，可自然迅速恢复，不留任何后遗症的良性过程。与意识维持有关的脑干网状结构激活系统出现较轻的血流低下即可造成晕厥。

二、常见病因（熟悉）

1.心源性疾病 如心律失常、心瓣膜病、先天性心脏病、冠状动脉粥样硬化性心脏病、心肌梗死、主动脉瓣狭窄、心房黏液瘤、二尖瓣脱垂、各种心肌病、发射性心搏骤停等，为心排血量减少而造成脑供血不足所致。

2.血液源性疾病 严重贫血、低血糖症、低氧血症、过度换气综合征（低碳酸血症）、低钠综合征、药物毒血症等，因血流量、血液所含能量（氧、糖）不足及药毒作用导致晕厥。

3.血管源（脑源）性疾病 严重脑动脉闭塞、高血压脑病、主动脉弓综合征、无脉病、锁骨下动脉盗血、血管性头痛、低血压、颈动脉狭窄、椎-基底动脉供血不足、中暑、过度的剧烈运动等，造成脑供血不足而引发晕厥。

4.反射性疾病 常见的有血管迷走神经性晕厥、颈动脉窦综合征、各种原发性直立性低血压或继发性直立性低血压、下腔静脉综合征以及因咳嗽、屏气、吞咽、排尿等导致脑供血不足而引发的晕厥。

三、临床特点及意义（熟悉）

（一）症状

1.晕厥前期 头部、腹部及全身不适，头晕、眼花、耳鸣、心慌、面色苍白、出冷汗、打哈欠、流唾液等，如能及时低头平卧可以防止发作。

2.晕厥期 ①第一阶段：意识模糊伴头晕、呕吐、面色发白、肢体无力、摇摇欲坠、头向前垂下。②第二阶段：意识丧失，肌张力低下，患者跌倒在地，背伸直，眼球上转。③第三阶段：可出现强直痉挛，历时1～2秒，较少见。

3.恢复期 清醒后感乏力、恶心、头部不适、嗜睡、出汗、面色苍白等，经休息后症状完全消失。

4.特殊病因性晕厥的典型症状 表13-20列出了症状所提示的某一特定病因性晕厥。

表 13-20 特殊病因性晕厥或意识丧失的典型症状

症状	诊断
发作是由突然、意外或令人不愉快刺激所致，并伴有前驱症状	血管迷走神经性晕厥
排尿、排便、咳嗽或吞咽时发作	情景相关性晕厥
转头或衣领紧时发作	颈动脉窦性晕厥
起立的一瞬间发生	直立性低血压
眩晕伴构音障碍、复视	椎-基底动脉供血不足
上肢锻炼时发作	锁骨下动脉窃血综合征
患者发作后意识模糊或意识丧失持续超过5分钟	癫痫发作

症状	诊断
双臂血压或脉搏不同	锁骨下动脉盗血或主动脉夹层
改变体位（如从床上起来）时发生的晕厥和心脏杂音	心房黏液瘤
无前驱症状的突发意识丧失	心律失常
患者有猝死的家族史	长 QT 综合征

（二）体征

1. 血压变化　低血压休克、高血压脑病及各种直立性低血压可有血压变化。

2. 颈动脉窦过敏　心率降低或停搏、血压下降或休克。

3. 心血管体征　心律失常、脉搏减弱或消失，心界扩大。

4. 呼吸道症状　过度换气型呼吸障碍，连续剧烈咳嗽。

5. 神经系统体征　伴阳痿、多汗等自主神经症状，偏瘫、复视、震颤、共济失调多为脑源性眩晕。

6. 其他　屏气、用力、吞咽、排尿等动作可诱发晕厥，发作期观察，可见面色苍白、瞳孔扩大。眼底可呈高血压、动脉硬化性眼底。

（三）实验室检查

血液检查　可示贫血、低血压、低血糖、高血糖；血气分析可示低氧血症、低碳酸血症，血液毒物检测等有助于血源性晕厥的诊断。

（四）辅助检查

1. 心电图　示心律失常、心肌缺血或心肌梗死等有助于心源性晕厥的诊断。

2. 脑电图　广泛同步慢波化（发作期）。

3. TCD、CVA、SPECT、PET 等项检测　可提示脑血管狭窄，血流不畅，脑供血不足。

4. 脑血管造影　可提示血管狭窄及偷漏情况。结合脑电图、TCD、CVA、SPECT、PET 等检查有助于脑源性晕厥的诊断。

5. CT、MRI　有助于引起脑源性晕厥病变的发现。

6. X 线检查　可发现有颈椎病及颅脊部畸形改变等。

7. 诱发试验

（1）直立倾斜试验：血管迷走神经性晕厥多呈阳性。

（2）双眼球压迫法：迷走神经兴奋者多呈阳性。

（3）屏气法：屏气晕厥常示阳性。

（4）深呼吸法：呼吸过度所致血源性晕厥常呈阳性。

（5）吹张法：心源性晕厥及反射性晕厥常呈阳性。

（五）鉴别诊断

晕厥与痫性发作有着完全不同的病因及发病机制，但其临床表现存在一定的相似之处，不易区分。由于两者治疗差别很大，因此对它们的鉴别尤为重要。详见表 13-21。

表 13-21　晕厥与痫性发作的鉴别要点

临床特点	痫性发作	晕厥
先兆症状	无或短（数秒）	可较长
与体位的关系	无关	通常在站立时发生
发作时间	白天、夜间均可发生，睡眠时较多	白天较多
皮肤颜色	青紫或正常	苍白
肢体抽搐	常见	无或少见
伴尿失禁或舌咬伤	常见	无或少见
发作后头痛或意识模糊	常见	无或少见
神经系统定位体征	可有	无
心血管系统异常	无	常有
发作间期脑电图	异常	多正常

第三十二节　意识障碍

一、概述（熟悉）

意识是大脑功能活动的综合表现，指个体对外界环境、自身状况以及它们相互联系的确认，包括觉醒和意识内容两个方面。觉醒状态由脑干网状激活系统和丘脑非特异性核团维持和激活；而意识内容变化则主要由大脑皮质病变造成。

二、常见病因（熟悉）

（一）颅内疾病

1. 局限性病变　①脑血管病，如脑出血、脑梗死、短暂性脑缺血发作等；②颅内占位性病变，如原发性颅内肿瘤或转移性颅内肿瘤、脑脓肿、脑肉芽肿、

脑寄生虫囊肿等；③颅脑外伤，如脑挫裂伤、颅内血肿等。

2. 脑弥漫性病变 ①颅内感染性疾病，如各种脑炎、脑膜炎、蛛网膜炎、室管膜炎、颅内静脉窦感染等；②弥漫性颅脑损伤；③蛛网膜下腔出血；④脑水肿；⑤脑变性及脱髓鞘性病变。

3. 癫痫发作

（二）全身性疾病

1. 急性感染性疾病 各种败血症、感染中毒性脑病等。

2. 内分泌与代谢性疾病 如肝性脑病、肾性脑病、肺性脑病、糖尿病昏迷、黏液性水肿昏迷、垂体危象、甲状腺危象、肾上腺皮质功能减退性昏迷、乳酸酸中毒等。

3. 外源性中毒 如催眠药、有机磷杀虫药、工业毒物、一氧化碳等。

4. 缺乏正常代谢物质 ①缺氧；②缺血；③低血糖。

5. 水、电解质平衡紊乱 如低钠血症、低氯性碱中毒、高氯性酸中毒等。

6. 物理性损害 如日射病、热射病、电击伤、溺水等。

三、临床特点（掌握）

（一）以觉醒度改变为主的意识障碍

1. 嗜睡 意识障碍的早期表现，患者表现为睡眠时间过度延长，但能被唤醒，醒后可勉强配合检查及简单问题，停止刺激后继续入睡。

2. 昏睡 昏睡是一种比嗜睡较严重的意识障碍。患者处于较深睡眠，正常外界刺激不能使其觉醒，较强烈刺激可有短时意识清醒，可含糊、简单而不完全地回答提问，当刺激停止后很快入睡。

3. 昏迷 昏迷是一种最为严重的意识障碍。患者的意识完全丧失，对各种强刺激不能使其觉醒，无有目的的自主活动。按严重程度等可分 3 级。

（1）浅昏迷：意识完全丧失，仍有较少的无意识自发动作。疼痛刺激可有回避动作及痛苦表情。各种生理反射（吞咽反射、咳嗽反射、角膜反射、瞳孔对光反应等）存在，生命体征无明显改变。

（2）中昏迷：对外界的正常刺激均无反应，自发动作很少。对强刺激的防御反射、角膜反射和瞳孔对光反射减弱，大、小便潴留或失禁。此时生命体征已有改变。

（3）深昏迷：对各种刺激均无反应，随意活动完全消失，眼球固定，瞳孔散大，各种生理反射消失，大、小便多失禁。可有呼吸不规则、血压下降、全身肌肉松弛、去大脑强直等。

（二）以意识内容改变为主的意识障碍

1. 意识模糊　表现为注意力减退，情感反应淡漠，患者的时间、空间及人物定向明显障碍，思维不连贯，常答非所问，对外界刺激可有反应，但低于正常水平。

2. 谵妄状态　是一种急性的脑高级功能障碍，患者对客观环境的认识及反应能力均有所下降，表现为认识、注意力、定向、记忆功能受损，思维推理迟钝，言语增多，思维不连贯，多伴有觉醒 – 睡眠周期紊乱，甚至可有冲动和攻击行为。常见引起谵妄的原因见表 13–22。

表 13-22　谵妄的常见病因

分类	病因
颅内病变	脑炎、脑膜炎、蛛网膜下腔出血、癫痫等
药物过量或戒断后	抗高血压药物、西咪替丁、胰岛素、抗胆碱能药物、抗癫痫药物、抗帕金森药物、阿片类等
化学品中毒	一氧化碳、重金属及其他工业毒物
其他	肝性脑病、肺性脑病、低氧血症、尿毒症脑病、心力衰竭、心律失常、高血压脑病、伴有发热的系统感染、各种原因引起的电解质紊乱、手术后、甲状腺功能减退、营养不良等

（三）特殊类型的意识障碍

1. 去皮质综合征　多见于因双侧大脑皮质损害而导致的皮质功能减退或丧失，皮质下功能保存。患者表现为意识丧失，但睡眠和觉醒周期存在，能无意识地睁眼、闭眼或转动眼球，但眼球不能随光线或物品转动，貌似清醒但对外界刺激无自发动作。

2. 无动性缄默症　又称睁眼昏迷，由脑干上部和丘脑的网状激活系统受损引起，此时大脑半球及其传出通路无病变，常见于脑干梗死。

3. 植物状态　植物状态是指大脑半球严重受损而脑干功能相对保留的一种状态。持续植物状态是指颅脑外伤后植物状态持续 12 个月以上，其他原因持续在 3 个月以上。

四、诊断思路（掌握）

（一）病史采集

1. 意识障碍的原因常可以通过询问病史来确定　向患者的家人、朋友或其

他近期与患者有过接触的人询问以下问题。①近期的情况：最后看到患者是在什么时候？患者是如何被发现的？以前有神经系统疾病吗？最近是否有外伤或毒物接触？②既往史。③精神病史。④药物治疗史。⑤药物或饮酒史。

2. 针对意识障碍本身的问诊 ①询问意识障碍起病的缓急：急性起病者考虑脑血管病、外伤、中毒等原因；亚急性起病者考虑中枢神经系统感染、代谢性疾病、水及电解质平衡紊乱、脱髓鞘疾病等；缓慢进展的意识障碍考虑颅内占位性疾病、神经系统退行性疾病等原因。②询问意识障碍可能出现的诱因：有无情绪激动、剧烈运动，有无毒物接触史、服用过量药物等。③出现意识障碍前后的病情：如意识障碍前有无剧烈头痛、恶心及呕吐等症状，出现意识障碍后有无抽搐。④有无急性感染、休克、高血压、动脉硬化、糖尿病、肝肾疾病、肺源性心脏病、癫痫、颅脑外伤、肿瘤等病史。⑤意识障碍持续的时间。

（二）体格检查

1. 一般体格检查 包括患者的生命体征、皮肤（寻找是否有外伤、针孔、樱桃红）、呼吸（是否有肝病性的口臭、是否有酒味）、头（有无颅底骨折、血肿和撕裂伤）、耳鼻喉（有无脑脊液耳漏或鼻漏）。

2. 神经系统检查 应对患者进行仔细的神经系统检查以发现患者意识障碍的原因。包括：①意识状态；②双侧瞳孔大小、是否对称，对光反射是否存在；③是否有面瘫及肢体瘫痪；④脑膜刺激征是否阳性；⑤病理征是否阳性。

3. 由于意识障碍可由不同的病因引起，伴发不同症状或体征时对病因诊断有很大提示。 详见表 13-23。

表 13-23　意识障碍伴随不同症状或体征时的可能原因

伴随症状或体征	可能病因
头痛	脑炎、脑膜炎、蛛网膜下腔出血、脑外伤
视盘水肿	高血压脑病、颅内占位性病变
瞳孔散大	脑疝、脑外伤、低血糖、酒精中毒或抗胆碱能药物与拟交感神经药物中毒
瞳孔缩小	吗啡类、巴比妥类、有机磷杀虫药等
肌震颤	乙醇或镇静药过量、拟交感神经药物中毒
偏瘫	脑梗死、脑出血、脑外伤
脑膜刺激征	脑膜炎、脑炎、蛛网膜下腔出血
肌强直	低钙血症、破伤风、弥漫性脑病

续表

伴随症状或体征	可能病因
癫痫发作	脑炎、脑出血、脑外伤、颅内占位性病变、低血糖
发热	脑炎、脑膜炎、败血症
体温过低	低血糖、肝性脑病、甲状腺功能减退
血压升高	脑梗死、脑出血、蛛网膜下腔出血、高血压脑病、肾炎、尿毒症等
低血压	各种原因的休克
心动过缓	甲状腺功能减退、心脏疾病
呼吸缓慢	吗啡、巴比妥类、有机磷杀虫药中毒，银环蛇咬伤

（三）辅助检查

1. 测血糖 以除外低血糖所致意识障碍。

2. 测血生化、肝功能、肾功能、凝血时间、血气分析 以除外肝性脑病、肺性脑病、尿毒症脑病等代谢性原因引起的意识障碍。

3. 心电图、心肌酶、心肌坏死标志物等 以除外心血管疾病所致意识障碍。

4. 头颅 CT（MRI）扫描 对可疑的肿瘤或脓肿患者应进行增强 CT 扫描，具有外伤史的患者要观察骨窗。

5. 腰椎穿刺 以除外脑膜炎、脑炎和蛛网膜下腔出血。

6. 脑电图 以便排除非惊厥性癫痫持续状态、癫痫发作后状态或代谢性昏迷。

7. 其他针对性辅助检查 血毒物监测。

五、处理和转诊（掌握）

监测生命体征，维持生命体征平稳；保持呼吸道通畅，给予患者吸氧；建立静脉通路，测定指尖血的葡萄糖含量，对于低血糖的患者立即给予口服糖水或 50% 葡萄糖溶液 40～60ml 静脉注射；进行血生化相关检查；检查尿常规、心电图和摄胸部 X 线片。

面对意识障碍的患者时，应迅速分析导致意识障碍的原因，相应急症给予对症处置（如低血糖等），待患者生命体征平稳后可转至上级医院进一步诊治，转诊时也一定要密切关注患者的生命体征。

第三十三节 失眠

一、概述（了解）

失眠（insomnia）是以入睡和（或）睡眠维持困难所致的睡眠质量或数量达不到正常生理需求而影响白天社会功能的一种主观体验，是最常见的睡眠障碍性疾病。可表现为入睡困难、清晨早醒、睡眠不深或减少、多梦、易觉醒、惊醒，有时可通宵不眠。对失眠有忧虑或恐惧心理是形成本症的致病心理因素。欧美等国家的患病率在 20%～30%，我国香港的一项研究发现，失眠的发病率在 5.9% 左右。

二、常见病因（熟悉）

一般短暂性失眠多由多种原因引起，如短暂性精神因素、环境因素及时差等原因，这些原因的失眠经过一段时间的调整可完全恢复。长期失眠多由于心理因素、长期从事夜班、生活不规律及长期饮酒等因素导致。失眠的常见原因详见表 13-24。

表 13-24 失眠的常见原因

病因分类	原因	临床特点
精神系统疾病	如抑郁症、强迫症、焦虑症等	多表现为入睡困难和易惊醒、清晨早醒
神经系统疾病	脑动脉硬化、内分泌疾病、慢性中毒等	可有智力减退
躯体疾病	多种躯体疾病所引起的症状都能影响睡眠，如疼痛、瘙痒、咳嗽等	患者常有躯体疾病的临床特点
环境因素	室内噪声、异常气温或气味，或更换生活环境不习惯	与环境明显相关
药物或饮料	如服用兴奋性药物或镇静药物的戒断	用药史可提供线索
生理因素	老年人常有清晨早醒、睡眠不深，妇女妊娠后常有入睡困难、易觉醒	与患者生理特征相关
其他	不规则的生活作息制度、不良的生活习惯	—
原发性失眠	无任何特殊原因	一般无器质性病变，而与医院及患者长期形成的生活行为习惯、性格特征等相关

三、临床特点（熟悉）

1. 尽管国内和国际的多个关于失眠的诊断标准不尽相同，但有以下共同点
①患者主诉有失眠：包括入睡困难（卧床 30 分钟没有入睡）、易醒、频繁觉醒（每夜超过 2 次）、多梦、早醒或醒后再次入睡超过 30 分钟，总睡眠时间不足 6 小时。有上述情况 1 项以上，同时伴有多梦和醒后有头晕、乏力等不适症状。②社会功能受损：白天有头晕、乏力、精力不足、疲劳、昏昏欲睡及注意力不集中等症状，严重者出现认知能力下降从而影响工作和学习。③上述情况每周至少 3 次，持续至少 1 个月。④排除各种神经、精神和躯体疾病导致的继发性失眠。⑤多导睡眠图作为失眠的客观指标，睡眠潜伏期超过 30 分钟；实际睡眠时间每夜少于 6 小时；夜间觉醒时间超过 30 分钟。

2. 失眠的分类 根据失眠持续时间，将失眠分为短暂性失眠（1 周内）、急性失眠（1 周至 1 个月）、亚急性失眠（1～6 个月）和慢性失眠（持续 6 个月以上）。

四、处理（熟悉）

失眠的处理取决于引起失眠的原因，应首先找出引起失眠的原因，然后再根据不同原因进行相应处理，切忌盲目使用镇静催眠药。因此，失眠的治疗包括非药物治疗和药物治疗。

1. 睡眠卫生教育和心理治疗 首先让患者了解一些睡眠卫生知识，消除失眠带来的恐惧，养成良好的睡眠习惯，合理安排睡眠时间。尽量不要饮酒，午后和夜间不要饮茶或含咖啡因的饮料。多做一些体育活动。对于比较严重的失眠患者可进行睡眠行为的控制：有睡意时方上床睡觉；白天尽量不要午睡；睡前 2 小时避免做剧烈的体育运动；无论在夜间睡眠多久，早晨应定时起床等。此外，睡前适当进食可以帮助入睡。

2. 药物治疗 由于多数睡眠药物长期服用会有药物依赖及停药反弹，原则上使用最低有效剂量、间断给药（每周 2～3 次）、短期用药（常规用药不超过 3～4 周）、减药缓慢和逐渐停药（每天减掉原药的 25%）。常见睡眠药物见表 13-25 和表 13-26。

表 13-25 常见睡眠药物

分类	常见药物	特点
巴比妥类	司可巴比妥	巴比妥类是第一代治疗失眠的药物，目前很少用于失眠的治疗

续表

分类	常见药物	特点
苯二氮䓬类	见表 13-26	目前使用最广泛的催眠药；可缩短入睡时间、减少觉醒时间和次数、增加总睡眠时间；但容易形成药物依赖、停药反跳和记忆力下降
新型非苯二氮䓬类	佐匹克隆、唑吡坦、扎来普隆	治疗失眠一线药物，起效快、半衰期短、次晨没有宿醉症状，药物依赖和停药反跳少
其他	褪黑素、抗焦虑药物、抗抑郁药物、中药等	

表 13-26　常见苯二氮䓬类药物分类及特点

类别	半衰期	常见药物	特点
短效类	半衰期＜6 小时	三唑仑、咪达唑仑等	适用于入睡困难和醒后难以入睡者
中效类	半衰期 6～24 小时	替马西泮、劳拉西泮、阿普唑仑等	适用于睡眠浅、易醒和晨起需要保持头脑清醒者
长效类	半衰期＞24 小时	地西泮、氯硝西泮、硝西泮等	起效慢，有抑制呼吸和次日头晕、无力等不良反应

　　3. 转诊　　有以下情况的患者应转至上级医院进一步治疗：①病情复杂、持续时间长、诊断不明者；②严重失眠，伴有躯体疾病或精神症状者；③诊断明确，但经上述治疗效果不佳者；④除睡眠问题，原有躯体疾病或精神疾病加重者。

第十四章 常见病与多发病

第一节 呼吸系统疾病

一、上呼吸道感染

（一）概述（熟悉）

上呼吸道感染是鼻腔、咽或喉部急性炎症的总称，包括普通感冒、病毒性咽炎和（或）喉炎、疱疹性咽峡炎、咽结膜热、细菌性咽－扁桃体炎等一组疾病。常见病原体为病毒，少数是细菌。一般病情较轻，病程较短，预后良好。发病率高，具有一定的传染性，全年皆可发病，但冬、春季节多发，可通过含有病毒的飞沫或被污染的手和用具传播，多为散发，但可在气候突变时流行。

急性上呼吸道感染 70%～80% 由病毒引起，多为流感病毒、呼吸道合胞病毒等。20%～30% 由细菌引起，也可继发于病毒感染之后，以溶血性链球菌为多见，其次为流感嗜血杆菌、肺炎链球菌和葡萄球菌等。当有受凉、淋雨、过度疲劳等诱发因素，使全身或呼吸道局部防御功能降低时，原来存在于上呼吸道或从外界侵入的病毒或细菌可迅速繁殖，引起本病，尤其是老幼体弱或有慢呼吸道疾病如鼻窦炎、扁桃体炎者更易罹患。

（二）临床表现（掌握）

1.症状和体征 根据病因不同，临床表现可有不同的类型。

（1）普通感冒：俗称"伤风"，常见病原体为鼻病毒、冠状病毒、流感病毒和副流感病毒等。以鼻咽部卡他症状如打喷嚏、鼻塞、流清水样鼻涕为主要表现，初期有咽干、咽痒或烧灼感，2～3天后鼻涕变稠。一般无发热及全身症状，或仅有低热、头痛。查体可见鼻腔黏膜充血、水肿、有分泌物，咽部轻度充血。一般 5～7 天可痊愈。

（2）病毒性咽炎和喉炎：急性病毒性咽炎由鼻病毒、腺病毒、流感病毒、副流感病毒等引起。临床特征为咽部发痒和灼热感，咽痛不明显。当有吞咽疼痛时，常提示有链球菌感染，咳嗽少见。急性喉炎多由流感病毒、副流感病毒及腺病毒等引起，临床特征为声嘶、发声困难、咳嗽时疼痛，常有发热、咽痛或咳嗽。体检可见喉部水肿、充血，局部淋巴结轻度肿大和触痛，有时可闻及喉部的喘息声。

（3）急性疱疹性咽峡炎：常由柯萨奇病毒A组引起，表现为明显咽痛、发热，病程约为1周。检查可见咽充血，软腭、腭垂、咽及扁桃体表面有灰白色疱疹及浅表溃疡，周围有红晕。多于夏季发作，多见于儿童，偶见于成人。

（4）咽结膜热：主要由腺病毒、柯萨奇病毒等引起。临床表现有发热、咽痛、畏光、流泪、咽及结膜明显充血。病程4～6天，常发生于夏季，通过游泳传播。儿童多见。

（5）急性咽-扁桃体炎：多由溶血性链球菌引起，其次为流感嗜血杆菌、肺炎链球菌、葡萄球菌等引起。起病急，明显咽痛、畏寒、发热，体温可达39℃以上。检查可见咽部明显充血，扁桃体肿大、充血，表面有黄色点状渗出物，颌下淋巴结肿大、压痛，肺部无异常体征。

2. 并发症 可并发急性鼻窦炎、中耳炎、气管-支气管炎。部分患者也可继发风湿热、肾小球肾炎、心肌炎等。

3. 辅助检查

（1）血常规：病毒性感染，白细胞计数多为正常或偏低，淋巴细胞比例升高。细菌感染时有白细胞计数与中性粒细胞增多和核左移现象。

（2）胸部X线片：无异常所见。

（三）诊断与鉴别诊断（掌握）

1. 诊断 根据病史、鼻咽部的症状和体征，结合血常规和胸部X线检查可做出临床诊断。

2. 鉴别诊断

（1）变应性鼻炎：临床上很像"伤风"，不同的是起病急骤、鼻腔发痒、频繁打喷嚏、流清水样鼻涕，发作与环境变化、气温突变、接触异常气味等有关，持续数分钟至1～2小时症状消失。检查见鼻黏膜苍白、水肿，鼻分泌物涂片可见嗜酸性粒细胞增多。

（2）流行性感冒：常有明显的流行性发病。起病急，全身症状较重，高热、全身酸痛、眼结膜炎症状明显，但鼻咽部症状较轻。

（3）急性气管-支气管炎：临床表现以咳嗽、咳痰为主，有时伴胸骨后痛，鼻部症状较轻；常见外周血白细胞增高，胸部 X 线片常见肺纹理增强。

（4）急性传染病前驱症状：如麻疹、脊髓灰质炎、脑炎等，在患病初期常有上呼吸道症状，在这些病的流行季节或流行区应密切观察，并进行必要的实验室检查，以资区别。

（四）治疗原则和预防（掌握）

1. 治疗 目前尚无特效的抗病毒药物，上呼吸道感染的治疗以对症处理、休息、戒烟、多饮水、保持室内空气流通和防治继发细菌感染为主。

（1）对症治疗：对于卡他症状重者可使用减少鼻咽充血和分泌物的药物，如含有伪麻黄碱的药物氨麻美敏片、双酚伪麻片等，发热可选用含有解热镇痛及抗感冒复合剂或中成药，如对乙酰氨基酚（扑热息痛）、银翘解毒片等。

（2）抗菌药物治疗：普通感冒不需要应用抗菌药物。明确有细菌感染者可根据病原菌选用敏感的抗菌药物。经验用药常用青霉素、第一代头孢菌素、大环内酯类或喹诺酮类。

（3）抗病毒药物治疗：目前尚无特效的抗病毒药物。无发热，免疫功能正常，发病不超过 2 天的患者一般无须应用；免疫缺陷患者（HIV 感染者、长期使用糖皮质激素和免疫抑制药者）可早期常规使用。广谱抗病毒药物**利巴韦林和奥司他韦**有较广的抗病毒谱，对流感病毒、副流感病毒和呼吸道合胞病毒等有较强的抑制作用，可缩短病程。抗病毒中成药也可选用。目前滥用抗病毒药物已造成感冒病毒耐药现象。因此，无用药指征者应避免应用抗病毒药物。

2. 预防 打喷嚏或咳嗽时应用手帕或纸巾掩住口鼻，流行性感冒患者在家或外出时佩戴口罩，以免传染他人；保持良好的个人卫生及环境卫生；勤洗手，均衡饮食、适量运动、充足休息，避免过度疲劳；注意保暖，及时加减衣服；在流行性感冒流行季节前接种流感疫苗也可减少感染的机会或减轻流行性感冒症状。

（五）转诊（掌握）

绝大多数上呼吸道感染可很快被控制，在出现严重的并发症如肺炎、肾小球肾炎、心肌炎等时应转至上级医院诊治。

1. 持续高热＞3 天者。

2. 呼吸困难逐渐加重，发绀，明显气促，呼吸频率＞30/min 或指尖血氧饱和度＜90% 者。

3. 有基础疾病者如脑血管病后遗症、心力衰竭、肾功能或肝功能明显异常、长期卧床者。

4. 合并其他器官感染如肺炎、心肌炎、中耳炎、脑膜炎等患者。

5. 疑似传染性疾病者。

急性小儿上呼吸道感染

（一）概述（常见病因）（熟悉）

急性上呼吸道感染，简称"上感"，俗称"感冒"，是小儿最常见的疾病。根据感染部位的不同，可诊断为"急性鼻炎""急性咽炎""急性扁桃体炎"等。90%以上的病原体为病毒，主要有鼻病毒、呼吸道合胞病毒、流感病毒、副流感病毒、柯萨奇病毒、腺病毒等。细菌感染占10%左右，常见的病原体为溶血性链球菌、肺炎链球菌、流感嗜血杆菌等。肺炎支原体等非典型病原体也可引起"上感"。

掌握要点：

1. 上呼吸道感染发病率占儿科疾病首位。

2. 90%以上由病毒引起，一般不需要使用抗生素治疗。

3. 治疗以对症治疗为主。

（二）临床表现（掌握）

1. 一般类型"上感"

（1）症状：①全身症状，如发热；②局部症状，如咳嗽、鼻塞、流涕、打喷嚏、咽痛；③伴随症状，如呕吐、腹泻、阵发性腹痛、烦躁，甚至热惊厥。一般病程2~3天至1周。

（2）体征：咽部充血，扁桃体肿大，颌下淋巴结及颈部淋巴结肿大伴触痛。肺部听诊无异常。

2. 特殊类型"上感"

（1）疱疹性咽颊炎：①病原体为柯萨奇病毒A组，好发于夏、秋季；②症状有高热、咽痛、流涎、厌食；③体征有咽部充血，咽部可见疱疹，破溃后形成溃疡。病程相对一般类型"上感"长，一般1周以上。

（2）咽结合膜热：①病原体为腺病毒3型和7型，常发生于春、夏季。发热、咽炎、结膜炎为特征。②症状有发热、咽痛、眼部刺痛充血。③体征有咽部充血，一侧或两侧球结膜充血。病程较长，为1~2周。

（三）诊断（鉴别诊断）[掌握（熟悉）]

1. 诊断 发热、咽痛、咳嗽、鼻塞、流涕＋咽部充血等体征＋无下呼吸道感染证据，可以诊断上呼吸道感染。

2. 鉴别诊断

（1）流行性感冒：有流行性，周身症状重，卡他症状轻。

（2）急性传染病早期：如麻疹、猩红热等病初都有"上感"症状，但都有相应发疹的特点和体征。

（3）急性阑尾炎：腹痛持续，同时有麦氏点固定压痛。

（4）变应性鼻炎：一般有明确的既往过敏病史，无发热，鼻塞、流涕、打喷嚏症状时间较长。

（5）手足口病：手、足、皮肤典型皮疹 + 咽部疱疹是特征性的特征。

（四）治疗原则与预防（掌握）

1. 治疗原则

（1）一般治疗：自限性疾病，对症治疗为主。注意休息，多饮水，补充多种维生素等。

（2）病原治疗

①抗病毒药：主张早期应用。常用抗病毒药物利巴韦林（病毒唑），疗程为3~5天。若为流感病毒感染，可口服磷酸奥司他韦（达菲、可威）。病毒性结膜炎可用0.1%阿昔洛韦滴眼液滴眼。

②抗生素：一般不需要使用抗生素，除非有细菌感染证据时。常用的抗生素有青霉素类、头孢菌素类、大环内酯类药物，疗程3~5天。溶血性链球菌感染，青霉素疗程应为10~14天。

（3）对症治疗

①退热：可口服对乙酰氨基酚或布洛芬，亦可用冷敷、温湿敷或温水溶。

②止惊：如发生高热惊厥者可给予镇静药物止惊处理。

（4）中医中药治疗：目前多采用中成药，如蒲地蓝口服液、金银花口服液等。

2. 预防 加强体育锻炼以增强抵抗力；适当营养，防治佝偻病及营养不良；避免去人多拥挤、通风不畅的公共场所。

（五）转诊（掌握）

热程长、发生高热惊厥、发热伴皮疹，出现并发症者应转诊至上级医疗机构。

知识点

1. 上、下呼吸道的分界处为环状软骨。

2. 引起上呼吸道感染最常见的病原体是病毒。

3. 急性上呼吸道感染的治疗原则是对症治疗。

4. 链球菌性上呼吸道感染后2～3周可引起急性肾小球肾炎。

5. 上呼吸道感染的治疗包括：①注意休息，保持良好的生活环境；②病毒感染，可使用利巴韦林；③发生高热惊厥时可降温、镇静、止痉等；④高热可口服退热药或物理降温。

二、急性气管－支气管炎

（一）概述（熟悉）

急性气管－支气管炎是由生物、物理、化学刺激或过敏等因素引起的气管－支气管黏膜的急性炎症，主要症状有咳嗽和咳痰。常见于寒冷季节或气候突变时。可以由病毒、细菌直接感染，也可因急性上呼吸道感染的病毒或细菌蔓延引起。

1. 致病微生物　常见病毒为腺病毒、流感病毒（甲、乙）、冠状病毒、鼻病毒、单纯疱疹病毒、副流感病毒。常见细菌为流感嗜血杆菌、肺炎链球菌、卡他莫拉菌等，衣原体和支原体感染有所增加。也可在病毒感染的基础上继发细菌感染。

2. 理化因素　冷空气、粉尘、刺激性气体或烟雾（如二氧化硫、二氧化氮、氨气、氯气等）的吸入，对气管－支气管黏膜急性刺激和损伤引发气管－支气管的炎症。

3. 变态反应　吸入多种变应原包括花粉、有机粉尘、真菌孢子、有机粉尘等；或对细菌蛋白质的过敏，均可引起气管－支气管炎症反应。

（二）临床表现（掌握）

1. 症状　起病较急，常先有上呼吸道感染的症状，继而出现咳嗽、咳痰，先为干咳或少量黏液性痰，随后可转为黏液脓性痰或脓性痰，痰量增多，咳嗽加剧，偶可痰中带血。全身症状一般较轻，可有发热，体温多于3～5天降至正常；咳嗽、咳痰可延续2～3周才消失。如迁延不愈，可演变成慢性支气管炎。如支气管发生痉挛，可出现程度不等的气促，伴胸骨后发紧感。

2. 体征　体征不多，多数患者呼吸音正常或呼吸音粗，两肺可闻及散在干、湿性啰音。啰音部位不固定，咳嗽后可减少或消失。

3. 辅助检查　外周血中白细胞计数和分类多无明显改变。细菌感染时白细胞总数和中性粒细胞增高；痰培养可发现致病菌；X线胸片检查，大多数表现正常或仅有肺纹理增粗。

（三）诊断与鉴别诊断（掌握）

1. 诊断　根据病史、咳嗽和咳痰等呼吸道症状以及两肺散在干、湿啰音等体征，结合血象和 X 线胸片检查，可做出临床诊断，进行病毒和细菌检查，可确定病因诊断。

2. 鉴别诊断

（1）流行性感冒：起病急骤，发热较高，鼻部卡他症状明显，全身中毒症状如全身酸痛、头痛、乏力等明显而呼吸道局部症状较轻。常有流行病史，依据病毒分离和血清学检查可以鉴别。

（2）急性上呼吸道感染：鼻咽部症状明显，卡他症状重，常有咽痛，一般无咳嗽、咳痰，肺部无异常体征。

（3）其他肺部疾病：支气管肺炎、肺结核、肺癌、肺脓肿、麻疹、百日咳等多种疾病可伴有咳嗽、咳痰的症状，应详细询问病史及检查，以资鉴别。

（四）处理原则（掌握）

1. 一般治疗　要注意休息、保暖、多饮水、补充足够的热量。

2. 抗感染药物治疗　有明确的细菌感染证据时应给予抗菌药物治疗，根据感染的病原体及药物敏感试验选择抗菌药物治疗。未能得到病原菌阳性结果前，可给予经验性抗菌治疗，选用社区感染常见病原体敏感的药物如大环内酯类、青霉素类、头孢菌素类和喹诺酮类等药物。多数患者口服抗菌药物即可，症状较重者可用肌内注射或静脉滴注。

3. 对症治疗　咳嗽无痰者可用镇咳药物如右美沙芬、喷托维林（咳必清）或复方甘草合剂等；咳嗽有痰而不易咳出者可选用化痰药如盐酸氨溴索、溴己新、桉柠蒎等；也可雾化生理盐水帮助祛痰；中成药镇咳祛痰药也可选用。有支气管痉挛或气道高反应时，可用平喘药如口服茶碱、多索茶碱，吸入 β_2 受体激动药等；发热可用解热镇痛药如对乙酰氨基酚（扑热息痛）、布洛芬等。

三、慢性阻塞性肺疾病

（一）概述（熟悉）

1. 定义　慢性阻塞性肺疾病（COPD）是一种具有气流受限特征的肺部疾病，气流受限不完全可逆，呈进行性发展。COPD 与慢性支气管炎和肺气肿密切相关。慢性支气管炎是指支气管壁的慢性、非特异性炎症。如患者每年咳嗽、咳痰达 3 个月以上，连续 2 年或更长，并可除外其他已知原因的慢性咳嗽，可以诊为慢性支气管炎。肺气肿则指肺部终末细支气管远端气腔出现异常持久的扩张，并伴有肺泡壁和细支气管的破坏而无明显的肺纤维化。当慢性支气管炎和（或）肺气肿患者肺功能检查出现气流受限并且不能完全可逆时，则能诊断 COPD。

2. 流行病学 COPD 是呼吸系统疾病中的常见病和多发病，患病率和病死率均高。死亡率居所有死因的第 4 位，且有逐年增加之势。我国北部和中部地区农村 COPD 的患病率占 15 岁以上人群的 3%。

3. 引起 COPD 的危险因素 包括环境因素及个体易感因素两个方面，两者相互影响。

（1）环境因素

①吸烟：吸烟为 COPD 的重要发病因素，吸烟能使支气管上皮纤毛变短，不规则，纤毛运动发生障碍，降低局部抵抗力，削弱肺泡吞噬细胞的吞噬、灭菌作用，又能引起支气管痉挛，增加气道阻力。吸烟者肺功能的异常率较高，FEV_1 的年下降率较快。

②职业性粉尘和化学物质：如烟雾、过敏原、工业废气及室内空气污染等的浓度过大或接触时间过久，均可导致与吸烟无关的 COPD 发生。接触某些特殊物质、刺激性物质、有机粉尘及过敏原均能使气道反应性增加。

③空气污染：化学气体如氯、氧化氮、二氧化硫等，粉尘如二氧化硅、煤尘、棉尘、蔗尘等烹调时产生的大量油烟和燃料产生的烟尘均为 COPD 的危险因素。

④呼吸道感染：呼吸道感染是 COPD 发病和加剧的另一个重要因素，肺炎链球菌和流感嗜血杆菌可能为 COPD 急性发作的主要病原菌。病毒、肺炎衣原体和肺炎支原体亦与 COPD 发病有关。儿童期重度呼吸道感染与成年时肺功能降低及呼吸系统症状发生有关。

⑤其他：如免疫功能紊乱、社会经济地位等。

（2）个体因素：某些遗传因素可增加 COPD 发病的危险性。**已知的遗传因素为 α_1- 抗胰蛋白酶缺乏**。重度 α_1- 抗胰蛋白酶缺乏与非吸烟者的肺气肿形成有关。气道高反应性、肺发育和生长不良的个体易罹患 COPD。

（二）临床表现（掌握）

1. 症状 COPD 起病缓慢。病程长。

（1）多有长期吸烟史或职业性、环境有害物质接触史。

（2）好发于秋、冬寒冷季节，常有反复呼吸道感染及急性加重史。

（3）慢性咳嗽：通常为首发症状。也有少数患者虽有明显气流受限但无咳嗽症状。

（4）咳痰：咳嗽后通常咳少量黏液性痰，部分患者在清晨较多；合并感染时痰量增多，常有脓性痰、血痰或咯血。

（5）气短或呼吸困难：这是 COPD 的标志性症状，早期仅于劳力时出现，休息时可以缓解；以后逐渐加重，以致日常活动甚至休息时也感气短或呼吸困难。部分患者特别是重度患者有喘息和胸闷。

（6）其他症状：晚期患者常有体重下降、食欲减退、营养不良、乏力、精神抑郁和（或）焦虑等。

（7）COPD 后期出现低氧血症和（或）高碳酸血症、呼吸衰竭的症状，如发绀、头痛、嗜睡、神志恍惚等，可并发慢性肺源性心脏病和右心衰竭。

2. 体征 COPD 早期体征可不明显。随疾病进展常出现肺气肿的体征。

（1）视诊：<u>桶状胸</u>、胸骨下角增宽及腹部膨隆等；常见呼吸变浅，频率增快，辅助呼吸肌如斜角肌及胸锁乳突肌参加呼吸运动，重症可见胸腹矛盾运动；低氧血症者可出现黏膜及皮肤发绀，伴右心衰竭者可见下肢水肿。

（2）触诊：双侧语颤减弱。

（3）叩诊：<u>肺叩诊可呈过清音</u>；心浊音界缩小；肺下界和肺肝界下降。

（4）听诊：<u>两肺呼吸音可减低，呼气延长，平静呼吸时可闻及干啰音和（或）湿啰音</u>；心音遥远，剑突部心音较清晰响亮。

3. 辅助检查

（1）肺功能检查：**是判断气流受限的主要客观指标，对 COPD 诊断、严重程度评价、疾病进展、预后及治疗反应等有重要意义。**其中第 1 秒用力呼气容积占用力肺活量百分比（FEV_1 / FVC）是评价气流受限的一项敏感指标。第 1 秒用力呼气容积占预计值百分比（$FEV_1\%$ 预计值），是评估 COPD 严重程度的良好指标，其变异性小，易于操作。**吸入支气管舒张药后 $FEV_1/FVC < 70\%$ 及 $FEV_1 < 80\%$ 预计值者，可确定为不完全可逆性气流受限。**

肺总量（TLC）、功能残气量（FRC）和残气量（RV）增高，肺活量（VC）减低，RV/TL 增高。

（2）胸部 X 线检查：COPD 早期 X 线胸片可无变化，以后可出现肺纹理增粗、紊乱等非特异性改变，也可出现肺气肿改变：肺容积增大，胸腔前后径增长，肋骨走向变平，肺野透亮度增高，横膈位置低平，心脏悬垂狭长，肺门血管纹理呈残根状，肺野外周血管纹理纤细、稀少等，有时可见肺大疱形成。并发肺动脉高压和肺源性心脏病时，除右心增大的 X 线征外，还可有肺动脉圆锥膨隆、肺门血管影扩大及右下肺动脉增宽等。X 线胸片改变对 COPD 诊断特异性不高，主要作为确定肺部并发症及与其他肺疾病鉴别之用。

（3）胸部 CT 检查：CT 检查不应作为 COPD 的常规检查，对有疑问病例的鉴别诊断有一定意义。

（4）血气检查：对确定发生低氧血症、高碳酸血症、酸碱平衡失调以及判

断呼吸衰竭的类型有重要价值。

（5）其他：COPD合并细菌感染时，血白细胞计数增高，核左移。痰培养可能检出病原菌。

（三）诊断与鉴别诊断（掌握）

1.诊断 主要根据吸烟等高危因素史、临床症状、体征及肺功能检查等综合分析确定。

（1）诊断COPD的必备条件：**不完全可逆的气流受限是COPD诊断的必备条件。吸入支气管舒张药后 $FEV_1/FVC < 70\%$ 及 $FEV_1 < 80\%$ 预计值可确定为不完全可逆性气流受限。**有少数患者并无咳嗽、咳痰症状，仅在肺功能检查时 $FEV_1/FVC < 70\%$，而 $FEV_1 \geqslant 80\%$ 预计值，在除外其他疾病后，亦可诊断为COPD。

（2）根据 FEV_1/FVC、$FEV_1\%$ 预计值和症状可对COPD的严重程度做出分级，见表14-1。

表 14-1　COPD 严重程度临床分级

级别	分级标准
Ⅰ级（轻度）	$FEV_1/FVC < 70\%$ $FEV_1 \geqslant 80\%$ 预计值 有或无慢性咳嗽、咳痰症状
Ⅱ级（中度）	$FEV_1/FVC < 70\%$ $50\% \leqslant FEV_1 < 80\%$ 预计值 有或无慢性咳嗽、咳痰、呼吸困难症状
Ⅲ级（重度）	$FEV_1/FVC < 70\%$ $30\% \leqslant FEV_1 < 50\%$ 预计值 有或无慢性咳嗽、咳痰、呼吸困难症状
Ⅳ级（极重度）	$FEV_1/FVC < 70\%$ $FEV_1 < 30\%$ 预计值或 $FEV_1 < 50\%$ 预计值 伴呼吸衰竭或右心衰竭的临床征象

（3）COPD病程分期：急性加重期（慢性阻塞性肺疾病急性加重）指在疾病过程中，短期内咳嗽、咳痰、气短和（或）喘息加重、痰量增多，呈脓性或黏液脓性，可伴发热等症状；稳定期则指患者咳嗽、咳痰、气短等症状稳定或症状轻微。

2.鉴别诊断

（1）支气管哮喘：多在儿童或青少年期起病，以发作性喘息为特征，发作时两肺布满哮鸣音，缓解后症状消失，常有家庭或个人过敏史。哮喘的气流受限多为可逆性，支气管舒张试验阳性。

（2）支气管扩张：有反复发作咳嗽、咳痰史，常反复咯血。合并感染时有多量脓性痰。查体常有肺部固定性湿啰音。部分胸部 X 线片显示肺纹理粗乱或呈卷发状，高分辨 CT 可见支气管扩张改变。

（3）肺结核：可有午后低热、乏力、盗汗等结核中毒症状，痰涂片可发现结核分枝杆菌，胸部 X 线片检查可发现肺尖、锁骨上下密度不均的病灶。

（4）肺癌：有慢性咳嗽、咳痰，近期痰中可带血，并反复发生，伴有消瘦，胸部 X 线片及 CT 可发现占位病变或阻塞性肺不张或肺炎。痰细胞学检查、纤维支气管镜检查以及肺活检，可有助于明确诊断。

（5）其他原因所致呼吸气腔扩大：肺气肿是一病理诊断名词。呼吸气腔均匀、规则扩大而不伴有肺泡壁的破坏时，虽不符合肺气肿的严格定义，但临床上也常习惯称为肺气肿，如代偿性肺气肿、老年性肺气肿、Down 综合征中的先天性肺气肿等。临床表现可以出现劳力性呼吸困难、肺气肿体征，但肺功能测定没有气流受限的改变，即 $FEV_1/FVC \geqslant 70\%$，与 COPD 不同。

3. 并发症

（1）慢性呼吸衰竭和酸碱平衡失调：常在 COPD 急性加重时发生，其症状明显加重，发生低氧血症和高碳酸血症，可具有缺氧和二氧化碳潴留的临床表现，如呼吸困难、发绀、多汗、嗜睡、精神萎靡等。

（2）自发性气胸：如有突然加重的呼吸困难，并伴有明显的发绀，患侧肺部叩诊为鼓音，呼吸音减弱或消失，应考虑并发自发性气胸，通过 X 线检查可以确诊。

（3）慢性肺源性心脏病：由于 COPD 肺病变引起肺血管床减少及缺氧致肺动脉痉挛、血管重塑，导致肺动脉高压、右心室肥厚扩大，最终发生右心功能不全。

（四）治疗原则与预防（掌握）

1. 稳定期治疗

（1）教育和劝导患者戒烟，因职业或环境粉尘、刺激性气体所致者，应脱离污染环境。

（2）支气管舒张药：包括短期按需应用以暂时缓解症状和长期规律应用以预防和减轻症状两类。

①抗胆碱药：是 COPD 常用的制剂，短效制剂为异丙托溴铵气雾剂吸入，持续 6～8 小时，每次 40～80μg，每天 3～4 次；长效制剂为噻托溴铵，18μg，每天 1 次吸入。这些药物起效较沙丁胺醇慢，作用温和，不良反应小，主要不良反应为口干。

②$β_2$肾上腺素受体激动药：短效制剂为沙丁胺醇气雾剂，每次100～200μg（1～2喷），吸入，疗效持续4～5小时，每24小时不超过8～12喷。特布他林气雾剂亦有同样作用。长效$β_2$肾上腺素受体激动药有沙美特罗、福莫特罗等，必要时可选用。常见不良反应是手抖，偶见心悸。

③**茶碱类**：茶碱缓释或控释片0.2g，早、晚各1次；氨茶碱0.1g，每日3次。常见不良反应是手抖，偶见心悸。

（3）祛痰药：对痰不易咳出者可应用，但疗效不确实。常用药物有盐酸氨溴索，30mg，每日3次，口服。

（4）长期家庭氧疗（LTOT）：对COPD慢性呼吸衰竭者可提高生活质量和生存率。LTOT指征为①PaO_2≤55mmHg或SaO_2≤88%，有或无高碳酸血症。②PaO_2 55～60mmHg或SaO_2<89%，并有肺动脉高压、右心衰竭或红细胞增多症（血细胞比容>0.55）。一般用鼻导管吸氧。氧流量为1～2L/min，每天吸氧时间>15小时。目的是使患者在海平面、静息状态下，达到PaO_2≥60mmHg和（或）使SaO_2升至90%。

（5）长期吸入糖皮质激素：对于COPD合并哮喘的患者，长期吸入糖皮质激素有一定的效果，联合吸入长效$β_2$肾上腺素受体激动药效果更好。可吸入沙美特罗/氟替卡松（50/500μg）或布地奈德/福莫特罗（320/4.5μg）。

（6）康复治疗：康复治疗可使因进行性气流受限、严重呼吸困难而很少活动的患者改善活动能力、提高生活质量。它包括呼吸生理治疗、肌肉训练、营养支持、精神治疗与教育等多方面措施。包括帮助患者咳嗽，用力呼气以促进分泌物清除；进行缩唇呼吸以及避免快速浅表的呼吸；步行、登楼梯、踏车、腹式呼吸锻炼等。在营养支持方面，应要求达到理想的体重；同时避免过高糖类饮食和过高热量摄入，以免产生过多的二氧化碳。

（7）外科治疗：可视情况行肺大疱切除术、肺减容术、肺移植术。

2. 急性加重期治疗 确定急性加重期的原因及病情严重程度。根据病情严重程度决定门诊或住院治疗。最多见的急性加重原因是细菌或病毒感染。

（1）控制性吸氧：发生低氧血症者可鼻导管吸氧，一般吸入氧流量为1～2L/min（浓度为28%～30%），应避免吸入氧浓度过高引起二氧化碳潴留。有条件时可监测动脉血气。

（2）抗菌药物：患者呼吸困难加重，咳嗽伴痰量增加、有脓性痰是应用抗菌药物的指征。应根据患者所在地常见病原菌类型及药物敏感情况积极选用抗生素治疗。如给予β-内酰胺类或β-内酰胺酶抑制药；第二代头孢菌素、大环内酯类或喹诺酮类。如门诊可用阿莫西林/克拉维酸、头孢呋辛、左氧氟沙星等。住院患者当根据疾病严重程度和可能的病原体更积极地给予经验性抗菌治疗，一般多采用静脉滴注给药。

（3）支气管舒张药：使用药物同稳定期，可视情况增加使用频率和剂量。有严重喘息症状者可给予较大剂量雾化吸入治疗，如应用沙丁胺醇2500μg或异丙托溴胺500μg，或沙丁胺醇1000μg加异丙托溴铵250～500μg通过小型雾化吸入器给患者吸入治疗以缓解症状。

（4）糖皮质激素：对需住院治疗的急性加重期患者可考虑在支气管舒张药的基础上加用口服泼尼松龙30～40mg/d，也可静脉给予甲泼尼龙40mg/d。短期内使用，**连续5~7天。**

（5）其他：合理补充液体和电解质，积极排痰，积极处理伴随疾病（如糖尿病）或并发症（如呼吸衰竭、肾功能不全等）。

3. 预防　主要是避免发病的高危因素、急性加重的诱发因素以及增强机体免疫力。**戒烟是预防COPD的重要措施**，在疾病的任何阶段戒烟都有益于防止COPD的发生和发展。控制职业和环境污染；积极防治婴幼儿和儿童期的呼吸系统感染，可能有助于减少以后COPD的发生。流感疫苗、肺炎链球菌疫苗等对防止COPD患者反复感染可能有益。加强体育锻炼，提高机体免疫力，可帮助改善机体一般状况。此外，监测有COPD高危因素人群的肺功能，以便早期发现COPD及干预。

（五）转诊（掌握）

1. 原有症状显著加剧，如突然出现的静息状态下呼吸困难。

2. 出现新的体征（如发绀、外周水肿）。

3. 急性加重期经社区医院积极治疗效果不佳。

4. 有严重的伴随疾病如慢性呼吸衰竭、酸碱平衡失调、自发性气胸、心力衰竭。

5. 高龄患者的COPD急性加重。

6. 病情严重需要呼吸机支持或需入住ICU。

四、支气管哮喘

（一）概述（熟悉）

支气管哮喘（简称哮喘）是由多种细胞（如嗜酸性粒细胞、肥大细胞、T细胞、中性粒细胞、气道上皮细胞等）和细胞组分参与的气道慢性炎症性疾病。这种慢性炎症导致气道反应性增加，通常出现广泛多变的可逆性气流受限，并引起反复发作性的喘息、气急、胸闷或咳嗽等症状，常在夜间和（或）清晨发作、加剧，多数患者可自行缓解或经治疗缓解。

哮喘的发病机制不完全清楚。变态反应、气道炎症、气道反应性增高及神经等因素及其相互作用被认为与哮喘的发病关系密切。

1. 变态反应 吸入外源性变应原（尘螨、花粉、真菌等）的同时立即发生支气管平滑肌痉挛，黏膜水肿，分泌物增多，即几乎在吸入变应原的同时立即发生反应，15～30分钟达高峰，2小时后逐渐恢复正常，属速发相哮喘反应。

2. 气道慢性炎症 被认为是哮喘的本质，肥大细胞、嗜酸性粒细胞及肺泡巨噬细胞等炎症细胞释放多种炎症介质和细胞因子，使气道反应性增高，气道收缩，黏液分泌增加，血管渗出增多，属迟发相哮喘反应，临床症状重，常呈持续性哮喘表现，肺功能损害严重而持久。

3. 神经－受体失衡 哮喘患者 α 受体、M_1 受体、M_3 受体、P 物质受体等功能增强，而 β_2 受体、M_2 受体等受体功能不足，使哮喘患者的气道对各种免疫和物理、化学物质的刺激因子呈高反应。

4. 其他 感染、药物（如阿司匹林）、运动、遗传、胃食管反流、心理因素等。

（二）临床表现（掌握）

1. 症状 为发作性伴有哮鸣音的呼气性呼吸困难或发作性胸闷和咳嗽。严重者被迫采取坐位或端坐呼吸，干咳或咳大量白色泡沫痰，甚至出现发绀等。有时咳嗽是唯一的症状（称咳嗽变异性哮喘）。哮喘症状可在数分钟内发作，经数小时至数天，用支气管舒张药或自行缓解。某些患者在缓解数小时后再次发作。在夜间及凌晨发作和加重常是哮喘的特征之一。有些青少年，其哮喘症状表现为运动时出现胸闷、咳嗽和呼吸困难（称运动性哮喘）。

2. 体征 发作时胸部呈过度通气状态，有广泛的哮鸣音，呼气音延长。但在轻度哮喘或非常严重哮喘发作，哮鸣音可不出现，后者称为寂静胸。严重哮喘患者可出现心率增快、奇脉、胸腹矛盾运动和发绀。非发作期体检可无异常。

3. 辅助检查

（1）通气功能检测：在哮喘发作时呈阻塞性通气功能障碍，呼气流速指标显著下降，第1秒用力呼气容积（FEV_1）、第1秒用力呼气容积占用力肺活量比值（FEV_1／FVC）、最大呼气中期流速（MMEF）以及呼气峰值流速（PEF）均减少。缓解期上述通气功能指标可逐渐恢复。

（2）支气管激发试验：用以测定气道反应性。常用吸入激发药为醋甲胆碱、组胺。激发试验只适用于 FEV_1 在正常预计值的 70% 以上的患者。在设定的激发剂量范围内，如 FEV_1 下降＞20%，可诊断为激发试验阳性。

（3）支气管舒张试验：用以测定气道气流受限的可逆性。常用吸入型的支气管舒张药有沙丁胺醇、特布他林等，如 FEV_1 较用药前增加＞15%，且其绝对值增加＞200ml，可诊断为舒张试验阳性。

（4）PEF 及其变异率测定：若昼夜（或凌晨与下午）PEF 变异率≥20%，则符合气道气流受限可逆性改变的特点。

（5）动脉血气分析：严重发作时可有 PaO_2 降低。由于过度通气可使 $PaCO_2$ 下降，pH 上升，表现呼吸性碱中毒。重症哮喘时气道阻塞严重，缺氧加重并 $PaCO_2$ 上升，表现呼吸性酸中毒。如缺氧明显，可合并代谢性酸中毒。

（6）胸部 X 线检查：在哮喘发作早期可见两肺透亮度增加，呈过度充气状态；在缓解期多无明显异常。如并发呼吸道感染，可见肺纹理增加及炎性浸润阴影。同时要注意肺不张、气胸或纵隔气肿等并发症的存在。

（7）特异性变应原的检测：有助于对患者的病因诊断和避免或减少对该致敏因素的接触。包括体外检测和皮肤变应原测试。

（三）诊断与鉴别诊断（掌握）

1. 诊断标准

（1）反复发作喘息、气急、胸闷或咳嗽，多与接触变应原、冷空气、理化性刺激、病毒性上呼吸道感染、运动等有关。

（2）发作时在双肺可闻及散在或弥漫性、以呼气相为主的哮鸣音，呼气相延长。

（3）上述症状可经治疗缓解或自行缓解。

（4）除外其他疾病所引起的喘息、气急、胸闷和咳嗽。

（5）临床表现不典型者（如无明显喘息或体征）至少应有下列 3 项中的 1 项：①支气管激发试验或运动试验阳性；②支气管舒张试验阳性；③昼夜 PEF 变异率≥20%。

符合第 1～4 条或第 4、第 5 条者，可以诊断为支气管哮喘。

2. 支气管哮喘的分期　支气管哮喘可分为急性发作期、慢性持续期和缓解期。

（1）急性发作期：急性发作期是指气促、咳嗽、胸闷等症状突然发生或加剧，常有呼吸困难，根据急性发作时严重程度的评估给予适当处理。

（2）慢性持续期：是指在相当长的时间内，每周均不同频度和（或）不同程度地出现症状（喘息、气急、胸闷、咳嗽等）。

缓解期是指经过治疗或未经治疗症状、体征消失，肺功能恢复到急性发作前水平，并维持 4 周以上。

3. 支气管哮喘发作病情严重程度分级　哮喘患者的病情严重程度分级评估应分为 3 个部分：治疗前、治疗期间及急性发作时病情严重程度的分级。后者已在前面叙述。2006 年新版全球哮喘防治创议（GINA）推荐按照哮喘控制的水平对病情严重程度分级（表 14-2 和表 14-3）。

表 14-2　哮喘急性发作期不同严重程度的临床表现

程度	症状	体征
轻度	活动后气短，说话连续成句	呼吸频率略增加，双肺可闻及哮鸣音
中度	稍微活动即气短，说话常有中断	呼吸频率增加，可见三凹征
重度	休息时仍气短，说话困难，烦躁	呼吸频率＞30/min，心率＞120/min，响亮弥漫的喘鸣音，三凹征
极重度	端坐呼吸，大汗，不能讲话	呼吸音减弱或消失，胸腹矛盾运动

表 14-3　哮喘控制水平分级

项目	完全控制（满足以下所有条件）	部分控制（在任何 1 周内出现以下 1~2 项特征）	未控制（在任何 1 周内出现以下 ≥ 3 项特征）
日间症状	无（或≤2次/周）	＞2次/周	＞2次/周
活动受限	无	有	有
夜间症状憋醒	无	有	有
需要使用缓解药的次数	无（或≤2次/周）	＞2次/周	＞2次/周
肺功能（PEF 或 FEV_1）	正常或≥正常预计值/本人最佳值的80%	＜正常预计值（或本人最佳值）的80%	＜正常预计值（或本人最佳值）的80%
急性发作	无	≥每年1次	在任何1周内出现1次

4. 鉴别诊断　需要和心源性哮喘、慢性阻塞性肺疾病、肺癌引起的大气道梗阻、变态反应性肺浸润等相鉴别。

（四）治疗原则与预防（掌握）

1. 治疗目标　哮喘长期治疗的目标是达到并维持症状控制；维持正常的活动水平，包括运动；尽可能维持肺功能接近正常；防止哮喘急性发作；防止哮喘药物治疗的不良反应；避免哮喘患者死亡。

2. 治疗哮喘的药物　可以分为控制药物和缓解药物两大类。①**控制药物**：通过抑制气道炎症，预防哮喘发作，需要长期每天使用。首选吸入性糖皮质激素（ICS），还包括白三烯调节药、长效 β_2 受体激动药（须与 ICS 联合应用）、缓释茶碱、色甘酸钠等。② **缓解药物**：能迅速解除支气管平滑肌痉挛、缓解气喘症状，通常按需使用。首选速效吸入 β_2 受体激动药，还包括全身用糖皮质激素、吸入性短效抗胆碱药物、茶碱及口服 β_2 受体激动药等。

（1）吸入性糖皮质激素（ICS）：抑制气道炎症的多个环节；减少微血管渗漏；降低气道高反应。常用药物有二丙酸倍氯米松（BDP）、布地奈德、丙酸氟替卡松。

（2）β_2受体激动药：激活腺苷酸环化酶，使细胞内的 cAMP 含量增加，游离 Ca^+ 减少，松弛气道平滑肌，缓解哮喘症状。常用药物有沙丁胺醇气雾剂（万托林）、特布他林。

（3）茶碱：抑制磷酸二酯酶，提高细胞内 cAMP 浓度；刺激肾上腺分泌肾上腺素，增强呼吸肌的收缩；增强气道纤毛功能；抗炎；还具有强心、利尿、扩张冠状动脉、兴奋呼吸中枢作用。常用药物有氨茶碱、多索茶碱，可口服和静脉应用。

（4）抗胆碱药物：与气道平滑肌上 M_3 受体结合，舒张支气管。常用药物有溴化异丙托品、噻托溴铵。

（5）白三烯受体调节药：抑制肥大细胞和嗜酸性粒细胞释放半胱胺酰白三烯的致喘和致炎作用。常用药物有孟鲁司特。

（6）其他治疗哮喘药物

①抗组胺、抗过敏药物：口服酮替芬、氯雷他定和曲尼司特等具有抗过敏和较弱的平喘作用，有助于过敏性哮喘的治疗。其不良反应主要是嗜睡。②中医中药：采用辨证施治，有助于减轻哮喘症状和缓解期哮喘的治疗。

3. 治疗方案的确定和选择 根据哮喘病情控制分级制定治疗方案（图 14-1）。

← 降 级		治疗级别	升 级 →	
第1级	第2级	第3级	第4级	第5级
哮喘教育、环境控制				
按需使用短效β_2受体激动药	按需使用短效β_2受体激动药			
控制性药物	选用1种	选用1种	加用1种或以上	加用1种或2种
	（1）低剂量的ICS（2）缓释茶碱	（1）低剂量的ICS加LABA（气雾剂）（2）低剂量的ICS加缓释茶碱（3）中、高剂量的ICS（4）低剂量的ICS加白三烯调节药	（1）中、高剂量的ICS加缓释茶碱（2）LABA(气雾剂)（3）白三烯调节药	（1）口服最小剂量的糖皮质激素（2）缓释茶碱

注：如联合长效β_2受体激动药LABA治疗，首先选择气雾剂；ICS为吸入性糖皮质激素

图 14-1 哮喘病情控制分级治疗方案

［引自：中国支气管哮喘防治指南（基层版）. 中国实用内科杂志，2013，33（8）：615-622.］

4. 哮喘急性发作的处理　可查到诱因者应尽快祛除并避免。如脱离污染环境、避免接触过敏原；有感染证据者应积极控制感染。可静脉滴注茶碱，推荐全身使用的糖皮质激素如氢化可的松琥珀酸钠、泼尼松、泼尼松龙和甲泼尼龙，联合吸入 β_2 受体激动药和抗胆碱能药物能取得更好的支气管舒张作用。

（1）轻度：吸入糖皮质激素（二丙酸倍氯米松 200～500μg），有症状时吸入 β_2 受体激动药；效果不佳时加用茶碱类或抗胆碱能类药物。

（2）中度：吸入糖皮质激素类（二丙酸倍氯米松 500～1000μg）；规则吸入 β_2 受体激动药或联合抗胆碱能类 / 口服 β_2 受体激动药 /LT 调节药；效果不佳时可持续雾化吸入 β_2 受体激动药或口服糖皮质激素。

（3）重度：氧疗；补液，维持水、电解质、酸碱平衡；β_2 受体激动药持续雾化吸入、静脉全身激素（甲泼尼龙 80～160mg/d 或地塞米松 10～30mg/d），病情缓解后（多于 3～5 天后）逐渐减量改为口服治疗。病情重、不缓解者可行机械通气。

5. 预防　哮喘的预防可分为 3 级。

（1）初级预防：通过去除周围环境中的各种致喘因子而达到预防哮喘的目的。

（2）次级预防：在哮喘患者无临床症状时给予早期诊断和治疗，防止病情的发展。

（3）第 3 级预防：积极控制哮喘的症状，防止病情恶化，减少并发症，改善患者的预后。

（五）转诊指征（掌握）

1. 轻、中度哮喘急性发作在上述治疗 24 小时后，效果不佳或病情加重者。

2. 虽属中度哮喘发作，但来势急，尤其具有哮喘相关死亡高危因素者。

3. 初次病情评估时病情属重度和危重度急性哮喘发作者。

对于第 2 种和第 3 种情况，患者须经急救处理，待病情稍稳定即可做转院处理。转院途中应保证氧供，建立静脉通道，做好气管插管等急救准备。

五、肺炎

（一）概述（熟悉）

肺炎是指终末气道、肺泡和肺间质的炎症。可由病原微生物、理化因素、免疫损伤、过敏及药物所致。<u>细菌性肺炎是最常见的肺炎，也是最常见的感染性疾病之一</u>。

正常的呼吸道防御机制使气管隆嵴以下的呼吸道保持无菌。是否发生肺炎取决于两个因素：病原体和宿主因素。如果病原体数量多、毒力强和（或）宿主呼吸道局部和全身免疫防御系统损害，即可发生肺炎。病原体可通过下列途径引起社区获得性肺炎：①空气吸入；②血流播散；③邻近感染部位蔓延；④上呼吸道定植菌的误吸。医院获得性肺炎还可通过误吸胃肠道的定植菌（胃食管反流）和通过人工气道吸入环境中的致病菌引起。病原体直接抵达下呼吸道，滋生繁殖，引起肺泡毛细血管充血、水肿，肺泡内纤维蛋白渗出，炎症细胞浸润。除金黄色葡萄球菌、铜绿假单胞菌和肺炎克雷白杆菌等可引起肺组织的坏死性病变易形成空洞外，肺炎治愈后多不遗留瘢痕，肺的结构与功能均可恢复。

肺炎可按解剖、病因或患病环境加以分类。

1. 按解剖分类

（1）大叶性（肺泡性）肺炎：病原体先在肺泡引起炎症，经肺泡间孔（Cohn孔）向其他肺泡扩散，致使部分或整个肺段、肺叶发生炎症改变。典型者表现为肺实质炎症，通常并不累及支气管。致病菌多为肺炎链球菌。X线胸片显示肺叶或肺段的实变阴影（图14-2）。

（2）小叶性（支气管性）肺炎：病原体经支气管入侵，引起细支气管、终末细支气管及肺泡的炎症，常继发于其他疾病，如支气管炎、支气管扩张、上呼吸道病毒感染以及长期卧床的危重患者。其病原体有肺炎链球菌、葡萄球菌、病毒、肺炎支原体以及军团菌等。支气管腔内有分泌物，故常可闻及湿啰音，无实变体征。X线片显示为沿肺纹理分布的不规则斑片状阴影，边缘密度浅而模糊，无实变征象。肺下叶常受累（图14-3）。

（3）间质性肺炎：以肺间质为主的炎症，可由细菌、支原体、衣原体、病毒或卡氏肺囊虫等引起。累及支气管壁及其周围组织，有肺泡壁增生及间质水肿，因病变仅在肺间质，故呼吸道症状较轻，异常体征较少。X线片通常表现为一侧或双侧肺下部的不规则条索状阴影，从肺门向外伸展，可呈网状，其间可有小片肺不张阴影（图14-4）。

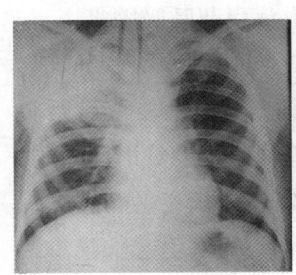 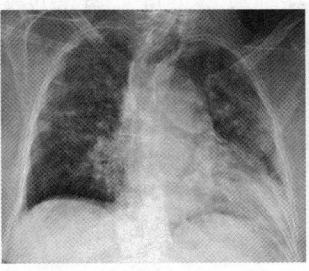 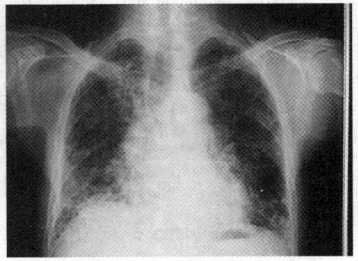

图14-2 大叶性肺炎　　图14-3 小叶性肺炎图　　图14-4 间质性肺炎

2. 按病因分类

（1）细菌性肺炎：可分为肺炎链球菌肺炎、金黄色葡萄球菌肺炎、甲型溶血性链球菌肺炎、肺炎克雷白杆菌肺炎、流感嗜血杆菌肺炎、铜绿假单胞菌肺炎等。

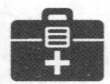

（2）非典型病原体所致肺炎：如军团菌肺炎、支原体肺炎和衣原体肺炎等。

（3）病毒性肺炎：如冠状病毒、腺病毒、呼吸道合胞病毒、流感病毒、麻疹病毒、巨细胞病毒、单纯疱疹病毒等所致肺炎。

（4）真菌性肺炎：如白色念珠菌、曲霉菌、放线菌等所致肺炎。

（5）其他病原体所致肺炎：如立克次体（如 Q 热立克次体）、弓形虫（如鼠弓形虫）、原虫（如卡氏肺囊虫）、寄生虫（如肺包虫、肺吸虫、肺血吸虫）等所致肺炎。

（6）理化因素所致的肺炎：如放射性损伤引起的放射性肺炎，胃酸吸入引起的化学性肺炎，对吸入或内源性脂类物质产生炎症反应的类脂性肺炎等。

3. 患病环境分类 由于细菌学检查阳性率低，培养结果滞后，病因分类在临床上应用较为困难，按肺炎的获得环境分成两类，有利于指导经验治疗。

（1）社区获得性肺炎（CAP）：是指在医院外罹患的感染性肺实质炎症，包括具有明确潜伏期的病原体感染而在入院后平均潜伏期内发病的肺炎。

（2）医院获得性肺炎（HAP）：是指患者入院时不存在、也不处于潜伏期，而于入院 48 小时后在医院（包括老年护理院、康复院）内发生的肺炎。

（二）临床表现（掌握）

1. 症状 细菌性肺炎的症状变化较大，可轻可重。

（1）常见症状为咳嗽、咳痰，或原有呼吸道症状加重，并出现脓性痰或血痰，伴或不伴胸痛。病变范围大者可有呼吸困难、呼吸窘迫。

（2）发热：大多数患者有发热，可能为寒战、高热，体温可达 39～40℃；老年人体温可能正常。

（3）胸痛：炎症累及胸膜时可有胸痛，深呼吸时疼痛加重。

（4）呼吸困难：肺实变导致通气量不足、胸痛及毒血症引起呼吸困难。

2. 体征 早期肺部体征无明显异常，重症患者可有呼吸频率增快、鼻翼翕动、发绀。肺实变时有典型的体征，如叩诊浊音、触觉语颤增强和支气管呼吸音等。也可闻及湿啰音。并发胸腔积液者，患侧胸部叩诊浊音，触觉语颤减弱，呼吸音减弱。肺部革兰氏阴性杆菌感染的共同点在于肺实变或病变融合，组织坏死后容易形成多发性脓肿，常累及双肺下叶；若波及胸膜，可引起胸膜渗液或脓胸。

3. 辅助检查

（1）血常规：细菌性肺炎常见白细胞计数＞$20×10^9$/L 或＜$4×10^9$/L，伴或不伴核左移；肺炎支原体肺炎和病毒性肺炎时可正常或略增高。

（2）确定病原体：通过痰培养或采用经纤维支气管镜或人工气道吸引防污染样本毛刷、血和胸腔积液培养来取得病原体；血清支原体 IgM 抗体的测定可有助于肺炎支原体肺炎的确诊；咽拭子分离出肺炎衣原体是诊断肺炎衣原体肺炎的金标准；检测病毒特异性 IgG 抗体有助于诊断病毒性肺炎。

（3）影像学检查：胸部 X 线片常见肺部浸润影，是最常用诊断肺炎的方法；CT 有助于进一步明确病变范围，发现小的病变，比较治疗效果。

（4）其他检查：必要时进行肝功能、肾功能、血培养等检查。

（三）诊断

1. 确诊　其临床诊断依据是：①新近出现的咳嗽、咳痰，或原有呼吸道疾病症状加重，并出现脓性痰；伴或不伴胸痛。②发热。③肺实变体征和（或）湿性啰音。④白细胞计数 $>10\times10^9$/L 或 $<4\times10^9$/L，伴或不伴核左移。⑤胸部 X 线检查显示片状、斑片状浸润性阴影或间质性改变，伴或不伴胸腔积液。以上 1～4 项中任何一项加第 5 项，并除外肺结核、肺部肿瘤等，可建立临床诊断。常见病原体为肺炎链球菌、流感嗜血杆菌、卡他莫拉菌和非典型病原体。HAP 其临床诊断依据与 CAP 相同。

我国重症肺炎诊断主要标准：①呼吸衰竭需要机械通气；②48 小时内病变扩大 $>50\%$；③感染性休克或需要应用血管活性药物 >4 小时；④急性肾衰竭，尿量 <80ml/4h，或慢性肾功能不全者血清肌酐 $>176.8\mu$mol/L（2μg/dl）。**次要标准**：①呼吸频率 >30/min；②PaO_2/FiO_2 <250；③双侧或多肺叶炎症；④收缩压 <90mmHg；⑤舒张压 <60mmHg。凡符合 1 条主要标准或 2 条次要标准即可诊断。

2. 鉴别诊断　确定肺炎诊断首先必须把肺炎与上呼吸道感染和下呼吸道感染区别开来。呼吸道感染虽然有咳嗽、咳痰和发热等症状，但各有其特点，上、下呼吸道感染无肺实质浸润，胸部 X 线检查可鉴别。其次，必须把肺炎与其他类似肺炎的疾病区别开来。

（1）**肺结核**：多有全身中毒症状，如午后低热、盗汗、疲乏无力、体重减轻、多眠、心悸等。X 线胸片见病变多在肺尖或锁骨上下，密度不匀，消散缓慢，且可形成空洞或肺内播散。痰中可找到结核分枝杆菌。一般抗菌药物治疗无效。

（2）**肺癌**：多无急性感染中毒症状，有时痰中带血丝。血白细胞计数不高，若痰中发现癌细胞可以确诊。肺癌可伴发阻塞性肺炎，经抗生素治疗后炎症消退，肿瘤阴影渐趋明显，也可见肺门淋巴结肿大，有时出现肺不张。若经过抗生素治疗后肺部炎症不易消散或暂时消散后于同一部位再出现肺炎，应密切随访，必要时进一步检查。

（3）急性肺脓肿：早期临床表现与肺炎链球菌肺炎相似。但随着病程进展，咳出大量脓臭痰为肺脓肿的特征。X线片显示脓腔及气－液平面，易与肺炎相鉴别。

（4）肺血栓栓塞症：肺血栓栓塞症多有静脉血栓的危险因素，如血栓性静脉炎、心肺疾病、创伤、手术和肿瘤等病史，可发生咯血、晕厥，呼吸困难较明显，X线胸片示区域性肺纹理减少，有时可见尖端指向肺门的楔形阴影，动脉血气分析常见低氧血症及低碳酸血症。D－二聚体、CT肺动脉造影、肺动脉造影、放射性核素肺通气/灌注扫描和MRI等检查可帮助进行鉴别。

（5）非感染性肺部浸润：还需排除非感染性肺部疾病，如肺间质纤维化、肺水肿、肺不张、肺嗜酸性粒细胞浸润症和肺血管炎等。

（四）治疗原则与预防（掌握）

1.抗感染治疗　包括经验性治疗和抗病原体治疗。青壮年和无基础疾病的社区获得性肺炎患者，常用大环内酯类、青霉素类、第一代头孢菌素和喹诺酮类等。老年人、有基础疾病或需要住院的社区获得性肺炎患者，常用第二或第三代头孢菌素、β－内酰胺类或β－内酰胺酶抑制药和喹诺酮类，可联合大环内酯类或氨基糖苷类药物。重症肺炎的治疗以广谱、强力、足量、联合用药为原则。

抗生素治疗后48～72小时应对病情进行评价，治疗有效表现为体温下降、症状改善、白细胞计数逐渐降低或恢复正常，而X线胸片示病灶吸收较迟。如用药72小时后症状无改善，主要原因可能为：①药物未能覆盖致病菌或细菌耐药；②特殊病原体感染如结核分枝杆菌、真菌、病毒等；③出现并发症或存在影响疗效的宿主因素（如免疫抑制）；④非感染性疾病误诊为肺炎；⑤药物热。需仔细分析，做必要的检查，进行相应处理。

2.对症治疗　肺炎患者应卧床休息，注意保持足够的能量摄入，保持水、电解质的平衡；发热患者可以适当给予退热药；针对胸膜疼痛可使用镇痛药；有发绀、呼吸困难者给予吸氧。

3.预防　加强体育锻炼，增强体质。减少危险因素如吸烟、酗酒。在气候突变前可注射流感疫苗和肺炎疫苗。

（五）转诊指征（掌握）

1.重症肺炎。

2.在社区经过3天合理抗菌治疗不能控制病情者。

3.肺炎合并严重基础疾病（糖尿病、脑梗死等）者。

4.传染性肺部感染（如麻疹病毒肺炎）者。

5.在疫情［如严重急性呼吸综合征（传染性非典型肺炎）］流行期间可疑为传染性疾病者。

6.疑似肺炎，病情发展快，诊断不明者。

小儿肺炎

（一）概述（常见病因）（熟悉）

肺炎为婴幼儿时期重要的常见病，被列为"小儿四病"（小儿佝偻病、营养性贫血、肺炎和腹泻）防治之一。临床上以急性支气管肺炎最为多见，2岁以内儿童多发。以发热、咳嗽、气促、呼吸困难以及肺部固定中、细湿啰音为主要临床表现。

病原体最常见为细菌和病毒感染，也可由细菌、病毒混合感染。细菌感染仍以肺炎链球菌多见，病毒感染主要有呼吸道合胞病毒、腺病毒、流感病毒及副流感病毒、鼻病毒等。近年来肺炎支原体、衣原体和流感嗜血杆菌感染有增多趋势。

掌握要点：

1."小儿四病"之一，我国小儿死亡首位原因。

2.发热、咳嗽、气促、呼吸困难以及肺部固定湿啰音和胸部影像改变是诊断主要依据。

3.常见的病原体：肺炎链球菌、呼吸道合胞病毒、肺炎支原体。

4.针对病原体的治疗为主，重症表现的肺炎是应用糖皮质激素的指征，并应转诊治疗。

（二）临床表现（掌握）

主要临床表现为高热，咳嗽，气促，肺部固定中、细湿啰音等。

1.主要症状

（1）发热

（2）咳嗽：较频繁，早期为刺激性干咳，恢复期咳嗽有痰，新生儿、早产儿则表现为口吐白沫。

（3）气促

（4）全身症状：精神不振、食欲减退、烦躁不安。

2.主要体征

（1）呼吸增快与呼吸困难。呼吸 40~80/min，严重者呼气时呻吟、鼻翼翕

动、三凹征。呼吸增快是儿童肺炎的重要表现。呼吸增快是指：婴幼儿＜2月龄，呼吸≥60/min；2~12月龄，呼吸≥50/min；1~5岁，≥40/min。

（2）发绀

（3）肺部啰音：可闻及固定的中、细湿啰音，于深吸气末更为明显。

3.重症肺炎的表现 肺炎如果出现呼吸困难、呻吟等提示有低氧血症、呼吸衰竭，即为重症肺炎；另外，合并有其他系统严重表现的也是重症肺炎的表现。

（1）心血管系统：心肌炎、心力衰竭。

（2）神经系统：脑水肿、中毒性脑病。

（3）消化系统：中毒性肠麻痹、消化道出血。

（4）感染性休克与DIC：全身中毒症状明显。

各种病原体肺炎的临床特点见表14-4。

表14-4 各种病原体肺炎的临床特点

各病原体肺炎	临床特点
肺炎链球菌肺炎	最常见，发热、气促，感染中毒症状明显，可有感染性休克
支原体肺炎	多见于学龄儿，高热不退，剧烈咳嗽，肺部啰音不明显，X线胸片提示肺实变
呼吸道合胞病毒肺炎	多见于婴幼儿，尤其是1岁以内者，呼吸困难、喘憋明显、口唇发绀、鼻翼翕动、三凹征明显
金黄色葡萄球菌肺炎	病情进展快，易形成肺脓肿、肺大疱、脓胸、皮下气肿，易出现感染中毒性休克
腺病毒肺炎	多见于2月至6岁小儿，高热时间长，感染中毒症状重，易合并心肌炎和多器官功能衰竭

（三）诊断（鉴别诊断）[掌握（熟悉）]

1.诊断 ①发热、咳嗽、呼吸急促＋②肺部听诊闻及固定中、细湿啰音＋③胸部影像学有肺炎的改变可诊断。

2.鉴别诊断

（1）急性支气管炎：全身状况好，咳嗽为主，肺部啰音不固定。

（2）支气管异物：有异物吸入史，突然出现呛咳，肺部听诊可闻及固定位置哮鸣音，胸部X线片有局限性肺不张和肺气肿。

（3）支气管哮喘：发作性喘息的临床表现，有过敏体质，肺功能检查及气管激发试验和气管舒张试验有助于鉴别。

（4）肺结核：粟粒性肺结核可有气急、发绀，但肺部啰音不明显。一般有结核接触史，结核菌素试验阳性，胸部X线片示肺部有结合灶。

（四）治疗原则与预防（掌握）

1.治疗原则 采用控制炎症、改善通气功能，对症治疗，防止和治疗并发症。

（1）一般治疗及护理：①室内空气要流通，以温度18~20℃、湿度60%为宜。②给予营养丰富的饮食。③翻身、拍背、吸痰。④注意隔离，以防交叉感染。

（2）对症治疗

①氧疗：有缺氧表现，如烦躁、发绀时需吸氧。

②气道管理：尤应注意吸痰、清鼻痂、气道湿化。

③腹胀的治疗：伴低钾血症者，及时补钾；如系中毒性肠麻痹，应禁食、胃肠减压。

④保证液体摄入量：注意水和电解质的补充，纠正酸中毒。

⑤其他对症治疗：如降温、镇静等。

（3）抗生素治疗：明显为细菌感染或病毒感染继发细菌感染者应使用抗生素。抗生素一般选择第一代、第二代头孢类抗生素。抗生素用药一般应持续至体温正常后5~7日；临床症状、体征消失后3天停药。肺炎支原体肺炎和衣原体肺炎，首选大环内酯类抗生素如红霉素、罗红霉素及阿奇霉素。肺炎支原体肺炎至少用药2~3周。金黄色葡萄球菌肺炎比较顽固，疗程宜长，一般于体温正常后继续用药2~3周可停药，一般总疗程≥6周。

（4）抗病毒治疗

①利巴韦林（病毒唑）。

②干扰素：雾化吸入局部治疗比肌内注射疗效好。疗程为5~7天。

（5）糖皮质激素的应用：重症肺炎是糖皮质激素主要适应证。①全身中毒症状明显者；②严重喘憋者；③低氧血症、呼吸衰竭者；④脑水肿、中毒性脑病患者；⑤感染性休克患者；⑥胸腔积液者。常用药物有地塞米松、甲泼尼龙，疗程为3~5天。

2.预防 增强体质，适当营养，积极防治营养不良、贫血及佝偻病等，注意手卫生，避免交叉感染。针对某些常见细菌和病毒，疫苗接种可有效降低儿童肺炎患病率。

（五）转诊（掌握）

重症肺炎患者、肺炎并发症患者、肺炎迁延不愈者应转诊治疗。

> **知识点**
> 1. 小儿肺炎的常见病原体为革兰阳性球菌、病毒和支原体。
> 2. 小儿病毒性肺炎最主要的病原体是呼吸道合胞病毒。
> 3. 金黄色葡萄球菌肺炎易合并脓胸。
> 4. 婴幼儿肺炎最常见的类型为小叶性肺炎。
> 5. 支原体肺炎治疗首选药物是大环内酯类抗生素，应用红霉素治疗不少于2~3周。

六、肺结核

（一）概述（熟悉）

结核病的病原菌为结核分枝杆菌。人肺结核的致病菌90%以上为人型结核分枝杆菌，传染源主要是继发性肺结核患者。痰里查出结核分枝杆菌的患者具有传染性，是传染源。飞沫传播是肺结核最重要的传播途径。通风换气减少空间微滴的密度是减少肺结核病传播的有效措施，最根本的方法是治愈结核病患者。

在当首次吸入含结核分枝杆菌的微滴后，如果结核分枝杆菌能够存活下来并在肺组织内增殖，称为原发病灶。原发病灶中的结核分枝杆菌沿着肺内引流淋巴管到达肺门淋巴结，引起淋巴结肿大。原发病灶和肿大的气管支气管淋巴结合称为原发综合征或原发性结核。原发病灶继续扩大，可直接或经血流播散到邻近组织器官，发生结核病。

继发性结核病是指原发性结核感染时期遗留下来的潜在病灶中的结核分枝杆菌重新活动而发生的结核病。常有明显的临床症状，容易出现空洞和排菌，有传染性，必须给予积极治疗。

结核病的基本病理变化是炎性渗出、增生和干酪样坏死，3种病理变化多同时存在。增生为主的病变表现为典型的结核结节，由淋巴细胞、上皮样细胞、朗格汉斯细胞及成纤维细胞组成。结核结节的中间可出现干酪样坏死。采用化学治疗后某些病变可完全吸收消失或仅留下少许纤维索条，或形成散在的小硬结灶、空洞、钙化，或经支气管播散到对侧肺或同侧肺其他部位引起新病灶。

（二）临床表现（掌握）

各型肺结核的临床表现不尽相同，但有共同之处。

1. 呼吸系统症状

（1）咳嗽、咳痰：是肺结核最常见症状。咳嗽较轻，干咳或少量黏液痰。

有空洞形成时，痰量增多，若合并细菌感染，痰可呈脓性；若合并支气管结核，表现为刺激性咳嗽。

（2）咯血：1/3～1/2 的患者有咯血。咯血量多少不定，大多数患者为少量咯血，少数患者为大咯血。

2. 全身症状 发热为最常见症状，多为长期午后潮热，即下午或傍晚开始升高，翌晨降至正常，体温多不超过 38℃。部分患者有倦怠乏力、盗汗、食欲减退和体重减轻等。育龄女性患者可有月经不调。

3. 体征 多寡不一，取决于病变性质和范围。病变范围较小时，可以没有任何体征；渗出性病变范围较大或干酪样坏死时，则可以有肺实变体征，如支气管呼吸音和细湿啰音。结核性胸膜炎时有胸腔积液体征：气管向健侧移位、叩诊实音、听诊呼吸音消失。

（三）诊断与鉴别诊断（熟悉）

1. 诊断

（1）病史和症状体征：肺结核患者的症状和体征一般没有特异性。

（2）影像学诊断：胸部 X 线检查是诊断肺结核的重要方法，病变多发生在上叶的尖后段和下叶的背段，密度不均匀、边缘较清楚和变化较慢，易形成空洞和播散病灶。CT 易发现隐蔽的病变而减少微小病变的漏诊；比普通 X 线胸片更早期显示微小的粟粒结节；能清晰显示各型肺结核病变特点和性质，与支气管关系，有无空洞，以及进展恶化和吸收好转的变化；能准确显示纵隔淋巴结有无肿大。

（3）痰结核分枝杆菌检查：**是确诊肺结核病的主要方法，也是制定化学治疗方案和考核治疗效果的主要依据。每一个有肺结核可疑症状或肺部有异常阴影的患者都必须查痰**。

①痰标本的收集：肺结核患者的排菌具有间断性和不均匀性，要多次查痰。通常初诊患者要送 3 份痰标本，包括清晨痰、夜间痰和任意时间的痰，如无夜间痰，宜在留清晨痰后 2～3 小时再留 1 份痰标本。复诊患者每次送 2 份痰标本，无痰患者可采用痰诱导技术获取痰标本。

②痰涂片检查：**是简单、快速、易行和可靠的方法**，但欠敏感。每毫升痰中至少含 5000～10000 个细菌时可呈阳性结果。

③结核分枝杆菌培养：**常作为结核诊断的金标准**。同时也为药物敏感性测定和菌种鉴定提供菌株。结核分枝杆菌培养费时较长，一般为 2～6 周，培养至 8 周仍未生长者报告阴性。近期采用测定细菌代谢产物的 BACTEC TB460 或 BACTEC MGIT960 法，约 2 周可获得结果。痰菌检查记录格式以涂（＋）、涂（－）、培（＋）、

培（−）表示。当患者无痰或未查痰时，则注明（无痰）或（未查）。

（4）结核菌素试验：结核菌素试验广泛应用于检出结核分枝杆菌的感染，而非检出结核病。结核菌素试验对儿童、少年和青年的结核病诊断有参考意义。目前使用的结核菌素为纯蛋白衍化物 PPD-RT23。

结核菌素试验选择左侧前臂曲侧中上部 1/3 处，0.1ml（5U）皮内注射。试验后 48～72 小时观察和记录结果，测量硬结的横径和纵径，得出平均直径：（横径 + 纵径）/2，而不是测量红晕直径，硬结为特异性变态反应，而红晕为非特异性反应。**硬结直径≤4mm 为阴性，5～9mm 为弱阳性，10～19mm 为阳性，≥20mm 或虽＜20mm 但局部出现水疱和淋巴管炎为强阳性反应。**结核菌素试验反应越强，对结核病的诊断，特别是对婴幼儿的结核病诊断越重要。凡是阴性反应结果的儿童，一般来说，表明没有受过结核分枝杆菌的感染，可以除外结核病。但在某些情况下，也不能完全排除结核病，因为结核菌素试验可受许多因素影响，结核分枝杆菌感染后需 4～8 周才建立充分变态反应，在此之前，结核菌素试验可呈阴性；营养不良、HIV 感染、麻疹、水痘、癌症、严重的细菌感染（包括重症结核病如粟粒性结核和结核性脑膜炎等）和卡介苗接种后，结核菌素试验结果则多为 10mm 以内。

2. 肺结核分类标准和诊断要点

（1）原发型肺结核：含原发综合征及胸内淋巴结结核。多见于少年、儿童，无症状或症状轻微，多有结核病家庭接触史，结核菌素试验多为强阳性，**X 线胸片表现为哑铃形阴影，即原发病灶、引流淋巴管炎和肿大的肺门淋巴结，形成典型的原发综合征。**原发病灶一般吸收较快，可不留任何痕迹。若 X 线胸片只有肺门淋巴结肿大，则诊断为胸内淋巴结结核。肺门淋巴结结核可呈团块状、边缘清晰和密度高的肿瘤型或边缘不清、伴有炎性浸润的炎症型。

（2）血行播散型肺结核：分为急性、亚急性及慢性 3 种亚型。**急性粟粒性肺结核**多由病变中和淋巴结内的结核分枝杆菌侵入血管所致。起病急，持续高热，中毒症状严重，约 50% 的患者并发结核性脑膜炎。极少有呼吸困难。可有全身浅表淋巴结肿大，肝、脾大。**X 线胸片和 CT 在症状出现 2 周左右可发现由肺尖至肺底呈大小、密度和分布三均匀的粟粒状结节阴影**（图 14-5）。亚急性、慢性者起病较缓，症状较轻，X 线胸片呈双上、中肺野为主的大小不等、密度不同和分布不均的粟粒状或结节状阴影，新鲜渗出与陈旧硬结和钙化病灶共存。慢性血行播散型肺结核多无明显中毒症状。

（3）继发型肺结核：多发生在成人，病程长，易反复。X 线表现特点为多种多样，好发在上叶尖后段和下叶背段。痰结核分枝杆菌检查常为阳性。

继发型肺结核含浸润性肺结核、纤维空洞性肺结核和干酪样肺炎等。临床特点如下。

①浸润性肺结核：多发生在肺尖和锁骨下，影像学检查表现为小片状或斑点状阴影，可融合和形成空洞。渗出性病变易吸收，而纤维干酪增殖病变吸收很慢，可长期无改变。有些病变中含有空洞，空洞形态不一，如虫蚀样，称空洞性肺结核（图14-6、图14-7）。

②纤维空洞性肺结核：特点是病程长，反复进展恶化，肺组织破坏重，肺功能严重受损，双侧或单侧出现纤维厚壁空洞和广泛的纤维增生，造成肺门抬高和肺纹理呈垂柳样，患侧肺组织收缩，纵隔向患侧移位，常见胸膜粘连和代偿性肺气肿（图14-8）。结核分枝杆菌长期检查阳性且常耐药。在结核病控制和临床上均为老大难问题，关键在初治治疗中给予合理化学治疗，以预防纤维空洞性肺结核的发生。

③其他：如结核球、干酪样肺炎等。

（4）结核性胸膜炎：包括结核性干性胸膜炎、结核性渗出性胸膜炎、结核性脓胸。

（5）肺外结核：按部位和脏器命名，如骨关节结核、肾结核、肠结核等。

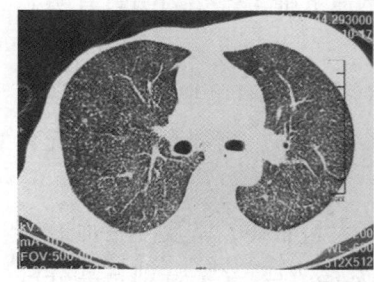

图14-5 急性血行播散型肺结核

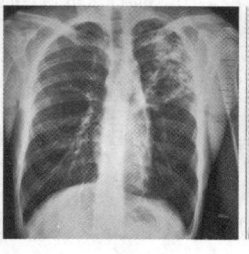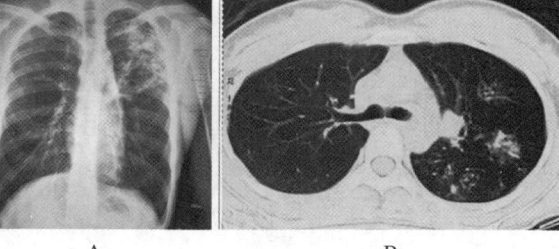

A B

图14-6 浸润性肺结核

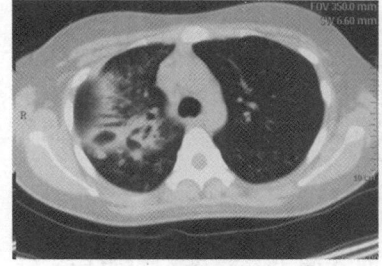

图14-7 空洞性肺结核

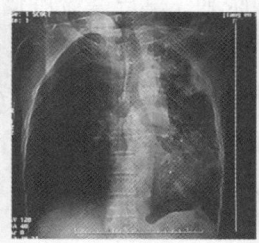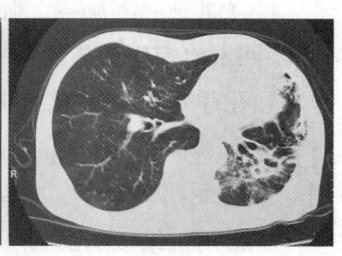

A B

图14-8 慢性纤维空洞性肺结核

3. 治疗状况记录

（1）初治：有下列情况之一者定义为初治。①尚未开始抗结核治疗的患者；②正进行标准化学治疗方案用药而未满疗程的患者；③不规则化学治疗未满1个月的患者。

（2）复治：有下列情况之一者为复治。①初治失败的患者；②规则用药满疗程后痰菌又阳性的患者；③不规律化学治疗超过1个月的患者；④慢性排菌患者。

4. 肺结核的记录方式　按结核病分类，病变部位、范围，痰菌情况，化疗史程序书写。例如，原发型肺结核　右中涂（－），初治；继发型肺结核双上涂（＋），复治。血行播散型肺结核可注明（急性）或（慢性）；继发型肺结核可注明（浸润性）、（纤维空洞）等。并发症（如自发性气胸、肺不张等）、并存病（如硅沉着病、糖尿病等）、手术（如肺切除术后、胸廓成形术后等）可在化学治疗史后按并发症、并存病、手术等顺序书写。

5. 鉴别诊断

（1）肺炎：主要与继发型肺结核鉴别。各种肺炎因病原体不同而临床特点各异，但大都起病急，伴有发热，咳嗽、咳痰明显。X线胸片表现密度较淡且较均匀的片状或斑片状阴影，抗菌治疗后体温迅速下降，1～2周阴影有明显吸收。

（2）慢性阻塞性肺疾病：多表现慢性咳嗽、咳痰，少有咯血。冬季多发，急性加重期可有发热。肺功能检查为阻塞性通气功能障碍。胸部影像学检查有助于鉴别诊断。

（3）支气管扩张：慢性反复咳嗽、咳痰，多有大量脓痰，常反复咯血。轻者X线胸片无或仅见肺纹理增粗，典型者可见卷发样改变，CT特别是高分辨CT能发现支气管囊状、柱状扩张，可确诊。

（4）其他：与肺癌、肺脓肿、淋巴系统肿瘤等疾病相鉴别。

（四）治疗原则与预防（掌握）

1. 化学治疗的原则　肺结核化学治疗的治疗原则是早期、规律、全程、适量、联合。整个治疗方案分强化治疗和巩固治疗两个阶段，主要作用是杀菌作用、防止耐药菌产生、减少复发。

2. 常用抗结核病药物

（1）异烟肼（INH，I）：也称雷米封，是早期杀菌力最强者。口服后迅速吸收，血中药物浓度可达最低抑菌浓度的20～100余倍。脑脊液中药物浓度也很高。成人剂量为每日300mg，顿服；儿童为每日5～10mg/kg，最大剂量每日不超过 300mg。结核性脑膜炎和血行播散型肺结核的用药剂量可加大，儿童 20～30mg/（kg·d），成人 10～20mg/（kg·d）。偶可发生药物性肝炎，肝功能异常者慎用。如果发生周围神经炎可服用维生素 B$_6$。

（2）利福平（RFP，R）：INH 与 RFP 联用可显著缩短疗程。推荐早晨空腹或早饭前半小时服用。成人剂量为每日 8～10mg/kg，体重≤50kg 者为 450mg，＞50kg 者为 600mg，顿服。儿童每日 10～20mg/kg。间歇用药为 600～900mg，每周 2 次或 3 次。不良反应主要为肝损害。其他利福霉素类药物有利福喷丁（RFT），使用剂量为 450mg～600mg，每周 2 次。

（3）吡嗪酰胺（PZA，Z）：对于新发现初治涂阳患者 PZA 仅在头两个月使用。成人用药为 1.5g/d，每周 3 次用药为 1.5～2.0g/d，儿童每日为 30～40mg/kg。常见不良反应为高尿酸血症、肝损害、食欲缺乏、关节痛和恶心。

（4）乙胺丁醇（EMB，E）：口服易吸收，成人剂量为 0.75～1.0g/d，每周 3 次用药为 1.0～1.25g/d。不良反应为视神经炎，**治疗中注意视力与视野的情况。注意该药不用于儿童。**

（5）链霉素（SM，S）：链霉素对巨噬细胞外碱性环境中的结核分枝杆菌有杀菌作用。肌内注射，每日量为 0.75g，每周 5 次；间歇用药，每次为 0.75～1.0g，每周 2～3 次。**不良反应主要为耳毒性、前庭功能损害和肾毒性等**，要严格掌握使用剂量，儿童、老人、孕妇、听力障碍和肾功能不良等患者要慎用或不用。

3. 统一标准治疗方案

（1）初治涂阳肺结核治疗方案：含初治涂阴、有空洞形成或粟粒性肺结核。

①每日用药方案：强化期，异烟肼、利福平、吡嗪酰胺和乙胺丁醇，顿服，2 个月。巩固期，异烟肼、利福平，顿服，4 个月。简写为 2HRZE / 4HR。

②间歇用药方案：强化期，异烟肼、利福平、吡嗪酰胺和乙胺丁醇，隔日 1 次或每周 3 次，2 个月。巩固期，异烟肼、利福平，隔日 1 次或每周 3 次，4 个月。简写为 2H$_3$R$_3$Z$_3$E$_3$ / 4H$_3$R$_3$。

（2）复治涂阳肺结核治疗方案

①每日用药方案：强化期，异烟肼、利福平、吡嗪酰胺、链霉素和乙胺丁醇，顿服，2 个月。巩固期，异烟肼、利福平和乙胺丁醇，顿服，4～6 个月。巩固期治疗 4 个月时，若菌未阴转，可继续延长治疗期 2 个月。简写为 2HRZSE/4～6HRE。

②间歇用药方案：强化期，异烟肼、利福平、吡嗪酰胺、链霉素和乙胺丁

醇，隔日1次或每周3次，2个月。巩固期，异烟肼、利福平和乙胺丁醇，隔日1次或每周3次，6个月。简写为$2H_3R_3Z_3S_3E_3/6H_3R_3E_3$。

（3）初治涂阴肺结核治疗方案

①每日用药方案：强化期，异烟肼、利福平、吡嗪酰胺，顿服，2个月。巩固期，异烟肼、利福平，顿服，4个月。简写为2HRZ/4HR。

②间歇用药方案：强化期，异烟肼、利福平、吡嗪酰胺，隔日1次或每周3次，2个月。巩固期，异烟肼、利福平，隔日1次或每周3次，4个月。简写为$2H_3R_3Z_3/4H_3R_3$。

上述间歇方案为我国结核病规划所采用，但必须采用全程督导化学治疗管理，以保证患者不断地规律用药。

4. 耐药肺结核 绝大多数耐药患者由不规律、不合理用药和无任何治疗管理措施所致。解决耐药患者的最佳办法就是通过采用全程督导化学治疗使新发现初治涂阳患者达到高治愈率，从源头上防止耐药患者的产生。耐药结核病最好依据药物敏感性检测结果，选择至少2~3种敏感或未曾使用过的抗结核药物，强化期最好由5种药物组成，巩固期至少有3种药物，并实施全程督导化学治疗管理完成治疗。

5. 其他治疗

（1）咯血：咯血处置要注意镇静、止血，患侧卧位，预防和抢救因咯血所致的窒息并防止肺结核播散。一般少量咯血，可用氨基己酸、氨甲苯酸（止血芳酸）等药物止血。大咯血时先用垂体后叶素5~10U加入5%葡萄糖溶液40ml中缓慢静脉注射，一般为15~20分钟，然后将垂体后叶素加入5%葡萄糖溶液按0.1U／（kg·h）速度静脉滴注。高血压、冠状动脉粥样硬化性心脏病、心力衰竭患者和孕妇禁用。严重者转入上级医院治疗。

（2）糖皮质激素：糖皮质激素在结核病的应用仅用于结核毒性症状严重者。必须确保在有效抗结核药物治疗的情况下使用。使用剂量依病情而定，一般用泼尼松口服，每日20mg，顿服，1~2周，以后每周递减5mg，用药时间为4~8周。

（3）预防性化学治疗：主要应用于易感人群，包括HIV感染者、涂阳肺结核患者的密切接触者、肺部硬结纤维病灶（无活动性）、硅沉着病、糖尿病、长期使用糖皮质激素或免疫抑制药者、吸毒者、营养不良者、35岁以下结核菌素试验直径达≥15mm者等，常用异烟肼300mg/d，顿服6~8个月，儿童用量为4~8mg/kg，或利福平和异烟肼3个月，每日顿服或每周3次。

（五）转诊指征（掌握）

发现可疑肺结核或诊断明确而未治疗的肺结核患者应立即建议患者去结核病防治所或结核病专科医院进行诊断；按照标准化学治疗方案进行治疗，在治疗过程中实行全程督导化学治疗管理。

第二节　心血管系统疾病

一、慢性心力衰竭

（一）概述（熟悉）

慢性心力衰竭是指由于各种原因的心肌损伤或心脏负荷加重引起的心脏结构或功能的慢性异常，导致心室收缩功能下降，射血和（或）充盈能力降低，从而出现心脏泵血减少、器官供血不足、静脉系统淤血为主要特点的一组临床综合征。

1. 常见病因　是引起心力衰竭的直接病因，主要是各种器质性心脏病。

（1）原发性心肌损害：常见于心肌缺血和心肌梗死，心肌炎，扩张型心肌病等；肥厚型心肌病和限制型心肌病引起心脏舒张功能充盈能力降低。

（2）继发性心肌损害：糖尿病心肌病，甲状腺功能亢进症心脏病和缺血性心肌病，心肌淀粉样变性等。

（3）心脏前负荷过重：二尖瓣关闭不全、主动脉瓣关闭不全，先天性房间隔缺损、先天性室间隔缺损，动脉导管未闭；慢性贫血、甲状腺功能亢进症等。

（4）心脏后负荷过重：高血压、主动脉瓣狭窄、肺动脉高压、肺动脉瓣狭窄等。

2. 常见诱因　在心脏病的基础上，诱发心力衰竭的因素有以下几种。

（1）感染：呼吸道感染最常见。

（2）心律失常：快速性心律失常或严重的缓慢性心律失常，其中心房颤动最常见。

（3）劳累或情绪激动、大量输液、妊娠后期及分娩等。

（4）治疗不当：如不恰当停用洋地黄类药物或降压药，利尿过度，水、电解质紊乱等。

（5）原有心脏病变加重或并发其他疾病：冠状动脉粥样硬化性心脏病发生

心肌缺血，合并肺栓塞、甲状腺功能亢进或贫血等。

（6）环境气候急剧变化。

（二）临床表现（掌握）

1. 左侧心力衰竭　主要表现为**肺循环淤血**。

（1）症状：左侧心力衰竭的主要症状是呼吸困难，最早出现的是**劳力性呼吸困难**，经常是体力活动后发生气短，伴乏力，休息后缓解。以后逐渐可以出现**阵发性夜间呼吸困难**，常在睡眠中憋醒，感觉气短，常常坐起后减轻或缓解，严重者可发生急性肺水肿。病程的晚期可出现强迫坐位，**端坐呼吸**。可伴有咳嗽、咯血等。

（2）体征：可有发绀，心脏增大，心率加快、第一心音减弱、心尖区舒张期奔马律、心脏杂音，其中**奔马律**为特征性体征。肺部可闻及两肺不同程度的湿啰音，也可出现哮鸣音。

2. 右侧心力衰竭　**体循环静脉淤血**的表现。

（1）症状：早期症状常为**食欲缺乏**、腹胀，近而出现恶心、呕吐，伴少尿、水肿和肝区胀痛等，也可有气短。

（2）体征：主要体征有颈静脉怒张、肝大和压痛，常有肝颈静脉回流征阳性，中心静脉压升高。可有发绀和轻度黄疸。凹陷性水肿常在身体的下垂部位出现，严重者出现全身水肿，并伴有胸腔积液、腹水和阴囊水肿。心脏检查也可有心脏增大、心率快和心脏杂音。

3. 全心衰竭　兼有左侧心力衰竭和右侧心力衰竭的症状和体征，当右侧心力衰竭出现后，肺淤血的临床表现可减轻。

（三）辅助检查

对于可疑或确诊的心力衰竭的患者应进行血生化检查，包括肝功能、肾功能、血清离子、血糖、血脂、心肌标志物、血常规、尿常规。**脑钠肽（BNP）**的水平对于心力衰竭有重要的诊断价值。此外，必须检查的有 ECG、胸部 X 线片和心脏超声。心脏超声可以明确心脏的大小、结构和收缩舒张功能，特别是可以测定**左室射血分数（EF）**。必要时行心脏造影等特殊检查。

（四）诊断和鉴别诊断

1. 心力衰竭的诊断（掌握）

（1）判断有无心力衰竭：根据典型的左侧心力衰竭、右侧心力衰竭的症状和体征，结合化验 BNP 升高，辅助检查心脏增大的证据，特别是心脏超声的改变，可以明确心力衰竭的诊断。

（2）确定心力衰竭的类型：根据左室射血分数的结果区分是射血分数下降

的心力衰竭（LVEF＜40%）还是射血分数保留性心力衰竭（LVEF＞50%）。

（3）心力衰竭的分级和分期

①心力衰竭的临床分级［**心功能分级（NYHA）**］

Ⅰ级：体力活动不受限，日常活动无心力衰竭症状。

Ⅱ级：体力活动轻度受限，日常活动出现心力衰竭症状（呼吸困难、乏力）。

Ⅲ级：体力活动明显受限，轻微的日常活动出现心力衰竭症状。

Ⅳ级：体力活动完全受限，在休息时出现心力衰竭症状。

②心力衰竭的临床分期

A期：前心力衰竭阶段。指心力衰竭的高危人群，包括高血压、冠状动脉粥样硬化性心脏病、糖尿病、肥胖等患者，无结构性心脏病，无心力衰竭的临床症状。

B期：前临床阶段。已经有结构性心脏病，如左心室肥厚、心肌病，但是无心力衰竭的临床症状。

C期：临床心力衰竭阶段。在有结构性心脏病的基础上，有心力衰竭的临床症状。

D期：难治性心力衰竭阶段。经积极的强化药物治疗后，休息时仍有心力衰竭的临床症状，需要特殊干预的患者。

（4）寻找和判定心力衰竭的病因和诱因。

2. 心力衰竭的鉴别诊断（熟悉）

（1）左侧心力衰竭时以呼吸困难为主要表现，应与慢性阻塞性肺疾病引起的呼吸困难相鉴别。慢性阻塞性肺疾病常有长期反复咳嗽病史，呼吸困难与体位的关系不明显，肺内检查常以干鸣音为主，肺功能检查可发现通气功能异常，结合心脏超声和 BNP 的结果常可以鉴别。

（2）右侧心力衰竭时的水肿常需要与其他引起水肿的疾病相鉴别，主要有肝源性水肿、肾源性水肿、甲状腺功能低下等。肝性水肿常以腹水为主，肾性水肿常在眼睑先出现，常伴有肝功能、肾功能、尿化验的异常。甲状腺功能减退时有明显的血中甲状腺素水平的异常。

（五）治疗与预防（掌握）

1. 一般治疗　治疗病因和控制诱发因素；适当休息，限制盐的摄入，观察体重。

2. 药物治疗措施

（1）改善症状的药物

①利尿药：适用于所有的心力衰竭伴有水钠潴留和水肿的患者，可以快速

改善症状。用药从小剂量开始，逐渐加量，根据病情适当调整，长期维持。常用药有噻嗪类利尿药（氢氯噻嗪）和袢利尿药（呋塞米）。前者适合轻度心力衰竭者；后者为强效利尿药，适用于中、重度的心力衰竭患者。应用时注意低钾血症、低镁血症、低钠血症、低血容量。有肾功能不全时应选择袢利尿药。

②血管扩张药：可以通过扩张外周血管减轻心脏的负荷，达到改善症状的目的。常用的有硝酸酯类，如硝酸甘油，可以扩张肺小静脉减轻肺淤血。还有α受体阻断药如乌拉地尔等、直接舒张血管平滑肌的制剂硝普钠等。特别适合心力衰竭伴有高血压时的治疗，用药时应注意外周血压的监测。

③**洋地黄类药物**：适用于射血分数下降的心力衰竭患者，可用于各种原因的慢性收缩性心力衰竭，同时伴有心房颤动是应用洋地黄的最好指征。洋地黄类药物具有增加心肌收缩力的作用，同时可以抑制心脏传导系统，可使房室传导减慢，达到降低心率的作用。过量时可提高心肌的自律性，当血钾过低时，易发生各种快速性心律失常。常用药有地高辛片和毛花苷 C 注射液，以小剂量维持治疗为主。用药时特别注意乏氧、低血钾、肾功能和心律的变化。这类药不用于射血分数保留性心力衰竭、肥厚型心肌病、缓慢性心律失常等患者。

（2）改善预后的药物

①肾素－血管紧张素拮抗药：主要有**血管紧张素转换酶抑制药（ACEI）**和**血管紧张素受体阻断药（ARB）**。其主要作用机制为抑制血管紧张素系统、抑制醛固酮；抑制交感神经兴奋性；可改善心室及血管的重构。这类药降低心力衰竭时代偿性神经－体液的不利影响，兼有扩张小动脉和小静脉的作用，改善心力衰竭的症状，并可降低心力衰竭患者的远期死亡率。这类药物可应用于各种慢性心力衰竭患者，对有肾功能不全、高钾血症、肾动脉狭窄和妊娠期妇女不适合应用。对于慢性心力衰竭患者首先推荐应用 ACEI 类，且在可耐受的情况下要坚持长期应用。常用的药物有福辛普利、苯那普利和卡托普利。这类药物常见的不良反应是慢性咳嗽，对于不能耐受 ACEI 类药物者，可选用 ARB 类药物，常用的 ARB 类药物有缬沙坦、替米沙坦、坎地沙坦等。

② **β 受体阻滞药**：适用于慢性心力衰竭无明显水钠潴留的患者。这类药通过拮抗交感神经，降低心率，减低心肌耗氧量，最后达到提高心排血量、改善症状、改善预后的目的。主要药物有比索洛尔、琥珀酸美托洛尔和卡维地洛。禁用于缓慢性心律失常、低血压患者，慎用于支气管哮喘患者。一般从小剂量开始，严密观察心率、血压和心力衰竭的症状和体征，逐渐加量，直达目标剂量后长期维持。

③醛固酮受体拮抗药：这类药通过拮抗醛固酮的作用，可以抑制心脏的重构，具有减轻水钠潴留的作用，与利尿药合用时能加强利尿并减少钾的丢失，可改善慢性心力衰竭的远期预后。常用药有**螺内酯**（安体舒通），对于心力衰竭的患者可以小剂量长期服用，禁用于高钾血症、严重的肾功能不全患者。用药过程中注意离子、肾功能的检查和男性的乳腺增生。

④其他：近年来的新药沙库巴曲缬沙坦兼具有 ARB 和心钠素样的作用，具有非常好的临床疗效。还有依伐布雷定具有单纯抑制窦房结的作用而不影响血压，在心力衰竭的治疗中有一定地位。

3. 非药物治疗 在收缩性心力衰竭合并左、右心室收缩明显不同步时，如伴有完全性左束支传导阻滞者，可以考虑心脏三腔起搏同步化治疗。终末期心力衰竭，药物治疗效果差者，可以考虑血液超滤技术、心脏移植手术治疗。

4. 预防 心力衰竭的预防首要的是心力衰竭前（A 期）高危人群的控制和预防，特别是生活方式的改善。对于临床心力衰竭前（B 期）的人群要进行适当的改善预后药物的干预。对于临床心力衰竭（C 期）的患者，要进行充分的合适的药物干预和管理，避免各种心力衰竭的诱发因素，要从住院到出院、从家庭到社区进行全方位的综合管理，包括健康的生活方式与合理的药物治疗，以达到避免进入难治性心力衰竭的阶段，最终提高生活质量，延长生存期，改善预后。

（六）心力衰竭的急救与转诊（掌握）

1. 急救 心力衰竭急性发作需要紧急救治。患者取坐位，双腿下垂，以减少静脉回流；应立即高流量鼻导管吸氧；可以应用强力镇静药，如吗啡；可以应用快速利尿药呋塞米；可以应用血管扩张药，如硝酸甘油、硝普钠；可用毛花苷 C 增加心肌收缩力；应用氨茶碱解除支气管痉挛。此外，可以应用四肢轮流结扎法减少静脉回心血量。

2. 转诊

（1）慢性心力衰竭急性发作生命体征不稳定者需要立即转诊。

（2）规律的药物治疗中病情出现进行性的恶化，药物疗效不佳者。

（3）出现严重的药物不良反应，如离子紊乱、洋地黄中毒、肾功能不全者需要转诊。

二、心律失常

（一）概述（熟悉）

心律失常是心脏冲动起源和冲动传导异常引起的心脏节律紊乱，可表现为

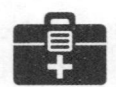

心动过速、心动过缓、心律不整齐或心搏骤停。心律失常多见于各种心脏病，也可见于正常人。其发作常由于心肌缺氧、缺血，离子紊乱，药物过量，情绪激动，大量烟酒而诱发，但有时原因不明。临床表现多样，可轻可重。也可无症状，轻者可仅出现心悸、乏力，重者可出现气短、血压下降、晕厥，甚至引起心脏猝死。心电图表现是诊断心律失常的主要依据，复杂心律失常应进行心脏电生理检查。心律失常的治疗首先要针对病因和诱因，其次根据心律失常的严重程度制定治疗方案。无器质性心脏病、无症状的期前收缩一般不需要治疗，阵发性心房颤动和室上性心动过速可通过射频消融进行治疗，室性心动过速危险较大，需要紧急处理。

（二）临床特点和处理（掌握）

1. 期前收缩 是指在规律的心搏过程中，发生了提前出现的异位搏动。根据异位搏动的起源，可分为**房性期前收缩**、交界部期前收缩和**室性期前收缩**。其中室性期前收缩最常见，其次为房性期前收缩，交界部期前收缩少见。

（1）临床特点：部分患者无症状。可有心悸、胸闷、乏力和气短，触脉搏可发现偷停，听诊可闻及期前收缩。诊断依靠心电图。图 14-9 为房性期前收缩，P^1 波提前出现；P^1-R 间期可正常、可延长或不能下传；QRS 波群形态多正常，如发生室内差异性传导亦可出现 QRS 宽大畸形。代偿间歇不完全。

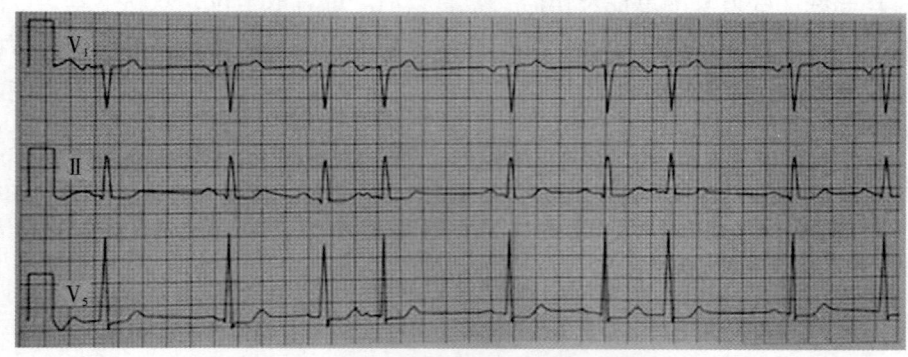

图 14-9 房性期前收缩

图 14-10 为室性期前收缩，提前出现的宽大畸形的 QRS 波群，时限多超过 0.12 秒，其前无 P 波，ST 段和 T 波常与 QRS 主波方向相反，代偿间歇完全；可呈二联律，也可为三联律或四联律。

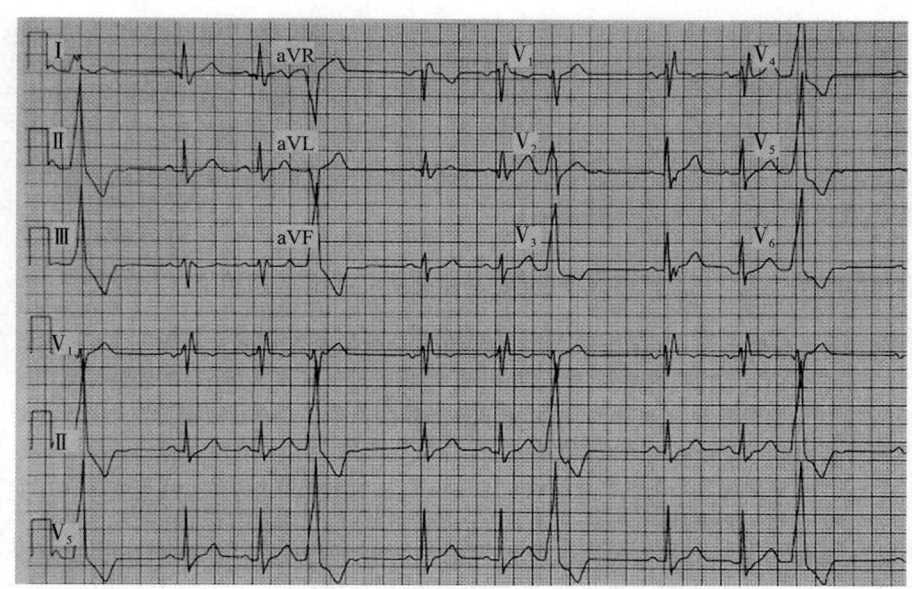

图 14-10　室性期前收缩三联律

（2）处理：首先治疗病因，消除诱因。无器质性心脏病、无症状者不需要治疗。症状明显的房性期前收缩可使用 β 受体阻滞药。有症状、无器质性心脏病的室性期前收缩可先选用普罗帕酮或美西律，有器质性心脏病的可选用 β 受体阻滞药和胺碘酮。急性心肌梗死者易发生恶性室性期前收缩，需尽早实施再灌注治疗，如发生频发、多源室性期前收缩或**短暂阵发性室性心动过速**，静脉首选利多卡因，亦可选用胺碘酮。

2. 心房颤动　指心房发生了 350～600/min 不规律的电激动频。根据心房颤动发作特点分为初发性心房颤动（首次发作）、阵发性心房颤动（反复发作，可自行终止）、持续性心房颤动（经治疗可转复窦性心律）和永久性心房颤动（难以转复和维持窦性心律）。

（1）临床特点：心房颤动多见于器质性心脏病，少数查不出原因。常见的症状为心悸、胸闷、乏力。有并存器质性心脏病者，可诱发或加重心功能不全甚至急性肺水肿，部分患者可发生附壁血栓而引起血栓栓塞。**心房颤动的体征**包括脉搏短绌，心脏听诊心律绝对不整齐，第一心音强弱不等。诊断依靠心电图，心电图的特点见图 14-11，窦性 P 波消失，代之以 f 波，频率 350～600/min，V_1 导联较清楚；QRS 波群节律不规则，R-R 间期绝对不等。

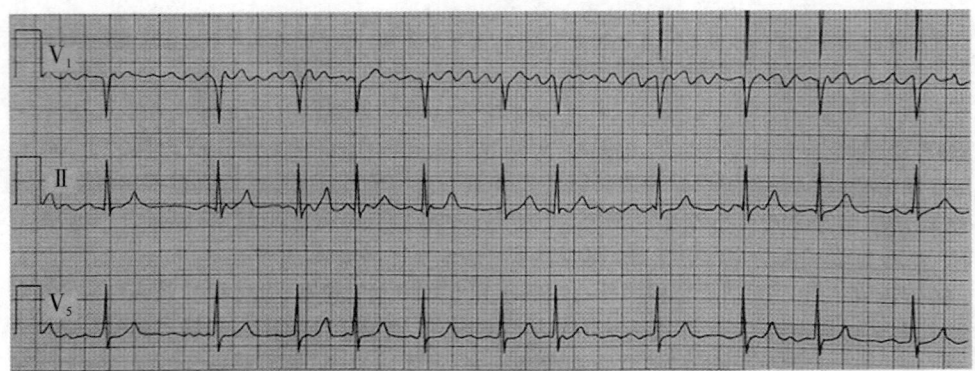

图 14-11　心房颤动

注：f 波频率 400～500/min，QRS 波群节律绝对不规则

（2）处理：**快速心房颤动首先要控制心室率**。心功能正常者可应用 β 受体阻滞药、地尔硫䓬或洋地黄类药物。心室率的控制目标为 80～100/min。合并心功能不全者可用胺碘酮或洋地黄类药物。合并急性冠脉综合征者可用胺碘酮或β 受体阻滞药。阵发性心房颤动反复发作者或持续性心房颤动、病史短于 1 年、左心房≤45mm、无心房附壁血栓者，可考虑**复律治疗**。无器质性心脏病者可选用普罗帕酮，有器质性心脏病者首选胺碘酮。有血流动力学障碍者可首选电复律。药物治疗无效或不耐受的有症状阵发性心房颤动，可考虑射频消融。非瓣膜病心房颤动患者合并慢性心力衰竭、高血压、年龄＞75 岁、糖尿病、既往卒中或短暂脑卒中者应进行**抗凝治疗**预防血栓栓塞的发生，可选用华法林、达比加群酯或利伐沙班等，同时注意出血风险的评估。

3. 阵发性室上性心动过速　分为房室结折返性心动过速（AVNRT）及房室折返性心动过速（AVRT）。前者为房室结双径路构成的折返环，后者为房室旁路参与的折返环。

（1）临床特点：阵发性室上性心动过速多为先天性心脏发育异常。**临床表现为规律的、突发突止、反复发作的心悸，心律规整，多数在 160～250/min**。其他可有胸闷、乏力、头晕、恶心、呼吸困难等，重者也可致晕厥。心电图的特点见图 14-12，快速的心室率为 150～250/min，QRS 波群形态和时限多正常，群形态类同窦性心律。

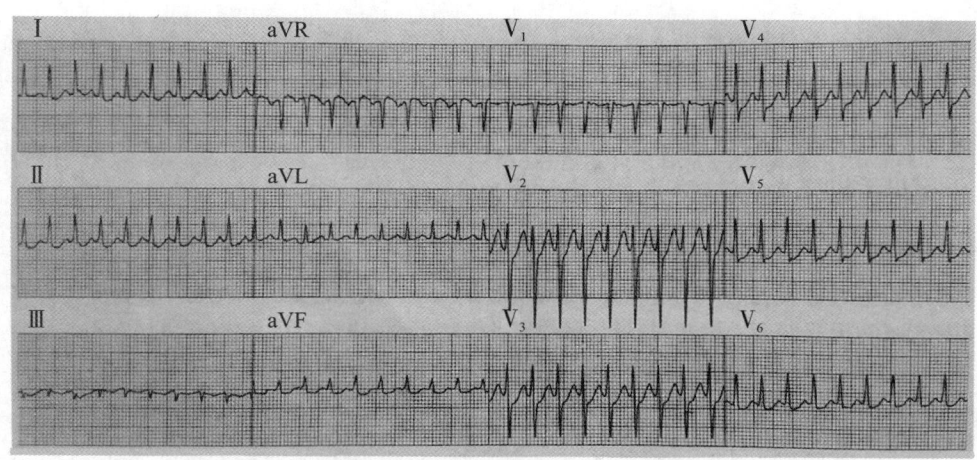

图 14-12 房室结折返性心动过速

（2）处理：心动过速发作期的治疗在于终止发作。对于血压正常者可尝试迷走神经刺激的办法，如颈动脉窦按摩、按压眼球、咽喉刺激诱导恶心等。无效者可静脉应用抗心律失常药，可选维拉帕米 5mg 静脉注射，无效者间隔 10 分钟可再静脉注射 5mg；毛花苷 C 0.4mg 静脉注射；普罗帕酮 1～2mg/kg 静脉注射；合并低血压者可应用升压药，如甲氧明或间羟胺；血流动力学不稳定者可直接进行电复律。终止发作后可选择**射频消融术**对其进行根治。

4. 室性心动过速　是起源于希氏束分叉以下的连续 3 个或 3 个以上的快速心室激动，频率多为 100～250/min。30 秒内自行终止者称为**短暂阵发性室性心动过速**，超过 30 秒或需药物、电复律终止者称为**持续性室性心动过速**。

（1）临床特点：室性心动过速多数发生于器质性心脏病，常见于冠状动脉粥样硬化性心脏病、心肌梗死、心肌病、致心律失常的右室心肌病。部分原因不明称为**特发性室性心动过速**，多起源于右心室流出道和左心室间隔部。还可见于心肌离子通道病，如长 QT 综合征、Brugada 综合征。洋地黄中毒、抗心律失常药物的致心律失常作用，严重低血钾也可引起室性心动过速。室性心动过速的表现轻者类同于阵发性室上性心动过速；严重者可诱发心功能不全加重、急性肺水肿、晕厥、心室颤动甚至猝死。心电图的特点见图 14-13，QRS 频率多为 100～250 / min，节律规则或轻度不整齐；QRS 波宽大畸形，时限≥0.12 秒；**室房分离**；可见**心室夺获或心室融合**。

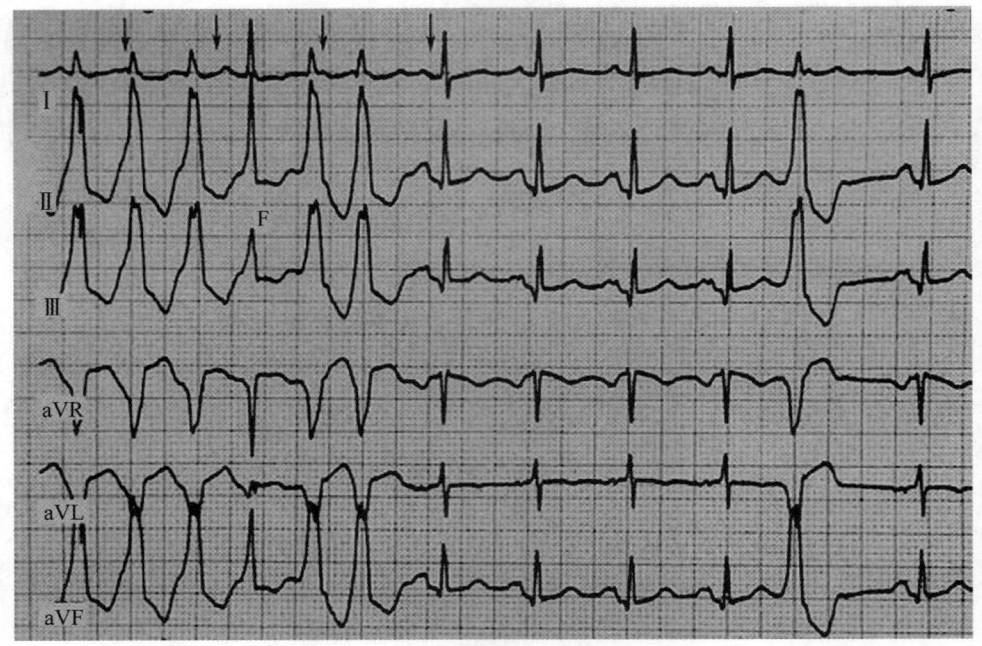

图 14-13 室性心动过速

注：箭头指示隐匿在室性心动过速中的 P 波，显示室房分离，第 4 个 QRS 波群为心室融合波

（2）处理：室性心动过速一旦发生，应立刻采取措施**终止其发作**。室性心动过速出现血流动力学不稳定的表现，如血压下降、晕厥等，首选单相100～200J 同步电复律。复律成功后静脉滴注胺碘酮、利多卡因，以防止短时间内复发。血流动力学稳定者，可选择静脉用药终止其发作。急性心肌梗死伴发室性心动过速，首选利多卡因；有器质性心脏病者，首选胺碘酮、利多卡因；洋地黄类药物中毒，停用洋地黄，补充钾、镁，给予苯妥英钠治疗；特发性室性心动过速可用普罗帕酮，也可采用射频消融术进行根治；先天性长 QT 综合征可用 β 受体阻滞药。对于器质性心脏病、陈旧性心肌梗死和扩张型心肌病伴有射血分数下降和室性心动过速者，应在充分的药物治疗（ACEI、β 受体阻滞药、胺碘酮）的基础上，置入心脏复律除颤器（ICD），可有效地降低猝死率。

（三）转诊指征（熟悉）

1. 心律失常发作时出现低血压、晕厥、心绞痛、心力衰竭等血流动力学不稳定者。

2. 严重的器质性心脏病新出现严重的心律失常者。

3. 室性心动过速者。

4.室上性心动过速反复发作需要手术根治者。

5.严重的缓慢性心律失常出现生命指征不平稳者。

6.快速性心律失常患者，如诱发或加重心功能不全者，需立即控制心室率或转律者。

三、原发性高血压

（一）概述（熟悉）

高血压是以体循环压力增高为主要表现的一组临床综合征，是最常见的一种心血管疾病。高血压在临床上可以分成两大类，即**原发性高血压和继发性高血压**。原发性高血压指发病病因不清者，又称为高血压病，占高血压的 90% 以上。继发性高血压常可以查出明确的病因，其常见的原因有肾实质性高血压、内分泌性高血压、肾动脉狭窄、主动脉缩窄、阻塞性睡眠呼吸暂停低通气综合征和药物性高血压。高血压是动脉粥样硬化的重要危险因素，长期慢性高血压可以显著增加缺血性心脏病、脑卒中、肾功能不全等重要靶器官损害的风险，是致死、致残的一个重要原因。

（二）临床表现（掌握）

1.症状和体征 高血压病起病缓慢，常见的症状有头晕、头痛、乏力和耳鸣等，常在情绪激动、精神紧张而引起血压增高时出现，随后可恢复正常。部分患者早期可无症状，多由于体检测血压增高而发现，有的患者直到出现并发症时才发现高血压。高血压病患者主要的体征为血压升高，血压测量的方法极其重要。其他的体征包括主动脉第二音亢进，主动脉瓣听诊区 2 级以下的收缩期吹风样杂音，个别患者可闻及第四心音。

2.并发症的表现 血压长期升高，可引起重要的器官，包括心、脑、肾和血管的损伤，产生相应器官损害的表现。

（1）心脏：左心室后负荷增加，导致左心室壁肥厚，心腔扩大，可出现左心功能不全。冠状动脉可以受累，加重冠状动脉粥样硬化引起冠状动脉粥样硬化性心脏病。

（2）脑：长期高血压引起脑动脉发生粥样硬化，易引起脑缺血和脑血栓形成。血压快速升高，可出现高血压脑病，并可以引起脑内小动脉破裂，造成脑出血。

（3）肾：长期的高血压可致肾动脉硬化，并加重肾动脉粥样硬化，引起蛋白尿、肾功能的损害。

（4）血管：血压增高可以促使不同器官内动脉粥样硬化的发生和进展；另

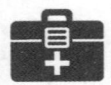

外，严重的高血压可以发生血管壁的破坏，导致**主动脉夹层**或破裂。

3. 高血压急症

（1）高血压危象：血压突然升高，常＞180/120mmHg，伴有明显的头痛、头晕、恶心、呕吐、烦躁、气短和视物模糊。

（2）高血压脑病：血压突然升高，出现脑水肿的临床表现，表现为严重头痛、烦躁、意识模糊，严重的昏迷和抽搐。

（3）恶性高血压：血压显著升高，舒张压持续≥130mmHg，伴有头痛、视物模糊、眼底出血、大量蛋白尿、肾功能不全。

（三）辅助检查（熟悉）

化验检查包括血常规、尿常规、尿微量白蛋白，血生化包括肾功能、血脂、血糖、尿酸、离子等，以评估相关的危险因素和肾损害程度。此外，还应包括继发性高血压相关的检查。常规心电图、心脏超声检查可以明确左心室受累情况。颈动脉血管的超声和无创性的脉搏波传输速度（PWV）可以早期评价动脉硬化和粥样硬化的程度。动态血压测定有助于准确判断高血压和特殊类型的高血压。

（四）诊断和鉴别诊断

这一过程包括确诊高血压，然后进行高血压的分级和分层，最后需要除外继发性高血压。

1. 诊断（掌握）

（1）成年人**诊室血压**3次以上非同日坐位收缩压≥140mmHg和（或）舒张压≥90mmHg，即可诊断高血压。若收缩压≥140mmHg，舒张压＜90mmHg，定义为单纯收缩期高血压。准确测量血压对于高血压的诊断至关重要，需注意在测量血压前患者需静坐休息5分钟以上；首次需要测量双侧上臂血压，一般要测量3次取平均值。

（2）既往有高血压病史，在应用降压药治疗的过程中，血压测量正常也可诊断为高血压。

（3）家庭**自测血压**者，采用上述方法，坐位收缩压≥135mmHg和（或）舒张压≥85mmHg。

（4）**动态血压**测定：24小时平均收缩压≥130mmHg和（或）舒张压≥80mmHg；白天平均收缩压≥135mmHg和（或）舒张压≥85mmHg；夜间平均收缩压≥120mmHg和（或）舒张压≥70mmHg。

2. 高血压分级和危险分层 确定高血压后要进行高血压的分级（表14-5）和危险分层（表14-6）。

表 14-5 高血压水平的定义和分级（诊室高血压标准）

分级	收缩压（mmHg）	舒张压（mmHg）
理想血压	＜120	＜80
正常血压	＜130	＜85
正常高值	130～139	85～89
1级高血压（轻度）	140～159	和（或）90～99
临界高血压	140～149	90～94
2级高血压（中度）	160～179	和（或）100～109
3级高血压（重度）	≥180	和（或）≥110
收缩期高血压	≥140	＜90

注：当收缩压和舒张压分属于不同级别时，以较高的分级为准

表 14-6 高血压危险分层

危险因素和病史	血 压 水 平		
	1级	2级	3级
无其他危险因素	低危	中危	高危
1～2个危险因素	中危	中危	极高危
3个以上危险因素或靶器官损害或糖尿病	高危	高危	极高危
有并发症	极高危	极高危	极高危

危险因素包括吸烟、高脂血症、年龄（男＞55岁，女＞65岁）、早发心血管病家族史、**靶器官损伤**（左心室肥大、颈动脉内膜斑块和血肌酐升高）和并存临床疾病（心、脑、肾、血管、糖尿病）。

3. 鉴别诊断（熟悉） 主要是与继发性高血压相鉴别，如肾血管性高血压、肾性高血压、原发性醛固酮增多症及嗜铬细胞瘤等。老年人睡眠呼吸暂停低通气综合征（OSAHS）可导致难治性高血压或使高血压加重，应引起足够的重视。

①肾实质性高血压：是青少年患高血压的主要病因；有肾病史，包括急慢性肾小球肾炎、多囊肾、糖尿病肾病、狼疮肾炎、肾素瘤等。伴蛋白尿、血尿及肾功能异常，超声检查可见肾异常或肿物。

②嗜铬细胞瘤：嗜铬细胞瘤可起源于肾上腺髓质、交感神经节或其他部位的嗜铬组织。特点为阵发性高血压、持续性高血压或持续性高血压伴阵发性加重，发作时伴头痛、心悸、多汗三联征表现。

③原发性醛固酮增多症：早发性高血压或难治性高血压，伴有乏力和持续性低血钾。

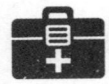

④**睡眠呼吸暂停综合征**（OSAHS）：是顽固性高血压的重要原因之一，肥胖和打鼾为主要特点，需要多导睡眠监测进行诊断。

⑤**肾动脉狭窄**：多见于恶性高血压或顽固性高血压，可有腹部血管杂音，两肾大小不对称，经动脉血管造影是诊断肾动脉狭窄的金标准。

⑥**库欣综合征**：常有向心性肥胖、水牛背、满月脸、紫纹、痤疮和糖耐量减退等。

⑦**主动脉缩窄**：主要表现上肢高血压，而下肢脉弱或无脉，双下肢血压明显低于上肢，听诊胸部可闻及显著的血管杂音。

⑧**药物性高血压**：引起血压升高的药物包括非类固醇类抗炎药物、女用口服避孕药、激素类药物、拟肾上腺素药、环孢素和免疫抑制药等。

⑨**其他**：主动脉瓣关闭不全和甲状腺功能亢进可引起收缩性高血压。

（五）治疗原则和预防（掌握）

1. 治疗原则 平稳降压、血压达标、综合管理。治疗可逆性的危险因素，预防和控制靶器官损伤，降低心血管病的死亡率。

2. 降压达标

（1）一般高血压患者的血压应＜140/90mmHg。

（2）高血压合并糖尿病、心力衰竭、肾病者和冠状动脉粥样硬化性心脏病患者的血压应＜130/80mmHg。

（3）老年收缩期高血压，应将血压控制在150mmHg以下，如能耐受，血压可在＜140mmHg。

3. 治疗策略 高血压病一经诊断，应立刻启动**治疗性生活方式干预**（非药物治疗），高血压2级以上和高危高血压应立刻启动药物治疗，高血压1级和中、低危患者可以随访测量血压，如血压持续增高可进行药物治疗。

（1）非药物治疗：包括减少钠盐摄入，每日应＜6g；增加蔬菜、水果的摄入量；应控制体重指数在18.5～23.9kg/m^2；腰围＜90/85cm（男/女）；戒烟、限制饮酒；每天30分钟以上的有氧体育锻炼；减轻精神压力，保持心理平衡。

（2）药物治疗：**药物应用的原则**是从小剂量开始、首选长效制剂、及时联合应用、坚持个体化。

①**常用降压药物**：有钙通道阻滞药（CCB）、血管紧张素转换酶抑制药（ACEI）、血管紧张素受体阻滞药（ARB）、噻嗪类利尿药和β受体阻滞药5类。初始治疗均可根据个体化原则选择上述药物，此外，还有α受体阻滞药用于难治性高血压的治疗。

②**药物选择**：应根据患者的血压水平、临床特点、靶器官损害与否以及临

床伴发疾病情况进行合理的选择，各种降压药的适应证、禁忌证和注意事项见表 14-7，高血压 1 级或低危者可选单药起始治疗。高血压 2 级或中、高危以上者可选联合用药方案。

表 14-7 各种降压药的适应证、禁忌证和注意事项

	CCB	ACEI	ARB	噻嗪类利尿药	β 受体阻滞药
适应证					
左心室大	+	+	+	±	±
稳定型心绞痛	+	+	+	+	+
陈旧性心肌梗死	+	+	+	+	+
心力衰竭		+	+	+	+
脑血管病	+	+	+	+	+
蛋白尿	-	+	+		
高血脂	±	+	+		
糖尿病	±	+	+	±	
不良反应和注意事项	心率快、面部潮红和水肿。慎用于心力衰竭患者	刺激性干咳，禁用于妊娠、高钾血症和肾动脉狭窄患者	不良反应少，禁用于妊娠、高钾血症和肾动脉狭窄者	电解质紊乱，影响糖、脂和尿酸代谢。禁用于妊娠、痛风和肾功能不全者	心动过缓和低血压。禁用于二度以上的房室传导阻滞者

③常用的**降压药联合用药**组合：常用的双药联合有 ACEI 或 ARB 加噻嗪类利尿药或 CCB；CCB 加噻嗪类利尿药或 β 受体阻滞药。双药联合仍不达标可选用多药联用，CCB 加 ACEI（或 ARB）加噻嗪类利尿药是最为常用的联合方案。难治性高血压患者，可在上述三药联合基础上加用第 4 种药物如 β 受体阻滞药或 α 受体阻滞药等。慎用的联合治疗方案是 ACEI 加 β 受体阻滞药或 ARB 加 β 受体阻滞药。

4. 高血压急症的治疗

（1）迅速控制血压，以静脉给药最为合适，平均动脉压较治疗前降低 20%～30%，舒张压逐渐降至 100～110mmHg 以下；要 1～3 小时降至目标值。

（2）静脉常用的药物：硝普钠，直接扩张动脉和静脉，可迅速降低血压；硝酸甘油，小剂量扩张静脉，大剂量扩张动脉，作用弱于硝普钠；尼卡地平，属于 CCB 类降压药；乌拉地尔，α 受体阻滞药。均可以达到快速降低血压的作用。

（3）治疗过程中要充分考虑患者的年龄、病程、血压升高程度、靶器官损害等，坚持个体化用药的原则，避免降压过度，造成不良反应。

5. 高血压的预防　高血压的预防包括一级预防、二级预防和三级预防。

（1）一级预防：又称原发性预防，是指针对无高血压的人群进行高血压的预防，主要在于控制高血压的易患因素。重点在于建立健康的生活方式，包括均衡饮食、控制钠盐的摄入；合适的体育锻炼，控制体重和避免肥胖；对有高血压病家族史者，更应加强健康生活方式的管理，达到控制和减少疾病发生的目的。

（2）二级预防：又称继发性预防，是对已患高血压病的个体或群体采取措施，防止疾病的复发或加重。应包括早期发现高血压，早期治疗高血压，预防高血压并发症的出现。主要措施包括在合适的一级预防基础上，合理地控制和治疗高血压，并进行正确的高血压患者的管理。

（3）三级预防：实质上是高血压靶器官损伤及其相应并发症的防治，在一、二级预防的基础上，合理地治疗心、脑、肾和血管的并发症，延长生命，降低致残率和致死率。

（六）高血压的转诊（掌握）

1. 初诊高血压病患者的转诊　具有下列情况者应进行转诊。①合并有靶器官损伤或严重的临床情况者，如高血压急症；②初发高血压达3级以上者；③妊娠期高血压或哺乳期高血压者；④可疑继发性高血压者；⑤可疑白大衣高血压或直立性高血压者；⑥为进一步明确靶器官损伤或临床伴随病变者。

2. 随诊高血压患者的转诊　①治疗3个月血压未达标者；②血压控制后，再发血压升高控制不满意者；③血压不平稳，波动范围大者；④出现新的靶器官损伤和临床情况，包括高血压急症者；⑤出现药物不良反应难以处理者；⑥伴发严重的多种危险因素难以处理者。

四、冠状动脉粥样硬化性心脏病

（一）概述（熟悉）

冠状动脉粥样硬化性心脏病是指在冠状动脉粥样硬化的病理基础上，冠状动脉供血减少或心肌耗氧量增加而引起的以心肌缺氧、缺血甚至坏死为表现的心脏病。临床上也可称为缺血性心脏病。冠状动脉供血减少主要是由于管腔发生狭窄，有时也可由于血管痉挛和管腔内血栓形成。

1. 病因和危险因素　冠状动脉粥样硬化性心脏病的病因是**冠状动脉粥样硬化**，动脉粥样硬化的直接原因不清楚，但是发现大量的危险因素与其发生密切相关，其中可控制的**危险因素**主要有血总胆固醇（TC）增高和低密度脂蛋白胆固醇（LDL-C）增高、高血压、糖尿病、吸烟、肥胖和体力活动减少。此外，还有不可控的危险因素，包括增龄、遗传因素、性别等。

2. 发病机制 冠状动脉粥样硬化性心脏病发病机制的核心是**心肌缺氧**，心肌缺氧进一步可引起**心肌缺血**和坏死。冠状动脉粥样硬化的斑块可引起血管狭窄，在安静状态下有时可以满足心肌供血，一旦心肌负荷增加，耗氧量增加，可产生心肌缺血，这样多为**稳定型冠状动脉粥样硬化性心脏病**。由于局部冠状动脉斑块破裂、痉挛、血栓形成、造成部分或完全阻塞血流则属于**急性冠脉综合征**，临床表现为**不稳定型心绞痛或急性心肌梗死**。急性心肌梗死根据心电图的改变分为 ST 段抬高心肌梗死和非 ST 段抬高心肌梗死。

3. 临床分类 根据病情和治疗方式将冠状动脉粥样硬化性心脏病分成两大类，即稳定型冠状动脉粥样硬化性心脏病和急性冠脉综合征。稳定型冠状动脉粥样硬化性心脏病包括稳定型心绞痛、无症状性心肌缺血、急性冠脉综合征经治疗稳定后的患者（如陈旧性心肌梗死）和表现为慢性心力衰竭和（或）心律失常为主的缺血性心肌病 4 种类型。急性冠脉综合征主要包括不稳定型心绞痛、急性非 ST 段抬高心肌梗死和 ST 段抬高心肌梗死。

（二）临床表现（掌握）

冠状动脉粥样硬化性心脏病种类繁多，临床表现复杂，这里只介绍常见的稳定型心绞痛、不稳定型心绞痛和急性心肌梗死几种类型。

1. 稳定型心绞痛 典型的心绞痛常由劳累或情绪激动而诱发，疼痛位于胸骨中段后方及心前区，常呈压迫感、紧缩感或闷痛，持续 3～5 分钟。休息或含服硝酸甘油可迅速缓解，疼痛可向左肩、左上肢尺侧放散。通常心绞痛的体征较少，可有心率增快、血压上升。重要的是发病的病程一般超过 1 个月，发病的诱因、发病的程度和持续的时间、缓解方式是一样的。

2. 不稳定型心绞痛和急性非 ST 段抬高心肌梗死 这一组患者病情不稳定，可以迅速进展为急性 ST 段抬高心肌梗死或猝死，也可以控制好转为稳定型冠状动脉粥样硬化性心脏病。这组患者疼痛的诱因可有可无，疼痛的程度常偏重，持续时间多半较长，但一般不超过 30 分钟，应用硝酸酯类药物常有效。疼痛部位可类似稳定型心绞痛，重要的特点是发病频繁，发病持续时间渐长，症状逐渐加重且药物效果逐渐减弱。和一般的心绞痛体征相似。

3. 急性 ST 段抬高心肌梗死 这是冠状动脉粥样硬化性心脏病中最重的一种类型，发病急，变化快，风险高。典型的症状为心前区疼痛，较剧烈，持续时间长，一般超过 30 分钟，用药不缓解。在体征上表现为可有血压升高或降

低，心率可快、可慢、可不整齐。心音常减弱，可以听到奔马律和收缩期杂音。重者可以发现心力衰竭和心源性休克的体征。

（三）辅助检查（熟悉）

1. 心电图　常规 12 导联心电图在心绞痛发作时发现 ST 段下移，症状缓解后 ST 段恢复，最有诊断价值。可疑稳定型冠状动脉粥样硬化性心脏病者可行心电图运动试验或动态心电图检查。对于不稳定型心绞痛和非 ST 段抬高心肌梗死，心电图常能发现缺血性 ST 段下移或 T 波倒置，且常有动态变化。心电图对于急性 ST 段抬高心肌梗死的诊断价值极大，可以发现 ST 段抬高及其演变，并且可以定位和判断梗死范围。

2. 生化检查　应行血常规、尿常规、便常规、肝功能、肾功能、血离子、血凝情况、血脂、血糖、尿酸和同型半胱氨酸等常规检查，并检查心脏生化标志物，包括肌钙蛋白、肌酸激酶同工酶和脑钠肽（BNP）等，对于诊断心肌梗死和心功能的异常非常重要。

3. 心脏超声检查　心脏二维超声结合多普勒可以检查心脏功能及瓣膜的状态。

4. 多排 CT 冠状动脉成像　心脏冠状动脉 CT 成像技术可以显示冠状动脉病变的部位、范围和程度，而且还可以判断斑块的特点。

5. 冠状动脉造影检查　冠状动脉造影可以准确地确定冠状动脉病变程度、范围和特殊病变，如侧支循环、心肌桥和先天性异常等。可以直接指导冠状动脉介入和外科旁路手术血供重建治疗。

（四）诊断（掌握）

1. 稳定型心绞痛可以根据典型的临床表现，特别是疼痛症状的发生具有劳累诱发的特点，并具有 1 个月以上的稳定的病程。结合 ECG、心电图运动试验，心肌缺血的证据就可以诊断。

2. 不稳定型心绞痛和非 ST 段抬高心肌梗死，多在静息时有频繁发作，劳力恶化等发病特点，结合心电图 ST 段下移和 T 波倒置等缺血性改变较易诊断，伴心脏肌钙蛋白正常者多属于不稳定型心绞痛，而肌钙蛋白升高可以诊断急性非 ST 段抬高心肌梗死。

3. 急性 ST 段抬高心肌梗死，典型的症状结合早期心电图 ST 段抬高，心脏生化标志物肌钙蛋白、肌酸激酶同工酶升高即可确诊。

对于各种不同类型的冠状动脉粥样硬化性心脏病，可以根据病情的需要进行冠状动脉的评估。冠状动脉多排 CT 可以初步明确冠状动脉病变的程度和范围，考虑进行血供重建治疗的患者必须进行冠状动脉造影及其相关检查。

（五）鉴别诊断（熟悉）

1. 心绞痛的鉴别诊断

（1）急性 ST 段抬高心肌梗死：本病疼痛部位与心绞痛相仿，但性质更剧烈，持续时间长，含服硝酸甘油多不能缓解，可伴有休克或心力衰竭。心电图可有明显的 ST 段抬高和 T 波的改变。实验室血清学检查示肌钙蛋白增高。

（2）**其他疾病引起的心绞痛**：包括严重的主动脉瓣狭窄或关闭不全、梗阻性肥厚型心肌病、先天性冠状动脉畸形等均可引起心绞痛的症状。要注意这类疾病常有心脏杂音，ECG 改变常为持续性的，心脏超声检查和心脏造影可以明确诊断。

（3）心脏神经症：胸痛部位多在心尖部附近，呈针刺样，时间短，位置经常变动。轻度活动反觉舒适，常可耐受较重的体力活动而不发生胸痛或胸闷。含服硝酸甘油多无效或在 10 多分钟后才"见效"。常伴有失眠、多梦和多汗等症状。

（4）肋间神经痛：本病疼痛常累及 1～2 个肋间，多为持续性，咳嗽、用力呼吸和身体转动可使疼痛加剧，沿神经行径处有压痛。

（5）胃食管反流：胸骨后烧灼样痛，饱餐后和平卧位易发生，可伴有反酸、嗳气等症状，多夜间发作。

2. 急性心肌梗死的鉴别诊断

（1）心绞痛：发作较频繁，发作历时短，一般不超过 15 分钟，不伴有血清心肌生化标志物升高，心电图无变化或有 ST 段暂时性压低。

（2）急性心包炎：疼痛常于深呼吸和咳嗽时加重，可发现心包摩擦音，伴有发热和血白细胞计数增高，心电图多导联有 ST 段弓背向下的抬高，无异常 Q 波出现。

（3）急性肺动脉栓塞：可表现出胸闷、气急、低血压，与重症心肌梗死易混淆。心电图示电轴右偏，I 导联出现 S 波或原有的 S 波加深，III 导联出现 Q 波和 T 波倒置。心脏超声和肺血管的 CT 有助于诊断。

（4）急腹症：急性胰腺炎、消化性溃疡穿孔、急性胆囊炎、胆石症等，患者可有上腹部疼痛及休克，可能与急性心肌梗死患者疼痛波及上腹部者混淆。仔细询问病史和体格检查，心电图检查和血清心肌生化标志物测定有助于明确诊断。

（5）主动脉夹层分离：以剧烈胸痛起病，颇似急性心肌梗死。常放射到背部、肋部、腹部、腰部和下肢。X 线胸片、CT、超声心动图探测到主动脉壁夹

层内的液体，可资鉴别。

（六）治疗原则与预防（掌握）

冠状动脉粥样硬化性心脏病的防治原则应该是控制危险因素，稳定动脉粥样硬化斑块，改善心肌缺血，防治冠状动脉内血栓，合理的血管重建。冠状动脉粥样硬化性心脏病的治疗措施包括药物治疗、介入治疗和外科手术治疗。

1. 药物治疗

（1）抗血小板治疗和抗凝治疗：冠状动脉粥样硬化性心脏病一经诊断就应立刻启动抗血小板治疗，稳定型冠状动脉粥样硬化性心脏病以抗血小板治疗为主，首选阿司匹林 300mg，口服，每天 1 次，3 天后改为 100mg，每天 1 次。不耐受阿司匹林者用氯吡格雷。不稳定型冠状动脉粥样硬化性心脏病者患者应尽早给予阿司匹林和氯吡格雷双联负荷量同时应用，严重者可以应用血小板 Ⅱ b Ⅲ a 受体拮抗药替罗非班。也可以同时进行抗凝治疗，包括低分子肝素、磺达肝癸那的应用。

（2）β 受体阻滞药：对于各种类型的冠状动脉粥样硬化性心脏病均有益。所以只要没有禁忌证，原则上都要应用。常用的有琥珀酸美托洛尔和比索洛尔。

（3）他汀类药物的应用：应用他汀类药物积极降低 LDL-C 在动脉粥样硬化的控制中尤为重要。**降低 LDL-C** 不仅可以预防动脉粥样硬化的进展，而且是唯一有部分循证医学依据可以**稳定和（或）逆转动脉粥样硬化斑块**的治疗措施。

（4）抗心肌缺血治疗：除 β 受体阻滞药以外，还有①硝酸酯类，控制心绞痛的一线药物，包括硝酸甘油、单硝酸异山梨酯、长效的单硝酸异山梨酯。可以口服、含服或静脉应用。②钙通道阻滞药，此类药对冠状动脉痉挛所致的心绞痛很有效。③改善心肌能量代谢的药物如曲美他嗪及其一些中药方剂。

2. 血供重建治疗　主要是通过介入技术或外科旁路手术的方法改善心肌缺血。

（1）心绞痛的血管重建治疗：对于稳定型心绞痛，临床上应在药物治疗的基础上，如果仍有顽固性心绞痛而影响生活质量的患者应行**冠状动脉造影**检查，根据病变的情况考虑介入治疗或外科手术治疗。对于不稳定型心绞痛和非 ST 段抬高心肌梗死的患者，对于高危的患者应积极考虑进行血管重建的干预，对于低危的患者可以首选保守药物治疗的策略。

（2）急性 ST 段抬高心肌梗死的**血供重建治疗**：这部分患者早期血供重建极其重要，尽早开通闭塞的冠状动脉血管，挽救濒死的心肌，保护心脏功能是重要治疗措施。应争取在发病 6～12 小时开通血管，完成冠状动脉的**血管再通**，目前应用的技术包括血栓抽吸、球囊扩张和**支架置入**等技术。

对于没有介入治疗条件的基层医院应考虑**溶栓治疗**，然后尽快地转运到有条件进行介入治疗的医院。溶栓治疗的时间应该是越早越好，尽量在发病6～12小时。溶栓药物多选用特异性的溶栓药，目前常用的有组织型纤溶酶原激活剂（tPA）、重组链激酶（rSK）和尿激酶（UK）等。溶栓治疗的相对禁忌证包括：①既往有过脑出血；②脑血管有器质性病变；③颅内肿瘤；④缺血性脑卒中和头部外伤史3个月内；⑤主动脉夹层；⑥活动性出血或出血体质；⑦没有控制的高血压（＞180/110mmHg）；⑧心肺复苏后。

3. 并发症的治疗 心肌梗死患者常见的并发症有心力衰竭、心律失常、心源性休克、心室破裂、室壁瘤、梗死后综合征等，积极预防和治疗并发症对于改善冠状动脉粥样硬化性心脏病的预后极其重要。

4. 冠状动脉粥样硬化性心脏病的预防 包括一级预防、二级预防、三级预防。

（1）**一级预防**：是防病的重点阶段，主要针对冠状动脉粥样硬化性心脏病的危险因素进行干预，包括健康教育、健康饮食、合理运动、控烟限酒、治疗高血压、治疗糖尿病、调整血脂紊乱、调整代谢紊乱等。

（2）**二级预防**：包括冠状动脉粥样硬化性心脏病患者的早期检出、早期诊断和早期治疗，以延缓病情的发展，避免并发症和急性冠状动脉粥样硬化性心脏病事件的发生。主要措施应在一级预防的基础上严格戒烟，血压、血脂、血糖控制达标，应用抗血小板药物。

（3）三级预防：指积极治疗并发症，进行合理、适当的康复治疗，降低死亡率，延长患者寿命。

（七）转诊（掌握）

1. 应急处理 急性ST段抬高心肌梗死的处理原则：保护和维持心脏功能，挽救濒死的心肌，防止梗死面积的扩大，缩小心肌缺血范围，及时处理严重心律失常、泵衰竭和各种并发症，防止猝死，使患者不但能度过急性期，且康复后还能保持尽可能多的有功能的心肌。

（1）院前急诊处理：①患者取平卧位，减少任何不必要的活动，有呼吸困难者取半卧位。②吸氧。鼻导管高流量氧气吸入，合并心功能不全的患者给予吸入通过乙醇湿化的氧气。③迅速监测生命体征及心电图变化。④立即建立静脉通路。只要患者无禁忌证（如血压低、心率快等），应立即静脉滴注硝酸甘油注射液。⑤镇痛治疗，吗啡注射液5～10mg。

（2）有条件时，诊断一经确定，如果无禁忌证时，首先考虑静脉溶栓治疗。禁忌证主要包括高龄、未控制的高血压、出血性疾病，如消化道溃疡、脑卒中、眼底出血、心肺复苏后等。

（3）无治疗条件者应立即考虑转诊，起病 12 小时以内的急性心肌梗死且血流动力学稳定，可与急救中心联系后转往能提供心脏再灌注治疗的心脏专科医院救治。血流动力学不稳定者，先行抢救，待稳定后转院。

2. 转诊指征　以下情况应转诊。

（1）不稳定型心绞痛患者。

（2）可疑或确诊急性心肌梗死者，应立刻通过 120 急救系统转入有条件的医院。

（3）稳定型冠状动脉粥样硬化性心脏病伴有下列情况者应考虑转诊：①出现并发症，如心力衰竭和心律失常者；②危险因素（高血压、糖尿病、高血脂等）控制不理想者；③出现药物不良反应者；④首次发现陈旧性心肌梗死者。

第三节　消化系统疾病

一、胃食管反流

胃食管反流（gastroesophageal reflux）是指胃、十二指肠内容物反流入食管引起的以烧心、反酸为主要特征的临床综合征。

（一）概述（了解）

胃食管反流是食管贲门抗反流防御机制下降、反流物对食管黏膜攻击增强的结果。最主要的抗反流防御机制包括下食管括约肌和正常的胃肠道蠕动；攻击因素主要是反流物，包括胃液（胃酸）或胃内容物，有时也有胆汁，还包括长期吸烟、饮酒、浓茶等不良刺激。其他还包括肥胖或体重增加、糖尿病、尿毒症等，无研究支持胃食管反流与幽门螺杆菌（Helicobacter pylori，Hp）感染有明显的相关性。目前认为一过性下食管括约肌松弛是最重要的发病机制。

（二）临床表现（掌握）

典型症状为胸骨后或剑突下烧灼样或开水烫过样疼痛，常由胸骨下段向上伸延，多在餐后 1 小时出现，卧位、弯腰或腹压增加时可加重。有时出现反酸或反胃，非心源性胸痛、上腹部疼痛和恶心等。

食管外症状还可能出现牙龈炎、牙周炎、慢性咽炎、吸入性肺炎、夜间呛咳、咽喉部异物感、哮喘、呼吸睡眠暂停等，偶可发生慢性鼻窦炎、中耳炎的表现。

（三）诊断（熟悉）

最主要的辅助检查是食管测压和 24 小时食管 pH 测定。X 线透视能直接观察到胃内容物反流入食管，胃镜可排除其他器质性疾病及诊断和随访 Barrett 食管。当症状明显，胃镜下食管黏膜无明显改变者称为非糜烂性胃食管反流。

根据典型临床症状和辅助检查的结果即可诊断，症状不典型者可用质子泵抑制药（PPI）试验性治疗 4 周。同时要与心绞痛、呼吸系统疾病、耳鼻咽喉科疾病以及神经精神疾病相鉴别。

二、急性胃炎

（一）常见病因（熟悉）

本病是指各种外在因素和内在因素引起的胃黏膜急性广泛性或局限性的炎症。临床上可分为急性糜烂性胃炎、急性化脓性胃炎、急性腐蚀性胃炎，以前两种较常见。本病可发生在任何年龄，但以青少年为多；可发生于任何季节，以夏、秋季较多；城市、农村均可发生，公共卫生欠佳地区好发。病因明确者及时诊治，一般可获痊愈。一般在 2～5 天恢复。

急性胃炎是消化系统疾病中最常见的疾病。常由以下原因引起。

1. 饮食不当 "病从口入"最能代表急性胃（肠）炎的原因，主要由于有刺激性、生冷及腐败、污染食物等因素引起。最常见的是暴饮暴食，饮酒和进食过多的高脂、高蛋白食物；不干净或腐败、污染的食物，剩饭剩菜未加热消毒（特别是发酵变质的牛奶及奶制品、臭鱼烂虾等）、腐败的肉类或蛋白质类（如茧蛹、不新鲜的螃蟹等海鲜），喝了不干净的水或水制品（雪糕等）；冷的食物、冷水、冷啤酒过多或腹部受凉之后等。

2. 精神刺激 压力过大、劳累、熬夜等均可造成神经内分泌失调，出现上腹部不适，严重时甚至可以出现消化道出血，此时称为急性出血糜烂性胃炎。

3. 药物 也是急性胃炎的常见原因，特别是解热镇痛药物（如阿司匹林）、某些抗肿瘤药物、某些成分不明的汤药等。

4. 其他 主动或被动吞入异物，或因过食山楂、柿子、樱桃等形成胃石，以及胃区放射治疗等均可作为外源性刺激导致本病。

（二）诊断与鉴别诊断（掌握）

1. 诊断要点

（1）病史：突然发病，多有暴饮暴食或进食不洁食物的病史，在进食污染食物后数小时至 24 小时发病，症状轻重不一，上腹痛是最常见的症状，不同程度的恶心（呕吐胃内容物）、腹胀、打嗝、嗳气，排便后腹痛略有减轻，常伴有肠炎而有腹泻，大便呈水样，严重者可有发热、全身酸痛、呕血和（或）便血、脱水、休克和酸中毒等症状。

（2）血常规：有白细胞总数和中性粒细胞百分比轻度升高，内镜检查可见胃黏膜明显充血、水肿，有时见糜烂及出血点，黏膜表面覆盖黏稠的炎性渗出物和黏液。

2. 鉴别诊断 全身很多疾病多可伴有上腹痛。腹痛剧烈、进展凶猛者应与消化性溃疡穿孔、急性胆囊炎、急性阑尾炎和不典型急性心肌梗死相鉴别，伴有呕血、便血时应与消化性溃疡、食管静脉曲张破裂等引起的出血相鉴别。精神性腹泻、打嗝、厌食、呕吐等要注意胃肠功能紊乱，后者往往伴有精神诱因，心理暗示对治疗有效。

（三）治疗原则（掌握）

1. 一般治疗

（1）消除病因，尽量卧床休息，保暖，饮温开水。剧烈呕吐时，暂停饮食及口服药物，待呕吐减轻后，给予流质饮食或半流质饮食，忌食多脂肪及多纤维素食物。

（2）除非呕吐剧烈，只要有食欲，尽量不要禁食，鼓励患者少量进食藕粉、米汤、稀粥、面汤等，不建议喝牛奶。24小时无排便即可恢复正常进食（但要少油）。

（3）以反酸、烧心为主者，可给予抑酸药物（见本节第四部分）；以上腹部堵胀为主者，可给予多潘立酮。腹痛时可给予解痉药物或腹部热敷。

（4）许多中成药也是很好的选择。

2. 心理治疗 有焦虑或抑郁症状者，建议心理调节治疗。

三、慢性胃炎

慢性胃炎（chronic gastritis）是指各种病因引起的各种胃黏膜慢性炎性病变，是一种常见病，其发病率在各种胃病中居首位。临床上可分为慢性浅表性胃炎和慢性萎缩性胃炎。后者黏膜肠上皮化生，常累及贲门，伴有G细胞丧失和胃泌素分泌减少，也可累及胃体，伴有泌酸腺体的丧失，导致胃酸、胃蛋白酶和内因子减少。

（一）常见病因（了解）

幽门螺杆菌（Hp）感染，长期饮烈性酒、浓茶、浓咖啡等刺激性物质，病毒或其毒素，服用NSAID（如阿司匹林）、保泰松、吲哚美辛、辛可芬及水杨酸盐、洋地黄等均可能引发本病。其他还包括口腔、咽部的慢性感染，胆汁反流，X线照射和居住环境的变化等。自身免疫功能紊乱产生壁细胞抗体或内因子抗体等可导致恶性贫血。

（二）临床表现（掌握）

慢性胃炎缺乏特异性症状，症状的轻重与胃黏膜的病变程度并不一致。Hp引起的慢性胃炎多数患者无症状或症状较轻微，常见的表现为程度不同的消化不良症状如上腹隐痛或不适、食欲减退、餐后饱胀、反酸、早饱、嗳气、恶心等，轻者间歇性隐痛或钝痛，严重者为剧烈绞痛；伴随胃黏膜糜烂者上腹痛较明显，并可有出血，如呕血、黑粪；症状常反复发作，无规律性，疼痛经常出现于进食过程中或餐后。

慢性萎缩性胃炎患者可有贫血、消瘦、舌炎、腹泻等症状。

（三）诊断（鉴别诊断）（熟悉）

1. 诊断 症状有无及其严重程度与内镜所见及组织病理学改变并无肯定的相关性，所以确诊依靠胃镜检查及胃黏膜活组织病理学检查；目前很少应用上消化道造影，但与胃食管反流难以区分时，钡剂造影更有意义；慢性萎缩性胃炎血清胃泌素常中度升高，胃蛋白酶原 I 减少，同时出现内因子减少和维生素 B_{12} 下降、血清 PCA 阳性，提示胃体萎缩，往往与肿瘤相关；Hp 检测有助于病因诊断。

2. 鉴别诊断 食欲缺乏、上腹部不适、贫血等应注意与胃癌鉴别，慢性上腹痛与消化性溃疡鉴别，内镜检查非常重要；慢性右上腹痛、腹胀、嗳气等消化不良症状易与慢性胆囊炎相混淆，胆囊造影及 B 型超声异常可最后确诊；肝炎、肝癌及胰腺疾病也可因出现食欲缺乏、消化不良等症状而延误诊治，肝功能化验和影像学检查可资鉴别。

（四）治疗原则（掌握）

祛除各种可能致病的因素，根除 Hp；彻底治疗急性胃炎；养成良好的生活习惯，戒烟忌酒，注意饮食卫生，防止暴饮暴食；积极治疗口、鼻、咽部的慢性疾病；加强锻炼，提高身体素质，强调综合性防治和对症治疗。

1. 根除幽门螺杆菌（见本节第四部分）

（1）适应证：①伴有胃黏膜糜烂、萎缩及肠上皮化生、异型增生者；②有消化不良症状者；③有胃癌家族史者；④胃黏膜相关淋巴瘤等。

（2）根除 Hp 要注意：①具体用药必须在有经验的医师指导下服用；②一般用药 2 周，效果不明显者要查找原因，切勿长期滥用，"滥杀无辜"。

2. 药物治疗 高胃酸者给予抑酸药或制酸药；胃酸缺乏或无酸者可给予 1% 稀盐酸或胃蛋白酶合剂；伴有消化不良者可加用胰酶片、多酶片等助消化药；胆汁反流明显者可用甲氧氯普胺和多潘立酮以增强胃窦部蠕动；部分中药也有

很好的疗效。

3. 特殊治疗 轻度异型增生重点在于定期随访，避免过度治疗；重度异型增生应进行内镜下胃黏膜切除术。

四、消化性溃疡

（一）概述与常见病因（熟悉）

溃疡的形成和发展与胃液中胃酸和胃蛋白酶的消化作用有关，故称为消化性溃疡。消化性溃疡是一种常见病，根据常见发生部位又可分为胃溃疡或十二指肠溃疡，也可发生于食管下段、胃空肠吻合口及 Meckel 憩室。**临床上十二指肠溃疡较胃溃疡多见**，约为 3∶1，男、女之比为（3～4）∶1，青壮年（21～50岁）约占 70%，60～70 岁以上的老年人初次发病的也不在少数。胃溃疡患者的平均发病年龄比十二指肠溃疡患者约晚 10 年。由于物质生活的丰富和生活水平的提高，保健意识的增强和根除幽门螺杆菌药物的应用，近年来消化性溃疡及其并发症的发生有明显减少的趋势。

消化性溃疡具有病因未明和发病机制不清两大难点。遗传（O 型血）、体质、环境、饮食、生活习惯、神经精神因素（工作压力大）、胃酸、胃蛋白酶、幽门螺杆菌（Hp）感染等各种因素单独或联合，通过不同途径或机制，均可促发溃疡发生。

（二）临床表现（掌握）

无症状（尸检发现有溃疡）、具有典型症状和以并发症为首发表现的消化性溃疡患者，临床上约各占 1/3。大多数病程已长达几年、十几年或更长时间（慢性过程）；往往出现发作期与缓解期互相交替（周期性发作），发作有明显的季节性（秋、冬季或冬、春季交接期）和诱因（精神紧张、情绪波动、饮食不调或服用与发病有关的药物）等特点。

1. 临床症状与体征

（1）上腹痛：上腹痛是消化性溃疡的典型症状。疼痛范围局限、定位模糊，性质程度不一，如饥饿样不适感、钝痛、嗳气、压迫感、灼痛或剧痛和刺痛等。溃疡发生的部位不同，疼痛的特点和性质也有差异，当疼痛节律性发生变化时，应考虑病情发展加剧或出现并发症。

（2）其他表现：反酸、嗳气、胸骨后烧灼感、流涎、恶心、呕吐、便秘等可单独或伴疼痛出现。恶心、呕吐多反映溃疡具有较高活动程度；频繁呕吐宿食，提示幽门梗阻。

（3）体征：本病活动期可有上腹部压痛，缓解期多无明显体征。

2. 临床分型

（1）胃溃疡：胃溃疡疼痛多位于剑突下正中或偏左，常于餐后半小时出现，持续1～2小时，逐渐消失，直至下次进餐后重复上述规律（进餐—疼痛—缓解）。溃疡活动期可在剑突下正中或偏左有压痛。

（2）十二指肠（球部）溃疡：十二指肠溃疡位于上腹正中或偏右，多在餐前疼痛，进餐后或服用制酸药后完全缓解，持续至下次进餐（疼痛—进餐—缓解），部分患者出现夜间痛。溃疡活动期可在剑突下正中或偏右有压痛。

（3）幽门管溃疡：邻近幽门管处的胃溃疡或同时并存十二指肠溃疡时，其疼痛节律可与十二指肠溃疡相同。由于溃疡受刺激后幽门管痉挛，容易出现功能性幽门梗阻，导致胃潴留（呕吐、胃形和振水音）；如果溃疡愈合形成瘢痕，则可出现器质性幽门梗阻。

（4）复合性胃和十二指肠溃疡：胃溃疡与十二指肠溃疡并存者称为复合性胃和十二指肠溃疡，疼痛的节律不明显，由于餐前、餐后均有疼痛，患者常不敢进食，导致消瘦和贫血的表现。

（5）多发性溃疡：胃内多处存在溃疡者称为多发溃疡，往往因药物、乙醇或精神刺激所致。除疼痛外，常发生消化道出血，有时也称为应激性溃疡或急性出血糜烂性胃炎。

（6）穿透性溃疡：多发生于十二指肠球部后壁。若溃疡深达浆膜层或为穿透性溃疡时，疼痛因穿透部位不同可分别放散至胸部、左上腹、右上腹或背部。

（7）球后溃疡：发生于十二指肠球部之外的十二指肠其他部位，常与药物、乙醇或精神刺激所致，也可发生于卓-艾综合征患者（非典型部位的溃疡）。

（三）诊断（鉴别诊断）（掌握）

1. 辅助检查

（1）X线钡剂检查：气钡双重对比造影及十二指肠低张造影可提高诊断的准确性。**龛影是诊断溃疡的直接征象**，胃溃疡多突出于胃腔之外，球部溃疡常呈圆形密度增加的钡影；局部变形、激惹、痉挛性切迹为溃疡的间接征象，特异性有限，临床应注意鉴别。

（2）内镜检查：纤维胃镜及电子胃镜、十二指肠镜不仅可清晰直接观察胃十二指肠黏膜变化及溃疡大小、形态，还可直视下刷取细胞或钳取组织做病理检查，以进行良、恶性溃疡的鉴别诊断。还能动态观察溃疡的活动期及愈合过程和判断药物治疗效果等。良、恶性溃疡判断有困难者，可行超声内镜检查，观察胃黏膜各层的改变。

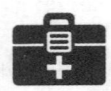

胃溃疡多位于胃小弯侧及幽门前区，十二指肠溃疡多位于十二指肠球部，偶尔位于十二指肠球部以下、十二指肠乳头以上，称**球后溃疡**。溃疡一般为单发，少数可有 2 个以上，称**多发性溃疡**，十二指肠前后壁有一对溃疡者，称**对吻溃疡**。胃和十二指肠同时有溃疡者称为**复合性胃和十二指肠溃疡**。十二指肠溃疡直径一般<1.0cm，胃溃疡<2.5cm，>3cm 者称**巨大溃疡**。

（3）影像学检查：CT 或磁共振立体成像，不仅可观察胃、十二指肠本身的改变，还可观察与周围器官之间的关系，对判断溃疡的良恶性及穿孔的程度，以及相邻脏器病变对其的影响均具有重要的参考价值；饮用一定量的水或造影剂后进行 B 型超声检查，可观察和随访病变的位置、幽门管的通畅程度；立位腹部 X 线片是确诊溃疡穿孔的首选检查。

（4）其他检查：肿瘤标志物（如 CEA）有助于良恶性病变的鉴别；粪隐血试验阳性可能是溃疡活动，多在 1～2 周转阴，持续阳性要注意胃癌的可能；^{13}C– 呼吸试验常规检测 Hp。

2. 诊断要点　本病具有慢性病程、周期性发作及节律性上腹痛等典型临床表现，一般可做出初步诊断。症状不典型者，需通过钡剂 X 线和（或）内镜检查（包括病理检查）才能建立。

3. 鉴别诊断

（1）功能性消化不良（非溃疡性消化不良）：有消化不良症状而无溃疡或其他器质性疾病者称为功能性消化不良。表现为餐后上腹饱胀不适、嗳气、反酸、恶心和无食欲，服用制酸药不能缓解，但服用胃动力药可改善。也可伴有肠易激综合征的表现（结肠痉挛性腹痛或无痛性腹泻），或伴有神经官能症表现，诸如焦虑、失眠、神经紧张、情绪低落、忧郁等。

（2）慢性胃十二指肠炎：常有慢性无规律性上腹痛，但胃镜检查无溃疡所见。

（3）胃泌素瘤（卓 – 艾综合征）：胰腺非 B 细胞发生的肿瘤，肿瘤分泌大量胃泌素，后者引起高胃酸分泌和非典型部位多发性、难治性消化性溃疡，多伴有腹泻。

（4）胃癌：某些溃疡型胃癌在早期，其形态和临床表现可酷似良性溃疡，甚至治疗后可暂愈合（假愈），最重要的鉴别方法还在于 X 线钡剂检查和胃镜检查。

（5）慢性胆囊炎：胆囊是胃十二指肠的近邻，胆囊炎及胆石症也可出现慢性、复发性上腹痛，同样缺乏溃疡的节律性，急性发作时常有发热及黄疸，B型超声对诊断有帮助。

（6）胃黏膜脱垂征：胃黏膜脱垂征可有上腹痛，也可呈间歇性，缺乏溃疡的节律性或夜间痛，制酸药不能缓解，但可因体位（左侧卧位或床脚抬高）变换所缓解，诊断依靠 X 线钡剂检查。

（7）钩虫病：钩虫可引起十二指肠炎，症状可酷似消化性溃疡，甚至发生出血，凡来自农村而有消化不良症候者，应常规做粪检寻找钩虫卵和驱虫治疗。

4. 并发症

（1）上消化道出血：上消化道出血是消化性溃疡最常见的并发症，溃疡出血是急性上消化道出血的最常见原因，10%～15% 的患者以大量出血为首发症状。临床表现主要为呕血与黑粪，>800ml 出现黑蒙、晕厥、心悸，甚至血压下降等休克的表现。有黑粪未必呕血，但呕血者一般均有黑粪。出血后上腹痛症状往往缓解，有明显溃疡病史者出血的诊断一般不难，如病情允许（即生命体征平稳）应争取在 24～48 小时进行急诊胃镜检查，以便及时明确诊断和鉴别诊断，确定治疗措施。如果没有便血，应做肛门指诊，刺激后常便出肠内的血液。

（2）幽门梗阻：常见于十二指肠球部或幽门管溃疡。并发幽门梗阻后，患者往往失去上腹痛的节律性，餐后加重，有时为绞痛或饱胀不适，最突出的症状是呕吐，吐后上腹疼痛缓解。常出现于晚餐后，呕吐物量大，有酸臭味或含有发酵的隔夜宿食。检查可见上腹膨胀、胃形、蠕动波及振水音，严重者出现营养不良、失水、电解质紊乱及代谢性碱中毒。胃肠减压既可诊断，又可（治疗）缓解症状，确诊依赖于胃镜或泛影葡胺低张造影。幽门梗阻诊断不难，但需与胃癌等引起的幽门梗阻相鉴别，洗胃后钡剂检查及胃镜检查可资鉴别。

（3）溃疡穿孔：急性穿孔是消化性溃疡最严重的并发症之一，常发生于胃窦小弯及十二指肠球部前壁溃疡，常因饱餐、粗糙食物、腹压增加而发生。表现为突然出现严重腹痛和压痛、反跳痛、肌紧张等腹膜刺激征，部分患者伴有休克症状。数小时后出现气腹征，X 线透视可见膈下游离气体。溃疡浸及浆膜层时，常与周围脏器或组织粘连，然后才穿透入邻近脏器如胰腺、小网膜等处，其过程缓慢，故称慢性穿透性溃疡，虽无急腹症表现，但患者溃疡疼痛节律性消失，疼痛剧烈且顽固，常放散致背部，内科治疗难以奏效。溃疡穿孔过程介于急、慢性穿孔之间者，称为亚急性穿孔，一般只引起局限性腹膜炎。

（4）癌变：是胃溃疡发生癌变，还是溃疡型癌，单凭临床很难区分，而提高警惕非常重要。出现以下情况①经积极内科治疗，症状不见好转或溃疡迁延不愈者；②无并发症而疼痛节律性消失，对原有治疗有效药物无效者；③体重逐渐减轻者；④粪便隐血试验持续阳性者等，应进一步行 X 线气钡双重造影、胃镜复查及黏膜活检以诊断和鉴别诊断。如仍不能做出结论，应严密随访观察，

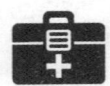

直至溃疡愈合。

（四）治疗原则与预防（掌握）

消化性溃疡治疗的目标是消除症状，促进愈合，预防复发及防治并发症。治疗原则需注意整体治疗与局部治疗相结合，发作期治疗与巩固治疗相结合。

1. 一般治疗

（1）休息：发作期或活动期及症状较重或有并发症者需休息或住院治疗。

（2）加强患者教育：大多数轻症患者可在门诊治疗，加强患者教育，使其了解本病的发病诱因及规律，增强其对治疗的信心，建立规律的生活习惯，避免各种复发的诱因。

（3）增加胃动力：甲氧氯普胺、多潘立酮能促进胃排空和增加胃黏膜血流量，增强幽门括约肌张力，防止胆汁反流，适用于上腹堵胀者。

（4）缓解焦虑：精神紧张、情绪波动时可用镇静药稳定情绪，解除焦虑，但不宜长期服用。

2. 药物治疗

（1）抗酸药：抗酸药能结合或中和胃酸，降低胃蛋白酶的活性，缓解疼痛，促进溃疡愈合。常用的药物主要是含金属类的碱性单药（碳酸氢钠、氢氧化铝、铝碳酸镁、胶体果胶铋等）或复合制剂（复方氢氧化铝、复方铝酸铋等）。

（2）抑酸药：①抗胆碱能药（颠茄、莨菪片、山莨菪碱等）能抑制迷走神经及壁细胞上的乙酰胆碱受体，从而抑制胃酸分泌，解除平滑肌和血管痉挛，反流性食管炎、幽门梗阻、近期溃疡出血、青光眼、前列腺肥大等患者禁用；②组胺 H_2 受体拮抗药（西咪替丁、雷尼替丁和法莫替丁）能与壁细胞 H_2 受体竞争结合，阻断组胺兴奋壁细胞的泌酸作用，是强有力的胃酸分泌抑制药；③质子泵抑制药（PPI）是一种最强的抑制胃酸分泌的有效药物，它能抑制壁细胞分泌的 H^+-K^+-ATP 酶，从而阻断胃酸的泵出，是目前应用最广泛的抑酸药，包括埃索美拉唑、奥美拉唑、泮托拉唑、雷贝拉唑和兰索拉唑等。

（3）胃黏膜保护药：胃黏膜保护药有很多种，大致可以分为直接保护黏膜表面兼顾促进内源性细胞因子合成、促进内源性细胞因子合成兼顾直接保护黏膜两大类。前者以硫糖铝为代表，后者包括瑞巴派特、替普瑞酮、L-谷氨酰胺呱仑酸钠颗粒等。

（4）根除幽门螺杆菌：由于 Hp 与消化性溃疡的发病可能有关，除菌治疗可使大多数 Hp 相关性溃疡患者达到治疗目的。目前尚无单一的药物能有效根除 Hp，常推荐一种 PPI 加克拉霉素 500mg（每日 2 次）、阿莫西林（或四环素）1000mg（每日 2 次）、甲硝唑 400mg（每日 2 次）（或替硝唑）和呋喃唑酮

100mg（每日 2 次）等抗生素中的两种组成三联疗法，一般疗程为 7～14 天，对于初次治疗失败者，可增加枸橼酸铋钾 240mg（每日 2 次）组成四联疗法。除菌结束 4 周后用呼吸试验检测除菌效果。应检查除菌失败的原因和解决方法，而不能盲目延长除菌时间，造成医源性抗生素耐药和肠道菌群失调。

3. 并发症的处理

（1）上消化道出血：由于溃疡的形成和发展与酸相关，出血往往是酸腐蚀黏膜下血管所致，在及时纠正休克的前提下，治疗首选大剂量 PPI 滴注（如奥美拉唑 80mg，每日 2 次静脉滴注）或持续泵控（如奥美拉唑 80mg 静脉滴注后，每小时 8mg 持续泵控 72 小时），下胃管用冷的生理盐水冲洗胃腔后给予冷去甲肾上腺素盐水（100ml 生理盐水加入 8mg 去甲肾上腺素），每 4～6 小时 1 次。

（2）幽门梗阻：暂禁食水，下胃管用温的生理盐水冲洗胃腔后持续负压吸引，每 24 小时完全冲洗 1 次。静脉给予营养（脂肪乳、氨基酸和葡萄糖，有条件者给予维生素和微量元素），静脉滴注 PPI 抑酸。功能性幽门梗阻一般 1 周左右就能缓解，如果 2 周还不缓解提示可能存在器质性幽门梗阻，需要外科手术治疗。

（3）溃疡穿孔：轻度穿孔患者禁食水、对症治疗可以自行愈合，但出现弥漫性腹膜炎改变、发热，甚至休克表现者要及时外科处理。穿透性溃疡大部分需要外科手术。

（4）癌变：一旦确诊癌变，一般都选择手术治疗，但如果肿瘤浸润仅限于黏膜层或黏膜下层，也可经内镜（微创）进行黏膜剥脱。

（五）转诊（掌握）

1. 早期识别 如果患者出现以下症状和体征，常提示病情危急。

（1）呕血并伴出汗、黑粪量比较大，面色苍白，则提示出血量增加，生命体征不平稳者，提示有消化道大出血。

（2）腹痛剧烈呈持续状，并向右肩胛或背部放射，板样腹、高热不退、血压下降等，提示急性穿孔。

（3）高龄患者既往有溃疡病史，突然出现精神萎靡、血压下降，应及时进行肛诊，观察有无消化道出血；腹部压痛明显者要注意溃疡穿孔。

（4）呕吐大量隔夜宿食，甚至混有血液，提示幽门完全梗阻。

2. 应急处理

（1）监护并及时纠正生命体征的变化，保持呼吸道通畅，特别是呕吐频繁者，注意误入呼吸道造成吸入性肺炎或窒息。

（2）寻找比较大的静脉，及时建立静脉通路，补液以生理盐水、右旋糖酐

为主；有条件者根据血红蛋白浓度输血治疗。

（3）留置胃管和负压吸引。

3. 转诊指征

（1）患者疼痛如刀割，大汗淋漓，可能是急性穿孔，必须立即送上级医院诊断、治疗。

（2）诊断上消化道大出血，对症处理效果不佳或反复出血者。

五、肝硬化

（一）概述和常见病因（熟悉）

肝硬化是一种常见的导致终末期肝病的主要疾病，是由一种或多种病因长期或反复作用，引起肝慢性、进行性、弥漫性损害，晚期可发生各种严重的并发症，是慢性肝衰竭和慢性肝衰竭加急性肝衰竭的主要原因。常见于20~50岁的男性。

引起肝硬化的原因很多，病毒性肝炎所致的肝硬化在我国最为常见，主要是乙型病毒性肝炎及丙型病毒性肝炎；慢性酒精中毒是西方国家肝硬化的主要病因，目前也已经成为我国肝硬化的第二大病因，尤其是病毒与酒精叠加患者成为我国肝硬化的病因特点，并使病情加重、病程缩短；肥胖、糖尿病伴转氨酶反复异常的非酒精性脂肪肝患者迅速增加，可能是10年后肝硬化和终末期肝病的主要原因。其他还包括自身免疫性疾病、药物毒物、循环障碍（肝淤血）、遗传和代谢性疾病等均可导致肝硬化。

（二）临床表现（掌握）

部分患者呈隐匿性经过，在体格检查等无意中发现，甚至在尸检时才被发现。根据症状的轻重临床上人为地将肝硬化分为肝功能代偿期和肝功能失代偿期。

1. 症状

（1）肝功能代偿期：症状较轻，常缺乏特异性，以疲倦、乏力、食欲减退最常见，也可出现恶心、厌油、腹部胀气、上腹不适、隐痛及腹泻等。症状多间歇出现，因劳累或伴发病而加重，经休息或适当治疗后可缓解。脾进行性肿大，肝功能可正常或轻度异常。

（2）肝功能失代偿期：主要表现为肝功能减退和门静脉高压两大综合征。

①肝功能减退综合征：全身一般营养状况较差、精神萎靡，乏力更明显，甚至卧床不起，皮肤干枯粗糙，面色晦暗，常有不规则低热、贫血、舌炎、口角炎、夜盲、多发性神经炎及水肿等；食欲明显减退，上腹不适、饱胀，恶心、呕吐，进油腻食物易腹泻，出现黄疸提示肝细胞有进行性或广泛坏死；常有鼻

出血、齿龈出血、皮肤瘀斑和胃肠黏膜糜烂出血等；雌激素、醛固酮及抗利尿激素增多，雄性激素和肾上腺皮质激素减少，除出现蜘蛛痣、肝掌及皮肤色素沉着外，男性患者常出现性欲减退、睾丸萎缩、毛发脱落及乳房发育等；女性患者有月经不调、闭经、不孕等。内分泌激素代谢紊乱在酒精性肝硬化患者中最常见。

②门静脉高压：以脐为中心的腹壁静脉显露或曲张；脾常为中度肿大，部分可达脐下，中等硬度，伴有白细胞、血小板和（或）红细胞减少，称为**脾功能亢进**；食管下段和胃底静脉曲张、痔核形成等侧支循环建立；腹水是肝硬化失代偿期最突出的表现，严重者出现脐疝、肝性胸腔积液及阴囊水肿等，甚至呼吸困难和心悸。

2. 体征　面色晦暗、营养不良，肝掌、蜘蛛痣、男性女乳，腹壁静脉曲张，腹水征阳性；不同病因肝大小不同，晚期肝缩小、坚硬、表面呈结节状，脾大；循环障碍者可有下肢水肿。

3. 并发症

（1）上消化道出血：主要表现为呕血和（或）便血，严重时可出现循环血容量不足的表现，甚至出现失血性休克。出血凶猛者往往是食管静脉瘤破裂出血，反复便血为主者可能是门静脉高压性胃病的溃疡出血，一次大量出血迅速停止者也可能是急性出血糜烂性胃炎所致。

（2）肝性脑病：**肝性脑病**往往因消化道出血、大量放腹水、不正确的长期应用排钾利尿药、高蛋白饮食、严重感染、应用损伤肝的药物或毒物等诱发或加重。除了肝功能损伤外，主要是出现神经精神综合征。

（3）感染：肝硬化患者往往有肠道渗漏，细菌直接通过肠壁进入腹腔，发生原发性腹膜炎，也可以通过门静脉易位到全身任何部位而出现脓毒血症。后者的高代谢又可诱发或加重肝性脑病。

（4）肝肾综合征：由于低蛋白血症使血浆胶体渗透压降低，出现腹水和水肿，导致有效循环血容量不足，肾灌注减少，出现少尿、无尿、氮质血症、低血钠和低尿钠。早期肾结构无明显改变，及时治疗可以完全恢复。晚期也可造成肾不可逆的损伤。

（5）原发性肝癌：原发性肝癌往往发生在肝硬化的基础上，但也可以发生在肝硬化的前期，甚至发生在没有严重的肝纤维化患者。主要是病因的反复作用、持续的炎症反应、进行性纤维化的进展等，都可以发生基因突变导致肿瘤的发生。大部分患者无症状，偶有疼痛，也有以发热为首发表现，往往在体检或晚期才被发现。

（三）诊断和鉴别诊断（掌握／熟悉）

慢性肝炎到肝硬化是一个缓慢发展的过程，也无明确的界限，而且有炎症就会发生纤维化，所以可以无任何症状或因症状轻微而没有重视，甚至可能以消化道出血、腹水或水肿、肝性脑病、继发感染、癌变等严重并发症而就诊。

1. 辅助检查

（1）血细胞检查：失代偿期多有程度不等的贫血，脾功能亢进时白细胞和血小板计数减少；酒精性肝硬化时常出现平均红细胞体积增大。

（2）肝功能检查：血清白蛋白降低，γ-球蛋白显著增高；血清胆红素不同程度升高；凝血酶原时间不同程度延长；不同病因、疾病的不同阶段，肝酶学高低不一；严重时血清胆固醇酯降低，活动性肝炎、肝硬化及肝癌可有甲胎蛋白持续升高。

（3）血清免疫学检查：肝炎病毒标志物（包括乙型病毒性肝炎 DNA、丙型病毒性肝炎 RNA）可阳性，免疫性肝病或药物性肝病患者可出现自身抗体如抗核抗体、抗平滑肌抗体、抗线粒体抗体和抗肝细胞特异性脂蛋白抗体等。

（4）腹水检查：腹水一般为漏出液，并发原发性腹膜炎时呈渗出液或渗漏之间；当临床诊断不明时，根据血清 - 腹水白蛋白梯度（serum-ascites albumin gradient，SAAG）可区分门静脉高压或其他原因导致的腹水，若 SAAG≥11g/L（1.1g/dl），则门静脉高压的可能性大（阳性率约为 97%）；腹水中分叶核细胞数≥250×10⁹/L，高度提示感染性腹水。

（5）影像学检查：B 型超声、MRI、CT 等可显示肝、脾的大小、形态改变，门静脉及脾静脉管径有无增宽，如有腹水可出现液性暗区及腹水量的估计，有无肝癌发生；食管吞钡检查可显示食管及胃底静脉曲张；放射性核素扫描可评价肝功能、脾功能；肝纤维化扫描仪（FibroScan 或 FibroTouch）不仅能够测定肝的弹性（硬度）反映肝纤维化的程度，还能够测定肝内脂肪的含量及程度。

（6）内镜检查：纤维胃镜或电子胃镜能清楚显示曲张静脉的部位与程度，对探明出血部位和病因有重大价值，同时还可以进行内镜下治疗；腹腔镜检查可直接观察肝及脾的形态，并可直视下有选择性地穿刺活检。

（7）肝穿刺活组织检查：对组织进行病理及免疫组织化学检查，可确定诊断和鉴别诊断。

2. 诊断要点

（1）有乙型病毒性肝炎病史，肝硬化、肝癌家族史，特别是母婴传播的患者，DNA 阳性，脾进行性增大，血小板进行性减低，肝功能反复或持续异常，要特别注意患者可能有发展到肝硬化。

（2）有丙型病毒性肝炎病史，RNA 持续增高，肝功能反复或持续异常，一旦出现脾进行性增大，血小板进行性减低，也是进展至肝硬化的先兆。

（3）长期持续（5 年以上）大量饮酒（每日 50°白酒超过 2 两以上），在此基础上短期内又大量酗酒，肝掌、蜘蛛痣、男性女乳明显者，常提示已经发展至酒精性肝硬化。

（4）年龄＞50 岁，伴有 2 型糖尿病、体重指数明显增加、转氨酶反复异常的非酒精性脂肪肝患者，往往是隐源性肝硬化的主要原因。

（5）绝经期妇女反复出现肝功能异常，血清中存在多种自身抗体，要注意自身免疫性肝病发展至肝硬化。

（6）自幼年发病，伴（或不伴）智力异常，血清中存在多种微量元素的过多或不足，除肝功能异常外，还可伴有神经系统的异常，不排除遗传代谢性肝硬化。

（7）B 型超声、MRI、CT 和肝纤维化扫描仪等，对肝硬化的程度及肿瘤的筛查具有重要的意义。

3. 鉴别诊断

（1）与伴有肝、脾大的疾病鉴别：首先排除血液疾病，其他还有华支睾吸虫病、肝棘球蚴病、肝囊肿及某些累及肝的代谢疾病。

（2）与引起腹水和腹部胀大的疾病鉴别：如缩窄性心包炎、结核性腹膜炎、腹腔内肿瘤、巨大卵巢囊肿及慢性肾功能不全等。

（3）与肝硬化并发症鉴别的疾病：①上消化道出血应与消化性溃疡、急性出血糜烂性胃炎、胃癌、食管癌及胆道出血等相鉴别；②肝性脑病应与低血糖、糖尿病、尿毒症、药物中毒、严重感染和脑血管意外等所致的昏迷相鉴别；③肝肾综合征应与慢性肾炎、慢性肾盂肾炎以及由其他病因引起的急性肾衰竭相鉴别；④影像学检查发现肝内占位，应与肝脓肿相鉴别。

（四）治疗原则与预防（掌握）

1. 一般治疗

（1）休息：休息是肝炎活动时最基本的治疗，尤其是失代偿期患者应以卧床休息为主；严重食管静脉曲张的患者，禁忌增加腹压的动作，如剧烈咳嗽、弯腰搬重物、严重便秘、顽固性呃逆等。

（2）饮食：应富于营养、易于消化吸收，一般以高热量、高蛋白质、维生素丰富而可口的食物为宜，建议患者夜间睡前给予小吃，特别是酒精性肝硬化患者。脂肪含量不宜过多，但不必限制过严。不限制食物的种类，关键取决于

患者的食欲和细嚼慢咽。非顽固性腹水患者不主张限制钠盐的摄入。怀疑有肝性脑病存在时应低蛋白饮食。

（3）营养支持：由于肝储备功能降低，加之食欲差、各种检查时的空腹，以及发生并发症时不正当的禁食，特别容易出现营养不良加重肝损伤。在进食少或不能进食的情况下，应加强支持治疗，包括肠内营养、肠外营养等，应用复方氨基酸、鲜血、血浆及白蛋白等。注意维持水、电解质和酸碱平衡，尤其注意钾盐的补充；酒精性肝硬化患者还要注意低钠血症。

2.药物治疗

（1）病因治疗：慢性乙型病毒性肝炎肝硬化患者无论代偿期或失代偿期，都要积极口服抗病毒治疗；慢性丙型病毒性肝炎肝硬化代偿期可直接口服抗病毒治疗或应用干扰素加利巴韦林正规治疗，也有主张两种方法同时应用，但失代偿期患者禁忌使用干扰素；无论酒精性肝硬化处于何期，均应严格戒酒；改变生活习惯、减重、增加运动、改善"三高"仍然是非酒精性脂肪肝相关肝硬化患者的基础治疗；去铜、去铁治疗也是肝豆状核变性、血色病等先天代谢性肝硬化的根本治疗；原发性胆汁淤积性肝硬化和原发性硬化性胆管炎，熊去氧胆酸是唯一有效的药物。

（2）保肝护肝：目前无特效药，不宜滥用药物，否则将加重肝的负担。炎症是肝病发生和发展的基础，应按照《抗炎保肝专家共识意见》合理选择不同种类的药物，活动性肝炎选择甘草酸类和双环醇类，抗纤维化选择水飞蓟类和扶正化瘀类中药，非酒精性脂肪肝选择多烯磷脂酰胆碱类，免疫性肝病选择熊去氧胆酸等。适当选用1～2种抗炎保肝药物，可以延缓疾病的进展、减少并发症的发生，尤其是肝癌的发生。应用抗纤维化的中药防止肝硬化的进展，往往也能收到较好的效果。

（3）腹水的治疗：腹水治疗的难易取决于腹水持续时间的长短与肝功能损害的程度。

①轻度腹水尚无推荐的治疗措施，休息、营养支持非常重要。

②中度腹水患者肾钠的排泄无严重异常，应根据患者的食欲和症状的轻重，适当减少钠摄入和增加肾钠排泄，更加严格的限钠是不必要的，且可能会损害患者的营养状态；限制液体摄入只适用于稀释性低钠血症患者。利尿药是中度腹水患者主要的治疗药物，首选醛固酮拮抗药，治疗效果优于袢利尿药。所有患者都需要控制体重减轻的速度，对于无外周水肿的患者体重减轻需≤0.5kg/d，有外周水肿的患者≤1kg/d，以防止利尿药诱发的肾衰竭或低钠血症的出现。随着腹水的消减，应将利尿药用量减少至最小维持量或无腹水状态，防止利尿药

相关并发症的出现。伴随低钠血症的腹水患者可选用托伐普坦（每日 15mg 口服）利尿。

③重度腹水患者可选择大量穿刺放液治疗（2000～3000ml），尤其是存在：高度腹水影响心肺功能；高度腹水压迫肾静脉影响血液回流；并发原发性腹膜炎。放腹水联合白蛋白输注（将白蛋白用盐水稀释后静脉注射效果更好）的疗效优于利尿药且可显著缩短住院时间，其低钠血症、肾功能不全、肝性脑病发病率低于单独应用利尿药者。

④难治性腹水可选择腹水浓缩回输、经颈静脉肝内门体静脉分流术或肝移植等。

（4）其他：补充各种维生素，包括脂溶性维生素和水溶性维生素，如维生素 C、维生素 D、维生素 E、维生素 K、维生素 B_{12} 和叶酸等；补充氨基酸首选复合氨基酸，怀疑肝性脑病时可用支链氨基酸；低蛋白血症患者可输注白蛋白，同时存在凝血功能异常者输注血浆为好。

3. 外科治疗 治疗的主要的目的是降低门静脉系的压力和消除脾功能亢进。

（1）脾切除加门静脉分流术：各种分流术和脾切除术目前已很少应用，尤其是脾切除术，现在多主张脾动脉部分栓塞术。血吸虫病性肝纤维化门静脉高压显著，而肝功能损害较轻及上消化道大出血内科治疗无效且无手术禁忌证者可考虑手术治疗。晚期肝硬化血浆白蛋白低于 30g/L，凝血酶原时间明显延长，有黄疸及腹水等显著肝功能损害者，应列为手术禁忌证。

（2）肝移植：肝移植已经成为一个非常成熟的治疗手段，特别是更新的免疫抑制疗法、支持疗法的改善及手术操作的改进使肝移植患者的生存率不断提高。预计今后会有越来越多的各种慢性肝病患者接受肝移植。影响肝移植的因素主要是供肝问题。

4. 并发症的处理

（1）上消化道出血：肝硬化食管静脉曲张破裂出血非常凶险，应采取各种急救措施，积极抢救，有条件的应立即使用三腔二囊管压迫止血或内镜下套扎、硬化治疗；维持有效循环血容量，保证生命体征平稳；硫酸镁导泻和弱酸性溶液（1000ml 盐水加 20ml 食醋）清洁灌肠，促使血液尽快从肠道排出。内科保守治疗无效者，可行经颈静脉肝内门体静脉分流术或肝移植。

（2）肝性脑病：目前尚无特殊疗法，治疗应采取综合措施，早期防治非常重要，一旦出现前驱期迹象，应严密观察，寻找诱因，及时纠正。治疗包括①限制蛋白质摄入量，供给足量维生素和以糖类为主的食物及植物蛋白。②灌肠或导泻清除肠内积食或积血。③口服新霉素 4g/d 或利福昔明 0.2g（每日 3～4

次口服），可抑制大肠埃希菌生长而减少氨的产生。④乳果糖口服后不被吸收，在结肠内被细菌分解为乳酸和醋酸，使肠内呈酸性而减少氨的形成和吸收，常用剂量为 10～20g，每日 3 次。⑤促进有毒物质的代谢与清除，如精氨酸 10～20g 加入葡萄糖溶液中静脉滴注，每日 1 次；或静脉注射六合氨基酸，每次用量为 500～1000ml；或门冬氨酸鸟氨酸 15～20g，每日 1～2 次静脉滴注。

（3）感染：并发自发性腹膜炎和败血症后，常迅速加重肝的损害，应加强支持治疗和有效的抗生素的应用。抗生素的选用主要针对革兰阴性杆菌并兼顾革兰阳性球菌。早期，足量和联合用药为原则，明确临床诊断后立即进行，用药时间一般至少 2 周。甲硝唑可作为厌氧菌的治疗。及时提高血浆白蛋白水平，预防肝肾综合征的发生。

（4）肝肾综合征：在积极改善肝功能的前提下，可采取以下治疗措施。①避免、控制降低血容量的各种因素，如强烈利尿、大量放腹水、上消化道大出血等；②停止或避免使用损害肾功能的药物；③输注右旋糖酐、血浆、白蛋白及腹水浓缩回输，以提高循环血容量，改善肾血流；④使用血管活性药物特利加压素（0.5～2mg/12h）；⑤尽早进行肝移植。

（5）原发性肝癌：应根据肿瘤的情况、肝功能状况及全身情况选择治疗方法。包括①手术切除；②肝动脉栓塞化学治疗；③经皮穿刺瘤内局部治疗、乙醇注射、微波凝固等；④生物治疗，包括重组人细胞因子干扰素、白介素 –2、胸腺肽 –α 等；⑤索拉非尼靶向治疗，对于肝癌晚期患者可能有一定的效果，但在刚开始服用时会出现一些不良反应，比如胃肠道反应、血压升高、皮肤红疹等，但价格昂贵，容易产生耐药性；⑥化学治疗和立体定位放射治疗。

（五）转诊（掌握）

1. 早期识别　肝硬化患者出现消化道大出血或肝性脑病，往往危及生命。

（1）突然出现大量呕血或便血，来势凶猛，要注意可能是食管静脉破裂出血。

（2）明显的反常行为，定向力、计算力和记忆力丧失，注意可能是肝性脑病。

（3）突然出现剧烈腹痛，继之出现血压下降、脉搏细速，注意有肝癌破裂的可能。

（4）腹痛、腹部增大并胀痛明显，发热，可能是并发了腹水感染。

2. 应急处理

（1）食管静脉破裂出血的患者，立即使用三腔二囊管压迫止血，给予生命体征监护，清除呼吸道分泌物以保持气道通畅，维持有效循环血容量。

（2）怀疑有肝性脑病的可能时，应立即清洗肠道和静脉滴注精氨酸或六合氨基酸，或门冬氨酸鸟氨酸。

（3）怀疑肝癌破裂应立即行超声检查，不是特别需要时尽量制动，立即经动脉血管栓塞或手术治疗。

3. 转诊指标

（1）反复消化道出血，生命体征难以维持者。

（2）肝癌破裂无条件进行栓塞或手术者。

（3）顽固性腹水需要进行外科干预，或者需要进行经颈静脉肝内门体静脉分流术或肝移植者。

六、急性阑尾炎

（一）概述（常见病因）（熟悉）

急性阑尾炎是外科最常见的疾病，典型临床表现为转移性右下腹痛，伴发热、恶心及呕吐，右下腹有固定压痛点。1886 年，Fitz 首先将本病命名为"阑尾炎"，提倡用阑尾切除术治疗本病。1889 年，McBurney 采用分离肌肉的手术切口行阑尾切除术，后人将其称为"麦氏切口"，沿用至今。急性阑尾炎可在各个年龄人群中发病，但以 20～30 岁青壮年发病率最高，约占 40%；男性多于女性，比例约为 3∶2。治疗原则是早期诊断、早期手术。绝大多数患者治疗效果良好，但少数患者临床表现不典型，易被误诊而延误病情，应特别注意。

阑尾炎的常见病因如下。

1. 阑尾管腔阻塞　是急性阑尾炎最常见的病因。阑尾管壁中的淋巴滤泡明显增生及管腔中的粪石或结石是引起阑尾管腔阻塞的两大常见原因，分别多见于年轻人及成年人。异物、炎性狭窄、食物残渣、蛔虫、肿瘤等则是较少见的原因。阑尾管腔细长、开口狭小、不同程度的卷曲，都是造成阑尾管腔易于阻塞的因素。阑尾管腔阻塞后，阑尾仍继续分泌黏液，腔内压力上升，血供发生障碍，使阑尾炎症加剧。

2. 细菌入侵　阑尾与结肠相通，腔内本已有很多微生物，远端又是盲端，所以发生梗阻时，存留在远端无效腔内的细菌很容易繁殖，分泌内毒素和外毒素，损伤黏膜上皮并使黏膜形成溃疡，细菌穿过溃疡进入阑尾肌层，阑尾壁间质压力升高，妨碍动脉血流，造成阑尾缺血，最终造成梗死和坏疽。

（二）临床表现（掌握）

阑尾炎的临床表现多种多样，有时与其他急腹症非常相似，而有些疾病也酷似阑尾炎。但相比之症状和体征的进展特征是其最主要的特点。

1. 症状

（1）转移性右下腹痛：典型的腹痛发作始于上腹部，逐渐移向脐部，最后转移并局限在右下腹。其主要特征如下。疼痛一旦移至右下腹，初始腹痛部位（上腹及脐部）的疼痛消失，也就是说腹痛不是扩散而是转移。因此，称其为"转移性右下腹痛"。转移性右下腹痛的过程长短取决于病变发展的程度和阑尾位置，快则约 2 小时，慢则需要 1 天或更长时间。70%～80% 的患者具有这种典型的转移性腹痛，也有部分患者发病开始即出现右下腹痛。腹痛一般呈持续性，病初可能很轻微，容易被患者所忽视。不同类型的阑尾炎其腹痛也有差异，如单纯性阑尾炎表现为轻度隐痛；化脓性阑尾炎呈阵发性胀痛和剧痛；坏疽性阑尾炎呈持续性剧烈腹痛；穿孔性阑尾炎因阑尾腔压力骤减，腹痛可暂时减轻，但出现腹膜炎后，腹痛又会持续加剧。

不同位置阑尾的炎症，其腹痛部位也有区别，如盲肠后位阑尾，疼痛在侧腰部；盆位阑尾，腹痛在耻骨上区；肝下区阑尾，可引起右上腹痛；左下腹部阑尾，呈左下腹痛，应予以注意。

（2）胃肠道症状：发病早期可能有厌食、恶心、呕吐等，但程度较轻。一般在腹痛开始后数小时内呕吐一次，不会频繁出现。有的患者可能发生腹泻。盆位阑尾炎，炎症刺激直肠和膀胱，引起排便、里急后重症状。弥漫性腹膜炎时可致麻痹性肠梗阻，表现为腹胀和排气、排便减少。

（3）全身症状：早期乏力。炎症重时出现中毒症状，心率增快，体温升高可达 38℃ 左右。阑尾穿孔时体温更高，达 39℃ 或 40℃。但体温升高不会发生于腹痛之前。如发生门静脉炎时可出现寒战、高热和轻度黄疸。

2. 体征

（1）右下腹固定性压痛：是急性阑尾炎最常见和最重要的体征。常见的压痛部位有麦氏点、Lam 点（左、右髂前上棘连线的右、中 1/3 交点上），或 Morris 点（右髂前上棘与脐连线和腹直肌外缘交会点）。但对某一患者来说，压痛点始终固定在一个位置上。发病早期腹痛尚未转移至右下腹时，右下腹便可出现固定压痛。压痛的程度取决于病变的程度，也受患者的腹壁厚度、阑尾位置的深浅、对疼痛耐受能力的影响。老年人对压痛的反应较轻。当炎症加重，阑尾坏疽穿孔时，压痛的程度加重，范围随之扩大甚至波及全腹。但此时仍以阑尾所在位置压痛最明显。可用叩诊来检查疼痛点，更为准确。

（2）腹膜刺激征：有反跳痛、腹肌紧张、肠鸣音减弱或消失等，是壁腹膜受炎症刺激出现的防卫性反应。一般而言，腹膜刺激征的程度、范围与阑尾炎症程度相平行。急性阑尾炎早期可无腹膜刺激征；右下腹出现腹膜刺激征提示阑尾炎症加重，可能有化脓、坏疽或穿孔等病理改变；腹膜刺激征范围扩大，说明腹腔内有较多渗出或阑尾穿孔已导致弥漫性腹膜炎。但是在小儿、老人、孕妇、肥胖者、虚弱者或盲肠后位阑尾炎患者，腹膜刺激征象可不明显。

（3）右下腹肿块：如查体发现右下腹饱满，可触及一压痛性肿块，固定，边界不清，应考虑阑尾炎性肿块或阑尾周围脓肿。

（4）诊断性试验：①结肠充气试验。患者取仰卧位，用右手压迫其左下腹，再用左手挤压近侧结肠，结肠内气体可传至盲肠和阑尾，引起右下腹疼痛者为阳性。②腰大肌试验。患者取左侧卧位，使右大腿后伸，引起右下腹疼痛者为阳性，说明位于腰大肌前方的阑尾有炎症改变。③闭孔内肌试验：患者取仰卧位，使右髋关节和右大腿各屈曲 90°，然后被动向内旋转，引起右下腹疼痛者为阳性，提示靠近闭孔内肌的阑尾发炎。

（5）直肠指诊：炎症阑尾所在的方向压痛，常在直肠的右前方。当阑尾穿孔时直肠前壁广泛压痛。当形成阑尾周围脓肿时，可触及痛性肿块。

（三）诊断和鉴别诊断（掌握/熟悉）

1. 诊断　临床诊断主要依靠病史、临床症状、体格检查、实验室检验和影像学检查。常用的实验室检查和影像学检查如下。

（1）血常规检查：白细胞总数和中性粒细胞可有不同程度的升高。

（2）尿常规化验：多数患者正常，但炎症刺激到输尿管和膀胱时，尿中可出现少量红细胞和白细胞。

（3）X 线检查：合并弥漫性腹膜炎时，为除外溃疡穿孔、急性绞窄性肠梗阻，立位腹部 X 线片是必要的。

（4）腹部 B 型超声检查：病程较长者应行右下腹 B 型超声检查，了解是否有炎性包块及脓肿存在。

2. 鉴别诊断　许多急腹症的症状和体征与急性阑尾炎相似，需鉴别。

（1）胃、十二指肠溃疡穿孔：腹痛发生突然或突然加重，开始就达到最严重的程度。约 50% 的患者有消化性溃疡病史以及近期溃疡病加重的表现，查体除右下腹压痛外，上腹仍有疼痛和压痛，肌紧张往往更为明显，肝浊音界缩小或消失，站立后前位腹部 X 线片可显示膈下有新月形游离气体影。

（2）妇产科疾病：宫外孕有急性失血症状和腹腔内出血体征，有停经史和阴道不规则流血，检查有宫颈举痛、附件肿块，阴道后穹隆穿刺抽出不凝血。卵巢滤泡或黄体囊肿破裂病情较轻，发病多在排卵期或月经中期以后。卵巢囊肿蒂扭转会有突发剧烈腹痛，下腹部可触及高张力并有明显压痛的肿块。急性输卵管炎和急性盆腔炎，常有脓性白带和盆腔压痛。

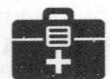

（3）右侧输尿管结石：多为右下腹绞痛，向会阴部和外生殖器放射，右侧肾区通常有叩击疼痛，沿右侧输尿管压痛。尿检通常可查到大量红细胞。腹部X线片可发现阳性结石影，超声检查可发现右侧肾盂积水及输尿管扩张。

（4）急性肠系膜淋巴结炎：多见于儿童，常有上呼吸道感染史或症状，先发生高热，后有腹痛或两者同时出现。无转移性痛特征，范围较广且不固定，患者左侧卧位时压痛部位可向内侧偏移。

其他：如右下叶肺炎、胸膜炎、急性胃肠炎、急性胆囊炎等。

（四）治疗原则与转诊（掌握）

1. 治疗原则

（1）手术治疗：绝大多数急性阑尾炎一旦确诊，应早期施行阑尾切除术。

①急性单纯性阑尾炎：条件允许时可先行非手术治疗，但必须仔细观察，如病情有进展应及时中转手术。经非手术治疗后，可能遗留有阑尾腔的狭窄，且再次急性发作的机会很大。

②化脓性、穿孔性阑尾炎：原则上应立即实施急诊手术，行阑尾切除术，术后应积极抗感染，预防并发症。

③发病已数日且合并炎性包块的阑尾炎暂行非手术治疗，促进炎症的尽快恢复，待3～6个月后如仍有症状者，再考虑切除阑尾。非手术治疗期间如脓肿有扩大并可能破溃时，应急诊引流。

④高龄患者、小儿及妊娠期急性阑尾炎，原则上应急诊手术。

（2）非手术治疗：仅适用于单纯性阑尾炎及急性阑尾炎的早期阶段，患者不接受手术治疗或客观条件不允许，或伴存其他严重器质性疾病有手术禁忌证者。主要措施包括选择有效的抗生素和补液治疗。也可经肛门直肠内给予抗生素栓剂。

2. 转诊　以下情况需及时转诊至上级医院。

（1）诊断不明的腹痛，应转诊进一步检查，以防误诊、漏诊，尤其急性腹痛如重症胰腺炎、肠梗阻、胃肠穿孔等，如果没有得到及时救治则危及生命。

（2）需要手术治疗的腹痛患者，应尽早安排转诊。

（3）伴休克、水和电解质及酸碱平衡紊乱的病情严重患者，应在社区医院测量并记录血压、心率、呼吸等生命体征，给予补液、扩容、使用升压药、补充电解质等，维持生命体征稳定，同时积极护送转诊。

注意：诊断未明确的腹痛患者，转诊前尽量不使用镇痛药物；功能性腹痛伴抑郁，经社区医院处理后效果不明显者，可转精神专科治疗。

七、胆石症

（一）概述（常见病因）（了解）

1. 概述 胆石症是指胆道系统，包括胆囊和胆管内发生结石的疾病。按其成分的不同可将胆结石分为3种类型：胆固醇结石、胆色素结石和混合性结石。按结石所在部位又可将其分为胆囊结石、肝外胆管结石和肝内胆管结石，上述3种结石也可联合存在。其临床表现取决于胆结石的部位，以及是否造成胆道梗阻和感染等因素。胆石症是常见病，美国胆结石患病率为10%，主要为胆囊胆固醇结石。我国胆结石患病率为0.9%～10.1%，平均5.6%。女性明显多于男性，随着年龄增长而增高。随着生活水平的提高、饮食习惯的改变、卫生条件的改善，我国的胆结石已由以胆管的胆色素结石为主逐渐转变为以胆囊胆固醇结石为主。

2. 常见病因

（1）环境因素：主要表现在饮食方面，长期食用高脂、高蛋白、高热量食物，生活方式西化，不进食早餐都促进胆石形成。增加可溶性食物纤维的摄入和运动是预防胆石的保护性因素。

（2）自身因素：成年女性、肥胖、多产、体重骤减以及高血脂、肝硬化和糖尿病导致胆石症发生率明显升高。

（3）遗传因素：目前胆石症是多基因遗传病被大家认可，研究发现胆石症本家系发生率可超过50%，是普通人群的4～5倍。

（二）临床表现（掌握）

1. 胆囊结石

（1）症状：每年2%～4%的胆囊结石患者出现症状，最常见为右上腹胆绞痛，往往与进食油腻食物有关。急性症状的发作期与间歇期反复交替是胆囊结石患者常见的临床过程。胆囊结石的症状取决于结石的大小和部位，以及有无阻塞和炎症等。约有50%的胆囊结石患者终身无症状，即无症状性胆囊结石。较大的胆囊结石可引起中上腹或右上腹闷胀不适、嗳气和畏食油腻食物等消化不良症状。较小的结石常于饱餐、进食油腻食物后或夜间平卧后，结石阻塞胆囊管而引起胆绞痛和急性胆囊炎。由于胆囊收缩，较小的结石由胆囊管进入胆总管而发生梗阻性黄疸，部分结石又可由胆道进入十二指肠或停留在胆管内成为继发性胆管结石。结石长期阻塞胆囊管或瘢痕粘连致完全阻塞而不发生感染，形成胆囊积液，体格检查可触及无明显压痛的肿大胆囊。

（2）体征：间歇期胆囊结石患者一般无特殊体征或仅有右上腹轻度压痛。

当急性感染时，墨菲征常阳性，进而出现中上腹及右上腹压痛、肌紧张，可扪及肿大而压痛明显的胆囊。

2. 肝外胆管结石

（1）症状：原发性胆总管结石常见的症状是胆管炎，典型表现为反复发作的腹痛、寒战高热和黄疸，称为 Charcot 三联征。①腹痛，为胆绞痛，疼痛部位多局限在剑突下和右上腹部，呈持续性剧痛，常向右肩背部放射，伴恶心、呕吐。②寒战、高热，是胆结石阻塞胆管合并感染时的表现。由于胆道梗阻，胆管内压升高，使胆道感染逆行扩散，致使细菌和毒素通过肝窦入肝静脉内，引起菌血症或毒血症。③黄疸。胆结石嵌于 Vater 壶腹部不缓解，1～2 日后即可出现黄疸，患者首先表现为尿黄，接着出现巩膜黄染，然后出现皮肤黄染伴瘙痒。部分患者结石嵌顿不重，阻塞的胆管近侧扩张，胆结石可漂浮上移，或者小结石通过壶腹部排入十二指肠，使上述症状自行缓解。这种间歇性黄疸，是肝外胆管结石的特点。

（2）体征：巩膜及皮肤黄染。剑突下或右上腹部有深压痛，感染重时可有局限性腹膜炎，肝区叩击痛。如胆总管下端梗阻可扪及肿大的胆囊。

3. 肝内胆管结石

（1）症状：肝内胆管结石的临床表现很不典型。在病程间歇期，可无症状或仅表现为上腹轻度不适。但在急性期，则可出现急性化脓性胆管炎的症状或不同程度的 Charcot 三联症，多数患者可能是合并的肝外胆管结石所造成。在无合并肝外胆管结石的患者，当一侧或叶的肝内胆管结石造成半肝或某一肝段的肝内胆管梗阻并继发感染时，可出现畏寒、发热等全身感染症状，甚至在出现精神症状和休克等急性重症胆管炎的表现时，患者仍可无明显的腹痛和黄疸。这种周期性的间歇发作是肝内胆管结石的特征性临床表现。

（2）体征：体格检查可扪及肝不对称性肿大和压痛，常易误诊为肝脓肿或肝炎。

（三）诊断（掌握）

1. 胆囊结石　彩色超声是诊断胆囊结石的首选检查，显示胆囊内移动的光团及其后方的声影，阴性结石往往不伴声影，诊断正确率可达 95%。有急性发作史的胆囊结石，一般根据临床表现不难做出诊断。倘若无急性发作史，诊断则主要依靠彩色超声等辅助检查。除彩色超声外，口服胆囊造影可示胆囊内结石形成的充盈缺损影；MRCP 可以显示胆囊内充盈缺损和胆道是否扩张等。

2. 肝外胆管结石　根据典型病史、临床表现、体格检查、实验室检查及影像学检查，术前诊断多无困难。肝外胆管结石出现黄疸时应与壶腹部癌鉴别，后者无痛，黄疸多进行性加深，B 型超声和 CT 等检查可见胰头或壶腹部肿物影，可鉴别。

3. 肝内胆管结石 肝内胆管结石的诊断除根据上述临床表现外，结合病史和 MRCP 等辅助检查的结果可明确诊断。MRCP 胆管成像能清楚地显示胆管树的图像，了解肝内、外胆管的情况。B 型超声检查虽不能帮助了解结石分布等详细情况，但在诊断肝内胆管结石仍有 80% 的准确性，其最大优点是方法简便且为无损伤性检查，故目前常作为肝内胆管结石的首选诊断方法。CT 平扫常能显示扩张的肝内胆管和密度较高的结石影，以及结石的部位和数量对决定治疗方案很有帮助。最后，可以通过手术探查来诊断，即在手术中仔细探查肝内胆管，这是肝内胆管结石最可靠的诊断方法。

（四）鉴别诊断（熟悉）

胆石症可与以下疾病相鉴别。

1. 急性胰腺炎 多由胆总管结石诱发，两者可以同时存在。急性胰腺炎时疼痛多为持续性剧痛，血淀粉酶、尿淀粉酶升高，B 型超声和 CT 检查发现胰腺呈弥漫性肿大或坏死、腹腔积液可以明确诊断。

2. 消化性溃疡穿孔 老年人比较少见。多表现为上腹剧痛，全腹有压痛、反跳痛、肌紧张，肝浊音界消失或缩小，腹部 X 线检查可以明确诊断。

3. 心绞痛、心肌梗死 很多老年人或中年人如果出现急性腹痛，类似胆绞痛样腹痛，不要自以为然，以为是自己的胆石症导致的胆绞痛，其实很多心脏病，如心绞痛、心肌梗死，也会出现类似胆绞痛样的症状。

（五）治疗原则与预防（掌握）

1. 胆石症的治疗

（1）胆囊结石

①胆囊切除术：胆囊切除术是治疗症状性胆囊结石最确切的方法，治疗效果肯定。胆囊切除首选腹腔镜胆囊切除术，具有住院时间短、痛苦小、康复快和瘢痕小等优点。随着腔镜技术的日趋成熟和广泛应用，对于急诊、萎缩胆囊和肝硬化胆石症也逐步开展腹腔镜胆囊切除术，我们建议术前行 MRCP，了解胆囊三角结构和胆道结构变异，尽量减少胆管损伤等并发症。

②胆囊引流术：对于夹杂症很多、条件困难的需急症手术的老年患者，胆囊引流术是首选的急诊急救处理措施，最简便的是经皮肝胆囊穿刺置管引流术，具有方便、无须全身麻醉和可在床旁实施等优点。等待 2 个月后胆囊炎症消退，患者身体条件恢复良好，其他基础疾病控制良好以后可择期行腹腔镜胆囊切除术。

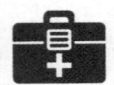

③药物溶石、排石：胆酸类药物如熊去氧胆酸、鹅去氧胆酸是国内外公认的溶解胆固醇结石的药物，目前溶石药物的治疗目的是预防胆道结石复发，对已经形成结石的溶石效果很差。

④体外震波碎石：体外震波碎石曾作为非手术治疗的典范在临床应用，但结石复发率高，目前临床已经不建议使用。

⑤无症状性胆囊结石的处理：少数患者患有胆囊结石，但无临床症状，偶然在体格检查中发现胆囊结石，这类患者应定期随访观察，并应择期手术治疗。

（2）肝外胆管结石：肝外胆管结石是明确的手术指征。手术处理原则是肝管内的结石要彻底清除干净，建立通畅的胆汁引流。主要包括以下几种方式。

①胆总管切开取石T形管引流术：为首选方法，因为该方法可保留正常的Oddi括约肌功能。

②Oddi括约肌切开成形术：胆总管结石合并胆总管下端（＜1.5cm）狭窄，或者胆总管下端嵌顿结石，应行括约肌切开成形术。

③胆总管与空肠Roux-en-Y吻合术：胆总管下端严重的良性狭窄或梗阻，狭窄段＞2cm，无法用手术方法在局部解除梗阻者，应行胆总管与空肠端侧Roux-en-Y吻合术，同时切开胆囊。

④随着微创技术的成熟，目前采用腹腔镜、胆道镜和十二指肠镜三镜联合的胆总管结石微创治疗在临床中的应用逐渐增多。

（3）肝内胆管结石：无症状、无局限性胆管扩张的三级胆管以上的结石，一般可不做治疗。反复发作胆管炎的肝内胆管结石，主要采用手术治疗。

①肝切除术：由于肝内胆管结石常呈节段性分布，肝切除术是常用的、最有效的手术方法。

②胆肠吻合术：是治疗肝内胆管结石合并胆管狭窄、恢复胆汁通畅有效的手术方法。

③胆管切开取石：可直视下或通过胆道镜取出结石，是治疗肝外胆管结石的基本方法，但是，肝内胆管结石仅行单纯胆管切开取石则很难完全取净结石，仅对肝内胆管无扩张、结石在较大的胆管、无合并狭窄的患者或并发急性胆管炎行暂时的胆道减压和引流时采用。

④肝移植术：适用于全肝胆管充满结石无法取净，且肝功能损害威胁患者生命时采用。

2. 胆石症的预防

（1）规律饮食，维持正常体重：饮食与胆结石息息相关，想要预防胆结石，平时应多饮水，按时吃早餐，避免暴饮暴食，并减少摄取高脂、高热量、高胆固醇食物，除降低体内胆固醇浓度外，也可预防肥胖。

（2）规律运动：运动也是对抗胆结石的方法，避免长时间以坐姿从事工作，避免过于疲劳；长期卧床的患者应鼓励其多下床活动，养成规律运动的好习惯。

（3）防治相关疾病：对于泌尿系统疾病患者应积极治疗尿路感染，调节尿液酸碱度，解决尿路梗阻等；对于代谢性疾病患者，如甲状腺功能亢进应积极手术治疗；若有便秘症状也应积极治疗。

（六）转诊（掌握）

1.有明确的胆囊结石病史，反复出现右上腹疼痛等症状，即胆囊炎反复发作者。

2.胆囊结石伴有胆囊息肉者。

3.出现梗阻性黄疸的患者，特别是黄疸伴有腹痛、高热的患者。

4.有胆囊结石病史，进食油腻饮食或饮酒后出现右上腹部疼痛，不能除外胆囊炎急性发作者。

5.既往无明确胆囊结石病史，但右上腹疼痛、Murphy 征阳性者。

6.突发右上腹疼痛，在有条件的基层医疗机构经超声检查提示胆囊结石者，如发现胆总管扩张或内有结石者更应及时转诊。

八、急性胆囊炎

（一）概述（了解）

急性胆囊炎（acute cholecystitis）是由于胆囊管阻塞和细菌侵袭而引起的胆囊炎症；其典型临床特征为右上腹阵发性绞痛，伴有明显的触痛和腹肌强直。约95%的患者合并有胆囊结石，称为结石性胆囊炎。其病因主要有：胆囊梗阻、胆汁排出受阻，致病菌入侵（革兰阴性杆菌、厌氧菌等）；5%的患者未合并胆囊结石，称为非结石性胆囊炎，多见于老年人重病者，如创伤、烧伤、长期肠外营养或大手术后患者，如腹主动脉瘤或心肺旁路手术后。患者原因尚不清楚，胆囊胆汁淤滞和缺血可能是发病的原因。此种胆囊炎较常发生胆囊坏死、积脓或穿孔。

（二）临床表现（掌握）

腹痛是急性胆囊炎的主要症状，常在进食油腻食物之后，开始时可为剧烈的绞痛，位于上腹中部，可能伴有恶心、呕吐；绞痛发作过后，便转为右上腹部疼痛，呈持续性，疼痛可放射至右肩或右腰背部。急性结石性胆囊炎较常表现有胆绞痛。当胆囊肿大，胆囊的炎症刺激邻近腹膜时，则右上腹部疼痛的症

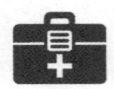

状更为突出。但是，如果胆囊的位置很高，则常无右上腹痛，右肩背部疼痛则表现得更为突出。

随着腹痛的持续加重，常有畏寒、发热，若发展至急性化脓性胆囊炎或合并有胆道感染时，则可出现寒战、高热，甚至严重全身感染的症状，此情况在老年患者更为突出。

大多数患者在右上腹部有压痛、肌肉紧张，Murphy 征阳性，常可触到肿大而有触痛的胆囊。有时由于病程较长，肿大的胆囊被大网膜包裹，在右上腹部可触及一边界不清楚的炎性肿块。部分患者可出现黄疸，其中部分患者由于同时有胆总管内结石，但另一些患者则主要由于急性炎症、水肿，波及肝外胆管而发生黄疸。如果嵌顿于胆囊管或 Hartman 囊的结石引起胆囊炎，同时压迫胆总管，引起胆总管梗阻（Type Ⅰ）；或胆囊胆管瘘，引起胆管炎或黄疸（Type Ⅱ），称为 Mirizzi 综合征。表现为反复发展的胆囊炎、胆管炎及梗阻性黄疸。

（三）诊断和鉴别诊断（掌握）

结合病史、临床表现和体征，必要时进行血常规、血清总胆红素、血清转氨酶和影像学检查（例如，B 型超声检查、X 线检查及 CT 检查）。超声检查为首选诊断方法，可显示胆囊增大、囊壁增厚、胆囊周围存在渗出液，并可探及胆囊内结石影像。CT 获得与 B 型超声检查效果相似。胆道核素扫描可提示胆囊管有无梗阻，对诊断也有一定帮助。

急性胆囊炎应与以下疾病相鉴别。

1. 十二指肠溃疡穿孔　多数患者有溃疡病史，其腹痛程度较剧烈，呈连续的刀割样痛，有时可致患者于休克状态，腹壁强直显著，常呈"板样"，压痛、反跳痛明显；肠鸣音消失；腹部 X 线检查可发现膈下有游离气体，极少数患者无典型溃疡病史，穿孔较小或慢性穿孔者症状不典型，可造成诊断上的困难。

2. 急性胰腺炎　腹痛多位于上腹正中或偏左，体征不如急性胆囊炎明显，Murphy 征阴性；血清淀粉酶升高幅度显著；B 型超声显示胰腺肿大、边界不清等而无急性胆囊炎征象；CT 检查对诊断急性胰腺炎较 B 型超声更为可靠，因为 B 型超声常因腹部胀气而胰腺显示不清。

3. 高位急性阑尾炎　为转移性腹痛，腹壁压痛、腹肌强直均可局限于右上腹，易误诊为急性胆囊炎，但 B 型超声无急性胆囊炎征象及 Rovsing 征阳性（按左下腹可引起阑尾部位的疼痛）有助于鉴别，此外，胆囊炎的反复发作史、疼痛的特点，对鉴别诊断也有参考价值。

4. 急性肠梗阻　肠梗阻的绞痛多位于下腹部，常伴有肠鸣音亢进、"金属音"或气过水声，腹痛无放射性，腹肌亦不紧张，X 线检查可见腹部有液平面。

5. 右肾结石 发热少见，患者多伴有腰背痛，放射至会阴部，肾区有叩击痛，有肉眼血尿或显微镜下血尿，腹部 X 线片可显示阳性结石，B 型超声检查可见肾结石或伴肾盂扩张。

（四）治疗原则及转诊（掌握）

急性胆囊炎是指局限在胆囊的病理过程，但引起急性胆囊炎的原因并非是单一的，治疗方法的选择和手术治疗的时机，应根据每个患者的具体情况区别对待。结石性急性胆囊炎在一般的非手术治疗下，60%～80% 的患者病情缓解，需要时可择期施行手术，择期性胆囊切除术比急性期时手术的并发症发生率和死亡率均要低得多。因而需要掌握最有利的手术时机。非结石性急性胆囊炎的情况较为复杂，严重并发症的发生率高，故多趋向于早期手术处理。继发于胆道系统感染的急性胆囊炎应着重处理其原发病变。

1. 非手术治疗 包括对患者的全身支持，纠正水、电解质和酸碱平衡紊乱，禁食，解痉镇痛，应用抗生素和严密的临床观察。对伴发如老年人的心血管系统疾病、糖尿病等给予相应的治疗，亦同时为一旦需要手术治疗时做好手术前准备。

2. 手术治疗

（1）手术时机：临床症状较轻的患者，在非手术治疗下，病情稳定并显著缓解者，宜待急性期过后、需要时择期手术。此项处理适用于大多数患者。

起病急、病情重、局部体征明显、老年患者，应在纠正急性生理紊乱后，早期施行手术处理。

病程已较晚，发病 3 天以上，局部有肿块并已局限性，非手术治疗下情况尚稳定者，宜继续非手术治疗，待后期择期手术。

急性胆囊炎的早期手术是指经过短时间（6～12 小时）的积极支持治疗纠正急性生理紊乱后施行手术，有别于急性时的紧急手术。

（2）急性手术指征：急性胆囊炎患者若发生严重并发症（如化脓性胆囊炎、化脓性胆管炎、胆囊穿孔、败血症、多发性肝脓肿等）时，病死率高，应注意避免。在非手术治疗过程中，有以下情况者，应急症手术或尽早手术。①寒战、高热，白细胞计数 $>20\times10^9$/L；②黄疸加重；③胆囊肿大，张力高；④局部腹膜刺激征；⑤并发重症急性胰腺炎；⑥ 60 岁以上的老年患者，容易发生严重并发症，应多采取早期手术处理。

3. 转诊

（1）饱餐、油腻饮食或饮酒后突发右上腹痛，查体 Murphy 征阳性，临床诊断急性胆囊炎者。

（2）既往有胆囊结石病史，突然出现典型的胆绞痛等症状者。

（3）首发症状为右上腹痛，逐渐进展出现全腹疼痛，查体出现腹膜炎体征，不能除外并发胆囊坏疽、穿孔等并发症者。

（4）右上腹疼痛伴有高热、黄疸等症状，不能除外有急性梗阻性化脓性胆管炎者。

（5）右上腹疼痛、Murphy征阳性，伴有剑突下疼痛及其他消化道症状，不能除外伴有急性胰腺炎者。

（6）突发右上腹痛，在有条件的基层医疗机构经超声检查提示为非结石性胆囊炎者，或提示胆总管扩张或内有结石者，或提示伴有急性胰腺炎者。

（7）临床诊断的结石性急性胆囊炎，经抗炎、对症治疗症状不缓解或进展者。

九、急性胰腺炎

（一）概述（熟悉）

急性胰腺炎（acute pancreatitis）是一个常见的外科急腹症，轻型易于治疗，重型病情凶险，病死率高，是目前外科急腹症中最棘手的疾病之一。然而近30年来，认识逐渐加深，疗效已有显著提高。常见的因素有胰酶异常激活的因素、酒精中毒因素、高脂血症等。按病理分类，分为**急性水肿性胰腺炎**和**急性坏死性胰腺炎**；按病因分类，分为酒精性急性胰腺炎、胆源性急性胰腺炎、高脂血症性急性胰腺炎、损伤性急性胰腺炎、药物性急性胰腺炎、妊娠性急性胰腺炎等；按临床特点分类，分为轻型急性胰腺炎和重症急性胰腺炎。其中，发病后72小时内迅速出现进行性多器官功能障碍的患者，被称为暴发性急性胰腺炎。

（二）临床表现（掌握）

1. 急性腹痛　是急性胰腺炎的主要症状，突然发生，非常剧烈，非一般镇痛药能缓解，位于上腹部正中偏左，胆源性者开始于右上腹，后来亦转至正中偏左，并向左肩、左腰背部放射，严重时，两侧腰背部都有放射痛，大多数患者以左侧为主。疼痛的发生大多有饮食的诱因，如饮食、酗酒和暴饮暴食，但不一定都具有明显的诱因。

2. 腹胀　与腹痛同时存在，是大多数急性胰腺炎患者的共有症状。腹胀一般都很严重，少数患者腹胀对患者的困扰超过腹痛，极少数的老年患者只有腹胀而无腹痛。

3. 恶心、呕吐　发作早，频繁，呕吐后不能使腹痛缓解。

4. 发热　在急性胰腺炎的早期，只有中度发热，约38℃。胆源性胰腺炎伴有胆道梗阻者，可有高热、寒战。胰腺坏死有感染时，高热为主要症状之一。

5. 黄疸 部分患者会出现黄疸，程度一般较轻，需仔细观察，因为黄疸常提示胆道梗阻存在。

6. 休克和脏器功能障碍 重症急性胰腺炎可能出现休克和脏器功能障碍。

（三）诊断

急性水肿性胰腺炎的诊断可以依靠明显增高的血淀粉酶、尿淀粉酶测定。一般而论，急腹症患者同时具有淀粉酶测定值大于正常最高值 5 倍以上时，急性水肿性胰腺炎的诊断可以肯定。急性坏死性胰腺炎的诊断则要根据增强的 CT 扫描，在肿大的胰腺影像上，出现皂泡状低密度区，增强后对比更明显，同时还有范围及程度不等的胰外侵犯，有这些表现才能确诊。如果无 CT 设备，对临床及 B 型超声检查已肯定急性水肿性胰腺炎的患者疑有坏死者，可做腹腔穿刺，若穿刺液为血性渗出并有高含量的淀粉酶，对诊断急性坏死性胰腺炎有很大帮助。重症急性胰腺炎的 APACHE Ⅱ 评分≥8 分，而 Balthazar CR 分级系统为Ⅱ级或Ⅱ级以上。

（四）鉴别诊断

应考虑与以下疾病相鉴别：胃十二指肠穿孔、急性胆囊炎、急性肠梗阻、肠系膜血管栓塞以及急性心肌梗死等。

1. 消化性溃疡急性穿孔 有较典型的溃疡病史，腹痛突然加剧，腹肌紧张，肝浊音消失，X 线透视见膈下有游离气体等，可资鉴别。

2. 胆石症和急性胆囊炎 常有胆绞痛史，疼痛位于右上腹，常放射到右肩部，Murphy 征阳性，血淀粉酶及尿淀粉酶轻度升高，B 型超声检查及 X 线胆道造影可明确诊断。

3. 急性肠梗阻 腹痛为阵发性，腹胀，呕吐，肠鸣音亢进，有气过水声，无排气，可见肠形，腹部 X 线片可见液气平面。

4. 心肌梗死 有冠状动脉粥样硬化性心脏病病史，突然发病，有时疼痛局限于上腹部，心电图显示心肌梗死图像，血清心肌酶升高，血淀粉酶、尿淀粉酶正常。

（五）治疗原则与预防（熟悉）

急性胰腺炎的病因、病程极其复杂，包含多个不同的疾病实体，总的基础虽然相同，但每个实体又有它独立的特殊性，若采用统一的方法去治疗必然得不到好的效果。换言之，一定要按照不同病因、不同的病期制订符合各自特点的治疗方案，才能达到预期的疗效，这就是个体化治疗方案。具体而言，在制定治疗方案时，首先要区分轻型急性胰腺炎和重症急性胰腺炎；其次，在重症

急性胰腺炎中还要区分急性胆源性胰腺炎与急性非胆源性胰腺炎；在胰腺坏死中，还要区分坏死已感染与未感染。

1. 轻型急性胰腺炎的治疗

（1）禁食、胃肠减压：禁食及胃肠减压可以阻断促使疾病发作的胰酶机制，减少胰腺分泌，使胰腺得到休息。

（2）抑制胰液分泌及抗胰酶的药物应用：抗胆碱类药物、H_2 受体阻滞药、生长抑素等。

（3）镇痛和解痉：哌替啶类镇痛药，因其可使 Oddi 括约肌痉挛，应与阿托品或山莨菪碱（654-2）等药物联合应用，以减少此不良反应。

（4）支持治疗：每日输液应根据液体出入量及发热需求计算，按计划供给，保证水与电解质平衡。

（5）预防感染：采用能通过血胰屏障的抗生素静脉滴注，如喹诺酮类、头孢他啶、亚胺培南、甲硝唑等。预防真菌感染，可采用氟康唑。

（6）中药治疗：在呕吐基本控制的情况下，通过胃管注入复方清胰汤，注入后夹胃管 1 小时。或者应用生大黄 15g，胃管内灌注或直肠内滴注，每天 2 次；中药皮硝 500g，全腹外敷，每天 2 次。

2. 重症急性胰腺炎的治疗方案　在上述非手术治疗的基础上，根据病程分期的不同，采取相应的治疗措施。

（1）急性反应期：先行非手术治疗，要重点监测循环及脏器功能变化，纠正血流动力学异常，防治休克、肺水肿、ARDS、急性肾功能障碍及脑病等严重并发症。

在 72 小时内迅速出现脏器功能障碍、疾病发展迅猛、非手术治疗无效者，属于暴发性急性胰腺炎，需要在外科重症监护治疗病房（SICU）治疗的同时，进行手术引流，行网膜囊及胰周、腹膜后间隙减压，灌洗引流。同样，出现腹腔间隔综合征的患者也需要手术引流。

（2）全身感染期：选出敏感的、能透过血胰屏障的抗生素。结合临床征象做动态 CT 检测，明确感染灶所在部位，进行积极的手术引流。警惕深部真菌感染，根据菌种选用氟康唑或两性霉素 B。注意有无导管相关性感染。加强全身支持治疗。坏死感染灶的手术治疗，基本措施是坏死组织清除术和局部灌洗引流。术后通过持续灌洗和冲洗达到有效引流和去除脱落坏死组织的目的。对于估计病程较长的患者，要做营养性空肠造口，有利于患者术后的营养支持和康复。

（3）腹膜后残余感染期：通过窦道造影以明确感染残腔的部位、范围及毗邻关系，注意有无胰瘘、胆瘘及消化道瘘存在。应加强全身支持疗法，创造条件做残腔扩创引路。

3. 急性胆源性胰腺炎的治疗 急性胆源性胰腺炎事实上是一组类型不同的胆道疾病加上继发性急性胰腺炎的总和。胆道疾病中有无胆道梗阻，处理完全不同。另外，原发的胆道疾病与继发的胰腺炎，在严重程度上两者不完全一致，有的病情是以胆道疾病为主，有的病情却以胰腺炎为主，处理也有先后与主次之分。因此，在制定急性胆源性胰腺炎治疗方案之前，一定要区分胆道有梗阻病变或无梗阻病变。同时，还要区分临床表现是以胆道病变为主还是以胰腺病变为主。根据以上区分，再实行恰当的治疗方案。当然，不管属于哪一种，治疗的措施都是以轻型急性胰腺炎的治疗措施为基础，然后再根据各自的特点增加以下的针对性特异性的治疗方案。

（1）胆道无梗阻并以胆道疾病为主的类型：主要采用非手术治疗，与治疗轻型急性胰腺炎相同。

（2）胆道有梗阻并以胆道疾病为主的类型：应急诊手术解除胆道梗阻，处理胆道病变如胆总管切开取出结石、T形管引流，若胆囊未切除，同时切除胆囊。

（3）临床症状以胰腺炎为主的类型：这类患者的胰腺病变往往都属于重症急性胰腺炎伴有感染，都需要手术治疗。

4. 非胆源性重症急性胰腺炎治疗 根据病程的不同，采取相应的治疗措施。

（1）急性反应期：①先行非手术治疗，本期治疗的重点是加强监护治疗，对治疗中出现感染者应转手术治疗。②对疾病发展迅猛、非手术治疗无效者，应及时引流。如无手术条件，可以先采用腹腔灌洗治疗。

（2）全身感染期的治疗：有针对性选择敏感的、能透过血胰屏障的抗生素。结合临床征象做动态 CT 监测，明确感染灶所在的部位，对感染灶进行积极的手术处理。对于估计病程较长的患者，要做营养性空肠造口，这为患者术后的支持和康复会带来很大的便利，有利于合成代谢的恢复，减少静脉补液，降低真菌感染和混合感染的发生率。

（3）腹膜后残余感染期的治疗：通过窦道造影明确感染残腔的部位、范围及毗邻关系，注意有无胰瘘、胆瘘及消化道瘘的存在。应加强全身支持疗法，采用肠内营养支持来改善营养状况，创造条件做残腔扩创引流。

5. 预防 积极治疗胆道疾病、戒酒及避免暴饮暴食。

（六）转诊（掌握）

当出现下列情况时，作为基层医院的医师应认真履行转诊和请会诊义务。

转诊的指征：①急性剧烈腹痛患者，难以诊断或缺乏诊断设备和经验；②急性胰腺炎患者，一般治疗无效；③考虑为重症急性胰腺炎或不能除外重症患者；④考虑为由胆源性因素引起的急性胰腺炎患者；⑤急性胰腺炎患者，血钙<2mmol／L；⑥在急性胰腺炎诊治过程中，出现脏器功能不全者。

第四节　泌尿与生殖系统

一、尿路感染

（一）概述与病因（熟悉）

1. 概述　尿路感染是指各种病原微生物在尿路中异常生长、繁殖而引起的感染性疾病。本部分主要叙述由细菌感染所引起的尿路感染。多见于育龄期妇女、老年人、免疫力低下及尿路畸形者。上尿路感染也称**肾盂肾炎**，下尿路感染是指**膀胱炎和尿道炎**。

2. 病因　革兰阴性杆菌中以大肠埃希菌为尿路感染最常见致病菌，占全部尿路感染的80%～90%，其次为变形杆菌、克雷白杆菌。由革兰阳性细菌引起的尿路感染，主要是粪链球菌和凝固酶阴性的葡萄球菌（柠檬色葡萄球菌和白色葡萄球菌），占5%～10%。大肠埃希菌常见于无症状性细菌尿、非复杂性尿路感染，或首次发生的尿路感染。院内感染、复杂性或复发性尿路感染、尿路器械检查后发生的尿路感染，则多为粪链球菌、变形杆菌、克雷白杆菌和铜绿假单胞菌所致。此外，结核分枝杆菌、衣原体、真菌等也可导致尿路感染。

（二）临床表现（掌握）

1. 膀胱炎　常见于年轻、健康的女性，占尿路感染的60%以上。致病菌多为大肠埃希菌，占75%以上。主要表现为尿路刺激症状，如尿频、尿急、尿痛、排尿不适、下腹部疼痛等，部分患者迅速出现排尿困难。尿液常混浊，并有异味，约30%的患者可出现血尿，甚至肉眼血尿。一般无全身感染症状，少数患者出现腰痛、发热，但体温常不超过38.0℃。

2. 肾盂肾炎

（1）急性肾盂肾炎：可发生于各年龄段，育龄女性最多见。临床表现与感染程度有关，通常起病较急。

①全身症状：发热、寒战、头痛、全身酸痛、恶心、呕吐等，体温多在38.0℃以上，甚至可达40.0℃，多为弛张热，也可呈稽留热或间歇热。部分患

者出现革兰阴性杆菌败血症。

②泌尿系症状：尿频、尿急、尿痛、排尿困难、下腹部疼痛、腰痛等，可伴有恶心、呕吐及头痛。腰痛程度不一，多为钝痛或酸痛。

③体格检查：除发热、心动过速和全身肌肉压痛外，还可发现一侧或两侧输尿管点压痛和（或）肾区叩击痛。

（2）慢性肾盂肾炎：病情反复迁延。临床表现复杂，无典型的全身表现及泌尿系统局部表现。50%以上的患者有急性肾盂肾炎病史，可出现程度不同的低热、间歇性尿频、排尿不适、腰部酸痛及肾小管功能受损表现，如夜尿增多、低比重尿等。急性发作时患者症状明显，类似急性肾盂肾炎。未得到有效控制的部分患者病情持续可发展为慢性肾衰竭。

3. 无症状细菌尿 多见于老年和妊娠女性，致病菌多为大肠埃希菌。无症状细菌尿是指患者有真性细菌尿，可由症状性尿路感染演变而来或无急性尿路感染病史，而无尿路感染的症状。尿常规检查可无明显异常，但尿培养有真性细菌尿，也可在病程中出现急性尿路感染症状。

（三）诊断和鉴别诊断（掌握/熟悉）

1. 尿路感染的诊断 尿路感染典型的临床表现为尿路刺激征、全身感染中毒症状、腰部不适等，结合上述尿液改变和尿液细菌学检查，诊断不难。凡是有真性细菌尿者均可诊断为尿路感染。无症状性细菌尿的诊断主要依靠尿细菌学检查，要求两次尿细菌培养均为同一菌种的真性菌尿。当女性有明显尿频、尿急、尿痛，尿白细胞增多，尿细菌定量培养 $\geq 10^2$/ml，并为常见致病菌时，可考虑为尿路感染。

2. 尿路感染的定位诊断

（1）上尿路感染常有发热、寒战，甚至出现毒血症症状，伴明显腰痛、输尿管点和（或）肋脊点压痛、肾区叩击痛等。而下尿路感染，常以膀胱尿路刺激征为突出表现。

（2）根据实验室检查定位出现下列情况提示上尿路感染：①膀胱冲洗后尿培养阳性；②尿沉渣镜检有白细胞管型，并排除间质性肾炎、狼疮肾炎等疾病；③尿 NAG 升高、尿 β_2-MG 升高；④尿渗透压降低。

（3）慢性肾盂肾炎的诊断除反复发作尿路感染病史之外，尚需结合影像学检查及肾功能检查：①肾外形凹凸不平，且双肾大小不等；②静脉肾盂造影可见肾盂肾盏变形、缩窄；③持续性肾小管功能损害。具备上述第①、第②条的任何一项再加第③条可诊断慢性肾盂肾炎。

3. 鉴别诊断

（1）尿道综合征：常见于中年女性，患者有明显的尿路刺激症状，但多次检查均无真性细菌尿。部分患者可能由于逼尿肌与膀胱括约肌功能不协调、妇科或肛周疾病、神经焦虑等引起，也可能是衣原体等非细菌感染造成。

（2）肾结核：本病膀胱刺激症状更为突出，一般抗生素治疗无效，尿沉渣可找到抗酸杆菌，尿培养结核分枝杆菌阳性，而普通细菌培养为阴性。静脉肾盂造影可发现肾实质虫蚀样缺损等表现。部分患者伴有肾外结核，抗结核治疗有效。

（3）慢性肾小球肾炎：慢性肾小球肾炎多为双侧肾受累，且肾小球功能受损较肾小管功能受损突出，并常有较明确的蛋白尿及血尿病史。慢性肾盂肾炎常表现为尿路刺激征，细菌学检查阳性，影像学检查可表现为双肾不对称性缩小。

（四）治疗（掌握）

1. 一般治疗　注意休息，多饮水，勤排尿。发热者给予易消化、高热量及富含维生素饮食。膀胱刺激征和血尿明显者，可口服碳酸氢钠片1g，每日3次，以碱化尿液、缓解症状、抑制细菌生长及避免形成血凝块。尿路感染反复发作者应积极寻找病因，及时去除诱发因素。

2. 抗感染治疗　用药原则：①选用致病菌敏感的抗生素。无病原学结果前，一般首选对革兰阴性杆菌有效的抗生素，尤其是首发尿路感染。治疗3天症状无改善者，应按药敏试验结果调整用药。②抗生素在尿和肾内的浓度要高。③选用肾毒性小、不良反应少的抗生素。④单一药物治疗失败、严重感染、混合感染、耐药菌株出现时应联合用药。⑤对不同类型的尿路感染给予不同治疗时间。

（1）急性膀胱炎

①单剂量疗法：由于磺胺类药物的不良反应及易在尿液中形成结晶，现在已不是首选药物。可采用氧氟沙星0.4g，一次顿服；阿莫西林3.0g，一次顿服。

②短疗程疗法：由于此疗法更有效，可减少复发，增加治愈率而且不增高耐药性，目前作为首选方法。可选用喹诺酮类、半合成青霉素或头孢类等抗生素，任选一种药物，连用3天，约90%的患者可治愈。

停服抗生素7天后，需进行尿细菌定量培养。如结果阴性表示急性细菌性膀胱炎已治愈；如仍有真性细菌尿，应继续给予2周抗生素治疗。

对于妊娠妇女、老年患者、糖尿病患者、机体免疫力低下及男性患者不宜使用单剂量及短程疗法，应采用较长疗程。

（2）急性肾盂肾炎：致病菌80%为大肠埃希菌，在留取尿细菌检查标本后应立即开始治疗，首选对革兰阴性杆菌有效的药物。72小时显效者无须换药，否则应按药敏试验结果更改抗生素。

病情较轻者可在门诊口服药物治疗，疗程 10～14 天。常用药物有喹诺酮类（如氧氟沙星 0.2g，每日 2 次；环丙沙星 0.25g，每日 2 次），半合成青霉素类（如阿莫西林 0.5g，每日 3 次），头孢菌素类（如头孢呋辛 0.25g，每日 2 次）等。治疗 14 天后，通常 90% 的患者可治愈。如尿菌仍阳性，应参考药敏试验选用有效抗生素继续治疗 4～6 周。

严重感染全身中毒症状明显者需住院治疗，应静脉给药。常用药物，如氨苄西林 1.0～2.0g，每 4 小时 1 次；头孢噻肟钠 2.0g，每 8 小时 1 次；头孢曲松钠 1.0～2.0g，每 12 小时 1 次；左氧氟沙星 0.2g，每 12 小时 1 次。必要时联合用药。氨基糖苷类抗生素肾毒性大，应慎用。经过上述治疗若好转，可于热退后继续用药 3 天再改为口服抗生素，完成 2 周疗程。治疗 72 小时无好转，应按药敏试验结果更换抗生素，疗程不少于 2 周。经此治疗，仍有持续发热者，应注意肾盂肾炎并发症，如肾盂积脓、肾周脓肿、感染中毒症等。

慢性肾盂肾炎治疗的关键是积极寻找并去除易感因素。慢性肾盂肾炎急性发作时治疗同急性肾盂肾炎。

（3）再发性尿路感染：包括重新感染和复发。

①重新感染：治疗后症状消失，尿菌阴性，但在停药 6 周后再次出现真性细菌尿，菌株与上次不同，称为**重新感染**。多数患者有尿路感染症状，治疗方法与首次发作相同。对半年内发生 2 次以上者，可用长程低剂量抑菌治疗，即每晚临睡前排尿后服用小剂量抗生素 1 次，如呋喃妥因 50～100mg 或氧氟沙星 200mg，每 7～10 天更换药物 1 次，连用半年。

②复发：治疗后症状消失，尿菌阴转后在 6 周内再出现菌尿，菌种与上次相同（菌种相同且为同一血清型），称为**复发**。肾盂肾炎复发，应在去除诱发因素（如结石、梗阻、尿路异常等）的基础上，按药敏试验结果选择强有力的杀菌性抗生素，疗程不少于 6 周。反复发作者，给予长程低剂量抑菌疗法。

（4）无症状性菌尿是否治疗目前有争议，根据药敏试验结果选择有效抗生素，主张短疗程用药，如治疗后复发，可选长程低剂量抑菌疗法。一般认为有下述情况者应予治疗：①妊娠期无症状性菌尿；②学龄前儿童；③曾出现有症状感染者；④肾移植、尿路梗阻及其他尿路有复杂情况者。

（5）妊娠期尿路感染宜选用毒性小的抗菌药物，如阿莫西林、呋喃妥因或头孢菌素类等。孕妇的急性膀胱炎治疗时间一般为 3～7 天。孕妇急性肾盂肾炎应静脉滴注抗生素治疗，可用半合成广谱青霉素或第三代头孢菌素，疗程为 2 周。反复发生尿路感染者，可用呋喃妥因行长程低剂量抑菌治疗。

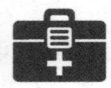

3. 疗效评定

（1）治愈：症状消失，尿菌阴性，疗程结束后 2 周、6 周复查尿菌仍阴性。

（2）治疗失败：治疗后尿菌仍阳性或治疗后尿菌阴性，但 2 周或 6 周复查尿菌转为阳性，且为同一种菌株。

（五）转诊（掌握）

下列情况建议转上级医院：急性肾盂肾炎伴有全身中毒症状、临床不除外慢性肾盂肾炎及复杂尿路感染等。

二、慢性肾小球肾炎

（一）概述（了解）

慢性肾小球肾炎，简称慢性肾炎，是一组以蛋白尿、血尿、高血压和水肿为临床表现的肾小球疾病。由于本组疾病的病程迁延及病理类型多样化，部分患者最终导致慢性肾衰竭。

（二）临床表现（掌握）

慢性肾炎以中、青年为主，男性多见。可发生在任何年龄，起病缓慢、隐匿。临床表现呈多样性，可有一个相当长的无症状尿异常期。临床表现以蛋白尿、血尿、高血压、水肿为基本症状。病情反复，随着病情的发展可渐有夜尿增多，肾功能有不同程度的减退，最终发展至终末期肾衰竭——尿毒症。

早期大多数患者可无任何症状，少部分患者可出现乏力、疲倦、腰部疼痛和食欲缺乏；水肿可有可无，一般不严重。但随着病情的不断发展患者除上述慢性肾炎的一般表现外，血压（特别是舒张压）持续性中等以上程度升高，严重者可有眼底出血、渗出，甚至视盘水肿。如血压控制不好，肾功能恶化较快，预后较差。另外，部分患者可因感染、劳累呈慢性肾炎急性发作，或用肾毒性药物后病情急剧恶化，也称慢性肾功能不全急性发作，经及时祛除诱因和适当治疗后病情可一定程度缓解，但也可能由此而进入不可逆的慢性肾衰竭。

晨起尿液检查可表现为程度不等的蛋白尿和（或）血尿，可有红细胞管型，部分患者出现大量蛋白尿（尿蛋白定量 $>3.5g/24h$）。肾功能逐渐恶化并出现相应的临床表现（如贫血、血肌酐增高等），最后进入终末期肾衰竭。B 型超声检查，早期双肾无明显改变，晚期双肾大小对称性萎缩、皮质变薄。早期行肾活检对明确病理类型，治疗与预后有重要的指导作用。

（三）诊断（熟悉）

蛋白尿、血尿伴或不伴水肿及高血压病史达 3 个月以上，有无肾功能损害均应考虑此病。在除外继发性肾小球肾炎及遗传性肾小球肾炎后，临床上可诊断为慢性肾炎。

（四）鉴别诊断（熟悉）

慢性肾炎主要应与下列疾病鉴别。

1. 狼疮肾炎 好发于女性，有多系统器官损害的表现，免疫学检查及肾活检可以进行鉴别。

2. 糖尿病肾病 较长时间的糖尿病病史、眼底检查及肾活检有助于诊断。

3. Alport 综合征 常起病于青少年，也称眼耳肾综合征。患者眼部有球形晶状体，眼底黄斑周围点状和斑点状视网膜病变等。神经性聋，血尿，轻、中度蛋白尿及进行性肾功能损害等方面异常，并多为 X 连锁显性遗传的家族史。

4. 其他原发性肾小球疾病

（1）隐匿性肾小球肾炎：也称无症状性血尿和（或）蛋白尿。临床上轻型慢性肾炎应与无症状性血尿和（或）蛋白尿相鉴别，后者主要表现为无症状性血尿和（或）蛋白尿，无水肿、高血压和肾功能减退。

（2）感染后急性肾炎：有前驱感染病史并以急性发作起病的慢性肾炎需与此病相鉴别。二者的潜伏期不同，血清 C3 的动态变化有助鉴别；此外，疾病的转归不同，慢性肾炎无自愈倾向，呈慢性进展，可资鉴别。

5. 高血压肾损害 长时间的高血压病史，其后陆续出现眼底及肾损害的表现，临床上出现远曲小管功能损伤（如尿浓缩功能减退、夜尿增多）多较肾小球功能损伤早，尿改变较轻（蛋白尿常＜2.0g/24h，以中、小分子蛋白为主），常有高血压的其他靶器官（心、脑）并发症。

6. 慢性肾盂肾炎 反复发作的泌尿系感染史，尿液中常有白细胞，尿细菌学检查阳性。B 型超声及静脉肾盂造影显示双肾不对称缩小等改变及肾小管功能的异常具有诊断价值。

（五）治疗（熟悉）

慢性肾炎治疗的目的是防止和延缓病情的进展与肾功能进行性恶化，改善或缓解临床症状及防治心脑血管并发症等综合治疗措施。

1. 优质低蛋白饮食和必需氨基酸治疗 优质低蛋白饮食（每日 0.6～1.0g/kg），同时控制饮食中磷的摄入。低蛋白饮食人群，应适当增加 α- 酮酸或必需氨基酸的摄入以防止负氮平衡。并应适当增加糖类的摄入以满足机体生理代谢所需要的热量。

2. 控制血压和蛋白尿 高血压和尿蛋白是加速肾小球硬化、促进肾功能恶化的独立危险因素。应将血压控制在理想水平（血压应控制在 130/80mmHg 以下），尿蛋白的治疗目标是减少至＜1g/d。慢性肾炎常有水、钠潴留引起容量依

赖性高血压，故高血压患者应限盐（钠盐＜6g/d），可适当应用利尿药。ACEI 或 ARB 可以扩张入球小动脉和出球小动脉，对出球小动脉扩张作用强于入球小动脉，这样对肾小球血流动力学起到特殊调节的作用，可以降低肾小球内高压力、高灌注和高滤过。而且通过抑制细胞因子、减少细胞外基质的蓄积等起到最终减轻蛋白尿和血尿，减缓肾小球硬化的发展和肾保护作用。需要监测血肌酐、血钾。肾功能不全患者血肌酐＞264μmol/L（3mg/d1）时务必在严密观察下谨慎使用，少数患者存在应用 ACEI 有持续性干咳的不良反应，可改用 ARB 类药物。也可以联合应用钙离子拮抗药、α 受体阻滞药与 β 受体阻滞药达到降压、改善肾功能的目的。

3. 糖皮质激素和细胞毒药物 根据具体病理类型进行选择性的应用，但不主张积极选用。

4. 对症处理 预防感染，防止水、电解质和酸碱平衡紊乱，避免劳累和使用有肾毒性药物，包括中药（如含马兜铃酸的中药关木通、广防己等）和西药（如氨基糖苷类抗生素等），对于保护肾功能、防止慢性肾病进行性发展和肾功能急剧恶化具有重要意义。

（六）转诊（熟悉）

下列情况建议转上级医院：首次就诊的慢性肾炎或伴有肾功能不全的患者，需肾活检检查以明确病理诊断指导治疗。

三、慢性肾衰竭

（一）概述（了解）

1. 慢性肾病和慢性肾衰竭的定义和分期 各种原因引起的慢性肾的结构和功能障碍（肾损伤病史＞3 个月），包括肾小球滤过率（GFR）正常和不正常的病理损伤、血液或尿液成分异常，以及影像学检查异常或不明原因的 GFR 下降（GFR＜60ml/min）超过 3 个月，称为**慢性肾病**（chronickidneydiseases，CKD）。而广义的**慢性肾衰竭**（chronicrenalfailure，CRF）则是指慢性肾病引起的肾小球滤过率（GFR）下降及与此相关的代谢紊乱和临床症状组成的综合征，简称慢性肾衰竭，晚期称为**尿毒症**。

国内慢性肾衰竭可分为以下 4 个阶段：①肾功能代偿期；②肾功能失代偿期；③肾衰竭期（尿毒症前期）；④尿毒症期。美国肾脏病基金会 K/DOQI 专家组对慢性肾病（CKD）的分期方法提出了新的建议。该分期方法将 GFR 正常（≥90ml/min）的肾病视为 1 期 CKD，GFR 60～89ml/min 为 2 期，GFR 30～59ml/min 为 3 期（3a GFR 45～59ml/min，3b GFR 30～44ml/min），GFR

15～29ml/min 为 4 期，GFR＜15ml/min 为 5 期。

2. 慢性肾病与慢性肾衰竭的患病率和病因　国内慢性肾病的发病率已达到 10.8%，而其还有上升的趋势。其防治已成为世界各国所面临的重要公共卫生问题之一。慢性肾衰竭的病因主要有原发性肾小球肾炎与继发性肾小球肾炎、糖尿病肾病、高血压肾小动脉硬化、肾小管间质病变（慢性肾盂肾炎、慢性尿酸性肾病、梗阻性肾病、药物性肾病等）、肾血管病变及遗传性肾病（如多囊肾、遗传性肾炎）等。在发达国家，糖尿病肾病、高血压肾小动脉硬化已成为慢性肾衰竭的主要病因；包括中国在内的发展中国家，这两种疾病在 CRF 各种病因中仍位居原发性肾小球肾炎之后，但近年也有明显增高趋势。双侧肾动脉狭窄或闭塞所引起的"缺血性肾病"引起的 CRF，多见于老年患者。

3. 慢性肾衰竭进展的危险因素

（1）慢性肾衰竭渐进性发展的危险因素：包括高血糖、高血压、高盐、蛋白尿、低蛋白血症及吸烟等。此外，少量研究提示，贫血、高脂血症、高同型半胱氨酸血症、营养不良、老年、尿毒症毒素（如甲基胍、甲状旁腺激素、酚类）蓄积等，也可能在 CRF 的病程进展中起一定作用，有待于进一步研究。

（2）慢性肾衰竭急性加重的危险因素：在 CRF 病程的某一阶段，肾功能可能出现急性加重，有时可进展至终末期，甚至威胁患者生命。急性恶化的危险因素主要有①肾病如原发性肾小球肾炎、高血压病、糖尿病、缺血性肾病等的复发或加重；②血容量不足；③肾局部血供急剧减少；④严重高血压未能控制；⑤肾毒性药物；⑥泌尿道梗阻；⑦严重感染；⑧其他如高钙血症、严重肝功能不全等。

（二）临床表现（熟悉）

在 CRF 的不同阶段有其相应的临床表现。在 CRF 的代偿期和失代偿早期，患者可以无任何症状，或仅有乏力、腰酸及夜尿增多等轻度不适。少数患者可有食欲减退、代谢性酸中毒及轻度贫血。CRF 中期以后，上述症状更趋明显。在晚期尿毒症时，可出现急性心力衰竭、严重高钾血症、消化道出血、明显的代谢性酸中毒及中枢神经系统障碍等，甚至有生命危险。

1. 胃肠道症状　食欲缺乏、恶心、呕吐、口腔有尿味。消化道出血也较常见，其发生率比正常人明显增高。多是由于胃黏膜糜烂或消化性溃疡，尤以前者为最常见。

2. 心血管系统表现　心血管病变是 CKD 患者的主要并发症之一和最常见的死因。

（1）高血压和左心室肥厚：大部分患者有不同程度的高血压，多是由于水

钠潴留、肾素－血管紧张素增高和（或）某些舒张血管的因子不足所致。贫血和血液透析患者的动静脉内瘘，会引起心高搏出量状态，加重左心室负荷和左心室肥厚。

（2）心力衰竭：是尿毒症患者最常见的死亡原因。随着肾功能的不断恶化，心力衰竭的患病率明显增加，至尿毒症期可达65%～70%。其原因大多与水钠潴留、高血压及尿毒症心肌病变有关。发生急性左心衰竭时可出现阵发性呼吸困难、不能平卧、肺水肿等症状，但一般无明显发绀存在。

（3）尿毒症性心肌病：患者可伴有冠状动脉粥样硬化性心脏病，各种心律失常的出现，与心肌损伤、缺氧、电解质紊乱及尿毒症毒素蓄积等因素有关。

（4）心包病变：心包积液在CRF患者中相当常见，其原因多与尿毒症毒素蓄积、低蛋白血症、心力衰竭等因素有关，少数情况下也可能与感染、出血等因素有关。轻者可无症状，重者则可有心音低钝、遥远，少数情况下还可有心脏压塞。心包炎可分为尿毒症性心包炎和透析相关性心包炎。前者由于血液净化的广泛应用目前已较少见，后者的临床表现与一般心包炎相似，唯心包积液多为血性。

（5）血管钙化和动脉粥样硬化：近年发现，由于高磷血症、钙分布异常和血管保护性蛋白（如胎球蛋白A）缺乏而引起的血管钙化，在心血管病变中起着重要作用。动脉粥样硬化往往进展迅速，血液透析患者的病变程度较透析前患者为重。除冠状动脉外，脑动脉和全身周围动脉亦同样发生动脉粥样硬化和钙化。

3. 血液系统表现　主要表现为肾性贫血和出血倾向。大多数患者一般均有轻、中度贫血，其原因主要由于红细胞生成素缺乏，故称为肾性贫血。如同时伴有缺铁、营养不良、出血等因素，可加重贫血程度。晚期CRF患者有出血倾向，其原因多与血小板功能降低有关，部分晚期CRF患者也可有凝血因子Ⅷ缺乏。有轻度出血倾向者可出现皮下或黏膜出血点、瘀斑，重者则可发生胃肠道出血、脑出血等。

4. 呼吸系统症状　水钠潴留或酸中毒时均可出现气短、气促，严重酸中毒可致呼吸深长。体液过多及心功能不全可引起肺水肿或胸腔积液。由尿毒症毒素诱发的肺泡毛细血管渗透性增加、肺充血可引起**"尿毒症肺水肿"**，此时肺部X线检查可出现**"蝴蝶翼"征**，及时利尿或透析可迅速改善上述症状，目前这种现象已不常见。

5. 内分泌功能紊乱　主要表现有①肾本身内分泌功能紊乱：如$1, 25(OH)_2D_3$与红细胞生成素分泌不足。②下丘脑－垂体内分泌功能紊乱：如泌乳素、促黑色素激素（MSH）、促黄体生成激素（FSH）、促卵泡激素（LH）、促肾上腺皮质激素（ACTH）等水平增高。③外周内分泌腺功能紊乱：大多数患者均有继发性甲状旁腺功能亢进症（血 PTH 升高），部分患者（约 1/4）有轻度甲状腺素水平降低。其他如胰岛素受体障碍、性腺功能减退等，也相当常见。

6. 蛋白质、糖类、脂肪和维生素的代谢紊乱 蛋白质代谢紊乱一般表现为蛋白质代谢产物蓄积（氮质血症），也可有人血白蛋白水平下降、血浆和组织必需氨基酸水平下降等。上述代谢紊乱主要与蛋白质分解增多和（或）合成减少、负氮平衡、肾排出障碍等因素有关。糖代谢异常主要表现为糖耐量减低和低血糖症两种情况，前者多见，后者少见。糖耐量减低主要与胰高血糖素升高、胰岛素受体障碍等因素有关，可表现为空腹血糖水平或餐后血糖水平升高，但一般较少出现自觉症状。慢性肾衰竭患者中高脂血症相当常见，其中多数患者表现为轻到中度高三酰甘油血症，少数患者表现为轻度高胆固醇血症，或二者兼有；有些患者血浆极低密度脂蛋白（VLDL）、脂蛋白 a［LP（a）］水平升高，高密度脂蛋白（HDL）水平降低。

CRF 患者维生素代谢紊乱相当常见，如血清维生素 A 水平增高、维生素 B_6 及叶酸缺乏等，常与饮食摄入不足、某些酶活性下降有关。

7. 神经肌肉系统症状 早期症状可有疲乏、失眠、注意力不集中等。尿毒症时常有反应淡漠、谵妄、惊厥、幻觉、昏迷、精神异常等。周围神经病变也很常见，感觉神经障碍更为显著，最常见的是肢端袜套样分布的感觉丧失，也可有肢体麻木、烧灼感或疼痛感、深反射迟钝或消失，并可有神经肌肉兴奋性增加，如肌肉震颤、痉挛、不宁腿综合征，以及肌萎缩、肌无力等。初次透析患者可发生透析失衡综合征，主要是血尿素氮等物质降低过快，导致细胞内、外液间渗透压失衡，引起颅内压增加和脑水肿所致，出现恶心、呕吐、头痛，重者可出现惊厥。

8. 骨骼病变 肾性骨营养不良（即肾性骨病）相当常见，包括纤维囊性骨炎（高转化性骨病）、骨生成不良、骨软化症（低转化性骨病）及骨质疏松。早期诊断要靠骨活检，骨活体组织检查约 90% 可发现异常。

纤维囊性骨炎主要由于 PTH 过高引起，其破骨细胞过度活跃，引起骨盐溶化，骨质重吸收增加，骨的胶原基质破坏，而代以纤维组织，形成纤维囊性骨炎，易发生肋骨骨折。X 线检查可见骨骼囊样缺损（如指骨、肋骨）及骨质疏松（如脊柱、骨盆、股骨等处）的表现。骨生成不良的发生，主要与血 PTH 浓度相对偏低、某些成骨因子不足有关，因而不足以维持骨的再生；透析患者如长期过量应用活性维生素 D、钙剂等药或透析液钙含量偏高，则可能使血 PTH

浓度相对偏低。骨软化症主要由于骨化三醇不足或铝中毒引起的骨组织钙化障碍，导致未钙化骨组织过分堆积；成人以脊柱和骨盆表现最早且突出，可有骨骼变形。

透析相关性淀粉样变骨病（DRA）只发生于透析多年以后，可能是由于β_2微球蛋白淀粉样变沉积于骨所致，X线片在腕骨和股骨头有囊肿性变，可发生自发性股骨颈骨折。

9. 水、电解质代谢紊乱　慢性肾衰竭时酸碱平衡失调和各种电解质代谢紊乱相当常见。在这类代谢紊乱中，以代谢性酸中毒和水钠平衡紊乱最为常见。

（1）代谢性酸中毒：在部分轻、中度慢性肾衰竭（GFR＞25ml/min 或 Scr＜350μmol/L）患者中，部分患者由于肾小管分泌氢离子障碍或肾小管 HCO_3^- 的重吸收能力下降，进而发生正常阴离子间隙的高氯血症性代谢性酸中毒，即肾小管性酸中毒。当 GFR 降低至＜25ml/min（Scr＞350μmol/L）时，肾衰竭时代谢产物如磷酸、硫酸等酸性物质因肾的排泄障碍而潴留，可发生高氯血症性（或正氯血症性）高阴离子间隙代谢性酸中毒，即"尿毒症性酸中毒"。

多数患者能耐受轻度慢性酸中毒，但如动脉血 HCO_3^-＜15mmol/L，则可有较明显的症状，如食欲缺乏、呕吐、虚弱无力、呼吸深长等。上述症状可能是因酸中毒时，体内多种酶的活性受抑制有关。

（2）水、钠代谢紊乱：肾功能不全时肾对钠负荷过多或容量过多的适应能力逐渐下降，导致水钠潴留。低钠血症产生的原因，既可因缺钠引起（真性低钠血症），也可因水过多或其他因素所引起（假性低钠血症），而以后者更为多见，两者的临床情况与处理完全不同，故应注意鉴别。

（3）钾代谢紊乱：当 GFR 降至 20～25ml/min 或更低时，肾排钾能力逐渐下降，易于出现高钾血症；尤其当钾摄入过多、酸中毒、感染、创伤、消化道出血等情况发生时，更易出现高钾血症。严重高钾血症（血清钾＞6.5mmol/L）有一定危险，需及时治疗抢救。有时由于钾摄入不足、胃肠道丢失过多、应用排钾利尿药等因素，也可出现低钾血症。

（4）钙、磷代谢紊乱：主要表现为低钙和高磷。钙缺乏主要与钙摄入不足、活性维生素 D 缺乏、高磷血症、代谢性酸中毒等多种因素有关，明显钙缺乏时可出现低钙血症。血磷浓度由肠道对磷的吸收及肾的排泄来调节。当肾小球滤过率下降、尿内排出减少，血磷浓度逐渐升高。血磷浓度高会与血钙结合成磷酸钙沉积于软组织，使血钙降低，并抑制近曲小管产生 1，25（OH）$_2$ 维生素 D_3（骨化三醇），刺激甲状旁腺激素（PTH）升高。在肾衰竭的早期，血钙、血磷仍能维持在正常范围，且通常不引起临床症状，只在肾衰竭的中、晚期（GFR＜20ml/min）时才会出现高磷血症、低钙血症。低钙血症、高磷血症及活性维生素 D₃ 缺乏等可诱发继发性甲状旁腺功能亢进症（简称甲旁亢）和肾性骨营养不良。

（5）镁代谢紊乱：由于肾排镁减少，当 GFR＜20ml/min 时常有轻度高镁血症。当镁摄入不足或过多应用利尿药时，可出现低镁血症。

（三）治疗原则（熟悉）

1. 早、中期慢性肾衰竭的防治对策和措施　首先要提高对 CRF 的警觉，重视询问病史、体格检查和肾功能的检查，努力做到早期诊断。对已有的肾病或可能引起肾损害的疾病（如糖尿病、高血压病等）进行及时有效的治疗。对轻、中度 CRF 及时进行治疗，延缓、停止或逆转 CRF 的进展，防止尿毒症的发生，这是 CRF 防治中的另一项基础工作。其基本对策是：①明确病因治疗，如对高血压病、糖尿病肾病、肾小球肾炎等，坚持长期合理治疗。②避免或消除 CRF 急剧恶化的危险因素。③阻断或抑制肾单位损害渐进性发展的各种途径，保护健存肾单位。对患者血压、血糖、尿蛋白定量、血肌酐上升幅度、GFR 下降幅度等指标，都应当控制较理想的状态。

具体防治措施主要有：①平稳、及时、持续有效地控制高血压，对保护靶器官具有重要作用，也是延缓、停止或逆转 CRF 进展的主要因素之一。② ACEI 和 ARB 的独特作用。血管紧张素转化酶抑制药（ACEI）和血管紧张素 II 受体拮抗药（ARB）具有良好的降压作用，还有其独特的减低高滤过、减轻蛋白尿的作用，主要通过扩张出球小动脉来实现，有效地减轻肾小球囊内压等作用。③严格控制血糖，使糖尿病患者空腹血糖控制在 5.0～7.2mmol/L（睡前 6.1～8.3mmol/L），糖化血红蛋白（HbA1c）＜7%，可延缓患者 CRF 进展。④将患者蛋白尿最好控制在＜0.5g/24h 或明显减轻微量白蛋白尿，均可改善其长期预后，包括延缓 CRF 病程进展和提高生存率。⑤优质低蛋白、低磷及低盐饮食，可单用或加用必需氨基酸或 α- 酮酸，具有减轻肾小球硬化和肾间质纤维化的作用。⑥其他如积极纠正贫血、减少尿毒症毒素蓄积、改善代谢性酸中毒、应用他汀类降脂药、戒烟等对症治疗。

2. 慢性肾衰竭的营养治疗　CRF 患者蛋白摄入量一般为 0.6～0.8g/（kg·d），以满足其基本生理需要。患者磷摄入量一般应＜600～800mg/d。对严重高磷血症患者，还应同时给予磷结合剂。患者也可以在低蛋白饮食 0.4～0.6g/（kg·d）的基础上，同时补充适量［0.1～0.2g/（kg·d）］的必需氨基酸和（或）a- 酮酸；此时患者饮食中动物蛋白与植物蛋白的比例可不加限制，也可适当增加植物蛋白的摄入（占 50%～70%）。a- 酮酸的优点在于：它与氨基（NH₂）生成必需氨基酸，

有助于尿素氮的再利用和改善蛋白营养状况。由于α-酮酸制剂中含有钙盐，对纠正钙磷代谢紊乱、减轻继发性甲状旁腺功能亢进也有一定疗效。患者都必须保证摄入足量热量，以使低蛋白饮食的氮得到充分的利用，减少蛋白分解和体内蛋白库的消耗。

3.慢性肾衰竭的药物治疗

（1）纠正酸中毒和水、电解质紊乱

①纠正代谢性中毒：主要为口服碳酸氢钠片，轻者1.5～3.0g/d即可；中、重度患者3～15g/d，必要时可静脉输入。在48～72小时或更长时间后基本纠正酸中毒。对有明显心力衰竭的患者，碳酸氢钠要防止输入量过多，输入速度宜慢，以免心脏负荷加重。

②水、钠紊乱的防治：为防止出现水钠潴留需适当限制钠的摄入量，一般盐的摄入量应不超过6g/d。有明显水肿、高血压者，钠的摄入量应限制在2～3g/d，个别严重患者可限制为1～2g/d。也可根据需要应用袢利尿药，呋塞米每次20～200mg，每天2～3次。噻嗪类利尿药及潴钾利尿药对CRF患者（Scr>220μmol/L）不宜应用，因此时疗效甚差。对严重肺水肿急性左心衰竭患者，常需及时给予血液透析或持续性血液滤过，以免延误治疗时机。

③高钾血症的防治：首先应积极预防高钾血症的发生。当GFR<25ml/min时，即应适当限制钾的摄入。当GFR<10ml/min或血清钾水平>5.5mmol/L时，则应更严格地限制钾摄入。在限制钾摄入的同时，还应注意及时纠正酸中毒，并适当应用利尿药，增加尿钾排出。

对已有高钾血症的患者，还应采取更积极的措施：积极纠正酸中毒，除口服碳酸氢钠外，必要时（血钾>6.0mmol/L）可静脉给予（静脉滴注或静脉注射）碳酸氢钠10～25g，根据病情需要4～6小时后还可重复给予。给予袢利尿药，最好静脉注射或肌内注射呋塞米40～80mmg，必要时将剂量增至每次100～200mg。应用葡萄糖-胰岛素溶液输入（葡萄糖4～6g中加胰岛素1U）。口服聚磺苯乙烯，一般每次5～20g，每天3次，增加肠道钾排出。其中以聚苯乙烯磺酸钙更为适用，因为离子交换过程中只释放出钙，不释放出钠，不致增加钠负荷。对严重高钾血症（血钾>6.5mmol/L），且伴有少尿、利尿效果欠佳者，应及时给予血液透析治疗。

（2）高血压的治疗：血管紧张素转化酶抑制药（ACEI）、血管紧张素Ⅱ受体拮抗药（ARB）、钙离子通道拮抗药（CCB）、袢利尿药、β受体阻滞药及血管扩张药等均可应用，以ACEI、ARB、CCB拮抗药的应用较为广泛。ACEI及ARB有使钾升高及一过性血肌酐升高的作用，在选用和应用过程中，应注意检测相关指标。透析前慢性肾衰竭患者的血压应＜130/80mmHg，但维持透析患者血压一般≤140/90mmHg即可。

（3）纠正贫血：首先补充铁剂，口服铁剂主要有琥珀酸亚铁、硫酸亚铁及多糖铁复合物等。部分透析患者口服铁剂吸收较差，需要经静脉途径补充铁，以氢氧化铁蔗糖复合物（蔗糖铁）的安全有效性较好。Hb＜100～110g/L或Hct＜0.30～0.33，即可开始应用促红细胞生长素治疗。一般开始用量为每周80～120U/kg，分2～3次注射（或每次2000～3000U，每周2～3次），皮下注射或静脉注射。对透析前慢性肾衰竭患者来说，目前趋向于小剂量疗法（2000～3000U，每周1～2次），疗效佳，不良反应小。直至血红蛋白上升至120（女）～130（男）g/L或Hct上升至0.33～0.36为达标，如Hb＞130g/L，建议停止应用。

（4）低钙血症、高磷血症及肾性骨病的治疗：当GFR＜30ml/min时，除限制磷摄入外，可应用磷结合剂口服，以碳酸钙较好，口服一般每次0.5～2g，每日3次，餐中服用。对明显高磷血症［血磷＞7mg/dl（2.26mmol/L）］或血清钙磷乘积＞65（mg/dl）者，则应暂停应用钙剂，以防转移性钙化的加重。此时可短期服用碳酸镧等，待钙磷乘积＜65（mg/dl）时，再服用钙剂。对明显低钙血症患者，可口服骨化三醇0.25μg/d，连服2～4周；如血钙和症状无改善，可将用量增加至0.5μg/d；对血钙不低者，则宜隔日口服骨化三醇0.25μg。凡口服骨化三醇患者，治疗中均需要监测血钙、血磷、PTH浓度，使透析前患者血iPTH（全段甲状旁腺激素）保持在35～110pg/ml（正常参考值为10～65pg/ml）。使透析患者血钙磷乘积尽量接近目标值的低限（钙磷乘积＜55mg/dl或4.52mmol/L），血PTH保持在150～300pg/ml，以防止生成不良性骨病。对已有生成不良性骨病的患者，不宜应用骨化三醇或其类似物。

（5）防治感染：平时应注意防止感冒，预防各种病原体的感染。抗生素的选择和应用原则与一般感染相同，但应选用肾毒性最小的药物，根据肾功能情况调整。

（6）高脂血症的治疗：透析前慢性肾衰竭患者与一般高血脂者治疗原则相同，应积极治疗。但对维持透析患者，高脂血症的治疗有争议。

（7）可以应用药物碳片、大黄等通过肠道排泄毒素来改善肾功能

4. 尿毒症的替代治疗 替代治疗包括血液透析、腹膜透析及肾移植。当慢性肾衰竭患者GFR 6～10ml/min（Scr＞707μmol/L）并有明显尿毒症临床表现，经治疗不能缓解时，则应进行透析治疗。对糖尿病肾病患者，可适当提前（GFR 10～15ml/min）安排透析。通常应先做一个时期透析，待病情稳定并符

合有关条件后，可考虑进行肾移植术。

（1）血液透析：目前血液透析治疗一般每周做3次，每次4~6小时。在开始血液透析4~8周，尿毒症症状逐渐好转；如能长期坚持合理的透析，不少患者能存活15~20年或以上。

（2）腹膜透析疗法（CAPD）：腹膜透析设备简单，易于操作，安全有效，可在患者家中自行操作。CAPD尤其适用于老人、心血管功能不稳定者、糖尿病患者、小儿患者或做动静脉内瘘有困难者。每日将透析液输入腹腔，并交换4次（6小时1次），每次约2L。CAPD在保存残存肾功能方面优于血液透析。CAPD的装置和操作近年已有很大的改进，目前自动腹膜透析机已成为一种趋势。管路的改进使腹膜炎等并发症已大为减少。

（3）肾移植：成功的肾移植会恢复正常的肾功能（包括内分泌功能和代谢功能），克服了上述血液净化的缺点，可使患者几乎完全康复。但由于移植后长期使用免疫抑制药，故并发感染者增加，恶性肿瘤的患病率也有增高。

（五）转诊（熟悉）

下列情况的患者建议转至上级医院：急、慢性肾衰竭不能确诊者，慢性肾衰竭出现短期内肾功能急剧恶化以及终末期肾衰竭需要血液净化疗法者。

四、前列腺增生

（一）概述（了解）

良性前列腺增生（benign prostatic hyperplasia，BPH）简称前列腺增生，是引起老年男性排尿障碍最常见的一种良性疾病。病因至今未明，但目前认为老龄和有功能的睾丸是前列腺增生发病的两个重要因素，两者缺一不可。BPH的发病率随年龄的增大而增加，男性在45岁以后前列腺有不同程度的增大，并且在50岁以后出现临床症状。前列腺的正常发育有赖于雄激素，受性激素的调控。前列腺间质细胞和腺上皮细胞相互影响，各种生长因子的作用，随着年龄增大体内性激素平衡失调以及雌激素、雄激素的协调效应等都可能是前列腺增生的重要病因。

前列腺增生也称为前列腺肥大，但病理学主要表现为细胞增生，而不是肥大。前列腺主要由移行带、中央带和外周带组成，但前列腺增生主要发生于移行带，增生组织呈多发的结节，并逐渐增大（前列腺癌好发于外周带，与前列腺增生要加以区别，可简单记忆为移增癌周，即移行带前列腺增生，外周带前列腺癌）。

（二）临床表现（掌握）

1. 症状和前列腺大小不成比例 多在50岁以后出现症状，症状与前列腺体积大小不成比例，而取决于梗阻的程度、病变发展速度以及是否合并感染等。症状可时轻时重。

2. 尿频 是最常见的早期症状，以夜间更明显。

3. 进行性排尿困难 是最重要的症状，表现为排尿迟缓、断续、尿流细而无力、射程短、终末滴沥。

4. 尿潴留 当梗阻加重达到一定程度时，使膀胱逼尿肌功能受损，可发生慢性尿潴留。在前列腺增生的任何阶段，可因气候变化、劳累、饮酒等，使前列腺充血、水肿导致急性尿潴留。

（三）治疗原则和转诊（掌握）

1. 观察等待 观察等待是一种非药物、非手术的治疗措施，包括患者教育、生活方式指导、定期监测等。因为 BPH 是组织学一种进行性的良性增生过程，其发展过程较难预测，经过长时间的监测，BPH 患者中只有少数可能出现尿潴留、肾功能不全、膀胱结石等并发症。因此对于大多数 BPH 患者来说，观察等待可以是一种合适的处理方式，特别是患者生活质量尚未受到下尿路症状明显影响时。在接受观察等待之前，患者应进行全面检查以除外各种 BPH 相关并发症。观察等待内容如下。

（1）患者教育：向患者提供 BPH 疾病相关知识，包括下尿路症状和 BPH 的临床进展，特别是应让患者了解观察等待的效果和预后。同时还应提供前列腺癌的相关知识，因为患者通常更关注前列腺癌发生的危险。

（2）生活方式的指导：改变生活嗜好，避免或减少咖啡因、乙醇、辛辣食物的摄入。适当的限制饮水可以缓解尿频的症状，注意液体摄入时间，例如夜间和出席公共场所前限水，但每日摄水量不少于 1500ml。除此之外，还应优化排尿习惯，进行精神放松训练和膀胱训练等。

（3）合并用药的指导：BPH 患者常因为合并其他全身性疾病同时使用多种药物，应了解和评价患者这些合并用药的情况。

（4）定期监测：观察等待开始后第 6 个月进行第 1 次监测，以后每年进行 1 次。其目的主要是了解患者病情的发展情况，是否出现临床进展以及 BPH 相关并发症和（或）绝对手术指征。

2. 药物治疗 药物治疗的短期目标是缓解患者的下尿路症状，长期目标是延缓疾病的临床进展，预防并发症的发生。减少药物治疗不良反应的同时保持患者较高的生活质量是 BPH 药物治疗的总体目标。

（1）α 受体阻滞药：代表药物为特拉唑嗪、阿夫唑嗪、多沙唑嗪、坦索罗辛和赛洛多辛等。其作用机制为降低膀胱颈、前列腺平滑肌的张力，减少尿道

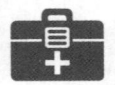

阻力，改善排尿功能。适应证为症状较轻，前列腺增生体积较小的患者。其不良反应包括头痛、鼻塞、直立性低血压等。

（2）5α还原酶抑制药：代表药物为非那雄胺、度他雄胺。作用机制为在前列腺内阻止睾酮转变为有活性的双氢睾酮，进而使前列腺体积缩小，改善排尿症状。适应证为前列腺增生体积较大的患者。需要注意的是这种药服用3个月才能见效，停药易复发。

（3）M受体拮抗药：代表药物为托特罗定和索利那新。作用机制为通过阻断膀胱毒蕈碱受体，缓解逼尿肌过度收缩，降低膀胱敏感性，从而改善尿频、尿急等储尿期症状。此类药物治疗期间应严密监测残余尿量，残余尿量＞200ml时慎用。

3. 尿潴留的处理

（1）急性尿潴留的处理：BPH患者发生急性尿潴留时应及时引流尿液。首选置入导尿管，置入失败者可行耻骨上膀胱造口。拔管成功者可继续接受BPH药物治疗。拔管后再次发生尿潴留者，应择期进行外科治疗。

（2）慢性尿潴留的处理：BPH长期膀胱出口梗阻、慢性尿潴留可导致输尿管扩张、肾积水及肾功能损害。如肾功能正常，可行手术治疗；如出现肾功能不全，应先引流膀胱尿液，待肾功能恢复到正常或接近正常、病情平稳、全身状况明显改善后再择期手术。

4. 手术治疗

（1）对症状严重、存在明显梗阻、有并发症的患者应行手术治疗。

（2）手术指征为反复尿潴留、反复血尿（除外肿瘤等其他原因）、反复泌尿系感染、膀胱结石和继发性上尿路积水。

（3）经尿道前列腺切除术（transurethral resection of the prostate，TURP）适用于大多数前列腺增生的患者，是BPH治疗的金标准。

（4）开放手术仅用于巨大前列腺合并膀胱结石或膀胱憩室需要一并手术者。

5. 应转诊治疗的情况

（1）经药物治疗后症状无明显改善者。

（2）症状严重或有并发症，需要手术治疗者。

（3）不能除外前列腺癌患者。

（4）合并急性尿潴留者，转诊前应先留置导尿管，导尿管插入困难者可先行膀胱穿刺抽吸尿液后及时转诊。

五、尿路结石

（一）概述（了解）

尿路结石是泌尿外科的常见病之一，在泌尿外科住院患者中占居首位。尿路结石分为上尿路结石（肾结石、输尿管结石）和下尿路结石（膀胱结石、尿道结石）。

1. 尿路结石形成的因素

（1）形成尿结石的物质排出增加：尿液中钙（甲状旁腺功能亢进）、草酸（内源性合成增加）、尿酸（痛风）、胱氨酸排出量增加（家族性胱氨酸尿症）。

（2）尿 pH 的改变：碱性尿液中易形成磷酸镁铵及磷酸盐沉淀，酸性尿液中易形成尿酸和胱氨酸结晶。

（3）尿中抑制晶体形成和聚集的物质减少：如枸橼酸、焦磷酸盐等。

（4）局部病因：如尿路梗阻、感染、尿路存在异物等。

（5）药物相关因素：尿液浓度高而溶解度较低的药物（氨苯蝶啶等）和能够诱发结石形成的药物（乙酰唑胺等）。

2. 尿路结石的成分和性质

（1）草酸钙结石：最常见，质硬，不易碎，粗糙、不规则，桑葚样，棕褐色，X 线片易显影。

（2）磷酸钙、磷酸镁铵结石：少见，多因尿路感染和梗阻所致。易碎，粗糙、不规则，鹿角形，灰白色、黄色或褐色，X 线片可见多层现象。

（3）尿酸盐结石：少见，多因尿酸代谢异常，质硬，光滑颗粒状，黄色或红棕色，X 线片不显影。

（4）胱氨酸结石：罕见，多因家族性遗传性疾病所致。胱氨酸结石质坚，光滑蜡样，淡黄色或黄棕色，X 线片不显影。

（5）其他成分：如碳酸钙结石、黄嘌呤结石等。

（二）上尿路结石（掌握）

肾结石和输尿管结石为上尿路结石，主要症状是疼痛和血尿。

1. 临床表现

（1）疼痛：多数肾结石患者无肾区疼痛。肾盂内大结石及肾盏结石可无明显临床症状，活动后出现上腹或腰部钝痛。输尿管结石可引起肾绞痛或输尿管绞痛。

（2）血尿：通常为镜下血尿，少数患者可见肉眼血尿。有时活动后镜下血尿是上尿路结石的唯一表现。

（3）恶心、呕吐：常见于输尿管结石引起的尿路梗阻。

（4）膀胱刺激征（尿频、尿急、尿痛）：常见于结石伴感染或输尿管膀胱壁段结石者。

2. 治疗原则和转诊　尿石症必须实施患者个体化治疗，有时需要各种方法综合实施。

（1）病因治疗：少数患者能找到形成结石的病因，如甲状旁腺瘤，切除腺瘤即可防止复发；尿路梗阻者，需要解除梗阻，才能避免结石复发。

（2）药物治疗：直径＜0.6cm、光滑、结石以下无尿路梗阻时，可行药物治疗。

①纯尿酸结石：枸橼酸氢钾钠、碳酸氢钠碱化尿液，口服别嘌醇，饮食调节。

②胱氨酸结石：碱化尿液，多饮水，每日尿量 3000ml 以上，卡托普利可预防胱氨酸结石形成。

③感染性结石：控制感染，应用氯化铵等酸化尿液，限制食物中磷酸的摄入，应用氢氧化铝凝胶减少肠道对磷酸的吸收，大量饮水增加尿量。

④解痉镇痛：肾绞痛的治疗以解痉镇痛为主，如非甾体抗炎药（双氯芬酸钠等）、阿片类药（哌替啶等）、解痉药（阿托品等）。

（3）体外冲击波碎石（extracorporeal shock wave lithotripsy，ESWL）：是一种微痛、安全、有效的非侵入性治疗，适用于绝大多数上尿路结石患者。

①适应证：直径＜2cm 的肾结石和输尿管上段结石。输尿管下段结石治疗成功率比输尿管镜碎石取石低。

②禁忌证：结石远端尿路梗阻、妊娠、出血性疾病、严重的心脑血管疾病、主动脉瘤、尚未控制的泌尿系感染等。过于肥胖、肾位置太高、骨关节严重畸形、结石定位不清等因技术原因不宜采用此法。

③并发症：部分患者出现一过性肉眼血尿，"石街"形成、残石再生长、肾绞痛、泌尿系感染、败血症、感染性休克和肾损伤等。

（4）经皮肾镜碎石取石术（percutaneous nephrolithotripsy，PCNL）：适用于所有需开放性手术干预的肾结石，包括鹿角形结石、≥2cm 的肾结石、有症状的肾盏结石或憩室内结石、ESWL 治疗失败者和部分 L_4 椎体以上较大的输尿管结石。

（5）输尿管镜碎石术（ureterorenoscope lithotripsy，URL）：适用于中、下段输尿管结石，泌尿系 X 线片不显影结石，因肥胖、结石硬、停留时间长而使用 ESWL 困难者、ESWL 所致的"石街"。输尿管软镜主要用于＜2cm 肾结石的治疗。

（6）腹腔镜输尿管取石术（laparoscopic ureterolithotomy，LUL）：适用于输尿管结石＞2cm，经 ESWL、输尿管镜手术失败者。一般不作为首选治疗方案，手术途径有经腹腔和经后腹腔两种。

（7）开放手术治疗：由于 ESWL 和内镜技术的普遍开展，开放手术现已少用。包括肾盂切开取石术、肾实质切开取石术、肾部分切除术等。

（8）双侧尿路结石的手术原则

①双侧输尿管结石：先处理梗阻严重侧，条件允许时，可同时行双侧输尿管碎石术。

②一侧肾结石＋另一侧输尿管结石：先处理输尿管结石。

③双侧肾结石：先处理容易取出且安全的一侧。若患者肾功能极差，梗阻严重，全身情况差，宜先行肾造口。

④孤立肾上尿路结石或双侧上尿路结石引起急性完全梗阻无尿时，只要全身情况许可，应及时手术治疗。

（9）应转诊治疗的情况

①上尿路结石直径≥1cm 或估计非手术治疗结石不能排出者。

②结石合并感染引发败血症者。

③结石复发者，可转诊上一级医院行结石分析或进一步检查寻找结石形成的原因。

④孤立肾上尿路结石或双侧上尿路结石引起急性完全梗阻无尿者。

（三）膀胱结石（掌握）

原发性膀胱结石多见于男孩，与营养不良、低蛋白饮食有关。继发性膀胱结石常见于前列腺增生，膀胱憩室，神经源性膀胱，异物或肾结石、输尿管结石排入膀胱。

1. 临床表现

（1）排尿中断：典型症状为排尿中断，改变体位后可继续排尿。疼痛放射至远端尿道及阴茎头部。小儿常用手搓拉阴茎，跑跳或改变排尿姿势后，能使疼痛缓解，继续排尿。

（2）伴随症状：可伴排尿困难、膀胱刺激征。并发感染时，可有脓尿。

2. 治疗原则和转诊

（1）经尿道内腔镜碎石：适用于绝大多数膀胱结石患者。较大的结石需采用超声、激光、气压弹道碎石。

（2）耻骨上膀胱切开取石：不作为首选的治疗方案，相对适应证为复杂的

儿童膀胱结石、尿道狭窄者、膀胱憩室内结石和巨大结石等。

（3）纠正形成结石的原因

（4）应转诊治疗的情况：①估计非手术治疗结石不能排出者。②结石合并感染引发败血症者。

六、异位妊娠

（一）概述（了解）

受精卵在子宫体腔以外着床称为异位妊娠，习称宫外孕。异位妊娠依受精卵在子宫体腔外种植部位不同而分为：输卵管妊娠、卵巢妊娠、腹腔妊娠、阔韧带妊娠、宫颈妊娠。此外，剖宫产瘢痕妊娠近年在国内明显增多；子宫残角妊娠因其临床表现与异位妊娠类似，应主要鉴别。

异位妊娠是妇科常见的急腹症，发病率为2%，也是重要的死亡原因之一。近年来，由于对异位妊娠的更早期诊断和处理，使患者的存活率和生育保留能力明显提高。

因输卵管妊娠占异位妊娠的比例为95%，故着重介绍输卵管妊娠。

（二）临床表现（掌握）

输卵管妊娠的临床表现与受精卵着床部位、有无流产或破裂以及出血量多少和时间长短等有关。在输卵管妊娠早期，若尚未发生流产或破裂，常无特殊的临床表现，其过程与早孕或先兆流产相似。

1. 症状 典型症状为停经后腹痛与阴道流血。

（1）停经：多为6～8周停经史，但输卵管间质部妊娠停经时间较长。还有20%～30%的患者无停经史，把异位妊娠但不规则阴道流血误认为月经或由于月经过期仅数日而不认为是停经。

（2）腹痛：是输卵管妊娠患者的主要症状，占95%。输卵管妊娠发生流产或破裂之前，由于胚胎在输卵管内逐渐增大，常表现为一侧下腹部隐痛或酸胀感。当发生输卵管妊娠流产或破裂时，突感一侧下腹部撕裂样疼痛，常伴有恶心、呕吐。若血液局限于病变区，主要表现为下腹部疼痛，当血液积聚于直肠子宫陷凹时，可出现肛门坠胀感。随着血液由下腹部流向全腹，疼痛可由下腹部向全腹扩散，血液刺激膈肌，可引起肩胛部放散性疼痛及胸部疼痛。

（3）阴道流血：占60%～80%。胚胎死亡后，常有不规则阴道流血，色暗红或深褐，量少呈点滴状，一般不超过月经量，少数患者阴道流血量较多，类似月经。阴道流血可伴有蜕膜管型或蜕膜碎片排出，是子宫蜕膜剥离所致。阴道流血常在病灶去除后方能停止。

（4）晕厥与休克：由于腹腔内出血及剧烈腹痛，轻者出现晕厥，严重者出现失血性休克。出血量越多越快，症状出现越迅速越严重，但与阴道流血量不成正比。

（5）腹部包块：输卵管妊娠流产或破裂时所形成的血肿时间较久者，由于血液凝固并与周围组织器官（如子宫、输卵管、卵巢、肠管或大网膜等）发生粘连形成包块，包块较大或位置较高者，腹部可扪及。

2. 体征

（1）一般情况：当腹腔内出血不多时，血压可代偿性轻度升高；当腹腔出血较多时，可出现面色苍白、脉搏快而细弱、心率增快和血压下降等休克表现。通常体温正常，休克时体温略低，腹腔内血液吸收时体温略升高，但不超过38℃。

（2）腹部检查：下腹有明显压痛及反跳痛，尤以患侧为著，但腹肌紧张轻微。出血较多时，叩诊有移动性浊音。有些患者下腹可触及包块，若反复出血并积聚，包块可不断增大变硬。

（3）盆腔检查：阴道内常有来自宫腔的少许血液。输卵管妊娠未发生流产或破裂者，除子宫略大、较软外，仔细检查可触及胀大的输卵管及轻度压痛。输卵管妊娠流产或破裂者，阴道后穹隆饱满，有触痛。将宫颈轻轻上抬或向左右摆动时引起剧烈疼痛，称为宫颈举痛或摇摆痛，此为输卵管妊娠的主要体征之一，是因加重对腹膜的刺激所致。内出血多时，检查子宫有漂浮感。子宫一侧或其后方可触及肿块，其大小、形状、质地常有变化，边界多不清楚，触痛明显。病变持续较久时，肿块机化变硬，边界亦渐清楚。输卵管间质部妊娠时，子宫大小与停经月份基本符合，但子宫不对称，一侧角部突出，乃破裂所致，但征象与子宫破裂极相似。

（三）诊断及鉴别诊断（掌握）

1. 诊断 输卵管妊娠未发生流产或破裂时，临床表现不明显，诊断较困难，需采取辅助检查方能确诊。

输卵管妊娠流产或破裂后，诊断多无困难。如有困难应严密观察病情变化，若阴道流血淋漓不断，腹痛加剧，盆腔包块增大以及血红蛋白呈下降趋势等，有助于确诊。必要时可采取下列检查方法协助诊断。

（1）hCG测定：尿或血hCG测定对早期诊断异位妊娠至关重要。异位妊娠时，患者体内hCG水平较宫内妊娠低。连续测定血hCG，若倍增时间>7日，异位妊娠的可能性极大；倍增时间<1.4日，异位妊娠的可能性极小。

（2）黄体酮测定：血清黄体酮的测定对判断正常妊娠胚胎的发育情况有帮助。输卵管妊娠时，血清黄体酮水平偏低，多数在10～25ng/ml。如果血

清黄体酮值＞25ng/ml，异位妊娠的概率＜1.5%；如果其值＜5ng/ml，应考虑宫内妊娠流产或异位妊娠。

（3）B型超声诊断：B型超声检查对异位妊娠诊断必不可少，还有助于明确异位妊娠的部位和大小。阴道超声检查较腹部超声检查准确性高。异位妊娠的声像特点为宫腔内未探及妊娠囊，若宫旁探及异常低回声区，且见胚芽及原始心管搏动，可确诊异位妊娠；若宫旁探及混合回声区，子宫直肠陷凹有游离暗区，虽未见胚芽及原始心管搏动，也应高度怀疑异位妊娠。由于子宫内有时可见到假妊娠囊（蜕膜管型与血液形成），应注意鉴别，以免误诊为宫内妊娠。

将血hCG测定与超声检查相结合，有助于异位妊娠的诊断。当血hCG＞2000U/L、阴道超声未见宫内妊娠囊时，异位妊娠诊断基本成立。

（4）腹腔镜检查：腹腔镜检查是异位妊娠诊断的金标准，而且可以在确诊的同时行镜下手术治疗。但有3%～4%的患者因妊娠囊过小而被漏诊，也可能因输卵管扩张和颜色改变而误诊为异位妊娠，应予以注意。

（5）阴道后穹隆穿刺：是一种简单可靠的诊断方法，适用于疑有腹腔内出血的患者。腹腔内出血最易积聚于直肠子宫陷凹，即使血量不多，也能经阴道后穹隆穿刺抽出血液。抽出暗红色不凝血液，说明有血腹症存在。陈旧性宫外孕时，可抽出少量或不凝固的陈旧血液。若穿刺针头误入静脉，则血液较红，将标本放置10分钟左右即可凝固。当无内出血、内出血量很少、血肿位置较高或直肠子宫陷凹有粘连时，可能抽不出血液，因此阴道后穹隆穿刺阴性不能排除输卵管妊娠。

（6）诊断性刮宫：很少应用，适用于不能存活宫内妊娠的鉴别诊断和超声检查不能确定妊娠部位者。将宫腔排出物或刮出物做病理检查，切片中见到绒毛，可诊断为宫内妊娠；仅见蜕膜未见绒毛，有助于诊断异位妊娠。

2. 鉴别诊断　输卵管妊娠应与流产、急性输卵管炎、急性阑尾炎、黄体破裂及卵巢囊肿蒂扭转鉴别，见表14-8。

表 14-8　异位妊娠的鉴别诊断

	输卵管妊娠	流产	急性输卵管炎	急性阑尾炎	黄体破裂	卵巢囊肿蒂扭转
停经	多有	有	无	无	多无	无
腹痛	突然撕裂样剧痛，自下腹一侧开始向全腹扩散	下腹中央阵发性坠痛	两下腹持续性疼痛	持续性疼痛，从上腹开始经脐周转至右下腹	下腹一侧突发性疼痛	下腹一侧突发性疼痛

续表

	输卵管妊娠	流产	急性输卵管炎	急性阑尾炎	黄体破裂	卵巢囊肿蒂扭转
阴道流血	量少，暗红色，可有蜕膜管型排出	开始量少，后增多，鲜红色，有小血块或绒毛排出	无	无	无或有（如月经量）	无
休克	程度与外出血不成正比	程度与外出血成正比	无	无	无或有轻度休克	无
体温	正常，有时低热	正常	升高	升高	正常	稍高
盆腔检查	宫颈举痛，直肠子宫陷凹有肿块	无宫颈举痛，宫口稍开，子宫增大变软	举宫颈时两侧下腹疼痛	无肿块触及，直肠指检右侧高位压痛	无肿块触及，一侧附件压痛	宫颈举痛，卵巢肿块边缘清晰，蒂部触痛明显
白细胞计数	正常或稍高	正常	升高	升高	正常或稍高	稍高
血红蛋白	下降	正常或稍低	正常	正常	下降	正常
阴道后穹隆穿刺	可抽出不凝血液	阴性	可抽出渗出液或脓液	阴性	可抽出血液	阴性
hCG 检测	多为阳性	多为阳性	阴性	阴性	阴性	阴性
B 型超声	一侧附件低回声区，其内有妊娠囊	宫内可见妊娠囊	两侧附件低回声区	子宫附件区无异常回声	一侧附件低回声区	一侧附件低回声区，边缘清晰，有条索状蒂

（四）转诊（掌握）

若患者已处于休克失代偿期、既往复杂手术史或合并较多严重内科疾病，患者施行麻醉或手术风险极大，术中、术后死亡概率较高时，建议抗休克、处理原发病及并发症的同时及时转往上级医院。

七、阴道炎

（一）概述（熟悉）

阴道炎是妇科最常见疾病，各年龄组均可发病。阴道与尿道、肛门毗邻，局部潮湿，易受污染；生育期妇女性活动频繁，且阴道是分娩、宫腔操作的必经之道，容易受到损伤及外界病原体的感染；绝经后妇女及婴幼儿雌激素水平低，局部抵抗力下降，也易发生感染。

1. 阴道正常微生物群 正常阴道内有微生物寄居形成阴道正常微生物群，包括革兰阳性需氧菌及兼性厌氧菌（乳杆菌、棒状杆菌、非溶血性链球菌、肠球菌及表皮葡萄球菌）、革兰阴性需氧菌及兼性厌氧菌［加德纳菌（此菌革兰染色变异，有时呈革兰阳性）、大肠埃希菌及摩根菌］、专性厌氧菌（消化球菌、消化链球菌、类杆菌、动弯杆菌、梭杆菌及普雷沃菌）、支原体及假丝酵母菌。

2. 阴道生态系统及影响阴道生态平衡的因素 正常阴道内虽有多种微生物存在，但由于阴道与这些微生物之间形成生态平衡并不致病。在维持阴道生态平衡中，乳杆菌、雌激素及阴道 pH 起重要作用。生理情况下，雌激素使阴道上皮增生变厚并增加细胞内糖原含量，阴道上皮细胞分解糖原为单糖，阴道乳杆菌将单糖转化为乳酸，维持阴道正常的酸性环境（pH<4.5，多在 3.8～4.4），抑制其他病原体生长，称为**阴道自净作用**。正常阴道微生物群中，<u>以产生过氧化氢的乳杆菌为优势菌</u>，乳杆菌除维持阴道的酸性环境外，其产生的过氧化氢、细菌素等抗微生物因子可抑制致病微生物生长，同时通过竞争排斥机制阻止致病微生物黏附于阴道上皮细胞，维持阴道微生态平衡。阴道生态平衡一旦被打破或外源病原体侵入，即可导致炎症发生。若体内雌激素降低或阴道 pH 升高，如频繁性交（性交后阴道 pH 可上升至 7.2 并维持 6～8 小时）、阴道灌洗等均可使阴道 pH 升高，不利于乳杆菌生长。此外，长期应用抗生素抑制乳杆菌生长或机体免疫力低下，均可使其他条件致病菌成为优势菌，引起炎症。

3. 阴道分泌物 检查阴道炎症的共同特点是阴道分泌物增多及瘙痒，但因病原体不同，分泌物特点、性质及瘙痒轻重不同。在做妇科检查时，应注意阴道分泌物颜色、气味及 pH。取阴道分泌物做 pH 测定及病原体检查，常用精密 pH 试纸测定 pH，将分泌物分别放在盛有 0.9% 氯化钠溶液和 10% 过氧化钾溶液的两片玻片上，前者用于检查滴虫、线索细胞及白细胞，后者用于检查假丝酵母菌。

正常妇女虽也有一定量的阴道分泌物，但分泌物清亮、透明、无味，不引起外阴刺激症状。除阴道炎外，子宫颈炎症也可导致阴道分泌物增多，因此，对阴道分泌物异常者，应做全面的妇科检查。

（二）诊断及鉴别诊断（掌握）

1. 滴虫阴道炎 阴道毛滴虫适宜在温度 25～40℃、pH 5.2～6.6 的潮湿环境中生长，在 pH<5 或 pH>7.5 环境中则不生长。滴虫生活史简单，只有滋养体而无包囊期，滋养体生存力较强，能在 3～5℃生存 21 日，在 46℃生存 20～60 分钟，在半干燥环境中生存约 10 小时；在普通肥皂水中也能生存 45～120 分钟。月经前、后阴道 pH 发生变化，月经后接近中性，故隐藏在腺体及阴道皱襞中的阴道毛滴虫于月经前、后得以繁殖，引起炎症发作。滴虫能消耗或吞噬阴道上皮细胞内的糖原，阻碍乳酸生成，使阴道 pH 升高。滴虫阴道炎患者的阴道 pH 为 5.0～6.5。滴虫不仅寄生于阴道，还常侵入尿道或尿道旁腺，甚至膀胱、肾盂以及男性的包皮皱襞、尿道或前列腺中。滴虫能消耗氧，使阴道成为厌氧环境，易致厌氧菌繁殖。约 60% 的患者合并细菌性阴道病。

潜伏期为 4～28 日。25%～50% 的患者感染初期无症状。主要症状是阴道分泌物增多及外阴瘙痒，间或有灼热、疼痛、性交痛等。分泌物典型特点为稀薄脓性、黄绿色、泡沫状、有臭味。分泌物呈脓性是因分泌物中含有白细胞，若合并其他感染则呈黄绿色；呈泡沫状、有臭味是因滴虫无氧酵解糖类，产生腐臭气体。瘙痒部位主要为阴道口及外阴。若合并尿道感染，可有尿频、尿痛，有时可见血尿。阴道毛滴虫能吞噬精子，并能阻碍乳酸生成，影响精子在阴道内存活，可致不孕。检查见阴道黏膜充血，严重者有散在出血点，甚至宫颈有出血斑点，形成"草莓样"宫颈，后穹隆有多量白带，呈灰黄色、黄白色稀薄液体或黄绿色脓性分泌物，常呈泡沫状。带虫者阴道黏膜无异常改变。

典型病例容易诊断，若在阴道分泌物中找到滴虫即可确诊。最简便的方法是 0.9% 氯化钠溶液湿片法，具体方法是：取 0.9% 氯化钠温溶液放于玻片上，在阴道侧壁取典型分泌物混于 0.9% 氯化钠溶液中，立即在低倍光镜下寻找滴虫。显微镜下可见到呈波状运动的滴虫及增多的白细胞被推移。此方法的敏感性为 60%～70%。对可疑患者，若多次湿片法未能发现滴虫时，可送培养，准确性达 98% 左右。取分泌物前 24～48 小时避免性交、阴道灌洗或局部用药，取分泌物时阴道窥器不能涂润滑液，分泌物取出后及时送检并注意保暖，否则滴虫活动力减弱，造成辨认困难。

2. 细菌性阴道病 为阴道内正常菌群失调所致的一种混合感染，但临床及病理特征无炎症改变。

正常阴道内以产生过氧化氢的乳杆菌占优势，细菌性阴道病时，阴道内产生过氧化氢的乳杆菌减少，导致其他微生物大量繁殖，主要有加德纳菌、厌氧菌（动弯杆菌、普雷沃菌、紫单胞菌、类杆菌、消化链球菌等）以及人型支原体，其中以厌氧菌居多，厌氧菌数量可增加 100～1000 倍。促使阴道菌群发生变化的原因仍不清楚，推测可能与频繁性交、多个性伴侣或阴道灌洗使阴道碱化有关。

细菌性阴道病除导致阴道炎症外，还可引起其他不良结局，如妊娠期细菌性阴道病可导致绒毛膜羊膜炎、胎膜早破、早产；非孕妇女可引起子宫内膜炎、盆腔炎、子宫切除术后阴道断端感染。

10%～40% 的患者无临床症状，有症状者主要表现为阴道分泌物增多，有

鱼腥臭味，尤其性交后加重，可伴有轻度外阴瘙痒或烧灼感。分泌物呈鱼腥臭味是由于厌氧菌繁殖的同时可产生胺类物质（尸胺、腐胺、三甲胺）所致。检查见阴道黏膜无充血的炎症表现，分泌物特点为灰白色，均匀一致，稀薄，常黏附于阴道壁，但黏度很低，容易将分泌物从阴道壁拭去。

诊断主要采用 Amsel 临床诊断标准，下列 4 项中 3 项阳性，即可临床诊断为细菌性阴道病。

（1）匀质、稀薄、白色阴道分泌物，常黏附于阴道壁。

（2）线索细胞阳性：取少许阴道分泌物放在玻片上，加 1 滴 0.9% 氯化钠溶液混合，高倍显微镜下寻找线索细胞。线索细胞及阴道脱落的表层细胞，于细胞边缘贴附颗粒状物即各种厌氧菌，尤其是加德纳菌，细胞边缘不清。细菌性阴道病时线索细胞需＞20%。

（3）阴道分泌物 pH＞4.5。

（4）胺试验阳性：取少许阴道分泌物放在玻片上，加入 10% 氢氧化钾溶液 1～2 滴，产生烂鱼肉样腥臭味，系因胺遇碱释放氨所致。

细菌性阴道病与其他阴道炎的鉴别诊断要点见表 14-9。

表 14-9　细菌性阴道病与其他阴道炎的鉴别诊断

项目	细菌性阴道病	外阴阴道假丝酵母菌	滴虫阴道炎
症状	分泌物增多，无或轻度瘙痒	重度瘙痒，灼烧感	分泌物增多，轻度瘙痒
分泌物特点	白色、匀质、腥臭味	白色、豆腐渣样	稀薄、脓性、泡沫状
阴道黏膜	正常	水肿、红斑	散在出血点
阴道 pH	＞4.5	＜4.5	＞4.5
胺试验	阳性	阴性	可为阳性
显微镜检查	线索细胞，极少白细胞	芽生孢子及假菌丝，少量白细胞	阴道毛滴虫，多量白细胞

3. 萎缩性阴道炎　常见于自然绝经或人工绝经后妇女，也可见于产后闭经或药物假绝经治疗的妇女。

主要症状为外阴灼热不适、瘙痒及阴道分泌物增多。阴道分泌物稀薄，呈淡黄色，感染严重者呈脓血性白带。由于阴道黏膜萎缩，可伴有性交痛。检查见阴道呈萎缩性改变，上皮皱襞消失、萎缩、菲薄。阴道黏膜充血，有散在小出血点或点状出血斑，有时可见浅表溃疡。溃疡面可与对侧粘连，严重时造成狭窄甚至闭锁，炎症分泌物引流不畅形成阴道积脓或宫腔积脓。

根据绝经、卵巢手术史、盆腔放射治疗史或药物性闭经史及临床表现，诊断一般不难，但应排除其他疾病才能诊断。取阴道分泌物检查，显微镜下见大量基底层细胞及白细胞，而无滴虫及假丝酵母菌。对有血性白带者，应与子宫恶性肿瘤鉴别，需常规做宫颈细胞学检查，必要时行分段诊刮术。对阴道壁肉芽组织及溃疡，需与阴道癌相鉴别，可行局部活组织检查。

（三）治疗原则（掌握）

1. 滴虫阴道炎

（1）全身用药：初次治疗，甲硝唑 2g，单次口服；或替硝唑 2g，单次口服；或甲硝唑 400mg，每日 2 次，连服 7 日。口服药物的治愈率为 90%～95%。

（2）性伴侣的治疗：滴虫阴道炎主要由性行为传播，性伴侣应同时治疗，并告知患者及性伴侣治愈前应避免无保护性交。

（3）随访及治疗失败的处理：由于滴虫阴道炎患者再感染率很高，可考虑对患有滴虫阴道炎的性活跃女性在最初感染 3 个月后重新进行筛查。甲硝唑 2g 单次口服治疗失败且排除再次感染者，可重复应用甲硝唑 400mg，每日 2 次，连服 7 日；或替硝唑 2g，单次口服。若仍失败，甲硝唑或替硝唑 2g，每日 1 次，连服 5 日。

（4）妊娠合并滴虫阴道炎的治疗：妊娠期滴虫阴道炎可导致胎膜早破、早产及低出生体重儿，治疗有症状的妊娠期滴虫阴道炎可以减轻症状，减少传播，防止新生儿呼吸道和生殖道感染。方案为甲硝唑 2g，顿服；或甲硝唑 400mg，每日 2 次，连服 7 日。需取得患者及家属知情同意。

（5）治疗中的注意事项：内裤及洗涤用的毛巾应煮沸 5～10 分钟。因滴虫阴道炎可合并其他性传播疾病，应注意有无合并其他疾病。

2. 细菌性阴道病

（1）全身用药：首选甲硝唑 400mg，每日 2 次，连服 7 日。替代方案为替硝唑 2g，每日 1 次，连服 3 日；或替硝唑 1g，每日 1 次，连服 5 日；或克林霉素 300mg，每日 2 次，连服 7 日。甲硝唑 2g 顿服治疗效果差，不再推荐使用。

（2）局部药物治疗：含甲硝唑栓剂 200mg，每晚 1 次，连用 7 次；或 2% 克林霉素软膏阴道涂布，每次 5g，每晚 1 次，连用 7 日。口服药物与局部用药疗效相似，治愈率 80% 左右。

（3）本病虽与多个性伴侣有关，但对性伴侣给予治疗并未改善治疗效果及降低其复发，因此，性伴侣不需要常规治疗。

（4）妊娠期细菌性阴道病的治疗：细菌性阴道病与不良妊娠结局（如绒毛

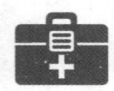

膜羊膜炎、胎膜早破、早发宫缩、早产、产后子宫内膜炎等）有关，对妊娠合并细菌性阴道病的治疗益处是减少阴道感染的症状和体征，减少细菌性阴道病相关感染的并发症和其他感染。对高危早产孕妇（即有早产史）的无症状细菌性阴道病进行筛查及治疗能否改善早产并发症亦尚无定论。任何有症状的细菌性阴道病孕妇均需筛查及治疗。用药方案为甲硝唑 400mg，口服，每日 2 次，连用 7 日；或克林霉素 300mg，口服，每日 2 次，连用 7 日。

（5）随访：治疗后无症状者不需要常规随访。对妊娠合并细菌性阴道病的患者需要随访治疗效果。细菌性阴道病复发较常见，对症状持续或症状重复出现者，应告知患者复诊，接受治疗。可选择与初次治疗不同的抗厌氧菌药物，也可试用阴道乳杆菌制剂。

3. 萎缩性阴道炎

（1）增加阴道抵抗力：针对病因，补充雌激素是萎缩性阴道炎的主要治疗方法。雌激素制剂可局部给药，也可全身给药。可用雌三醇软膏局部涂抹，每日 1~2 次，连用 14 日。为防止阴道炎复发，亦可全身用药，对同时需要性激素替代治疗的患者，可给予替勃龙 2.5mg，每日 1 次，也可选用其他激素、雌孕激素制剂连续联合用药。

（2）抑制细菌生长：阴道局部应用抗生素如诺氟沙星 100mg，放于阴道深部，每日 1 次，7~10 日为 1 个疗程。也可选用中药如保妇康栓等。对阴道局部干涩明显者，可应用润滑剂。

八、痛经

痛经为妇科最常见的症状之一，指行经前后或月经期出现下腹部疼痛、坠胀，伴有腰酸或其他不适，症状严重影响生活质量者。痛经分为原发性痛经和继发性痛经两类，原发性痛经指生殖器官无器质性病变的痛经，占痛经的 90% 以上；继发性痛经指由盆腔器质性疾病引起的痛经。

（一）概述（熟悉）

1. 原发性痛经　主要与月经时子宫内膜前列腺素含量增高有关。前列腺素含量高可引起子宫平滑肌过强收缩，血管痉挛，造成子宫缺血、乏氧状态而出现痛经。此外，还受精神、神经因素影响，疼痛的主观感受也与个体痛阈有关。

2. 继发性痛经　子宫腺肌病、盆腔子宫内膜异位症等。

（二）临床表现（掌握）

1. 原发性痛经

（1）在青春期多见，常在初潮后 1~2 年发病。

（2）疼痛多自月经来潮后开始，最早出现在经前 12 小时，以行经第 1 日疼痛最剧烈，持续 2～3 日后缓解，疼痛常呈痉挛性，通常位于下腹部耻骨上，可放射至腰骶部和大腿内侧。

（3）可伴有恶心、呕吐、腹泻、头晕、乏力等症状，严重时面色发白、出冷汗。

（4）妇科检查无异常发现。

2. 继发性痛经

（1）子宫腺肌病：痛经进行性加重，疼痛位于下腹正中，常于经前 1 周开始，直至月经结束。痛经发生率为 15%～30%。

（2）盆腔子宫内膜异位症：痛经进行性加重，疼痛多位于下腹、腰骶部及盆腔中部，有时可放射至会阴部、肛门及大腿内侧，常于月经来潮时出现，并持续至整个经期。疼痛严重程度与病灶大小不一定成正比，粘连严重的卵巢异位囊肿患者可能并无疼痛，而盆腔内小的散在病灶却可引起难以忍受的疼痛。少数患者可表现为持续性下腹痛，经期加剧，有 27%～40% 的患者无痛经。

（三）诊断及鉴别诊断（熟悉）

原发性痛经妇科检查无阳性发现，临床即可诊断。继发性痛经常在初潮后数年方出现症状，多有妇科器质性疾病史或宫内节育器放置史，妇科检查有异常发现，必要时可行腹腔镜检查加以鉴别。

（四）治疗原则（掌握）

1. 原发性痛经

（1）一般治疗：应重视心理治疗，说明月经时的轻度不适是生理反应，消除紧张和顾虑可缓解疼痛。足够的休息和睡眠、规律而适度的锻炼、戒烟均对缓解疼痛有一定的帮助。疼痛不能忍受时可辅以药物治疗。

（2）药物治疗：前列腺素合成酶抑制药，如布洛芬、酮洛芬、甲氯芬那酸、双氯芬酸、加芬那酸、萘普生。口服避孕药通过抑制排卵、减少月经血前列腺素含量，适用于要求避孕的痛经妇女，疗效达 90% 以上。

2. 继发性痛经 积极治疗原发病。

第五节　血液、代谢、内分泌系统

一、缺铁性贫血

（一）概述（常见病因）（熟悉）

铁是合成血红素所必需的重要生命元素。正常情况下，铁的消耗和补充处于动态平衡，机体铁的含量保持稳定。当机体对铁的需求与铁的供给失衡，导致体内储存铁耗尽，缺铁性红细胞生成，最终由于血红素合成量减少导致血红蛋白降低而引起缺铁性贫血（iron deficiency anemia，IDA），表现为典型的小细胞低色素性贫血，骨髓、肝、脾等器官组织中缺乏可染铁，血清铁、转铁蛋白饱和度和血清铁蛋白减低。常见病因包括①铁摄入不足：机体生理需要量增加而铁摄入相对不足；机体病理状态下摄入绝对不足。②丢失过多：脏器长期慢性失血或溶血。常见病因如图 14-14 所示。

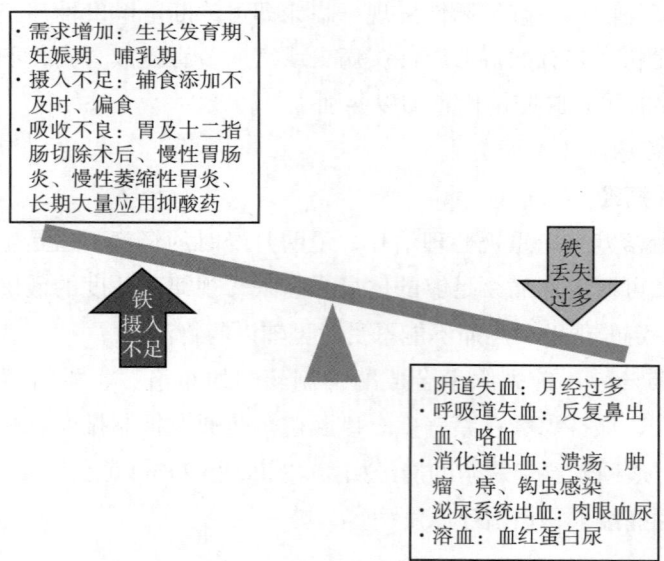

图 14-14　缺铁性贫血常见缺铁病因

（二）临床表现（掌握）

1. 缺铁原发病的症状　如成年女性月经过多；消化性溃疡、肿瘤或痔导致的黑粪、血便或腹部不适；肠道寄生虫感染导致的腹痛或大便性状改变。

2. 贫血的症状　与贫血的严重程度、发生速率、主要脏器原有功能状况及机体的代偿能力密切相关，表现为头晕、乏力、易倦、眼花、耳鸣、活动后心悸、气短、头痛、头晕、注意力不集中、食欲减退、恶心等。

3.组织缺铁的症状 行为异常、异食癖、儿童生长发育迟缓、智力低下、烦躁、易怒。

4.体征 皮肤苍白、毛发干枯；指甲扁平、易裂，严重者可有反甲、口腔溃疡、舌炎。

（三）诊断和鉴别诊断（掌握/熟悉）

1.诊断要点 ①缺铁的病因和临床表现；②实验室检查：血象呈小细胞低色素性贫血（表14-10）；血涂片见红细胞体积小、中央淡染区扩大；网织红细胞计数（reticulocyte，Ret）多正常或轻度增高；血清铁蛋白（serum ferritin，SF）＜12μg/L；血清铁（serum iron，SI）＜8.95μmol/L（50μg/dl），总铁结合力（total iron binding capacity，TIBC）＞64.44μmol/L（360μg/dl）；转铁蛋白饱和度（transferrin saturation，TS）＜15%。骨髓涂片提示骨髓有核红细胞体积缩小、铁染色骨髓小粒可染铁（细胞外铁）消失，细胞内铁减少，铁粒幼红细胞＜15%。③口服铁剂治疗有效。

表 14-10 小细胞低色素贫血诊断指标

血象指标	数值
血红蛋白（g/L）	＜120（男性）；＜110（女性）；＜100（孕妇）
平均红细胞体积（fl）	＜80
平均红细胞血红蛋白量（pg）	＜27
平均血红蛋白浓度（g/L）	＜310

2.病因诊断 明确病因，缺铁性贫血诊断才完整。

3.鉴别诊断 见表14-11。

（1）铁粒幼细胞贫血：好发于老年人，铁利用障碍性贫血，骨髓小粒铁粒幼细胞增多，并出现环状铁粒幼红细胞，＞15%。

（2）珠蛋白生成障碍性贫血：珠蛋白肽链合成数量异常性贫血，有家族史及慢性溶血表现。血片见多量靶形红细胞，血红蛋白H包涵体等。Hb电泳和相关基因检测可明确诊断。

（3）慢性病贫血：在慢性感染性疾病（如结核病、迁延性肺脓肿等）、风湿性疾病（如类风湿关节炎、系统性红斑狼疮等）和肿瘤性疾病的基础上，铁利用发生障碍而造成的贫血。

表 14-11 小细胞低色素贫血的鉴别

	缺铁性贫血	铁粒幼细胞贫血	珠蛋白生成障碍性贫血	慢性病性贫血
血清铁	↓	正常或↑	正常或↑	↓
总铁结合力	↑	正常或↓	正常或↓	↓
血清铁蛋白	↓	↑	↑	正常或↓

（四）治疗原则与预防（掌握）

1. 治疗原则　①查找病因，尽可能去除引起缺铁的病因；②补充足够量的铁剂以供给机体合成血红蛋白，补充体内铁的储存量至正常水平。

2. 口服铁剂有效的表现　先是外周血网织红细胞开始增多，在服药后的5～10 天达高峰，即网织红细胞反应。2 周后血红蛋白浓度上升，通常 2 个月内恢复正常，但应继续治疗 4～6 个月或直至血清铁蛋白恢复正常，补充储存铁。

3. 缺铁性贫血的预防　①对婴幼儿、孕妇、青少年、经常献血者、月经过多的妇女应为预防重点；②对青少年应纠正偏食，检查是否存在寄生虫感染；③孕妇可补充铁剂；④对于长期月经过多的妇女要请妇科医师协助处理。

小儿营养性缺铁性贫血

（一）概述（常见病因）（熟悉）

缺铁性贫血是由于体内铁缺乏导致血红蛋白合成减少而引起的一种贫血，临床特点为小细胞低色素性贫血、血清铁蛋白减少和应用铁剂治疗有效。

常见的病因有：先天储铁不足、铁摄入量不足、生长发育过快（铁相对不足）、铁的吸收障碍、慢性失血铁的丢失过多。

掌握要点：

1. 小儿营养性贫血中最常见类型。

2. 皮肤、黏膜苍白是最主要体征。

3. 小细胞低色素性贫血和铁三项异常（血清铁、血清铁蛋白、转铁蛋白饱和度）是主要的实验室检查指标。

4. 铁剂治疗有效，口服铁剂为主，如不耐受，可用针剂，能肌内注射则不静脉注射。

5. 铁剂治疗 1 周网织红细胞增高，提示治疗有效；治疗至血红蛋白正常后 6～8 周。

（二）临床表现（掌握）

任何年龄均可发病，以6个月至2岁小儿最多见。发病缓慢。

1. 一般表现 皮肤、黏膜苍白，乏力，头晕。

2. 髓外造血表现 肝、脾轻度肿大。

3. 非造血系统症状

（1）消化系统症状：食欲减退，少数患儿有异食癖。

（2）神经系统症状：烦躁不安或萎靡不振，精神不集中、记忆力减退。

（3）心血管系统症状：心率增快，心脏扩大甚至引发心力衰竭。

（4）细胞免疫功能降低，常易合并感染。

（5）上皮组织异常而出现反甲。

（三）诊断（鉴别诊断）[掌握（熟悉）]

1. 诊断 ①喂养不当、乏力等病史 + ②面色苍白等体征 + ③血象小细胞低色素性贫血特点 + ④血清铁蛋白降低、血清铁降低、转铁蛋白饱和度降低、总铁结合力增高，可做出初步诊断。必要时可做骨髓检查。用铁剂治疗有效可证实诊断。

（1）铁蛋白减少：是体内铁的主要储存形式，是反映缺铁的敏感指标。

（2）转铁蛋白饱和度降低：正常33%与铁结合，<15%为异常。

（3）总铁结合力增高：总铁结合力是指与100ml血清中转铁蛋白结合的最大铁量。

（4）小细胞低色素性贫血：血红蛋白降低，平均红细胞容积（MCV）<80fl，平均红细胞血红蛋白含量（MCH）<26pg，平均红细胞血红蛋白浓度（MCHC）<0.31。

2. 鉴别诊断 珠蛋白成生障碍性贫血、铁粒幼细胞贫血、肺含铁黄素沉着症。

（四）治疗原则与预防（掌握）

1. 治疗原则

（1）一般治疗：加强营养，防治感染。根据患儿消化能力，适当增加含铁质丰富的食物。

（2）病因治疗

①婴幼儿：合理喂养。

②儿童：纠正偏食，合理饮食。

③及时治疗慢性失血性疾病，如钩虫病、肠道畸形等。

（3）铁剂治疗

①口服铁剂：口服元素铁4~6mg/kg，生理需要1mg/kg，以两餐之间口

服为宜，同时服用维生素C，可增加铁的吸收。避免与钙剂、牛奶及抗酸药等同服。

②注射铁剂

剂型：山梨醇枸橼酸铁复合物（专供肌内注射）、右旋糖酐铁复合物（肌内注射或静脉注射）、葡萄糖氧化铁（静脉注射用）。

适应证：口服铁剂胃肠反应严重者；严重腹泻患儿；胃肠手术后不能应用口服铁剂者。

注射铁剂应慎用，能肌内注射则不静脉注射。

③铁剂治疗后的反应和疗程：口服铁剂12～24小时后，细胞内含铁酶开始恢复，烦躁等精神症状减轻，食欲增加；网织红细胞于服药2～3日后开始上升，5～7日达高峰，2～3周后下降至正常；血红蛋白（Hb）于治疗1～2周后逐渐上升，3～4周达到正常，如3周内血红蛋白上升不足20g/L，注意寻找原因；血红蛋白恢复正常后再继续服用铁剂6～8周，以增加铁储存。

（4）输红细胞

①输注红细胞的适应证：贫血严重，尤其是发生心力衰竭者；合并感染者；急需外科手术者。

②输红细胞注意事项：贫血越严重，每次输注量应越少。Hb＞60g/L者，不必输血。

（5）预防：①提倡母乳喂养；②及时添加含铁丰富且易吸收的辅食；③婴幼儿可以添加铁强化食品；④对早产儿自2个月左右给予铁剂预防。

知识点

1.儿童营养性缺铁性贫血发生的最主要原因为铁摄入量不足。

2.营养性缺铁性贫血发病的高峰年龄是出生后6～24个月。

3.预防小儿营养性缺铁性贫血最重要的是要及时添加瘦肉、猪肝等辅食。

4.应用铁剂治疗缺铁性贫血1周，网织红细胞增高是机体对治疗有反应的指标。

5.口服铁剂治疗贫血时采取与维生素C同服，餐间服用的措施能够促进铁的吸收。

6.营养性缺铁性贫血，"血三铁"的特点是血清铁降低、血清铁蛋白降低、转铁蛋白饱和度降低，总铁结合力增高。

二、血小板减少性紫癜

（一）概述（常见病因）（了解）

正常外周血血小板计数参考值为（100～300）×10⁹/L，血小板计数<100×10⁹/L 称为血小板减少。由于血小板减少而引起的皮肤黏膜出血常表现为皮肤紫癜，称为血小板减少性紫癜。血小板的产生、分布及破坏的平衡能够维持循环血小板计数在正常水平。血小板减少的常见病因包括：①血小板生成减少；②血小板破坏过多；③血小板消耗过多；④血小板分布异常（具体病因如图14-15所示）。

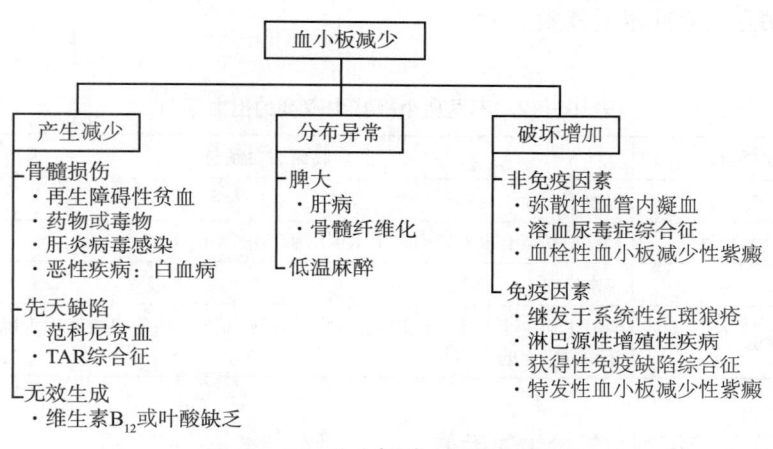

图 14-15　血小板减少的常见病因

（二）临床表现（熟悉）

血小板减少性紫癜的主要临床表现是出血倾向，表现为皮肤瘀点（或称出血点，出血范围<1～2mm）、紫癜（出血范围3～10mm）、瘀斑（出血范围>10mm）和外伤后不易止血及鼻出血、牙龈出血、月经过多等，严重者可见内脏出血甚至脑出血。

不同程度的血小板减少引起不同程度的出血风险（表14-12）。而临床病因不同也会影响血小板减少性紫癜的临床表现。如再生障碍性贫血和急性白血病，除有出血表现外，常合并感染、贫血引起的临床表现。临床上单纯以血小板减少为特征，没有其他病因存在的血小板减少性紫癜被称为**免疫性血小板减少性紫癜**（immunologic thrombocytopenic purpura，ITP）。ITP是最常见的血小板减少性紫癜，该病患儿发病前可有上呼吸道感染病史，起病较急。成人起病相对隐匿，大多数患者以全身皮肤黏膜紫癜为首发症状起病，女性多首先表现为月经增多，伴有乏力，长期出血者因慢性失血可伴有缺铁性贫血。严重内脏出血较少见，可出现消化道、肺部甚至中枢神经系统出血，需进行紧急处理。体格

检查脾不大。

根据病程和临床表现，对 ITP 进行临床分期分型。①新诊断的 ITP：确诊后 3 个月以内的 ITP 患者；②持续性 ITP：确诊后 3～12 个月血小板持续减少的 ITP 患者，包括无自发缓解和停止治疗后不能维持完全缓解的患者；③慢性 ITP：指血小板持续减少超过 12 个月的 ITP 患者；④重症 ITP：PLT<10×10⁹/L 且就诊时存在需要治疗的出血症状或常规治疗中发生新的出血而需要加用其他升血小板药物治疗或增加现有治疗药物剂量；⑤难治性 ITP：指同时满足以下所有条件的患者，即进行诊断再评估仍确诊为 ITP、仍需要治疗以降低出血风险、脾切除无效或术后复发。

表 14-12　不同血小板减少程度的出血倾向

血小板计数	临床出血倾向
＞50×10⁹/L	出血不明显
（20～50）×10⁹/L	轻度损伤可有出血倾向，手术可出血不止
（10～20）×10⁹/L	自发出血
＜10×10⁹/L	明显出血，全身多部位出血，口腔颊黏膜血疱，眼底出血表现为视物不清，是颅内出血的先兆

（三）治疗原则与转诊（熟悉）

1. 治疗原则　①PLT<20×10⁹/L 应卧床休息，避免外伤，伴有出血倾向者应进行血小板输注；②寻找血小板减少的病因，针对原发病治疗。

2. ITP 的治疗

（1）对血小板计数>30×10⁹/L、无出血表现且不从事增加出血风险工作的患者可不予治疗。若患者有出血症状，无论血小板减少程度如何都应积极治疗。在血小板计数安全范围内进行临床诊疗（表 14-13）。

表 14-13　ITP 患者进行临床诊疗的血小板要求

血小板计数	临床诊疗
≥100×10⁹/L	重要脏器如腹部、胸部或中枢神经系统手术
≥80×10⁹/L	除上述部位外的大手术、外伤、剖宫产
≥50×10⁹/L	小手术、自然分娩、必须服用抗凝药物者
≥30×10⁹/L	拔牙或补牙
≥20×10⁹/L	口腔科检查

（2）新诊断 ITP 一线治疗首选肾上腺皮质激素，酌情静脉输注丙种球蛋白；二线治疗可以考虑促血小板生成药物（如重组人血小板生成素和艾曲波帕）、抗 CD20 单克隆抗体（如利妥昔单抗）、脾切除以及其他药物（如达那唑、长春新碱）。

（3）急症处理：应迅速提高血小板＞$50×10^9$/L，指征包括①血小板＜$20×10^9$/L；②伴有胃肠道、泌尿生殖道、中枢神经系统或其他部位的活动性出血者；③急症手术或分娩。治疗措施包括①血小板输注；②大剂量静脉输注丙种球蛋白 0.4g/（kg·d），连续 3～5 天；③静脉注射肾上腺皮质激素（甲泼尼龙 1.0g/d，连续 3 天）。

3. 转诊　需要转诊情况包括：①两次检测血小板减少且病因不清，需转上级医院进一步明确诊断；②明显血小板减少（PLT＜$30×10^9$/L）或有出血倾向，需转入上级医院及时治疗；③特殊情况的血小板减少：妊娠或同时合并其他疾病（外科手术）应予转诊。

三、甲状腺功能亢进症

（一）概述（了解）

甲状腺功能亢进症是指甲状腺腺体本身产生甲状腺激素过多而引起的以神经、循环、消化等系统兴奋性增高和代谢亢进为主要表现的一组临床综合征。病因主要有弥漫性甲状腺肿伴甲状腺功能亢进（Graves 病）、多结节性甲状腺肿伴甲状腺功能亢进和甲状腺自主高功能腺瘤。Graves 病最常见，占全部甲状腺功能亢进的 80%～85%，病因是针对甲状腺的器官特异性自身免疫异常。我国报道的 Graves 病患病率为 1.2%，女性显著高发［女:男为（4～6）:1］，高发年龄为 20～50 岁。

（二）临床表现（掌握）

1. 常见临床表现

（1）高代谢症候群：疲乏无力、怕热多汗、皮肤潮湿、多食善饥、体重减轻等。神经、循环、消化等系统兴奋性增高，如紧张焦虑、焦躁易怒、失眠不安、手和眼睑震颤、心悸气短、心动过速，稀便、排便次数增加。女性月经减少或闭经。男性阳痿。

（2）甲状腺肿：甲状腺肿程度不等，为弥漫性、对称性，质地不等，无压痛。甲状腺上、下极可触及震颤，闻及血管杂音。

（3）眼征：一类为单纯性突眼，与交感神经兴奋性增高有关；另一类为浸润性眼征（Graves 眼病）。单纯性突眼表现为轻度突眼；瞬目减少，炯炯发亮；

上睑挛缩，睑裂增宽；双眼向下看时，露白色巩膜；眼球向上看时，额纹消失；以及双眼看近物时，眼球辐辏不良。

2. 特殊临床表现

（1）甲状腺危象：多发生于较重甲状腺功能亢进症未予治疗或治疗不充分的患者在感染、手术、创伤、精神刺激等诱因下发生。临床表现有高热、大汗、心动过速（＞140/min）、烦躁、焦虑不安、谵妄、恶心、呕吐、腹泻，严重患者可有心力衰竭、休克及昏迷等。

（2）甲状腺功能亢进性心脏病：心律失常、心脏增大和心力衰竭。以心房颤动等房性心律失常多见，偶见房室传导阻滞。

（3）Graves 眼病（浸润性突眼）：眼内异物感、胀痛、畏光、流泪、复视、斜视、视力下降；检查见突眼（突眼度＞18mm），眼睑肿胀，结膜充血、水肿，眼球活动受限、眼睑闭合不全、角膜外露而发生角膜溃疡、全眼炎，甚至失明。

（4）胫前黏液性水肿：多发生在胫骨前下 1/3 部位的对称性皮肤损害。皮肤增厚、变粗，有突起不平的斑块或结节，病变表面及周围可有毳毛增生、变粗、毛囊角化；严重者皮肤粗厚，如橘皮或树皮样，甚至下肢粗大似象皮腿。

（5）低钾性周期性瘫痪：发作性软瘫、乏力，发作时血钾降低，尿钾不增高；补钾后血钾能较快恢复正常，发作间期血钾正常。

（三）诊断（掌握）

1. 诊断要点

（1）病史

① Graves 病具有遗传倾向，患者的一、二级亲属中常有甲状腺功能亢进症、甲状腺功能减退症、自身免疫性甲状腺病患者。

②环境因素参与发病，感染、应激、应用性激素、干扰素等可成为诱因。

（2）有甲状腺功能亢进症的临床表现。

（3）辅助检查

①甲状腺功能：血清游离甲状腺素（FT_4）、游离三碘甲腺原氨酸（FT_3）升高，或其中一项升高，促甲状腺激素（TSH）降低。TSH 是反应甲状腺功能亢进症最敏感的指标，也是治疗时最后恢复正常的指标。

②甲状腺自身抗体：TSH 受体抗体（TRAb）是 Graves 病的致病性抗体，TRAb 是 Graves 病鉴别诊断的参考，也是甲状腺功能亢进症药物治疗可否停药的参考指标。

③[131]I 摄取率：通常用于鉴别是甲状腺功能亢进症还是甲状腺炎症引起的甲状腺毒症；甲状腺功能亢进症核素治疗时的参考指标。

④甲状腺超声：甲状腺弥漫性肿大，回声不均或低回声，血流丰富或火海征。

2. 鉴别诊断

（1）亚急性甲状腺炎：颈部疼痛、发热等类似感冒的症状，甲状腺毒症，但 ^{131}I 摄取率降低，红细胞沉降率增快。

（2）无痛性甲状腺炎：也表现为甲状腺毒症，^{131}I 摄取率降低，但无疼痛和发热，通常甲状腺自身抗体——甲状腺过氧化物酶抗体（TPOAb）和（或）甲状腺球蛋白抗体（TgAb）显著升高。

（3）甲状腺功能亢进所致的甲状腺毒症与多结节性甲状腺肿伴甲状腺功能亢进及高功能腺瘤的鉴别：TRAb、甲状腺超声和甲状腺核素扫描（甲状腺ECT）可资鉴别。

（四）治疗原则与转诊（掌握）

1. 一般治疗

（1）注意休息，避免劳累，戒烟。

（2）低碘饮食，高蛋白、高热量、高维生素饮食。

（3）针对心动过速给予 β 受体阻滞药如普萘洛尔、美托洛尔等。

2. 甲状腺功能亢进症的治疗

（1）口服药物治疗：常用的抗甲状腺药物（ATD）有硫脲类的丙硫氧嘧啶（PTU）和咪唑类的甲巯咪唑（MMI），通常从 PTU（200～300mg/d）或 MMI（20～30mg/d）起始治疗，根据甲状腺功能变化逐渐减量，并维持量治疗一段时间，疗程在 12～18 个月，停药。两种药物均有致白细胞减少甚至粒细胞缺乏或肝功能损害的不良反应，因此用药前及用药过程中应监测血常规和肝功能。停药后仍有一部分患者会复发。

（2）^{131}I 治疗：费用低廉、效率高、治愈率高。对甲状腺功能亢进反复复发或口服药物发生严重不良反应者可采用。可能导致终生甲状腺功能减退。妊娠期和哺乳期妇女禁用。

（3）外科手术治疗：对有压迫症状的、胸骨后甲状腺肿、多结节性甲状腺肿伴甲状腺功能亢进及疑伴有恶性结节者可手术治疗。

3. 转诊

（1）疑似甲状腺危象者，针对生命指征对症处理的同时立即转诊至上级医院。

（2）甲状腺功能亢进性心脏病、浸润性突眼、妊娠合并甲状腺功能亢进症等均应转诊到具有内分泌专科的上级医院。

（3）甲状腺功能亢进症伴肝损害或甲状腺功能亢进症药物治疗中出现 ATD 的不良反应时，转诊到有内分泌专科的上级医院。

（4）伴有甲状腺结节需进行甲状腺功能亢进症的鉴别诊断或结节的良恶性鉴别及治疗时。

四、甲状腺功能减退症

（一）概述（了解）

甲状腺功能减退症是由各种原因导致的低甲状腺激素血症或甲状腺激素抵抗而引起的全身性低代谢综合征。我国学者报道的临床甲状腺功能减退症患病率是 1.0%，发病率为 2.9/1000。原发性甲状腺功能减退症占甲状腺功能减退症的 95% 以上，病因由自身免疫、甲状腺手术和甲状腺功能亢进症 ^{131}I 治疗所致甲状腺腺体本身病变引起。也有少部分由垂体、下丘脑病变引起的中枢性甲状腺功能减退症或三发性甲状腺功能减退症。

（二）诊断（掌握）

1. 病史

（1）甲状腺手术史，甲状腺功能亢进症 ^{131}I 治疗史等。自身免疫性甲状腺功能减退症的患者的一、二级亲属中常有甲状腺功能亢进症、甲状腺功能减退症、自身免疫性甲状腺病患者。

（2）胺碘酮等用药史，高碘饮食、饮水可成为诱因。

2. 临床表现

（1）症状常不典型或缺如。可出现易疲劳、怕冷、体重增加；记忆力减退、反应迟钝、嗜睡、精神抑郁、肌肉痉挛等；厌食、腹胀、便秘；女性常有月经过多或闭经。体格检查可见表情淡漠，面色苍白、贫血，皮肤干燥发凉、粗糙脱屑，颜面、眼睑和手皮肤水肿，声嘶，毛发稀疏，手足皮肤呈姜黄色。

（2）心动过缓，心电图显示低电压。心包积液，心脏增大。易发冠状动脉粥样硬化性心脏病，可伴发高血压。

3. 辅助检查

（1）甲状腺功能：血清游离甲状腺素（FT_4）降低、游离三碘甲腺原氨酸（FT_3）正常或降低，促甲状腺激素（TSH）升高。

（2）甲状腺自身抗体：TPOAb 和（或）TgAb 升高提示为自身免疫病因。

（3）甲状腺超声：甲状腺肿大或萎缩，回声不均或低回声等表现。

（4）肝功能、肾功能、血常规、血脂等。

4. 诊断要点

（1）有甲状腺功能减退症的临床表现或无特异表现。

（2）化验检查：FT_4 降低、TSH 升高。亚临床性甲状腺功能减退症仅有血清 TSH 增高，但是血清 FT_4 和 FT_3 正常。

（3）TPOAb 和（或）TgAb 阳性提示自身免疫病因。甲状腺肿大伴 TPOAb 和（或）TgAb 显著升高提示**桥本甲状腺炎**。

5. 鉴别诊断

（1）甲状腺功能减退症病因的鉴别：中枢性甲状腺功能减退症表现为 FT_4 降低，TSH 降低或正常或仅轻度升高，有下丘脑、垂体疾病的线索。

（2）低 T_3 综合征：有较重的其他全身性疾病或严重营养不良，FT_3 降低，TSH 可正常、升高或降低。应治疗原发病而无须甲状腺治疗。

（三）治疗原则（掌握）

1. 一旦发现甲状腺功能减退症，应立即给予甲状腺制剂替代治疗，永久性甲状腺功能减退症需要终身服药。

左甲状腺素（L-T4）替代治疗，治疗剂量取决于患者的病情、年龄、体重和个体差异。一般从 25μg/d 开始，每 1～2 周增加 25μg，每 4～6 周测定甲状腺功能 1 次，调整剂量，直到达到治疗目标。患缺血性心脏病者起始剂量宜小，调整剂量宜慢，防止诱发和加重心脏病。治疗达标后，需要每 6～12 个月复查 1 次甲状腺功能。目标是 TSH 和甲状腺功能恢复正常。

2. 对症治疗：对贫血者，可根据贫血类型及时纠正。

3. 亚临床性甲状腺功能减退症治疗与否需个体化。

4. 黏液性水肿性昏迷的治疗：避免昏迷发生的关键在于坚持甲状腺激素替代治疗。一经确诊，立即抢救和转诊。抢救措施包括①补充甲状腺激素，首选碘塞罗宁（T_3）缓慢静脉注射，每 4 小时给 10μg；或左甲状腺素首次静脉注射 300μg，以后每日注射 50μg，清醒后可逐渐改为口服并酌情减量。无注射剂时，口服或胃管注入选碘塞罗宁（T_3）20～30μg，每 4～6 小时 1 次；或左甲状腺素首次 100～200μg，以后每日 50μg。②氢化可的松 200～300mg/d 持续静脉滴注，患者清醒后逐渐减量。③保暖、给氧、保证呼吸道通畅，必要时机械通气或辅助通气甚至气管切开。④保持水、电解质平衡，注意补液速度，避免液体过多。⑤维持血压、控制感染，治疗原发疾病，禁用镇静、麻醉药等。

（四）转诊（掌握）

1. 疑似甲状腺功能减退黏液性水肿昏迷者，甲状腺功能减退性心脏病者应转入上级医院诊治。

2. 妊娠期甲状腺功能减退或甲状腺功能减退合并妊娠者应转入专科进行诊治。

五、糖尿病

（一）概述（常见病因）（熟悉）

1. 概念 糖尿病是一种多病因的代谢疾病，特点是慢性高血糖，伴随因胰岛素（insulin）分泌和（或）作用缺陷引起的糖、脂肪和蛋白质代谢紊乱。这是 1999 年世界卫生组织（WHO）和国际糖尿病联盟（IDF）公布的糖尿病定义。

糖尿病这个名词大家都听到过很多遍了。西医称糖尿病为"甜性的多尿"，中医称糖尿病为"消渴"，就是消瘦加上烦渴。实际上，从医学的角度上来看，糖尿病有这样一个定义：是一个由环境因素和遗传因素长期共同作用的结果，因胰岛素分泌绝对或相对不足及靶组织细胞对胰岛素敏感性降低，引起的糖、蛋白、脂肪、水和电解质等一系列代谢紊乱。临床以高血糖为主要标志，久病可引起多个系统损害。病情加重或应激时可发生急性代谢紊乱，如酮症酸中毒等。

2. 流行病学 随着生活水平的提高和人群总体寿命的延长，糖尿病成了"富贵病"，糖尿病的患病率和总人数也进一步增加。在美国，2 型糖尿病的患病率约为 2.35%，>60 岁的人群患病率可高达 10%，>80 岁者更是高达 20%；美国住院的糖尿病患者中，>55 岁者占 80%，老年糖尿病患者占糖尿病总人数>40%。而在中国，现在有 9240 万成人患有糖尿病，其中男性 5020 万、女性 4220 万。这意味着中国>20 岁的成人患病率为 9.7%，其中男性患病率为 10.6%，女性患病率为 8.8%。此外，还有 1.48 亿人处于糖尿病前期，比例达 15.5%。更糟的是，60% 的患者并不知道自己的病情。这些触目惊心的数据明确地向我们传达了这样一个信息——糖尿病患者的队伍在扩大，对人类的威胁也越来越大。但是，到目前为止，糖尿病复杂的发病过程使人类尚未找到根治的方法，这就意味着患者需要终身接受治疗。遗憾的是，即使是在发达国家，也有约 2/3 的患者得不到有效管理。因此，专家们的共识是：中国糖尿病患者数量确实在增加，再加上庞大的"后备军"，糖尿病已成为严重的公共健康问题。

3. 常见病因

（1）1 型糖尿病：1 型糖尿病是环境因素及遗传因素共同作用导致的疾病。其中遗传因素是指它是一个多基因的病变。最重要的环境因素之一是病毒感染。此外，若出生后用牛奶或牛奶的配方食品喂养，儿童日后发生 1 型糖尿病的危险性增加。

（2）2型糖尿病：2型糖尿病有更强的遗传基础，其危险因素包括老龄化、现代社会西方生活方式（体力活动减少、高热量食品）以及肥胖。胰岛素抵抗是2型糖尿病发生的始动因素，而胰岛B细胞功能则为2型糖尿病是否发生的决定因素。

4. 易患人群 筛查是及早发现糖尿病的最佳手段。凡有糖尿病家族史者；贪食肥胖，特别是腹部肥胖者；分娩过4000g以上巨大婴儿的妇女；年龄在40岁以上者；患有高血压、冠状动脉粥样硬化性心脏病或血脂、血尿酸异常者；生活富裕、缺少体力活动者；吸烟、饮酒者；有过胰腺疾病或胆石症者；以前检查发现过血糖不正常者都属于筛查范畴。

5. 糖尿病的分型 我国目前采用世界卫生组织（1999年）的糖尿病病因学分型体系。该分型体系和美国糖尿病协会（ADA）的糖尿病分型体系相同，分型的基础主要根据病因学证据。在这个分型体系中，糖尿病共分4大类，即1型糖尿病、2型糖尿病、妊娠糖尿病和特殊类型糖尿病。其中1型糖尿病、2型糖尿病和妊娠糖尿病是临床的常见类型。

（1）1型糖尿病：病因和发病机制尚不清楚，其显著的病理生理学和病理学特征是胰岛B细胞数量显著减少和消失所导致的胰岛素分泌显著下降或缺失。

（2）2型糖尿病：病因和发病机制目前亦不明确，其显著的病理生理学特征为胰岛B细胞功能缺陷所导致的胰岛素分泌减少（或相对减少）或胰岛素抵抗所导致的胰岛素在机体内调控葡萄糖代谢能力的下降或两者共同存在。

（3）妊娠糖尿病：是在妊娠期间被诊断的糖尿病，不包括被诊断糖尿病患者妊娠时的高血糖状态。

（4）特殊类型糖尿病：是在不同水平上（从环境因素到遗传因素或两者间的相互作用）病因学相对明确的一些高血糖状态。随着对糖尿病发病机制研究的深入，特殊类型糖尿病的种类会逐渐增加。

（二）临床表现（掌握）

1. 典型临床表现 糖尿病系慢性进行性疾病，除1型糖尿病起病可较急外，2型糖尿病一般起病缓慢。后者早期常无症状，但重症及出现并发症时较典型。该病病程漫长，无症状期难于估计，至症状出现或临床确诊常历时数年至数十年不等。有时可始终无症状，直至出现脑血管或心脏等严重并发症，才发现存在糖尿病基础。

（1）无症状期：患者绝大多数是中年以上的2型糖尿病患者，食欲良好，体态肥胖，精神、体力亦如常人，往往在体检或检查其他疾病时偶然发现进食

后出现少量糖尿。测定空腹尿糖时常阴性，空腹血糖正常或略高，但餐后2小时血糖高峰超过正常，糖耐量试验往往提示糖尿病。不少患者可先发现常见的合并症或并发症，如高血压、动脉硬化、肥胖症及心血管疾病、高脂血症或高脂蛋白血症，或屡发化脓性皮肤感染及尿路感染等。1型糖尿病患者有时因生长迟缓、体力虚弱、消瘦或酮症而被发现。在2型糖尿病无症状期或仅处于糖耐量减低状态时，患者常常已有高胰岛素血症，而在1型糖尿病出现症状前，往往已有胰岛细胞抗体和谷氨酸脱羧酶的增高。

无症状期之前，部分人群尚有一般试验，包括糖耐量试验均阴性的阶段，但其可能有糖尿病家属史、巨婴史，或伴有代谢综合征，如胰岛素抵抗、高胰岛素血症、高血压、高低密度脂蛋白血症和肥胖等。因次，此类人群属于糖尿病的高危对象，世界卫生组织现称之为潜隐性糖耐量异常。

无症状糖尿病经饮食和（或）运动等治疗后，可使病情较易得到控制，防止和减少慢性并发症发生。

（2）症状期：此期患者常有轻重不同的症状，且常伴有某些并发症、伴随症状或合并症。有时本病症状非常轻微，但合并症或并发症却非常严重，且有时其可先于糖尿病症状出现或以主要症状出现而将糖尿病本身症状掩盖。如老年患者常先有冠状动脉粥样硬化性心脏病症候（心绞痛、心肌梗死、心律失常、心力衰竭等）或脑血管意外症候，故临床上常被忽视或漏诊；中年患者可先有尿路感染、肺结核、皮肤疖痈或某些外科情况，如胆囊炎、胰腺炎等症状出现；幼年患者有时可能以酮症酸中毒为首发症状。如糖尿病空腹血糖及餐后血糖均明显升高者，一般有下列典型症状。

①多尿、烦渴、多饮：由于糖尿，尿渗透压升高而肾小管重吸收水减少，尿量常增多，多者一昼夜可达20余次，尿总量常在2～3L/d，甚至更多，偶可达10余升。由于多尿失水，患者烦渴，饮水量及次数增多，可与血糖浓度、尿量及失糖量成正比。当胰岛素缺乏及出现酮症酸中毒时，钠、钾离子重吸收减少，多尿加重，常使血浆浓缩，影响渗透压，可导致高渗性昏迷等严重后果。

②易饥、多食：由于失糖，糖分未能充分利用。由于高血糖刺激胰岛素分泌，食欲旺盛，容易出现饥饿感，主食有时达0.5～1kg，菜肴比正常人多>1倍，尚不能满足。但有时患者食欲忽然下降，则应注意有无出现感染、发热、酸中毒或已诱发酮症等并发症。多尿、多饮及多食临床上常称"三多症"。

③疲劳、体重减轻、虚弱：由于代谢异常，能量利用减少，呈负氮平衡，丢失水和电解质，患者感疲乏、虚弱无力。酮症时此症状更明显。尤其是幼年1型糖尿病及重症2型糖尿病患者，消瘦明显，体重下降可达数十斤，体力常

下降。久病幼儿生长发育受抑制，身材矮小，面色萎黄，毛发光泽差，体力多虚弱。但中年以上 2 型糖尿病轻症患者常因多食而肥胖。

④皮肤瘙痒：由于尿糖刺激局部所致，多发生于女性阴部。有时合并白色念珠菌等真菌性阴道炎，瘙痒更加严重，常伴白带。失水后皮肤干燥，亦可发生全身瘙痒，但较少见。

⑤其他症状：有四肢酸痛、麻木、腰痛、性欲减退、阳痿、不育、月经失调、便秘、视力障碍等。有时有顽固性腹泻，每天排便 2~6 次，呈稀糊状，一般属非炎症性腹泻而为功能性腹泻，可能与自主神经功能紊乱有关。有时有直立性低血压、大汗淋漓、大小便失禁等，亦属严重神经系统症状。

（3）体征：早期轻症糖尿病患者，大多无明显体征。久病者常可发现因失水、营养障碍、继发感染及心血管、神经、肾、眼部、肌肉、关节等并发症而出现各种体征。肝可肿大，尤多见于 1 型糖尿病患者，适当治疗后可恢复。国内病例中，皮肤黄色瘤及胡萝卜素血症者罕见。

2. 并发症 包括急性并发症和慢性并发症。一些患者以糖尿病并发症为主诉而就医，一些患者可先发生心脑血管疾病或在手术及外伤时才发现高血糖。

（1）急性并发症：**糖尿病酮症酸中毒**和**高渗性非酮症糖尿病昏迷**，是糖尿病的急性并发症，少数患者以此为首发表现。

感染：糖尿病患者常发生疖、痈等皮肤化脓性感染，如处理不当，有时可引起败血症或脓毒血症。皮肤的真菌感染也很常见，真菌性阴道炎则是女性糖尿病患者的常见并发症。糖尿病合并肺结核的发生率也较非糖尿病者高。尿路感染中以肾盂肾炎和膀胱炎最常见，尤其易见于女性患者，反复发作可转为慢性。

（2）慢性并发症：糖尿病慢性并发症可遍及全身各个重要器官，其发病机制与遗传易感性、高血糖、氧化应激、非酶糖化和多元醇代谢旁路、蛋白激酶 C 等多方面因素的相互影响有关。在常见的糖尿病慢性并发症中，微血管病变包括肾病（蛋白尿）和视网膜病（失明）；大血管病变包括缺血性心脏病（心肌梗死）和脑动脉硬化（卒中）；神经病变（手脚麻木）及末梢血管病变（足坏疽）。

（三）诊断（鉴别诊断）（掌握/熟悉）

1. 辅助检查

（1）尿糖：判断尿糖检查结果时应注意以下几种情况。尿糖测定结果仅供诊断参考，而确诊糖尿病需依靠血糖测定。如仅有少量或微量糖尿，且偶然出现于餐后，应进行血糖与糖耐量试验。但是多种药物，如吗啡、水杨酸类、水

合氯醛、氨基比林、对氨苯甲酸、大量柠檬酸、尿酸等及其他糖类也可与硫酸铜发生反应，出现假阳性结果。故目前广泛采用以葡萄糖氧化酶制成的尿糖试纸，以避免假阳性结果。临床上有糖尿病征象而尿糖反复阴性时，应注意测定空腹血糖及餐后2小时血糖，以除外肾糖阈升高的情况。

（2）血糖：常用的测定血糖的方法有静脉血浆葡萄糖法、毛细血管全血葡萄糖法和静脉全血葡萄糖法，其中前二者最常用。以不同方法测得的结果略有差异。静脉血浆葡萄糖法测得的结果较毛细血管全血葡萄糖法高10%，较静脉全血葡萄糖法高15%左右。分析血糖报告时，还须注意引起葡萄糖浓度增高的其他情况，如注射葡萄糖液、各种内分泌疾病、脑部病变及应激等情况。轻症或糖尿病早期，尤其是2型糖尿病患者空腹血糖可正常，不可轻易除外糖尿病，必须做餐后2小时血糖测试或糖耐量试验。

（3）糖耐量试验：对于空腹血糖正常或稍偏高而偶有糖尿的患者，或有糖尿病可能的患者，如有阳性家族史，或反复早产、死胎、巨婴、难产、流产的经产妇，或屡发疮、疖、痈、肿者等，必须进行葡萄糖耐量试验。但空腹血糖明显增高的重型糖尿病显性患者，如诊断已能确立，由于大量葡萄糖可加重负担，应予免试。

①口服葡萄糖耐量试验（OGTT）：最常用，以往成人采用每次100g葡萄糖进行试验。近年来，世界卫生组织建议用75g葡萄糖口服法；或者不论成人还是儿童，均以1.75g/kg葡萄糖为标准，总量≤75g进行试验。于服用葡萄糖前及服用后0.5、1、2、3小时抽取静脉血测定血糖，同时检测尿糖。

结果：正常人（年龄15～50岁）空腹血糖为3.9～5.6mmol/L（70～100mg/dl）（葡萄糖氧化酶等真糖法），糖吸收高峰见于30～60分钟（>50岁者后移），一般≤9.4mmol/L（170mg/dl），2小时血糖浓度恢复正常，3小时可降至正常以下，尿糖阴性。100g葡萄糖法和75g葡萄糖法相比差别不大，仅后者血糖较早恢复正常。年龄>50岁者，糖耐量往往呈生理性减低，每增高10岁，血糖1小时峰值增加0.56mmol/L（10mg/dl）。

②餐后2小时血糖测定：进食相当于100g葡萄糖的糖类食物，如2两馒头或米饭等，之后2小时测定血糖，如>7.8mmol/L（140mg/dl）者为糖耐量减低，≥11.1mmol/L（200mg/dl）者为糖尿病。由于低糖饮食或饥饿状态可使糖耐量减低，因此，测血糖前3天应注意调整饮食，使糖类摄食量≥250g/d，可获得可靠结果。

③胰岛素测定：对部分患者需估计其B细胞功能或血糖控制状况时，尚可做下列测定。

空腹血浆胰岛素测定：以放射免疫法测定空腹血浆胰岛素正常范围为 5～20U/ml，1 型糖尿病患者＜5U/ml，有时甚至测不出。2 型糖尿病患者血浆胰岛素浓度一般正常，少数患者也可偏低，肥胖患者常高于正常，增高明显者呈高胰岛素血症状态，提示有胰岛素抵抗。后者可认为是冠状动脉粥样硬化性心脏病的危险因素之一，近年来备受关注。

胰岛素释放试验：进行口服葡萄糖耐量试验时，可同时测定血浆胰岛素浓度，以评估胰岛 B 细胞的储备功能。1 型糖尿病患者空腹胰岛素水平很低，糖刺激后水平仍很低，呈现低扁平曲线。尤其是葡萄糖（G）与胰岛素（IRI）的比值偏低。2 型糖尿病患者空腹水平可正常或偏高，刺激后呈延迟性释放。葡萄糖刺激后，如胰岛素水平无明显上升或低平，提示 B 细胞功能低下。

④C 肽测定：用 C 肽血浓度或 24 小时尿排泄量反映 B 细胞分泌功能。

血清 C 肽浓度测定：用放射免疫法，测定正常人空腹血清 C 肽为（1.0±0.23）ng/ml，口服葡萄糖 60 分钟后，浓度为 3.1ng/ml。据 Block 等测定，正常人口服 100g 葡萄糖后，血清 C 肽于 60 分钟后上升至（4.4±0.8）ng/ml，2 型糖尿病患者 2 小时后仅上升 2.3ng/ml。

24 小时尿 C 肽测定：正常人的 24 小时尿液 C 肽为（36±4）μg，1 型糖尿病患者仅（1.1±0.5）μg，2 型糖尿病患者为（24±7）μg，C 肽的排出量相当于胰岛素分泌量的 5%，而胰岛素排出量仅占 0.1%。

⑤糖化血红蛋白（HbA1c）测定：对于空腹血糖正常而餐后血糖波动较大者，可反映近 2～3 个月的血糖控制情况。糖尿病患者常高于正常人。

⑥果糖胺测定：血清果糖胺的正常值为（2.13±0.24）mmol/L（血浆中低，为 0.3mmol/L），可反映近 1～4 周的血糖情况，与糖化血红蛋白相平行。不论 1 型糖尿病患者还是 2 型糖尿病患者，果糖胺均增高，尤以 1 型糖尿病为甚。

2.诊断 按 WHO（1999）糖代谢分类（表 14–14）及诊断标准（表 14–15）。

表 14-14 糖代谢分类

糖代谢分类	WHO1999（mmol/L）	
	FBG	2hPBG
正常血糖（NGR）	＜6.1	＜7.8
空腹血糖受损（IFG）	6.1～7.0	＜7.8
糖耐量减低（IGT）	＜7.0	7.8～＜11.1
糖尿病（DM）	≥7.0	≥11.1

注：FBG. 空腹血糖；2h PBG. 餐后 2 小时血糖；IFG 或 IGT 统称为糖调节受损（IGR，即糖尿病前

期）

表 14-15　糖尿病的诊断标准

糖尿病	静脉血浆葡萄糖水平 〔mmol/L（mg/dl）〕*
（1）糖尿病症状（典型症状包括多饮、多尿和不明原因 的体重下降）+	
①随机血糖（指不考虑上次用餐时间，一天中任意时间的血糖）或	≥ 11.1（200）
②空腹血糖（空腹状态指 ≥ 8 小时没有进食热量）或	≥ 7.0（126）
③葡萄糖负荷后 2 小时血糖	≥ 11.1（200）
（2）无糖尿病症状者，需另日重复检查明确诊断	

注：随机血糖不能用来诊断空腹血糖受损或糖耐量减低。* 只有相对应的葡萄糖负荷后 2 小时毛细血管血糖值有所不同：糖尿病，葡萄糖负荷后 2 小时血糖 ≥ 12.2mmol/L（> 220mg/dl）。糖耐量减低，葡萄糖负荷后 2 小时血糖 ≥ 8.9mmol/L（≥ 160mg/dl）且 < 12.2mmol/L（< 220mg/dl）

3. 临床常见糖尿病类型的识别　1 型糖尿病和 2 型糖尿病的鉴别诊断方法见表 14-16。

表 14-16　1 型糖尿病和 2 型糖尿病的鉴别要点

	1 型糖尿病	2 型糖尿病
发病因素	遗传因素及环境因素	遗传因素及环境因素
遗传相关基因	多基因疾病	多基因疾病
单卵双胎发病率	低	高
自身免疫学标志	大多阳性	阴性
胰岛炎	有	无
胰岛细胞数量	绝对减少	相对不足
口服葡萄糖 - 胰岛素释放试验（OGIRT）	低平曲线	高峰延迟
胰岛素抵抗	不明显	明显
患病率	5% ～ 10%	90%
起病年龄	多 < 30 岁，可在任何年龄	多为中、老年人
起病时体重	多数为非肥胖	肥胖或非肥胖
起病方式	突然	缓慢
病情稳定性	脆性	稳定
酮症倾向	常见	少见
慢性并发症	少见	多见
胰岛素依赖性	依赖	晚期依赖
治疗措施	胰岛素	口服药物、胰岛素

4. 鉴别诊断

（1）尿糖阳性要与肾性糖尿、食后糖尿和应激性糖尿相鉴别。

（2）药物对糖耐量的影响：噻嗪类利尿药、呋塞米、糖皮质激素、避孕药、阿司匹林、吲哚美辛、氟哌啶醇等可使血糖升高、尿糖阳性。

（3）新发生糖尿病的老人，需做 B 型超声检查以除外胰腺癌所致的糖代谢异常。

（四）治疗原则与预防（掌握）

1. 治疗目标 糖尿病的治疗目标：一是使患者的糖、脂肪、蛋白质、水、电解质及酸碱代谢保持平衡，避免糖尿病的急性并发症。具体地说，也就是使糖尿病患者的血糖、蛋白质、血脂值以及血液中的水、电解质和酸碱度都维持在基本正常的水平，不发生糖尿病酮症酸中毒、高渗性非酮症糖尿病昏迷等急性并发症。二是使患者避免或延迟慢性并发症的发生，尽量减轻这些并发症所造成的失明、尿毒症、肢体残疾和过早死亡。三是使患者能够保持充沛的精神和体力，有从事正常工作和日常活动的能力，享受和非糖尿病患者一样的高质量生活以及基本相同的寿命。

具体而言，糖尿病的长期血糖控制目标以反映最近 2～3 个月血糖控制情况的糖化血红蛋白为主要目标，兼顾空腹血糖和餐后血糖达标。糖尿病的短期血糖控制目标，一般住院患者，降糖治疗以即时血糖达标为主要目标。一般推荐7.8～11.1mmol/L（140～200mg/dL）为宜，不建议给予强化降糖治疗。

世界医疗专家对糖尿病治疗的共识：①血糖的目标值及降糖治疗必须个体化；②饮食、锻炼及糖尿病教育仍是任何治疗方案的基础；③除非有禁忌证，二甲双胍是最好的一线药物；④在二甲双胍之后该用何药，资料不足，可外加1～2 种口服或注射用降糖药，尽可能使不良反应最小化；⑤最后有许多患者要单用胰岛素治疗或合并其他药物以控制血糖；⑥只要可能，所有治疗决策应与患者共同做出，考虑其选择、需要和价值；⑦主要治疗焦点必须是全面减少心血管危险性。

2. 治疗方法

（1）患者教育：糖尿病患者教育是树立糖尿病治疗的信心和提高自我保健能力以及成功的自我护理的关键，应让患者和家属认识到糖尿病虽不能根治，但是完全可以控制的一个终身性疾病，治疗需持续终身。具体内容包括①糖尿病的性质；②糖尿病的症状；③并发症的危险性；④个体化的治疗目标；⑤合适的生活方式和饮食方案；⑥治疗中有规律锻炼的重要性；⑦饮食与运动、口服抗高血糖药物、胰岛素或其他药物之间的相互作用；⑧血糖和尿糖的自我监

测、结果的意义以及需要采取的措施；⑨如何应付患病、低血糖、紧张及外科手术等应急状态；⑩患糖尿病妇女在妊娠期需要特别注意的事项。

（2）饮食疗法：饮食治疗是每一个糖尿病患者无例外地需要面临的基本措施之一。目的是帮助患者恢复和维持正常的血糖、血脂和达到理想体重，减少肥胖和心、脑血管疾病的发生。在保证机体正常生长发育和正常生活的前提下，减轻胰岛 B 细胞的负荷。遵循合理控制每日摄入总热量、平衡膳食、限制脂肪和饱和脂肪酸的摄入比例、提高碳水化合物和膳食纤维、减少单糖及双糖的食物、减少食盐摄入、坚持定时定量进餐、限制饮酒和多饮水的黄金法则。同时要强调饮食疗法的个体化及长期性。

①合理控制总热能：理想体重的公式，身高（cm）-105= 标准体重（kg）。标准体重 ±10% 即为理想体重，超过 20% 为肥胖，低于 20% 为消瘦。

糖尿病患者的每日热能供给量应参考患者的标准体重、工作性质、病情等综合考虑。轻体力劳动每日所需热量为 125.5～146kJ（30～35kcal）/kg，中等体力劳动为 146～167kJ（35～40kcal）/kg，重体力劳动为 167kJ（40kcal）/kg。

②平衡膳食：平衡膳食所提供的热能和各种营养素全面，与人体需要保持匹配，既不过剩也不欠缺。每日应均匀摄入谷薯类、蔬菜水果类、肉禽鱼乳蛋豆类及油脂类四大类食物。主食粗细搭配，副食荤素搭配。

③限制脂肪摄入量，尤其是饱和脂肪酸：胆固醇的摄入量应控制在 300mg/d 以下。蛋白质的摄入量至少 1/3 来自动物类的优质蛋白质和大豆蛋白。

④放宽对主食的限制，禁忌单糖及双糖食物。

⑤无机盐、维生素、膳食纤维要合理、充足。

⑥餐次安排要合理：三餐热量分布大概为 1/5、2/5、2/5，或分成四餐 1/7、2/7、2/7、2/7，可按患者生活习惯及病情控制情况进行调整。如用药后出现饥饿感或容易发生低血糖者，可根据病情略增加进食量或减少用药量。

（3）运动疗法：体力活动过少是近年来 2 型糖尿病发病率迅速增高的一个重要因素。运动是治疗 2 型糖尿病的重要环节，甚至可以预防糖尿病高危人群发展成糖尿病。运动疗法的重要性在于运动不仅能提高工作效率和生活质量，还可增强胰岛素的利用，提高胰岛素敏感性，改善血糖和血脂控制，降低血浆胆固醇、三酰甘油和低密度脂蛋白水平，增加对心血管有保护作用的高密度脂蛋白，防止大血管病变的发生。其原则是因人而异、适可而止、循序渐进、持之以恒。给每一位糖尿病患者制定的运动处方包括运动类型、运动方式、运动强度、运动持续时间、运动频率及运动时的注意事项。

①**运动治疗禁忌及注意事项**：糖尿病患者在进行运动治疗前，应首先对自

己的健康状况做一个全面评估。下列情况不适宜运动治疗：病情控制不好，血糖很高或波动很大；急性并发症，如感染、酮症酸中毒、高渗性昏迷；慢性并发症，如冠状动脉粥样硬化性心脏病、心力衰竭、严重高血压、肾功能不全、严重视网膜病变、严重下肢大血管病变、自主神经病变；肌肉及肌腱损伤或关节变形。运动前需要进行全面查体，向医师咨询适宜的运动量。运动中注意心率变化及发热、出汗等感觉，感觉不适时应及时停止，注意饮水。监测血糖并随身携带糖果与糖尿病卡，每天检查双足。

②运动处方的建立及评估

a. 确定运动量：运动量＝运动强度×时间，运动量强度以心率来衡量，安全心率＝（220－年龄）×（60%～80%）。运－动适宜表现为运动后有微汗，轻松愉快，稍有余力，休息后可消失，次日体力充沛；运动过大表现为运动后大汗、胸闷、气短，非常疲劳，休息后15分钟脉搏未恢复，次日周身乏力。运动不足表现为运动后无汗，无发热感，脉搏无变化或在2分钟内恢复。

b. 制定运动方式：选择适合自己且易于坚持的运动方式，并保证有一定的运动时间，每周3～4次。

c. 选择运动时间：在餐后1小时开始运动，持续1小时左右，按热身运动——强度运动——恢复运动三部曲进行。其中强度运动通常要维持30分钟。

d. 运动疗法评估：脉（心）率的变化和自我适应度评估。安全性评估主要是了解运动过程是否安全、运动治疗中是否有不利于健康的事件发生，两者相辅相成，缺一不可。

（4）药物治疗：无论是1型糖尿病还是2型糖尿病，都需要采用综合治疗方案。在接受糖尿病教育及坚持饮食治疗和运动治疗的前提下，大多数患者必须应用口服降血糖药物或胰岛素治疗，以控制血糖水平。

①口服降糖药物：见表14-17。

a. 磺脲类药物：临床应用较为广泛，包括甲苯磺丁脲、格列本脲、格列本脲、格列齐特等。

主要适应证：单用饮食治疗和适当运动锻炼仍不能获得良好控制的2型糖尿病患者，或胰岛素需要量<30U/d者；对胰岛素不敏感的患者可联合应用磺酰脲类药物。1型糖尿病患者以及合并严重感染、接受大手术或伴有肝肾功能不全的患者均不适用。

某些药物因减弱葡萄糖异生或降低磺酰脲与血浆蛋白结合而改变其在肝、肾代谢，可增强磺酰脲类的降糖效应，如水杨酸制剂、磺胺药、氨基比林、利舍平、β-肾上腺素能阻滞药等。另一些药物因抑制胰岛素释放或拮抗后者的作

用等，可降低磺酰脲的降糖作用。

在应用磺酰脲药物时，应注意其不良反应，包括低血糖反应以及消化系统、造血系统、皮肤和其他方面的不良反应。饮食不配合、运动过量、药物剂量过大易诱发低血糖反应，尤其多见于老年患者，并可能在停药后仍反复发生低血糖，持续1～2天。消化系统不良反应有消化不良、恶心、胆汁淤积、黄疸和肝功能损害。造血系统以白细胞减少相对多见，少数患者有粒细胞缺乏、再生障碍性贫血、血小板减少等。皮肤表现有瘙痒、皮疹等过敏性反应。以上不良反应虽少见，一旦发生应认真处理，停药或进行相应治疗。

b. 双胍类药物：临床应用的有苯乙双胍、二甲双胍。

适应证：轻型，尤其是肥胖的2型糖尿病患者，经饮食治疗和运动治疗效果不满意者；对需减肥的患者可列为首选药物；磺酰脲类药物效果不理想者，可联用此类药物；1型糖尿病患者应用胰岛素治疗过程中，血糖波动较大者；糖耐量异常者可用，以防止其发展成糖尿病。

禁忌证包括：凡1型糖尿病必须应用胰岛素治疗者，尤其合并酮症、重症感染、创伤、高热、手术、妊娠晚期及分娩期者；慢性胃肠病、慢性腹泻、消瘦、营养不良者等，不宜应用双胍类药物；凡有肝肾功能不全、心肺功能衰竭、心肌梗死、低血容量性休克、酒精中毒者不宜应用此类药物，以免诱发乳酸性酸中毒。

c. α- 糖苷酶抑制药：主要作用是降低餐后高血糖。主要不良反应是胃肠道反应，如腹胀、腹泻、排气增多等。可作为2型糖尿病的一线用药，尤其适用于空腹血糖正常而餐后血糖明显升高者。主要药物有阿卡波糖（拜糖平）及伏格列波糖（倍欣）。

d. 胰岛素增敏剂：通过增加靶组织对胰岛素的敏感性，减轻胰岛素抵抗。主要是指噻唑烷二酮（TZD）类，也称格列酮类药物。常用药物有罗格列酮（文迪雅）、吡格列酮（瑞彤）、环格列酮、曲格列酮等。单独使用该类药物，低血糖的发生率较低；与磺脲类联合使用可明显改善磺脲类药物失效者的血糖控制；也可与其他类型的降糖药联合应用。主要不良反应是水肿和血容量增加，但一般较轻。长期使用应定期观察肝功能。有肝病和心功能不全者不宜使用。

e. 促胰岛素分泌药（格列奈类药物）：刺激胰岛B细胞分泌胰岛素。特点是起效快、持续时间短、低血糖反应较磺脲类少。常用药物有瑞格列奈（诺和龙）、那格列奈、美格列奈等。诺和龙是苯甲酸衍生物，在体内起效快，维持时间短，发生低血糖的风险极小，不引起严重的低血糖和肝损害，有中度肝、肾功能损害的患者也有很好的耐受性，药物相互作用较少，是理想的餐时血糖调节药。

表 14-17　常用降糖药（不包括胰岛素）

化学名	英文名	每片剂量（mg）	剂量范围（mg/d）	作用时间（小时）	半衰期（小时）
格列本脲	Glibenclamide	2.5	2.5～15	16～24	10～16
格列吡嗪	Glipizide	5	2.5～30	8～12	2～4
格列吡嗪控释片	Glipixide-XL	5	5～20	6～12（最大血药浓度）	2～5（末次血药后）
格列齐特	Gliclazide	80	80～320	10～20	6～12
格列齐特缓释片	Gliclazide-MR	30	30～120		12～20
格列喹酮	Gliquidone	30	30～180	8	1.5
格列美脲	Glimepiride	1，2	1～8	24	5
消渴丸（含格列本脲）	Xiaoke Pill	0.25mg格列本脲/粒	5～30粒（含1.25～7.5mg格列本脲）		
二甲双胍	Metformin	250，500，850	500～2000	5～6	1.5～1.8
二甲双胍缓释片	Metformin-XR	500	500～2000	8	6.2
阿卡波糖	Acarbose	50	100～300		
伏格列波糖	Voglibose	0.2	0.2～0.9		
米格列醇	Miglitol	50	100～300		
瑞格列奈	Repaglinide	0.5，1，2	1～16	4～6	1
那格列奈	Nateglinide	120	120～360	1.3	
米格列奈钙片	Mitiglinide calcium	10	30～60	0.23～0.28（峰浓度时间）	1.2
罗格列酮	Rosiglitazone	4	4～8		3～4
二甲双胍＋罗格列酮	Metformin+Rosiglitazone	500/2			
吡格列酮	Pioglitazone	15	15～45	2（达峰时间）	3～7
西格列汀	Sitagliptin	100	100	24	12.4
沙格列汀	Saxagliptin	5	5	24	2.5
维格列汀	Vildagliptin	50	100	24	2
艾塞那肽	Exenatide	0.3/1.2ml 0.6/2.4ml	0.01～0.02	10	2.4
利拉鲁肽	Liraglutide	18mg/3ml	0.6～1.8	24	13

②胰岛素治疗：胰岛素常用制剂包括动物胰岛素制剂、人工合成胰岛素制剂、基因工程改变人胰岛素的氨基酸排列顺序得到的胰岛素类似物及预混胰岛素制剂。根据胰岛素作用时间的特点，又可将胰岛素制剂分为短效胰岛素、中效胰岛素和长效胰岛素三大类。短效胰岛素主要控制1餐饭后高血糖；中效胰岛素主要控制2餐饭后高血糖，以第2餐饭为主；长效胰岛素无明显作用高峰，主要提供基础水平胰岛素。常用胰岛素见表14-18。

表 14-18　常用胰岛素及其作用特点

胰岛素制剂	起效时间	峰值时间	作用持续时间
短效胰岛素（RI）	15～60 分钟	2～4 小时	5～8 小时
速效胰岛素类似物（门冬胰岛素）	10～15 分钟	1～2 小时	4～6 小时
速效胰岛素类似物（赖脯胰岛素）	10～15 分钟	1～1.5 小时	4～5 小时
中效胰岛素（NPH）	2.5～3 小时	5～7 小时	13～16 小时
长效胰岛素（PZI）	3～4 小时	8～10 小时	长达 20 小时
长效胰岛素类似物（甘精胰岛素）	2～3 小时	无峰	长达 30 小时
长效胰岛素类似物（地特胰岛素）	3～4 小时	3～14 小时	长达 24 小时
预混胰岛素（HI30R，HI70/30）	0.5 小时	2～12 小时	14～24 小时
预混胰岛素（50R）	0.5 小时	2～3 小时	10～24 小时
预混胰岛素类似物（预混门冬胰岛素 30）	10～20 分钟	1～4 小时	14～24 小时
预混胰岛素类似物（预混赖脯胰岛素 25）	15 分钟	30～70 分钟	16～24 小时
预混胰岛素类似物（预混赖脯胰岛素 50）	15 分钟	30～70 分钟	16～24 小时

a. 胰岛素应用适应证：1 型糖尿病患者，由于自身胰岛 B 细胞功能受损，胰岛素分泌绝对不足，在发病时就需要胰岛素治疗，而且需终身胰岛素替代治疗以维持生命。2 型糖尿病患者在生活方式和口服降糖药联合治疗的基础上，如果血糖仍未达到控制目标，即可开始口服药物和胰岛素的联合治疗。一般经过较大剂量的多种口服药物联合治疗后，糖化血红蛋白仍＞7.0% 时，就可以考虑启动胰岛素治疗。新发病并与 1 型糖尿病鉴别困难的消瘦糖尿病患者。在糖

尿病病程中（包括新诊断的 2 型糖尿病患者），出现无明显诱因的体重下降时，应尽早使用胰岛素治疗。对于血糖较高的初治 2 型糖尿病患者，由于口服药物很难使血糖得到满意的控制，而高血糖毒性的迅速缓解可以部分减轻胰岛素抵抗和逆转胰岛 B 细胞功能，故新诊断的 2 型糖尿病伴有明显高血糖时，可以使用胰岛素强化治疗。还有一些特殊情况也需应用胰岛素治疗，如围术期；出现严重的急性并发症或应激状态时，需临时使用胰岛素度过危险期，如糖尿病酮症酸中毒、高渗性高血糖状态、乳酸酸中毒、感染等；出现严重慢性并发症，如糖尿病足、重症糖尿病肾病等；合并一些严重的疾病，如冠状动脉粥样硬化性心脏病、脑血管病、血液病、肝病等；妊娠糖尿病及糖尿病合并妊娠的妇女；妊娠期、分娩前后、哺乳期，如血糖不能单用饮食控制达到要求目标值时，需用胰岛素治疗，禁用口服降糖药。继发性糖尿病和特异性糖尿病患者。

b. 合理选择胰岛素治疗时机：对于 2 型糖尿病患者而言，尽早启动胰岛素治疗能减轻胰岛 B 细胞的负荷，尽快纠正高血糖状态，迅速解除糖毒性，改善胰岛素抵抗，保护甚至逆转残存 B 细胞功能。多项研究表明，亚裔人不仅胰岛 B 细胞胰岛素分泌、储备能力较西方白种人低，而且糖脂毒性及氧化应激等对 B 细胞的毒害作用亦更显著。因此，2 型糖尿病患者需更早启动胰岛素治疗。

对于胰岛素起始治疗的时机，不同学术组织的推荐有所不同。综合现有证据，建议：即使无并发症和（或）合并症的新诊断 2 型糖尿病患者，若糖尿病症状明显，且糖化血红蛋白≥9.0%，可考虑起始胰岛素治疗；在采用生活方式干预及≥2 种口服降糖药物，但糖化血红蛋白仍≥7.0% 的患者，可在原口服降糖药物的基础上联合胰岛素治疗，亦可改为胰岛素单药治疗。但也必须指出，在积极使用胰岛素的同时，应合理使用胰岛素，避免过度应用。

c. 综合考虑各种因素，制订胰岛素治疗方案。

胰岛素治疗方案的选择：目前，对于胰岛素起始治疗尚无循证医学证据证实何种治疗方案更优，因而各权威学术组织推荐的胰岛素启动治疗方案不尽相同。多数国家和地区推荐起始使用基础胰岛素。若血糖控制不达标，可加用餐时胰岛素，即基础胰岛素、预混胰岛素、基础 – 餐时胰岛素或餐时胰岛素一日多次注射、餐时胰岛素 + 二甲双胍这 4 种胰岛素方案中任一种均可作为起始治疗，基础胰岛素或餐时胰岛素 + 黄酰脲类降糖药，甚或加用 α- 糖苷酶抑制药也可作为起始治疗。

中国 2 型糖尿病防治指南（2010 年版）指出，每天 1 次基础胰岛素或每天 1～2 次预混胰岛素均可作为两种口服降糖药物联合治疗控制血糖不达标者的胰岛素起始治疗方案，如基础胰岛素或预混胰岛素与口服降糖药物联合治疗控制

血糖不达标，则应将治疗方案调整为多次胰岛素治疗（基础胰岛素＋餐时胰岛素或每天3次预混胰岛素类似物）。

合理的药物配伍，避免药物不良反应的产生和叠加：单独使用胰岛素的主要不良反应是低血糖和体重增加。推荐采用胰岛素／口服降糖药联合方案，以增加降糖疗效，同时减少低血糖和体重增加的发生危险。

二甲双胍与胰岛素联用可减少体重增加，减少外源性胰岛素用量。在我国α–糖苷酶抑制药使用非常广泛，与胰岛素联用在有效改善血糖的同时，可减少胰岛素使用剂量，减少体重增加的幅度和趋势。因此，在无禁忌证的各类人群中均可与胰岛素联用。促泌药的主要不良反应与胰岛素一致，同样是低血糖和体重增加。因此，除基础胰岛素外，不建议胰岛素和促泌药联合使用。

应用方法具体设计：根据病情需要选择胰岛素制剂、用法和剂量。一般常用的有以下两种方法。①小剂量胰岛素静脉连续滴注法，适用于糖尿病伴急性代谢紊乱、合并急性重症感染和妊娠糖尿病患者；②胰岛素皮下注射，是经典的胰岛素给药方式，在一般治疗和饮食治疗的基础上，可采用单一或混合制剂分别予以单次或多次胰岛素皮下注射治疗。1型糖尿病患者可采用传统的每天2~3次皮下注射，剂型为短效胰岛素或与中、长效胰岛素合用，但不可采用中、长效胰岛素每天1次法。2型糖尿病患者胰岛素治疗可与口服降血糖药物合用，可选用中效胰岛素早餐前或睡前注射一次，开始剂量为4~8U。根据血糖监测的结果，每隔数天调整胰岛素剂量，直至取得良好控制。

d. 胰岛素常见不良反应：胰岛素主要的不良反应是低血糖反应，最常见的原因是胰岛素剂量过大或注射胰岛素后没有按时进餐和体力活动增加所致。主要临床表现为饥饿感、面色苍白、出汗、心慌、头痛、思维障碍、精神异常。治疗前一定要告知糖尿病患者和家属，以尽早发现、及时处理。此外，治疗初期可有轻度水肿，可自行缓解而无须停药。部分患者注射胰岛素后可出现视物模糊，常于数周后自然恢复。有时出现局部过敏反应，表现为注射部位瘙痒，继而出现荨麻疹样皮疹。处理措施包括更换胰岛素制剂种属、使用抗组胺药物和糖皮质激素，以及脱敏疗法等。

（5）自我监测：血糖自我监测是糖尿病患者掌握自己病情的主要手段，也是随时调整饮食、运动和药物剂量的重要依据。其好处在于及时监测病情；学会如何控制血糖；加强患者的责任感，积极参与治疗和管理；及时发现低血糖。以饮食治疗或口服降糖药物治疗的患者，1周内应测血糖1~2次，清晨空腹及早餐后2小时测血糖已足够。对应用胰岛素治疗的患者，建议每周1~2次监测白天血糖变化。尿糖自我监测具有简单、无损伤的优点，但受肾糖阈的影响，而且不能用于发现和诊断低血糖。

3. 效果评估 糖尿病、血脂异常、高血压、纤溶障碍以及冠状动脉粥样硬化性心脏病等一系列异常改变统称为**胰岛素抵抗综合征**（也称**代谢综合征**）。糖尿病合并高血压的患者较非糖尿病且血压正常者心血管事件发生的危险性高出约 4 倍。糖尿病患者常见明显的血脂异常，特点为三酰甘油水平增高、餐后高脂血症和过多的残粒堆积、低密度脂蛋白脂固醇水平增高、高密度脂蛋白胆固醇水平降低。对心血管疾病风险影响的 5 个危险因子是：低密度脂蛋白胆固醇、高密度脂蛋白胆固醇、舒张压、糖化血红蛋白和吸烟。因此，控制心血管并发症不仅要控制血糖，还必须同时控制其他的心血管危险因素，使每一位糖尿病患者达到或接近糖尿病控制目标（表 14-19 和表 14-20）。

表 14-19 糖尿病控制指标

指标	良好	一般	差
血糖（mmol/L）			
空腹	4.4 ～ 6.1	≤ 7.0	> 7.0
餐后 2 小时	4.4 ～ 8.0	≤ 10.0	> 10.0
糖化血红蛋白（%）			
（HbA1C）	< 6.5	6.5 ～ 7.5	> 7.5
血脂（mmol/L）			
总胆固醇（TCh）	< 4.5	≥ 4.5	≥ 6.0
三酰甘油（TG）	< 1.5	< 2.2	≥ 2.2
高密度脂蛋白胆固醇（HDL-C）	> 1.1	1.1 ～ 0.9	< 0.9
低密度脂蛋白胆固醇（LDL-C）	< 2.5	2.5 ～ 4.0	> 4.0
体重指数（kg/m²）			
男	< 25	< 27	≥ 27
女	< 24	< 26	≥ 26
血压（mmHg）	< 130/80	> 130/80	> 140/90

表 14-20 中国 2 型糖尿病的控制目标

项目		目标值
血糖［mmol/L（mg/dl）］*	空腹	3.9 ～ 7.2（70 ～ 130）
	非空腹	≤ 10.0（180）
糖化血红蛋白（%）		< 7.0
血压（mmHg）		< 130/80

续表

项目		目标值
HDL-C［mmol/L（mg/dl）］	男性	＞1.0（40）
	女性	＞1.3（50）
TG［mmol/L（mg/dl）］		＜1.7（150）
LDL-C［mmol/L（mg/dl）］	未合并冠状动脉粥样硬化性心脏病	＜2.6（100）
	合并冠状动脉粥样硬化性心脏病	＜1.8（70）
体质量指数（BMI，kg/m²）		＜24
尿白蛋白/肌酐比值［mg/mmol（mg/g）］	男性	＜2.5（22）
	女性	＜3.5（31）
尿白蛋白排泄率［g/min（mg/d）］		＜20（30）
主动有氧活动（分钟/周）		≥150

注：＊毛细血管血糖

4. 糖尿病急性并发症的诊治原则

（1）糖尿病酮症酸中毒的诊断和治疗

①定义和发生机制：糖尿病酮症酸中毒是由于体内胰岛素缺乏引起的以高血糖、高酮血症和代谢性酸中毒为主要特点的临床综合征。常见的诱因有感染、胰岛素治疗不当、饮食不当、创伤、手术、妊娠和分娩等。

②临床表现和诊断要点：多数患者在发生意识障碍前数天有多尿、烦渴多饮和乏力，随后出现食欲减退、恶心、呕吐，常伴头痛、嗜睡、烦躁、呼吸深快，呼气中有烂苹果味（丙酮）。血糖升高一般在 16.7～33.3mmol/L，血酮体升高，二氧化碳结合力降低，尿糖定性强阳性，尿酮体阳性，血清淀粉酶可有一过性升高，白细胞数也可升高。

③治疗原则

a. 输液：输液是抢救糖尿病酮症酸中毒极其关键的措施。如无心力衰竭，开始时 2 小时内输入生理盐水 1000～2000ml。以后根据血压、心率、每小时尿量、末梢循环情况决定输液量和速度，从第 2～6 小时输入 1000～2000ml，第 1 个 24 小时输液总量为 4000～5000ml；严重失水者可达 6000～8000ml。

b. 胰岛素治疗：小剂量（速效）胰岛素治疗方案［0.1U/（kg·h）］有简便、有效、安全等优点，而且血清胰岛素浓度可恒定达到 100～200μU/ml。在输液及胰岛素治疗过程中，需 1～2 小时检测血糖、钾、钠和尿糖、尿酮体等。当血糖降至 13.9mmol/L，改输 5% 葡萄糖溶液并加普通胰岛素（按每 3～4g 葡萄糖加入 1U 胰岛素计算）。

c. 纠正电解质及酸碱平衡失调：在开始胰岛素治疗和患者有尿后即应予以补钾，但须监测血钾和心电图。给碱性药物要慎重，当出现严重的酸中毒时（血 pH≤7.1 或血 HCO_3^- 降至 5mmol/L），可给予 5% 碳酸氢钠。

d. 其他：处理诱发病和防止并发症。

（2）高渗性糖尿病昏迷的识别和治疗

①定义和发生机制：是由高血糖引起的综合征。常见的诱因有感染、急性胃肠炎、胰腺炎、脑血管意外、严重肾病、血液透析和腹膜透析等。常因误诊而输入葡萄糖，或因口渴而大量饮用含糖饮料等诱发而促使病情恶化。

②临床表现和诊断要点：约 2/3 的高渗性糖尿病昏迷患者发病前无糖尿病病史。失水随病程进展逐渐加重，出现嗜睡、幻觉、定向障碍、偏盲、上肢拍击样震颤、癫痫样抽搐等，最后陷入昏迷。血糖常升高达 33.3mmol/L 以上，血钠升高可达 155mmol/L，血浆渗透压显著增高达 350mmol/L 以上，尿糖定性强阳性，尿酮体阴性或弱阳性。

③治疗原则

a. 输液：积极补液纠正高渗脱水状态是治疗的关键。先用等渗氯化钠溶液，在先输生理盐水 1000～2000ml 后再根据血钠和血浆渗透压结果做决定。

b. 胰岛素治疗：胰岛素治疗剂量和用法同糖尿病酮症酸中毒的治疗。

c. 纠正电解质及酸碱平衡失调：经补液有尿后开始补钾，具体方法参考糖尿病酮症酸中毒的治疗。

d. 其他：处理诱发病和防止并发症。

（3）低血糖昏迷的紧急治疗

①自救：一旦患者确认出现低血糖的症状，应立即进食含 20～30g 糖类的食物或口服糖水，而不必于每次发作时均检测血糖。在不能确认低血糖时，应行快速血糖检测或去附近医院急诊。若患者低血糖严重而不能自救时，应由亲友帮助进食糖果或含糖食物，丧失吞咽功能而备有高血糖素者可由亲友注射 1mg 高血糖素。若自救未能好转或低血糖严重，有意识不清、抽搐、胸痛、低血压等症状，均应送医院急诊救治。

②院内抢救：凡可疑低血糖症患者，在留取标本和（或）快速血糖测定后均应立即补充葡萄糖，若低血糖症状迅速缓解或昏迷者意识转清醒，均是低血糖症的有力证据。通常用 50% 葡萄糖溶液 40ml 静脉注射，为防止低血糖再发，需继续静脉滴注 10% 葡萄糖溶液维持。氯磺丙脲或格列本脲所致低血糖，补糖

至少持续 2～3 天。对静脉注射困难者，应立即肌内注射或皮下注射高血糖素 1mg（儿童 15μg/kg），此后再设法建立静脉通路。通常高血糖素注射后 10～15 分钟可见血糖浓度上升，升糖作用持续 1～2 小时。

③缓解期治疗：低血糖纠正后要及时治疗各种可能出现的并发症。调整胰岛素或口服降糖药剂量。祛除诱因，防止低血糖再发。

5. 糖尿病的三级预防制度　2 型糖尿病一级预防的目标是预防 2 型糖尿病的发生；二级预防的目标是在已诊断的 2 型糖尿病患者中预防糖尿病并发症的发生；三级预防的目标是减少已发生的糖尿病并发症的进展、降低致残率和死亡率，并改善患者的生存质量。

（1）一级预防——预防糖尿病的发生

①一般人群：加强宣传糖尿病知识，如糖尿病的定义、症状、体征、常见的并发症以及危险因素；提倡健康的行为，如合理饮食、适量运动、戒烟限酒、心理平衡；定期检查，一旦发现有糖耐量受损（IGT）或空腹血糖受损（IFG），及早实行干预。

②重点人群：年龄≥45 岁；体重≥正常体重的 115% 或体质量指数（BMI）≥25kg/m² 者；有糖尿病家族史者；以往有糖耐量受损或空腹血糖受损者；有高密度脂蛋白胆固醇降低和（或）高三酰甘油血症者；有高血压和（或）心脑血管病变者。年龄≥30 岁的妊娠妇女；有妊娠糖尿病病史者；有曾分娩大婴儿（出生时体重≥4kg）者；有不能解释的滞产者；有多囊卵巢综合征的妇女；常年不参加体力活动者。使用一些特殊药物者，如糖皮质激素、利尿药等。生活方式干预，相对中等程度地纠正生活方式就会产生效益，如每天主食减少 2～3 两；每周运动增加 150 分钟；体重减少 5%～7%；改变生活方式的目标，使体质量指数达到或接近 24kg/m² 或减少 5%～7%；每天减少总热量 400～500cal；饱和脂肪酸摄入占总脂肪酸摄入<30%；每周体力活动增加到 250～300 分钟。

（2）二级预防——预防糖尿病并发症。防治糖尿病并发症的关键是尽早地发现糖尿病，尽可能地控制和纠正患者的高血糖、高血压、血脂紊乱和肥胖以及吸烟等致并发症的危险因素。

对 2 型糖尿病患者定期进行糖尿病并发症以及相关疾病的筛查，了解患者有无糖尿病并发症以及有关的疾病或代谢紊乱，如高血压、血脂紊乱或心脑血管疾病等，以加强相关的治疗措施，全面达到治疗的目标。

①代谢控制和治疗的目标：对所有糖尿病患者，加强糖尿病并发症教育，如并发症的种类、危害性、严重性及其危险因素等和预防措施等。

在糖尿病治疗方面，强调：非药物治疗的重要性；饮食治疗是基础治疗，对于每例糖尿病患者，都应确立血糖控制目标；1 型糖尿病患者应尽早地开始行胰岛素治疗，在加强血糖监测的基础上，控制好全天的血糖。同时，注意保护残存的胰岛 B 细胞功能。必须强调糖尿病治疗要全面达标，即除了血糖控制满意外，还要求血脂、血压正常或接近正常，体重保持在正常范围，并有良好的精神状态。

血压的控制和血脂紊乱的纠正以及戒烟等至关重要。

②加强糖尿病教育，使患者掌握有关知识：积极开展和推广自我血糖监测技术，教会患者如何监测血糖以及监测的频度，对应用胰岛素治疗的患者，应学会自己调整胰岛素用量的方法。

③糖尿病并发症筛查：对于新发现的糖尿病患者，尤其是 2 型糖尿病患者，应尽可能早地进行并发症筛查，以尽早发现和处理。

（3）三级预防——减少糖尿病的致残率和死亡率。

①严格控制血糖和血压，降低糖尿病患者的病死率和致残率。

②控制并发症：通过有效的治疗，慢性并发症的发展在早期是可能终止或逆转的。预防失明，预防肾衰竭，防止严重的周围神经病变，积极治疗糖尿病足。

（五）转诊（掌握）

糖尿病在经过基层医院的上述综合治疗后，血糖控制不理想者；患者病情不清，现有糖尿病治疗方案失效者；出现严重慢性并发症者治疗效果欠佳，症状及病情进一步加重者；出现急性并发症，基层医院在不具备血糖等生化指标监测的情况下，都应将糖尿病伴急性代谢紊乱患者转诊，以接受上级医院的进一步治疗。

六、血脂异常

（一）概述（熟悉）

血脂异常是指循环血液中的脂质或脂蛋白的组成成分浓度异常。主要指血浆内的总胆固醇（TC）和三酰甘油（TG）、低密度脂蛋白–胆固醇（LDL-C）升高和高密度脂蛋白–胆固醇（HDL-C）降低。血脂虽仅占全身脂类的极小部分，但因其与动脉粥样硬化的发生、发展有密切关系，故备受公众关注。血脂异常在我国已不少见，据调查成人中血总胆固醇或三酰甘油升高者占 10%～20%，甚至儿童中也有近 10% 者血脂升高，而且发生率还有逐渐上升的趋势，这与我国人民的生活水平明显提高、饮食习惯发生改变等原因有密切关系。

低密度脂蛋白胆固醇增高及高密度脂蛋白胆固醇降低，是动脉粥样硬化和心脑血管疾病的重要危险因素。三酰甘油明显升高易诱发急性胰腺炎。

中国成人血脂异常的分层标准见表14-21。

表14-21　中国ASCVD一级预防血脂合适水平和异常分层标准［mmol/L（mg/dl）］

分层	TC	LDL-C	HDL-C	非HDL-C	TG
理想水平		＜2.6（100）		＜3.4（130）	
合适水平	＜5.2（200）	＜3.4（130）		＜4.1（160）	＜1.7（150）
边缘升高	≥5.2（200）＜6.2（240）	≥3.4（130）＜4.1（160）		≥4.1（160）＜4.9（190）	≥1.7（150）＜2.3（200）
升高	≥6.2（240）	≥4.1（160）		≥4.9（190）	≥2.3（200）
降低			＜1.0（40）		

注：ASCVD. 动脉粥样硬化性心血管疾病；TC. 总胆固醇；LDL-C. 低密度脂蛋白胆固醇；HDL-C. 高密度脂蛋白胆固醇；非HDL-C. 非高密度脂蛋白胆固醇；TG. 三酰甘油

（二）治疗原则与预防（掌握）

1. 治疗原则　治疗血脂异常的目的是防控急性心脑血管疾病，减低心肌梗死、缺血性脑卒中和冠状动脉粥样硬化性心脏病死亡风险。**治疗的主要原则是：**①临床上应根据个体ASCVD危险程度，决定是否启动药物调脂治疗。②将降低LDL-C水平作为防控ASCVD危险的首要干预靶点，非HDL-C可作为次要干预靶点。③调脂治疗需设定目标值。极高危者LDL-C<1.8mmol/L，高危者LDL-C<2.6mmol/L，中危和低危者LDL-C<3.4mmol/L。④LDL-C基线值较高，不能达目标值者，LDL-C至少降低50%。极高危患者LDL-C基线在目标值以内者，LDL-C仍应降低30%左右。⑤临床调脂达标，首选他汀类调脂药物，起始宜应用中等强度他汀治疗，根据个体降胆固醇疗效和耐受情况，适当调整剂量，若胆固醇水平不能达标，与其他调脂药物联合使用。

2. 治疗措施

（1）非药物治疗：血脂异常明显受饮食及生活方式的影响，饮食治疗和生活方式改善是治疗血脂异常的基础措施。无论是否进行药物调脂治疗，都必须坚持控制饮食和改善生活方式。良好的生活方式包括坚持心脏健康饮食、规律运动、远离烟草和保持理想体重。生活方式干预是一种最佳成本/效益比和风险/获益比的治疗措施。

①合理饮食：建议每日摄入糖类占总能量的50%～65%。选择使用富含膳食纤维和低升糖指数的糖类替代饱和脂肪酸，每日饮食应包含25～40g膳

食纤维（其中 7～13g 为水溶性膳食纤维）。糖类摄入以谷类、薯类和全谷物为主。

②控制体重：肥胖是血脂代谢异常的重要危险因素。血脂代谢紊乱的超重或肥胖者的能量摄入应低于身体能量消耗，以控制体重增长，并争取逐渐减少体重至理想状态。减少每日食物总能量（减少 300～500kcal/d，1kcal＝4.18kJ），改善饮食结构，增加身体活动，可使超重和肥胖者体重减少 10% 以上。维持健康体重（BMI20.0～23.9kg/m²），有利于血脂控制。

③身体活动：建议每周 5～7 天、每次 30 分钟中等强度代谢运动。对于ASCVD 患者应先进行运动负荷试验，充分评估其安全性后再进行身体活动。

④戒烟：完全戒烟和有效避免吸入二手烟，有利于预防 ASCVD，并升高HDL-C 水平。可以选择戒烟门诊、戒烟热线咨询以及药物来协助戒烟。

⑤限制饮酒：中等量饮酒（男性每天 20～30g 乙醇，女性每天 10～20g乙醇）能升高 HDL-C 水平。但即使少量饮酒也可使高三酰甘油血症患者三酰甘油水平进一步升高。饮酒对于心血管事件的影响尚无确切证据，提倡限制饮酒。

（2）调脂药物治疗：非药物治疗不能达标者，应考虑药物治疗。

治疗原则：①他汀类药物是血脂异常药物治疗的基石；②推荐将中等强度的他汀作为中国血脂异常人群的常用药物；③他汀不耐受或胆固醇水平不达标者或严重混合型高脂血症者，应考虑调脂药物的联合应用；④注意观察调脂药物的不良反应。对于严重的高脂血症，常需多种调脂药联合应用，才能获得良好疗效。

①他汀类：能显著降低血清三酰甘油、低密度脂蛋白胆固醇和载脂蛋白 B（Apo B）水平，也能降低血清三酰甘油水平和轻度升高高密度脂蛋白胆固醇水平。他汀类药物问世在人类 ASCVD 防治史上具有里程碑式的意义。

适应证：他汀类药物适用于高胆固醇血症、混合型高脂血症和 ASCVD患者。

禁忌证：过敏、活动性肝病或无法解释的肝酶持续升高者禁忌使用。

注意事项：轻、中度肾功能不全者，无须调整剂量；严重肾功能不全者慎用；大量饮酒、有肝病史者慎用；ALT、AST 升高至正常 3 倍以上时停药；出现肌痛、肌酸激酶升高 10 倍以上时应考虑肌病，须立即停药。

不良反应：常见腹泻、腹胀、眩晕、头痛、恶心、皮疹；罕见肌痛、肌炎，严重者可出现横纹肌溶解（肌肉疼痛、发热、乏力、肌红蛋白尿）。

常用他汀类药物降低胆固醇的强度见表 14-22。

表 14-22　他汀类药物降胆固醇强度

降胆固醇强度	药物及其剂量
高强度（每日剂量可降低 LDL-C ≥ 50%）	阿托伐他汀 40 ～ 80mg[a] 瑞舒伐他汀 20mg
中等强度（每日剂量可降低 LDL-C 25% ～ 50%）	阿托伐他汀 10 ～ 20mg 瑞舒伐他汀 5 ～ 10mg 氟伐他汀 80mg 洛伐他汀 40mg 匹伐他汀 2 ～ 4mg 普伐他汀 40mg 辛伐他汀 20 ～ 40mg 洛伐他汀 1.2g

注：a. 阿托伐他汀 80mg 国人经验不足，请谨慎使用

②贝特类：能降低血清三酰甘油水平和升高高密度脂蛋白胆固醇水平。常用的贝特类药物有非诺贝特，每次 0.1g，每天 3 次；微粒化非诺贝特，每次 0.2g，每天 1 次；吉非贝齐，每次 0.6g，每天 2 次；苯扎贝特，每次 0.2g，每天 3 次。

常见不良反应与他汀类药物类似，包括肝毒性、肌肉毒性和肾毒性等，血清肌酸激酶和 ALT 水平升高的发生率均 <1%。

③烟酸类：具有降低胆固醇、低密度脂蛋白胆固醇和三酰甘油以及升高高密度脂蛋白胆固醇的作用。缓释片常用量为每次 1～2g，每天 1 次。建议从小剂量（0.375～0.5g/d）开始，睡前服用；4 周后逐渐加量至最大常用剂量。

最常见的不良反应是颜面潮红，其他有肝损害、高尿酸血症、高血糖、棘皮症和消化道不适等，慢性活动性肝病、活动性消化性溃疡和严重痛风者禁用。

第六节　精神、神经系统

一、脑血管疾病

（一）短暂性脑缺血发作

1. 概述（常见病因）（熟悉）　短暂性脑缺血发作（transient ischemic attack，TIA）是颈动脉或椎 – 基底动脉系统的短暂性供血不足，临床表现为短暂性、局限性脑功能缺失或视网膜功能障碍，可反复发作。每次发作持续时间通常在 10～20 分钟，多在 1 小时内缓解，最长不超过 24 小时，不遗留神经功能缺损症状。

2. 临床表现（掌握）

（1）一般特点：本病好发年龄为 50～70 岁，男性多于女性，患者多有高血压、动脉粥样硬化、糖尿病等脑血管病危险因素。突然发作，历时短暂，可在安静或活动时突然起病，症状发展中高峰多在 2 分钟内，一般不超过 5 分钟，常反复发作，每次发作神经症状基本相同，持续时间短暂。

（2）临床表现取决于受累血管的分布，见表 14-23。

表 14-23　短暂性脑缺血发作临床表现与血管分布

受累血管		临床表现
颈内动脉系统	颈内动脉主干	眼动脉交叉瘫——患侧单眼一过性黑蒙、失明和（或）对侧偏瘫及感觉障碍 Horner 交叉瘫——患侧 Horner 综合征、对侧偏瘫
	大脑中动脉	对侧肢体的单瘫、轻偏瘫、面瘫和舌瘫，可伴有偏身感觉障碍和对侧同向偏盲。优势半球受损常出现失语和失用，非优势半球受损可出现空间定向障碍
	大脑前动脉	人格障碍和情感障碍，对侧下肢无力
椎 - 基底动脉		眩晕、平衡障碍、眼球运动异常、复视。可有单侧或双侧面部、口周麻木，单独出现或伴有对侧肢体瘫痪、感觉障碍。特殊表现为跌倒发作、短暂性全面遗忘、双眼视力障碍发作

3. 诊断（鉴别诊断）（掌握/熟悉）

（1）病史：由于短暂性脑缺血发作时间短，多数患者就诊时已无症状和体征。诊断主要依据患者和家属提供的病史。若中、老年患者出现突然的、短暂的、局灶性神经功能缺失发作，历时数分钟或数小时，在 24 小时内完全恢复者，应考虑 TIA 可能。

（2）CT 和 MRI 检查：一般无异常发现，部分患者可见陈旧性梗死灶。MRA 可以发现血管狭窄，弥散加权成像和灌注加权成像可发现脑局部缺血性改变。TCD 和脑彩色超声检查可发现颅内大动脉狭窄所致血流速度改变。

（3）鉴别诊断

①局灶性癫痫：一般表现为皮质刺激性症状，可出现肢体抽搐或麻木，仅数秒至数分钟，常按皮质的功能区一处开始向周围扩展。脑电图异常，并有脑器质性病灶。

②梅尼埃病：发病年龄多在 50 岁以下，表现为发作性眩晕、恶心及呕吐，但每次发作时间超过 24 小时。除眼球震颤外，无其他神经系统定位体征。

③心脏疾病：如阿 - 斯综合征等，可因阵发性脑缺血而出现头晕、晕倒和

意识丧失，但常无神经系统局灶性症状和体征，动态心电图可有异常发现。

④精神因素：见于神经症、严重的焦虑症等神经功能紊乱。

⑤偏头痛视觉先兆：青春期发病，有闪光、亮点等短暂视觉症状后有头痛而非肢体无力。

4. 治疗原则及预防（掌握） 反复 TIA 发作是脑梗死的先兆，因此，TIA 必须紧急治疗，目的是预防其发展为脑梗死。

（1）TIA 短期卒中风险评估：常用的 TIA 危险分层工具为 ABCD^2 评分（见表 14-24）。

表 14-24　ABCD^2 评分

项目	TIA 的临床特征	得分
年龄（A）	> 60 岁	1
血压（B）	收缩压 > 140mmHg 或舒张压 > 90mmHg	1
临床症状（C）	单侧无力	2
	不伴无力的言语障碍	1
症状持续时间（D）	> 60 分钟	2
	10 ~ 59 分钟	1
糖尿病	有	1

症状发作在 72 小时内，并存在以下情况之一者，建议入院治疗：①ABCD^2 评分 > 3 分；②ABCD^2 评分 0 ~ 2 分，但门诊不能在 2 天之内完成 TIA 系统检查；③ABCD^2 评分 0 ~ 2 分，并有其他证据提示症状有局灶缺血造成，如 DWI 已显示对应小片状缺血灶。

（2）药物治疗：见表 14-25。

表 14-25　TIA 的药物治疗

治疗项目	适应证	治疗方法
抗血小板治疗	非心源性栓塞性 TIA 有卒中危险因素的 TIA 患者	①卒中高风险患者（如 TIA 或小卒中发病 1 个月内）：小剂量阿司匹林 + 氯吡格雷；②一般单独使用：阿司匹林或氯吡格雷或小剂量阿司匹林或双嘧达莫缓释片
抗凝治疗	心源性栓塞性 TIA 频发发作的 TIA 椎 - 基底动脉系统 TIA 抗血小板治疗无效的 TIA	先短期使用肝素后改为华法林口服抗凝药治疗；卒中高风险的 TIA 患者，选用半衰期较短的肝素；心瓣膜置换者，口服抗凝药 + 小剂量阿司匹林或双嘧达莫

续表

治疗项目	适应证	治疗方法
扩容治疗	血流动力型 TIA	纠正低灌注
溶栓治疗	新近发生的符合传统 TIA 定义的患者，神经影像学发现有明确的脑梗死责任病灶	组织型纤溶酶原激活物（rt-PA）、尿激酶、链激酶
抗纤溶	高纤维蛋白原血症的 TIA	降纤酶、巴曲酶、蚓曲酶

（3）手术治疗：对于过去 6 个月内发生过 TIA 的患者，如果同侧无创性成像显示颈内动脉狭窄＞70% 或导管血管造影显示狭窄＞50%，且围术期并发症和死亡风险估计＜60%，则推荐行颈内动脉内膜切除术。

5. 转诊及康复（掌握） 未经治疗或治疗无效的 TIA 患者，约 1/3 患者发展为脑梗死，1/3 患者继续发作，1/3 患者可自行缓解。有条件的单位均应行 CT 检查。对于初次短暂发作或近 1～2 周频繁发作的患者，为了预防以后再发或发生脑梗死，需要转院进一步查找病因。

（二）脑梗死

脑梗死（cerebral infarction）又称缺血性脑卒中（cerebral ischemic stroke），是指各种原因引起的脑部血液供应障碍，使局部脑组织发生不可逆性损害，导致脑组织缺血、缺氧性坏死，从而出现相应神经功能缺损的一类临床综合征。脑梗死是卒中最常见的类型，占 70%～80%。目前临床常用的分型方法是按发病机制将脑梗死分为脑血栓形成、脑栓塞、腔隙性脑梗死及分水岭梗死等。

1. 概述（常见病因）（熟悉）

（1）脑血栓形成：是脑梗死常见的类型，动脉粥样硬化是本病的根本病因，因此，**脑血栓**形成主要指动脉粥样硬化性脑梗死。

（2）脑栓塞：各种栓子随血流进入颅内动脉使血管腔急性闭塞或严重狭窄，引起相应供血区脑组织发生缺血坏死及功能障碍的一组临床综合征。可分为心源性栓子（心房颤动、风湿性心脏病、冠状动脉粥样硬化性心脏病、心肌梗死、亚急性细菌性心内膜炎等）、非心源性栓子（颅内外动脉粥样硬化斑块脱落、空气、脂肪滴等）、来源不明栓子 3 种。

（3）腔隙性脑梗死：是指大脑半球或脑干深部的小穿通动脉在长期高血压等危险因素基础上，血管壁发生病变，最终血管闭塞，导致供血动脉脑组织发生缺血性坏死（其梗死灶直径＜1.5～2.0cm），从而出现相应神经功能缺损的一系列综合征。

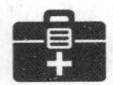

2. 临床表现（掌握）

（1）脑血栓形成：动脉粥样硬化性脑梗死多见于中、老年人，动脉炎性脑梗死以中、青年多见。常在睡眠或安静中发病，部分患者可有 TIA 前驱症状如肢体麻木、无力等，局灶性体征多在发病后 10 余小时或 1～2 日达到高峰，临床表现取决于脑梗死的大小和部位。患者一般意识清楚，当发生基底动脉血栓或大面积脑梗死时，可出现意识障碍，甚至危及生命。

（2）脑栓塞：可发生于任何年龄，以青壮年多见。多在活动中急骤起病，无前驱症状，局灶性神经体征在数秒至数分钟达到高峰，多表现为完全性卒中。大多数患者伴有风湿性心脏病、冠状动脉粥样硬化性心脏病和严重心律失常等，或存在心脏手术、长骨骨折、血管内介入治疗等栓子来源病史。有些患者同时并发肺栓塞、肾栓塞、肠系膜栓塞和皮肤栓塞等疾病表现。意识障碍有无取决于栓塞血管的大小和梗死的面积。

（三）腔隙性脑梗死

多见于中、老年患者，男性多于女性，50% 以上的患者有高血压病史，突然或逐渐起病，出现偏瘫或偏身感觉障碍等局灶症状。通常症状较轻、体征单一、预后较好，一般无头痛、颅高压和意识障碍等表现，许多患者并不出现临床症状而由头颅影像学检查发现。可分为纯运动性偏瘫、纯感觉性卒中、共济失调性轻偏瘫、构音障碍 – 手笨拙综合征、感觉运动性卒中。

3. 诊断（掌握）

（1）上述典型的临床表现。

（2）影像学检查

①CT 或 MRI 可显示梗死灶的形态、部位、大小、数目及有无出血、水肿、移位、脑萎缩等改变。起病最初几小时内 CT 图像可无改变或仅见病变区脑沟消失，或大脑外侧裂变窄。CT 在发病 24～48 小时后可显示梗死区边界不清的低密度灶，2 周后，由于水肿消退和侧支循环建立，梗死区可以呈等密度灶，5 周后，梗死灶边缘清晰，密度同脑脊液。MRI 在发病数分钟 DWI 即可显示高信号，发病 6～12 小时后可显示 T_1 低信号，T_2 高信号。

②脑多普勒可示血流速度及频谱形态异常，狭窄段血流速度增高，近端流速减低，完全闭塞则受累血管信号消失。脑血管造影可显示阻塞血管的部位及范围。颈内动脉、颞动脉、锁骨下动脉触诊有搏动减弱、变硬及压痛。颈部血管听诊有杂音。

③血液检查多有血脂增高而高密度脂蛋白降低，血糖高。

④脑脊液一般正常，出血性脑梗死可有脑压升高及红细胞增多。

4. 鉴别诊断（熟悉）（见表 14-26）

表 14-26　几种常见类型脑血管病的鉴别诊断

项目	TIA	脑梗死	脑出血	蛛网膜下腔出血
发病年龄	老年多见	多在 60 岁以上	多在 60 岁以下	不定
起病状态	突然发作，每次发作持续数分钟至数小时，24 小时内完全恢复	安静或睡眠中	动态起病（活动中或情绪激动）	活动、情绪激动时发病
起病速度	突然起病	10 余小时或 1～2 天症状达到高峰	10 分钟至数小时症状达到高峰	急（数分钟）
全脑症状	轻或无	轻或无	头痛、呕吐、嗜睡、打哈欠等颅高压症状	剧烈头痛和呕吐
意识障碍	无或较轻	无或较轻	多见且较重	无意识障碍或有谵妄
神经体征	单侧肢体无力或轻度偏瘫	多为非均等性偏瘫（大脑中动脉主干或皮质支）	多为均等性偏瘫（基底核区）	明显脑膜刺激征
CT 检查	可有（或无）小的低密度区	脑实质内低密度病灶	脑实质内高密度病灶	蛛网膜下腔或脑室内高密度区

5. 治疗原则及预防（掌握）

（1）一般治疗：主要是对症治疗，维持生命体征和处理并发症。注意水、电解质平衡，起病 24～48 小时后仍不能自己进食者，应予以鼻饲以保证营养供应。注意调整血压，使其不可过高或过低而影响局部脑血流量。脑卒中患者急性期易发生呼吸道、泌尿道感染，应予以注意；高龄和重症患者急性期易发生应激性溃疡，应常规静脉予以抗溃疡治疗。

（2）控制脑水肿：脑水肿于发病后 3～5 天达到高峰，可给予 20% 甘露醇、呋塞米降低颅内压。

（3）改善脑循环

①溶栓治疗：脑梗死发病 4.5 小时内的患者可行组织型纤溶酶原激活物（rt-PA）、尿激酶等溶栓治疗，但需要严格掌握适应证及禁忌证，以防止发生颅内出血等并发症。因此必须强调在有条件的医院，专业医师慎重选择合适病例，并征得患者家属同意后，才能采用。

②抗血小板聚集治疗：常规药物包括阿司匹林、氯吡格雷等，该疗法对已

经形成的血栓没有直接溶解作用。可以适用于进展性卒中，尤其是椎－基底动脉的血栓、TIA等，能预防血栓的进一步形成。

③抗凝治疗：常用药物有肝素、华法林等，急性期不宜应用。

（4）脑保护治疗：再通与脑保护相结合的治疗是医治脑梗死最有效的方法，常用的脑保护治疗药物有胞磷胆碱、奥拉西坦、细胞色素C等。

（5）外科治疗：对于大脑半球的大面积脑梗死，可施行开颅减压术和（或）部分脑组织切除术。较大的小脑梗死，尤其是影响到脑干功能或引起脑脊液循环阻塞的，可行颅后窝开颅减压术和（或）直接切除部分梗死的小脑，以解除脑干压迫，伴有脑积水或具有脑积水危险的患者应进行脑室引流。动脉血管内介入疗法与溶栓的结合也越来越受到重视。

（6）康复治疗：生命体征平稳后，宜早期系统个体化进行康复治疗，有助于神经功能恢复、降低致残率。

6. 转诊及康复（掌握） 基层医院与上级医院应建立"双向转诊"机制，对于病情严重的患者，进行初步处理后应及时转至上级医院行进一步治疗，最大限度地提高治愈率，减少致残和死亡。尤其是大面积脑梗死导致颅内压升高、脑疝，危及生命时，可转院行开颅取骨瓣减压术。

（三）脑出血

1. 概述（常见病因）（熟悉） 脑出血是指非外伤性脑实质出血。在高血压和脑血管病变的基础上，由于突然精神刺激或体力活动增强，使血压进一步升高超过血管的承受能力，引起血管破裂而致脑出血。虽然脑出血的发病率低于脑梗死，但其致死率却高于后者，急性期病死率为30%～40%。

脑出血的最主要病因是高血压脑内细小动脉的硬化以及导致脑动脉管壁薄弱的其他疾病，如动脉瘤、脑动脉畸形、淀粉样脑血管病、动脉炎等。血液病如白血病、血小板减少症、血友病也可以引起脑出血。颅内肿瘤生长破坏脑血管则可引起瘤卒中。

2. 临床表现（掌握）

（1）一般情况：50岁以上发病多见，多有高血压和动脉粥样硬化病史，常在体内活动或情绪激动时发病。急骤起病，病情进展迅速，常在数分钟到数小时达到高峰。前驱症状一般不明显。发病后多有血压明显升高，由于颅内压升高，常有头痛、呕吐和不同程度的意识障碍，如嗜睡和昏迷等。

（2）基底核区出血：为脑出血最常见的类型，约占70%。包括壳核出血、丘脑出血和尾状核头部出血（表14-27）。

表 14-27　壳核出血与丘脑出血的鉴别

项目	壳核出血	丘脑出血
分型	内囊外侧型	内囊内侧型
发生率	占脑出血的 50%～60%	占脑出血的 10%～15%
破裂血管	豆纹动脉	丘脑膝状体动脉、丘脑穿通动脉
"三偏"症状	病灶对侧偏瘫、偏身感觉缺失、同向性偏盲	病灶对侧偏瘫、偏身感觉障碍、偏盲
眼部症状	双眼球向病灶对侧同向凝视不能	双眼会聚凝视鼻尖，上视障碍是丘脑出血的特征
优势半球	优势半球受累可有失语	优势侧丘脑出血可有丘脑性失语、精神障碍
意识障碍	相对较轻	相对较重

　　尾状核头部出血较少见，多由高血压动脉粥样硬化和血管畸形破裂所致，一般出血量不大，多经侧脑室前角破入脑室。常有头痛、呕吐、颈强、精神症状，神经系统缺损症状并不多见。临床表现酷似蛛网膜下腔出血。

　　（3）其他类型脑出血：见表 14-28。

表 14-28　其他类型脑出血

项目	脑叶出血	脑桥出血	小脑出血	脑室出血
发生率	占脑出血的 5%～10%	占脑出血的 10%	占脑出血的 10%	占脑出血的 3%～5%
破裂血管	相应部位支配血管	基底动脉脑桥支	小脑上动脉分支	脉络丛血管、室管膜下动脉
临床表现	相应脑叶受累的临床症状，以顶叶出血最常见，其次为颞叶、枕叶、额叶，也有多发脑叶出血的病例	小量出血无意识障碍，表现为交叉性瘫痪、共济失调性偏瘫、两眼向病灶侧凝视麻痹。大量出血时迅速昏迷、双侧针尖样瞳孔、呕吐咖啡色胃内容物	常有头痛、呕吐，眩晕和共济失调明显，起病突然，可伴有枕部疼痛。暴发型患者可突然昏迷，在数小时内迅速死亡	常有头痛、呕吐，严重者出现意识障碍如深昏迷、脑膜刺激征、针尖样瞳孔、眼球分离斜视或浮动、四肢迟缓性瘫痪及去脑强直、高热、呼吸不规则、脉搏和血压不稳定等症状

3. 诊断（掌握）

　　（1）病史：中、老年患者在活动中或情绪激动时突然发病。

　　（2）临床表现：迅速出现局灶性神经功能缺损症状＋颅内压增高症状（头痛、呕吐）。

（3）影像学检查

①头CT：是确诊脑出血最可靠的检查方法，能明确出血部位、出血量以及是否破入脑室或蛛网膜下隙等，也可以显示脑水肿、脑移位。临床一旦怀疑脑出血应立即行头CT检测，对指导治疗和预后具有重要价值。

②头MRI：在脑干和小脑出血时有时因为骨质伪影与部分溶剂效应的干扰，使CT显示不清时可行MRI检查。并能够分辨4~5周后CT不能辨认的脑出血，区别陈旧性脑出血与脑梗死，显示血管畸形流空现象。可根据血肿信号的动态变化判断出血时间。超急性期血肿为T_1低信号，T_2高信号与脑梗死不易鉴别。急性期（2~48小时）T_1等信号、T_2低信号；亚急性期（3天至3周），T_1、T_2均呈高信号；慢性期（3周以上），呈T_1低信号、T_2高信号。

③CTA、MRA、DSA：仅适用于需要查明脑出血的确切病因者。

4. 鉴别诊断（熟悉）

（1）脑梗死：特别是脑梗死与脑出血相鉴别。

脑梗死具有如下特点：常为动脉粥样硬化性，多在安静时发病，起病较缓慢，多无头痛或呕吐，意识清楚。真正确诊需依据头CT检查，脑梗死头CT表现为脑内低密度灶。

（2）蛛网膜下腔出血：可发生于任何年龄，以突然发生的剧烈头痛为特点，颈强，脑膜刺激征阳性。无明确定位体征，但仍依据头CT鉴别。

（3）内科疾病如药物中毒、低血糖、糖尿病高渗性昏迷所致的意识障碍。除根据这些疾病故有的病史、症状、体征和实验室检查结果外，头CT检查结果具有重要的鉴别诊断价值。

5. 治疗原则及预防（掌握）

（1）一般治疗：患者需卧床，保持安静。重症者须密切观察体温、脉搏、呼吸和血压等生命体征，尤其需要注意瞳孔和意识变化。并同时注意气道的通畅，必要时行气管切开。动脉血氧饱和度应达到90%以上。意识障碍或消化道出血者禁食后放置胃管。

（2）控制脑水肿：①20%甘露醇125~250ml，30分钟内静脉滴注完毕，每8~12小时1次。②甘油果糖250ml，每日1~4次或与甘露醇交替静脉滴注。③呋塞米20mg，静脉注射，每日3次，一般必要时应用。

（3）控制血压：脑出血多由高血压动脉硬化引起，因此脑出血患者一般血压都高，甚至比平时还高，这是因为颅内压增高时可以保证脑组织供血的代偿反应，因此一般不轻易使用降压药。当血压≥200/110mmHg时，应行降压治疗。

（4）止血药及凝血药：止血药物如氨基乙酸、氨甲苯酸、巴曲酶等对高血压动脉硬化出血无效。如果有凝血障碍，可针对性给予止血药物治疗。

（5）神经细胞营养药：使用此类药物的目的是在疾病早期保护受损的神经细胞。

（6）手术治疗：手术目的在于清除血肿，缓解颅内高压，解除血肿对脑组织的机械压迫。适应证为①基底核区中等量以上的出血（壳核出血≥30ml，丘脑出血≥15ml）。②小脑出血≥10ml或出血灶直径≥3cm，或合并明显脑积水。③重症脑室出血（脑室铸型）。④合并脑血管畸形、动脉瘤等血管病变。

6. 转诊及康复（掌握） 脑出血症状及恢复取决于出血部位、出血量及是否有合并症。出血量小的轻型脑出血经治疗后可明显好转，多数患者可恢复正常生活。出血量大的重症脑出血，尤其是脑干出血、小脑出血等死亡率高，多在发病后数小时至数天因脑疝死亡。如合并上消化道出血、呼吸系统感染等并发症则死亡率更高。

对于脑出血患者，应明确脑出血病因，并根据出血部位、出血量、是否有严重合并症进行下一步转院治疗。

（四）蛛网膜下腔出血

1. 概述（常见病因）（熟悉）

（1）定义及分类：蛛网膜下腔出血是指各种原因引起的出血流入蛛网膜下隙的统称。临床上将蛛网膜下腔出血分为自发性蛛网膜下腔出血和外伤性蛛网膜下腔出血两大类。由于脑底部或脑表面血管破裂，血液流入蛛网膜下隙者称为**原发性蛛网膜下腔出血**；因脑实质出血，血液穿破脑组织流入蛛网膜下隙者称**继发性蛛网膜下腔出血**。

（2）蛛网膜下腔出血的常见病因

①先天性动脉瘤：是最常见的病因，占51%，囊状最常见，25%为多发性，好发于Willis环分叉处。

②血管畸形：占6%，常发生在大脑中动脉、大脑前动脉供血区表面。

③高血压动脉硬化：占15%。

④动脉炎：可由各种感染引起，如化脓性动脉炎、结核性动脉炎、病毒性动脉炎、真菌性动脉炎等所致。

⑤血液病：如白血病、血友病、恶性贫血、再生障碍性贫血、血小板减少性紫癜等。

⑥肿瘤破坏血管。

⑦风湿性疾病：如结节性多动脉炎、系统性红斑狼疮、过敏性紫癜、急性

风湿热等。

⑧原因不明：约占 20%。

2.临床表现（掌握）

（1）起病形式：本病青壮年多见，绝大多数（90%）突然起病，多在体力活动或紧张状态下发病。

（2）发病诱因：发病前多数患者有剧烈活动诱因，如情绪激动、用力排便等。

（3）头痛：是本病的主要症状和常见的首发症状，表现为突然发生的剧烈全头痛或先局部头痛，很快波及全头，常伴恶心、呕吐；头痛位于一侧者，血管破裂在该侧；老年人可无头痛或程度轻，这与老年人常有脑萎缩、颅腔内空隙相对较大及痛阈增高有关。10%～20% 的患者可有剧烈头痛、恶心呕吐、视盘水肿**颅高压增高的三联征**。

（4）意识障碍：这也是本病的主要症状和常见的首发症状，可以以意识障碍突然起病，多提示出血量较大，一般多在发病当时有数分钟的意识丧失，以后意识清醒，但出现躁动、不安、谵妄；出血量大者昏迷时间长，老年患者更易发生不同程度的意识障碍。

（5）脑膜刺激征：是本病的主要体征，表现为颈强直、Kernig 征和Brudzinski 征阳性，这是由于血液刺激脑膜所致。少数患者在病初数小时或深昏迷者可无此征，老年患者亦可脑膜刺激征较轻。

（6）视力及视野障碍：蛛网膜下腔出血可沿神经鞘延伸，眼底改变可见视网膜前及玻璃体膜下有片状出血。当颈内动脉海绵窦段、颈内动脉与后交通动脉连接处及大脑后动脉起始处的动脉瘤破裂，可引起动眼神经瘫。

（7）偏瘫和感觉障碍：少数患者可有血液流入脑实质，形成脑内血肿时可出现对侧不同程度的偏瘫和感觉障碍。

（8）心电图改变：最常见的是出现高耸或反相 U 波，其次为 ST 段异常，这些改变是由于丘脑下部损害，儿茶酚胺和皮质类固醇分泌增加所致。

（9）并发症

①再出血：是蛛网膜下腔出血的主要急性并发症，患者病情稳定后突发剧烈头痛、呕吐、痫性发作、昏迷甚至去脑强直发作，颈强、Kernig 征加重；脑脊液呈血性。20% 的患者病后 10～14 天发生再出血，则死亡率增加 1 倍。

②脑血管痉挛：临床上所见主要是迟发性血管痉挛，发生高峰在蛛网膜下腔出血 10～14 日，有 25% 的患者可发生，是死亡和伤残的重要原因，表现为意识障碍加重，颅内压增高，脑脊液或 CT 检查未发现再出血，有偏瘫等定位

体征，病理征阳性，CT可见梗死灶。DSA或TCD检查可见脑动脉痉挛的证据。

③脑积水：急性梗阻性脑积水多见于急性期，患者病情突然恶化，出现头痛、呕吐、意识障碍加重等，腰椎穿刺见脑脊液压力明显增高，头CT检查可见脑室系统有阻塞。交通性脑积水多发生于病后2～4周，表现为智力障碍、双下肢活动障碍和大小便障碍。

3. 诊断（掌握）

（1）上述典型的临床表现：突发剧烈头痛伴恶心、呕吐，有脑膜刺激征，伴或不伴意识障碍，检查无局灶性神经系统症状。

（2）头CT检查：CT检查是诊断蛛网膜下腔出血的快速、安全的手段，应作为本病的首选方法。主要显示①脑池、脑沟及脑室内可见出血的高密度影或可见＞1.5cm的动脉瘤，在动脉瘤破裂处积血较多，但一般在5天内检查阳性率较高，阴性不能排除本病。②脑血肿。③脑积水。

（3）颅脑MRA、CTA及DSA检查：主要用于检测出血原因，确定有无动脉瘤、血管畸形及明确其部位和大小；前两者的优点为非创伤性检查，适用于老年及危重患者，DSA多采用经股动脉穿刺插管法，其优点为图像清晰，适用于怀疑脑动脉瘤及需手术治疗者。

（4）腰椎穿刺：腰椎穿刺显示血性脑脊液，腰椎穿刺检查尤其在以下情况适用，即无法行CT检查，轻度蛛网膜下腔出血而CT呈阴性表现，出血超过7天，CT难以确诊者。

（5）脑血管造影：脑血管造影是确诊动脉瘤最有价值的方法，可有阳性发现。

4. 鉴别诊断（熟悉）

（1）蛛网膜下腔出血与高血压脑出血的鉴别见表14-29。

表14-29 蛛网膜下腔出血与高血压脑出血的鉴别

项目	蛛网膜下腔出血	高血压脑出血
发病年龄	动脉瘤以40～60岁多见，动静脉畸形青少年多见，常在10～40岁发病	50～65岁多见
常见病因	动脉瘤、动静脉畸形	高血压、脑动脉粥样硬化
起病速度	急骤，数分钟症状达到高峰	数分钟至数小时症状达高峰
血压	正常或增高	通常显著增高
头痛	较常见，剧烈	常见，较剧烈
昏迷	常为一过性昏迷	重症患者持续性昏迷
局灶体征	脑膜刺激征阳性，常无局灶性体征	有偏瘫、失语等局灶性体征

续表

项目	蛛网膜下腔出血	高血压脑出血
眼底	可见玻璃体下片状出血	眼底动脉硬化，可见视网膜出血
CT检查	脑池、脑室及蛛网膜下隙高密度出血征	脑实质内高密度灶
脑脊液	均匀一致，血性	洗肉水样

（2）蛛网膜下腔出血的病因鉴别见表14-30。

表14-30　不同病因蛛网膜下腔出血的鉴别

项目	动脉瘤	动静脉畸形	动脉硬化	烟雾病	肿瘤卒中
发病年龄	40～60岁	35岁以下	50岁以上	青少年多见	30～60岁
出血前症状	无症状，少数患者动眼神经麻痹	常见癫痫发作	高血压病史	肢体麻木	颅内压增高；病灶症状
血压	正常或增高	正常	增高	正常	正常
复发出血	常见且有规律	年出血率2%	可见	可见	少见
意识障碍	多较严重	较重	较重	有轻有重	较重
脑神经麻痹	第Ⅱ～Ⅵ脑神经麻痹	无	少见	少见	颅底肿瘤可见
偏瘫	少见	较常见	多见	常见	常见
眼部症状	可见玻璃体积血	可有同向偏盲	眼底动脉硬化	少见	可有视盘水肿
CT检查	蛛网膜下隙高密度影	增强，可见颅内动静脉畸形	脑萎缩或梗死灶	脑室出血铸型或梗死灶	增强后可见脑瘤影
脑血管造影	动脉瘤和血管痉挛	动静脉畸形	脑动脉粗细不均	脑底动脉异常血管团	有时可见肿瘤染色

5. 治疗原则及预防（掌握）

（1）蛛网膜下腔出血的治疗见表14-31。

表14-31　蛛网膜下腔出血的治疗

治疗原则	措施	详细说明
一般治疗	维持生命体征稳定	如甘露醇、呋塞米等
	使用脱水药降低颅内压	
	避免用力和情绪波动，保持大便通畅	
	其他对症治疗	
预防再出血	绝对卧床休息4～6周	
	调控血压	一般应将收缩压控制在160mmHg以下
	抗纤治疗	氨基乙酸、氨甲苯酸、巴曲酶等
	破裂的动脉瘤的外科治疗和血管内治疗	动脉瘤夹闭或血管内治疗是预防再出血最有效的办法

续表

治疗原则	措施	详细说明
脑血管痉挛的防治	尼莫地平能有效减少蛛网膜下腔出血的不良结局	
脑积水的处理	急性期合并症状性脑积水者，应行脑脊液分流术治疗	
癫痫的防治	早期可预防性应用抗惊厥药物	
预防	控制危险因素	包括高血压、吸烟、酗酒等
	筛查和处理高危人群尚未破裂的动脉瘤	

6. 转诊及康复（掌握） 动脉瘤所致首次出血者约25%的患者死亡，再出血约占40%，第二次出血病死率达50%以上，脑血管畸形和动脉硬化引起者预后较好。蛛网膜下腔出血的预后与病因、出血部位、出血量、有无并发症及是否得到适当治疗有关。

对于诊断明确、年纪较小、可疑动脉瘤或动静脉畸形需手术或介入治疗的蛛网膜下腔出血患者，为了预防以后再出血者需紧急转院，进一步完善检查以查明病因。

二、癫痫

癫痫（epilepsy）是一组由大脑神经元异常放电所引起的短暂中枢神经系统功能失常为特征的慢性脑部疾病，具有发作性、短暂性、重复性和刻板性的特点。

痫性发作（epileptic seizure）是指纯感觉性、运动性和精神运动性发作，或指每次发作及每种发作的短暂过程，患者可同时有一种或几种痫性发作。

在癫痫发作中，一组具有相似症状和体征特性所组成的特定癫痫现象，统称为**癫痫综合征**。

按引起癫痫的病因可将其分为原发性（特发性）癫痫和继发性（症状性）癫痫两大类。**原发性癫痫**是指病因尚未清楚，暂时不能确定脑内有器质性病变者，药物治疗效果好；反之，脑内已有明确的致痫因素的称为**继发性癫痫**，药物疗效差。注意，继发性癫痫中有相当一部分病例临床上提示是继发性癫痫，但很难找到具体的病因，所以也称**隐源性癫痫**。临床上应重视原发性癫痫和继发性癫痫的鉴别。

（一）临床表现（掌握）

1. 分类 目前最常用的是1981年的国际分类，对临床具有指导意义。该分类将癫痫发作分为部分性发作、全身性发作、不能分类的癫痫发作三大类。

（1）部分性发作：局部起始。

①单纯部分性发作：无意识障碍，可分为部分运动性发作、部分感觉发作、自主神经性发作或精神性发作。

②复杂部分性发作：有意识障碍。

③继发泛化发作：由部分起始扩展为全面性强直－阵挛发作（GTCS）。

（2）全面性发作：双侧对称性发作，有意识障碍，包括失神发作、肌阵挛发作、强直发作、强直－阵挛发作、阵挛发作、失张力发作。

（3）不能分类的癫痫发作。

2. 临床表现的共同特征

（1）发作性：即症状突然发生，持续一段时间后迅速恢复，间歇期正常。

（2）短暂性：即发作持续时间非常短，通常为数秒或数分钟，除癫痫持续状态外，很少超过半小时。

（3）重复性：即第1次发作后，经过不同时间间隔会有第2次或更多次发作。

（4）刻板性：即每次发作临床表现几乎一致。

3. 部分发作 指源于大脑半球局部神经元的异常放电，包括单纯部分性发作、复杂部分性发作及部分性继发全面性发作三类，前者为局限性放电，无意识障碍；后两者放电从局部扩展到双侧脑部，出现意识障碍。

（1）单纯部分性发作：发作时间一般不超过1分钟，发作起始与结束均较突然，无意识障碍。分为以下4个类型（表14-32）。

表14-32 单纯部分性发作的常见类型

发作类型	病灶定位	临床表现
部分运动性发作	中央前回	表现为身体某一局部发生不自主抽动： Jackson发作——抽搐自手指－腕部－前臂－肘－肩－口角－面部逐渐发展 旋转性发作——双眼突然偏向一侧，继而头部不自主同向转动，可引起跌倒 姿势性发作——发作性一侧上肢外展、肘部屈曲、头向同侧扭转、眼睛注视同侧 发音性发作——不自主重复发作前的单音或单词
部分感觉发作	中央后回特定区域	躯体感觉性发作表现为口角、指（趾）麻木感或针刺感，病灶在对侧中央后回
自主神经性发作	岛叶、丘脑边缘系统	面色苍白、面部和全身潮红、多汗、立毛
精神性发作	边缘系统	各种记忆障碍、情感障碍、错觉、复杂幻视

（2）复杂部分性发作：最常见，占成人癫痫发作的 50% 以上，也称**精神运动性发作**。病灶多在颞叶，故又称**颞叶癫痫**。发作时有不同程度的意识障碍，可伴有自动症、运动症状等。

（3）部分继发全面性发作：为单纯性或复杂性部分发作，可泛化为全面强直、阵挛发作。

4. 全面性发作 无论有无抽搐，临床表现和脑电图均提示发作起源于双侧脑部，发作时有意识障碍。

（1）全面强直 - 阵挛发作：这是最常见的发作类型之一，以意识丧失和全身对称性抽搐为特征。早期出现意识丧失、跌倒，随后发作分为 3 期，即强直期、阵挛期和发作后期。每次持续 5～10 分钟，醒后无回忆。

脑电图改变：强直期开始逐渐增强的每秒 10 次棘波样节律，然后节律不断降低，波幅不断增高；阵挛期呈弥漫性慢波伴间歇性棘波；痉挛后期呈明显脑电抑制，发作时间越长，抑制越明显。

（2）强直性发作、阵挛性发作和肌阵挛发作：见表 14-33。

表 14-33　强直性发作、阵挛性发作和肌阵挛发作的特点

项目	强直性发作	阵挛性发作	肌阵挛发作
好发年龄	弥漫性脑损害的儿童	几乎均为婴幼儿	任何年龄
临床表现	全身骨骼肌强直性收缩；常伴自主神经症状，可剧烈摔倒；发作持续数秒至数十秒	重复阵挛性抽动；伴意识丧失，之前无强直期；发作持续 1 分钟至数分钟	快速、短暂、触电样肌肉收缩，可遍及全身；也可局限于某一肌群或肢体
脑电图	暴发性多棘波	慢波、不规则棘 - 慢波，无特异性	多棘 - 慢波

（3）失神发作：分典型失神发作和不典型失神发作（表 14-34）。

表 14-34　失神发作和不典型失神发作的特点

项目	典型失神发作	不典型失神发作
好发年龄	儿童期起病，青春期前停止发作	弥漫性脑损害的患儿
临床表现	突然意识丧失 5～10 秒，可伴简单自动性动作、失张力，不会跌倒，事后不能回忆，每日可发作数次或数百次	起始和终止均较典型失神发作缓慢；意识丧失，肌张力降低，偶有肌阵挛
脑电图	双侧对称性 3Hz 棘 - 慢综合波	2.0～2.5Hz 不规则棘 - 慢波或尖 - 慢波，背景活动异常

（4）失张力发作：是姿势性张力丧失所致。部分或全身肌肉张力突然降低，导致垂颈（点头）、张口、肢体下垂（持物坠落）、躯干失张力跌倒或猝倒发作，持续数秒至 1 分钟，时间短暂者意识障碍可不明显，发作后立即清醒和站立。脑电图示多棘 – 慢波或低电压活动。

5. 癫痫持续状态　是指癫痫连续发作之间意识尚未完全恢复又频繁再发，或癫痫发作持续 30 分钟以上未自行停止。任何类型的癫痫均可出现癫痫持续状态，其中，以全面强直 – 阵挛发作最常见。

（二）诊断（熟悉）

1. 病史及临床表现　主要根据病史及临床表现对癫痫进行诊断、分型、鉴别。由于大多数癫痫发作发生在医院外，就诊时发作已经结束。所以，医师必须通过详细的病史询问，回顾性地确立诊断。很多患者在癫痫发作时有意识障碍，因此医师问诊时要特别注意向患者家人或目睹发作者了解癫痫发作全过程。

2. 体格检查　对有癫痫发作的患者，应进行详细的查体。如果患者处于发作期，医师应观察其表现是否符合癫痫发作的特点，属于何种发作类型，要注意观察其瞳孔及对光反射。而在发作间期，一般原发性癫痫患者的内科体检和神经系统体检多无阳性体征，继发性癫痫患者可以发现原发疾病的临床体征。

3. 脑电图（EEG）　是诊断癫痫最重要的辅助检查方法，能记录到发作或发作间期痫样放电，阳性率 50% 左右。但应注意，在部分正常人中偶尔也可记录到痫样放电。

4. 头颅 CT 和 MRI　可确定脑结构异常或病变，对癫痫诊断和分型有帮助。

5. 功能影像学检查　如 SPECT 发作间期癫痫灶有局部脑血流量降低，而发作时则增高，能从不同的角度反映脑局部代谢变化，辅助癫痫灶的定位。

6. 脑脊液　对癫痫的确诊无意义。但继发性癫痫视其病因可有相应的变化。

7. 血糖、离子、渗透压、肝功能、肾功能等分析　用于诊断全身性疾病（如低血糖、高渗状态、尿毒症、肝性脑病等）所致的癫痫发作。

（三）鉴别诊断（熟悉）

1. 晕厥　是短暂性全脑灌注不足导致短时间意识丧失和跌倒，多有明显诱因，跌倒时较缓慢。晕厥与强直 – 阵挛发作的鉴别见表 14-35。

表 14-35 晕厥与强直-阵挛发作的鉴别

临床表现	晕 厥	强直-阵挛发作
前驱症状	眩晕、耳鸣、黑蒙、腹部感觉异常	无或有先兆（从局限性发作开始）
意识丧失	常先有茫然	非常突然
持续时间	数秒至1分钟	数分钟
面色	苍白，可变为青紫，多汗	灰色、青紫
肌张力	低下，10～20秒后可增高	增高
眼	双眼上翻	侧向（水平）偏移
阵挛性抽动	罕见，不规则	在阵挛相必有
咬舌	例外	非常常见
尿失禁	不常见	较常见
发作后精神错乱	无或很短	均有，可能很长
发作后肌肉痛	无	常见
发作后头痛	罕见	常见
发作后起立	精神完全恢复后	精神完全恢复前
发作后肌酸激酶	正常	可升高
发作中 EEG	广泛性慢波，无或很少阵发性活动，慢波后可继之平坦波型	强直相有明显快棘波，阵挛相为同新型快棘波

2. 假性癫痫发作（癔症样发作） 是由心理障碍而非脑电紊乱引起的脑部功能异常，与精神因素、生气有关，女性多见。癫痫发作与假性癫痫发作（癔症样发作）的鉴别见表 14-36。

表 14-36 癫痫发作与假性癫痫发作（癔症样发作）的鉴别

鉴别方向	癫痫发作	假性癫痫发作（癔症样发作）
发作场合	任何情况下	有精神诱因及有人在场时
发作特点	突然刻板发作	发作形式多样，有强烈的自我表现，如闭眼、哭叫、手足抽动和过度换气等
眼位	上睑抬起，眼球上窜或向一侧偏转	眼睑紧闭，眼球乱动
面色	发绀	苍白或发红
瞳孔	散大，对光反射消失	正常，对光反射存在
对抗被动运动	不能	可以
摔伤、舌咬伤、尿失禁	可有	无
持续时间及终止方式	1～2分钟，自行停止	可长达数小时，需安慰剂或暗示
Babinski 征	常阳性	阴性

3. 短暂性脑缺血发作（TIA） TIA 多见于老年人，多有动脉硬化、高血压、糖尿病等病史。临床症状多为缺失症状（感觉减退、肢体瘫痪）、肢体抽动不规则，持续 15 分钟至数小时，脑电图无痫性放电。而癫痫好发于任何年龄，以青年居多，前述危险因素不突出，癫痫多为刺激症状（感觉异常、肢体抽搐），发作时间多为数分钟，极少超过半小时，脑电图多有痫性放电。

4. 发作性睡病（narcolepsy） 可引起猝倒，易误诊为癫痫。根据突然发作的不可抑制的睡眠、睡眠瘫痪、入睡前幻觉及可唤醒等可以鉴别。

5. 低血糖症 血糖水平＜2mmol/L 时可产生局部癫痫样抽动或四肢强直发作，伴意识丧失，常见于胰岛 B 细胞瘤或长期服降糖药的 2 型糖尿病患者，病史有助于诊断。

（四）治疗原则与转诊（掌握）

1. 治疗

（1）各种癫痫发作的首选药详见表 14-37。

表 14-37　根据癫痫发作类型、癫痫及癫痫综合征类型推荐选择抗癫痫药

发作类型	首选药物	次选药物
部分性发作	卡马西平	苯妥英钠、苯巴比妥、丙戊酸钠
全面强直-阵挛发作	丙戊酸钠	卡马西平、苯巴比妥
失神发作	乙琥胺	丙戊酸钠
强直性发作	卡马西平	苯妥英钠、苯巴比妥、丙戊酸钠
肌阵挛性发作	丙戊酸钠	卡马西平
小儿癫痫发作	苯巴比妥	—
有中央-颞部或枕部棘波的良性儿童期癫痫	卡马西平或丙戊酸钠	—
Lennox-Gastaut 综合征	丙戊酸钠	氯硝西泮
癫痫持续状态	地西泮静脉注射	苯巴比妥、水合氯醛

（2）如果患者有以下两种情况，需要紧急处理。

①癫痫发作时：首要原则应是保护患者，不要令其受伤。如果患者当时有静脉通路，可以即刻静脉注射地西泮 10～20mg，在 5～10 分钟注射完毕。患者抽搐终止后，可予以甘露醇 125～250ml 静脉滴注，防治脑水肿。

②癫痫持续状态时：首选药物是地西泮，成人给予 10～20mg 缓慢静脉注射，可在 3～5 分钟控制发作，但半衰期较短。如患者再次癫痫发作，可在 20 分钟后再注射 1 次或同时肌内注射苯巴比妥钠 0.2～0.4g；亦可采用地西泮静脉

滴注 40~60mg（加于 500ml 液体中）。地西泮偶可抑制呼吸，所以抢救时必须注意观察患者的呼吸情况。

2. 转诊

（1）如果患者存在以下两种情况，应建议患者转院。

①患者初次癫痫发作时，若经过初步的体检和辅助检查，没有发现明确的病因，应建议患者到有条件的医院行头部 CT 和脑电图检查，并进行其他检查以便查找癫痫的病因。

②癫痫持续状态的患者，若经过初步的处理（给予地西泮等药物后），仍无法终止抽搐者，应立即转往条件较好的医院。这样可以在监护生命体征、准备气管插管的条件下，应用抗癫痫药物，必要时可以实施麻醉。

（2）转诊途中要求：癫痫持续状态的患者在转运过程中要使用担架，并注意保护患者不要受伤，避免窒息，尽可能使患者吸氧并开放静脉通路，可给予地西泮持续静脉滴注。

三、精神分裂症

（一）概述（了解）

精神分裂症（schizophrenia），是一组常见的病因未明的严重精神疾病。多起病于青壮年，起病往往较为缓慢，急性起病患者较少。幻觉、妄想、行为紊乱等**阳性症状**常见，部分患者情感淡漠、言语贫乏、意志行为减退等**阴性症状**突出。病程多迁延，反复加重或恶化，部分患者可最终出现衰退和精神残疾，而部分患者经治疗可达到痊愈或基本痊愈的状态。

（二）临床表现（掌握）

1. 前驱期症状 指在典型的精神症状出现前，患者常出现的不寻常的行为方式和态度。最常见的前驱期症状可概括为以下几个方面。①**情绪改变**：抑郁、焦虑、情绪波动、易激惹；②**认知改变**：古怪或异常的观念，学习或工作能力下降；③**行为改变**：社会退缩或丧失兴趣、多疑敏感；④**躯体改变**：睡眠障碍、食欲改变，活动和动机下降；⑤**对自我和外界的感知改变**：对亲朋不关心、不注重个人卫生等。由于这些变化缓慢、不明显，常不被关注和重视。

2. 显症期症状

（1）感知觉障碍：精神分裂症最突出的感知觉障碍是幻觉，以**言语性幻听**最为常见。幻听的内容可以是**争论性或评论性**的（如两个声音议论患者的好坏），也可以是**命令性**的（如有声音命令患者做某些事），幻听有时以**思维鸣响**方式表现出来（如患者所进行的思考都被自己的声音读了出来）。精神分裂症

也可以出现其他类型的幻觉，如幻视（如一个患者拒绝进食，因为他看到盘中装有碎玻璃）、幻触（如感觉有人用手术刀切割自己的身体）、幻味（在饭菜或饮料中品出特殊的味道）、幻嗅（闻到特殊的气味）、内脏性幻觉（骨髓有切割感）等。

（2）思维障碍：是精神分裂症的核心症状，主要包括**思维形式障碍和思维内容障碍**。

①思维形式障碍：又称联想障碍。主要表现为思维联想过程缺乏连贯性和逻辑性。与精神分裂症患者的交谈多有难以理解和无法深入的感觉。

②思维内容障碍：主要指妄想。最常见的妄想是**被害妄想**（坚信自己被监视、被跟踪）与**关系妄想**（认为周围的人都在议论他；别人吐痰是蔑视他）。

③被动体验：表现为感到自己的躯体运动、思维活动、情感活动等受外界控制，有一种被强加的感觉。被动体验常常会与被害妄想联系起来（如感到自己身上被安装了先进仪器；感觉自己变成了一个木偶，一举一动受别人操控）。

（3）情感障碍：**情感淡漠及情感反应不协调**是精神分裂症的重要特征。最初表现为缺乏较细腻的情感（如对亲朋的关心体贴减少），加重时对周围事物的情感反应迟钝或平淡，对生活、学习或工作兴趣减少，严重者对一切无动于衷，丧失与周围环境的情感联系。情感反应不协调，表现在对情绪刺激的反应过度或不恰当，少数患者会出现**情感倒错**（如高兴的事出现悲伤体验，悲伤的事出现愉快体验）。抑郁与焦虑情绪在精神分裂症患者中也不少见。

（4）意志与行为障碍：患者可出现意志活动减退，表现为活动减少，孤僻、缺乏主动性，对社交、工作和学习缺乏要求，生活懒散，退缩，严重者终日卧床或呆坐，个人生活不能自理。有的患者出现**意向倒错**（吃一些不能吃的东西如喝尿或吃虫子、粪便；或伤害自己的身体）；有的患者出现愚蠢、幼稚的**作态行为**（如扮鬼脸、傻笑、当众脱衣服）；紧张性精神分裂症患者可出现**紧张性抑制**（木僵和蜡样屈曲）及**紧张性兴奋**或交替出现；有的患者出现冲动攻击或暴力行为，患者的自杀行为是值得高度注意的问题，精神分裂症患者出现自杀观念和行为的原因主要是由于抑郁、焦虑、幻觉和妄想等精神症状的影响也是重要原因，例如患者可在命令性幻听的支配下采取自杀行为。

（5）认知功能障碍：是精神分裂症的常见症状之一，主要表现在智力的损害（精神分裂症患者智商绝对值一般均在正常范围，但较正常人群低或低于患病以前的水平）、学习与记忆功能损害（记忆力减退或下降）、注意力的损害（不能集中注意力）、运动协调性的损害（如刻板动作、作态）、言语功能损害（缺乏逻辑性，给人以"东拉西扯"的感觉）。

（三）转诊（掌握）

精神分裂症是一种严重的精神病性障碍，除了病情稳定、诊断明确、仅需在社区医院维持治疗或一般康复咨询的患者，一般都需要及时转诊。以下几种情况需要转诊到精神病专科医院。

1. 首次发作患者，且有明显的行为紊乱或异常，行为紊乱可能受幻觉、妄想等精神病性症状影响和支配。

2. 首次发作患者，且有明显的退缩、淡漠、自语自笑、忽视个人卫生和自我照料，随时间未见好转甚至逐渐加重的。

3. 转诊明确但近期出现病情波动，表现为上述两种情况的。

4. 任何情况下出现伤人、自伤等极端行为且不排除精神病性症状影响的。

5. 任何情况下出现缄默、紧张等症候群且不排除精神病性症状影响的。

6. 出现拒食且不排除精神病性症状影响的。

四、抑郁症

（一）概述（了解）

抑郁症（depression），是精神科最常见的精神障碍之一。抑郁症是抑郁障碍的一种典型状况，符合抑郁发作标准至少 2 周，有**情绪低落、思维迟缓、意志活动减退三大核心症状**。

（二）临床表现（掌握）

1. 情绪低落　主要表现为显著而持久的情绪低落，抑郁悲观、愁眉苦脸、长吁短叹、高兴不起来、兴趣减退甚至丧失，无法体验到幸福感，甚至会莫名其妙地出现悲伤（患者常自述高兴不起来，活着没有意思）。低落的心境几乎每天都存在，一般不随环境变化而好转。有晨重夜轻的节律特点，即晨起情绪低落最为严重，傍晚有所好转。有些患者还伴有焦虑、痛苦、运动性激越等体验（如心乱如麻、坐立不安）。在情绪低落的影响下，患者自我评价过低，自感一切不如别人，并将所有过错归咎于自己，产生无用感、无助感、无价值感。

2. 思维迟缓　以思维活动显著缓慢、联想困难、数量减少为特点。患者自觉脑子变笨，反应迟钝（"脑子像生锈的机器，脑子像涂了层浆糊一样"）。临床上可见患者主动言语减少、语速明显减慢、声音低沉。

3. 意志活动减退　患者的意志活动呈显著而持久的抑制。临床上主要表现为患者活动减少、动作缓慢、注意力下降、记忆力减退、常独处、不愿与人接触，严重者可出现木僵或亚木僵状态；伴有焦虑的患者可出现坐立不安、搓手

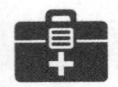

顿足或走来走去的症状。严重的抑郁发作时患者常伴有自杀观念或自杀行为，认为结束生命是最好的解脱；有的患者会出现"扩大性自杀"，患者会认为活着的亲人也很痛苦，会先杀死亲人再自杀。

4. 生物学症状　抑郁症患者伴有各种躯体不适，主要有睡眠障碍、食欲减退、体重下降、乏力、性欲减退、阳痿、闭经、便秘、身体任何部位的疼痛等。睡眠障碍主要表现为**早醒，一般比平时早醒2～3小时，醒后无法再入睡**，有的患者表现为入睡困难、睡眠不深，少数患者表现为睡眠过多。体重减轻与食欲减退不一定成比例，少数患者可出现食欲增强、体重增加。躯体不适的体征可涉及各器官，如恶心、呕吐、胸闷、出汗、心慌等。

5. 伴随症状　焦虑是常见的伴随症状，有的抑郁发作伴随强迫症状。各种躯体不适应在部分患者身上也表现得较为突出，以消化道症状为常见，如腹胀、便秘等。

第七节　运动系统

一、颈椎病

（一）临床表现（掌握）

颈椎病是指因颈椎间盘退变及其继发性改变，刺激或压迫相邻脊髓、神经、血管等组织而产生一系列症状和体征的综合征。国内传统上沿用4种基本分型方法，每一种分型临床表现也不尽相同。

1. 神经根型颈椎病　此型发病率最高。由于突出的椎间盘、增生的钩椎关节压迫相应的神经根，引起神经根性刺激症状。临床上开始多为颈肩痛，放射到前臂和手指，范围与颈脊神经所支配的区域相一致。局部可出现麻木、过敏等感觉异常，上肢肌力下降、手指动作不灵活和肌肉萎缩，也可出现手指活动不灵活。

2. 脊髓型颈椎病　因脊髓受到压迫和刺激而出现脊髓性感觉障碍、运动障碍、反射障碍。其原因可能是颈椎退变、失稳，突出的髓核、椎体后缘骨赘、增生肥厚的黄韧带、钙化的后纵韧带及关节增生等。发育性椎管狭窄也是本病发生发展的主要因素之一。下颈段椎管相对较小（脊髓颈膨大处），活动度大，故退行性变发生得较早、较重，容易发生脊髓受压。脊髓受压早期，致压物多来自脊髓前方，出现侧束或锥体束损害改变，以四肢乏力、行走不稳为最先出现的症状。随着病情发展还会出现自上而下的上运动神经元性瘫痪。有时致压物也可来自侧方（关节突关节增生）或后方（黄韧带肥厚），从而出现不同类型的脊髓损害。如上肢持物不稳、下肢踩棉花感、步态不稳、胸腹部束带感。重者可出现行走困难、四肢瘫痪和大小便失禁。

3. 椎动脉型颈椎病 颈椎横突孔增生狭窄、上关节突增生肥大可直接刺激或压迫椎动脉；颈椎退变后稳定性降低，在颈部活动时椎间关节产生过度移动而牵拉椎动脉；颈交感神经兴奋，反射性地引起椎动脉痉挛等均是本型病因。临床表现有①眩晕：为主要症状，可表现为旋转性眩晕、浮动性眩晕或摇晃性眩晕，头部活动时可诱发或加重；②头痛：由椎-基底动脉供血不足而侧支循环血管代偿性扩张引起，主要表现为枕部、顶枕部痛，也可放射到颞部，多为发作性胀痛，常伴自主神经功能紊乱症状；③视觉障碍：多为突发性弱视或失明、复视，短期内自动恢复；④猝倒：是椎动脉受到刺激突然痉挛引起，多在头部突然旋转或屈伸时发生，倒地后再站起即可继续正常活动；⑤其他：还可有不同程度的运动及感觉障碍、精神症状等。总之，椎动脉型颈椎病临床症状多为突发性，并有反复发作倾向。

4. 交感型颈椎病 因颈椎各种病变结构刺激或压迫颈部交感神经而引起交感神经兴奋或抑制的自主神经系统紊乱症状。该型特点是患者主诉多但客观体征少，症状多种多样。

（1）五官症状：视物模糊、瞳孔扩大或缩小、眼后部胀痛、流泪、耳鸣、耳聋等。

（2）头部症状：头痛或偏头痛、三叉神经痛、枕大神经痛，头晕，有时伴恶心、呕吐等。

（3）心血管症状：心律失常（心动过速或心动过缓）、心前区疼痛、血压增高或下降、四肢发冷。一侧肢体多汗或少汗。

（二）诊断（掌握）

1. 神经根型颈椎病

（1）体格检查：颈部活动受限，颈项部肌肉紧张、痉挛、压痛，受累节段多可找到压痛点。上肢上举、外展和后伸有不同程度的受限，神经系统检查有较明显的定位体征，臂丛牵拉试验和压头试验可阳性。

（2）臂丛牵拉试验（Eaton 试验）：患者坐位，头微屈，检查者立于患者被检查侧，一手推头部向对侧，另一手握该侧腕部做相对牵引，此时臂丛神经受牵拉，若患肢出现放射痛、麻木，则为阳性。

（3）压头试验（Spurling 征）：颈肩部疼痛患者，患者端坐，头后仰并偏

向患侧，术者用手掌在其头顶加压。出现颈痛并向患手放射者，称为压头试验阳性。

（4）影像学检查：①X线片可见颈椎生理前凸减小或消失，椎间隙变窄，椎体前后缘骨质增生，骨赘形成，钩椎关节、关节突关节增生，椎间孔狭窄；②CT和MR可见椎间盘突出、变性，椎管、神经根管狭窄及脊神经受压情况。

2. 脊髓型颈椎病

（1）体格检查：脊髓损害类型不同，出现轻重不一的体征。如感觉减退、肌力下降、双手精细活动差、胸腹部束带感，生理反射亢进，病理征阳性。重者可出现行走困难、四肢瘫痪和大小便失禁。

（2）影像学检查：①X线片可见钩椎关节增生退变、骨赘形成、椎间孔狭窄等；②CT和MR可显示脊髓受压情况。

3. 椎动脉型颈椎病　符合椎动脉型颈椎病临床表现，非发作期体征较少，有时转颈试验可诱发眩晕。神经检查可正常。

影像学检查：①X线片可见钩椎关节、关节突关节增生，椎间孔狭窄，颈椎前屈后伸位片显示颈椎不稳；②颈椎椎动脉螺旋CT可见椎动脉受压、扭曲或狭窄。

4. 交感型颈椎病　影像学检查可与神经根型颈椎病相似。

（三）防治原则及转诊（掌握）

1. 神经根型颈椎病

（1）治疗原则

①避免和消除各种诱发因素：注意颈椎保健，加强颈部肌肉锻炼，定时改变坐姿，避免高枕，避免外伤、劳损和寒冷刺激。

②症状重者可用颈托保护，限制颈椎过度活动。或颌枕带牵引（分为坐位牵引和卧位牵引），可解除颈部肌肉痉挛、增大椎间隙、减少椎间盘压力，从而减轻对神经根的压力。

③物理治疗和按摩：可改善局部血液循环，消除疼痛和缓解肌肉痉挛，按摩应给予松弛肌肉目的的较轻手法，切忌暴力，次数不宜过多。否则，反而会加重损伤。

④药物治疗：常用非甾体抗炎药、肌肉松弛药及镇静药。

（2）转诊：经非手术治疗3个月以上无效、临床表现和X线影像定位一致、有进行性肌肉萎缩及剧烈疼痛或频繁发作者。

2. 脊髓型颈椎病

（1）治疗原则：非手术治疗适用于早期症状较轻患者。

（2）转诊：脊髓受压症状明显、临床和 MRI 检查证实者宜尽早手术；病程较长、症状持续加重、非手术治疗无效者。

3. 椎动脉型颈椎病

（1）治疗原则：以非手术治疗为主。制动可限制发作。

（2）转诊：非手术治疗无效者应及时转诊。

4. 交感型颈椎病　对症处理，必要时转诊。

二、粘连性肩关节囊炎

（一）临床表现（掌握）

1. 自限性　病程一般在 6～24 个月，可自愈，但部分患者肩关节功能不能恢复到正常功能水平。

2. 发病率　发病率为 2%～5%，多见于中、老年患者（50 岁以上），女性多于男性，左侧多于右侧，亦可两侧先后发病。

3. 肩部疼痛　起初肩部呈阵发性疼痛，多数为慢性发作，以后疼痛逐渐加剧或钝痛，或刀割样痛，且呈持续性，气候变化或劳累后常使疼痛加重，疼痛可向颈项及上肢（特别是肘部）扩散，当肩部偶然受到碰撞或牵拉时，常可引起撕裂样剧痛。

4. 压痛　多数患者在肩关节周围可触到明显的压痛点，压痛点多在肱二头肌长头肌腱沟处、肩峰下滑囊、喙突、冈上肌附着点等处。

5. 肌肉痉挛与萎缩　三角肌、冈上肌等肩关节周围肌肉早期可出现痉挛，晚期可发生失用性萎缩，出现肩峰突起、上举不便、后伸不能等典型症状，此时疼痛症状反而减轻。

6. 肩关节活动受限　肩关节各个方向主动活动和被动活动均不同程度受限，以外旋、外展和内旋后伸最重。逐渐出现肩部某一处局限性疼痛，与动作、姿势有明显关系。若勉强增大肩关节活动范围，会引起剧烈锐痛，梳头、穿衣、洗脸、叉腰等动作均难以完成，严重时肘关节功能也可受影响，屈肘时手不能摸到同侧肩部，尤其在手臂后伸时不能完成屈肘动作，夜间因翻身移动肩部而痛醒。

（二）诊断（熟悉）

1. 症状　患肢不能梳头和触摸背部，夜间因翻身移动肩部而痛醒。

2. 影像学检查

（1）肩关节 X 线片：早期，特征性改变主要是显示肩峰下脂肪线模糊变形乃至消失。中、晚期，肩部软组织钙化，X 线片可见关节囊、滑液囊、冈上肌

腱、肱二头肌长头腱等处有密度淡而不均的钙化斑影。在病程晚期，X线片可见钙化影致密锐利，部分患者可见大结节骨质增生和骨赘形成等。此外，在肩锁关节可见骨质疏松、关节端增生或形成骨赘或关节间隙变窄等。

（2）肩关节腔造影：容量<10ml，多数<5ml（正常容量为15～18ml）。

（3）肩关节MRI：见肩关节囊增厚，当厚度>4mm对本病诊断特异性达95%。肩部滑囊可有渗出。MRI对鉴别诊断意义较大。

（三）防治原则与转诊（掌握）

1. 物理治疗　早期给予物理治疗、针灸、适度推拿按摩可改善症状。

2. 痛点注射　痛点局限时可给予痛点局部注射醋酸泼尼松龙封闭，能明显缓解疼痛。

3. 镇痛药　疼痛持续、夜间难以入睡时，可短期服用非甾体抗炎药。

4. 主动活动肩关节　无论病程长短、症状轻重，均应每日进行肩关节的主动活动，活动以不引起剧烈疼痛为限。

5. 原发病的治疗　对肩外因素所致的粘连性肩关节囊炎，除局部治疗外，还需治疗原发病（颈椎病，心、肺、胆道疾病发生的肩部牵涉痛，因原发病长期不愈使肩部肌肉持续性痉挛、缺血而形成炎性病灶，转变为真正的肩周炎）。

6. 手术治疗　可行关节镜松解粘连（一级医院处理）。

三、类风湿关节炎

类风湿关节炎（rheumatoid arthritis，RA）是一种以致残性多关节滑膜炎为特征的自身免疫病。

（一）临床表现（熟悉）

缓慢而隐匿起病最常见，急性起病（数日内起病）少见。前驱症状包括乏力、全身不适、低热、体重下降、食欲下降和肌肉酸痛等。

1. 关节表现

（1）关节晨僵：占95%以上。表现为病变关节在夜间或日间静止不动后出现僵硬的感觉，至少持续1小时。经活动或温暖后晨僵可减轻或消失。晨僵时间与关节炎严重性成正比，可作为疾病活动指标之一。其他病因的关节炎也可有晨僵，但不如类风湿关节炎明显（常<1小时）。

（2）关节疼痛与压痛：是最早的症状，疼痛常伴压痛。**最常见**部位为腕关节、掌指关节、近端指间关节，其次是足趾关节、踝关节、膝关节、肘关节、肩关节等，髋关节、颈椎关节、颞下颌关节和寰枢关节也可受累。特点为呈对称性、持续性，时轻时重。

（3）关节肿胀：关节腔内积液和周围软组织炎引起关节肿胀，病程长者可因滑膜肥厚引起。常见部位包括腕关节、近端指间关节、掌指关节、膝关节，也多为对称性，也是因为这些关节肿胀更容易被发现。

（4）关节畸形：是类风湿关节炎的晚期表现。常见关节畸形有①掌指关节半脱位，尺侧偏斜最常见。②"爪形手"，指间关节屈曲畸形。③天鹅颈样畸形，常见，近端指间关节过伸，远端指间关节过屈。④扣眼畸形，近端指间关节过屈，远端指间关节过伸。⑤"望远镜"手，手指关节损害严重，可被拉长或压缩，如同看戏用的小望远镜。也可见于银屑病关节炎。⑥跖趾关节半脱位和足趾向腓侧偏移，可引起严重的疼痛及行走困难。这些特征性手与足的畸形称为"类风湿手"或"类风湿足"。如果早期积极合理的治疗，可以显著减少严重畸形的发生。

（5）骨质疏松：成骨细胞功能减低，溶骨作用增加和钙吸收减少会导致关节端的骨质疏松。

（6）特殊关节受累：①颈椎，常见，颈1～颈4的小关节和寰枢关节，有颈痛和颈活动受限，治疗后可好转。罕见颈椎半脱位，出现脊髓受压。②肩关节、髋关节，周围软组织丰富，很难发现关节肿胀。表现为关节局部疼痛和活动受限。髋关节还可表现为臀部及下腰部疼痛。③颞下颌关节，占1/4患者。表现为讲话、咀嚼时疼痛，严重时张口困难。

（7）关节功能障碍：由关节肿痛和结构破坏所致。滑膜炎症状是可逆的，但关节结构破坏的表现则很难逆。

可对关节功能情况进行分级：Ⅰ级，能照常进行日常生活和各项工作；Ⅱ级，可进行一般的日常生活和某种职业工作，但对参加其他项目活动受限；Ⅲ级，可进行一般的日常生活，但参与某种职业工作或参加其他项目活动受限；Ⅳ级，日常生活的自理受限和参加工作的能力受限。

2. 关节外表现

（1）类风湿结节：特异表现，占20%～30%。多见于类风湿因子（RF）阳性、晚期和有严重全身症状者，并提示病情活动。①浅表结节，多见。好发于关节隆突部及经常受压部位的皮下，如前臂伸侧、肘部鹰嘴突附近、枕部、骶部、跟腱等处。浅表结节特点为一至数个，大小不一，直径数毫米至数厘米、质硬、无疼痛、对称性分布。初黏附骨膜上，增大后稍活动。可长期存在，少数软化后消失。②深部结节，少见。发生于胸膜、心包膜的表面、肺和心脏的实质组织。除非影响脏器功能，否则不引起症状。

（2）类风湿血管炎：主要累及动脉，为坏死性血管炎，可伴血栓形成，少

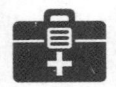

数患者引起局部组织坏死或溃疡。可发生于任一系统，指甲下和指端的小血管炎易查见。

（3）眼部巩膜炎：可影响视力。患者可伴有雷诺现象，RF 多为阳性，补体常降低。

（4）肺：①肺间质病变是最常见的肺病变，占 30%。常无症状，部分患者有气促和肺功能不全。可通过高分辨率 CT、肺的弥散功能检测和经支气管肺活检诊断，如有慢性纤维性肺泡炎，预后差。②肺内类风湿结节，肺内出现单个或多个结节。结节有时液化，咳出后形成空洞。③胸膜炎，占 10%。为单侧或双侧少量胸腔积液，偶为大量胸腔积液。胸腔积液为渗出液，糖含量很低。

（5）心脏：心包炎是最常见的心脏受累表现，约占 30%。小量心包积液，多无症状。其他包括心内膜炎、主动脉瓣关闭不全和心肌炎等。

（6）胃肠道：症状主要为上腹部不适、恶心、食欲缺乏、疼痛甚至黑粪等，均与服用抗风湿药物有关，尤其是非甾体抗炎药，很少由类风湿关节炎本身引起。

（7）肾：很少累及肾，如有尿检异常应考虑以下原因。①使用青霉胺、金制剂、非甾体抗炎药等；②晚期并发肾淀粉样变。

（8）神经

①脊髓受压：颈椎受累引起，如颈椎半脱位。表现为双手感觉异常和握力下降，腱反射多亢进，病理反射阳性。

②周围神经受压：腕管综合征，腕关节滑膜炎性增生，腕横韧带增厚，腕管内的正中神经受压。

③多发性单神经炎：小血管炎的缺血性病变所致。

（9）血液

①贫血：轻至中度贫血，小细胞低色素性贫血。原因为类风湿关节炎本身所致和（或）非甾体抗炎药引起消化道出血所致。

②淋巴结病。

（10）继发干燥综合征：占 30%～40%，口干、眼干，症状多不明显，诊断依靠各项检验。

（二）治疗原则（熟悉）

1. 治疗原则　早期治疗，联合治疗，个体化治疗，功能锻炼。

2. 治疗措施　包括一般性治疗、药物治疗和手术治疗，其中药物治疗最重要。

（1）一般治疗：关节肿痛急性期适当限制关节活动，缓解期注重关节功能锻炼。

（2）药物治疗

①非甾体抗炎药（NSAIDs）：可缓解疼痛，减轻症状，消除关节局部炎症，如布洛芬、洛索洛芬、美洛昔康等。如有消化道溃疡病史，宜选择 COX-2 抑制药，如依托考昔、塞来昔布。

②缓解病情抗风湿药（DMARDs）：起效慢，可延缓或控制病情的进展，包括氨甲蝶呤、来氟米特、柳氮磺吡啶、羟氯喹等。

③糖皮质激素：能迅速改善关节肿痛和全身症状。

④植物药：如雷公藤、白芍总苷等，对缓解关节肿痛、晨僵有较好作用。

⑤生物制剂：能迅速缓解症状，延缓病情发展，但价格高昂。

（3）手术治疗：为纠正畸形，改善生活质量，可行手术治疗，如滑膜切除术、人工关节置换手术等。

四、骨关节炎

骨关节炎是一种以关节软骨损害为主，并累及整个关节组织的最常见的关节疾病。好发于中、老年人，是老年人致残的主要原因。

（一）临床表现（熟悉）

一般起病隐匿，进展缓慢。主要表现为受累关节及其周围疼痛、压痛、僵硬、肿胀、关节骨性肥大和功能障碍。临床表现随受累关节而异。疼痛多发生于活动以后，休息可以缓解。随着病情进展，负重时疼痛加重，甚至休息时也可发生疼痛，夜间可痛醒。晨僵时间较短，一般不超过 30 分钟。

1. 好发部位 骨关节炎好发于膝关节、髋关节、颈椎和腰椎等负重关节及远端指间关节、近端指间关节、第一腕掌关节和第一跖趾关节。跗骨关节、踝关节、肩锁关节、颞下颌关节和肘关节也可累及。

（1）手骨关节炎：多见于中、老年女性，远端指间关节最常累及，也可见于近端指间关节和第一腕掌关节。特征性表现为指关节伸面内、外侧骨样肿大结节，位于远端指间关节者称 Heberden 结节，位于近端指间关节的称 Bouchard 结节，具有遗传倾向。近端指间关节及远端指间关节水平样弯曲形成蛇样畸形。部分患者可出现屈曲畸形或侧偏畸形。第一腕掌关节因骨质增生可出现"方形手"。

（2）膝骨关节炎：早期以疼痛和僵硬为主，单侧或双侧交替，多发生于上下楼时。**关节胶化**指在晨起或久坐后，初站立时感觉关节不稳定，需站立片刻并缓慢活动一会儿才能迈步。体格检查可见关节肿胀、压痛、骨摩擦音及膝内

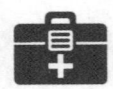

翻畸形等。随病情进展，可出现行走时失衡，下蹲、下楼无力，不能持重、活动受限、关节挛曲。可出现关节在活动过程中突然打软。还可出现关节活动时的"绞索现象"（可因关节内的游离体或漂浮的关节软骨碎片所致）。少数患者关节周围肌肉萎缩，多为失用性萎缩。

（3）髋骨关节炎：多见于年长者，男性患病率较高。主要症状为隐匿发生的疼痛，可放射至臀外侧、腹股沟、大腿内侧，有时可集中于膝关节而忽略真正病变部位。体格检查可见不同程度的活动受限和跛行。

（4）足骨关节炎：以第一跖趾关节最常见。症状可因穿过紧的鞋子而加重。跗骨关节也可累及。部分患者可出现关节红、肿、热、痛，类似痛风的表现，但疼痛程度较痛风为轻。体征可见骨性肥大和外翻。

2. 骨关节炎的特殊类型

（1）全身性骨关节炎：多见于中年以上女性，典型表现累及多个指间关节，有 Heberden 结节和 Bouchard 结节，还同时存在至少 3 个部位如膝关节、髋关节、脊柱的累及，预后良好。此型骨关节炎之所以被列为特殊类型，乃因除上述临床表现外，还与 HLA-A1、HLA-B8 等基因相关。

（2）侵蚀性炎症性骨关节炎：主要累及指间关节，有疼痛和压痛，可发生胶冻样囊肿，有明显的炎症表现。放射学检查可见明显的骨侵蚀。

（3）弥漫性特发性骨肥厚（DISH）：以脊椎边缘骨桥形成及外周关节骨赘形成特征，多见于老年人，与 HLA-B27 不相关。

（4）快速进展性骨关节炎：多见于髋关节，疼痛剧烈。6 个月内关节间隙减少 2mm 或以上者即可诊断。

（二）防治原则（熟悉）

治疗的目的在于缓解疼痛，保护关节功能，改善生活质量。治疗应个体化，根据不同情况指导患者进行非药物治疗和药物治疗。

1. 非药物治疗 避免导致关节疼痛的活动，增加肌肉力量，进行神经肌肉训练，改善本体感觉，通过辅助支具、手杖等减轻或重新分配关节负重。肥胖患者减轻体重就可以有效减轻骨关节炎的症状。慢跑、打太极拳等对骨关节炎有效，针灸、水疗、蜡疗也有一定疗效。

2. 药物治疗

（1）控制症状药物：NSAIDs 既有镇痛作用又有抗炎作用，是最常用的一类控制骨关节炎症状的药物。轻症患者首先可外用 NSAIDs 制剂和（或）辣椒碱乳剂。应用外用药物无法缓解的患者可口服非甾体抗炎药。NSAIDs 不能充分缓解疼痛或有用药禁忌时，可考虑用弱阿片类药物。对部分伴有疼痛敏化的患者可使用度洛西汀。避免全身使用糖皮质激素，对于关节积液、疼痛剧烈的严重患者可关节腔内注射激素，注射间隔时间不应短于 3 个月。

（2）改善病情及软骨保护药：氨基葡萄糖、硫酸软骨素、双醋瑞因和关节腔内注射透明质酸等，循证医学证据结果不一致，可能有一定的作用。

3. 手术治疗 病情严重、药物治疗无效的患者可行关节置换术、力线调整手术等。

第八节 小儿疾病

一、先天性心脏病

（一）概述（了解）

先天性心脏病，系胎儿时期心脏及大血管发育异常所致先天畸形，是小儿最常见的心脏病。各类先天性心脏病的发病情况以室间隔缺损最多，其次为房间隔缺损、动脉导管未闭和肺动脉狭窄。法洛四联症则是存活的发绀型先天性心脏病中最常见的。临床上根据左、右两侧心腔及大血管之间有无特殊的通道及血液分流分为三大类，即左向右分流型（潜伏青紫型）、右向左分流型（青紫型）和无分流型（无青紫型）。

掌握要点：

1. 常见左向右分流型（潜伏青紫型）有房间隔缺损、室间隔缺损、动脉导管未闭。常伴有肺炎和心力衰竭。

2. 常见右向左分流型（青紫型）有法洛四联症：常出现蹲踞现象、青紫和阵发性晕厥，少合并肺炎。

3. 房间隔缺损的杂音较柔和，其他杂音都较为明显，临床上房间隔缺损容易漏诊。

4. 心电图和心脏动态三位超声心动图均可以发现心脏房室增大等征象，心脏超声是明确诊断的主要手段。

5. 先天性心脏病以手术或内科介入手术为主。

（二）临床表现、治疗、转诊（熟悉）

具体内容详见表 14-38。

表 14-38　常见先天性心脏病的诊治、鉴别

分类	左向右分流（潜伏青紫型）			右向左分流（青紫型）
病理生理特点	1. 肺循环血流多：反复下呼吸道感染 2. 体循环血流少：生长发育落后、体格瘦小 3. 心脏负荷增大：心室、心房大，后期肺动脉高压			1. 右侧心腔含氧低，静脉血进入主动脉：出现发绀 2. 长期缺氧：生长发育落后
典型疾病	房间隔缺损	室间隔缺损	动脉导管未闭	法洛四联症
1. 症状 肺炎 心力衰竭 发绀	多见 常有 晚期	多见 常有 晚期	多见 常有 晚期	少见 少见 早期
2. 心脏体征 杂音部位 杂音时相 杂音性质 杂音响度 肺动脉瓣第二心音 震颤	左侧第 2、第 3 肋间收缩期 柔和 Ⅱ～Ⅲ级 亢进、分裂固定 无	第 3、第 4 肋间 收缩期 粗糙、吹风样 Ⅱ～Ⅴ级 亢进 有	第 2 肋间 连续性 粗糙、机器轰鸣样 Ⅱ～Ⅳ级 亢进 有	第 2、第 4 肋间 收缩期 粗糙、吹风样或喷射样 Ⅱ～Ⅳ级 减弱 可有
3. 心电图	右房大 右室大 右束支传导阻滞	左房大 双室大	左房大 左室大	右室大
4. X 线检查 房室增大 肺动脉段 肺野 肺门舞蹈征	右房、右室大 突出 充血 有	左房、双室大 突出 充血 有	左房、左室大 突出 充血 有	右室大，心尖上翘呈靴形 凹陷 清晰 无
5. 治疗	外科手术闭合或内科心导管闭合治疗	外科手术闭合	新生儿（吲哚美辛、布洛芬）；外科手术或内科经心导管封堵治疗	内科防治感染、血栓、脱水、脑缺氧发作，吸氧等；外科轻症一期根治术，重症先姑息后根治手术
6. 自然闭合	＜ 3mm 多在 3 个月内自然闭合，＞8mm 不会闭合	闭合率可达 30% 左右，闭合多发生在 7 岁以内，以 1 岁内婴儿多见	在生后 10～15 小时在功能上关闭，2～3 个月解剖上关闭	无
7. 转诊	手术转诊	手术转诊	手术转诊	发现即应转诊

知识点

1. 先天性心脏病的发病机制是遗传因素与环境因素及其相关作用。

2. 房间隔缺损的杂音是因为肺动脉瓣相对狭窄引起。

3. 动脉导管未闭典型体征是胸骨左缘第2、第3肋间有Ⅲ级连续性杂音，伴有肺动脉瓣第二心音亢进。

4. 房间隔缺损的杂音较柔和，同时有肺动脉瓣第二心音亢进和固定分裂。

5. 法洛四联症的4个畸形：左心室肥厚、右室流出道梗阻、室间隔缺损、主动脉骑跨。

6. 先天性心脏病中最有可能自然闭合的是室间隔缺损。

二、小儿腹泻

（一）概述（常见病因）（熟悉）

小儿腹泻或称腹泻病，是一组由多病原、多因素引起的以大便次数增多和大便性状改变为特点的消化道综合征，是我国婴幼儿最常见的疾病之一。6个月至2岁婴幼儿发病率高，是造成小儿营养不良、生长发育障碍甚至死亡的主要原因之一。

掌握要点：

1. 小儿腹泻是小儿"四病"之一，婴幼儿发病率高，易造成脱水、电解质紊乱和酸碱失衡。

2. 小儿腹泻的诊断按病程上分为急性腹泻、迁移性腹泻和慢性腹泻；按轻重分为轻型腹泻、重型腹泻；按病因分为感染性腹泻和非感染性腹泻。

3. 小儿临床表现上认真评估脱水程度和性质，酸中毒和电解质紊乱的情况对治疗和预后很重要。

4. 小儿腹泻的治疗重点在于纠正脱水。轻、中度脱水可以口服补液；重度脱水要静脉补液，静脉补液分3个阶段：①改善循环扩容阶段；②继续纠正累计损失量阶段；③补充继续损失和生理需要量阶段。同时注意纠正代谢性酸中毒、低钾血症、低钙血症、低镁血症。

（二）临床表现（掌握）

1. 消化道症状　腹泻时大便次数增多，量增加，性质改变，每日超过3次以上，甚至每日10～20次。粪便性状比次数更重要，可呈稀便、水样便、黏液便、脓血便等，如果大便成形，次数增加也不是腹泻。可伴有恶心、呕吐、腹

痛、腹胀、食欲缺乏等症状。

2. 全身症状 大多数患儿有发热，甚至高热，可出现精神萎靡、嗜睡、惊厥等精神神经症状，随着病情的进展，可引起心、肝、肾等其他系统功能损害。

3. 水、电解质紊乱及酸碱失衡

（1）脱水：脱水程度和性质的评定至关重要，见表14-39和表14-40。

表 14-39　不同程度脱水的临床表现

评价指标	轻度脱水	中度脱水	重度脱水
体重损失	< 5%	5% ～ 10%	> 10%
体液丢失量（ml/kg）	30 ～ 50	50 ～ 100	100 ～ 120
一般情况	口渴、稍差	口渴、烦躁不安	淡漠、嗜睡、昏迷
皮肤、黏膜	稍干燥、弹性好	明显干燥、弹性差	弹性极差、花纹
前囟、眼窝	稍凹陷	明显凹陷	深度凹陷
四肢末梢循环	温暖	稍凉	厥冷
眼泪	有泪	泪少	无泪
血压	正常	正常	下降
尿量	稍减少	明显减少	极少或无尿

表 14-40　各类型脱水的临床表现

评价指标	低渗性脱水	等渗性脱水	高渗性脱水
血钠浓度（mmol/L）	< 130	130 ～ 150	> 150
血渗透压（mmol/L）	< 280	280 ～ 310	> 310
精神状况	极度萎靡	萎靡、烦躁	兴奋、激惹、昏迷
口渴	不明显	一般	烦渴（抢水）
尿量	早期不减少	减少	明显减少
皮肤	湿冷、弹性极差	干燥、弹性差	干燥、弹性正常
循环	早期衰竭、严重	重症才有衰竭	一般不衰竭

（2）代谢性酸中毒：血气 pH＜7.35，见表14-41。

表 14-41　不同程度代谢性酸中毒的临床表现

	轻度	中度	重度
HCO_3^- 浓度（mmol/L）	13 ～ 18	9 ～ 13	<9
临床特征	无明显症状	呼吸深大、呕吐、烦躁、昏睡	心率减慢、低血压、心力衰竭、死亡

（3）低钾血症：指血清钾＜3.5mmol/L。缺钾症状，如精神萎靡，肌张力减低，腱反射减弱或消失，腹胀，肠鸣音减少或消失，心音低钝，心律失常，心电图出现 T 波低平、倒置，ST 段下移，Q-T 间期延长，U 波增大。

（4）低钙血症和低镁血症：指血清钙＜1.85mmol/L，血清镁＜0.58mmol/L。腹泻患儿进食少，吸收不良，从大便丢失钙、镁，可使体内钙、镁减少，活动性佝偻病和营养不良患儿更多见。低钙可出现手足搐搦、喉痉挛、全身惊厥，补钙后症状不见缓解，要考虑有无低镁血症。

4. 几种常见肠炎的临床表现 见表 14-42。

表 14-42 常见肠炎的临床表现

类型	临床表现
轮状病毒肠炎	①冬季发病，多见于 6 个月至 2 岁儿童 ②发病初有呕吐，可有发热，蛋花汤样便为其特征改变 ③自限性病程 3～8 天
诺如病毒肠炎	多见于较大儿童，临床表现与轮状病毒肠炎相似
产毒性大肠埃希菌肠炎	多见于夏季，类同轮状病毒肠炎，自限性病程 2～7 天，便中无白细胞，可有霉臭味
出血性大肠埃希菌肠炎	血便，显微镜检查可见大量红细胞，常无白细胞
侵袭性大肠埃希菌肠炎	类似痢疾，发病急，高热，脓血便为主，感染中毒重
假膜性小肠结肠炎	抗菌药物诱发肠炎，海蓝样便带假膜
真菌性肠炎	抗菌药物诱发肠炎，由白色念珠菌导致，大便中可见豆腐渣样细块，显微镜检查可见孢子和菌丝

（三）诊断（鉴别诊断）（掌握）

1. 首先定"是不是" ①季节、大便次数增加和性状改变病史 + ②脱水症状、体征 + ③便镜检改变 + ④代谢性酸中毒、低钾血症等实验室表现，可以诊断小儿腹泻。

2. 根据病程定"急慢性"

（1）急性腹泻：连续病程在 2 周以内。

（2）迁延性腹泻：病程 2 周至 2 个月。

（3）慢性腹泻：病程 2 个月以上。

3. 根据病情定"轻重"

（1）轻型：每天腹泻一般不超过 10 次，可伴有轻度脱水。

（2）重型：每天腹泻多于 10 次，除有较重的胃肠道症状外，还有明显的脱水、电解质紊乱和全身感染中毒症状。

4. 根据病因定"感染、非感染" 见图 14-16。

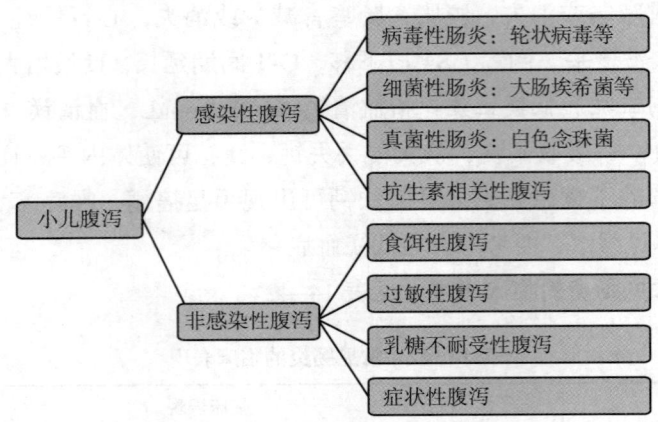

图 14-16　腹泻病因诊断

5. 鉴别诊断

（1）大便少或无白细胞

①生理性腹泻：<6 个月，外观虚胖，常有湿疹，便次多，无其他不适，生长发育正常，添辅食后好转。

②乳糖酶缺乏。

（2）大便较多白细胞者

①细菌性痢疾：有接触史，脓血便，里急后重，便培养可确诊。

②坏死性肠炎：中毒症状重，红豆汤样血便，休克。

（四）治疗原则（液体疗法）与转诊（熟悉）

腹泻病的治疗原则为预防脱水，纠正脱水，纠正酸碱失衡和电解质紊乱，继续饮食，合理用药。

1. 急性期腹泻的治疗

（1）饮食疗法：原则上由少到多、由稀到稠，尽量鼓励多吃，可少量多餐，逐渐恢复到正常饮食。有严重呕吐者可暂时禁食 4～6 小时（不禁水），待好转后尽快恢复母乳及原来已经熟悉的饮食。人工喂养儿可喂以等量米汤或稀释的牛奶或其他代乳品，由米汤、面条等逐渐过渡到正常饮食。病毒性肠炎患儿多有继发性双糖酶（主要是乳糖酶）缺乏，可暂停乳类喂养，改为豆制代乳品或发酵奶，或去乳糖配方奶粉以减轻腹泻，缩短病程。

（2）液体疗法：脱水往往是急性腹泻的主要死因，合理的液体疗法是降低病死率的关键。见图 14-17。

①口服补液：适用于预防脱水和轻、中度脱水患儿。口服补液盐（ORS）

传统配方张力约为2/3张。不适用于明显呕吐、腹胀、周围循环障碍（休克）、心肾功能不全者或其他严重并发症的患儿及新生儿。

用量与用法：轻度脱水按50～80ml/kg、中度脱水按80～100ml/kg给予。少量多次，每5～10分钟口服1次，每次10～15ml，累积损失量宜在8～12小时补完。脱水纠正后，余量等量稀释口服。

②静脉补液（液体疗法）：适用于中度以上脱水、吐泻重或腹胀患儿。补液原则为先快后慢、先浓后淡、先盐后糖、见尿补钾、见痉补钙。补液分步——累积损失量、继续损失量、生理维持量。补液三定，即定量（脱水程度）、定性（脱水性质）、定时（补液速度），以指导补多少、补什么、补多久。诊断重度脱水者，补液前应进行0.5～1小时的扩容治疗。

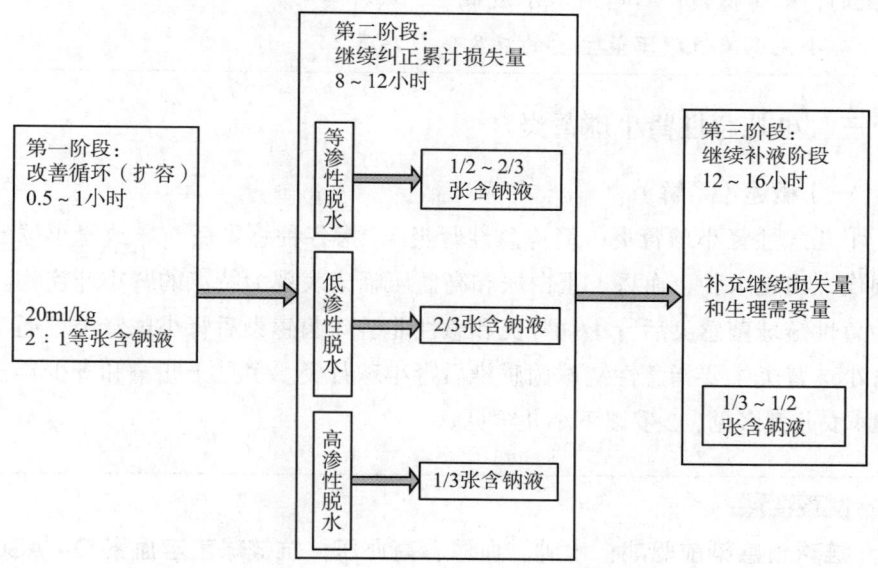

（3）药物治疗

①控制感染：病毒及非侵袭性细菌所致肠炎（约占70%），一般不用抗生素治疗。黏液、脓血便患儿（约占30%），多为侵袭性细菌感染，针对病原体经验性选用抗菌药物。真菌性肠炎应立即停用原使用的抗菌药物，根据症状可选用抗真菌药物治疗。

②肠道微生态疗法。

③肠黏膜保护药。

④避免使用止泻药。

⑤补锌治疗。

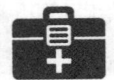

2. 对迁延性腹泻和慢性腹泻的治疗 积极寻找引起病程迁延的原因，针对病因进行治疗。切忌滥用抗生素，避免顽固的肠道菌群失调。继续喂养是必要的治疗措施，长时间禁食对机体有害。

3. 转诊 经综合治疗效果不佳，腹泻原因不清，腹泻脱水不易纠正，迁延、慢性者应转诊至上级医院。

知识点

1. 小儿腹泻伴脱水，在脱水性质不明的情况下，补液的张力宜用1/2张含钠液。

2. 婴幼儿腹泻轻型与重型最主要的鉴别点是脱水程度。

3. 腹泻病伴低钾血症临床表现主要有：腱反射迟钝或消失；腹胀、肠鸣音减弱；心音低钝；心电图示 T 波低平；精神萎靡。

4. 小儿感染性腹泻最主要的病原体是病毒。

三、小儿急性肾小球肾炎

（一）概述（了解）

小儿急性肾小球肾炎（简称急性肾炎），指各种感染后，导致肾小球滤过膜损伤，出现水肿、血尿、蛋白尿和高血压临床表现为特点的肾小球疾病。可分为急性链球菌感染后肾小球肾炎和急性非链球菌感染后肾小球肾炎。通常急性肾小球肾炎主要指急性链球菌感染后肾小球肾炎。多见于儿童和青少年，以5～14岁儿童多见，2岁以下小儿罕见。

掌握要点：

链球菌感染前驱期；水肿、血尿、高血压；抗链球菌溶血素 O（ASO）增高，补体下降；"三上一下"好自限。

1. A 组 β 溶血性链球菌感染后 2 周左右前驱期。

2. 水肿、血尿、高血压是典型的临床表现。

3. 尿常规提示血尿、蛋白尿，血 ASO 增高和补体 C3 下降是典型的实验室改变。

4. 最初 2 周卧床休息，红细胞沉降率正常者可以上学，尿常规完全正常者可以参加体育活动，血压正常、肉眼血尿消失可以下床活动；本病预后好，为自限性疾病。

5. 严重患者临床表现：循环充血、高血压脑病和急性肾衰竭。

（二）诊断和鉴别诊断（熟悉）

1. 诊断 ①前驱链球菌感染史＋②水肿、血尿、蛋白尿、高血压＋③血清 ASO 升高、C3 下降，即可诊断急性链球菌感染后肾小球肾炎。

2. 鉴别诊断

（1）慢性肾小球肾炎急性发作：尿常规既往异常病史，常伴有贫血、肾功能异常、固定低比重尿。

（2）急性尿路感染：尿常规除红细胞外，常伴白细胞及脓细胞，中段尿培养可确诊，血补体正常。

（3）IgA 肾病：主要表现为反复发作性肉眼血尿，多无水肿、高血压，血补体 C3 正常，肾活检可以明确诊断。

（4）原发性肾病综合征：水肿较重，尿蛋白持续较多考虑肾病综合征；肾活体组织检查病理为毛细血管内增生性肾炎有助于急性肾小球肾炎的诊断。

（5）急进性肾小球肾炎或继发性肾小球肾炎：与紫癜肾炎、狼疮肾炎、乙型肝炎病毒相关性肾炎等相鉴别。

（三）治疗原则与转诊（掌握）

1. 治疗原则 APSGN 为自限性疾病，无特异疗法，预后良好，主要是注意休息与对症治疗，观察护理，保护肾功能。

（1）休息：①急性期需卧床休息 2～3 周（**上床**）；②直到水肿消退、血压正常和肉眼血尿消失后可下床活动（**下床**）；③红细胞沉降率正常者可上学，但应避免重体力活动（**上学**）；④尿检查完全正常后方可恢复体力活动（**体育活动**）。

（2）饮食：**低盐、低优质蛋白饮食**。

（3）抗感染：应用青霉素治疗 10～14 天，对青霉素过敏者可用红霉素治疗。

（4）对症治疗

①利尿：氢氯噻嗪、呋塞米。

②降血压：硝苯地平、卡托普利。

（5）高血压脑病的治疗：降压，静脉滴注硝普钠；应用呋塞米利尿；止痉、降颅压。

（6）严重循环充血的治疗：限制水、钠摄入，应用呋塞米利尿，必要时透析治疗。

（7）急性肾功能不全的治疗：严格限制水、钠摄入，控制水、电解质紊乱及酸碱失衡，应用呋塞米利尿，无效时透析治疗。

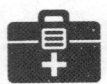

2. 转诊 循环充血、高血压脑病、急性肾衰竭严重患者应转诊。

知识点

1. 急性肾小球肾炎最常见病原体是 A 组 β 溶血性链球菌。

2. 急性肾小球肾炎严重患者临床表现有：高血压脑病；循环充血；急性肾衰竭。

3. 急性肾小球肾炎，其补体恢复正常时间为 6～8 周。

四、营养性维生素 D 缺乏性佝偻病

（一）概述（常见病因）（熟悉）

营养性维生素 D 缺乏性佝偻病是由于儿童体内维生素 D 不足导致钙、磷代谢紊乱，以正在生长的骨骺端软骨板不能正常钙化造成骨骼病变为特征的营养障碍性疾病。主要见于 2 岁以下的婴幼儿。常见病因有：日光照射不足；维生素 D 摄入不足；生长速度快，维生素 D 相对不足；疾病导致钙磷吸收不良、活性维生素 D 生成不足；抗癫痫药物和糖皮质激素等药物影响。

掌握要点

1. 小儿"四病"之一，多见于 2 岁以下的婴幼儿。

2. 摄入、生成维生素 D 不足，正在生长的骨骺端软骨板不能正常钙化而造成骨骼病变为特征。

3. 临床表现：初期夜惊；激期改变（方颅、肋串珠、鸡胸、漏斗胸、肋膈沟）为特点。

4. 钙磷乘积<30，碱性磷酸酶增高，血清 25-（OH）D_3<8μg/L 及 X 线改变为主要诊断指标。

5. 预防为主：新生儿自 2 周开始补充 400U/d（早产儿 800U/d，生后 1 周开始）至 2 岁。

（二）临床表现（掌握）

本病最常见于 3 个月至 2 岁的小儿，主要表现为生长最快部位的骨骼改变、肌肉松弛和神经兴奋性改变。重症佝偻病患儿可见消化功能紊乱、心肺功能障碍，并可影响智力发育及免疫功能等。临床上将典型的佝偻病分为 4 期，见表 14–43。

表 14-43　佝偻病临床表现

分期	时间	临床表现
初期	6 个月以内	神经兴奋性增高，如易激惹、烦躁、睡眠不安、夜惊，多汗，枕秃。此期无骨骼改变
激期	3 ～ 6 个月	颅骨软化
	6 个月以上	手镯或脚镯
	7 ～ 8 个月或以上	方颅、前囟增大及闭合延迟
	1 周岁左右	肋骨串珠、鸡胸及漏斗胸、肋膈沟
	开始负重后	"O" 形腿或 "X" 形腿
		运动、神经精神发育迟缓和免疫功能低下等其他表现
恢复期	治疗后	临床症状、体征减轻或消失
后遗症期	2 岁以上	遗留不同程度的骨骼畸形

（三）诊断（掌握）

依据：①缺乏日照等造成维生素 D 不足病史 + ②夜惊、多汗、枕秃、骨畸形等临床表现 + ③钙磷乘积＜30，碱性磷酸酶增高，血清 25-（OH）D_3＜8μg/L 等生化改变 + ④骨骼 X 线表现，可确诊。其中骨骼的改变可靠；血清 25-（OH）D_3 和 1，25-（OH）$_2D_3$ 的下降为可靠的早期诊断指标；血生化与骨骼 X 线检查为佝偻病诊断的 "金标准"。

（四）鉴别诊断（掌握）

见表 14-44。

表 14-44　维生素 D 缺乏性佝偻病鉴别诊断特点

疾病	鉴别特点
软骨营养不良	根据特殊的体态（短肢型矮小）及骨骼 X 线片可做出诊断
脑积水	可见前囟饱满紧张、骨缝分离，颅骨叩诊有破壶声，落日眼，头颅 B 型超声、CT 检查可做出诊断
低血磷抗维生素 D 佝偻病	2 ～ 3 岁后仍有活动性佝偻病表现，骨骼改变严重，常规剂量维生素 D 治疗无效。多为性连锁遗传，肾重吸收磷障碍，肾羟化 1，25-（OH）$_2D_3$ 不足引起
维生素 D 依赖性佝偻病	有严重的佝偻病体征，钙磷乘积明显下降，碱性磷酸酶明显升高，继发性甲状旁腺功能亢进。常规剂量维生素 D 治疗无效。常染色体隐性遗传
肾性佝偻病	慢性肾功能不全，低钙高磷，骨质普遍脱钙

（五）治疗原则与预防（掌握）

1. 治疗原则 治疗目的在于控制激期，防止骨骼畸形。治疗原则如下。

（1）一般治疗：坚持母乳喂养，及时添加辅食。坚持每日户外活动。

（2）补充维生素 D 制剂

①口服法：初期和激期 50～125μg（2000～4000U）/d，1 个月后改为预防量，每日口服维生素 D 400U（<1 岁）或 600U（>1 岁）；恢复期预防量维持每日 400U。

②突击法：初期，一次维生素 D 30 万 U 肌内注射或口服，1 个月后改服预防量；激期，每次 30 万 U（共 2 次）肌内注射或口服，间隔 2～4 周，1 个月后改服预防量。

（3）补充钙剂：维生素 D 治疗期间应同时补充钙剂。主张从膳食的牛奶、配方奶、豆制品补充。

（4）后遗症的矫治：轻度畸形经功能锻炼可自行恢复；重度骨骼畸形者需外科手术矫治。

2. 预防 营养性维生素 D 缺乏性佝偻病是一自限性疾病，现认为确保儿童每日获得维生素 D 400U 是预防和治疗的关键。

（1）胎儿期：孕母注意补充维生素 D 和钙剂，特别是妊娠后期适量补充维生素 D（800U/d）。

（2）婴幼儿期：预防的关键在日光浴与适量维生素 D 的补充。出生 1 个月后注意保证每日 1～2 小时户外活动时间。足月儿生后 2 周开始补充维生素 D 400U/d，可补至 2 岁；早产儿、低出生体重儿、双胎儿，生后 1 周开始补充维生素 D 800U/d，3 个月后改预防量。

（3）同时补充钙剂。

知识点

1. 维生素 D 最主要的来源是日照皮肤生成。

2. 维生素 D 缺乏性佝偻病在 6 个月内常见的骨骼改变是颅骨软化。

3. 维生素 D 缺乏性佝偻病初期的主要临床表现是神经、精神症状，多汗，枕秃。

4. 维生素 D 缺乏性佝偻病激期的主要临床表现是骨骼系统改变。

5. 早产儿补充维生素 D，应在生后 1 周补充维生素 D 800U /d。

6. 补充维生素 D 预防佝偻病一般开始于生后 2 周左右。

五、新生儿黄疸

（一）概述（常见病因）（熟悉）

新生儿黄疸是新生儿时期由于胆红素代谢特点或代谢异常引起血中胆红素水平升高而出现皮肤、巩膜及黏膜黄染的临床现象。分为生理性黄疸和病理性黄疸。新生儿黄疸为新生儿期最常见的表现之一。当新生儿血中胆红素＞85μmol/L（5mg/dl），则出现肉眼可见的黄疸。部分患儿可引起胆红素脑病（核黄疸），严重者病死率高，存活者多留有后遗症。

掌握要点

1.新生儿黄疸是临床常见疾病，严重者可引起胆红素脑病，应高度重视，疑似病理性黄疸者应转诊。

2.无论生理性黄疸还是病理性黄疸，其主要病因是胆红素生成过多，生理性黄疸是内在新生儿胆红素代谢特点导致，病理性黄疸是各类疾病引起。

3.病理性黄疸的鉴别很重要，表现为5个特点：早、快、重、长、复。

4.生理性黄疸关键参数：2～5天出现，2～4周消失，胆红素每天增加＜85μmol/L，＜220.6～256.5μmol/L（12.9~15mg/dl）。

5.病理性黄疸关键参数：24小时出现，＞2～4周消失，胆红素每天增加＞85μmol/L，＞220.6～256.5μmol/L（12.9~15mg/dl）。

1.生理性黄疸的病因 见表14-45。

表 14-45 生理性黄疸病因分类

病因分类	原因说明
胆红素生成过多	（1）宫内低氧刺激红细胞生成增多，生后破坏增多 （2）胎儿血红蛋白多，红细胞寿命短，破坏快，旁路胆红素来源增多
转运胆红素的能力不足	白蛋白较低、酸中毒等影响胆红素与白蛋白的连接，游离胆红素增多
肝细胞处理胆红素能力差	新生儿摄取、结合、排泄结合胆红素的能力均较低，仅为成人的1%～3%
胆红素肠肝循环增加	（1）新生儿肠腔内β-葡萄糖醛酸苷酶活性高，能将结合胆红素水解成未结合胆红素，后者又被肠壁重吸收，导致非结合胆红素水平增高 （2）胎粪排出延迟：胎粪含胆红素多，延迟增加吸收

2.病理性黄疸的病因 见表 14-46。

表 14-46 病理性黄疸病因分类

病理性黄疸病因分类	原因说明
胆红素来源过多	（1）红细胞增多：双胎输血综合征，青紫型先天性心脏病，宫内乏氧等 （2）溶血导致胆红素增多 　　①新生儿溶血病：ABO 溶血等 　　②红细胞酶缺陷：葡萄糖 –6– 磷酸脱氢酶缺乏症等 　　③红细胞膜异常：遗传性球形红细胞增多症等 　　④血红蛋白异常：珠蛋白生成障碍性贫血等 　　⑤血管外溶血：头颅血肿、颅内出血等 　　⑥感染导致溶血 （3）肝肠循环增加：母乳性黄疸、巨结肠、先天性肠闭锁等
肝胆红素代谢障碍	（1）新生儿窒息 （2）先天性甲状腺功能减退症 （3）遗传代谢病 （4）某些药物与胆红素竞争肝 Y、Z 蛋白
胆汁排泄障碍	（1）新生儿肝炎 （2）先天性胆道闭锁 （3）胆汁黏稠综合征

（二）临床表现（掌握）

生理性黄疸与病理性黄疸的临床表现和鉴别见表 14-47。

表 14-47 生理性黄疸和病理性黄疸临床表现和鉴别

鉴别指标	生理性黄疸临床表现	病理性黄疸临床表现 （早、快、重、长、复）
黄疸发生时间	足月儿：生后 2 ～ 3 天出现，4 ～ 5 天达高峰 早产儿：生后 3 ～ 5 天出现，5 ～ 7 天达高峰	生后 24 小时内出现黄疸
黄疸进展速度	血清胆红素：每日升高 < 85μmol/L（5mg/dl）或每小时 < 0.85μmol/L（0.5mg/dl）	每日上升 > 85μmol/L（5mg/dl）或每小时 > 0.85μmol/L（0.5mg/dl）
黄疸的轻重程度	血清胆红素：足月儿 < 221μmol/L（12.9mg/dl），早产儿 < 257μmol/L（15mg/dl）	血清胆红素：足月儿 > 221μmol/L（12.9mg/dl），早产儿 > 257μmol/L（15mg/dl） 血清结合胆红素过高，> 34μmol/L（2mg/dl）
黄疸持续时间	足月儿：5 ～ 7 天开始消退，最迟不超过 2 周 早产儿：7 ～ 9 天开始消退，最长延至 3 ～ 4 周	足月儿 >2 周，早产儿 >4 周
黄疸复现	否	退而复现
其他	一般情况良好，不伴其他症状	常伴相关病理疾病表现

（三）转诊（掌握）

有病理性黄疸倾向的患儿需转诊治疗。

> **知识点**
>
> 1. 引起胆红素脑病的主要原因是游离非结合胆红素过多，可以透过血-脑屏障，引起脑细胞损伤。
>
> 2. 新生儿黄疸最常用的治疗方法是蓝光照射。
>
> 3. 新生儿病理性黄疸的特点：每日血清胆红素上升＞85μmol/L（5mg/dl）。

六、小儿热性惊厥

（一）概述（常见病因）（熟悉）

1. 概述 小儿热性惊厥是小儿时期最常见的惊厥性疾病，也是儿科常见的急症。儿童期患病率为3%～4%，首次发作年龄多为生后6个月至3岁，体温在38℃以上即突然出现惊厥。18～22个月为高峰期。绝大多数小儿5岁后不再发作。男孩稍多于女孩，常有热性惊厥家族史。凡是引起高热的疾病都可以导致热性惊厥，绝大多数患儿是呼吸道感染后出现，特别是上呼吸道感染。

2. 病因

（1）神经细胞兴奋性较高。

（2）大脑皮质对皮质下的抑制作用较弱。

（3）神经髓鞘形成不良，绝缘和保护作用差。

> **掌握要点**
>
> 1. 小儿热性惊厥是儿科常见的急症。儿童期患病率为3%～4%。绝大多数小儿5岁后不再发作。
>
> 2. 分为单纯性热性惊厥和复杂性热性惊厥。
>
> 3. 单纯性热性惊厥多在体温38.5℃以上时发作，病程中只发作1次，持续时间短，临床经过、预后均良好。
>
> 4. 复杂性热性惊厥多在体温38.5℃以下时发作，病程中多次发作，持续时间长，临床经过、预后不佳。
>
> 5. 热性惊厥的治疗以止惊、退热为主。诊断要注意除外癫痫、脑炎等神经系统疾病。

（二）临床表现（掌握）

临床表现见表 14-48。

表 14-48 单纯性热性惊厥与复杂性热性惊厥临床特征的比较

比较项目	单纯性热性惊厥	复杂性热性惊厥
热性惊厥占比	70%	30%
首次发病年龄	6个月至5岁，5岁后少见	＜6个月或＞5岁
发作时体温	＞38.5℃	＜38.5℃
持续时间	多短暂，＜10分钟	长，＞15分钟
发作类型	全身对称性抽搐	不对称，局部性发作
发作次数	仅发作1次，偶2次	24小时内反复多次
异常神经体征	无	可有
脑电图	热退2周后正常	热退2周后仍异常
家族史	热性惊厥家族史	癫痫家族史
预后	无后遗症	癫痫

（三）诊断（掌握）

诊断依据：①感染性发热，特别是高热时出现抽搐，多只发作1次 + ②抽搐后一般状态较好 + ③多无神经系统阳性体征 + ④脑电图、头部影像检查多无明显异常 + ⑤除外癫痫、脑炎等神经系统疾病，可诊断。

（四）急救措施与转诊（掌握）

1. 急救措施

（1）一般措施：①平放患儿，头转向一侧。②保证气道通畅，清除口内分泌物。③吸氧。④保持安静，避免不必要的刺激。

（2）对症止痉治疗：①首选地西泮，静脉缓慢注射，起效快、维持时间短，比较安全。②若静脉穿刺不成功，可用10%水合氯醛灌肠。③当症状缓解，地西泮的药效将消失时，可用苯巴比妥控制惊厥持续状态。

（3）降温治疗。

2. 转诊 出现惊厥发作，特别是重复出现者要即刻转诊。

七、常见发疹性疾病

（一）麻疹

1. 概述（熟悉） 麻疹是由麻疹病毒引起的病毒感染性传染病，在我国法定的传染病中属于乙类传染病。主要的临床表现有发热、咳嗽、流涕等卡他症状及眼结合膜炎,特征性表现为口腔麻疹黏膜斑及皮肤斑丘疹。

2. 临床表现(掌握) 潜伏期为6~21天,平均为10天左右。曾接受过被动免疫或主动免疫者可延长至3~4周。

典型麻疹临床过程可分为3期。

(1)前驱期:从发热到出疹为前驱期,一般持续3~4天。此期主要为上呼吸道炎症及眼结合膜炎所致的卡他症状。急性起病,发热、咳嗽、流涕、流泪,眼结合膜充血、畏光,咽痛、全身乏力等。部分患儿有头痛,并可出现胃肠道症状如呕吐、腹泻等。在病程2~3天,90%以上的患儿口腔出现麻疹**黏膜斑**,为麻疹前驱期的特征性体征,具诊断价值。此斑位于双侧第二磨牙对面的颊黏膜上,为0.5~1mm针尖大小的小白点,周围有红晕,初起时仅数个,1~2天迅速增多融合,扩散至整个颊黏膜,形成表浅的糜烂,似鹅口疮,2~3天消失。前驱期有时可见颈部、胸部、腹部一过性风疹样皮疹,数小时即消退,称为麻疹前驱疹。

(2)出疹期:病程第3~4天时发热、呼吸道症状明显加重,此时开始出现皮疹。皮疹首先见于耳后、发际,渐及前额、面部、颈部。自上而下至胸部、腹部、背部及四肢,最后达手掌与足底,2~3天遍及全身。皮疹初为淡红色斑丘疹,压之褪色,大小不等,直径2~5mm,疹间皮肤正常。出疹高峰时皮疹可融合,颜色转暗,部分患儿可有出血性皮疹,压之不褪色。随出疹达高峰,全身毒血症状加重,体温可达40℃,患者可有嗜睡或烦躁不安,甚至谵妄、抽搐。咳嗽加重,咽红、舌干、结膜红肿、畏光。表浅淋巴结及肝、脾大,肺部可闻及干、湿啰音,可出现心功能衰竭。

(3)恢复期:皮疹达高峰后,常于1~2天迅速好转,体温下降,全身症状明显减轻,皮疹随之按出疹顺序依次消退,留有浅褐色色素沉着斑,1~2周后消失。疹消退时有糠麸样细小脱屑。

除典型麻疹外,根据麻疹病毒毒性强弱、进入人体数量多少、患儿年龄大小、健康状况、营养优劣、免疫力高低等,也可以有非典型的类型,为:①轻型麻疹;②重型麻疹;③异型麻疹。

3. 诊断与鉴别诊断(熟悉)

(1)诊断:根据当地有麻疹流行,患儿有麻疹接触史,典型麻疹的临床表现,如急起发热、上呼吸道卡他症状、结膜充血、畏光、口腔麻疹黏膜斑及典型的皮疹等即可诊断。非典型患儿难以确诊者,依赖于实验室检查。

(2)鉴别诊断:常见出疹性疾病的鉴别诊断见表14-49。

①风疹：前驱期短，全身症状和呼吸道症状轻，无麻疹黏膜斑，发热1～2天出疹，皮疹分布以面部、颈部、躯干为主。1～2天疹退，无色素沉着和脱屑，常伴耳后、颈部淋巴结肿大。

②幼儿急疹：突起高热，持续3～5天，上呼吸道症状轻，热骤降后出现皮疹，皮疹散在呈玫瑰色，多位于躯干，1～3天皮疹完全消退，热退后出疹为其特点。

③猩红热：前驱期发热，咽痛明显，1～2天后全身出现针尖大小红色丘疹，疹间皮肤充血，压之褪色，面部无皮疹，口周呈苍白圈，皮疹持续4～5天随热降而消退，出现大片脱皮。外周血白细胞总数及中性粒细胞增高显著。

④药物疹：近期服药史，皮疹多有瘙痒，低热或无热，无黏膜斑及卡他症状，停药后皮疹渐消退。血嗜酸性粒细胞可增多。

表 14-49　出疹性疾病的鉴别诊断

项目	麻疹	水痘	风疹	幼儿急诊	猩红热
病原体	麻疹病毒	水痘-带状疱疹病毒	风疹病毒	人疱疹病毒6型	A组B型溶血性链球菌
潜伏期	10天（6～18天）	14天（10～21天）	14～21天	10天（7～15天）	2～3天
全身症状	呼吸道卡他性炎	全身症状轻	全身症状轻	一般情况好，可有高热惊厥	中毒症状重，可有高热
其他症状	结膜炎，口腔黏膜麻疹斑	低热、不适、厌食	耳后、枕后淋巴结肿大及压痛	耳后、枕后淋巴结肿大，轻度腹泻	咽炎，扁桃体炎，颈部淋巴结肿大
出疹时间	发热3～4天出疹	发热1～2天出疹	发热1～2天出疹	热退疹出	发热1～2天出疹
皮疹特点	红色斑丘疹，疹间皮肤正常	斑疹、丘疹、疱疹、结痂	斑丘疹，疹间皮肤正常	红色细小密集斑丘疹	皮肤充血，上有针尖大小丘疹
出疹顺序	头面部、颈部、躯干、四肢	头面部、躯干、四肢	面部、躯干、四肢	头面部、颈部、躯干多，四肢少，1天出齐	颈部、腋下、腹股沟，24小时遍及全身
疹退后	有色素沉着，有细小脱屑	一般不留瘢痕	无色素沉着，无脱屑	无色素沉着，无脱屑	大片状脱皮
皮疹、发热	出疹时高热	低热出疹	发热后出疹	热退疹出	出疹时高热
治疗原则	无特异治疗	无特异治疗	无特异治疗	无特异治疗	青霉素
主动免疫	麻疹疫苗	水痘减毒活疫苗	风疹疫苗	—	无
被动免疫	丙种球蛋白	水痘-带状疱疹免疫球蛋白	丙种球蛋白	—	无
隔离至	出疹后5天，合并肺炎者为10天	皮疹全部结痂	出疹后5天	—	患儿痊愈，咽拭子培养阴性

4. 治疗原则与转诊（掌握） 对麻疹病毒尚无特效抗病毒药物，主要为对症治疗，加强护理，预防和治疗并发症。

（1）一般治疗：患儿应单间呼吸道隔离，卧床休息直至体温正常或至少出疹后 5 天；保持室内空气新鲜，温度适宜；眼、鼻、口腔保持清洁，多饮水。对住院麻疹患儿应补充维生素 A，以降低并发症和病死率。

（2）对症治疗：高热可酌用小剂量解热药物或头部冷敷；咳嗽可用祛痰镇咳药；剧咳和烦躁不安者可用少量镇静药；体弱病重患儿可早期注射丙种球蛋白；必要时给氧，保证水、电解质及酸碱平衡等。

（3）并发症治疗：有并发症者给予相应治疗。继发细菌感染者可给予抗生素治疗。

若患儿病情加重或出现一些并发症，可能导致出现重症化倾向，应及时转诊。

（二）幼儿急疹

1. 概述（熟悉） 幼儿急疹又称婴儿玫瑰疹，是由人类疱疹病毒 6 型引起的急性出疹性传染病，其临床特点是持续性高热 3～5 天，热退疹出。

2. 临床表现（掌握）

（1）潜伏期：7～15 天，平均 10 天。

（2）发热期：突起高热，体温 39～40℃，持续 3～5 天，可伴惊厥。咽峡部充血，头颈部浅表淋巴结轻度肿大及轻微腹泻。全身症状轻。

（3）出疹期：发热 3～5 天体温骤降，同时出现皮疹。皮疹呈红色斑疹、斑丘疹，很少融合，主要见于躯干、颈部、上肢。皮疹于 1～3 天消退，无色素沉着，也无脱皮。

3. 诊断与鉴别诊断（熟悉） 根据流行病学资料及临床表现予以诊断，并与其他出疹性疾病进行鉴别。

4. 治疗原则与转诊（掌握） 无特殊治疗，主要是对症治疗。若患儿病情加重或出现一些并发症，可能导致出现重症化倾向，应及时转诊。

（三）猩红热

1. 概述（熟悉） 猩红热是 A 组 B 型溶血性链球菌引起的急性呼吸道传染病。其临床特征为发热、咽峡炎、全身弥漫性鲜红色皮疹及疹后脱屑。本病传染源主要为猩红热患者及带菌者，冬、春季节发病多，夏、秋季少，5～15 岁儿童多见，一般预后良好，少数患儿病后可出现变态反应性心、肾、关节并发症。此病主要由呼吸道飞沫传播，个别情况下细菌可侵入创伤皮肤或产妇产道引起"外科型猩红热"或"产科型猩红热"。感染后人体可产生抗菌免疫和抗

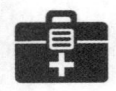

毒免疫。抗菌免疫具有型特异性，对不同链球菌感染无保护作用。抗毒免疫持久，但由于红疹毒素有 5 种血清型，其间无交叉免疫，故仍可再次患病。

2. 临床表现（掌握） 潜伏期通常为 2～3 天。

（1）发热：多为持续性，可达 39℃左右，伴有头痛、全身不适、食欲缺乏等症状。

（2）咽峡炎：表现为咽痛、吞咽痛，局部充血，可有脓性渗出物。腭部可见有充血或出血性黏膜疹，可先于皮疹出现。

（3）皮疹：起病后 12～24 小时出疹；皮疹始见于耳后、颈部及上胸部，24 小时内迅速遍及全身。颜面部位仅有充血而无皮疹，口唇周围充血不明显，与面部充血部位相比显得发白，称为"**口周苍白圈**"；典型皮疹为在全身皮肤充血发红的基础上散布着针尖大小、密集而均匀的点状充血性红疹，压之褪色，有痒感，肢体皮肤变得粗糙，类似鸡皮样。少数患儿可见带黄白色脓头且不易破溃的皮疹，称为"**粟粒疹**"，与皮肤营养及卫生状况有关；在皮肤皱褶处如腋窝、肘窝、腹股沟处，皮疹密集并出现皮下出血形成紫红色线条，称为"**线状疹**"；皮疹于 48 小时内达高峰，然后依出疹先后顺序消退，2～4 天完全消失；疹退后开始皮肤脱屑，脱屑的程度与皮疹的轻重成正比，轻者为糠屑样，重者可成片状。面部及躯干常为糠屑状，手、足掌、指（趾）处由于角化层较厚，常成片状。

（4）"草莓舌"与"杨梅舌"：猩红热出疹的同时可出现舌乳头的肿胀，初期为舌被白苔，肿胀的舌乳头凸出覆以白苔的舌面，称为"**草莓舌**"；2～3 天后舌苔脱落，舌面光滑呈绛红色，舌乳头凸起，称为"**杨梅舌**"。此体征可作为猩红热的辅助诊断条件。

3. 诊断（熟悉）

（1）流行病学资料：当地是否有本病流行，有无接触史。

（2）临床表现：发热、咽峡炎、典型的皮疹，若疹退后有脱屑则临床诊断的可能性更大。

（3）实验室检查：白细胞计数增高，多在（10～20）×10⁹/L，中性粒细胞占 80% 以上，严重患儿可出现中毒颗粒。咽拭子或脓液培养可分离出 A 组 B 型溶血性链球菌。

4. 鉴别诊断（熟悉）

（1）金黄色葡萄球菌感染：金黄色葡萄球菌的某些株也能产生红疹毒素，亦可引起猩红热样皮疹。鉴别主要靠细菌培养。另外，金黄色葡萄球菌感染多可找到感染灶，如皮肤感染、脓肿等，全身感染中毒症状重。

（2）药物疹：有用药史，皮疹分布不均匀，呈多形性，无急性咽峡炎症状及体征，停药后皮疹消退。

（3）与其他发疹性传染病：麻疹、风疹、幼儿急疹等其他发疹性疾病均需与猩红热相鉴别，鉴别时依据各疾病发展过程及皮疹特点。

5. 治疗原则与转诊（掌握）

（1）一般治疗：卧床休息，隔离治疗5～7天，给予流质或半流质饮食，多饮水，必要时静脉补液。

（2）病原治疗：首选青霉素，成人60万～80万U，每日2～4次，儿童2万～4万U/kg，分2～4次肌内注射或静脉给药，疗程为5～7天。对于中毒型或脓毒型猩红热可加大用药剂量。对青霉素过敏者可选用红霉素，每日20～40mg/kg，分3次给药，疗程同青霉素。亦可选用第一代头孢菌素等。

（3）并发症的治疗：对化脓性并发症应尽可能弄清楚病原菌及药敏情况，给予准确有效的抗生素治疗。对已化脓的病灶，必要时可切开引流或行手术治疗。对肾小球肾炎、风湿病等可按内科相应疾病处理。

若患者出现病情加重，如高热持续不退或出现一些并发症，可能导致出现重症化倾向，应及时转诊。

（四）水痘

1. 概述（熟悉） 水痘是由水痘－带状疱疹病毒所引起的儿童多见的急性呼吸道传染病，水痘－带状疱疹病毒为DNA病毒，与单纯疱疹病毒、巨细胞病毒、EB病毒同属疱疹病毒科。本病临床特征为全身症状轻微，皮肤、黏膜分批出现迅速发展的斑疹、丘疹、疱疹与结痂。本病传染性强，易感儿接触后90%发病，患者是唯一传染源，自出疹前1～2天至皮疹干燥结痂为止，均有传染性。预后良好，病后获得持久免疫力。

2. 临床表现（掌握） 潜伏期10～24天。

（1）前驱期：婴幼儿常无症状或症状轻微，年长儿童及成人则常有畏寒、发热、全身不适、头痛、咽痛、咳嗽等，持续1天左右。偶有猩红热样、麻疹样或荨麻疹样皮疹。

（2）出疹期：发热数小时或1～2天后出现，皮疹呈向心性分布，始见于头部、躯干，以后渐及面部及四肢。初为红斑疹，数小时后变为深红色丘疹，又数小时变为疱疹。疱疹位置表浅，呈卵圆形，直径3～5mm，周围有稍凸起的红晕，疱疹为单囊状，疱液初期透明，后渐混浊，如有继发感染则成脓疱。疱疹常伴有瘙痒，使患者烦躁不安。疱疹于1～3天从中心开始干枯结痂，红晕消失，数日至1～2周痂皮脱落，一般不留瘢痕。皮疹数目从数个至数千个。不

同阶段的皮疹在1~3天先后出现，即在同一部位可同时存在斑丘疹、疱疹及结痂，此为本病发疹的特点。部分患者口腔黏膜、外阴、眼结膜等黏膜处也可发生浅表疱疹，破裂后形成激惹性溃疡，有疼痛。

病程为1~2周，成人及婴儿病情常较重，皮疹多而密，病程可长达数周。妊娠早期患水痘，可致胎儿畸形；妊娠后期患水痘，可致**胎儿先天性水痘综合征**。

3. 诊断与鉴别诊断（熟悉）

（1）临床诊断：根据流行病学史（既往未患过水痘，近2~3周接触过水痘或带状疱疹患者）及临床表现（全身症状轻微，皮疹的特点），一般诊断不难。

（2）实验室诊断

①血常规：外周血白细胞总数正常或稍增高。

②疱疹刮片检查：刮取水痘基底组织涂片，染色后可检查到多核巨细胞和核内包涵体。

③免疫学检查：查抗原，可用直接免疫荧光法检查疱疹基底刮片或疱疹液中的抗原；查抗体，可用作补体结合试验、中和试验，间接免疫荧光法等查抗体，病程中抗体效价升高4倍以上者有诊断意义。

（3）鉴别诊断：与其他出疹性疾病进行鉴别。

4. 治疗原则与转诊（掌握）

（1）一般治疗与对症治疗：水痘急性期应卧床休息，注意补充水分和营养，避免因抓伤而继发细菌感染。皮肤疱疹可应用含0.25%冰片的炉甘石洗剂涂抹，用2%~5%碳酸氢钠局部涂擦，疱疹破裂可涂甲紫或抗生素软膏预防继发感染。维生素B_{12} 500~1000μg，每天1次肌内注射，连用3天可促进皮疹干燥、结痂。

（2）抗病毒治疗：对于病情严重的患者，如免疫功能低下的水痘患者、新生儿水痘、播散性水痘、水痘肺炎、水痘脑炎等则应用抗病毒治疗。首选阿昔洛韦10~20mg/kg，静脉滴注，每8小时1次，疗程为7~10天。阿糖腺苷10mg/（kg·d），静脉滴注，疗程为5~7天。早期使用α-干扰素，每天100万~300万U，肌内注射，能抑制皮疹发展、加快病情恢复。

（3）并发症的治疗：皮肤继发感染时加用抗菌药物，因脑炎出现脑水肿、颅内高压者应脱水治疗。肾上腺皮质激素可导致病毒播散，故一般情况下水痘患者不予应用。如水痘合并严重并发症，在应用有效抗生素的前提下，可给予肾上腺皮质激素3~5天。在应用皮质激素治疗其他疾病的过程中发生水痘时，如果皮质激素应用时间不长、停用皮质激素对原有疾病影响不大，则应停用；

如果用药时间较久，不能骤然停药，则可逐渐减量，同时可加用免疫球蛋白以加强机体抵抗力。

若患者病情加重或出现一些并发症，可能导致出现重症化倾向，应及时转诊。

（五）风疹

1. 概述（熟悉） 风疹是由风疹病毒引起的一种出疹性传染病，可经飞沫、胎盘传播，其临床特点是全身症状轻，持续 3 天的斑丘疹，枕后淋巴结、耳后淋巴结和颈后淋巴结肿大及压痛。妊娠早期的风疹可引起先天性风疹。

2. 临床表现（掌握）

（1）潜伏期：一般为 14～21 天，表现为"上呼吸道感染"症状。

（2）前驱期：1～2 天，症状多较轻微，低热和卡他症状，耳后淋巴结、枕部淋巴结、后颈部淋巴结稍大。

（3）出诊期：①出疹时间，多于发热 1～2 天出疹，1 天内出齐；②出疹顺序为面部、颈部、躯干、四肢，但手掌、足底常无皮疹；③皮疹形态多变，呈猩红热样斑疹，疹退后体温恢复正常；④淋巴结肿大，此期患儿耳后、两侧颈部浅表淋巴结肿大明显；⑤皮疹多于 3 天内迅速消退，疹退后不留色素沉着。

3. 诊断与鉴别诊断（熟悉） 根据流行病学资料及临床表现予以诊断，并与其他出疹性疾病进行鉴别。

4. 治疗原则与转诊（掌握） 目前尚无特效的抗病毒治疗方法，主要是对症支持治疗。若患者病情加重或出现一些并发症，可能导致出现重症化倾向，应及时转诊。

（六）手足口病

1. 概述（熟悉） 手足口病是由肠道病毒引起的传染性疾病，好发于儿童，尤以 3 岁以下年龄组发病率最高。主要通过消化道、呼吸道和密切接触等途径传播。临床表现为发热、口腔和四肢末端斑丘疹、疱疹，严重者可出现脑膜炎、脑炎、脑脊髓炎、肺水肿和循环障碍。引起手足口病的病原体主要为肠道病毒，我国以柯萨奇病毒 A 组 16 型和肠道病毒 71 型多见。

2. 临床表现（掌握） 本病临床表现复杂多样，根据病情轻重，分为普通病例和重症病例。

（1）普通病例：急性起病，大多数患儿有发热，可伴有咳嗽、流涕、食欲缺乏等症状。

①手、足：患儿手、足、臀部出现斑丘疹和疱疹，偶见于躯干，呈离心性分布。

②口腔：口腔内见散发性疱疹或溃疡，多位于舌、颊黏膜和硬腭等处，引起口腔疼痛，患儿拒食、流涎。

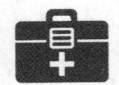

③皮损特点：手、足、口、臀4个部位可出现斑丘疹和疱疹，皮疹具有不痛、不痒、不结痂、不结疤4个特征。疱疹周围可有炎性红晕，疱内液体较少。手、足、口病损在同一患儿不一定全部出现。水疱和皮疹通常在1周内消退。

（2）重症病例：少数患儿病情迅速发展，在发病1～5天出现脑膜炎、脑炎、脑脊髓炎、肺水肿、循环障碍等。极少数患儿病情危重，可致死亡。

①神经系统表现：患儿可持续高热、精神萎靡、嗜睡或激惹、易惊、头痛、恶心呕吐、食欲缺乏、谵妄甚至昏迷，肢体抖动、肌阵挛、眼球震颤、共济失调、眼球运动障碍；肌无力或急性弛缓性瘫痪、惊厥等。颈项强直、腱反射减弱或消失、病理征阳性。

②呼吸系统表现：呼吸增快、浅促，呼吸困难，呼吸节律改变，口唇发绀，咳嗽加重，咳白色、粉红色或血性泡沫样痰，肺部可闻及湿啰音或痰鸣音。

③循环系统表现：心率增快或减慢，面色苍白，皮肤花纹，四肢发凉，出冷汗，指（趾）端发绀，持续血压降低，毛细血管充盈时间延长。

3. 诊断与鉴别诊断（熟悉） 根据流行病学资料及临床表现予以诊断，并与其他出疹性疾病进行鉴别。

4. 治疗原则与转诊（掌握）

（1）普通病例：目前尚无特效抗病毒药物和特异性治疗手段，主要是对症治疗。注意隔离，避免交叉感染。适当休息，清淡饮食，做好口腔护理和皮肤护理。

（2）重症病例

①神经系统受累的治疗：对症治疗，控制颅内高压，酌情使用糖皮质激素，酌情静脉注射丙种球蛋白。

②呼吸衰竭、循环衰竭的治疗：保持呼吸道通畅，吸氧；建立静脉通道；呼吸衰竭时及时气管插管，使用正压机械通气；必要时使用气管活性药物。

③恢复期治疗：促进各脏器功能恢复；功能康复治疗；中西医结合治疗。

若患儿病情加重或出现一些并发症，可能导致出现重症化倾向，应及时转诊。

第九节　传染病与性病、寄生虫病

一、病毒性肝炎

（一）概述（熟悉）

病毒性肝炎是由多种肝炎病毒引起的，以肝损害为主的一组全身性传染病。

根据病原，目前将病毒性肝炎分为甲型病毒性肝炎、乙型病毒性肝炎、丙型病毒性肝炎、丁型病毒性肝炎和戊型病毒性肝炎 5 种。其临床表现基本相似，以疲乏、食欲减退、厌油、肝功能异常为主，部分患者出现黄疸。甲型病毒性肝炎和戊型病毒性肝炎主要表现为急性感染，经粪 – 口途径传播；乙型病毒性肝炎、丙型病毒性肝炎、丁型病毒性肝炎多呈慢性感染，少数患者可发展为肝硬化或肝细胞癌，主要经血液、体液等胃肠外途径传播。

（二）临床表现（掌握）

各型病毒性肝炎潜伏期各异：甲型病毒性肝炎潜伏期为 2～6 周，平均 4 周；乙型病毒性肝炎潜伏期为 1～6 个月，平均为 3 个月；丙型病毒性肝炎潜伏期为 2 周至 6 个月，平均 40 天；丁型病毒性肝炎潜伏期为 4～20 周；戊型病毒性肝炎潜伏期为 2～9 周，平均 6 周。临床上将病毒性肝炎分为急性肝炎、慢性肝炎、重症肝炎和淤胆型肝炎 4 大类。

1. 急性肝炎 急性肝炎包括急性黄疸型肝炎和急性无黄疸型肝炎。各型病毒均可引起，甲型病毒性肝炎、戊型病毒性肝炎不转为慢性，成年急性乙型病毒性肝炎约 10% 转为慢性，丙型病毒性肝炎＞50% 转为慢性，丁型病毒性肝炎约 70% 转为慢性。

（1）急性黄疸型肝炎：临床经过的阶段性较为明显，可分为以下 3 期。

①黄疸前期：起病急，畏寒、发热、全身乏力、食欲缺乏、厌油、恶心、呕吐、腹痛、肝区痛、腹泻、尿色逐渐加深，至本期末呈浓茶状，肝功能异常。少数患者以发热、头痛、上呼吸道症状等为主要表现。本期持续 5～7 天。

②黄疸期：自觉症状可有所好转，发热减退，但尿色继续加深，巩膜、皮肤出现黄染，于 2 周内达高峰，可有大便颜色变浅、皮肤瘙痒、心动徐缓等梗阻性黄疸表现。肝大至肋下 1～3cm，有充实感，有压痛及叩击痛。部分患者有轻度脾大。本期持续 2～6 周。

③恢复期：黄疸逐渐消退，症状减轻以至消失，肝、脾回缩，肝功能逐渐恢复正常。本期持续 1～2 个月。

（2）急性无黄疸型肝炎：占急性肝炎的 90% 以上。无黄疸，其他症状亦轻，仅有乏力、食欲减退、肝区不适和腹胀等症状，常有肝大，脾大少见，病程多在 3 个月以内。

2. 慢性肝炎 急性肝炎病程超过半年，发病日期不明确或虽无肝炎病史，但根据肝组织病理学或根据症状、体征、化验及 B 型超声检查综合分析符合慢性肝炎表现者。依据病情轻重可分为轻度、中度、重度，依据 HBeAg 阳性与否可分为 HBeAg 阳性或 HBeAg 阴性慢性乙型病毒性肝炎，分型有助于判断预后

及指导抗病毒治疗。

（1）**轻度**：病情较轻，可反复出现乏力、头晕、食欲有所减退、厌油、尿黄、肝区不适、睡眠欠佳、肝稍大有轻触痛，可有轻度脾大。部分患者症状、体征缺如。肝功能指标仅一项或 2 项轻度异常。

（2）**中度**：症状、体征、实验室检查结果居于轻度和重度之间。

（3）**重度**：有明显或持续的肝炎症状，如乏力、食欲减退、腹胀、尿黄等，伴肝病面容、肝掌、蜘蛛痣、脾大，ALT 和（或）AST 反复或持续升高，白蛋白降低，丙种球蛋白明显升高。

3. 重型肝炎（肝衰竭） 重型肝炎（肝衰竭）的病因及诱因复杂，包括重叠感染（如乙型病毒性肝炎重叠其他肝炎病毒感染）、机体免疫状况、妊娠、HBV 前 C 区突变、过度疲劳、精神刺激、饮酒、应用肝损药物、合并细菌感染、有其他合并症（如甲状腺功能亢进、糖尿病）等。表现为一系列肝衰竭症候群：极度乏力，严重消化道症状，神经、精神症状（嗜睡、性格改变、烦躁不安、昏迷等），有明显出血现象，凝血酶原时间显著延长及凝血酶原活动度（PTA）＜40%。黄疸进行性加深，胆红素每天上升≥17.1μmol/L 或大于正常值10 倍。可出现中毒性鼓肠、肝臭、肝肾综合征等，可见扑翼样震颤及病理反射、肝浊音界进行性缩小、肝酶分离、血氨升高等。

根据病理组织学特征和病情发展速度，重型肝炎（肝衰竭）可分为以下 4 类。

（1）**急性重型肝炎**：起病急，发病 2 周内出现以二度以上肝性脑病为特征的肝衰竭症候群。发病多有诱因。本型病死率高，病程不超过 3 周。

（2）**亚急性重型肝炎**：起病较急，发病 15 天至 26 周出现肝衰竭症候群。首先出现二度以上肝性脑病者，称**脑病型**；首先出现腹水及其相关症候（包括胸腔积液等）者，称为**腹水型**。晚期可有难治性并发症，如脑水肿、消化道大出血、严重感染、电解质紊乱及酸碱平衡失调。白细胞计数升高，血红蛋白下降，低血糖，低胆固醇，低胆碱酯酶。一旦出现肝肾综合征，预后极差。本型病程较长，常超过 3 周至数月。容易转化为慢性肝炎或肝硬化。

（3）**慢加急性（亚急性）重型肝炎**：是在慢性肝病基础上出现的急性或亚急性肝功能失代偿。

（4）**慢性重型肝炎**：是在肝硬化基础上，肝功能进行性减退导致的以腹水或门静脉高压、凝血功能障碍和肝性脑病等为主要表现的慢性肝功能失代偿。

4. 淤胆型肝炎 又称毛细胆管炎型肝炎。起病类似急性黄疸型肝炎，除黄疸外，其他临床表现均较轻。主要表现为较长期（2～4 个月或更长）的肝内梗阻性黄疸，如皮肤瘙痒、粪便颜色变浅、肝大有触痛和梗阻性黄疸的化验结果以及肝功能改变不明显。与肝外梗阻性黄疸不易鉴别。预后良好。

（三）诊断（熟悉）

1. 临床诊断

（1）急性肝炎：起病较急，常有畏寒、发热、乏力、食欲缺乏、恶心、呕吐等急性感染症状。肝大，质偏软，ALT 显著升高。黄疸型肝炎血清胆红素正常或＞17.1μmol/L，尿胆红素阳性。黄疸型肝炎可有黄疸前期、黄疸期、恢复期三期经过，病程不超过 6 个月。

（2）慢性肝炎：病程超过半年或发病日期不明确而有慢性肝炎症状、实验室检查改变者。常有乏力、厌油、肝区不适等症状，可有肝病面容、肝掌、蜘蛛痣、胸前毛细血管扩张，肝大、质偏硬，脾大等体征。根据病情轻重，实验室指标改变等综合评定轻、中、重三度。

（3）重型肝炎（肝衰竭）：主要有肝衰竭症候群表现。急性黄疸型肝炎病情迅速恶化，2 周内出现二度以上肝性脑病或其他重型肝炎表现者，为急性肝衰竭；15～26 周出现上述表现者为亚急性肝衰竭；在慢性肝病基础上出现的急性肝功能失代偿为慢加急性（亚急性）肝衰竭。在慢性肝炎或肝硬化基础上出现的重型肝炎为慢性肝衰竭。

（4）瘀胆型肝炎：起病类似急性黄疸型肝炎，黄疸持续时间长，症状轻，有肝内梗阻表现。

2. 病原学诊断

（1）甲型病毒性肝炎：有急性肝炎临床表现，并具有下列任何一项均可确诊为甲型病毒性肝炎。①抗 –HAV IgM 阳性；②抗 –HAV IgG 急性期阴性，恢复期阳性；③粪便中检出 HAV 颗粒或抗原或 HAV RNA。

（2）乙型病毒性肝炎：急性乙型病毒性肝炎现已少见。慢性 HBV 感染可分为以下几种。

① HBeAg 阳性慢性乙型病毒性肝炎：血清 HBsAg、HBeAg 阳性和 HBV DNA 阳性，抗 HBe 阴性，血清 ALT 持续或反复升高，或肝组织学检查有肝炎病变。

② HBeAg 阴性慢性乙型病毒性肝炎：血清 HBsAg、HBV DNA 阳性，HBeAg 持续阴性，抗 HBe 阳性或阴性，血清 ALT 持续或反复异常，或肝组织学检查有肝炎病变。

（3）丙型病毒性肝炎：抗 –HCV IgM 和（或）IgG 阳性，HCV DNA 阳性，可诊断为丙型病毒性肝炎。

（4）丁型病毒性肝炎：有现症 HBV 感染，同时血清 HDV Ag 或抗 –HDV

IgM 或高滴度抗 –HDV IgG 或 HDV RNA 阳性，或肝内 HDV Ag 或 HDV RNA 阳性，可诊断为丁型病毒性肝炎。

（5）戊型病毒性肝炎：急性肝炎患者抗 –HEV IgG 高滴度，或由阴性转为阳性，或由低滴度到高滴度，或由高滴度到低滴度甚至阴转，或血 HEV RNA 阳性，或粪便 HEV RNA 阳性或检出 HEV 颗粒，均可诊断为戊型病毒性肝炎。抗 –HEV IgM 阳性可作为诊断参考，但须排除假阳性。

（四）鉴别诊断（熟悉）

1. 其他原因引起的肝炎

（1）其他病毒引起的肝炎：EB 病毒和巨细胞病毒等都可引起肝炎，但一般不称为病毒性肝炎。应根据原发病的临床特点和血清学检查结果予以鉴别。

（2）感染中毒性肝炎：细菌、立克次体、钩端螺旋体感染都可引起肝大、黄疸及肝功能异常。应根据原发病的临床特点和实验室检查来加以鉴别。

（3）药物引起的肝损害：许多药物对肝有不同程度的损害作用，可产生黄疸及肝功能改变。依据有服药史及药物中毒的其他表现如皮疹、发热等变态反应表现及缺乏肝炎的消化系统症状进行鉴别。初次用药至出现肝损害之间有一段潜伏期，再次暴露于同一药物时迅速发生肝损害。

（4）酒精性肝病：长期嗜酒可导致慢性肝炎、肝硬化，可根据个人史和血清学检查加以鉴别。

（5）寄生虫性肝病：曾到过寄生虫流行区或有感染寄生虫的传播途径，可从粪便或直肠黏膜活检中寻找虫卵及进行血清学检查加以鉴别。

（6）肝豆状核变性（Wilson 病）：血清铜及铜蓝蛋白降低，眼角膜边缘可检出 K-F 环。

2. 其他原因引起的黄疸

（1）溶血性黄疸：有药物或感染诱因，常有红细胞本身缺陷，有贫血、血红蛋白尿、网织红细胞增多，血清间接胆红素增高，尿、便中尿胆原增多。

（2）肝外梗阻性黄疸：胆石症或肿瘤是常见的原因，除有原发症状和体征外，可借助 X 线及超声波检查予以鉴别。

（五）治疗原则与预防（掌握）

病毒性肝炎的治疗应根据不同病原、不同临床类型及组织学损害区别对待。各型肝炎的治疗原则均以足够的休息、合理饮食，辅以适当药物治疗，避免饮酒、过劳和损害肝的药物。

1. 急性肝炎　急性肝炎一般为自限性，多可完全康复。以一般治疗及对症支持治疗为主，急性期应进行隔离，症状明显及有黄疸者应卧床休息，恢复期

可逐渐增加活动量，但要避免过劳。饮食宜清淡、易消化，适当补充维生素，热量不足者应静脉补充葡萄糖。避免饮酒和应用损害肝的药物，辅以药物对症治疗及恢复肝功能，药物不宜太多，以免加重肝的负担。

2. 慢性肝炎 根据患者具体情况采用综合性治疗方案，包括合理的休息和营养，心理平衡，改善和恢复肝功能、调节机体免疫、抗病毒、抗纤维化等治疗。

（1）一般治疗

①适当休息：症状明显或病情较重者应强调卧床休息，病情轻者以活动后不觉疲乏为度。

②合理饮食：适当的高蛋白、高热量、高维生素的易消化食物有利于肝的修复，但防止发生脂肪肝，避免饮酒。

③心理平衡：使患者有正确的疾病观，对肝炎治疗应有耐心和信心。

（2）药物治疗

①改善和恢复肝功能。

②抗病毒治疗。抗病毒治疗的适应证主要根据血清 HBV DNA 水平、血清 ALT 和肝病严重程度，同时结合患者年龄、家族史、伴随疾病来决定。

a. HBV DNA 水平：HBeAg 阳性患者，HBV DNA≥20 000U/ml（相当于 10^5 拷贝 /ml）；HBeAg 阴性患者，HBV DNA≥2000U/ml（相当于 10^4 拷贝 /ml）。

b. ALT 水平：一般要求 ALT 持续升高≥2×ULN；如用干扰素治疗，ALT 应≤10×ULN，血清总胆红素应≤2ULN。

c. 对持续 HBV DNA 阳性、达不到上述治疗标准，但有以下情形之一者，可考虑给予抗病毒治疗：存在明显的肝的炎症（2 级以上）或纤维化，特别是肝纤维化 2 级以上；ALT 持续处于 1×ULN 至 2×ULN 之间，特别是年龄 >30 岁者，建议行肝活组织检查或无创性检查，若明显肝的炎症或纤维化则给予抗病毒治疗；ALT 持续正常（每 3 个月检查 1 次），年龄 >30 岁，伴有肝硬化或原发性肝癌家族史，建议行肝活组织检查或无创性检查，若明显肝的炎症或纤维化则给予抗病毒治疗；存在肝硬化，无论 ALT 和 HBV DNA 均行抗病毒治疗。干扰素和核苷（酸）类似物恩替卡韦、替诺福韦是一线治疗方案。

3. 重型肝炎

（1）一般治疗和支持疗法：患者应绝对卧床休息，并密切观察病情。尽可能减少饮食中的蛋白质，以控制肠内氨的来源。进食不足者，可静脉滴注 10%～25% 葡萄糖溶液，补充足量 B 族维生素、维生素 C 及维生素 K。静脉输入人血浆白蛋白或新鲜血浆。注意维持水和电解质平衡。

（2）对症治疗

①出血的防治：有出血倾向者给予止血药、输新鲜血或血浆。

②肝性脑病的防治：a.氨中毒的防治，低蛋白饮食，口服抗生素及酸化肠道，降低血氨。b.恢复正常神经递质，应用左旋多巴。维持氨基酸平衡，可滴注六合氨基酸，减少芳香族氨基酸进入大脑。c.防止脑水肿，及早应用脱水药。

③继发感染的防治：选用适宜的抗生素治疗，警惕二重感染的发生。

④急性肾功能不全的防治：避免引起血容量降低的各种因素。

⑤促进肝细胞再生的措施：高血糖素－胰岛素疗法；静脉滴注促肝细胞生长因子。

（3）肝移植：是治疗终末期肝病的主要手段。

4. 预防

（1）**控制传染源**：肝炎患者应进行隔离。甲型病毒性肝炎和戊型病毒性肝炎按肠道传染病隔离。隔离期为起病后3周。乙型病毒性肝炎应隔离至表面抗原消失。对无症状HBV和HCV携带者应进一步检测各项传染性指标，阳性者禁止献血和从事餐饮服务及托幼工作。慢性乙型病毒性肝炎和丙型病毒性肝炎也应按病毒携带者进行管理。

（2）**切断传播途径**：甲型病毒性肝炎和戊型病毒性肝炎，重点在搞好卫生措施，如水源保护、饮水消毒、食品卫生、食具消毒、加强个人卫生、粪便管理等。乙型病毒性肝炎、丙型病毒性肝炎、丁型病毒性肝炎，重点在于防止通过血液和体液的传播。加强医院管理，实行严格消毒和隔离制度，提倡使用一次性注射用具，加强血制品的管理，严格筛查献血员。

（3）**保护易感人群**

①主动免疫。在甲型病毒性肝炎流行期间，易感人群应注射甲型病毒性肝炎减毒活疫苗。乙型病毒性肝炎疫苗有良好的预防作用，我国已将此疫苗列入计划免疫。新生儿分娩后24小时内应接种乙肝疫苗，生后1个月及6个月内再重复接种一次。对危险人群应有重点地进行预防接种乙肝疫苗。

②被动免疫：对于甲型病毒性肝炎患者的接触者，可应用人血清丙种球蛋白或胎盘球蛋白肌内注射。时间不宜迟于接触后7～14天。乙肝高效价免疫球蛋白可用于提高新生儿的保护率，以及用于已暴露于HBV的易感者。

（六）转诊（掌握）

若患者病情加重或出现一些并发症，可能导致出现重症化倾向，应及时转诊。①经10～15天的治疗，患者症状不见好转，仍有发热、乏力、食欲缺乏等症状。②总胆红素水平进行性上升、凝血酶原时间延长。③出现感染、自发性细菌性腹膜炎等严重的并发症。

二、流行性脑脊髓膜炎

（一）概述（熟悉）

流行性脑脊髓膜炎，是由脑膜炎奈瑟菌引起的急性化脓性脑膜炎。其主要临床表现为突发高热、剧烈头痛、频繁呕吐、皮肤黏膜瘀点、瘀斑及脑膜刺激征，严重者可有败血症休克和脑实质损害，常可危及生命。部分患者暴发起病，可迅速致死。

（二）临床表现（掌握）

潜伏期一般为 2～3 天，最短 1 天，最长 7 天。流行性脑脊髓膜炎按病情可分为以下各型。

1. 普通型 约占发病者的 90%。

（1）前驱期（上呼吸道感染期）：主要表现为上呼吸道感染症状，如低热、鼻塞、咽痛等，持续 1～2 天，但因发病急、进展快，此期常被忽视。

（2）败血症期：多数患者起病后迅速出现此期表现，高热、寒战、体温迅速高达 40℃以上，伴明显的全身中毒症状，头痛及全身痛，精神极度萎靡。幼儿常表现哭闹、拒食、烦躁不安、皮肤感觉过敏和惊厥。70% 以上的患者皮肤黏膜出现瘀点，初呈鲜红色，迅速增多、扩大，常见于四肢、软腭、眼结膜及臀部等部位。本期持续 1～2 天后进入脑膜炎期。

（3）脑膜炎期：除败血症期高热及中毒症状外，同时伴有剧烈头痛、喷射性呕吐、烦躁不安，以及颈项强直、Kernig 征和 Brudzinski 征阳性等脑膜刺激征，重者谵妄、抽搐及意识障碍。有些婴儿脑膜刺激征缺如，前囟未闭者可隆起，对诊断有很大意义，应注意因呕吐、失水等可造成前囟下陷。本期经治疗通常在 2～5 天进入恢复期。

（4）恢复期：经治疗体温逐渐下降至正常，意识及精神状态改善，皮肤瘀点、瘀斑吸收或结痂愈合。神经系统检查均恢复正常。病程中约有 10% 的患者可出现口周疱疹。患者一般在 1～3 周痊愈。

由免疫复合物反应引起的表现，多见于病后 7～14 天，以关节炎较明显，可同时出现发热，亦可伴有心包炎。

2. 暴发型 少数患者起病急骤，病情变化迅速，病势凶险，如不及时治疗可于 24 小时内危及生命，病死率高。儿童多见。又可分为以下 3 型。

（1）休克型：严重中毒症状，急起寒战、高热，严重者体温不升，伴头痛、呕吐，短时间内出现瘀点、瘀斑，可迅速增多融合成片。随后出现面色苍

白、唇周与肢端发绀，皮肤发花、四肢厥冷、脉搏细速、呼吸急促。若抢救不及时，病情可急速恶化，周围循环衰竭症状加重，血压显著下降，尿量减少，昏迷。

（2）脑膜脑炎型：主要表现为脑膜及脑实质损伤，常于1～2天出现严重的神经系统症状，患者高热、头痛、呕吐，意识障碍，可迅速出现昏迷。颅内压增高，脑膜刺激征阳性，可有惊厥，锥体束征阳性，严重者可发生脑疝。

（3）混合型：可先后或同时出现休克型和脑膜脑炎型的症状。

3. 轻型　多见于流行性脑脊髓膜炎流行后期，病变轻微，临床表现为低热、轻微头痛及咽痛等上呼吸道症状，可见少数出血点。脑脊液多无明显变化，咽拭子培养可有脑膜炎奈瑟菌生长。

4. 慢性型　不多见，成人患者较多，病程可迁延数周甚至数月。常表现为间歇性发冷、发热，每次发热历时 12 小时后缓解，相隔1～4天再次发作。每次发作后常成批出现皮疹，亦可出现瘀点。常伴关节痛、脾大、血液白细胞增多，血培养可为阳性。

（三）诊断和鉴别诊断（掌握）

流行性脑脊髓膜炎血象表现为白细胞总数明显增加，一般在（10～20）×10^9/L 或以上，中性粒细胞升高达 80%～90% 或以上。并发弥散性血管内凝血者血小板减少。脑脊液检测是确诊的重要方法。病初或休克型患者，脑脊液多无改变，应12～24小时后复查。典型的脑膜炎期，脑脊液压力增高，外观呈混浊米汤样甚或脓样；白细胞数明显增高至 $1000×10^6$/L 以上，以多核细胞为主；糖及氯化物明显减少，蛋白含量升高。细菌学检查是确诊的重要手段，细菌学检查包括①涂片：皮肤瘀点处的组织液或离心沉淀后的脑脊液做涂片染色。阳性率为 60%～80%。瘀点涂片简便易行，应用抗生素早期亦可获得阳性结果，是早期诊断的重要方法。②细菌培养：取瘀斑组织液、血液或脑脊液进行培养。应在使用抗菌药物前收集标本。如有脑膜炎奈瑟菌生长，应做药敏试验。

1. 疑似病例　有流行性脑脊髓膜炎流行病学史，冬、春季节发病（2～4月份为流行高峰），1周内有流行性脑脊髓膜炎患者密切接触史或当地有本病发生或流行；既往未接种过流脑菌苗。临床表现及脑脊液检查符合化脓性脑膜炎的表现。

2. 临床诊断病例　有流行性脑脊髓膜炎流行病学史。临床表现及脑脊液检查符合化脓性脑膜炎表现，伴有皮肤黏膜瘀点、瘀斑，或虽无化脓性脑膜炎表现，但在感染中毒性休克表现的同时伴有迅速增多的皮肤黏膜瘀点、瘀斑。

3. 确诊病例　在临床诊断病例的基础上，细菌学或流行性脑脊髓膜炎特异性血清免疫学检查阳性。

4. 鉴别诊断 从国内发表的流行性脑脊髓膜炎误诊病例报道来看，流行性脑脊髓膜炎误诊为其他疾病的，前 3 位分别为上呼吸道感染、其他原因的败血症、各种原因的紫癜。而其他疾病误诊为流行性脑脊髓膜炎的，前 3 位分别为其他细菌所致的化脓性脑膜炎、结核性脑膜炎、脑脓肿。还应与流行性乙型脑炎、其他病毒性脑膜炎和脑炎相鉴别。

（1）其他细菌引起的化脓性脑膜炎、败血症或感染性休克：肺炎链球菌感染多见于成年人，大多继发于肺炎、中耳炎和颅脑外伤；流感嗜血杆菌感染多见于婴幼儿；金黄色葡萄球菌引起的多继发于皮肤感染；铜绿假单胞菌脑膜炎常继发于腰椎穿刺、麻醉、造影或手术后；革兰阴性杆菌感染易发生于颅脑手术后。此外，上述细菌感染均无明显季节性，以散发为主，无皮肤瘀点、瘀斑。确诊有赖于细菌学检查。

（2）结核性脑膜炎：多有结核病史或密切接触史，起病缓慢，病程较长，有低热、盗汗、消瘦等症状，神经系统症状出现晚，无瘀点、瘀斑，脑脊液以单核细胞为主，蛋白质增加，糖和氯化物减少；脑脊液涂片可查见抗酸染色阳性杆菌。

（四）转诊（掌握）

若患者病情加重或出现一些并发症，可能导致重症化倾向，应及时转诊。①严重中毒症状，高热不退，面色苍白、四肢厥冷、脉搏细速、呼吸急促等周围循环衰竭症状。②高热、头痛、呕吐，意识障碍，昏迷、惊厥等颅内压增高、脑膜刺激征。

三、狂犬病

（一）临床表现（掌握）

潜伏期长短不一，大多在 3 个月内发病，潜伏期可长达 10 年以上，潜伏期长短与年龄、伤口部位、伤口深浅、入侵病毒数量和毒力等因素相关。典型临床经过可分为以下 3 期。

1. 前驱期 常有低热、倦怠、头痛、恶心、全身不适，继而恐惧不安、烦躁、失眠，对声、光、风等刺激敏感而有喉头紧缩感。具有诊断意义的早期症状是在愈合的伤口及其神经支配区有痒、痛、麻及蚁走等异样感觉，发生于 50% ～80% 的患者。本期持续 2～4 天。

2. 兴奋期 表现为高度兴奋、恐惧不安、恐水、恐风。体温常升高（38～40℃甚至＞40℃）。恐水为本病的特征，但不一定每例都有。典型患者虽

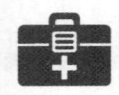

渴极而不敢饮，见水、闻流水声、饮水或仅提及饮水时均可引起咽喉肌严重痉挛。外界多种刺激如风、光、声也可引起咽肌痉挛。常因声带痉挛伴声嘶、说话吐词不清，严重发作时可出现全身肌肉阵发性抽搐，因呼吸肌痉挛致呼吸困难和过度流涎而出现"泡沫嘴"。患者神志多清晰，可出现精神失常、幻听、幻视等。本期为1～3天。

3. 麻痹期 患者肌肉痉挛停止，进入全身弛缓性瘫痪，患者由安静进入昏迷状态。最后因呼吸、循环衰竭死亡。该期持续时间较短，一般为6～18小时。

本病全程一般不超过6天。除上述狂躁型表现外，尚有以脊髓或延髓受损为主的麻痹型（静型）。该型患者无兴奋期和典型的恐水表现，常见高热、头痛、呕吐、腱反射消失、肢体软弱无力、共济失调和大小便失禁，呈横断性脊髓炎或上行性麻痹等症状，最终因全身弛缓性瘫痪死亡。

（二）诊断（熟悉）

依据有被狂犬或病兽咬伤或抓伤史，出现典型症状如恐水、怕风、咽喉痉挛，或怕光、怕声、多汗、流涎和咬伤处出现麻木、感觉异常等即可做出临床诊断。确诊有赖于检查病毒抗原、病毒核酸或尸检脑组织中的内基小体。

本病需与破伤风、病毒性脑膜脑炎、脊髓灰质炎等鉴别。

（三）防治原则与转诊（掌握）

1. 预防

（1）管理传染源：以犬的管理为主。捕杀野犬，管理和免疫家犬，并实行进出口动物检疫等措施。病死动物应予以焚毁或深埋处理。

（2）伤口处理：应用20%肥皂水或0.1%苯扎溴铵（新洁尔灭）彻底冲洗伤口至少半小时，力求去除狗涎，挤出污血。彻底冲洗后用2%碘酒或75%乙醇涂搽伤口，伤口一般不予缝合或包扎，以便排血引流。如有抗狂犬病免疫球蛋白或免疫血清，则应在伤口底部和周围行局部浸润注射。此外，尚需注意预防破伤风及细菌感染。

（3）预防接种

①疫苗接种：疫苗接种可用于暴露后预防，也可用于暴露前预防。我国为狂犬病流行地区，凡被犬咬伤者或被其他可疑动物咬伤、抓伤者，或医务人员的皮肤破损处被狂犬病患者沾污时均需做暴露后预防接种。暴露前预防主要用于高危人群，即兽医、山洞探险者、从事狂犬病毒研究人员和动物管理人员。世界卫生组织推荐使用的疫苗有a.人二倍体细胞疫苗，价格昂贵；b.原代细胞培养疫苗，包括地鼠肾细胞疫苗、狗肾细胞疫苗和鸡胚细胞疫苗等；c.传代细胞系疫苗，包括Vero细胞疫苗和幼仓鼠肾细胞疫苗。

我国主要采用地鼠肾细胞疫苗，**暴露前预防**：接种 3 次，每次 2ml，肌内注射，于 0、7、21 日进行；1～3 年加强注射 1 次。**暴露后预防**：接种 5 次，每次 2ml，肌内注射，于 0、3、7、14 和 28 日完成，如严重咬伤，可全程注射 10 针，于当日至第 6 日每日 1 针，随后于 10、14、30、90 日各注射 1 针。

②免疫球蛋白注射：常用的制品有人抗狂犬病免疫球蛋白和抗狂犬病马血清两种，以人抗狂犬病免疫球蛋白为佳。

2. 治疗 狂犬病发病以后以对症支持等综合治疗为主。

（1）隔离患者：单室严格隔离患者，防止唾液污染，尽量保持患者安静，减少光、风、声等刺激。

（2）对症治疗：对症治疗包括加强监护，镇静，解除痉挛，给氧，必要时气管切开，纠正酸中毒，补液，维持水、电解质平衡，纠正心律失常，稳定血压，出现脑水肿时给予脱水药。

3. 转诊 重症患者或无条件进行免疫治疗的应尽早转诊至上级医疗机构诊治。

四、艾滋病

（一）概述（了解）

艾滋病是**获得性免疫缺陷综合征**的简称，系由人免疫缺陷病毒引起的慢性传染病。本病主要经性接触传播、血液传播及母婴传播。HIV 主要侵犯、破坏 $CD4^+T$ 淋巴细胞，导致机体免疫细胞和（或）功能受损乃至缺陷，最终并发各种严重机会性感染和肿瘤。具有传播迅速、发病缓慢、病死率高的特点。

（二）临床表现（熟悉）

临床分期 潜伏期平均为 9 年，可短至数月、长达 15 年。从初始感染 HIV 到终末期，是一个较为漫长的复杂过程，在全程的不同阶段，与 HIV 相关的临床表现多种多样，根据我国艾滋病的诊疗标准和指南，将艾滋病分为急性期、无症状期和艾滋病期。

（1）急性期：通常发生在初次感染 HIV 的 2～4 周，部分感染者出现 HIV 病毒血症和免疫系统急性损伤产生的临床症状。大多数患者临床症状轻微，持续 1～3 周后缓解。临床表现以发热最为常见，可伴有全身不适、头痛、盗汗、恶心、呕吐、腹泻、咽痛、肌痛、关节痛、皮疹、淋巴结肿大及神经系统症状等。此期血清可检出 HIV RNA 及 P24 抗原。而 HIV 抗体则在感染后数周才出现。$CD4^+T$ 淋巴细胞计数一过性减少，同时 CD4/CD8 比例倒置，部分患者可有轻度白细胞和（或）血小板减少或肝功能异常。

（2）无症状期：可从急性期进入此期，或无明显的急性期症状而直接进入

此期。此期持续时间一般为 6～8 年，其时间长短与感染病毒的数量、病毒型别、感染途径、机体免疫状况的个体差异、营养及卫生条件、生活习惯等因素有关。此期由于 HIV 在感染者体内不断复制，CD4$^+$T 淋巴细胞计数逐渐下降，此期具有传染性。

（3）艾滋病期：为感染 HIV 后的最终阶段。患者 CD4$^+$T 淋巴细胞计数明显下降，多＜200/mm^3，HIV 血浆病毒载量明显升高。此期主要的临床表现为 HIV 相关症状、各种机会性感染及肿瘤。

① HIV 相关症状：主要表现为持续 1 个月以上的发热、盗汗、腹泻；体重减轻 10% 以上。部分患者表现为神经精神症状，如记忆力减退、精神淡漠、性格改变、头痛、癫痫及痴呆等。另外，还可出现持续性全身淋巴结肿大，其特点为 a.除腹股沟以外有 2 个或 2 个以上部位的淋巴结肿大；b.淋巴结直径 ≥1cm，无压痛，无粘连；c.持续时间＞3 个月。

②各种机会性感染及肿瘤。

呼吸系统：人肺孢子虫引起的肺孢子菌肺炎，表现为慢性咳嗽、发热、发绀，血氧分压降低。很少有肺部啰音。胸部 X 线片显示间质性肺炎。六甲烯四胺银染色印片或改良亚甲蓝对痰或支气管肺泡灌洗液染色可快速检出肺孢子菌。

中枢神经系统：隐球菌脑膜炎、结核性脑膜炎、弓形虫脑病、各种病毒性脑膜脑炎。

消化系统：白色念珠菌食管炎、巨细胞病毒性食管炎、肠炎、沙门菌肠炎、痢疾杆菌肠炎、空肠弯曲菌肠炎及隐孢子虫性肠炎；表现为鹅口疮、食管炎或溃疡，吞咽疼痛、胸骨后烧灼感、腹泻、体重减轻，感染性肛周炎、直肠炎，大便检查和内镜检查有助于诊断；因隐孢子虫、肝炎病毒感染致血清转氨酶升高。偶可有胆囊机会性感染和肿瘤等。

口腔：鹅口疮、舌毛状白斑、复发性口腔溃疡、牙龈炎等。

皮肤：带状疱疹、传染性软疣、尖锐湿疣、真菌性皮炎和甲癣。

眼部：巨细胞病毒性视网膜炎和弓形虫性视网膜炎，表现为眼底絮状白斑。眼睑、睑板腺、泪腺、结膜及虹膜等常受卡波西肉瘤侵犯。

肿瘤：恶性淋巴瘤、卡波西肉瘤等。卡波西肉瘤侵犯下肢皮肤和口腔黏膜，可出现紫红色或深蓝色浸润斑或结节，融合成片，表面溃疡并向四周扩散。这种恶性病变可出现于淋巴结和内脏。

（三）预防与转诊（熟悉）

1.预防

（1）管理传染源：本病是乙类传染病。高危人群普查 HIV 感染有助于发现传染源。加强国境检疫。

（2）切断传播途径：加强防艾宣传。高危人员使用安全套。严格筛查血液及血液制品，使用一次性注射器。感染HIV的孕妇采用产科干预（如终止妊娠、择期剖宫产）+ 抗病毒药物干预 + 人工喂养等。抗病毒药物干预孕产妇可用齐多夫定 + 奈韦拉平、齐多夫定 + 拉米夫定、奈韦拉平等方案。新生儿可一次性服用奈韦拉平以降低HIV的母婴传播。

（3）保护易感人群：疫苗尚在研制中。

2. 转诊 重症患者或无条件进行治疗者应尽早转诊至上级医疗机构诊治。

五、性传播疾病

（一）梅毒

1. 概述（熟悉） 梅毒是由梅毒螺旋体引起的一种慢性传染病，主要通过性接触和血液传播，可侵犯全身各组织器官或通过胎盘传播引起死产、流产、早产和胎传梅毒。

2. 临床表现（熟悉）

（1）获得性梅毒：分为一、二、三期，见表14-50。

表 14-50　获得性梅毒的临床表现

项目	第一期梅毒	第二期梅毒	第三期梅毒
分期	早期梅毒	早期梅毒	晚期梅毒
传染性	传染性极强	传染性强	无传染性
发生时间	梅毒螺旋体侵入人体后3周左右	硬下疳消退3～4周后（感染发生9～12周后）	感染后3～4年（2～20年）
全身症状	一般无	一般有	一般有
皮肤黏膜	外生殖器硬下疳 硬化性淋巴结炎	广泛对称性梅毒疹 扁平湿疣，梅毒性脱发、黏膜损害	结节性梅毒疹 梅毒性树胶肿
骨关节	一般无损害	长骨骨膜炎（最常见）关节炎、骨炎、骨髓炎、腱鞘炎、滑囊炎	长骨骨膜炎 关节炎、骨炎、骨髓炎
眼损害	一般无	虹膜炎、虹膜睫状体炎、脉络炎、视网膜炎、视神经炎、角膜炎、葡萄膜炎	类似于二期梅毒眼损害
神经损害	一般无	无症状神经梅毒 梅毒性脑膜炎、脑血管梅毒	无症状精神梅毒 脊髓结核、麻痹性痴呆

续表

项目	第一期梅毒	第二期梅毒	第三期梅毒
其他	一般无损害	多发性硬化性淋巴结炎，内脏梅毒少见	心血管梅毒（主动脉炎、主动脉瓣关闭不全、冠状动脉狭窄、主动脉瘤、心肌树胶肿）
转归	未经治疗的硬下疳3～4周后自行消退	梅毒疹在4～12周消退，二期梅毒经2～3个月自行消退	常遗留后遗症
血清试验	早期阴性，后期阳性	梅毒血清试验强阳性	大多阳性，少数阴性

（2）先天性梅毒：分早期先天性梅毒、晚期先天性梅毒和先天潜伏梅毒，特点是不发生硬下疳，早期病变较后天梅毒重，骨骼及感觉器官受累多而心血管受累少，可影响婴儿的生长发育，见表14-51。

表 14-51　先天性梅毒的临床表现

项目	早期先天性梅毒	晚期先天性梅毒
发病年龄	常为早产儿	5～8岁发病，13～14岁出现多种表现
皮肤黏膜	皮损与二期获得性梅毒相似。口周和肛门常形成皲裂，愈合后遗留放射状瘢痕，具有特征性	发病率低，以树胶肿常见，好发于硬腭、鼻中隔黏膜，可引起上腭、鼻中隔穿孔和鞍鼻
骨梅毒	骨软骨炎、骨髓炎、骨膜炎、梅毒性指炎、假瘫	骨膜炎多见，可形成佩刀胫和Clutton关节
鼻眼损害	出生1～2个月发生梅毒性鼻炎，严重者形成鞍鼻	眼梅毒（90%为间质性角膜炎）
其他损害	全身淋巴结肿大，肝、脾大，肾病综合征，脑膜炎，血液系统损害	标志性损害：哈钦森三联征

3.诊断（熟悉）　结合患者病史、临床表现、实验室检查（检测梅毒螺旋体、梅毒血清学试验、脑脊液检查）予以诊断。

4.防治原则与转诊（熟悉）　青霉素为首选药，常用药物为苄星青霉素G、普鲁卡因水剂青霉素、水剂青霉素G。对青霉素过敏时优先选用头孢曲松钠、四环素类和红霉素类。重症患者或无条件治疗者应尽早转诊至上级医疗机构诊治。

（二）淋病

1.概述（熟悉）　淋病是由淋病奈瑟菌（简称淋球菌）引起的，以泌尿、生殖系统化脓性感染为主要表现的性传播疾病。发病率居我国性传播疾病的首位。

淋病潜伏期短，传染性强，可导致多种并发症和后遗症。

2. 临床表现（熟悉） 潜伏期 2～10 天，平均 3～5 天，潜伏期患者具有传染性。

（1）无并发症淋病

①男性急性淋病：早期表现为尿频、尿急、尿痛，很快出现尿道口红肿，有稀薄黏液流出，24 小时后分泌物变为黄色脓性，且量增多。可有腹股沟淋巴结炎、包皮炎、血尿、血精、会阴部轻度坠胀。

②女性急性淋病：60% 的患者无症状或症状轻微，好发于宫颈、尿道。可表现为淋菌性宫颈炎、尿道炎、尿道旁腺炎、前庭大腺炎。

③淋菌性肛门直肠炎：常见于男性同性恋者，女性可由淋菌性宫颈炎的分泌物直接感染肛门、直肠所致。轻者可有肛门瘙痒、烧灼感，排出黏液和脓性分泌物；重者里急后重，排出大量脓性和血性分泌物。

④淋菌性咽炎：多见于口交者。约 80% 的患者无症状，可表现为轻度咽炎和扁桃体炎。

⑤淋菌性结膜炎：成人多为单侧。新生儿多为母亲产道传染，多为双侧。

（2）淋病并发症：男性多为淋菌性前列腺炎、精囊炎或附睾炎，女性多为淋菌性盆腔炎。

（3）播散性淋球菌感染：少见，常见于月经期妇女。淋球菌通过血管、淋巴结播散至全身，可发生菌血症。

3. 诊断（熟悉） 根据病史、临床表现及实验室检查可做出诊断。常用的实验室检查方法有以下几种。

（1）分泌物涂片检查：取尿道口或宫颈管脓性分泌物涂片行革兰染色，急性期可见中性粒细胞内有革兰阴性双球菌，可作为筛查手段。

（2）分泌物淋球菌培养：宫颈管分泌物淋球菌培养是诊断淋病的金标准。对疑有淋菌性盆腔炎并有盆腔积液者，可行阴道后穹隆穿刺，取穿刺液做涂片检查及培养。

（3）血淋球菌培养：对播散性淋球菌感染者可做淋球菌血培养。

4. 防治原则与转诊（熟悉）

（1）预防措施：对高危人群进行教育和咨询，促进安全性行为；在淋病高发区，孕妇产前常规筛查淋病，早诊早治。

（2）治疗

①治疗原则：应遵循及时、足量、规范用药的原则。

②病原治疗：首选头孢曲松钠，肌内注射或静脉注射。妊娠期淋病禁用氟

喹诺酮和四环素类药物。

③合并衣原体或支原体感染：20%～40% 的淋病患者合并衣原体或支原体感染，应加用多西环素或阿奇霉素。

④性伴侣应同时治疗。

（3）转诊：重症患者或无条件治疗者应尽早转诊至上级医疗机构诊治。

（三）生殖器疱疹

1. 概述（熟悉） 生殖器疱疹是由单纯疱疹病毒感染泌尿、生殖器及肛周皮肤黏膜而引起的一种慢性、复杂性、难治愈的性传播疾病。生殖器疱疹还可引起播散性单纯疱疹病毒感染、病毒性脑膜炎、盆腔炎等一系列并发症，孕妇还可引起胎儿感染和新生儿疱疹。

2. 临床表现（熟悉） 好发年龄为 15～45 岁，好发部位为生殖器及会阴部。男性多见于包皮、龟头、冠状沟等处；女性多见于大小阴唇、阴阜、阴蒂、子宫等处；男同性恋者常见肛门、直肠受累。生殖器疱疹可分为以下 3 种类型，见表 14–52。

表 14–52　生殖器疱疹的临床表现

项目	原发性生殖器疱疹	复发性生殖器疱疹	亚临床型生殖器疱疹
定义	首次感染疱疹病毒	原发性皮损消退后复发	感染后缺乏典型临床表现者
潜伏期	2～14 天，平均 3～5 天	原发性皮损消退后 1～4 个月	50%～70% 的感染者缺乏临床症状
病程	2～3 周	7～10 天，可间隔 2～3 周再发	迁延
皮损特点	簇集或散在小水疱，2～4 天后溃破或形成溃疡，后结痂自愈	类似原发病变，发病前常有前驱症状，如局部烧灼感、针刺感、感觉异常等	不典型，可表现为微小裂隙、溃疡等，易被忽略
临床特点	常伴腹股沟淋巴结疼痛、发热、头痛等全身症状	男同性恋者可累及肛门、直肠，表现为局部疼痛、里急后重	为生殖器疱疹的主要传染源

3. 诊断（熟悉） 根据性接触史 + 典型临床表现 + 实验室检查结果进行诊断。

4. 防治原则与转诊（熟悉）

（1）治疗

①内用药物治疗：核苷类药物是最有效的治疗药物。可给予阿昔洛韦、伐昔洛韦口服。

②外用药物治疗：3% 阿昔洛韦软膏、1% 喷昔洛韦乳膏等。

（2）转诊：重症患者或无条件治疗者应尽早转诊至上级医疗机构诊治。

（四）尖锐湿疣

1. 概述（熟悉） 尖锐湿疣是由人类乳头瘤病毒（HPV）引起的性传播疾病，人是 HPV 的唯一宿主，引起尖锐湿疣的病毒主要是 HPV-6、HPV-11、HPV-16、HPV-18 等。

2. 临床表现（熟悉） 本病好发于性活跃的青、中年。潜伏期一般为 1～8 个月，平均为 3 个月。

（1）皮损：外生殖器及肛门周围皮肤黏膜湿润区为好发部位，男性多见于龟头、冠状沟、包皮系带、尿道口、阴茎部、会阴；男同性恋者多见于肛门及直肠内；女性多见于大小阴唇、阴道口、阴蒂、阴道、会阴及肛周。皮损初起为单个或多个散在的淡红色小丘疹，质地柔软，顶端尖锐，后逐渐增大。疣体常呈白色、粉红色或污灰色，表面易发生糜烂、渗液、破溃等。

（2）自觉症状：多数患者无自觉症状，少数患者有异物感、灼痛、刺痒或性交不适。

3. 诊断（熟悉） 根据病史、典型临床表现和实验室检查结果进行诊断。

（1）组织病理学检查：凹空细胞为特征性病变。

（2）醋酸白试验：阳性。

（3）HPV 检测：采用 PCR 和 DNA 探针杂交技术可检测到 HPV，并可确定其类型。

4. 防治原则（熟悉） 治疗原则以局部去除疣体为主，辅以抗病毒和提高免疫功能的药物。

（1）物理治疗：如激光、冷冻、电灼、微波等，可酌情选用。巨大疣体可手术切除。

（2）光动力：适用于疣体较小者、尿道口尖锐湿疣及采用物理治疗、外用药物去除疣体后预防复发。

（3）外用药物：可选用 5% 咪喹莫特乳膏、0.5% 鬼臼毒素酊、5% 氟尿嘧啶乳膏。

（4）抗病毒和提高免疫功能的药物：可选用干扰素、转移因子、胸腺素等。

5. 转诊（熟悉） 重症患者或无条件治疗者应尽早转诊至上级医疗机构诊治。

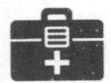

六、肠道寄生虫病

（一）蛔虫病

1. 概述（熟悉） 人蛔虫亦称似蚓蛔线虫，简称蛔虫。蛔虫病是儿童最常见的寄生虫病之一。成虫寄生于人体小肠，可引起蛔虫病，幼虫能在人体内移行引起内脏移行症或眼幼虫移行症。儿童由于食入感染期虫卵而被感染，轻者多无明显症状，异位寄生虫可导致胆道蛔虫病、肠梗阻等严重并发症，严重者可危及生命。

2. 临床表现（熟悉）

（1）幼虫移行引起的症状：蛔虫卵移行至肺可引起蛔蚴性肺炎或蛔虫性嗜酸性粒细胞性肺炎，表现为咳嗽、胸闷、血丝痰或哮喘样症状，血嗜酸性粒细胞增多，肺部体征不明显，X 线胸片可见肺部点状、片状或絮状阴影，病灶易变或很快消失。症状 1～2 周消失。严重感染时，幼虫可侵入脑、肝、脾、肾、甲状腺和眼，引起相应的临床表现，如脑膜炎、癫痫、肝大、肝功能异常、视网膜炎、眼睑水肿及尿的改变等。

（2）成虫引起的症状：成虫寄生于肠道，以肠腔内半消化食物为食。临床表现与蛔虫多少、寄生部位有关。轻者无任何症状，大量蛔虫感染可引起食欲缺乏或多食易饥，异食癖；常腹痛，位于脐周，喜按揉，不剧烈；部分患者烦躁、易惊或萎靡、磨牙；虫体的异种蛋白可引起荨麻疹、哮喘等过敏症状。感染严重者可造成营养不良，影响生长发育。

（3）并发症

①胆道蛔虫病：是最常见的并发症。典型表现为阵发性右上腹剧烈绞痛、屈体弯腰、哭叫打滚、恶心呕吐，可吐出胆汁或蛔虫。腹部检查无明显阳性体征或仅有右上腹压痛。当发生胆道感染时，患儿可出现发热、黄疸、外周血白细胞数增高。个别患儿，蛔虫可直接窜入肝引起出血、脓肿或虫体钙化。其他还包括胆道大出血、胆结石、胆囊破裂、胆汁性腹膜炎、急性出血性坏死性胰腺炎、肠穿孔等。

②蛔虫性肠梗阻：多见于 10 岁以下的儿童，其中 2 岁以下发病率最高。蛔虫在肠道内扭结成团，部分或完全梗阻肠道，造成肠梗阻，多见于回肠下段。表现为起病急骤、脐周或右下腹阵发性剧痛、呕吐、腹胀、肠鸣音亢进，可见肠型和蠕动波，可扪及条索状包块。腹部 X 线检查可见肠充气和液平面。

③肠穿孔及腹膜炎：表现为突发全腹的剧烈绞痛，伴恶心、呕吐、进行性腹胀。体格检查可见明显的腹膜刺激症状，腹部 X 线检查见膈下游离气体。

3. 诊断与鉴别诊断（熟悉） 根据临床症状和体征、有排蛔虫或呕吐蛔虫史、粪便涂片查到蛔虫卵即可确诊。血中嗜酸性粒细胞增高，有助于诊断。若出现上述并发症时，需与其他外科急腹症鉴别。

4. 治疗原则（掌握） 给予驱虫治疗，常用驱虫药物有甲苯咪唑（首选药物）、枸橼酸哌嗪（安全有效的抗蛔虫和蛲虫药物）、左旋咪唑（广谱驱肠虫药）、阿苯达唑（广谱杀虫药）。若出现肠道、胆道并发症，给予对症治疗。

（二）蛲虫病

1. 概述（熟悉） 蛲虫又称蠕形住肠线虫，蛲虫病是由蛲虫寄生于人体小肠末端、盲肠和结肠所引起的一种常见寄生虫病，尤以幼儿期多见，临床上以夜间会阴部和肛门附近瘙痒为主要特征。

2. 临床表现（熟悉） 蛲虫感染可引起局部症状和全身症状，最常见的症状是肛周和会阴皮肤强烈瘙痒和睡眠不安。局部皮肤可因搔损而发生皮炎和继发感染。全身症状有胃肠激惹现象，如恶心、呕吐、腹痛、腹泻、食欲缺乏，还可见焦虑不安、失眠、夜惊、易激动、注意力不集中等精神症状。偶可见异位寄生其他器官和侵入邻近器官引起阑尾炎、阴道炎、盆腔炎和腹膜炎等。外周血见嗜酸性粒细胞增多。

3. 诊断与鉴别诊断（熟悉） 主要依靠临床症状，同时检出虫卵或成虫以确定诊断。因蛲虫一般不在肠内产卵，故粪便直接涂片法不易检出虫卵，必须从肛门周围皮肤皱襞处直接采集标本。可于夜间患儿入睡后 1～3 小时观察肛周皮肤皱襞处有无白色小线虫；或凌晨用透明胶纸紧压肛周部位粘取虫卵，然后在显微镜下观察虫卵，需多次检查可提高阳性率。

4. 治疗原则（掌握）

（1）驱虫治疗

①恩波维铵：是治疗蛲虫感染的首选药物。可干扰虫体的呼吸酶系统，抑制呼吸，并阻碍虫体对葡萄糖的吸收。剂量为 5mg/kg（最大量为 0.25g），睡前 1 次顿服，2～3 周后重复治疗 1 次。不良反应轻微，少数患者有腹痛、腹泻、恶心、呕吐，偶有感觉过敏、肌肉痉挛。口服本品可将粪便染成红色，不必惊慌。

②噻嘧啶：为广谱高效驱虫药。可抑制虫体胆碱酯酶，阻断虫体神经肌肉接头冲动传递，麻痹虫体，安全排出体外。口服很少吸收，剂量为 30mg/kg（最大量为 1g），睡前 1 次顿服，2 周后重复 1 次。不良反应轻微，有恶心、眩晕、腹痛等，严重溃疡病患者慎用。

③甲苯咪唑：剂量和用法与驱蛔虫治疗相同，2 周后重复 1 次。

（2）局部用药：每晚睡前清洗会阴和肛周，局部涂搽蛲虫软膏（含百部浸膏 30%、甲紫 0.2%）杀虫止痒；或用噻嘧啶栓塞肛，连用 3～5 日。

第十节　五官科疾病

一、结膜炎

（一）概述（熟悉）

结膜是由眼睑缘间部末端开始覆盖于眼睑后和眼球前的一层半透明黏膜组织，由**球结膜**、**睑结膜**和**穹隆部结膜** 3 部分构成。睑结膜与睑板结合紧密，角结膜缘外的球结膜和穹隆部结膜则与眼球结合疏松。

结膜上皮毗邻角膜上皮，并延伸至泪道和泪腺，因此这些部位的疾病容易相互影响。结膜大部分表面暴露于外界，易受外界环境的刺激和微生物感染而致病，最常见的疾病为**结膜炎**，其次为变性性疾病。结膜上皮细胞的创伤愈合与其他的黏膜细胞相似，上皮细胞损伤通常在 1～2 天可修复。而结膜基质的修复伴有新生血管的生长，修复过程受血管生成数量、炎症反应程度、组织更新速度等因素影响。结膜的浅表层通常由疏松组织构成，在损伤后不能恢复为与原先完全相同的组织，深层的组织（纤维组织层）损伤修复后，成纤维细胞过度增生，分泌胶原使结膜组织黏附于巩膜，这也是内眼手术后结膜瘢痕组织形成的原因。

结膜与多种多样的微生物以及外界环境相接触，但眼表的特异性和非特异性防护机制使其具有一定的预防感染和使感染局限的能力，但当这些防御能力减弱或外界致病因素增强时，将引起结膜组织的炎症发生，其特征是**血管扩张、渗出和细胞浸润**，这种炎症统称为结膜炎。结膜炎是眼科最常见的疾病。

（二）病因（熟悉）

结膜炎是眼科最常见的疾病之一，致病原因可分为微生物性和非微生物性两大类。根据其不同来源可分为外源性和内源性，也可因邻近组织炎症蔓延而致。最常见的是**微生物感染**，致病微生物可为细菌（如肺炎球菌、流感嗜血杆菌、金黄色葡萄球菌、脑膜炎双球菌、淋病奈瑟菌等）、病毒（如人腺病毒株、单纯疱疹病毒Ⅰ型和Ⅱ型、微小核糖核酸病毒）或衣原体，偶见真菌、立克次体和寄生虫感染。物理性刺激（如风沙、烟尘、紫外线等）和化学性损伤（如医用药品、酸碱或有毒气体等）也可引起结膜炎。还有部分结膜炎是由免疫性病变（过敏性）、与全身状况相关的内因（肺结核、梅毒、甲状腺病等）、邻近组织炎症蔓延（角膜、巩膜、眼睑、眼眶、泪器、鼻腔与鼻旁窦等）引起。

（三）临床表现（掌握）

根据病程分为超急性结膜炎、急性结膜炎或亚急性结膜炎、慢性结膜炎。一般而言，病程少于3周者为**急性结膜炎**，而超过3周者为**慢性结膜炎**。根据病因分为感染性结膜炎、免疫性结膜炎、化学性结膜炎或刺激性结膜炎、全身疾病相关性结膜炎、继发性结膜炎和不明原因性结膜炎。按结膜对病变反应的主要形态可分为乳头性结膜炎、滤泡性结膜炎、膜性或假膜性结膜炎、瘢痕性结膜炎和肉芽肿性结膜炎。

结膜炎症状有异物感、烧灼感、痒、畏光、流泪。重要的体征有结膜充血、渗出物、乳头增生、结膜水肿、滤泡、假膜和真膜、肉芽肿、假性上睑下垂、耳前淋巴结肿大等。

1. 结膜充血 可由多种因素刺激引起，包括感染、异物、化学性烟雾、风、紫外线辐射和长期局部用药等，是**急性结膜炎**最常见的体征。结膜血管充血的特点是表层血管充血，以**穹隆部**明显，血管呈网状分布，色鲜红，可伸入角膜周边形成角膜血管翳，而越近角膜缘充血越轻，这些表层血管可随结膜机械性移动而移动，并于局部滴用肾上腺素等血管收缩药后充血消失。

2. 结膜分泌物 最常引起脓性分泌物的病原体是**淋病奈瑟菌和脑膜炎球菌**；黏膜脓性或卡他性分泌物多见于细菌性结膜炎或衣原体性结膜炎，常可坚固地粘于睫毛，使晨起眼睑睁开困难；过敏性结膜炎分泌物呈黏稠丝状。病毒性结膜炎的分泌物呈水样或浆液性。

3. 乳头增生 是结膜炎症的非特异性体征，多见于睑结膜，表现为隆起的多角形马赛克样外观，充血区域被苍白的沟隙所分离。红色乳头性结膜炎多为细菌性结膜炎或衣原体性结膜炎。上睑结膜乳头主要见于春季结膜炎和结膜对异物（如缝线、角膜接触镜、人工角膜等）的刺激反应，下睑也出现时多见于过敏性结膜炎。

4. 滤泡形成 由淋巴细胞反应引起，滤泡呈黄白色、光滑的圆形隆起，直径0.5～2.0mm，但在有些情况下如衣原体性结膜炎，也可出现更大的滤泡；病毒性结膜炎和衣原体性结膜炎常因伴有明显的滤泡形成，被称为急性滤泡性结膜炎或慢性滤泡性结膜炎。

5. 真膜与假膜 真膜是严重炎症反应渗出物在结膜表面凝结而成，累及整个上皮，强行剥除后创面粗糙，易出血。假膜是上皮表面的凝固物，去除后上

皮仍保持完整。二者本质的不同在于炎症反应程度的差异，真膜的炎症反应更为剧烈，腺病毒结膜炎则成为最常见病因。

6. 球结膜水肿 结膜炎症致使结膜血管扩张、渗出导致组织水肿，因球结膜及穹隆结膜组织松弛，水肿时隆起明显。

7. 结膜下出血 多为点状或小片状，病毒所致的流行性出血性结膜炎常可伴结膜下出血。

8. 结膜肉芽肿 较少见，可见于结核、麻风、梅毒及立克次体等引起的慢性炎症。

9. 结膜瘢痕 基质组织的损伤是结膜瘢痕形成的组织学基础。早期的结膜瘢痕化表现有结膜穹隆部缩窄和结膜上皮下纤维化。

10. 假性上睑下垂 由于细胞浸润或瘢痕形成使上睑组织肥厚，引起轻度上睑下垂，多见于沙眼晚期。

11. 耳前淋巴结肿大 病毒性结膜炎常伴有耳前淋巴结肿大。

（四）诊断与鉴别诊断（熟悉）

临床上可根据结膜炎的基本症状和体征如结膜充血、分泌物增多、眼睑肿胀等做出诊断，但确诊是何病因所致的结膜炎尚需依靠**实验室检查**。实验室检查包括细胞学检查、病原体的培养和鉴定，以及免疫学和血清学检查等。

病史对诊断非常重要。感染性结膜炎多双眼发病，常传染至家人或社区人群。急性病毒性结膜炎的患者多于疾病早期出现一眼发病，数天后对侧眼也受累。单眼发病常见于中毒性、药物性或外伤引起的结膜炎。病程对诊断很有帮助，也是常用的结膜炎分类标准。一般而言，病程少于3周者为急性结膜炎，而超过3周者为慢性结膜炎。另外，渗出物的类型和炎症发生的部位亦是明确诊断的重要依据。

1. 临床检查 临床症状和主要体征出现的部位不同有助于结膜炎的鉴别诊断。其中结膜滤泡和乳头出现的位置、形态、大小均是重要的诊断和鉴别诊断依据；此外，分泌物的多少及性质、真膜（假膜）、溃疡、疱疹、角膜炎及血管翳是否存在，耳前淋巴结是否肿大，皆有助于诊断。如感染性结膜炎通常是双眼发病，并可累及家人；大多数急性病毒性结膜炎最先是单眼发病，而后另眼发病；沙眼的病变以上睑为主；而病毒所致的急性滤泡性结膜炎则是以下睑为主；细菌性结膜炎的卡他症状更为显著；淋球菌所致的炎症则出现大量的脓性分泌物。这些病变特点皆有助于诊断。

2. 病原学检查 为了病因诊断和正确治疗，有时必须进行病原学检查。结膜分泌物涂片可帮助诊断有无细菌感染。另外，还可应用免疫荧光、酶联免疫测定、多聚酶链反应（PCR）等方法来检测病原体的抗原。

3. 细胞学检查 不同类型的结膜炎，其细胞反应也不相同，结膜分泌物涂片检查革兰染色（鉴别细菌种属）、吉姆萨染色（分辨细胞形态、类型）有助于临床诊断。结膜刮片的取材部位应选择在炎症最明显的区域，以提高检出率，如果病变波及睑结膜，则上睑结膜是理想的进行结膜刮片取材的部位。如果以中性粒细胞的浸润为主，常提示细菌或衣原体感染；如单核细胞增多或出现多核巨细胞，可能是病毒性感染；如上皮细胞胞质内有包涵体，并有淋巴细胞、浆细胞，则提示衣原体感染。

（五）治疗原则与预防（掌握）

1. 治疗原则 针对病因治疗，局部给药为主，必要时全身用药。急性期忌包扎患眼。

（1）眼药水滴眼：是治疗结膜炎最基本的给药途径。对于微生物性结膜炎，应选用敏感的抗菌药物和（或）抗病毒眼药水。必要时可根据病原体培养和药敏试验选择有效的药物。重症患者在未行药物敏感试验前可用几种混合抗生素眼药水滴眼。急性期应频繁滴用眼药水，每1～2小时1次。病情好转后可减少滴眼次数。

（2）眼膏涂眼：眼膏在结膜囊停留的时间较长，宜睡前使用，可发挥持续的治疗作用。

（3）冲洗结膜囊：当结膜囊分泌物较多时，可用无刺激性的冲洗液（生理眼水或3%硼酸溶液）冲洗，每天1～2次，以清除结膜囊内的分泌物。冲洗液勿流入健眼，以免引起交叉感染。

（4）全身治疗：严重的结膜炎如淋球菌性结膜炎和衣原体性结膜炎，除了局部用药外还需全身使用抗生素或磺胺药。

2. 预防 传染性结膜炎患者应隔离，患者用过的盥洗用具必须采取隔离并消毒处理。医务人员检查患者后要洗手消毒，防止交叉感染。对理发店、饭店、工厂、学校、托儿所、游泳池等人员集中场所进行卫生宣传，定期检查，加强管理。

二、中耳炎

（一）概述（常见病因）（熟悉）

中耳炎是常见病和多发病，分为分泌性中耳炎、化脓性中耳炎、胆脂瘤型中耳炎和特殊类型中耳炎4型。

1. 分泌性中耳炎 发病主要和咽鼓管功能障碍、细菌感染、免疫反应、气

压损伤等有关。

2. 化脓性中耳炎 又分为急性化脓性中耳炎和慢性化脓性中耳炎。急性化脓性中耳炎常继发于上呼吸道感染，主要致病菌为肺炎链球菌、流感嗜血杆菌、乙型溶血性链球菌、葡萄球菌等，通过咽鼓管、鼓膜穿孔进入中耳，血行感染少见；慢性化脓性中耳炎主要见于急性化脓性中耳炎未获彻底治疗致病程迁延、鼻和（或）咽部存在慢性炎症病变、全身或局部抵抗力下降等致病程迁延。

3. 胆脂瘤型中耳炎 是一种位于中耳内的囊性结构，而非真性肿瘤。是由于鼓膜的上皮进入鼓室内生长，上皮的角化物脱落堆积形成，或中耳黏膜的上皮受到炎症刺激后化生为鳞状上皮继而形成胆脂瘤。

4. 特殊类型中耳炎 是指结核、艾滋病、梅毒、真菌等感染及放射、气压等因素引起的中耳炎。

（二）临床表现（掌握）

1. 分泌性中耳炎 分泌性中耳炎是以传导性聋和鼓室积液为特征的中耳非化脓性炎性疾病。冬、春季多发，儿童发病率明显高于成人。听力下降伴自声增强，急性发病时可有耳痛，耳内闭塞感或闷胀感也是常见症状，按压耳屏后可暂时减轻。检查见鼓膜内陷，鼓室积液时，鼓膜失去正常光泽，呈淡黄、橙红或琥珀色，当积液未充满整个鼓室时，透过鼓膜可见到液平面，鼓室穿刺可抽出淡黄色液体。鼓气耳镜检查见鼓膜活动受限。听力学检查、音叉试验和纯音听力测试提示传导性听力下降。

2. 化脓性中耳炎

（1）急性化脓性中耳炎：是中耳黏膜的急性化脓性炎症，病变主要位于鼓室黏膜，中耳的其他部位如乳突的黏膜也有轻微的炎症。本病多见于儿童。临床以耳痛、鼓膜充血、鼓膜穿孔、耳流脓为主要特点。患者有发热、畏寒，局部表现为耳痛、听力下降、耳鸣及耳溢液。乳突区可有轻微压痛。耳镜检查可见鼓膜充血，最早见于鼓膜松弛部，随着病情进展鼓膜呈弥漫充血，鼓膜膨出；穿孔前在隆起最明显处出现黄点，继之发生穿孔，穿孔部位一般位于紧张部，初始小穿孔为针尖样、闪烁搏动亮点，随穿孔变大，脓液流出明显增多。听力检测为传导性听力下降。实验室检查全血白细胞总数增多，多形核白细胞比率增加。全身症状、耳痛、听力下降、白细胞的变化在鼓膜穿孔后渐趋正常。

（2）慢性化脓性中耳炎：是细菌侵入中耳乳突的黏膜、骨膜、骨质后引起的持续8周以上的慢性化脓性炎症。病变不仅位于鼓室，还侵犯鼓窦、乳窦和咽鼓管。本病为耳科常见病，主要以耳内长期间断或持续性流脓、鼓膜穿孔和传导性听力下降为特点。耳镜检查可见鼓膜呈不同形态和大小的穿孔。

3. 胆脂瘤型中耳炎 不伴感染的胆脂瘤，早期可无任何症状。伴慢性化脓性中耳炎者可有长期持续耳流脓，脓量时多时少，常伴特殊恶臭。耳镜检查可见鼓膜松弛部或紧张部后上边缘性穿孔，自穿孔处可见鼓室内有灰白色或豆渣样无定形物质，奇臭。听力下降一般为较重的传导性听力损失。若毒素侵入内耳则可有混合性听力下降。胆脂瘤型中耳炎易引起颅内、外并发症。

（三）诊断和鉴别诊断（熟悉）

1. 分泌性中耳炎 全科医生根据病史、临床表现，结合鼓膜检查、听力学检查结果可做出临床诊断。要与鼻咽癌、脑脊液耳漏、中耳胆固醇肉芽肿相鉴别。

2. 化脓性中耳炎

（1）急性化脓性中耳炎：根据病史和检查（急性症状，鼓膜的表现、脑脊液耳漏）可做出初步诊断。要与分泌性中耳炎、外耳道疖相鉴别。

（2）慢性化脓性中耳炎：根据病史、鼓膜穿孔及鼓室情况，可做出初步诊断。但应与胆脂瘤型中耳炎、中耳癌、结核性中耳炎相鉴别。

3. 胆脂瘤型中耳炎 根据症状、耳镜检查、听力学检查及颞骨高分辨率CT检查可做出诊断，伴感染的胆脂瘤型中耳炎要与慢性化脓性中耳炎进行鉴别。

全科医生在基层工作中受设备等条件的限制，对诊断不明或经验治疗效果欠佳的患者，请转诊耳鼻咽喉专科。患者转诊专科就诊后，全科医生也要跟进、随访患者。在临床实践中不断丰富和提高自己的临床知识。

（四）治疗原则与预防（熟悉）

1. 分泌性中耳炎

（1）治疗原则：控制感染，清除中耳积液，改善咽鼓管通气引流，同时治疗相关疾病。可全身应用抗生素、糖皮质激素（一般为3天）；鼻腔短期使用减充血药、咽鼓管吹张以改善咽鼓管通气引流；鼓膜穿刺抽出鼓室内积液，若积液较稠厚不易抽出，则须行鼓膜切开术，必要时可置入鼓膜通气管。

（2）预防：预防感冒，卫生宣教，提高对本病的认识，积极治疗鼻、咽部疾病。

2. 化脓性中耳炎

（1）急性化脓性中耳炎

①治疗原则：镇痛、控制感染、通畅引流、祛除病因。及早全身应用足量抗生素或其他抗菌药物控制感染，务求彻底治愈。鼓膜穿孔后，有条件的社区卫生服务中心要取外耳道脓液做细菌培养及药敏试验，根据结果调整用药；清除外耳道脓液后，应用无耳毒性抗生素滴耳液滴耳，常用0.3%氧氟沙星滴耳

液。炎症完全消退后，鼓膜穿孔多可自行愈合，长期不愈合者可行手术修补。

②预防：预防上呼吸道感染，积极开展传染病预防接种，宣传正确的哺乳姿势，鼓膜穿孔或置管者禁止游泳，防止污水进入耳内。

（2）慢性化脓性中耳炎

①治疗原则：消除病因，控制感染，清除病灶，通畅引流，尽可能恢复听力。引流通畅者，以局部滴药为主，炎症急性发作时，宜全身应用抗生素。中耳有肉芽或息肉影响引流、CT显示乳突内有软组织影、骨质损害、非手术治疗无效者，应手术治疗。

（3）胆脂瘤型中耳炎

①治疗原则：一旦确诊，应尽早手术治疗，在清除病灶的同时尽量保留听力相关结构。

②预防：预防并发症，重建传音结构，获得干耳。

常见中耳炎的临床诊治要点见表14-53。

表14-53　4种常见中耳炎的临床诊治特点

项目	分泌性中耳炎	急性化脓性中耳炎	慢性化脓性中耳炎	胆脂瘤型中耳炎
病因	多为上呼吸道感染后发病、咽鼓管功能障碍、感染等	常继发于上呼吸道感染后，好发于儿童。肺炎球菌等细菌感染	急性化脓性中耳炎不愈超过6～8周，中耳系统通气引流通道阻塞	非真性肿瘤，分先天性胆脂瘤、后天原发性胆脂瘤及后天继发性胆脂瘤3类
症状	听力减退、耳痛、耳鸣、耳闷	耳痛、听力减退及耳鸣、流脓、发热、畏寒等	静止期可无明显症状；活动期听力明显下降，耳持续流黏稠脓、臭味，严重者头痛、眩晕	长期流脓，脓量多少不等，有时带血丝，恶臭。有的早期无流脓史
体征（耳镜检查）	急性期鼓膜充血，鼓室积液时鼓膜呈淡黄、橘红色	早期鼓膜充血，鼓膜穿孔后"灯塔征"，血常规示白细胞计数升高	鼓膜穿孔，通过穿孔可见鼓室内肉芽或息肉	鼓膜穿孔，有时可见鼓室内灰白色鳞屑状或豆渣样物，恶臭
治疗	保持鼻腔及咽鼓管通畅，应用抗生素、糖皮质激素治疗，咽鼓吹张。需手术治疗者应转专科治疗	应用抗生素（青霉素、头孢菌素）10天。鼓膜穿孔前用1%酚甘油滴耳，麻黄碱和含激素的抗生素滴鼻液滴鼻；穿孔后用过氧化氢溶液清洗外耳道，氧氟沙星滴耳液等滴耳	静止期以局部用药为主，用过氧化氢溶液洗耳，氧氟沙星等抗生素滴耳液滴耳，慎用氨基糖苷类滴耳液。活动期保持引流通畅，局部用药为主，严重者及需要手术者请转专科治疗	应尽早转专科手术治疗
预防	锻炼身体，预防感冒	预防上呼吸道感染。有鼓膜穿孔者避免耳内进水	积极治疗急性化脓性中耳炎，预防继发感染	

三、鼻炎与鼻窦炎

（一）概述（常见病因）（熟悉）

鼻炎、鼻窦炎是指鼻腔、鼻窦黏膜的炎症。鼻炎有很多种，常见的有急性鼻炎、慢性鼻炎、萎缩性鼻炎及变应性鼻炎等。急性鼻炎即俗称的"感冒"，由病毒感染引起；慢性鼻炎常与急性鼻炎反复发作、鼻窦炎脓性分泌物刺激、长期使用鼻腔减充血药、粉尘、有毒有害气体刺激及一些全身疾病如贫血、糖尿病、慢性肾小球肾炎、内分泌失调、维生素 A 和维生素 C 缺乏、甲状腺功能低下、烟酒刺激等有关；变应性鼻炎是因机体接触致敏原后由 IgE 介导的鼻黏膜变态反应性疾病；萎缩性鼻炎是一种缓慢发生的弥漫性、进行性鼻腔萎缩性病变，女性多见，目前病因尚不明确，可能与营养、遗传、环境、内分泌紊乱、自身免疫性疾病等有关，感染、鼻腔手术切除组织过多也可引起。鼻窦炎分为急性鼻窦炎和慢性鼻窦炎，急性鼻窦炎常继发于上呼吸道急性感染，与病毒或细菌感染、解剖因素、变态反应及邻近器官的炎症等有关。鼻腔及鼻窦急性炎症未彻底治愈，反复发作迁延致鼻窦炎症状持续，超过 12 周即为慢性鼻窦炎。

（二）临床表现（掌握）

1. 鼻炎

（1）急性鼻炎：潜伏期 1～3 天。鼻痒、打喷嚏、鼻塞、水样涕、嗅觉减退和闭塞性鼻音。继发细菌感染后，鼻涕变为黏液性、黏脓性或脓性。可有发热、头痛、倦怠，小儿可出现高热、惊厥。鼻腔黏膜充血、肿胀，下鼻甲肿大，总鼻道或鼻底有较多分泌物，初为水样，后渐变为黏液性、黏脓性或脓性。

（2）慢性鼻炎：主要表现为鼻塞、多涕，或伴有闭塞性鼻音、嗅觉减退、耳鸣或耳闭塞感、咽干、咽痛等。鼻腔黏膜充血肿胀，以下鼻甲最明显，轻者下鼻甲表面光滑、有弹性；重症者下鼻甲黏膜表面不平呈结节或桑葚状，触之无凹陷。鼻腔分泌物为黏液性或黏脓性。

（3）变应性鼻炎：发作时以鼻痒、阵发性喷嚏、大量清水样涕、鼻塞为主要特征，并有不同程度的嗅觉减退。鼻腔黏膜苍白、水肿，以下鼻甲变化最明显，鼻腔有大量清涕。

（4）萎缩性鼻炎：常有鼻及鼻咽部干燥、鼻塞、嗅觉减退或失嗅、鼻腔有恶臭异味、头痛和头晕等，当病变波及咽鼓管引起咽鼓管功能障碍时，可出现分泌性中耳炎症状。鼻腔检查可见鼻腔宽大、鼻甲萎缩甚至不可辨，鼻黏膜明显干燥。鼻腔内有黄绿色或灰绿色痂，有恶臭味。

2. 鼻窦炎

（1）急性鼻窦炎：多继发于急性鼻炎，最常见的症状是头痛或鼻局部疼痛，可有发热、鼻塞、脓涕等。检查可见鼻黏膜充血、肿胀，鼻腔、鼻道内可见大量脓性或黏脓性涕，额窦、筛窦及上颌窦靠近体表处可有压痛。

（2）慢性鼻窦炎：鼻窦炎症状持续12周以上即为慢性鼻窦炎。主要表现为鼻塞、脓涕、暂时性嗅觉减退或消失，头痛多不明显或为钝痛，偶有眼部并发症如视力减退或失明。鼻腔检查见鼻黏膜呈慢性充血、肿胀、肥厚，中鼻甲肥大或息肉样变，中鼻道狭窄、黏膜水肿或息肉形成。

（三）诊断和鉴别诊断（熟悉）

1. 鼻炎 急性鼻炎和慢性鼻炎可根据病史、临床表现及鼻腔检查做出诊断。急性鼻炎须与流行性感冒和麻疹相鉴别。流行性感冒患者全身症状重，常有高热、全身不适，易发生衰竭；麻疹患者同时有眼红、流泪、全身发疹等伴随。变应性鼻炎可根据发作期临床典型的症状、症状持续时间和临床检查，结合特异性抗原检测（皮肤试验）结果做出诊断，须与急性鼻炎早期鉴别。萎缩性鼻炎常可根据症状和检查做出诊断。

2. 鼻窦炎 急性鼻窦炎一般可根据病史、症状、体征做出诊断。重症患者必要时可结合鼻窦CT检查做出诊断。鼻分泌物变为脓性，有局部压痛伴发热提示急性细菌性鼻窦炎。慢性鼻窦炎的诊断依据：鼻窦炎症状持续12周以上、鼻腔检查结果、鼻窦CT检查及鼻窦穿刺（主要用于上颌窦病变）。

（四）治疗原则与预防（熟悉）

1. 鼻炎 急性鼻炎以对症治疗和支持治疗为主，同时预防并发症，急性鼻炎的预防主要是增强机体抵抗力及在流感病毒流行期避免接触患者，以免互相传染；慢性鼻炎的治疗原则是根除病因，恢复鼻腔通气；变应性鼻炎的治疗和预防包括避免与变应原接触、应用药物及进行免疫治疗。药物治疗中常用鼻用激素如布地奈德、糠酸莫米松、氟替卡松等鼻喷剂，鼻喷类固醇激素药物生物利用度低，不会产生较多不良反应，可以长期放心使用。短期服用抗组胺药物。萎缩性鼻炎目前尚无特效治疗方法，可试用改善营养、鼻腔冲洗等方法，非手术治疗无效、症状较重者可行手术缩窄鼻腔。

2. 鼻窦炎

（1）急性鼻窦炎的治疗原则：根除病因，解除鼻腔鼻窦引流和通气障碍，控制感染和预防并发症。可全身使用抗生素，鼻腔局部用糖皮质激素和（或）短期使用减充血药（不超过7天）及生理盐水鼻腔冲洗等方法治疗。

急性鼻窦炎的预防：增强体质，改善工作和生活环境；预防感冒和其他急性传染病；积极治疗全身性疾病，及时合理地治疗急性鼻炎及鼻腔、鼻窦、咽部和口腔的各种慢性炎症性疾病，保持鼻窦的通气和引流通畅。

（2）慢性鼻窦炎的治疗原则：不伴鼻息肉的慢性鼻窦炎首选药物治疗，一般包括鼻腔局部应用糖皮质激素、鼻腔冲洗、上颌窦穿刺冲洗和鼻窦负压置换等方法，无效者可考虑手术治疗；伴有鼻息肉或鼻腔解剖结构异常者首选手术治疗，围术期仍需药物治疗。儿童鼻窦炎以药物治疗为主，慢性者经非手术治疗无效时，可考虑小范围功能性手术。

四、牙周炎

（一）概述（熟悉）

牙周炎是由牙菌斑微生物膜引起的牙周组织慢性感染性疾病，导致牙齿支持组织（牙龈、牙周膜、牙槽骨和牙骨质）的炎症、牙周袋形成、进行性附着丧失和牙槽骨吸收，最后可导致牙齿松动丧失。牙周炎是导致我国成年人牙齿丧失的首位原因，在我国人口中患病率可达70%以上，＞35岁人群患病率较高。病因主要为牙菌斑，凡是能加重菌斑滞留的因素，如牙石、不良修复体、食物嵌塞、牙排列不齐、解剖形态的异常等，均可成为牙周炎的局部促进因素，加重和加速牙周炎的进展。牙周炎是多因素疾病，某些全身性疾病、遗传因素、环境因素和行为因素如吸烟、精神压力等均是该病的危险因素。

（二）临床表现（掌握）

牙周炎分为慢性牙周炎和侵袭性牙周炎。

1. 慢性牙周炎 慢性牙周炎是最常见的一类牙周炎，约占牙周炎患者的95%。临床表现可总结为以下几点。

（1）牙龈炎症：起病缓慢，早期主要表现为牙龈的慢性炎症。患者可有刷牙或进食时的牙龈出血或口内异味。牙面常有大量牙石，牙龈的炎症表现为鲜红色或暗红色，有不同程度的炎症肿胀甚至增生，探针易出血，甚至溢脓。

（2）牙周袋形成：牙周探针深度＞3mm。

（3）牙周附着丧失：附着丧失＞1mm。

（4）牙槽骨吸收：牙槽骨水平型或垂直型吸收，吸收发展到一定程度，可出现牙松动、病理性移位，甚至发生牙周脓肿等。

（5）侵犯牙位：一般侵犯口内多个牙，且有一定的对称性。磨牙和下前牙以及邻面因为菌斑牙石易堆积，较易发病，且病情较重。

（6）伴发病变：晚期常可出现其他伴发病变和症状，包括①牙齿移位；②食物嵌塞；③继发性创伤；④牙根暴露，对温度刺激敏感，发生根分叉病变

和根面龋；⑤急性牙周脓肿；⑥逆行性牙髓炎；⑦口臭。

2. 侵袭性牙周炎 发病可始于青春期前后，年龄一般<35岁。患者除患牙周炎外，通常全身健康。疾病进展迅速，存在快速的骨吸收和附着丧失，牙周组织破坏程度与局部刺激物的量不成比例，患者的牙菌斑、牙石量很少，牙龈表面的炎症轻微，但却已有深牙周袋。此病有家族性聚集。

（三）诊断和鉴别诊断（掌握）

早期牙周炎与慢性龈炎的区别不明显，需要通过仔细的检查而及时诊断（表14-54）。根据上述临床表现，确诊为慢性牙周炎后，还应根据病情严重程度、是否为活动期等制订治疗计划和判断预后。对于侵袭性牙周炎，根据年轻患者的局部刺激因素与病变程度不一致，炎症不明显，而有少数牙松动、移位或邻面深牙周袋等特征，可做出早期诊断。

表 14-54　牙龈炎和早期牙周炎的区别

项目	早期牙周炎	牙龈炎
牙龈炎症	有	有
牙周袋	真性牙周袋	假性牙周袋
附着丧失	有，能探到釉牙骨质界	无
牙槽骨吸收	嵴顶吸收或硬骨板消失	无
治疗结果	炎症消退，病变静止，但已破坏的支持组织难以完全恢复正常	病变可逆，组织恢复正常

（四）治疗原则与预防（熟悉）

1. 治疗原则 慢性牙周炎的治疗目标应是彻底清除菌斑、牙石等病原刺激物，消除牙龈炎症，使牙周袋变浅和改善牙周附着水平，并争取适当的牙周组织再生，而且要使这些疗效能长期稳定地保持。慢性牙周炎需要系统的综合治疗，并针对各个患牙的具体情况制订相应的治疗计划。侵袭性牙周炎应早期实施洁治、根面平整、牙周手术等局部治疗，彻底清除感染，加强定期复查和必要的后续治疗。

全科医生发现牙周问题应对患者进行必要的口腔卫生宣教，如讲解正确的刷牙方法、定期检查牙周情况、定期进行洁治等，并及时将患者转诊给牙科医师，与牙科医师共同制订合理的牙周甚至全身治疗计划，维护患者牙周健康。

2. 预防 牙周炎是多因素疾病，其预防需考虑菌斑、咬𬌗创伤、宿主反应、环境因素、遗传基因等综合因素。牙菌斑微生物及局部的刺激因素是引起牙周组织炎症的病因，因此，保持牙面清洁，清除牙菌斑、牙石等局部刺激因素，消除牙龈炎症是预防牙周炎最根本的关键手段。治疗后的定期专业维护也是牙周治疗计划不可缺少的环节。对个人而言，持之以恒、及时清除牙面菌斑和牙石，保持牙面清洁可以预防牙龈发炎。对于已经患有牙周炎者，还需要早诊断、早治疗、定期检查和维护，才能有效地控制和预防牙周炎的复发。

第十一节 皮肤科疾病

一、过敏性皮肤病

（一）接触性皮炎

1. 概述（熟悉）

接触性皮炎是由于单次或多次接触某些外源性物质后，在皮肤黏膜接触部位甚至以外的部位发生的急性或慢性炎症反应。根据病因及发病机制不同，可分为**刺激性接触性皮炎**和**变应性接触性皮炎**。**刺激性接触性皮炎**的接触物本身具有强烈刺激性（如强酸、强碱等化学物质），任何人接触均可发病。**特点**：①任何人接触均可发病；②无潜伏期；③皮损多限于直接接触部位；④停止接触后皮损可逐渐消退。**变应性接触性皮炎**为典型的Ⅳ型超敏反应，接触物本身无刺激性或毒性（如染发剂、化妆品、饰品、颜料、橡胶、药物等），经过一定时间的潜伏期，在接触部位发生超敏反应性炎症。**特点**：①有潜伏期；②除接触部位出现皮损，其他部位也可出现；③易反复发作；④皮肤斑贴试验阳性。

2. 临床表现（掌握）

（1）急性接触性皮炎：起病较急。皮损多局限于接触部位，少数可蔓延或累及周围部位。典型皮损为境界清楚的红斑，上有丘疹、丘疱疹，严重者局部红肿并出现水疱、大疱，水疱疱壁紧张，疱液清亮，破溃后呈糜烂面，偶有坏死。自觉瘙痒、灼热感、疼痛。搔抓后可将致病物质带到远隔部位并产生类似皮损。少数病情严重者，皮损可泛发周身。

（2）亚急性接触性皮炎和慢性接触性皮炎：如接触物的刺激性较弱或浓度较低，皮损开始可呈亚急性，表现为轻度红斑、丘疹，境界不清楚。长期反复接触可导致局部皮损慢性化，表现为皮损肥厚增生及苔藓化、脱屑等。

3. 诊断（掌握） ①发病前明确接触史；②典型临床表现：境界清楚红斑，其上可有丘疹、丘疱疹、水疱、大疱或皮损肥厚苔藓化，瘙痒；③去除病因后，

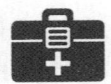

经适当治疗皮损很快消退；④斑贴试验。

4. 鉴别诊断（熟悉） 接触性皮炎主要与湿疹相鉴别（表14-55）。

表 14-55　急性接触性皮炎与急性湿疹的鉴别

项目	急性接触性皮炎	急性湿疹
病因	多为外因，有接触史	复杂，多为内因，不易查清
发病部位	主要为接触部位	任何部位
皮损特点	红肿明显，皮损境界清楚，可有大疱、坏死	皮损多形性，对称分布，无大疱、坏死
自觉症状	瘙痒	瘙痒、灼热或疼痛
病程	较短，不接触不复发	较长，易复发
斑贴试验	多阳性	多阴性

5. 治疗原则（掌握） 接触性皮炎的病因与接触物有密切关系，首要治疗措施是找出过敏原因，避免再次接触该种物质，治疗已出现的症状。

（1）寻找过敏原因：详细采取病史，仔细询问与发病有关的环境、所接触的物质，从病史中来分析与哪种物质可能有关，为皮肤斑贴试验提供依据。一旦找到过敏原因，力求避免再次接触。

对于存留在皮肤上的刺激物质或毒性物质应尽快冲洗清除，冲洗时可用清水、生理盐水或淡肥皂水。接触物若为强酸，可用弱碱性液体冲洗（如苏打水）；如为强碱性物质，可用弱酸性液体冲洗（如硼酸液）。

（2）系统药物治疗：根据病情轻重可口服抗组胺药或糖皮质激素。严重者可静脉滴注或肌内注射糖皮质激素（泼尼松30mg～40mg/d）。

（3）外用药物治疗：可按急性接触性皮炎、亚急性接触性皮炎和慢性接触性皮炎的治疗原则处理。急性期，红肿明显可外用炉甘石洗剂；渗出多时可用3%硼酸溶液冷湿敷，每次20分钟左右，每日可数次。亚急性期或慢性期以霜剂及油膏外用为主，可用皮质类固醇激素软膏（糠酸莫米松软膏、丙酸氟替卡松软膏、卤米松软膏等），也可用黑豆馏油膏、氧化锌油膏等。合并感染者应用抗生素软膏。

（4）调护：应尽量减少局部刺激。避免搔抓，不宜用热水烫洗，避免强烈光晒或热刺激。

（二）湿疹

1. 概述（熟悉） 湿疹是由多种内、外因素引起的一种瘙痒剧烈的真皮浅层及表皮的炎症反应。属于一种迟发型变态反应。分急性湿疹、亚急性湿疹、慢性湿疹 3 期。急性期具渗出倾向，慢性期以浸润、肥厚、苔藓样变为主。皮损具有多形性、对称性、瘙痒和易反复发作等特点。内因：慢性消化系统疾病、精神紧张、失眠、过度疲劳、情绪变化、内分泌失调、感染、新陈代谢障碍等；外因：生活环境（日光、寒冷、干燥、炎热）、食物（如鱼虾、牛羊肉、辛辣等）、各种动物皮毛、植物、化学物质（化妆品、肥皂、人造纤维）、吸入物（花粉、螨虫等）等均可诱发或加重湿疹。

2. 临床表现（掌握）

（1）急性湿疹：皮损初为多数密集的粟粒大小的丘疹、丘疱疹或小水疱，基底潮红，逐渐融合成片，由于搔抓，丘疹、丘疱疹或水疱顶端抓破后呈明显的点状渗出及小糜烂面，逐渐糜烂面增大，并有明显浆液性渗出，黄痂形成。皮损边缘不清，自觉瘙痒剧烈。如继发感染则形成脓疱，脓痂、淋巴结肿大，伴有发热等症状。

（2）亚急性湿疹：急性湿疹炎症减轻后或不适当治疗后，病程较久发展而来。表现为红肿渗出减轻，以小丘疹、结痂和鳞屑为主，仅见少量丘疱疹及糜烂。仍有剧烈瘙痒。可因不良刺激及致敏物再次呈急性发作；如经久不愈，则可发展为慢性湿疹。

（3）慢性湿疹：常因急性湿疹、亚急性湿疹反复发作不愈迁延而来，也可开始即为慢性湿疹。表现为患处皮肤增厚、浸润，棕红色或色素沉着，表面粗糙，覆鳞屑，或因抓破而结痂甚者皲裂，自觉瘙痒剧烈。常见于小腿、手、足、肘窝、腘窝、外阴、肛门等处。病程不定，易复发，时轻时重，经久不愈。

3. 诊断（掌握） 主要根据病史、皮疹形态及病程。一般湿疹的皮损为多形性，以红斑、丘疹、丘疱疹为主，皮疹中央明显，逐渐向周围散开，境界不清，弥漫性，有渗出倾向，慢性者则有浸润肥厚。病程不规则，呈反复发作，瘙痒剧烈。

4. 鉴别诊断（熟悉） 见表 14-56。

表 14-56 手足湿疹与手足癣的鉴别

项目	手足湿疹	手足癣
病因	复杂，多为内因，不易查清	真菌感染
皮损特点	多形性，渗出倾向，境界不清，对称分布	红斑或干燥脱屑，境界清楚，多单侧
自觉症状	瘙痒	瘙痒或微痒
甲损害	少见	多可受累
真菌检查	阴性	阳性

5. 治疗原则（掌握） 寻找可能诱因，如工作环境、生活习惯、饮食、嗜好、思想情绪等，以及有无慢性病灶和内脏器官疾病。建议口服联合外涂药物治疗，疗效显著。

（1）系统药物治疗：目的在于抗炎、止痒。可用抗组胺药物（氯雷他定、西替利嗪等）、镇静药物等，一般不宜使用糖皮质激素，因为不良反应大，撤减药物时易复发；急性期可用钙剂、维生素 C、硫代硫酸钠等静脉注射；有继发感染着加用抗生素。

（2）外用药物治疗：应充分遵循外用药物的使用原则。急性期无渗液或渗出不多者可用氧化锌油、糖皮质激素类药膏，渗出多者可用 3% 硼酸溶液冷湿敷，渗出减少后用糖皮质激素霜剂，可和油剂交替使用；亚急性期可用糖皮质激素乳剂、糊剂；慢性期可选用软膏、涂膜剂等；顽固性局限性皮损可用糖皮质激素做皮内注射。免疫抑制药（他克莫司软膏、匹美莫司软膏）疗效确切。为控制继发性感染，可用抗生素软膏。

（3）调护：避免各种外界刺激，如热水烫洗，过度搔抓、清洗和接触可能敏感的物质如皮毛制剂等；少接触化学成分用品，如肥皂、洗衣粉、洗涤精等；避免可能致敏和刺激性食物，如辣椒、浓茶、咖啡、酒类。

（三）荨麻疹

1. 概述（熟悉） 荨麻疹是由于皮肤、黏膜小血管扩张及渗透性增加而出现的一种局限性水肿反应，通常在 2～24 小时消退，但反复发生新的皮疹。病程迁延数日至数年。可简单分为急性荨麻疹和慢性荨麻疹。病因非常复杂，部分患者找不到原因，特别是慢性荨麻疹。常见原因主要有：①食物及食物添加剂；②吸入物；③感染；④药物；⑤物理因素如机械刺激、冷热、日光等；⑥昆虫叮咬；⑦精神因素和内分泌改变；⑧系统性疾病；⑨遗传因素等。

2. 临床表现（掌握） 根据病程、病因等特征，可分为急性荨麻疹和慢性荨麻疹、物理性荨麻疹、特殊型荨麻疹。

（1）急性荨麻疹：起病较急。患者常先有皮肤瘙痒，随即出现风团，呈鲜红色或苍白色、皮肤色，少数患者有水肿性红斑。风团的大小和形态不一，发作时间不定。风团逐渐蔓延，融合成片，由于真皮乳头水肿，可见表皮毛囊口向下凹陷。风团持续数分钟至数小时，少数可延长至数天后消退，不留痕迹。皮疹反复成批发生。胃肠道黏膜受累时可有恶心、呕吐、头痛、头胀、腹痛、腹泻等；累及呼吸道黏膜时可有胸闷、呼吸困难甚至窒息；感染引起者可出现寒战、高热等全身中毒症状；严重患者还可有胸闷、不适、面色苍白、心率加速、脉搏细弱、血压下降、呼吸短促等过敏性休克症状。

（2）慢性荨麻疹：反复发作达每周至少 2 次并连续 6 周以上者称**为慢性荨麻疹**。患者全身症状一般较轻，风团时多时少，反复发作数月甚至数年。病因不清，常与感染或系统性疾病有关。

（3）物理性荨麻疹

①**皮肤划痕荨麻疹或人工荨麻疹**：表现为用手搔抓或用钝器刮过皮肤数分钟后沿划痕出现条状隆起，伴或不伴瘙痒。

延迟性皮肤划痕征：皮肤划痕在刺激后 6～8 小时出现条索状风团与红斑，风团持续 24～48 小时。局部发热，有压痛。

②**寒冷性荨麻疹**：可分为家族性寒冷性荨麻疹和获得性寒冷性荨麻疹两种。前者较为罕见，为常染色体显性遗传。在受冷后 0.5～4 小时发生迟发反应，皮疹是不痒的风团，可以有青紫的中心，周围绕以苍白晕，皮疹持续 24～48 小时，有烧灼感，并伴有发热、关节痛、白细胞计数增多等全身症状。后者较为常见，患者常在气温骤降时或接触冷水之后发生，数分钟内在局部发生瘙痒性的水肿和风团，多见于面部、手部，严重者其他部位也可以累及。可发生头痛、皮肤潮红、低血压，甚至昏厥。

③**日光性荨麻疹**：皮肤暴露在日光数分钟后，局部迅速出现瘙痒、红斑和风团。风团发生后经 1 至数小时消退。发生皮疹的同时，可伴有畏寒、疲劳、晕厥、肠痉挛，这些症状可在数小时内消失。

④**压力性荨麻疹**：皮疹发生于局部皮肤受压后 4～6 小时，通常持续 8～12 小时。表现为局部瘙痒性、烧灼样或疼痛性水肿性斑块，发作时可伴有寒战、发热、全身不适。局部大范围肿胀似血管性水肿，易发生于掌跖和臀部及腰部。

⑤**热性荨麻疹**：分为先天性热性荨麻疹和获得性热性荨麻疹两种。先天性热性荨麻疹属常染色体显性遗传，幼年发病。43℃温水接触刺激后 1～2 小时在接触部位出现风团，4～6 小时达到高峰，一般持续 12～14 小时。获得性热性荨麻疹为接触部位出现风团和红斑，伴刺痛感，持续 1 小时左右，自行消退。

（4）特殊类型荨麻疹

①**胆碱能性荨麻疹**：主要由于运动、受热、精神紧张、进食热饮或乙醇饮料后，躯体深部温度上升，促使乙酰胆碱作用于肥大细胞而发病。表现为受刺激后数分钟出现直径 2～4mm 的圆形丘疹性风团，周围有程度不一的红晕，常散发于躯干上部和上肢，互不融合。自觉瘙痒、麻刺感或烧灼感，有时仅有剧痒而无皮损。损害持续 30～90 分钟或达数小时之久。

②**接触性荨麻疹**：指皮肤接触某些变应原后出现发红、风团和瘙痒等症状。可分为免疫性接触性荨麻疹、非免疫接触性荨麻疹和病因不明者接触性荨麻疹 3 种。

③水源性荨麻疹：是在接触水后发生像胆碱能性荨麻疹样的小风团，与水的温度无关。该病多见于青春期或青春前期有过敏性体质女性。主要症状是身体疼痛，皮肤发痒、红肿，时间可达数小时之久。

3. 诊断（掌握） 根据发生及消退迅速的风团、瘙痒、皮损消退后不留痕迹等临床特点，不难诊断。

4. 鉴别诊断（熟悉） 主要与荨麻疹性血管炎、丘疹性荨麻疹相鉴别。荨麻疹性血管炎的风团通常持续时间 >24 小时，皮损恢复后留有色素沉着。丘疹性荨麻疹多与昆虫叮咬相关，瘙痒剧烈，可有水疱，消退缓慢，多需要数日方可消退。

5. 治疗原则（掌握） 治疗原则为去除病因、抗过敏和对症治疗。药物选择应遵循安全、有效和规则使用的原则，以提高患者的生活质量为目的。

（1）系统药物治疗

①**一线治疗**：首选第二代非镇静或低镇静抗组胺药，治疗有效后逐渐减少剂量，以达到有效控制风团发作为标准。为提高患者的生活质量，慢性荨麻疹疗程一般不少于 1 个月，必要时可延长至 3～6 个月或更长时间。二代抗组胺药包括西替利嗪、左西替利嗪、氯雷他定、地氯雷他定、非索非那定、阿伐斯汀、依巴斯汀、依匹斯汀、咪唑斯汀、奥洛他定等。

②**二线治疗**：常规剂量使用 1～2 周后不能有效控制症状，考虑到不同个体或荨麻疹类型对治疗反应的差异，可选择①更换品种；②联合第一代抗组胺药，可以睡前服用，以降低不良反应；③联合第二代抗组胺药，提倡同类结构的药物联合使用如氯雷他定与地氯雷他定联合，以提高抗炎作用。

③**三线治疗**：对上述治疗无效的患者，可以考虑选择羟氯喹、雷公藤、环孢素、糖皮质激素、吗替麦考酚酯、免疫球蛋白、奥马珠单抗（omalizumab，抗 IgE 单抗）等药物治疗。对于慢性自发性荨麻疹和人工荨麻疹患者在抗组胺药治疗的同时，可试用 UVA 和 UVB 治疗 1～3 个月。

④**急性荨麻疹的治疗**：在积极明确并祛除病因以及口服抗阻胺药不能有效控制症状时，可选择糖皮质激素。泼尼松 30～40mg，口服 4～5 天后停药；或相当剂量的地塞米松静脉注射或肌内注射，特别适用于重症或伴有喉头水肿的荨麻疹；1∶1000 肾上腺素溶液 0.2～0.4ml 皮下注射或肌内注射，可用于急性荨麻疹伴休克或严重的荨麻疹伴血管性水肿患者。

（2）外用药物治疗：夏季可选用炉甘石洗剂或氧化锌溶液外涂；冬季可选用有止痒作用的药膏。

二、真菌性皮肤病

真菌病是由真菌引起的感染性疾病。根据真菌入侵组织深浅的不同，临床上分为浅部真菌病和深部真菌病。

（一）头癣

1. 概述（熟悉） 头癣指累及头发和头皮的皮肤癣菌感染。主要通过与癣病患者或患畜、无症状带菌者直接接触而传染，也可通过共用污染的理发工具、帽子、枕巾等物品间接传染。常见的病原菌主要是许兰毛癣菌、铁锈色小孢子菌、犬小孢子菌、石膏样小孢子菌、紫色毛癣菌及断发毛癣菌等。

2. 临床表现（掌握） 头癣多见于儿童，成人少见。根据病原菌和临床表现的不同可分为黄癣、白癣、黑癣及脓癣。

（1）黄癣：俗称"秃疮"或"癞痢头"。①好发于儿童，成人也可感染；②典型皮损为初起为针尖大小的淡黄红色斑点，覆薄片状鳞屑，以后形成盘状黄豆大小的黄癣痂，中心有毛发贯穿，除去黄痂，其下为鲜红、湿润糜烂面或浅溃疡。黄痂较厚处，常易继发细菌感染，有特殊臭味（鼠臭味），自觉剧痒。③病发常呈干、枯、弯曲状。④愈后形成萎缩性瘢痕，遗留永久性秃发。

（2）白癣：①多为儿童期起病，青春期后可自愈，愈后不留瘢痕。②初起群集性红色小丘疹，很快扩大为白色鳞屑性局限斑片，其上头发变为灰暗，稍有痒感。渐扩大后，周围可以出现卫星样小鳞屑斑片，可融合成片，但界限清楚。③病发根部有一白套样菌鞘，病发长出头皮 0.5cm 左右就容易折断；④好发于头顶中间，但也可在额顶部或枕部。

（3）黑癣：①儿童、成人均可发病；②皮损主要表现为白色鳞屑斑片，酷似白癣，但其病发无明显菌鞘，毛发沿皮面折断而呈黑色小点，故又名**黑点癣**；③黑癣也可引起面部等处的光滑皮肤发生体癣和甲癣；④病程长，进展缓慢，长期不愈，毛囊可被破坏形成瘢痕。

（4）脓癣：初起常为一群集性毛囊小脓疱，继而损害隆起，变成一圆形暗红色炎性肿块，边界清楚，质地柔软，表面的毛囊孔呈蜂窝状，挤压可排出少量脓液。损害可单发或多发。患区毛发易拔出，自觉症状可有轻度疼痛和压痛。附近淋巴结常肿大。愈后常有瘢痕形成，引起永久性脱发。

3. 诊断（掌握） 根据临床表现、真菌镜检或滤过紫外线检查，头癣的诊断不难。

（1）真菌直接镜检：黄癣病发可见发内沿长轴排列的菌丝和关节孢子，黄癣痂内可见鹿角状菌丝；白癣病发可见围绕毛发排列紧密的小孢子；黑点癣病

发可见发内呈链状排列稍大的小孢子。

（2）滤过紫外线（Wood 灯）检查：在暗室中用 Wood 灯照射头皮病区。黄癣病发显示暗绿色荧光；白癣病发显示亮绿色荧光；黑点癣病发无荧光。

4. 鉴别诊断（熟悉）

（1）头皮银屑病：损害边界清楚、炎症明显的红斑，被覆银白色厚屑，毛发呈束状，但无断发，无菌鞘，真菌检查阴性。

（2）脂溢性皮炎：头皮有弥漫性鳞屑斑，边界不清，或覆有油腻性痂皮，伴脱发，但无断发及菌鞘，真菌检查阴性。

5. 治疗原则（掌握） 应做到早发现、早治疗，做好消毒隔离工作。目前仍以采取综合治疗方案为最佳。

（1）系统药物治疗：酮康唑对断发毛癣菌最敏感，儿童用量为 5mg/（kg·d），1 次顿服，最好进餐时服用，疗程 4～8 周。伊曲康唑用餐时服用，成人 0.2g/d，儿童 3～5mg/（kg·d），每周 1 次，服用 4～8 周。特比萘芬，成人 0.25g/d，儿童体重<20kg 者，给予 62.5mg/d，20～40kg 者给予 125mg/d，>40kg 者同成人用量，服用 4～8 周。服药期间亦应注意肝功能检查。脓癣急性期亦可短期加用小剂量皮质类固醇激素。

（2）外用药物治疗

①剪发：每周 1 次，连续 8 周。

②洗头：用硫黄皂或 2% 酮康唑洗剂，每天 1 次，连用 8 周。

③涂药：5%～10% 硫黄软膏、联苯苄唑软膏、特比萘芬软膏，每日 2 次，连用 8 周。

④消毒：毛巾、枕巾、帽子、梳子等生活用品煮沸消毒。

（二）体癣和股癣

1. 概述（熟悉） 由致病性真菌寄生在人体的光滑皮肤上（除头皮、毛发、掌跖、甲板以外的皮肤）所引起的浅表性皮肤真菌感染，统称为**体癣**。当致病性真菌侵犯人体表面的角质层后，可引起很轻的炎症反应，发生红斑、丘疹、水疱等损害，继之脱屑，常呈环状，故俗称圆癣或钱癣。股癣指腹股沟、会阴、肛周和臀部的皮肤癣菌感染，属于特殊部位的体癣。常见的病原菌主要是红色毛癣菌、须癣毛癣菌、疣状毛癣菌、小孢子菌等。

2. 临床表现（掌握） 皮损初起为红色丘疹、丘疱疹或小水疱，继而形成有鳞屑的红色斑片，境界清楚，边缘不断向外扩展，中央趋于消退，形成境界清楚的环状或多环状。环形损害的中心平坦脱屑或有色素沉着，边缘高起成圈状，有活动性红斑、丘疹及水疱或脱屑。多有瘙痒感。

3. 诊断（掌握） 根据临床表现、真菌镜检或滤过紫外线检查，体癣、股癣的诊断不难。

4. 鉴别诊断（熟悉）

（1）**湿疹**：皮损形态多样，有渗出倾向，常对称分布，境界不清。局部真菌检查为阴性。

（2）**神经性皮炎**：皮损多肥厚，其上可见扁平丘疹，多苔藓化，边界清楚，瘙痒明显。真菌检查阴性。

（3）**银屑病**：部分皮损也可呈环状或多环状，尤其是中央好转时与体癣形态很像。但银屑病一般皮损数目较多，以头皮及四肢伸侧为主，银屑病三现象阳性。局部真菌检查为阴性。

5. 治疗原则（掌握） 体癣的治疗，原则上以外用药物为主。皮损泛发或外用药疗效不佳者可考虑系统药物治疗。

（1）外用药物治疗：外涂复方苯甲酸软膏、1%益康唑霜或克霉唑霜、20%土槿皮酊、2%咪康唑霜、联苯苄唑、酮康唑、特比萘芬软膏等。连续应用2周以上。

（2）系统药物治疗：可短程口服伊曲康唑、特比萘芬、氟康唑等2周。

（三）手癣和足癣

1. 概述（熟悉） 手癣和足癣都是由于皮肤癣菌感染指（趾）间、手足掌跖、掌跖侧光滑皮肤所致的疾病。手癣俗称鹅掌风，足癣俗称脚气。本病主要由红色毛癣菌、须癣毛癣菌、石膏样小孢子菌和絮状表皮癣菌等感染引起。本病具有传染倾向，多夏重冬轻。

2. 临床表现（掌握） 疾病初起多为单侧，日久可累及对称。可表现为红斑、丘疹、水疱、糜烂、渗出或脱皮、脱屑、干燥、皲裂等。根据临床特点不同，将手足癣分为水疱型、浸渍糜烂型、鳞屑角化型。

（1）水疱型：多发生在夏季，表现为指（趾）间、手足缘、掌跖出现米粒大小、深在性水疱，疏散或成群分布，疱壁较厚，内容清澈，不易破裂，相互融合形成多房性水疱，撕去疱壁，可见蜂窝状基底及鲜红色糜烂面，水疱经数日后干燥，呈领圈样脱屑，剧烈瘙痒。

（2）浸渍糜烂型：表现为局部表皮角质层浸软发白，由于摩擦表皮脱落，露出鲜红色糜烂面。严重者趾缝间、趾腹与足底交界处皮肤均可累及，瘙痒剧烈。多发于第3、第4、第5趾缝间，常见于多汗者。

（3）鳞屑角化型：表现为掌跖、足缘、足跟部皮肤角质增厚、粗糙、脱屑，甚者皲裂出血、疼痛。多无瘙痒。

足癣易继发感染，出现局部化脓、红肿、疼痛，腹股沟淋巴结肿大，甚至形成小腿丹毒及蜂窝织炎等继发感染。炎症反应明显时还可引发局部湿疹样改变和全身癣菌疹。

3. 诊断（掌握） 根据手足癣的临床表现，结合真菌镜检或培养可明确诊断。

4. 鉴别诊断（熟悉）

（1）手足湿疹：皮损多形态性，对称，瘙痒明显，真菌检查阴性。

（2）掌跖脓疱病：好发于掌跖，可见皮下水疱、脓疱，痂屑，反复发生，皮损对称，真菌检查阴性。

（3）汗疱疹：多见于儿童，为透明的针尖大水疱，水疱破后，呈领圈样脱皮，瘙痒不明显，皮损对称发生。真菌检查阴性。

5. 治疗原则（掌握） 本病以外用药物治疗为主，坚持用药是关键，疗程一般需1~2个月。严重者或外用药无效者可系统药物治疗。注意个人卫生，接触患处的衣物煮沸消毒。

（1）外用药物治疗：根据皮损特点选择不同的处理方法。糜烂、渗液者，不可以外用刺激性强的药物，最好先使创面收敛干燥再用药。可以用3%硼酸溶液、0.1%依沙吖啶湿敷，待皮肤干燥后改用抗真菌的霜剂或软膏；起水疱者，应选择刺激性小的抗真菌霜剂或膏剂；皮肤角化增厚者，可用10%水杨酸软膏或复方苯甲酸软膏等使角质软化，再用抗真菌药；合并细菌感染者，应用呋喃西林溶液湿敷。

（2）系统药物治疗：口服特比萘芬、伊曲康唑、氟康唑等。这些口服药物效果好，但应注意药物不良反应，肝功能不良者忌用。继发感染者应联合抗生素；引发癣菌疹时，应给予抗过敏药物。

（四）甲真菌病

1. 概述（熟悉） 甲真菌病是指各种真菌侵犯甲板或甲下组织所引起的疾病。甲真菌病多由皮肤癣菌、酵母菌及非皮癣菌等真菌引起。易感因素有遗传因素、系统性疾病、局部血液或淋巴回流障碍、甲外伤等。

2. 临床表现（掌握） 甲真菌病可以出现以下9种表现。①混浊：甲板混浊，不透明呈云雾状，表面失去光泽；②肥厚：甲板下角质物堆积而肥厚；③表面凹凸不平：由于甲下角质物堆积，甲板被破坏致使甲板表面凹凸不平，失去光泽；④甲分离：增厚的甲角质脱落，甲床与甲板发生分离；⑤变色：因病原菌致使病甲呈白色、黄色、褐色甚至黑色；⑥甲板萎缩：甲板会被真菌蚕食，甲板变薄、缩小，残留少许甲板；⑦甲板脱落：甲板被真菌完全破坏，只残留少许甲板在甲床上；⑧甲板翘起：真菌把甲板下的角质物蚕食或脱落掉，使甲板完全翘起，只有根部相连；⑨甲沟炎：病甲在甲根部软组织增厚，伴有炎症、潮红、肿胀、疼痛。

（1）白色浅表型：一般由致病真菌直接侵入甲板，引起甲板浅层点状或云雾状白色混浊，表面失去光泽或凹凸不平。

（2）远端侧位甲下型：一般由皮肤癣菌引起，病原菌开始侵犯远端侧缘甲下角质层，再侵犯甲板底面，逐渐导致甲板变色变质，失去正常光滑外观，甲板下堆积角质层的碎屑使得甲板与甲床分离脱落。

（3）近端甲下型：由致病真菌通过甲小皮而进入甲板下、甲床上，引起甲半月和甲根部粗糙、肥厚、凹凸不平或破损。

（4）全甲毁损型：整个甲板被致病真菌破坏，呈灰黄、灰褐色，甲板部分或全部脱落，甲床表面残留些粗糙角化物堆积，是以上3种甲癣的最后结果。

3. 诊断（掌握）　根据甲变色、无光泽、增厚破损等的临床表现，结合真菌镜检可明确诊断，必要时做真菌培养以指导口服药物选择。

4. 鉴别诊断（熟悉）

（1）银屑病甲病：躯干肢体有银屑病皮损，甲板为顶针甲，甲分离，甲增厚，甲混浊，甲变色，真菌学检查阴性。

（2）甲扁平苔藓：扁平苔藓可侵犯甲板，形成甲板变形、甲板萎缩，根据全身皮损，甲板改变及真菌学检查可以鉴别。

（3）慢性湿疹：身体其他部位有湿疹样改变，常侵及掌跖、指、趾，甲板灰暗，有纵横嵴沟，真菌检查阴性。

5. 治疗原则（掌握）　因药物不易进入甲板且甲生长缓慢，故治疗困难，口服药物和外用药物联合应用可提高疗效。

（1）外用药物治疗：适用于感染未累及甲根的白色浅表型、远端侧位甲下型甲真菌病。修理病甲，再用30%冰醋酸外涂或10%冰醋酸泡病甲，每日1～2次，持续3～6个月或以上；或用40%尿素软膏包敷后再剥离病甲，外涂抗真菌药膏；8%环吡酮胺、5%阿莫罗芬甲涂剂外涂，疗程为2～3个月。

（2）系统药物治疗：感染累及甲根者必须使用口服药物。伊曲康唑每日400mg，连服1周，休息3周为1个疗程，连续3～4个疗程或以上；特比萘芬每日0.25g，连服6～12周。治愈甲癣所需的时间主要取决于甲根的生长速度。治疗期间需每月监测肝功能。

（五）花斑糠疹

1. 概述（熟悉）　花斑糠疹，旧称花斑癣，俗称汗斑，是由**马拉色菌**感染

表皮角质层引起的一种浅表真菌病。本病与家族易感性、高温潮湿、多脂多汗、营养不良、慢性疾病等因素有关。病程慢性，夏重冬轻，易复发，以青壮年男性多见。

2. 临床表现（掌握） 初起损害为围绕毛孔的圆形点状斑疹，以后逐渐增至甲盖大小，边缘清楚，邻近部位可相互融合成不规则大片形，而周围又有新的斑疹出现。表面附有少量极易剥离的糠秕样鳞屑，灰色、褐色至黄棕色不等，有时多种颜色共存，状如花斑。时间较久的呈浅色斑。偶有轻度瘙痒感，皮损好发生于胸背部，也可累及颈部、面部、腋下、腹部、肩部及上臂等处。

3. 诊断（掌握） 根据其临床表现，分布于胸部、背部、腋下、上臂等处的色素减退或色素沉着斑片，散在或融合，上有糠秕状脱屑，皮屑以 10% 氢氧化钾液直接涂片找到弯曲或弧形的菌丝或圆形孢子，本病的诊断不困难。有时皮损在滤过紫外灯下呈黄色荧光。

4. 鉴别诊断（熟悉）

（1）白癜风：为成片皮肤色素缺失斑，呈白色，其边缘可有色素沉着，一般无脱屑，无痒感，也无出汗过多后加重等。

（2）玫瑰糠疹：皮损颜色多为红色或淡红色，皮损长轴与皮纹走行相一致，上覆糠样鳞屑，皮疹分布大致对称，多有不同程度的瘙痒。

5. 治疗原则（掌握） 本病以外用药物治疗为主。应勤洗澡、勤换衣物，内衣、毛巾煮烫消毒。

（1）外用药物治疗：可给予 2% 酮康唑洗剂外用，连续使用 7～10 天；2% 二硫化硒洗剂外用 7～19 天。面积较小的患者，可以给予 1% 联苯苄唑乳膏或凝胶、2% 咪康唑乳膏、2% 酮康唑乳膏、2% 益康唑乳膏外用，疗效均较好。特比萘芬、布替萘芬、萘替芬等丙烯胺类抗真菌药物同样有效。

（2）系统药物治疗：对于面积较大或反复发作的患者，可以给予伊曲康唑、酮康唑、氟康唑等唑类药物口服治疗。

第十二节　浅表软组织急性化脓性感染

一、疖

（一）概述（熟悉）

疖（furuncle）俗称疔疮，是单个毛囊及其周围组织的急性细菌性化脓性炎症，常扩展到皮下组织。大多数为金黄色葡萄球菌感染，与局部皮肤不洁、擦伤、皮下毛囊与皮脂腺分泌物排泄不畅或机体抵抗力降低有关。疖常发生于毛囊和皮脂腺丰富的部位，如颈部、头部、面部、背部、腋部、腹部沟部、会阴部和小腿。

多个疖同时或反复发生在身体各部，成为**疖病**。常见于营养不良的小儿或糖尿病患者。

（二）临床特点（掌握）

最初，局部出现红、肿、痛的小硬结，以后逐渐肿大，呈圆锥形隆起。数日后，结节中央组织坏死而软化，出现黄白色小脓头；红、肿、痛范围扩大。再经数日后，脓栓脱落，排出脓液，炎症可逐渐消失而愈。

疖一般无明显的全身症状。倘若发生在血液丰富的部位或全身抵抗力减弱时，可引起不适、畏寒、发热、头痛和厌食等毒血症状。面部，特别是上唇周围和鼻部"危险三角区"的疖肿如被挤压或挑刺，容易促使感染沿内眦静脉和眼静脉向颅内扩散，引起化脓性海绵状静脉窦炎，出现眼部及其周围组织的进行性红肿和硬结，伴疼痛和压痛，并有头痛、寒战、高热甚至昏迷等，病情十分严重，死亡率很高。

（三）治疗原则（掌握）

1.局部处理 红肿阶段可选用热敷、超短波、红外线等理疗，也可敷贴中药金黄散、玉露散或鱼石脂软膏。疖顶点或有波动感时，可用苯酚或碘酊涂脓点，也可用针尖或小刀头将脓栓剔除，但禁忌挤压。出脓后敷以呋喃西林湿纱布条或以化腐生肌的中药膏，直至病变消退。

2.药物应用 若有发热、头痛、全身不适等全身症状，特别是面部疖或并发急性淋巴结炎、淋巴管炎时，可选用青霉素类或磺胺类等抗菌药物；或用清热解毒中药方剂；有糖尿病者应给予胰岛素或降血糖类药物。

3.预防 注意皮肤清洁，特别是盛夏，要勤洗澡、洗头、理发，勤换衣服、剪指甲，幼儿尤应注意。饮用银杏花、野菊花茶。疖周围皮肤应保持清洁，并用3%碘酊或75%乙醇涂抹，以防止感染扩散到附近的毛囊。

二、痈

（一）概述（熟悉）

痈是多个相邻的毛囊及其所属皮脂腺或汗腺的急性化脓性感染，或由多个疖融合而成。致病菌为金黄色葡萄球菌。中医称为疽。项部痈俗称"对口疮"，背部痈俗称"搭背"。痈多见于成年人，常发生在项、背等厚韧皮肤部。感染

常从一个毛囊底部开始。由于皮肤感染只能沿阻力较弱的皮下脂肪柱蔓延至皮下组织，然后沿深筋膜向四周扩散，累及附近的许多脂肪柱，再向上传入毛囊群而形成具有多个"脓头"的痈。糖尿病患者因白细胞功能不良，较易患痈。

（二）临床特点（掌握）

痈早期呈一片稍微隆起的紫红色浸润区，质地坚韧，界限不清，在中央部多个脓栓破溃后呈蜂窝状。以后，中央部逐渐坏死、溶解、塌陷，像"火山口"，其内含有脓液和大量坏死组织。痈易向四周和深部发展，周围浸润水肿，局部淋巴结有肿大和疼痛。除有局部剧痛外，患者多有明显的全身症状，如畏寒、发热、食欲减退、白细胞计数增加等。痈不仅局部病变比疖重，且易发生急性化脓性感染。唇痈容易引起颅内的海绵状静脉窦炎，危险性更大。

（三）治疗原则（掌握）

1. 药物治疗 可选用青霉素或磺胺类抗菌药物，以后根据细菌培养和药敏试验结果更换敏感药物。中药选用清热解毒方剂，以及其他对症药物。有糖尿病时应注意饮食管理，并及时应用胰岛素或降糖药以控制高血糖。

2. 局部处理 初期仅有红肿时，可用 50% 硫酸镁湿敷，鱼石脂软膏、金黄散等贴敷，争取病变范围缩小。已出现多个脓点、表面紫褐色或已破溃流脓时，需要及时切开引流。采用静脉麻醉下做"＋"或"＋＋"形切口切开引流，切口线应超出病变边缘皮肤，清除已化脓和尚未成脓、但已失活的组织；然后在脓腔内填塞生理盐水或凡士林纱布，外加干纱布绷带包扎。术中注意创面渗血，渗出液过多时应及时更换敷料。一般在术后 24 小时更换敷料，改呋喃西林纱条贴于创面抗炎。以后每日更换敷料，炎症控制后伤口内可使用生肌散，促使肉芽组织生长和创面收缩愈合。较大的创面皮肤难以覆盖者，可在肉芽组织长好后进行植皮以加快修复。

3. 预防 注意个人卫生，保持皮肤清洁。及时治疗疖，以防感染扩散。

三、蜂窝织炎

（一）概述（熟悉）

急性蜂窝织炎（acute cellulitis）是指金黄色葡萄球菌、溶血性链球菌、大肠埃希菌或腐生性细菌，亦可为混合感染所引起的皮肤和皮下组织、筋膜下、肌间隙或深部蜂窝组织的一种广泛性、弥漫性、化脓性炎症。真皮及皮下组织有广泛性、急性、化脓性炎症改变，毛囊、皮脂腺、汗腺皆被破坏，后期有肉芽肿形成，可由局部化脓性感染灶直接扩散或经淋巴、血液传播而发生。溶血性链球菌引起的急性蜂窝织炎，由于链激酶和透明质酸酶的作用，病变扩展迅速，可引起广泛的组织坏死，重者可引起脓毒症。病变附近淋巴结常受累肿大。葡萄球菌引起的蜂窝织炎，由于凝固酶的作用则比较容易局限为脓肿。

（二）临床特点（掌握）

因致病的种类与毒性、患者的状况、感染的原因与部位深浅不同，其临床表现各异。表浅的急性蜂窝织炎患处皮肤局部剧痛，呈弥漫性红肿，境界不清，可有显著的凹陷性水肿，初为硬结，后中央变软、破溃而形成溃疡，约2周结瘢痕而愈。可有畏寒、发热等全身症状，部分患者可发生淋巴结炎、淋巴管炎、坏疽、败血症等。如果病变部位组织松弛，如面部、腹壁等处，则疼痛轻。深在的急性蜂窝织炎，局部红肿多不明显，常常只有局部水肿和深部压痛，但病情严重，全身症状明显，有高热、寒战、头痛、全身无力、白细胞计数增加等。眼眶周围蜂窝织炎是一种严重的蜂窝织炎。口底、颌下和颈部的急性蜂窝织炎，可发生喉头水肿和压迫气管，引起呼吸困难，甚至窒息；炎症有时还可蔓延到纵隔。由厌氧性链球菌、拟杆菌和多种肠道杆菌感染产气引起的蜂窝织炎，又称捻发音性蜂窝织炎，可发生在被肠道或泌尿道内容物所污染的会阴部、腹部伤口，局部可检出捻发音，蜂窝组织和筋膜出现坏死，且伴有进行性皮肤坏死，脓液恶臭，全身症状严重。

（三）治疗原则（掌握）

1. 全身治疗 应给患者加强营养，给予多种维生素口服，必要时加用镇痛药、退热药。及早应用大剂量抗生素。抗菌药物一般先用新青霉素或头孢类抗生素，疑有厌氧菌感染时加用甲硝唑。根据临床治疗效果或细菌培养与药敏试验报告调整用药。

2. 局部治疗 早期可局部应用50%硫酸镁湿敷，患肢应减少活动，也可用紫外线或超短波物理疗法，当脓肿形成后，需切开引流及每日换药。

3. 预防 重视皮肤日常清洁卫生，防止损伤，受伤后要及早医治。婴儿和老年人的抗感染能力较弱，要重视生活护理。

四、丹毒

（一）概述（熟悉）

丹毒是皮肤淋巴管网受乙型溶血性链球菌侵袭感染所致的急性非化脓性炎症。好发于下肢与面部。大多常先有病变远端皮肤或黏膜的某种病损，如足趾皮肤损伤、足癣、口腔溃疡、鼻窦炎等。发病后淋巴管网分布区域的皮肤出现炎症反应，病变蔓延较快，常累及引流区淋巴结，局部很少有组织坏死或化脓，但全身炎症反应明显，易治愈但常有复发。

（二）临床特点（掌握）

起病急，开始即可有畏寒、发热、头痛、全身不适等。病变多见于下肢，表现为片状皮肤红疹、微隆起、色鲜红、中间稍淡、境界较清楚。局部有烧灼样疼痛，病变范围向外周扩展时，中央红肿消退而转变为棕黄。有时可引起水疱，附近淋巴结常肿大、有触痛，但皮肤和淋巴结少见化脓破溃。病情加重时可出现全身性脓毒症。此外，丹毒经治疗好转后，可因病变复发而导致淋巴管阻塞、淋巴液淤滞。最终可因下肢丹毒反复发作导致淋巴水肿、局部皮肤粗厚、肢体肿胀，甚至发展成"**象皮肿**"。

（三）治疗原则（掌握）

1. 全身治疗　首选青霉素，疗程为 10～14 天。对青霉素过敏者可选用大环内酯类抗菌药物。复发性丹毒患者在淋巴管炎的活动期间，大剂量抗菌药物治疗有效，但需要继续以间歇性小剂量维持较长时间以取得完全效果。

2. 局部治疗　抬高患肢，局部可用 50% 硫酸镁液湿热敷。对复发性丹毒，可用小剂量 X 线照射，每次 0.5～1Gy，每 2 周 1 次，共 3～4 次。如伴有手癣、足癣者，应将其治愈，以避免丹毒复发。还应注意隔离，防止交叉感染。

五、脓性指头炎

（一）概述（熟悉）

脓性指头炎是指手指末节指腹部的皮下组织化脓性感染。多因甲沟炎加重或指尖、手指末节皮肤受伤后引起。主要致病菌为金黄色葡萄球菌。

（二）临床特点（掌握）

局部疼痛为其主要症状。起初时多为刺痛，随着局部炎症加重，出现局部剧烈疼痛。当手指两侧指动脉受压，可出现搏动性跳通。手下垂或轻叩指端时，疼痛加剧，患者常难以忍受，在夜间因剧痛常不能入睡。指端可有红肿，但多不明显；随着指腹皮下腔隙内压力增高，出现血液循环障碍，指端可呈现黄白色。如不及时处理，可形成慢性骨髓炎。化脓指头炎时多有不同程度的全身感染中毒症状，如发热、乏力、食欲减退等症状，血常规检查可有白细胞计数升高。

（三）治疗原则（掌握）

当指尖发生疼痛，检查发现肿胀并不明显时，可用热盐水多次浸泡，每次约 20 分钟；亦可用药外敷（外敷鱼石脂软膏或三黄散等）。酌情应用磺胺类药或抗生素。经上述处理后，炎症通常可消退。如一旦出现跳痛、指头的张力显著增高时，即应切开减压、引流，不能等待波动出现后才手术。切开后脓液虽然很少或无脓液，但可降低手指密闭腔的压力，减少痛苦和并发症。

手术时，在患指侧面做纵行切开，切口尽可能长，但不可超过末节和中节交界处，以免伤及腱鞘。切开时，将皮下组织内的纤维间隔用刀切断，并剪去突出切口外的脂肪组织，以免影响切口内放置乳胶片做引流。切开引流时，如有坏死骨片，应将其取出。亦可在手指末节掌面的中央做直切口，排脓后不放置引流片，而涂一层氧化锌软膏，予以包扎，每2～3日更换1次，直至愈合。该切口要比侧面切口优越，引流直接、通畅；纤维素和脂肪垫损伤小，不影响术后掂物功能；侧切口容易损伤指神经，引起同侧指端知觉丧失的并发症。术后全身治疗按一般化脓性感染处理。

第十三节 急性乳腺炎

一、概述（熟悉）

急性乳腺炎是指乳腺的急性化脓性感染，98%发生在哺乳期，80%以上为初产妇，发病多在产后哺乳期的第3～4周。因乳房血管丰富，早期就可以出现寒战、高热及脉搏快速等脓毒血症表现。

乳房挤压、乳汁淤积、乳头皲裂和擦伤以及乳头发育不良是主要发病原因。乳头区破损和哺乳时间过长是主要诱因。致病菌为金黄色葡萄球菌，少见链球菌。

二、临床表现（掌握）

急性乳腺炎的临床特点是发病距产后时间越短，临床表现越明显，炎症进展越快。临床表现主要包括全身表现及局部表现两个方面。

全身表现主要有畏寒、发热及白细胞计数增高。

局部表现可有个体差异。一般起初呈蜂窝织炎样表现，数天后可形成脓肿，脓肿可以是单房或多房性。脓肿可向外破溃，深部脓肿还可穿至乳房与胸肌间的疏松组织中，形成乳房后脓肿。感染严重者，可并发脓毒症。当局部有波动感或超声证明有脓肿形成时，应在压痛最明显的炎症区或超声定位下进行穿刺，抽到脓液表示脓肿已形成，脓液应做细菌培养及药敏试验。

三、诊断（鉴别诊断）

结合病史、临床表现和体征等可做出诊断。必要时进行血常规和 B 型超声检查。

临床需要与炎性乳腺癌相鉴别。后者局部表现类似乳腺炎，但症状及全身表现不明显。主要区别要点如下。

1. 炎症表现 炎性乳腺癌时皮肤改变广泛，往往累及整个乳房，其颜色为暗红色或紫红色。急性乳腺炎时皮肤呈一般的凹陷性水肿；而炎性乳腺癌的皮肤水肿则呈"橘皮样"。

2. 腋窝淋巴结肿大 急性乳腺炎和炎性乳腺癌均可见腋窝淋巴结肿大，但急性乳腺炎的腋窝淋巴结相对比较柔软，与周围组织无粘连，推之活动性好；而炎性乳腺癌的腋窝淋巴结肿大而质硬，与皮肤及周围组织粘连，用手推之不活动。

3. 全身性炎症反应 急性乳腺炎常有寒战、高热等明显的全身炎症反应；而炎性乳腺癌通常无明显的全身炎症反应，如伴有发热，则为低热或中等热度。

4. 病程 急性乳腺炎病程短，可在短期内化脓，抗感染治疗有效，预后好；而炎性乳腺癌则病情凶险，一般不成脓，不发生皮肤破溃，却可延及同侧乳房以外的颈部及手臂，甚至可侵及对侧乳房，抗炎治疗无效，预后差。

四、治疗原则与预防（掌握）

治疗原则是消除感染、排空乳汁。早期呈蜂窝织炎表现而未形成脓肿之前，应用抗生素治疗可获得良好的效果。因主要病原菌为金黄色葡萄球菌，可不等待细菌培养结果，应用青霉素治疗或用耐青霉素酶的苯唑西林钠或头孢一代抗生素如头孢拉定。对青霉素过敏者，则应用红霉素。抗生素通过乳汁而影响婴儿健康，因此如四环素、氨基糖苷类、喹诺酮类、磺胺药和甲硝唑等药物应避免使用。

脓肿形成后，主要治疗措施是及时做脓肿切开引流。手术要有良好的麻醉，为避免损伤乳管而形成乳瘘，应做放射状切开，乳晕下脓肿应沿乳晕边缘做弧形切口。深部脓肿或乳房后脓肿可沿乳房下缘做弧形切口，经乳房后间隙引流。切开后以手指轻轻分离脓肿的多方间隔，以利于引流。脓腔较大时，可在脓腔的最低部位加做对口引路。

一般不停止哺乳，因停止哺乳不仅影响婴儿喂养，且提供了乳汁淤积的机会。但患侧乳房应停止哺乳，并用吸乳器吸尽乳汁，促使乳汁通畅排出。若感染严重或脓肿引流后发生乳瘘，则应停止哺乳。可口服溴隐亭 1.25mg，每日 2次，服用 7～14 天，或己烯雌酚 1～2mg，每日 3 次，共 2～3 日，或肌内注射苯甲雌二醇，每日 2mg，每日 1 次，至乳汁停止分泌为止。

预防的关键在于避免乳汁淤积，防止乳头损伤，并保持其清洁。应加强妊娠期卫生宣教，指导产妇经常用温水、肥皂洗净两侧乳头。如有乳头内陷，可经常挤捏、提拉矫正。要养成定时哺乳、婴儿不含乳头睡觉等良好习惯。每次哺乳应将乳头吸空，如有淤积，可按摩或用吸乳器排尽乳汁。哺乳后应清洗乳头。乳头有破损或皲裂要及时治疗。注意婴儿口腔卫生。

五、转诊（掌握）

1. 诊断或鉴别诊断困难患者。
2. 全身症状较重的重症患者。
3. 形成瘘管的患者。
4. 治疗效果不显著的患者。

第十四节　腹股沟疝

腹股沟疝是指发生在腹股沟区的腹外疝，占全部腹外疝的 75%～90%，分为斜疝和直疝两种。斜疝是最多见的腹股沟疝，发病率占全部腹股沟疝的 85%～95%；多发生于男性，右侧比左侧多见。

腹股沟直疝常见于年老体弱者，其主要临床表现是当患者直立时，在腹股沟内侧端、耻骨结节外上方出现一个半球形肿块，并不伴有疼痛或其他症状。直疝疝囊颈宽大，疝内容物又直接从后向前顶出，故平卧后疝块多能自行消失，无须用手推送复位。直疝绝不进入阴囊，极少发生嵌顿。疝内容物常为小肠或大网膜。膀胱有时可进入疝囊，成为滑动性直疝，此时膀胱即成为疝囊的一部分，手术时应予以注意。

一、诊断与鉴别诊断（熟悉）

1. 诊断　腹股沟斜疝的基本临床表现是腹股沟区有一突出的包块。有的患者开始时包块较小，仅有轻度坠胀感，此时诊断较为困难；一旦包块明显，并穿过浅环甚至进入阴囊，诊断则较容易。

（1）**易复性疝**：除腹股沟区有包块和偶有胀痛外，并无其他症状。用手按

包块并嘱患者咳嗽，可有膨胀性冲击感。如患者平卧休息或用手将包块向腹腔推送，包块可向腹腔内回纳而消失。

（2）难复性疝：主要特点是包块不能完全回纳。

（3）滑动性疝：包块除了不能完全回纳外，尚有消化不良和便秘等症状。

（4）嵌顿性疝：通常发生在斜疝，强力劳动或排便等腹内压骤增是其主要原因。临床上表现为包块突然增大，并伴有明显疼痛，用手推送不能回纳。包块紧张发硬，且有明显触痛。不但局部疼痛明显，还可伴有机械性肠梗阻的临床表现。疝一旦嵌顿，自行回纳的机会较少；多数患者的症状逐步加重。如不及时处理，将会发展为绞窄性疝。

（5）绞窄性疝：临床症状多较严重。但在肠袢坏死穿孔时，疼痛可因包块压力骤增而暂时有所缓解。因此，疼痛减轻而包块仍存在者，不可认为是病情好转。严重者可发生脓毒症。

2. 鉴别诊断　腹股沟直疝常见于年老体弱者，其主要临床表现是当患者直立时，在腹股沟内侧端、耻骨结节上方出现一半球形包块，并不伴有疼痛或其他症状。腹股沟直疝疝囊颈宽大，疝内容物又直接从后向前顶出，故平卧后包块多能自行消失，无须用手推送复位。直疝绝不进入疝囊，极少发生嵌顿。斜疝和直疝的鉴别要点见表14-57。

表 14-57　腹股沟斜疝和腹股沟直疝的鉴别

鉴别要点	腹股沟斜疝	腹股沟直疝
发病年龄	多见于儿童及青壮年	多见于老年人
突出途径	经腹股沟管突出，可进入阴囊	由直疝三角突出，不进入阴囊
疝块外形	椭圆形或梨形，上部呈蒂柄状	半球形，基地较宽
指压内环	疝块不再出现	疝块仍可突出
外环指压	外环扩大，咳嗽时有冲击感	外环大小正常，无咳嗽冲击感
术中所见	精索在疝囊内后方，疝囊颈在腹壁下动脉外侧	精索在疝囊前外方，疝囊颈在腹壁下动脉内侧
嵌顿机会	较多	较少

腹股沟疝的诊断虽较容易，还需与以下常见疾病相鉴别。

（1）睾丸鞘膜积液：包块完全局限在阴囊内，其上界可以清楚地摸到；透光试验检查，鞘膜积液多为透光（阳性）。

（2）交通性鞘膜积液：与睾丸鞘膜积液相似。起床后或站立活动时包块缓慢地出现并增大。透光试验为阳性。

（3）精索鞘膜积液：包块较小，在腹股沟管内，牵拉同侧睾丸可见包块移动。

（4）隐睾：腹股沟管内下降不全的睾丸可被误诊为斜疝或精索鞘膜积液。如患侧阴囊内睾丸缺如，则诊断更为明确。

（5）急性肠梗阻：肠管被嵌顿的疝可伴发急性肠梗阻，但不应仅满足于肠梗阻的诊断而忽略疝的存在。

二、治疗原则及转诊（掌握）

1. 治疗 腹股沟疝如不及时处理，疝块可逐渐增大，终将加重腹壁的缺损而影响劳动力；腹股沟斜疝又可发生嵌顿或绞窄而威胁患者的生命。因此，除少数特殊情况外，腹股沟疝一般均应尽早施行手术治疗。

（1）非手术治疗：适用于1岁以内的小儿，随年龄增长，部分患者自愈。不适宜手术的小儿或年老体弱、伴有其他严重疾病的患者，可适用疝带或疝卡。非手术治疗时应尽量减少增加腹压的动作。

（2）手术治疗：适用于大多数腹股沟疝及嵌顿性疝。疝囊高位结扎术，适用于儿童；疝囊高位结扎加疝修补术，适用于成年人。

传统的疝修补术：手术的基本原则是疝囊高位结扎、加强或修补腹股沟管管壁。修补或加强腹股沟管后壁常用的方法有 Bassini 法、Halsted 法、McVay 法和 Shouldice 法。

目前常用的无张力疝修补术有以下几种：平片无张力疝修补术（Lichtenstein 手术）、疝环充填式无张力疝修补术（Rutkow 手术）、巨大补片加强内脏囊手术、PHS 手术和 Kugel 手术。

经腹腔镜疝修补术：方法有4种，即经腹膜前法（transabdominal preperitoneal approach，TAPA）、完全经腹膜外法（totally extraperitoneal approach，TEA）、经腹腔内法（intraperitoneal onlay mesh technique，IPOM）和单纯疝环缝合法。前3种方法的基本原理是从内部用合成纤维网片加强腹壁的缺损，最后一种方法是用钉或缝线使内环缩小，只用于较小的、疾病较轻的腹股沟斜疝。

2. 转诊

（1）需手术治疗的患者。

（2）非手术治疗期间出现特殊情况者：①出现全身症状，如发热、休克等。②局部症状加重者，如疼痛加重、嵌顿、绞窄等表现。③出现腹股沟以外部分的症状，如腹痛、肠梗阻症状、腹膜炎表现等。

第十五节　痔

痔是最常见的肛肠疾病。任何年龄都可发病，但随年龄增长，发病率增高。内痔是肛垫的支持结构、静脉丛及动静脉吻合支发生病理性改变或移位。**外痔**是齿状线远侧皮下静脉丛的病理性扩张或血栓形成。内痔通过丰富的静脉丛吻合支和相应部位的外痔相互融合为**混合痔**。

病因尚未完全明确，可能与多种因素有关，目前主要有肛垫下移学说和静脉曲张学说。另外，长期饮酒和进食大量刺激性食物可使局部充血；肛周感染可引起静脉周围炎，使静脉失去弹性而扩张；营养不良可使局部组织萎缩无力，这些因素都可诱发痔的发生。

一、临床表现（掌握）

1. 内痔　主要临床表现是出血和脱出。间歇性便后出鲜血是内痔的常见症状。未发生血栓、嵌顿、感染时内痔无疼痛，部分患者可伴发排便困难。内痔的好发部位为截石位 3、7、11 点。

内痔的分度：Ⅰ度，便时带血、滴血或喷射状出血，便后出血可自行停止，无痔脱出；Ⅱ度，常有便血，排便时有痔脱出，便后可自行还纳；Ⅲ度，偶有便血，排便或久站、咳嗽、劳累、负重时痔脱出，需用手还纳；Ⅳ度，偶有便血，痔脱出不能还纳或还纳后又脱出。

2. 外痔　主要临床表现是肛门不适，潮湿不洁，有时有瘙痒。结缔组织外痔（皮垂）及炎性外痔常见。如发生血栓形成及皮下血肿有剧痛，称为血栓性外痔，是血栓性静脉炎的一种表现，48 小时后疼痛才开始逐渐缓解。

3. 混合痔　表现为内痔和外痔的症状可同时存在。内痔发展到Ⅲ度以上时多形成混合痔。混合痔逐渐加重呈环状脱出肛门外，脱出的痔块在肛周呈梅花状，称为**环状痔**。脱出痔块若被痉挛的括约肌嵌顿，以致水肿、淤血甚至坏死，临床上称为**嵌顿性痔**或**绞窄性痔**。

二、诊断与鉴别诊断

1. 诊断　主要靠肛门直肠检查确诊。首先做肛门视诊，内痔除Ⅰ度外，其他三度都可在肛门视诊下见到。对有脱垂者，最好蹲位排便后立即观察，可清晰见到痔块大小、数目及部位。直肠指检虽对痔的诊断意义不大，但可了解直肠内有无其他病变，如直肠癌、直肠息肉等。最后做肛门镜检查，不仅可以见到痔块的情况，还可以观察到直肠黏膜有无充血、水肿、肿块等。血栓性外痔表现为肛周暗紫色长条圆形肿物，表面皮肤水肿、质硬、压痛明显。

2. 鉴别诊断 痔的诊断不难，但应与以下疾病相鉴别。

（1）直肠癌：主要症状为大便习惯改变，可有直肠刺激症状，直肠指检可触及菜花样肿物，结肠镜及活检病理可触及。

（2）直肠息肉：多为低位带蒂息肉，呈圆形、实性，活动度好。

（3）直肠脱垂：易误诊环状痔，但直肠脱垂黏膜呈环形，表面光滑，括约肌松弛。

三、治疗原则（熟悉）

应遵循3个原则：无症状的痔无须治疗；有症状的痔重在减轻或消除症状，而非根治；以非手术治疗为主。

1. 非手术治疗

（1）一般治疗：适用于绝大部分的痔，包括血栓性痔和嵌顿性痔的初期。注意饮食，忌酒和辛辣刺激性食物，增加纤维性食物，多摄入果蔬、多饮水，改变不良的排便习惯，保持大便通畅，必要时服用缓泻药，便后清洗肛门。对于痔块脱出者，注意用手轻轻托回痔块，阻止再脱出。避免久坐久立，进行适当运动，睡前温热水（可含高锰酸钾）坐浴等。

（2）局部用药治疗：已被广泛采用，药物包括栓剂、膏剂和洗剂，多数含有中药成分。

（3）口服药物治疗：一般采用治疗静脉曲张的药物。

（4）注射疗法：对Ⅰ、Ⅱ度出血性内痔效果较好；将硬化剂注射于黏膜下层静脉丛周围，引起炎症反应及纤维化，从而压闭曲张的静脉；1个月后可重复治疗，避免将硬化剂注入黏膜层造成坏死。

（5）物理疗法：激光治疗、冷冻疗法、直流电疗法和铜离子电化学疗法、微波热凝疗法、红外线凝固治疗，较少用。

（6）胶圈套扎：套扎痔根部，阻断其血供以使痔脱落坏死；适用于Ⅱ、Ⅲ度内痔，对于巨大的内痔及纤维化内痔更适合。

2. 手术治疗

（1）手术指征：非手术治疗无效，痔脱出严重，较大纤维化内痔、注射等治疗不佳，合并肛裂、肛瘘等。

（2）手术原则：通过手术使脱垂肛垫复位，尽可能保留肛垫的结构，从而术后尽可能少地影响精细控便能力。

（3）手术方法：痔单纯切除术，主要用于Ⅱ、Ⅲ度内痔和混合痔的治疗。嵌顿性痔也可用同样方法急诊切除；吻合器痔上黏膜环切钉合术，也称吻合器痔上黏膜环切术，主要适用于Ⅲ、Ⅳ度内痔、非手术治疗法治疗失败的Ⅱ度内痔和环状痔，直肠黏膜脱垂也可采用；血栓外痔剥离术，用于治疗血栓性外痔。

第十六节　破伤风

一、概述（熟悉）

破伤风（tetanus）是由破伤风杆菌经伤口感染，产生外毒素引起的以局部和全身性肌强直、痉挛和抽搐为特征的一种毒血症。多见于各种创伤和战伤，也可发生于烧伤、冻伤、新生儿脐带残端感染、产后感染、动物咬伤等。

破伤风杆菌为厌氧的革兰阳性梭状芽孢杆菌。对环境有很强的抵抗力，能耐煮沸，须经煮沸30分钟、高压蒸汽10分钟或浸泡苯酚（石炭酸）10～12小时方可杀灭。局部厌氧环境有利于破伤风杆菌芽孢生长繁殖，并产生外毒素。外毒素有溶血毒素和痉挛毒素两种，前者主要引起组织局部坏死和心肌损害，引起心动过速、血压波动、大汗淋漓及心律失常。而后者对神经有特别的亲和力，到达脊髓前角灰质或脑干的运动神经核，结合在灰质中突触上，抑制神经递质释放，导致脊髓运动神经元和脑干广泛脱抑制而发病，表现为全身横纹肌群的紧张性收缩和阵发性痉挛。人群普遍易感，病后无持久免疫力。

二、临床表现（掌握）

破伤风杆菌作用于人体后会产生一种外毒素，使人体表现出来的症状主要为局部和全身性肌强直、痉挛和抽搐。

1. 潜伏期　长短不一，往往与是否接种过破伤风疫苗、创伤的性质和部位及伤口的处理等因素有关。潜伏期通常为7日左右，但也有仅1～2日或长达几个月或数年者。

2. 前驱期　一般持续12～24小时，表现为乏力，头晕，头痛，咀嚼无力，反射亢进，烦躁不安，局部疼痛，肌肉牵拉、抽搐及强直，下颌紧张，张口不便等。

3. 发作期　典型症状是在肌紧张性收缩（肌强直、发硬）的基础上，阵发性强烈痉挛，通常最先受影响的肌群是咀嚼肌，随后顺序为面部表情肌、颈肌、背肌、腹肌、四肢肌，最后为膈肌。口角下缩，咧嘴"苦笑"，形成**"角弓反张"**或**"侧弓反张"**；膈肌受影响后，发作时面唇青紫，通气困难，可出现呼吸暂停。声、光、震动、饮水、注射等可诱发阵发性痉挛，但患者甚至始终清醒，感觉也无异常。一般无高热。间隙期长短不一，发作频繁者，常示病情严重。发作时神志清楚，表情痛苦，每次发作时间由数秒至数分钟不等。强烈的肌痉挛，可使肌腱断裂，甚至发生骨折。膀胱括约肌痉挛可引起尿潴留。持续的呼吸肌和膈肌痉挛，可造成呼吸骤停。患者死亡原因多为窒息、心力衰竭或肺部并发症。病程一般为 3～4 周，如积极治疗、不发生特殊并发症者，发作的程度可逐步减轻，缓解期平均约为 1 周。但肌紧张与反射亢进可继续一段时间；恢复期还可出现一些精神症状，如幻觉、言语、行动错乱等，但多能自行恢复。

少数患者可仅表现为受伤部位肌持续性强直，可持续数周或数月，预后较好。

破伤风的症状比较典型，诊断主要根据临床表现。凡有外伤史，无论伤口大小、深浅，如果伤后出现肌紧张、扯痛，张口困难、颈部发硬、反射亢进等，均应考虑此病的可能性。

三、预防与转诊（掌握）

1. 预防 破伤风是可以预防的疾病。预防措施主要有以下几点。

（1）早期彻底清创，改善局部循环，是预防破伤风发生的关键。

（2）主动免疫：注射破伤风类毒素作为抗原，使人体产生抗体以达到免疫的目的。采用类毒素基础免疫通常需注射 3 次。首次在皮下注射 0.5ml，间隔 4～6 周再注射 0.5ml，第 2 针后 6～12 个月再注射 0.5ml，此 3 次注射称为基础注射。以后每隔 5～7 年皮下注射类毒素 0.5ml，作为强化注射。免疫力在首次注射后 10 日内产生，30 日后能达到有效保护的抗体浓度。

（3）被动免疫：该方法适用于未接受或未完成全程主动免疫注射，而伤口污染、清创不当以及严重的开放性损伤患者。破伤风抗毒血清（TAT）是最常用的被动免疫制剂，有抗原性，可致敏。常用剂量是 1500U 肌内注射，伤口污染重或受伤超过 12 小时者，剂量加倍，有效作用维持 10 日左右。注射前应做过敏试验。TAT 皮内试验阳性者，可采用脱敏法注射。

2. 转诊 破伤风是一种极为严重的疾病，死亡率高，临床工作中一旦遇到疑似病例和确诊病例均应转诊。

第十七节 常见肿瘤

一、肺癌

（一）常见病因（了解）

肺癌的病因至今不完全明确，主要与以下因素有关。

1.吸烟 目前认为吸烟是肺癌最重要的高危因素。

2.职业和环境接触 肺癌是职业癌中最重要的一种。多种化学物质及有害气体的直接接触，都可能引发肺癌。

3.既往肺部慢性感染 如肺结核、支气管扩张等患者，支气管上皮在慢性感染过程中可能化生为鳞状上皮致使癌变，但较为少见。

4.遗传等因素 家族聚集、遗传易感性以及免疫功能降低，代谢、内分泌功能失调等也可能在肺癌的发生中起重要作用。近些年研究表明，部分肺腺癌患者与基因突变密切相关。

5.大气污染 大气污染与吸烟对肺癌的发病率可能互相促进，起协同作用。

（二）临床表现（熟悉）

1.肺癌早期无明显症状，当病情发展到一定程度，常出现咳嗽（70%）、血痰（58%）、胸痛（39%）、发热（32%）、气促（13%）等五大症状。其中最常见的症状为咳嗽，最有诊断意义的症状为血痰。

2.当肺癌侵及周围组织或转移时，可出现以下相应症状。

（1）声嘶、头面部水肿：提示局部晚期的可能。

（2）转移

①肺癌患者近期出现头痛、恶心或其他神经系统症状和体征，应考虑脑转移的可能。

②骨痛、血液碱性磷酸酶或血钙升高应考虑骨转移的可能；肺癌骨转移的常见部位有肋骨、椎骨、髂骨、股骨等，但以椎骨较多见，表现为局部疼痛并有定点压痛、叩痛。脊柱转移可压迫椎管导致阻塞或压迫症状。关节受累可出现关节腔积液，穿刺可能查到癌细胞。

③消化道转移：肝转移可表现为食欲减退、肝区疼痛，有时伴有恶心，血清 γ-GT 常呈阳性，AKP 呈进行性增高，查体时可发现肝大，质硬、结节感。

小细胞肺癌好发胰腺转移，可出现胰腺炎症状或阻塞性黄疸。各种细胞类型的肺癌都可转移到肝、胃肠道、肾上腺和腹膜后淋巴结，临床多无症状，常在体格检查时被发现。

④皮下转移时可在皮下触及结节。

（三）诊断（了解）

根据临床症状、体征、影像学检查和组织病理学检查做出诊断。肺癌的早期诊断具有重要意义，只有在病变早期得到诊断和治疗，才能获得较好的疗效。肺癌早期缺乏典型症状，对 40 岁以上人群，应定期进行胸部 CT（低剂量螺旋CT）普查。出现肺癌原发症状或转移症状者及时做胸部 CT 检查，发现肺部有肿块阴影时，应首先考虑到肺癌的诊断，应做进一步检查，经过组织病理学检查明确诊断。

原发性支气管肺癌的诊断依据包括：症状、体征、影像学表现及病理学检查。肺癌按病理学主要分为非小细胞肺癌和小细胞肺癌两大类，其发生机制、临床表现和治疗策略不同。为了便于诊断和治疗，目前遵循 TNM 分期系统对肺癌进行分期，Ⅰ期、Ⅱ期和部分ⅢA 期可行以手术为主的综合治疗，部分ⅢA期、ⅢB 期和Ⅳ期不适合手术治疗，行以药物（化疗药物、靶向药物、抗血管生成药物和免疫治疗药物等）治疗和放射治疗为主的综合治疗。

1. 影像学诊断

（1）胸部正、侧位 X 线片：可发现周围型病变较大的病灶。对于极早期肺癌，容易出现漏诊。

（2）胸部 CT 检查：目前已成为明确病变部位、大致区分良恶性、估计肺癌胸内侵犯程度和转移范围的常规方法。CT 平扫能发现几毫米大小和常规 X线胸片难于发现的位于重叠解剖位的肺部病变，CT 薄层扫描和三维重建以及增强 CT 有助于区分病变的良恶性，更容易判断病变与周围组织器官的关系和肺门及纵隔淋巴结情况。

（3）PET-CT 检查：属于既能定位又能定性的检查，主要用于明确胸部病变性质，排除胸内淋巴结转移和远处转移，也十分适合放化疗后肿瘤未控制与瘢痕组织的鉴别诊断。

（4）脑部增强磁共振检查：是目前确定是否存在脑转移或脑膜转移的主要诊断方法，准确率优于 PET-CT。

（5）ECT 检查：ECT 骨显像可以较早地发现骨转移灶。X 线片与骨显像都有阳性发现，如病灶部位成骨反应静止，代谢不活跃，则骨显像为阴性，X 线片为阳性，二者互补，可以提高诊断率。需要注意的是 ECT 骨显像诊断肺癌骨

转移的假阳性率可达 20%～30%，因此 ECT 骨显像阳性者需要做阳性区域骨的 MRI 扫描。

2. 支气管镜检查 通过支气管镜可直接观察支气管内膜及管腔的病变情况。可采取肿瘤组织供病理检查，也可吸取支气管分泌物或灌洗液做细胞学检查，以明确诊断和判定组织学类型。经特殊导航设备，可经由支气管镜对周边病灶行组织活检或细胞学刷检。经超声支气管镜引导，可行纵隔、肺门的淋巴结和肿物穿刺活检，明确肺癌淋巴结分期和病理学诊断。

3. 痰细胞学检查 是肺癌普查和诊断的一种简便的方法，原发性肺癌患者可在痰液中找到脱落的癌细胞。中央型肺癌痰细胞学检查的阳性率较高，周围型肺癌痰细胞学检查的阳性率则较低。

4. 纵隔镜检查 主要用于伴有纵隔淋巴结转移，不适合于外科手术治疗，而其他方法又不能获得病理诊断的患者。纵隔镜检查需在全身麻醉下进行，在胸骨上凹部为入口，用特制活检钳解剖剥离取得气管旁、气管支气管角及隆突下等部位淋巴结组织送病理学检查。

5. 剖胸探查术 肺部肿块经多种检查和短期诊断性治疗仍未能明确病变性质，肺癌的可能性又不能除外者，应做剖胸探查术。这样可避免延误病情致使肺癌患者失去早期治疗的机会。

二、食管癌

（一）概述（了解）

食管癌是常见的消化道肿瘤，其发病率和死亡率各国差异很大。我国是世界上食管癌高发地区，发病和死亡均占全球的 50% 左右。我国食管癌患者男多于女，发病年龄多在 40 岁以上。食管癌典型的症状为进行性咽下困难，先是难咽干的食物，继而是半流质食物，最后水和唾液也不能咽下。

（二）临床表现（熟悉）

1. 早期症状 早期症状常不明显，但在吞咽粗硬食物时可能有不同程度的不适感觉，包括咽下食物哽噎感，胸骨后烧灼样、针刺样或牵拉摩擦样疼痛。食物通过缓慢，并有停滞感或异物感。哽噎停滞感常通过吞咽水后缓解消失。症状时轻时重，进展缓慢。

2. 中、晚期症状及体征

（1）进行性吞咽困难：食管癌典型症状。

（2）呕吐：进食后呕吐。

（3）疼痛：胸骨后或背部隐痛不适，胸背固定性持续钝痛、上腹隐痛不适等。

（4）出血：呕少量暗色血或大便隐血，当肿瘤侵蚀周围血管可出现致命性大出血。

（5）声嘶、呛咳：肿瘤直接侵犯或转移淋巴结压迫喉返神经所致，检查可发现同侧的声带活动受限或麻痹。

（6）体重减轻：后期出现恶病质表现。

（7）转移的症状和体征：锁骨上淋巴结肿大是最常见的转移。腹腔淋巴结转移可出现腹痛，向腰背部放射。还有肝、脑、骨和肺等远处转移的症状和体征。

（三）诊断（熟悉）

1. 低级别诊断 根据患者的临床症状和体征，影像学检查符合下列之一即可做出临床诊断。

（1）对可疑患者，均应做食管吞稀钡X线双重对比造影。早期可见：①食管黏膜皱襞紊乱、粗糙或有中断现象；②小的充盈缺损；③局限性管壁僵硬，蠕动中断；④小龛影。中、晚期有明显的不规则狭窄和充盈缺损，管壁僵硬。有时狭窄上方口腔侧食管有不同程度的扩张。

（2）胸部CT检查发现食管管壁的环形增厚或不规则增厚。临床诊断食管癌的患者必须经组织病理学检查确诊。仅有临床诊断而未经病理学检查确诊者不宜做放化疗，也不提倡进行试验性放化疗。

2. 高级别诊断 根据临床症状、体征及影像学检查、细胞学或组织病理学检查，符合下列条件之一者可确诊为食管癌。

（1）纤维食管镜经常刷片细胞学或活检阳性。

（2）临床诊断为食管癌，食管外病变（锁骨上淋巴结、皮肤结节）经活检或细胞学检查明确诊断者。

三、胃癌

（一）常见病因（了解）

胃癌的确切病因不十分明确，研究认为与以下因素有关。

1. 地域环境 在我国的西北与东部沿海地区胃癌发病率比南方地区明显为高。在世界范围内，日本发病率高，而美国则很低。

2. 饮食生活 长期食用熏烤、盐腌食品的人群中胃癌发病率高，与食品中亚硝酸盐、真菌毒素、多环芳烃化合物等致癌物或前致癌物含量高有关；吸烟者的胃癌发病危险较不吸烟者高50%。此外，胃癌发病与社会经济环境也有一

定关系，通常经济收入低的阶层胃癌发病率高，可能与饮食结构中缺少新鲜蔬菜、水果有关。

3. 幽门螺杆菌（Hp）感染 是引发胃癌的主要因素之一。Hp感染率高的国家和地区，胃癌发病率也增高，Hp阳性者胃癌发生的危险性是Hp阴性者的3～6倍。

4. 慢性疾病和癌前病变 胃疾病包括胃溃疡、胃息肉、慢性萎缩性胃炎及胃部分切除后的残胃，有可能转变为癌。胃黏膜上皮的异型增生属于癌前病变。

5. 遗传和基因 胃癌患者有血缘关系的亲属其胃癌发病率较对照组高4倍。因此，对于这些遗传性癌症综合征患者需要密切随访胃镜以便及时发现胃癌。

（二）临床表现（掌握）

1. 症状 早期胃癌多无明显症状。部分患者可出现非特异性的上消化道症状，包括上腹部饱胀不适或隐痛、泛酸、嗳气、恶心、食欲减退、呕吐，偶有呕血、黑粪等，其中上腹部不适最为常见，给予对症治疗后，常能缓解。这些症状往往不被患者重视，误作胃炎或溃疡病进行处理而导致诊治延误者屡见不鲜。故对于40岁以上患者出现下列情况时，应给予针对性检查，以免延误病情：①既往无胃病史，但近期出现非特异性的上消化道症状，经治疗无效者；②既往有胃病史，近期上腹部疼痛加重或规律有改变者；③出现不明原因的消瘦、贫血、黑粪者。

进展期胃癌除上述症状比较明显外尚可出现梗阻、出血及穿孔等并发症。肿瘤累及贲门可引起进行性吞咽困难；胃窦癌累及幽门可出现幽门梗阻症状，表现为进食后上腹部饱胀和呕吐宿食。上消化道出血发生率约为30%，出血量小仅有大便隐血阳性，出血量大时，则为呕血或黑粪。胃癌穿孔可出现剧烈腹痛。大多数患者伴有食欲减退、消瘦、乏力等全身症状，晚期常伴有发热、贫血、下肢水肿、恶病质。

2. 体征 早期胃癌多无明显体征，部分患者可有贫血或上腹部深压痛。贫血、上腹部压痛和腹部包块是进展期胃癌最常见的体征。胃癌伴幽门梗阻者上腹部可见胃型，并可闻及振水声。胃癌急性穿孔可导致弥漫性腹膜炎而出现相应的体征。转移淋巴结或原发灶直接浸润压迫胆总管时，可发生梗阻性黄疸。腹腔内广泛种植转移，可导致部分或完全性肠梗阻而出现相应的体征。腹水、脐部肿块、左锁骨上淋巴结肿大、膀胱（子宫）直肠陷凹触及肿块、女性患者出现Krukenberg瘤均是晚期胃癌表现。

（三）诊断（熟悉）

对发病过程和临床表现可疑的患者应进一步检查确诊。常用的检查方法有以下几种。

1. 纤维胃镜 优点在于可以直接观察病变部位，且可以对可疑病灶直接钳取小块组织做病理组织学检查。胃镜的观察范围较大，从食管到十二指肠都可以观察及取活检。检查中利用刚果红、亚甲蓝等进行活体染色可提高早期胃癌的检出率。若发现可疑病灶应进行活检，为避免漏诊，应在病灶的四周钳取4～6块组织，不要集中一点取材或取材过少。

2. X线钡剂检查 通过对胃的形态、黏膜变化、蠕动情况及排空时间的观察确立诊断，痛苦较小。近年随着数字化胃肠造影技术逐渐应用于临床使影像更加清晰，分辨率大为提高，因此X线钡剂检查仍是目前胃癌的主要诊断方法之一。其不足是不能取活检，且不如胃镜直观，对早期胃癌诊断较为困难。进展期胃癌X线钡剂检查所见与Borrmann分型一致，即表现为肿块（充盈缺损）、溃疡（龛影）或弥漫性浸润（胃壁僵硬、胃腔狭窄等）3种影像。早期胃癌常需借助于气钡双重对比造影。

3. 影像学检查 常用的有腹部超声、超声内镜（EUS）、多层螺旋CT（MSCT）等。这些影像学检查除了能了解胃腔内和胃壁本身（如超声内镜可将胃壁分为5层）对浸润深度做出判断的情况外，主要用于判断胃周淋巴结，胃周器官肝、胰及腹膜等部位有无转移或浸润，是目前胃癌术前TNM分期的首选方法。分期的准确性普通腹部超声为50%，EUS与MSCT相近，在76%左右，但MSCT在判断肝转移、腹膜转移和腹膜后淋巴结转移等方面优于EUS。此外，MSCT扫描三维立体重建模拟内镜技术近年也开始用于胃癌的诊断与分期，但尚需进一步积累经验。

4. 胃癌微转移的诊断 主要采用连续病理切片、免疫组化、反转录聚合酶链反应（RT-PCR）、流式细胞术、细胞遗传学、免疫细胞化学等先进技术，检查淋巴结、骨髓、周围静脉血及腹腔内的微转移灶，阳性率显著高于普通病理检查。胃癌微转移的诊断可为医师判断预后、选择术式、确定淋巴结清扫范围、术后确定分期及建立个体化的化学治疗方案提供依据。

四、结、直肠癌

（一）概述（了解）

结、直肠癌近年来发病率在我国有上升的趋势，其病因尚未明确，但有些因素可能是其发病的高危因素，如不健康的饮食习惯（长期摄入过量高脂肪、高蛋白食物，缺乏纤维素及维生素摄入等）、遗传因素、相关疾病病史（结肠腺瘤、溃疡性结肠炎、结肠血吸虫病肉芽肿）、癌前病变（家族性结肠

息肉病）。

结、直肠癌常见的组织学类型包括腺癌（管状腺癌、乳头状腺癌、黏液腺癌、印戒细胞癌）、腺鳞癌、未分化癌。

结、直肠癌的转移途径包括直接浸润、淋巴转移、血行转移、种植转移。转移最常见的受累器官为肝，其次为肺、骨。

结、直肠癌的临床分期常采用国际抗癌联盟（AJCC）的 TNM 分期法，即根据原发肿瘤（T）、区域淋巴结（N）、远隔器官转移（M）进行临床分期。

（二）临床表现（掌握）

1. 结肠癌

（1）结肠癌常见症状

①排便习惯及粪便性状改变：常为最早出现的症状，多表现为排便次数增加，腹泻、便秘交替，黏液血便等。

②腹痛：早期为定位不确切的腹部隐痛，晚期出现肠梗阻时可出现严重腹痛。

③腹部包块：部分患者可在肿瘤发生部位触及质硬肿物。

④肠梗阻症状：随着肿瘤生长，可引起肠腔梗阻，多表现为慢性低位不全梗阻，当发生完全梗阻时可出现急性肠梗阻的症状。

⑤全身症状：患者可出现贫血、消瘦、乏力、低热等症状。晚期可能出现肝大、黄疸、腹水、恶病质等症状。

（2）右半结肠癌临床表现：右半结肠肠腔宽大，肠腔内粪便为液状，癌肿多为溃疡型或突向肠腔的肿块形，很少形成环状狭窄，肠梗阻发生少，但容易破溃出血和继发感染。腹痛、排便性状改变、腹块、贫血、消瘦、低热或恶病质表现较左侧多见。

（3）左半结肠癌临床表现：左半结肠肠腔较小，肠腔内粪便相对干结。左半结肠癌多数为浸润型，常引起环状狭窄，硬结的粪便、环状狭窄以及肠蠕动功能的减弱导致急、慢性肠梗阻更为常见。贫血、消瘦、恶病质等晚期现象相对少见，也较少扪及肿块。

2. 直肠癌　早期直肠癌仅限于黏膜层，常无明显症状，仅有间歇性少量便血和大便习惯改变。肿瘤进展后可出现以下症状。

（1）直肠刺激症状：便意频繁，里急后重或排便不尽感，肛门下坠感。

（2）肿瘤破溃感染症状：粪便表面带血，脓血便。

（3）肠腔狭窄症状：早期粪便变形、变细，直至出现低位肠梗阻症状。

（4）晚期症状：肿瘤可侵犯前列腺造成尿路刺激症状；侵犯骶前神经可出现持续疼痛；肝转移者可出现黄疸、腹水、贫血、消瘦等表现。

（三）诊断（熟悉）

1. 结肠癌诊断依据

（1）临床表现：结肠癌的早期症状并不明显，对于年龄>40岁且有下述表现时应高度警惕患有结肠癌的可能性。①排便习惯改变或腹部不适；②出现血性、脓性或黏液性粪便；③出现进行性贫血、消瘦、乏力；④扪及腹部肿块；⑤肠梗阻相关症状。

（2）病史：排便习惯或性状改变，腹痛，腹部包块，患者可有贫血、肠梗阻的表现。需要重点询问结、直肠癌癌前病变和遗传性结、直肠癌的病史和家族史。

（3）体格检查：直肠指检是除外直肠癌简便有效的检查。如肿瘤较大，腹部触诊可在肿瘤原发部位触及包块，通常质硬，稍活动或固定不动。

（4）辅助检查

①X线气钡灌肠对比造影：可发现肠壁充盈缺损、肠腔狭窄等征象，显示肿瘤部位及范围。

②纤维结肠镜：能够直视下观察肿瘤部位肠管狭窄程度，并可取得组织标本进行病理确诊。内镜超声可判断肿瘤浸润肠壁深度及肠周淋巴结是否存在转移，有助于进行临床分期。

③盆腹部超声、CT、MRI检查：有助于明确肿瘤局部浸润情况、淋巴结转移、有无肝转移等情况，对判断能否手术根治切除及明确手术方式有意义。

④实验室检查：血常规可有不同程度的贫血，粪便隐血试验常阳性，血清CEA（癌胚抗原）可高于正常。

2. 直肠癌诊断依据

（1）临床表现：直肠癌早期症状不明显，最初多为无痛性便血、黏液血便或大便次数增多，不易引起重视，常被误诊为"痔"或"痢疾"，使病情延误。

（2）病史：患者多有便意频繁、排便不尽感、肛门下坠感、便血，肠腔狭窄后可有大便变细或变形。需要重点询问结、直肠癌癌前病变和遗传性结、直肠癌的病史和家族史。

（3）体格检查：直肠指检是直肠癌首选的检查方法，常用体位包括膝胸位、截石位、侧卧位，必要时也可蹲位进行检查。常可在直肠内触及肿物，指套上常有染血。指检触及肿物后要注意其侵及肠壁的范围、肿物下缘距肛门的距离。

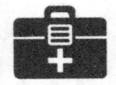

（4）辅助检查

①纤维结肠镜、钡剂灌肠、盆腹部超声、CT、MRI 检查的临床意义：有助于明确肿瘤局部浸润情况、淋巴结转移、有无肝转移等情况，对判断能否手术根治切除及明确手术方式有意义。

②实验室检查：血常规示有不同程度的贫血，粪便隐血试验常阳性，血清 CEA（癌胚抗原）可高于正常。

五、乳腺癌

（一）临床表现（熟悉）

乳腺癌是女性中常见的恶性肿瘤，最新的全球癌症统计 2018 年数据报道每年全世界有超过 200 万的女性罹患乳腺癌。乳腺癌患者常见的首诊症状是乳房内触及无痛性肿块，多位于乳房外上象限。肿块多质硬、边界不清，逐渐增大可致局部隆起，若累及 Copper 韧带则可在乳房表面出现"**酒窝征**"。如果肿瘤细胞堵塞皮下淋巴管，可导致淋巴回流障碍，出现真皮水肿，乳房皮肤呈"**橘皮征**"。肿瘤累及皮肤可形成破溃。中央区的肿瘤可侵及乳管，从而导致乳头内陷或偏斜。乳腺癌转移到远隔器官时可出现相应的症状。

炎性乳腺癌是临床表现特殊、恶性程度高、进展迅速、预后差的特殊类型乳腺癌。超过 1/3 的乳房皮肤出现红肿、皮温增高等炎症性表现，但不伴有疼痛，整个乳房可增大、质硬，部分患者可无明显肿块。

乳头乳晕湿疹样癌（Paget 病）的早期表现为乳头瘙痒，可伴有脱屑，随后出现乳头、乳晕皮肤糜烂、溃疡，呈湿疹样外观，上覆黄褐色鳞屑样痂皮，病史长者乳头可糜烂脱落。本病恶性程度低，但常被误认为皮肤科疾病而延误诊断。

乳腺癌的临床分期采用 TNM 分期法，即根据原发肿瘤（T）、区域淋巴结（N）、远处转移（M）进行临床分期。

（二）诊断（熟悉）

1. 病史　应注意询问患者有无乳腺癌家族史等高危因素。

2. 临床表现　具有前述典型的乳腺癌临床表现者有助于诊断。

3. 影像学检查

（1）乳腺超声：典型乳腺癌病灶的超声表现包括病灶边界不清、形状不规则、回声不均、后方回声衰减、内部或周边可见明显血流信号等。乳腺超声亦可用于乳腺癌的筛查。

（2）乳腺 X 线片（乳腺钼靶）：典型的乳腺癌钼靶表现包括伴有毛刺征

的边界不规则、高密度肿块影或簇状细小密集钙化灶。乳腺钼靶也可用于乳腺癌筛查。但由于其特殊的检查方式及需接受 X 线，不能用于妊娠、哺乳期女性，也不能用于乳房内有假体、乳房有急性炎症、乳房有近期手术切口等的患者。对于乳腺腺体致密的女性，有可能漏诊，故一般用于 40 岁以上女性的乳房检查。

（3）乳腺磁共振（MRI）：乳腺 MRI 软组织成像灵敏、特异性高，同时能够通过病灶摄取和排出造影剂的时间 – 信号强度曲线的特点辅助诊断乳腺恶性肿瘤。可用于协助诊断乳腺超声、钼靶不能确定性质的乳房病灶，也可用于评价病灶范围从而监测乳腺癌新辅助治疗疗效。

4. 病理检查

（1）空芯针穿刺活检（CNB）：超声或钼靶引导下的空芯针穿刺活检是目前推荐的首选乳腺病灶组织病理检查方法。能够确认病灶的良、恶性，并对恶性病灶进行组织学分类及进行免疫组化染色来了解肿瘤标志物表达情况，从而指导临床综合治疗方案的制定。穿刺造成的肿瘤播散及针道种植转移发生率极低。

（2）细针针吸细胞学检查（FNAC）：对乳腺原发灶的诊断准确率低于CNB，且不能进行组织学分类及免疫组化染色，目前推荐用于腋窝可疑转移淋巴结的病理检查。

（3）肿物切除活检：传统的肿物切除活检术中冷冻病理诊断乳腺癌、然后即刻行乳腺癌根治性手术的方法，由于冷冻病理诊断的准确性问题及患者失去术前新辅助治疗机会的问题，临床不再推荐作为乳腺肿物病理诊断的首选方法。如果 CNB 或 FNAC 不能明确诊断，可行肿物切除活检，完整切除乳房肿物送检，而不宜行肿物切取活检。

（三）鉴别诊断（熟悉）

1. 乳腺纤维腺瘤 常见于年轻女性，肿瘤呈圆形或分叶状，边界清楚，活动度好，发展缓慢，超声及病理检查能明确诊断。但 40 岁以后的妇女不要轻易诊断为纤维腺瘤，必须排除恶性肿瘤的可能。

2. 乳腺囊性增生病 多见于中年女性，典型的临床表现是与月经周期相关的乳房疼痛，乳房触诊可触及质韧结节，与周围乳腺组织分界不明显，结节大小可随月经周期有所变化。乳腺影像学检查及病理活检能明确诊断。

3. 非哺乳期乳腺炎（浆细胞性乳腺炎、肉芽肿性乳腺炎） 乳腺组织的无菌性炎症，炎症细胞中性浆细胞为主，急性期应予以抗感染治疗。乳房肿块多位于乳晕周围，肿块表面皮肤红肿、皮温可增高，伴有明显疼痛，需与炎性乳腺

癌鉴别。病理活检为确诊方法。

4. 乳腺结核 乳腺结核是由结核杆菌所致乳腺组织的慢性炎症。好发于中、青年女性。病程较长，发展较缓慢。局部表现为乳房内肿块，肿块质硬、偏韧，部分区域可有囊性感。肿块境界有时不清楚，活动度受限。可有疼痛，但无周期性。治疗包括全身抗结核治疗及局部治疗，可做包括周围正常乳腺组织在内的乳腺区段切除。

5. 其他乳房恶性肿瘤 乳房肉瘤、乳房淋巴瘤等。

六、子宫颈癌

（一）临床表现（掌握）

早期子宫颈癌常无明显症状和体征。颈管型患者因子宫颈外观正常易漏诊或误诊。随病变发展，可出现以下表现。

1. 症状

（1）阴道流血：常表现为接触性出血，即性生活或妇科检查后阴道流血。也可表现为不规则阴道流血，或经期延长、经量增多。老年患者常为绝经后不规则阴道流血。出血量根据病灶大小、侵及间质内血管情况而不同，若侵蚀大血管可引起大出血。一般外生型癌出血较早，量多；内生型癌出血较晚。

（2）阴道排液：多数患者有白色或血性、稀薄如水样或米泔状、有腥臭味的阴道排液。晚期患者因癌组织坏死伴感染，可有大量米泔样或脓性恶臭白带。

（3）晚期症状：根据癌灶累及范围出现不同的继发性症状。如尿频、尿急、便秘、下肢肿痛等；癌肿压迫或累及输尿管时，可引起输尿管梗阻、肾盂积水及尿毒症；晚期可有贫血、恶病质等全身衰竭症状。

2. 体征 微小浸润癌可无明显病灶，子宫颈光滑或糜烂样改变。随病情发展，可出现不同体征。外生型子宫颈癌可见息肉状、菜花状赘生物，常伴感染，质脆、易出血；内生型子宫颈癌表现为子宫颈肥大、质硬，子宫颈管膨大；晚期癌组织坏死脱落，形成溃疡或空洞伴恶臭。阴道壁受累时，可见赘生物生长或阴道壁变硬；宫旁组织受累时，双合诊、三合诊检查可扪及子宫颈旁组织增厚、结节状、质硬或形成冰冻盆腔。

（二）诊断（熟悉）

早期病例的诊断应采用子宫颈细胞学检查和（或）高危型 HPV DNA 检测、阴道镜检查、子宫颈活组织检查的"三阶梯"程序，确诊依据为组织学诊断。

子宫颈有明显病灶者，可直接在病灶取材。子宫颈锥切术适用于子宫颈细胞学检查多次阳性而子宫颈活检阴性者，或子宫颈活检为 CIN Ⅱ 和 CIN Ⅲ 需确诊者，或可疑微小浸润需了解病灶的浸润深度和宽度等情况。可采用冷刀切除、环形电切术，切除组织应做连续病理切片（24～36 张）检查。

确诊后根据具体情况选择胸部 X 线片、静脉肾盂造影、膀胱镜检查、直肠镜检查、B 型超声检查及 CT、MRI、PET-CT 等影像学检查。

（三）防治原则及转诊（掌握）

根据临床分期、患者年龄、生育要求、全身情况、医疗技术水平及设备条件等，综合考虑制定适当的个体化治疗方案。总原则为采用手术和放射治疗为主、化学治疗为辅的综合治疗。

1. 手术治疗 手术的优点是年轻患者可保留卵巢及阴道功能。主要用于早期子宫颈癌（I_A～II_A 期）患者。

（1）I_{A1} 期：无淋巴脉管间隙浸润者行筋膜外全子宫切除术，有淋巴脉管间隙浸润者按 I_{A2} 期处理。

（2）I_{A2} 期：行改良广泛性子宫切除术及盆腔淋巴结切除术。

（3）I_{B1} 期和 II_{A1} 期：行广泛性子宫切除术及盆腔淋巴结切除术，必要时行腹主动脉旁淋巴结取样。

（4）I_{B2} 和 II_{A2} 期：行广泛性子宫切除术及盆腔淋巴结切除术和腹主动脉旁淋巴结取样，或同期放射治疗、化学治疗后行全子宫切除术。也有采用新辅助化学治疗后行广泛性子宫切除术，化学治疗可使病灶缩小利于手术，减少手术并发症，但其远期疗效有待进一步验证。未绝经、<45 岁但鳞癌患者可保留卵巢。

对于要求保留生育功能的年轻患者，I_{A1} 期可行子宫颈锥形切除术；I_{A2} 期和肿瘤直径 <2cm 的 I_{B1} 期患者，可行广泛性子宫颈切除术及盆腔淋巴结切除术。

2. 放射治疗 适用于：①部分 I_{B2} 期和 II_{A2} 期和 II_B～IV_A 期患者。②全身情况不适宜手术的早期患者。③子宫颈大块病灶的术前放射治疗。④手术治疗后病理检查发现有高危因素的辅助治疗。

早期病例以局部腔内照射为主，体外照射为辅；晚期以体外照射为主，腔内照射为辅。

3. 化学治疗 主要用于晚期或复发转移患者和同期放化疗。常用抗癌药物有顺铂、卡铂、氟尿嘧啶和紫杉醇。常采用以铂类为基础的联合化学治疗方案，多采用静脉化学治疗，也可用动脉局部灌注化学治疗。

4.转诊 无法行满意的子宫广泛性切除、盆腔淋巴结切除术者，需转诊至上级医院治疗；无法行广泛性宫颈切除者，保留盆腔自主神经的子宫广泛性切除者，需转诊至上级医院治疗；无专门放射治疗科行系统放射治疗者，需转诊至上级医院治疗。

第十五章　合理用药

第一节　原则（熟悉）

合理用药（rational use drug，RUD）是 1985 年由世界卫生组织（WHO）在东非国家肯尼亚首都内罗毕召开的国际合理用药专家会议提出。对合理用药的要求是：对症开药，供药适时，价格低廉，配药准确，以及剂量、用药间隔和时间均正确无误，药品必须有效，质量合格，安全无害。1997 年 WHO 修订后的合理用药定义是指"安全、有效、经济"地使用药品。我国自 2007 年 5 月 1 日起施行的《处方管理办法》第四条规定："医师开具处方和药师调剂处方应遵循安全、有效、经济的原则。"自 2011 年 3 月 1 日起施行的《医疗机构药事管理规定》中将合理用药的定义概括为："安全、有效、经济" 6 个字。

1. 安全性　安全性是合理用药的基本前提，用药权衡利弊、风险和效益，使患者承受最小的风险，获得最大的治疗效果，直接体现了对患者切身利益的保护。

2. 有效性　有效性是合理用药的关键。药物的有效性表现在不同的方面，如根除病源治愈疾病、延缓疾病进程、缓解临床症状、预防疾病发生、调节人体生理功能等。

3. 经济性　经济性是指以尽可能低的医疗费用达到尽可能大的治疗效益，降低社保和患者的经济支出，但不能简单地理解为价格越低的药品越经济。

2013 年 12 月 10 日国家卫生健康委员会发布的合理用药健康教育核心信息释义可以概括为：合理用药是指安全、有效、经济地使用药物。优先使用基本药物是合理用药的重要措施。不合理用药会影响健康，甚至危及生命；用药要遵循能不用就不用、能少用就不多用，能口服不肌注、能肌注不输液的原则；购买药品要到合法的医疗机构和药店，注意区分处方药和非处方药，处方药必

677

须凭执业医师处方购买；阅读药品说明书是正确用药的前提，特别要注意药物的禁忌、慎用、注意事项、不良反应和药物间的相互作用等事项。如有疑问要及时咨询药师或医师；处方药要严格遵医嘱，切勿擅自使用。特别是抗菌药物和激素类药物，不能自行调整用量或停用；任何药物都有不良反应，非处方药长期、大量使用也会导致不良后果。用药过程中如有不适要及时咨询医师或药师；妊娠期及哺乳期妇女用药要注意禁忌；儿童、老人和有肝、肾等方面疾病的患者，用药应谨慎，用药后要注意观察；从事驾驶、高空作业等特殊职业者要注意药物对工作的影响；药品存放要科学、妥善，防止因存放不当导致药物变质或失效；谨防儿童及精神异常者接触，一旦误服、误用，及时携带药品及包装就医；接种疫苗是预防一些传染病最有效、最经济的措施，国家免费提供一类疫苗；保健食品不能替代药品。

医师还应当根据医疗、预防、保健需要，按照诊疗规范、药品说明书中的药品适应证、药理作用、用法、用量、禁忌、不良反应和注意事项等开具处方。开具医疗用毒性药品、放射性药品的处方应当严格遵守有关法律、法规和规章的规定。此外，《药品管理法》详细说明了药品说明书或标签的内容。药品说明书不仅具有技术的严谨性，而且具有法律的严肃性。药品说明书是发生药事争议、医疗纠纷打官司的法庭证据。药品说明书是载明药品的重要信息的法定文件，是选用药品的法定指南。药品说明书能提供用药信息，是医务人员、患者了解药品的重要途径。药品说明书是经国家食品药品监督管理总局核准后由药品生产企业提供的包含药品安全性、有效性的重要科学数据、结论和信息，用以指导安全、合理使用药品的技术性资料。

第二节　抗菌药物、激素、解热镇痛药的合理应用

一、抗菌药物的合理应用（掌握）

抗菌药物临床应用指导原则（2015年版）中指出合理应用抗菌药物是提高疗效、降低不良反应发生率以及减少或延缓细菌耐药发生的关键。抗菌药物临床应用是否合理，基于以下两个方面：有无抗菌药物应用指征；选用的品种及给药方案是否适宜。其基本原则可以概括为以下几点。

1.诊断为细菌性感染者方有指征应用抗菌药物。

2.尽早查明感染病原，根据病原种类及药物敏感试验结果选用抗菌药物。

3. 抗菌药物的经验治疗。

4. 按照药物的抗菌作用及其体内过程特点选择用药。

5. 综合患者病情、病原菌种类及抗菌药物特点制定抗菌治疗方案。

（1）品种选择：根据病原菌种类及药敏试验结果尽可能选择针对性强、窄谱、安全、价格适当的抗菌药物。进行经验治疗者可根据可能的病原菌及当地耐药状况选用抗菌药物。

（2）给药剂量：一般按各种抗菌药物的治疗剂量范围给药。治疗重症感染和抗菌药物不易达到的部位的感染，抗菌药物剂量宜较大（治疗剂量范围高限）；而治疗单纯性下尿路感染时，由于多数药物尿药浓度远高于血药浓度，则可应用较小剂量（治疗剂量范围低限）。

（3）给药途径：对于轻、中度感染的大多数患者，应予以口服治疗，选取口服吸收良好的抗菌药物品种，不必采用静脉或肌内注射给药。仅在**下列情况下可先予以注射给药**。①不能口服或不能耐受口服给药的患者（如吞咽困难者）；②患者存在明显可能影响口服药物吸收的情况（如呕吐、严重腹泻、胃肠道病变或肠道吸收功能障碍等）；③所选药物有合适抗菌谱，但无口服剂型；④需在感染组织或体液中迅速达到高药物浓度以达杀菌作用者（如感染性心内膜炎、化脓性脑膜炎等）；⑤感染严重、病情进展迅速，需给予紧急治疗的情况（如血流感染、重症肺炎患者等）；⑥患者对口服治疗的依从性差。肌内注射给药时难以使用较大剂量，其吸收也受药动学等众多因素影响，因此只适用于不能口服给药的轻、中度感染者，不宜用于重症感染者。接受注射用药的感染患者经初始注射治疗病情好转并能口服时，应及早转为口服给药。抗菌药物的局部应用宜尽量避免：皮肤黏膜局部应用抗菌药物后，很少被吸收，在感染部位不能达到有效浓度，反而易导致耐药菌产生，因此治疗全身性感染或脏器感染时应避免局部应用抗菌药物。**抗菌药物的局部应用只限于少数情况：**①全身给药后在感染部位难以达到有效治疗浓度时加用局部给药作为辅助治疗（如治疗中枢神经系统感染时某些药物可同时鞘内给药，包裹性厚壁脓肿脓腔内注入抗菌药物等）；②眼部及耳部感染的局部用药等；③某些皮肤表层及口腔、阴道等黏膜表面的感染可采用抗菌药物局部应用或外用，但应避免将主要供全身应用的品种作局部用药。局部用药宜采用刺激性小、不易吸收、不易导致耐药性和过敏反应的抗菌药物。青霉素类、头孢菌素类等较易产生过敏反应的药物不可局部应用。氨基糖苷类等耳毒性药物的不可局部滴耳。

（4）给药次数：为保证药物在体内能发挥最大药效，杀灭感染灶病原菌，应根据药动学和药效学相结合的原则给药。青霉素类、头孢菌素类和其他 β– 内

酰胺类、红霉素、克林霉素等时间依赖性抗菌药，应一日多次给药。氟喹诺酮类和氨基糖苷类等浓度依赖性抗菌药可一日给药一次。

（5）疗程：抗菌药物疗程因感染不同而异，一般宜用至体温正常、症状消退后 72～96 小时，有局部病灶者需用药至感染灶控制或完全消散。

常用抗菌药物分类及注意事项如下。

1. 青霉素类　青霉素类可分为：①主要作用于革兰阳性细菌的青霉素，如青霉素 G、普鲁卡因青霉素、苄星青霉素、青霉素 V。②耐青霉素酶青霉素，如苯唑西林、氯唑西林、氟氯西林等。③广谱青霉素，包括对部分肠杆菌科细菌有抗菌活性，如氨苄西林、阿莫西林；④对多数革兰阴性杆菌包括铜绿假单胞菌具抗菌活性，如哌拉西林、阿洛西林、美洛西林。

注意事项：①对青霉素 G 或青霉素类抗菌药物过敏者禁用本品。②无论采用何种给药途径，用青霉素类抗菌药物前必须详细询问患者有无青霉素类过敏史、其他药物过敏史及过敏性疾病史，并须先做青霉素皮肤试验。③青霉素钾盐不可快速静脉注射。④青霉素可安全地应用于孕妇；少量本品可经乳汁排出，哺乳期妇女应用青霉素时应停止哺乳。⑤老年人肾功能呈轻度减退，本品主要经肾排出，故治疗老年患者感染时宜适当减量应用。

2. 头孢菌素类　头孢菌素类根据其抗菌谱、抗菌活性、对 β- 内酰胺酶的稳定性以及肾毒性的不同，目前分为 4 代。第一代头孢菌素主要作用于需氧革兰阳性球菌，仅对少数革兰阴性杆菌有一定抗菌活性；常用的注射剂有头孢唑林、头孢拉定等，口服制剂有头孢拉定、头孢氨苄和头孢羟氨苄等。第二代头孢菌素对革兰阳性球菌的活性与第一代相仿或略差，对部分革兰阴性杆菌亦具有抗菌活性；注射剂有头孢呋辛、头孢替安等，口服制剂有头孢克洛、头孢呋辛酯和头孢丙烯等。第三代头孢菌素对肠杆菌科细菌等革兰阴性杆菌具有强大的抗菌作用，头孢他啶和头孢哌酮除肠杆菌科细菌外，对铜绿假单胞菌亦具有较强的抗菌活性；注射品种有头孢噻肟、头孢曲松、头孢他啶、头孢哌酮等，口服品种有头孢克肟和头孢泊肟酯等，口服品种对铜绿假单胞菌均无作用。第四代头孢菌素常用者为头孢吡肟，对肠杆菌科细菌的作用与第三代头孢菌素大致相仿，其中对阴沟肠杆菌、产气肠杆菌、柠檬酸菌属等部分菌株作用优于第三代头孢菌素，对铜绿假单胞菌的作用与头孢他啶相仿，对革兰阳性球菌的作用较第三代头孢菌素略强。

注意事项：①禁用于对任何一种头孢菌素类抗菌药物有过敏史及有青霉素过敏性休克史的患者。②用药前必须详细询问患者既往有无对头孢菌素类、青霉素类或其他药物的过敏史。有青霉素类、其他 β- 内酰胺类及其他药物过敏史的患者，有明确应用指征时应谨慎使用本类药物。在用药过程中一旦发生过敏反应，须立即停药。如发生过敏性休克，须立即就地抢救并予以肾上腺素等相关治疗。③本类药物多数主要经肾排泄，中度以上肾功能不全患者应根据肾功能适当调整剂量。中度以上肝功能减退时，头孢哌酮、头孢曲松可能需要调整剂量。④氨基糖苷类和第一代头孢菌素注射剂合用可能加重前者的肾毒性，应注意监测肾功能。⑤头孢哌酮可导致低凝血酶原血症或出血，合用维生素 K 可预防出血；本药亦可引起**戒酒硫样反应**，用药期间及治疗结束后 72 小时内应戒酒或避免摄入含乙醇饮料。

3. 其他 β - 内酰胺类　如头霉素类、碳青霉烯类、单环 β- 酰胺类、氧头孢烯类等。

4. 大环内酯类　大环内酯类有红霉素、麦迪霉素、乙酰麦迪霉素、螺旋霉素、乙酰螺旋霉素、交沙霉素等沿用大环内酯类和阿奇霉素、克拉霉素、罗红霉素等新大环内酯类。该类药物对革兰阳性细菌、厌氧菌、支原体及衣原体等具抗菌活性。阿奇霉素、克拉霉素、罗红霉素等对流感嗜血杆菌、肺炎支原体或肺炎衣原体等的抗微生物活性增强、口服生物利用度提高、给药剂量减小、不良反应亦较少。

注意事项：①肝病患者和妊娠期患者不宜应用红霉素酯化物。肝功能损害患者如有指征应用时，需适当减量并定期复查肝功能。妊娠期患者有明确指征应用克拉霉素时，应充分权衡利弊，决定是否采用。哺乳期患者用药期间应暂停哺乳。②注射用乳糖酸红霉素使用时必须首先以注射用水完全溶解，加入生理盐水或 5% 葡萄糖溶液中，药物浓度不宜超过 0.1%～0.5%，缓慢静脉滴注。

5. 喹诺酮类　临床上常用者为氟喹诺酮类，有诺氟沙星、氧氟沙星、环丙沙星、左氧氟沙星、莫西沙星等。其中左氧氟沙星、莫西沙星对肺炎链球菌、A 组溶血性链球菌等革兰阳性球菌、衣原体属、支原体属、军团菌等细胞内病原或厌氧菌的作用强。

注意事项：① 18 岁以下未成年患者避免使用本类药物。②制酸药和含钙、铝、镁等金属离子的药物可减少本类药物的吸收，应避免同用。③依诺沙星、培氟沙星等与咖啡因、丙磺舒、茶碱类、华法林和环孢素同用可减少后数种药物的清除，使其血药浓度升高。④妊娠期及哺乳期患者避免应用本类药物。⑤本类药物偶可引起抽搐、癫痫、意识改变、视力损害等严重中枢神经系统不良反应，在肾功能减退或有中枢神经系统基础疾病的患者中易发生，因此本类药物不宜用于有癫痫或其他中枢神经系统基础疾病的患者。肾功能减退患者应用本类药物时，需根据肾功能减退程度减量用药，以防发生由于药物在体内蓄积而引起的抽搐等中枢神经系统严重不良反应。⑥本类药物可能引起皮肤光敏

反应、关节病变、肌腱炎、肌腱断裂（包括各种给药途径，有的患者可发生在停药后）等，并偶可引起心电图 QT 间期延长等，加替沙星可引起血糖波动，用药期间应注意密切观察。

6. 氨基糖苷类　常用的氨基糖苷类抗菌药物主要有：①对肠杆菌科和葡萄球菌属细菌有良好抗菌作用，但对铜绿假单胞菌无作用者，如链霉素、卡那霉素等。其中链霉素对葡萄球菌等革兰阳性球菌作用差，但对结核分枝杆菌有强大作用。②对肠杆菌科细菌和铜绿假单胞菌等革兰阴性杆菌具强大抗菌活性，对葡萄球菌属亦有良好作用者，如庆大霉素、妥布霉素、奈替米星、阿米卡星、异帕米星、小诺米星、依替米星。③抗菌谱与卡那霉素相似，由于毒性较大，现仅供口服或局部应用者有新霉素与巴龙霉素，后者对阿米巴原虫和隐孢子虫有较好作用。此外，尚有大观霉素用于单纯性淋病的治疗。所有氨基糖苷类药物对肺炎链球菌、A 组溶血性链球菌的抗菌作用均差。本类药物为浓度依赖性杀菌药。

注意事项：①对氨基糖苷类过敏的患者禁用。②氨基糖苷类的任何品种均具肾毒性、耳毒性（耳蜗、前庭）和神经肌肉阻滞作用，一旦出现上述不良反应先兆时，须及时停药。③肾功能减退患者应用本类药物时，需根据其肾功能减退程度减量给药。④新生儿、妊娠期患者应尽量避免使用本类药物。哺乳期患者应避免使用或用药期间停止哺乳。⑤本类药物不宜与其他肾毒性药物、耳毒性药物、神经肌肉阻滞药或强利尿药同用。与注射用第一代头孢菌素类药物合用时可能增加肾毒性。

7. 四环素类　四环素类抗菌药物包括四环素、金霉素、土霉素及半合成四环素类多西环素、美他环素和米诺环素。

注意事项：①牙齿发育期患者（胚胎期至 8 岁）使用四环素类可产生牙齿着色及牙釉质发育不良，故妊娠期和 8 岁以下患者不可使用该类药物。②哺乳期患者应避免应用或用药期间暂停哺乳。③四环素类可致肝损害，肝病患者不宜应用，确有指征使用者应减少剂量。

8. 林可酰胺类　林可酰胺类有林可霉素及克林霉素，克林霉素的体外抗菌活性优于林可霉素，临床使用克林霉素明显多于林可霉素。该类药物对革兰阳性菌及厌氧菌具有良好的抗菌活性，目前肺炎链球菌等细菌对其耐药性高。

9. 磺胺类　本类药物属广谱抗菌药，对革兰阳性细菌和革兰阴性细菌均具抗菌作用，但目前细菌对该类药物的耐药现象普遍存在。本类药物可分为：①口服易吸收可全身应用者，如磺胺甲噁唑、磺胺嘧啶、磺胺多辛、复方磺胺甲噁唑（磺胺甲噁唑与甲氧苄啶，SMZ/TMP）、复方磺胺嘧啶（磺胺嘧啶与甲氧苄啶，SD/TMP）等；②口服不易吸收者如柳氮磺吡啶（SASP）；③局部应用者，如磺胺嘧啶银、醋酸磺胺米隆、磺胺醋酰钠等。

注意事项：①本类药物引起的过敏反应多见，因此过敏体质及对其他药物有过敏史的患者应尽量避免使用本类药物。禁用于对任何一种磺胺类药物过敏以及对呋塞米、砜类（如氨苯砜、醋氨苯砜等）、噻嗪类利尿药、磺脲类、碳酸酐酶抑制药过敏的患者。②本类药物可引起胆红素脑病，因此禁用于新生儿及 2 月龄以下婴儿。③妊娠期、哺乳期患者应避免应用本类药物。④用药期间应多饮水，维持充分尿量，以防结晶尿的发生，必要时可服用碱化尿液的药物。

10. 硝基咪唑类 硝基咪唑类有甲硝唑、替硝唑和奥硝唑等。

注意事项：①妊娠早期（3 个月内）患者应避免应用。哺乳期患者用药期间应停止哺乳。②本类药物可能引起粒细胞减少及周围神经炎等，神经系统基础疾病及血液病患者慎用。③用药期间禁止饮酒及含乙醇饮料，以免产生**戒酒硫样反应**。④肝功能减退可使本类药物在肝代谢减慢而导致药物在体内蓄积，因此肝病患者应减量应用。

二、激素的合理应用（掌握）

本节主要讨论临床最常用的激素类药物——糖皮质激素类药物（以下简称糖皮质激素）的合理应用。糖皮质激素在临床广泛使用，主要用于抗炎、抗毒、抗休克和免疫抑制。按作用时间可分为短效、中效与长效 3 类。短效药物如氢化可的松和可的松，作用时间多在 8～12 小时；中效药物如泼尼松、泼尼松龙、甲泼尼龙，作用时间多在 12～36 小时；长效药物如地塞米松、倍他米松，作用时间多在 36～54 小时。

正确、合理应用糖皮质激素是提高其疗效、减少不良反应的关键，应用糖皮质激素要非常谨慎。在使用糖皮质激素时应**注意停药反应和反跳现象**，并密切监测不良反应。**长期应用糖皮质激素引起的不良反应**，其严重程度与用药剂量及用药时间成正比，**主要有**：①医源性库欣综合征，如向心性肥胖、满月脸、皮肤紫纹、瘀斑、类固醇性糖尿病（或已有糖尿病加重）、骨质疏松、自发性骨折甚或骨坏死（如股骨头无菌性坏死）、女性多毛或月经紊乱或闭经或不孕、男性阳痿、出血倾向等。②诱发或加重细菌、病毒和真菌等各种感染。③诱发或加剧胃十二指肠溃疡，甚至造成消化道大出血或穿孔。④高血压、充血性心力衰竭和动脉粥样硬化、血栓形成。⑤高脂血症，尤其是高三酰甘油血症。⑥肌无力、肌肉萎缩、伤口愈合迟缓。⑦激素性青光眼、激素性白内障。⑧精神症状如焦虑、兴奋、欣快或抑郁、失眠、性格改变，严重时可诱发精神失常、癫痫发作。⑨儿童长期应用影响生长发育。⑩长期外用糖皮质激素类药物可出现

局部皮肤萎缩变薄、毛细血管扩张、色素沉着、继发感染等不良反应；在面部长期外用时，可出现口周皮炎、酒渣鼻样皮损等。⑪吸入型糖皮质激素的不良反应包括声嘶、咽部不适和念珠菌定植、感染。长期使用较大剂量吸入型糖皮质激素者也可能出现全身不良反应。

注意事项：**尽量避免使用糖皮质激素的情况**。①对糖皮质激素类药物过敏；②严重精神病史；③癫痫；④活动性消化性溃疡；⑤新近胃肠吻合术后；⑥骨折；⑦创伤修复期；⑧单纯疱疹性角膜炎、单纯疱疹性结膜炎及溃疡性角膜炎、角膜溃疡；⑨严重高血压；⑩严重糖尿病；⑪未能控制的感染（如水痘、真菌感染）；⑫活动性肺结核；⑬较严重的骨质疏松；⑭妊娠初期及产褥期；⑮寻常性银屑病。库欣综合征、动脉粥样硬化、肠道疾病或慢性营养不良的患者及近期手术后的患者应慎用糖皮质激素。急性心力衰竭、糖尿病、有精神病倾向、青光眼、高脂蛋白血症、高血压、重症肌无力、严重骨质疏松、消化性溃疡病、妊娠及哺乳期妇女应慎用糖皮质激素，感染性疾病患者必须与有效的抗生素合用，病毒性感染患者慎用糖皮质激素；儿童也应慎用糖皮质激素。

三、解热镇痛药的合理应用（掌握）

本类药物中以阿司匹林、对乙酰氨基酚、氨基比林、双氯芬酸等解热作用较好；对炎症导致的疼痛，以吲哚美辛、双氯芬酸较好；对抗风湿，以阿司匹林、氨基比林、吲哚美辛较强。另外，解热镇痛药常与组胺拮抗药、中枢镇静药、镇咳药、抗病毒药等组成复方制剂，用于感冒的对症治疗。

应用解热镇痛药属于对症治疗，并不能解除疾病的致病原因，由于用药后改变了体温，可掩盖病情，影响疾病的诊断，应引以重视。鉴于发热可作为疾病诊断的指标，因此本类药物仅适用于热度很高或持续发热时间较长的患者。此类药物还具有中等程度的镇痛作用，对慢性钝痛如牙痛、头痛、神经痛、肌肉痛、关节痛及月经痛等有较好的镇痛效果，而对创伤性剧痛和内脏平滑肌痉挛引起的绞痛几乎无效。但由于它只对疼痛的症状有治疗作用，不能解除疼痛的致病原因，也不能防止疾病的发展和预防合并症的发生，故不宜长期服用。

应当指出的是，发热是人体的一种保护性反应，当体温升高时，人体内的吞噬细胞活性增强，产生的抗体增多，有利于炎症的修复。然而，发热会使体力消耗，感觉不适，影响休息，甚至可引起惊厥，年老、体弱者在体温骤降时有可能引起虚脱。故在应用本类药物时应严格掌握用量，避免滥用，老年人应适当减量，并注意间隔一定的时间（4～6小时），同时在解热时多饮水和及时补充电解质。

为避免药品对胃肠道的刺激，应在**餐后服药**，不宜空腹服药。**特别值得注意的是**，高龄患者、妊娠及哺乳期妇女、肝肾功能不全的患者、血小板减少症患者、有出血倾向的患者以及有上消化道出血和（或）穿孔病史的患者，应慎用或禁用本类药物。对有特异体质者，使用后可能发生皮疹、血管性水肿、哮喘等反应，应当慎用。患有胃、十二指肠溃疡者应当慎用或不用。

如患者对本类药物或其中成分之一有过敏史时，不宜再使用其他同类解热镇痛药，因为这类药物中大多数药物之间有交叉过敏反应。

此类药物用于**解热**一般限定服用 3 天，用于镇痛限定服用 5 天，如症状未缓解或消失应及时向医师咨询，不得长期服用。

使用本类药物时，不宜饮酒或饮用含有乙醇的饮料。同时为了避免对胃肠道的刺激，应尽量在餐后服用。

本类药物中仅限复方制剂的活性成分，有些毒性较大，如氨基比林可导致粒细胞缺乏；非那西丁可损害肾功能，严重者可导致肾乳头坏死，长期使用也可诱发成瘾性；为此，虽《国家非处方药目录》中限定仅作为复方制剂并限定剂量，但其复方制剂目前在广泛使用，对其毒性不可忽视，不可随意滥用。

吲哚美辛虽解热镇痛作用强，但口服后所致的不良反应较重，常见为头痛，发生率为 21%～50%，其次为恶心、胃烧灼感、胃痛、消化不良等反应；双氯芬酸有导致骨髓抑制的可能。基于安全的考虑，《国家非处方药目录》中暂限定作为局部外用。布洛芬虽对胃肠道的刺激小，不良反应的总发生率甚低，在各种非甾体抗炎药中属耐受性最好的一种。常见的反应为恶心、呕吐；其次是腹泻、便秘、胃灼热感、上腹部痛；偶见有头晕、头痛和斑丘疹性红斑或麻疹性皮炎及全身瘙痒的报道，并可发生尿潴留和水肿，故有心功能不全的患者应慎用，肾功能明显障碍的患者使用此药有发生急性肾衰竭的报道，故肾功能不良者应慎用，并做严密监护，妊娠期及哺乳期妇女也禁用此药。

第三节 特殊人群用药原则与禁忌

一、概述（熟悉）

特殊人群是指妊娠期和哺乳期妇女、新生儿、婴幼儿、儿童及老年人。特殊人群的生理、生化功能与一般人群相比存在明显差异，而这些差异明显影响这些人群的药动学和药效学，若对这些特殊群体按常规的给药方案进行药物治

疗，药物在机体内或不能达到最低有效浓度使治疗失败；或超过最低中毒浓度产生毒性反应；或产生不同于一般人群的药物效应和不良反应，只有掌握了这些特殊人群的病理和生理学特点，临床上才能有针对性地合理用药，保证特殊人群的用药安全。

二、妊娠妇女用药（掌握）

妊娠期是个特殊的生理期，由于期间各系统均有明显的适应性改变以及胎儿、胎盘的参与，药物在孕妇体内发生的药动学和药效学变化会与非妊娠期有明显差异；而且某些药物还可以通过胎盘屏障，对胚胎、胎儿甚至出生的新生儿产生不良影响。所以，妊娠妇女要合理用药，对毒性反应大、安全范围窄的药物还应进行血药浓度监测（therapeutic drug monitoring）。

（一）妊娠期药动学特点

妊娠期母体的生理功能在心血管系统、血液系统、胃肠道系统、肾功能等方面发生改变，从而改变母体内药物的体内过程和作用。其中对药动学影响较大的是血浆白蛋白浓度、胃肠运动、肾小球滤过率方面的改变。

1. 药物吸收 妊娠期间胃酸分泌减少，胃肠活动减弱，胃排空时间延长，使口服吸收延缓，达峰时间延长且峰值常偏低，但难溶性药物（如地高辛）因药物通过肠道的时间延长而生物利用度提高；早孕呕吐时也可导致药物吸收减慢、减少；此外，妊娠妇女心排血量增加 30%，肺通气加大，肺容量增加，这一变化可促进吸入性药物（如麻醉气体）在肺部的吸收。

2. 药物分布 妊娠期孕妇血浆容积增加约 50%，体重平均增长 10～20kg，体液总量平均增加 8L，细胞外液增加约 1.5L，故妊娠期药物分布容积明显增加，如果没有其他药动学变化补偿的，一般来讲孕妇的血药浓度低于非妊娠妇女；此外，药物还会经胎盘向胎儿分布，则药物需要量应高于非妊娠期妇女，妊娠期间白蛋白生成速度加快，但血浆容积增大，使血浆蛋白的浓度相对较低；同时，妊娠期很多蛋白结合部位被内泌素等物质占据，蛋白结合能力下降使药物游离部分增多，孕妇用药效力增高，因而在考虑药物作用时，应兼顾血药浓度及游离型药物浓度和结合型药物浓度的比例。体外试验证明，妊娠期药物非结合部分增加的常用药物有地西泮、苯巴比妥、苯妥英钠、利多卡因、哌替啶、地塞米松、普萘洛尔、水杨酸等。

3. 药物代谢 妊娠期间孕激素浓度增高，引起肝微粒体药物羟化酶活性增加，故妊娠期苯妥英钠、苯巴比妥、扑米酮、乙琥胺、卡马西平等药物羟化过程加快；但妊娠期高雌激素水平的影响，使胆汁在肝内淤积，药物在肝的清除速度减慢。由此可见，妊娠时由于激素分泌的改变，药物的代谢会受到影响，但这种影响比较复杂，不同的药物可能产生不同的效果，使代谢增加、降低或不变，目前的报道尚无定论。

4. 药物排泄 妊娠期肾血流量增加 25%～50%，肾小球滤过率持续增加 50%，多数药物的消除相应加快，尤其是主要经肾排出的药物，如硫酸镁、地高辛、碳酸锂等。在应用抗菌药物如氨苄西林、苯唑西林、红霉素、庆大霉素、卡那霉素、阿米卡星等时，为维持有效的抗菌浓度，必须适当增加用量，但妊娠晚期仰卧位时，肾血流量减少又使肾排出的药物作用延缓，所以孕妇应采用侧卧位以促进药物排泄，再如妊娠高血压综合征孕妇，因其肾功能受影响，药物排泄减慢、减少，反使药物容易在体内蓄积，应加以重视。

（二）药物通过胎盘的影响因素

胎盘是由羊膜、叶状绒毛膜和底蜕膜构成，是隔离母体血与胎儿血的屏障，中间层的绒毛膜是胎盘的主要功能部分，是胎盘循环的部位，它起着母婴间交换物质和分泌某些激素的作用。母体内的药物需要通过胎盘才能到达胎儿，胎儿体内药物或代谢物须经过胎盘到母体而排出。母体和胎儿体内的药物通过胎盘转运进入对方体内的过程，称为**胎盘药物转运**（placental drug transport）。胎盘药物转运的主要方式有被动转运、主动转运、胞饮作用、膜孔或细胞裂隙通过。

1. 胎盘因素

（1）胎盘的发育和成熟程度：胎盘的发育程度不同，影响胎盘药物转运，随着妊娠期的发展，绒毛膜数量增加，母儿间接触面积越来越大，胎儿血管与绒毛膜间隙组织的厚度也越来越薄，这都有利于药物通过胎盘到达胎儿；此外，胎盘的成熟程度不同，其生物功能也有差异，影响药物转运。

（2）胎盘的血流量：胎盘的血流量对药物经胎盘的转运有明显影响，母亲子宫收缩时，胎盘的血流量减少，药物由母亲血液循环通过胎盘进入胎儿血液循环的量随之减少。

（3）胎盘屏障：妊娠期孕妇患感染性疾病，合并糖尿病、心脏病、妊娠高血压综合征等，常能破坏胎盘屏障，使胎盘的渗透及转运发生变化，有时使正常情况下不易通过胎盘屏障的药物变得容易通过。

（4）胎盘的药物代谢：胎盘含有某些药物的代谢酶，对某些药物可以进行代谢。主要的有催化药物氧化的氧化酶，以及对内源性生物活性物质进行代谢的其他代谢酶。因此，胎盘组织本身就可以对一些药物，如对芳香族化合物进行羟化代谢、脱甲基代谢等。虽然胎盘的药物代谢活性远较母亲和胎儿肝代谢小，但对皮质激素等内性物质有重要的生物学意义。

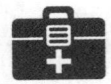

2. 母体因素 药物通过胎盘转运的程度和速度与孕妇体内的药动学过程有密切的关系，受其影响和支配。

（1）药物的脂溶性：脂溶性高的药物易经过胎盘扩散到胎儿血液循环，如安替比林、硫喷妥钠；相反，非脂溶性的药物通过胎盘的速度很慢，如筒箭毒碱、肝素等。

（2）药物分子的大小：小分子量药物比大分子量药物的扩散速度快，胎盘膜孔直径约为 1nm，水溶性的小分子（分子量 250～500 Da）的药物易通过胎盘屏障；较大分子量（500～1000 Da）的药物难以通过，如多肽及蛋白质；分子量 ＞1000 Da 的几乎不能通过胎盘。

（3）药物的解离程度：离子化程度低的经胎盘渗透较快，如水、尿素及其他未带电荷的小物质比 Na^+、K^+ 及 Cl^- 通过胎盘的速度快。

（4）药物与蛋白的结合力：通过胎盘的药量与药物的蛋白结合力成反比，药物与蛋白结合分子量越大越不易通过胎盘。如甲氧西林和双氯西林蛋白结合率分别为 40% 和 90%，前者通过胎盘快。

（三）药物对妊娠期不同阶段胎儿的影响

妊娠期间药物可影响母体内分泌、代谢等，间接影响胚胎、胎儿；也可通过胎盘屏障直接影响胎儿，最严重的药物毒性是影响胚分化和发育，导致胎儿畸形和功能障碍，这与用药时的胎龄密切相关。

1. 妊娠前期 应防止妇女可能在妊娠前已接触过有致畸危险的药物，甚至父体用药，药物通过精子或精液影响胚胎的正常发育造成后代畸形的可能。

2. 着床前期（受精后 2 周内） 着床前期是指卵子受精至受精卵着床于子宫内膜前的这段时期，此期的受精卵与母体组织尚未直接接触，还在输卵管腔或宫腔分泌液中，胚胎发育正处于细胞增殖早期，细胞还没有进行分化，药物损害常导致极早期流产，如只有部分细胞受损，补偿机制可使胚胎继续发育而不发生后遗问题，故如在此期曾短期服用少量药物，不必过分忧虑。

3. 晚期囊胚着床后至 12 周左右 妊娠 12 周内是药物致畸最敏感的时期，是胚胎、胎儿各器官处于高度分化迅速发育、不断形成的阶段，首先是心脏、脑开始分化发育，随后是眼、四肢等，药物损害可影响器官形成，导致畸形，药物毒性作用出现越早，发生畸形的可能性越大，所以用药要特别慎重。

4. 妊娠 12 周至分娩 胎儿各器官已分化完成，药物致畸作用明显减弱，但对于尚未分化完全的器官，某些药物还可能对其产生影响，使胎儿发育迟缓或造成某些功能缺陷，如胎儿牙齿、生殖系统、面神经系统因在整个妊娠期间持续分化发育，药物对神经系统的影响可以一直存在。

5. 分娩期 分娩活动虽属正常生理过程，但在分娩过程中出现产妇的合并症、并发症或胎儿出现宫内窘迫时均需用药，亦应注意药物对胎儿的影响，如产程中镇痛不宜选用呼吸抑制作用强的鸦片及吗啡类镇痛药，哌替啶是分娩镇痛常用的药物，因其镇痛作用 2～3 小时达峰，持续 4 小时，故让胎儿在用药后 1 小时内或 4 小时后娩出为好，让出生时新生儿体内的药物处于低水平。

（四）妊娠期间用药原则

妊娠期用药需有明确指征，应采用疗效肯定、不良反应小且已清楚的老药，并且注意用药时间、疗程和剂量的个体化，必要时需测定血药浓度以及时调整剂量，对尚未搞清是否有致畸危险的新药尽量避免使用；应用小剂量有效的避免用大剂量；单药有效的避免联合用药（对致病菌不明的重症感染患者使用抗菌药时例外）；用药时需清楚地了解妊娠周数，在妊娠头 3 个月是胚胎器官形成期，应尽量避免使用药物，如应用可能对胎儿有影响的药物时，要权衡利弊以后再决定是否用药；若确实病情需要，也不应过于顾虑而延误母体必要的治疗需求，因为一些疾病，如糖尿病、癫痫的惊厥发作、子宫内感染（如梅毒）等也有致畸的可能，若病情急需，应用肯定对胎儿有危害的药物时，则应先终止妊娠后再用药。

三、哺乳期妇女用药（掌握）

哺乳是一个重要的生理过程，世界卫生组织大力推荐母乳喂养，为婴儿提供理想的营养以及抗病能力，但是，几乎所有的药物均能进入乳汁并被婴儿吸收，因此，哺乳期用药的选择应慎重。

（一）药物的乳汁分泌

1. 药物的脂溶性 乳汁中的脂肪含量高于血浆，因此，脂溶性较高的药物易穿透生物膜进入乳汁。

2. 药物分子的大小 药物的分子量越小越容易转运，当分子量 <200 Da 时，乳汁中的药物浓度接近乳母的血药浓度。

3. 母体的游离型药物浓度 乳母体内的游离型药物浓度越高，则药物分子向低浓度区域的被动扩散就越容易。

4. 乳母服药的剂量大小和疗程长短。

5. 血浆与乳汁的 pH 差 正常乳汁的 pH 低于血浆，分子量小，脂溶性高又呈弱碱性的药物在乳汁中含量较高。

一般来说，哺乳期妇女服用的药物是以**被动扩散**的方式从母血通过乳腺转运到乳汁中。大部分药物可以从乳汁中分泌出来，浓度也比较低，其乳汁排出

的药量不超过日摄取量的1%。只有红霉素、磺胺甲噁唑、异烟肼、卡马西平、苯巴比妥、地西泮等分子量较小或脂溶性较高的药物从乳汁排出量较大，可使新生儿体内血药浓度达到或接近母体血药浓度。

（二）哺乳期合理用药原则

哺乳期妇女用药宜选择正确的用药方式。如果不得不需要治疗用药时，应选用乳汁排出少、相对比较安全的药物；服药时间应在哺乳后30分钟至下一次哺乳前3～4小时；最安全的办法是在服药期间暂时不哺乳或少哺乳，哺乳期禁用和慎用的药物见表15-1。

表15-1 哺乳期禁用和慎用的药物

药物名称	对乳儿的影响
溴隐亭	抑制乳汁分泌
可卡因	可卡因中毒
异烟肼	乳儿中毒性肝炎，禁用
环磷酰胺	抑制免疫功能，影响生长，粒细胞减少，可能有致癌性
环孢素	抑制免疫功能，影响生长，可能有致癌性
氨甲蝶呤	抑制免疫功能，影响生长，粒细胞减少，可能有致癌性
柔红霉素	抑制免疫功能，影响生长，可能有致癌性
麦角胺	呕吐、腹泻、痉挛
放射性碘	抑制乳儿甲状腺功能，禁用
丙硫氧嘧啶	抑制乳儿甲状腺功能
甲巯咪唑	甲状腺功能减退和甲状腺肿大
四环素类	乳母若连续服用，使婴儿牙齿黄染
氯霉素类	新生儿骨髓抑制，禁用
克林霉素	乳汁中浓度高于血浆浓度数倍，能引起假膜性结肠炎，禁用
甲硝唑	对婴儿血液及神经系统产生毒性，禁用
苯巴比妥	乳儿可能出现镇静、戒断痉挛、高铁血红蛋白血症
苯妥英	乳儿眼球震颤
扑米酮	药物的乳汁浓度与血浆浓度比率高
乙琥胺	药物的乳汁浓度与血浆浓度比率高
苯二氮䓬类	早产儿产生毒性
阿司匹林	影响乳儿血小板功能、皮疹
保泰松	毒性较大
泼尼松	可抑制乳儿肾上腺皮质功能
溴化物	乳儿嗜睡、皮疹
锂盐	引起婴儿毒性反应，可出现体温低、皮肤青紫

四、新生儿用药（掌握）

新生儿系指从脐带结扎到生后 28 天内的婴儿，为达到新生儿用药安全、有效的目的，必须熟悉新生儿药动学特点以及新生儿用药常见的不良反应，严格掌握用药指征和药物剂量，合理用药。

（一）新生儿药动学

1. 吸收　吸收速率取决于给药方式及药物的性质。

（1）经胃肠道给药：由于刚出生的足月新生儿胃液接近中性，其 pH 达 6～8，但出生后 24～48 小时 pH 下降至 1～3，然后又回升到 6～8，直到生后 2 周左右其胃液仍接近中性。早产儿生后胃液 pH 没有下降的过程，出生后 1 周内几乎没有胃液分泌；随着胃黏膜的发育，胃酸分泌才逐渐增多，2 岁后达成人水平；加之新生儿胃排空时间延长达 6～8 小时（6～8 个月接近成人水平），小肠液 pH 也较高，肠蠕动又不规则，因此很难估计新生儿口服给药的吸收量。有的新生儿由于存在胃 - 食管反流或不同的喂养方式（如持续胃管滴注等）均可影响药物的吸收和改变药物的生物利用度。直肠给药亦不可能达到预期的吸收效果，对新生儿的治疗作用有限。

（2）胃肠道外给药：新生儿肌肉组织和皮下脂肪少、局部血流灌注不足而影响药物的吸收，尤其是低体温、缺氧或休克时，肌内注射药物的吸收量更少，如给早产儿肌内注射易形成局部硬结或脓肿。此外，由于药物吸收缓慢，可在局部逐渐蓄积而产生"**储库效应（repository effect）**"，使血药浓度在较长一段时间内缓慢升高。因此，<u>应尽量避免给新生儿尤其是早产儿肌内注射或皮下注射</u>。

<u>静脉给药可直接进入血液循环，对危重新生儿是较可靠的给药途径</u>。

新生儿体表面积相对较大，皮肤角化层薄，经皮给药吸收迅速广泛，甚至有的药物如碘酊、硼酸、类固醇激素等经皮吸收过多可发生中毒反应，所以经皮给药应用很有限。

2. 分布　药物的分布与局部组织或器官的血流量、体液的 pH、体重与体液的比例、细胞内液与细胞外液的比例、药物与血浆蛋白结合的程度及药物的理化特征（脂溶性、分子和离子化程度）等密切相关。

新生儿体液占体重的百分率高，由于体液量大，使水溶性药物的分布容积增大，降低血药峰浓度而减弱药物最大效应，但代谢排泄减慢而延长药物作用时间；同时，由于新生儿细胞内液较少，药物在细胞内浓度较成人高；脂肪含量低，脂溶性药物不能与之充分结合，使血中游离型药物浓度升高，加之新生儿血脑屏障发育不完善，脑组织富含脂质，使脂溶性药物易分布入脑，使新生

儿易出现神经系统反应；药物进入新生儿体内后，因其血浆白蛋白含量少，与药物的能力又差，再加上新生儿体内存在许多能与血浆蛋白竞争结合的内源性物质，如激素、胆红素和游离脂肪酸等，致使具有药理活性的游离型药物增多，为成年人或年长儿的 1~2 倍。

3. 代谢 药物代谢最重要的脏器是肝，新生儿肝功能尚未健全，影响新生儿对多种药物的代谢。新生儿肝相对较大，约占体重的 4%（成人 2%），肝血流量相对较多，微粒体酶易诱导增生，新生儿药物代谢有关酶活性低使药物代谢减慢，但同时存在的低血浆蛋白结合使血浆游离型药物浓度升高，趋向于加速其代谢，故要全面考虑，综合分析，给药浓度需按照治疗血药浓度监测进行调整。此外，新生儿有些药物代谢途径和产物也与成人不同，如在新生儿有相当量的茶碱转化为咖啡因，而在成人并不产生这种变化，所以早产儿呼吸停止采用枸橼酸咖啡因比茶碱安全。

4. 排泄 未改变和已经代谢的两种药物形式均可排泄，大多数药物经肾排泄，少部分通过胆管、肠道及肺排出。新生儿肾小球滤过率和肾小管分泌功能发育不全，药物消除能力极差。

（二）药物对新生儿的不良反应

如上述新生儿的药动学过程与大龄儿或成人有很大差别，用药后可产生某些新生儿特有的反应。

1. 对药物有超敏反应 新生儿中枢神经系统尚未健全，对中枢神经系统的药物敏感，应用吗啡可引起呼吸抑制；常规剂量的洋地黄即可出现中毒；对酸、碱和水、电解质平衡的调节能力差，过量的水杨酸可致酸中毒；应用氯丙嗪易诱发麻痹性肠梗阻；使用糖皮质激素时间长即可诱发胰腺炎。

2. 溶血、黄疸和胆红素脑病 新生儿胆红素与血浆蛋白亲和力比成人低很多，要等到出生后 5 个月才能达到成人水平。与血浆蛋白结合率高的药物如磺胺药、地西泮、阿司匹林和合成的维生素 K 等可将已与血浆蛋白结合的胆红素竞争性置换出来，增加的游离型胆红素可透过血脑屏障引起胆红素脑病，故出生 1 周内的新生儿应禁用上述药物。

红细胞葡萄糖 –6– 磷酸脱氢酶缺乏的新生儿发生溶血的概率高，此类新生儿应用维生素 K、维生素 C、阿司匹林、磺胺类药、萘啶酸、呋喃唑酮、抗疟药、砜类抗麻风药、氯丙嗪和噻嗪类利尿药后导致溶血性贫血，从而加重黄疸。

肝细胞膜上的特异性受体摄取未结合的胆红素，在葡萄糖醛酸转移酶的催化下与葡萄糖醛酸结合成结合胆红素，而利福平竞争肝细胞膜上的特异性受体，新生霉素有抑制葡萄糖醛酸转移酶的作用，两者均可使游离胆红素增高。

此外，减少肠蠕动的药物可增加胆红素自肠道再吸收；杀灭肠道菌群的药物使胆红素不能被正常菌群还原为尿胆原。

3. 高铁血红蛋白血症　新生儿红细胞内的葡萄糖 –6– 磷酸脱氢酶和谷胱甘肽还原酶不足，致使亚铁血红蛋白易被氧化成高铁血红蛋白；此外，新生儿红细胞内高铁血红蛋白还原酶和促酶活性低，不能使高铁血红蛋白还原逆转，因此，新生儿若服用具有氧化作用的药物，有诱发高铁血红蛋白血症的可能，应慎重。如对氨基水杨酸、氯丙嗪、非那西丁、长效磺胺类药、亚甲蓝、苯佐卡因、硝基化合物、硝酸盐、次硝酸铋、苯胺或氯苯胺化合物（经皮吸收）等。

4. 出血　新生儿肝功能未完善，其凝血功能也不健全，故用药稍不当即可引起出血。如阿司匹林等非甾体抗炎药、抗凝血药等可引起消化道出血，甚至静脉输注高渗溶液均有可能导致颅内出血、出血性坏死性肠炎。

5. 神经系统毒性反应　新生儿的神经系统仍在发育阶段，其胆碱能神经与肾上腺素能神经调节不平衡，且血脑屏障发育尚未成熟，药物易透过血脑屏障并直接作用于较脆弱的中枢神经系统产生不良反应。如吗啡类对新生儿、婴幼儿呼吸中枢的抑制作用特别明显；抗组胺药、苯丙胺、氨茶碱、阿托品可致昏迷或惊厥；皮质激素易引起手足抽搐；卡那霉素、庆大霉素等氨基糖苷类药物易致听神经损害；呋喃妥因不但引起前额疼痛，而且可能引起多发性神经根炎；四环素类、喹诺酮类致颅内压增高，囟门隆起。

6. 灰婴综合征　新生儿因葡萄糖醛酸结合酶不足，服用氯霉素可能出现畏食、呕吐、腹胀，进而发展为循环衰竭，全身呈灰色称为"**灰婴综合征**"，其死亡率很高，如必须使用，其治疗药物浓度范围应控制在 10～25mg/L。

（三）新生儿合理用药原则

1. 日龄、胎龄、病理等因素使不同个体的药物代谢有较大差异，即使严格按千克体重计算剂量投药，血浆中药物浓度可能相差很大。而新生儿时期个体差别较任何年龄组均大。

2. 多数常用药物如抗菌药物、抗惊厥药等不能只根据治疗反应来决定用药。新生儿禁用的抗菌药物有四环素类、磺胺类（复方磺胺甲噁唑例外）、硝基呋喃类、多黏菌素类、喹诺酮类、耳毒性较大的氨基糖苷类、新生霉素类、杆菌肽、乙胺丁醇等。

3. 药物安全及中毒范围较窄，不良反应发生率较儿童及成人高 2～3 倍。新生儿宜按照不同日龄的药动学参数调整用药剂量和给药间隔。

（四）剂量计算

近年来多主张通过监测药物血药浓度指导药物的剂量，根据药物半衰期决定给药的间隔时间，尤其是对那些治疗量与中毒量接近的药物及不良反应较大的药物，需根据单次给药的血药浓度和药动学参数计算出安全有效的首次负荷量、维持量及给药间隔时间，这样才能使其在体内既可达到有效的治疗浓度又避免发生不良反应。

1. 计算药物剂量的基本公式　$D = \triangle C \times V_d$

式中，D 为药物剂量（mg/kg）。$\triangle C$ 为血浆药物峰谷浓度差（mg/L），$\triangle C$ ＝预期的药物血液浓度 – 起初的药物血药浓度。首次剂量计算时，起初的药物血浓度为 0，以后的剂量计算 $\triangle C$ 为本次剂量所预期的高峰血浓度（峰浓度）与首次剂量的低峰血浓度（谷浓度）之差。V_d 为分布容积（L/kg）。

2. 负荷量和维持量的计算方法　给予首剂负荷量的目的是为了迅速达到预期的有效血浓度，给予维持量持续恒速滴注是为了维持稳态血药浓度。

（1）首次负荷量计算公式：$D = C \times V_d$

式中，C 为预期达到的血药浓度。

（2）维持量和输注速度计算公式：$K_0 = K \times C_{ss}$

式中，K_0 为滴注速率［mg/（kg·min）］，K 为药物消除速率常数（/min），C_{ss} 为稳态血药浓度（mg/L）。

五、儿童用药（掌握）

儿童的生长发育是一个连续渐进的动态过程，分为 7 期：①胎儿期（从受精卵形成至小儿出生）；②新生儿期（从娩出脐带结扎至出生 28 天）；③婴儿期（从出生至 1 周岁）；④幼儿期（1～3 岁）；⑤学龄前期（3 岁至入学前）；⑥学龄期（6 岁至青春期）；⑦青春期（10～20 岁）。在这过程中，随着年龄的增长，从解剖结构到生理和生化功能都处于不断发育时期，且在不同的阶段表现出与年龄相关的规律性，其药动学和药效学特征与成人相比差异显著，不仅可能存在着量的差别，甚至可能产生质的差别。有些适合成人的药物小儿可能禁用，有些药物小儿用量反而比成人大。为保证用药安全合理，应依儿童身体的特殊性及药物在体内的药动学和药效学特点选择用药。

（一）儿童药效学方面的改变

由于儿童生理解剖方面的特点，可引起药效学方面的差异。

1. 药酶活性不足引起的药效学改变

（1）药物酶活性不足引起某些药物作用或毒性增加：有些需经药酶作用解

毒的药物，可因药酶活性不足导致药物毒性增加，例如氯霉素对新生儿的毒性（循环衰竭综合征，即"灰婴综合征"）。

（2）使用与胆红素竞争力强的药物可致高胆红素血症：新生儿、婴幼儿体内过多的胆红素亦依赖葡萄糖醛酸酶的作用与葡萄糖醛酸结合后排出体外，新生儿此药酶活性不足，为不使血浆中过多的游离胆红素引起中毒，机体本身提供络合力很低的血浆蛋白（胎蛋白）与之结合。如应用一些与血浆蛋白结合力更高的药物如维生素 K_1、维生素 K_4（水溶性）、吲哚美辛、地西泮、新生霉素、磺胺类（尤其磺胺乙噁唑）等，能将胆红素从结合部位置换出来，使血浆中游离胆红素浓度急剧增加而引起高胆红素血症（hyperbilirubinemia）或胆红素脑病。对新生儿、婴幼儿应避免使用与胆红素竞争力强的药物。

2. 使用具有氧化作用的药物可致高铁血红蛋白症 新生儿、婴儿体内含有较多的胎儿血红蛋白（fetal hemoglobin）。胎儿血红蛋白易被氧化成高铁血红蛋白，而新生儿、婴幼儿高铁血红蛋白还原酶活性低，故本身有形成高铁血红蛋白血症的倾向。使用具有氧化作用的药物如硝基化合物、对氨基水杨酸、非那西丁、氯丙嗪、磺胺等，均可能引起高铁血红蛋白血症。

3. 神经系统特点对药效的影响 小儿神经系统发育不完善，其胆碱能神经与肾上腺素能神经调节不平衡，血脑屏障不成熟，对各类药物表现出不同反应。如吗啡类对新生儿、婴幼儿呼吸中枢抑制作用特别明显；氨基糖苷类抗生素能使婴幼儿听神经受损而成聋哑儿，20 世纪 80 年代发生率较 20 世纪 50 年代增加了 12 倍；大剂量青霉素静脉滴注治疗"脑炎"，日剂量 720 万，当血药浓度达 8～10U/ml 时，即可能引起和脑炎症状相似的高热、头痛、惊厥等症状的"青霉素脑病"，停药 3～5 天后即痊愈；喹诺酮类药物可致颅内压增加；有的药物可影响智力发育。

4. 小儿消化道特点与用药 小儿肠道相对较长，消化道面积相对较大，通透性高，吸收率高，药物过量易产生毒性和不良反应。如皮质激素易引起婴幼儿肠黏膜坏死、回肠穿孔、胃溃疡；水杨酸可能引起胃穿孔。婴幼儿发生消化功能紊乱宜用饮食疗法、抗感染及体液疗法，不宜过早应用止泻药。

5. 泌尿系统对药物作用的影响 新生儿、婴幼儿泌尿系统不成熟，易受药物伤害，如氨基糖苷类、头孢噻啶、多黏菌素等。小儿肾对水、电解质平衡调节功能差，对影响水、电解质、酸碱平衡的药物特别敏感。

6. 药物对小儿生长发育的影响 必须注意药物对小儿生长发育的影响，例如长期应用肾上腺皮质激素和苯妥英钠可使骨骼脱钙和生长障碍，含铁食物可使小儿牙齿黑染，含激素营养补药如蜂王浆长期使用可能引起性早熟。性激素

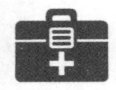

可促进小儿骨骼生长，但最后促使骨骼和骨干过早闭合，反而限制了小儿身体增高。缺钙对成人可引起骨质疏松，而对小儿可引起佝偻病。

7. 其他

（1）有的药物在乳汁中浓度高，可通过母乳进入婴儿体内发生作用。

（2）外用药物可使小儿吸收过多而中毒。

（3）某些药物在儿科的使用目的可与成人不同。

（二）儿童药动学方面的改变

小儿的机体组成和生理功能有许多区别于成人的特点（水多、皮薄、脂肪少），这些特点能影响药物在体内的吸收、分布、代谢和排泄。

1. 吸收

（1）口服：吸收程度取决于胃酸度、胃排空时间和病理状态，以及对胃肠道的刺激。小儿胃酸度相对较低，胃排空时间较快。

（2）肌内注射：由于小儿臀部肌肉不发达，肌肉纤维软弱，故油脂类药物难以吸收，易造成局部非化脓性炎症。另外，由于局部肌肉收缩力、血流量、肌肉容量少，故肌内注射后药物吸收不佳。

（3）皮下注射：由于小儿皮下脂肪少，且易发生感染，吸收注射容量有限，故目前已很少采用注射量较大的液体或药物。

2. 分布　首先，小儿体液量比成人相对为多，如新生儿体液占体重的75%，1岁婴幼儿占80%，而成人体液占60%；其次，小儿间质液亦相对较多，故药物在体液内分布相对多，应用剂量较大。

3. 与蛋白质结合　小儿药物的蛋白结合率比成人低，其主要原因是：①血浆蛋白水平较成人低；②蛋白与药物结合能力差；③小儿，特别是婴幼儿由于肾泌氨排氢作用较弱，血 pH 偏低，常影响药物与蛋白质的结合。

4. 代谢　小儿年龄越小，各种酶活性较低或缺乏，使代谢减慢，易致药物在体内蓄积。如茶碱在肝内不能乙酰化，其作用受到影响。

5. 排泄　直接与肾功能的完善与否有关，年龄越小，肾滤过及浓缩、排泄功能越不完善，特别是早产儿，故药物剂量和用药间隔都要改变。

（三）儿童用药的一般原则

1. 严格掌握适应证　精心挑选疗效确切、不良反应小的药物，特别是对中枢神经系统、肝功能、肾功能有损害的药物尽可能不用或少用。

2. 注意给药途径和方法　口服给药为首选，但要注意牛奶、果汁等食物的影响，而且要防止呕吐，切不能硬灌；肌内注射给药要充分考虑注射部位的吸收状况，避免局部结块、坏死；静脉注射虽然吸收完全，但易给患儿带来痛苦和不安全因素；栓剂和灌肠剂对儿童不失为一种较安全的剂型，但目前品种较少；儿童皮肤吸收较好，然而敏感性较高，不宜使用含有刺激性较大的品种。

3. 严格掌握用药剂量　根据儿童的不同阶段，特别是新生儿、婴幼儿用药，应严格掌握用药剂量。还应注意，随着年龄增长，儿童的体重逐步增加，组织器官逐步成熟，功能逐步完善，用药剂量应相应逐步增加。目前儿童剂量的计算方法很多，有年龄折算法、体重折算法、体表面积折算法等，可选择使用。

4. 严密观察用药反应　儿童应激能力较差，较敏感，极易产生药物不良反应。在用药过程中应密切注意药物不良反应，以免造成严重后果。

（四）剂量计算方法

一般可根据年龄、体重、体表面积及成人剂量换算，方法如下。

1. 根据成人剂量按小儿体重计算

（1）小儿剂量＝成人剂量 × 小儿体重 /70kg。此方法简单易记，但对年幼儿剂量偏小，而对年长儿，特别是体重过重儿，剂量偏大。

（2）根据推荐的小儿剂量按小儿的体重计算：每次（日）剂量＝小儿体重 × 每次（日）药量 /kg。

2. 根据小儿年龄计算

（1）Fried 公式：婴儿量＝月龄 × 成人量 /150。

（2）Young 公式：儿童量＝年龄 × 成人量 /（年龄+12）。

（3）其他公式：1 岁以内用量=0.01×（月龄+3）× 成人剂量；1 岁以上用量=0.05×（年龄+2）× 成人剂量。

根据年龄计算的方法不太实用，很少被儿科医师采用，但对某些剂量不需要十分精确的药物，如镇咳药、消化药，仍有以年龄计算，如复方甘草合剂，一般每岁 1ml。

3. 根据体表面积计算　小儿剂量＝成人剂量×小儿体表面积（M）/1.73m²。这种计算比较合理，但比较烦琐，首先要计算小儿体表面积：体表面积＝（体重 ×0.035）+0.1。

此公式不适宜体重＞30kg 以上的小儿，对 10 岁以上儿童，每增加体重 5kg，增加体表面积 0.1cm²。如 30kg＝1.15m²，35kg＝1.25m²，50kg＝1.55m²。体重＞50kg 时，则每增加体重 10kg，增加体表面积 0.1cm²。

4. 根据成人剂量折算　按表 15-2。但总的印象是剂量偏小，然而较安全。

表 15-2 小儿用药剂量折算表

小儿年龄	相当于成人用量比例
出生至 1 个月	1/18 ～ 1/14
1 ～ 6 个月	1/14 ～ 1/7
6 个月至 1 岁	1/7 ～ 1/5
1 ～ 2 岁	1/5 ～ 1/4
2 ～ 4 岁	1/4 ～ 1/3
4 ～ 6 岁	1/3 ～ 2/5
6 ～ 9 岁	2/5 ～ 1/2
9 ～ 14 岁	1/2 ～ 2/3

以上折算方法的共同特点是把小儿看成小型成人，这对大多数安全范围宽的药物是适用的，但未考虑小儿体内药效学和药动学的特点，也没有考虑小儿自身的一些生理功能特点。

5. 按药动学参数计算

血药浓度＝（剂量 × 生物利用度 / 给药间隔）/（分布容积 × 消除数率常数）

虽然这种方法合理，但是由于目前我国血药浓度监测还不普遍，使其在临床应用方面还受到一定的限制，一般对初次治疗的患者，因不了解其对某药的反应时，宜从小剂量开始，在治疗过程中加强观察，以免发生不良反应。

六、老年人用药（掌握）

老年人一般是指年龄＞65 岁者，老年人常患多种疾病，往往多个脏器同时有病变，并且常为慢性病，这就使老年人的用药机会和种类明显增多。由于老年人的生理、生化功能减退，自稳机制下降，对药物的处置和药物的反应性等发生改变，使得老年人用药的不良反应发生率明显增高。

（一）老年人药效学方面的改变

药物进入机体后产生的药物效应的大小除与所使用的药物、血药浓度等有关外，与机体组织器官对药物的敏感性亦有很大的关系。由于老年人组织器官的功能发生改变以及受体的数量、药物与受体的亲和力的改变，从而对药物的反应也发生相应的改变。临床研究发现，不同药物在老年人和青年人的药效学有显著差异，如老年人应用阿片类镇痛药（吗啡、芬太尼等）、地高辛、氨茶碱等药物后，与青年人血浆药物浓度相似，位于正常的治疗范围，但老年人的药理效应更强，更易出现毒性反应。

1. 老年人对药物的反应性改变 靶器官对某些药物的敏感性增加，可提高药效。如对影响精神活动的苯二氮䓬类药物敏感性增加，老年人每日应用氯氮䓬60～75mg即可发生小脑共济失调，而青年人则需600mg；老年人对巴比妥类和抗胆碱药的耐受性甚差，易引起精神错乱、烦躁、噩梦和谵语等；服用利舍平或氯丙嗪可能引起精神抑郁和有自杀倾向等；对具有耳毒性的氨基糖苷类抗生素、依他尼酸等更敏感，易致听力损害；由于老年人肝合成凝血因子的能力衰退和血管发生退行性病变而致止血反应减弱，故对肝素和口服抗凝血药物非常敏感，一般治疗剂量可引起持久凝血障碍，并有自发性内出血的危险。

对少数药物的反应性降低，即靶器官对药物的敏感性降低，如老年机体对β受体激动药与β受体阻断药的反应明显降低，故老年人使用普萘洛尔减慢心率的作用减弱。

药效学的改变涉及药物受体数目及其与靶细胞的亲和力、信息传递机制、细胞反应与内环境稳定功能减退等。

2. 老年人用药个体差异大 老年人用药个体差异大是其他任何年龄组都不能比拟的。同龄的老人，药物剂量可相差数倍之多。至今，人们仍没有找到一个适合于老年人的药物剂量公式。个体差异大的原因是：①遗传因素和老化进程有很大差别；②各组织器官老化改变不同；③以往所患疾病及其影响不同；④多种疾病多种药物联合使用的相互作用；⑤环境、心理素质等。

3. 老年人药物的不良反应增多 很多学者都一致认为，药物不良反应随年龄的增加而增加。在75岁以上的老人中最多见。老年人比年轻人约增加1倍。老年医学机构的研究表明，15%～30%的入院老年患者可能与药物不良反应有关，而在一般入院患者中却只有3%。药物不良反应的普遍发生是老年人的一个重大问题。大多数不良事件与剂量相关，而不是特异体质或过敏现象。老年患者不良反应危险性增加的其他因素有：①药物不良反应的既往史；②因多种病症而使用多种药物；③肾功能和肝功能紊乱；④疾病表现不典型，临床评价不恰当；⑤患者用药的依从性差，体内药物消除情况改变。

药物不良反应可能表现为跌倒、精神错乱、大小便失禁和反应迟钝的急性或逐渐发作。

易引起不良反应的药物有影响精神行为的药物、抗高血压药、口服降糖药、利尿药、地高辛、抗菌药和抗心律失常药。处于危险状态的老年人更常使用上述药物。

（二）老年人药动学方面的改变

不少药物在老年人比在青年人（30岁以下）更易引起不良反应。经临床研

究表明，除有少数药物的不良反应属于药效学方面的原因以外，大多属于药动学方面的原因。因此，给老年人用药时，了解老年人的药动学特点，就能合理用药，以免发生不良反应。

1. 吸收 老年人胃酸分泌减少，影响弱酸性药物和弱碱性药物的解离度和脂溶性，从而影响吸收，弱酸性药物的吸收可能减少而弱碱性药物的吸收则可能增多；老年人胃肠活动减弱，在肠道吸收的药物可受胃排空速度及肠蠕动的影响，肠蠕动减慢，使一些药物长时间停留在肠道内，利于大多数药物的吸收，也易发生不良反应；此外，老年人肠道血流量、肠道液体量减少也可影响药物的吸收；肌内注射、皮下注射给药，可因老年人局部循环差及肌肉萎缩、血流量减少，使药物吸收速率下降。

2. 分布 影响药物在体内分布的因素有血流量、机体的组分、体液的 pH、药物与血浆蛋白的结合及药物与组织的结合等。

（1）机体组成变化：老年人由于水分减少，脂肪组织增加，因而水溶性药物，如乙醇、地高辛、普萘洛尔、哌替啶、吗啡、奎宁、对乙酰氨基酚等分布容积减少，血药浓度增高；而脂溶性药物如利多卡因、地西泮、氯丙嗪、氯氮䓬等更易分布到周围脂肪组织中，使分布容积增大，血药浓度较低；此外，奎尼丁、华法林、丙硫氧嘧啶等，老年人表观分布体积却没有改变。

（2）血浆蛋白含量：老年人血浆蛋白约减少 20%，但药物与血浆蛋白的结合率变化不大。因此，在老年人单独应用血浆蛋白结合率高的药物时，血浆蛋白含量的降低对于该药在血浆中自由药物浓度的影响并不明显；而在同时应用几种药物时，由于竞争性结合，则对自由药物的影响较大，虽然在青年人也会有这种影响，但在老年人这种变化更大。

3. 代谢 大多数药物代谢由肝微粒体药物代谢酶（药酶）代谢，只有少数药物由非微粒体酶代谢。老年人的代谢功能随年龄增长而相应降低，主要是肝重量、有功能的肝细胞数减少、肝血流量下降及肝微粒体酶活性降低等因素所致，尤其以后两项因素为主。这对肝摄取率（hepatic extraction ratio）高的药物（异丙肾上腺素、硝酸甘油）或消除率高、首过效应明显的药物（苯巴比妥、氯霉素、利多卡因、洋地黄毒苷、对乙酰氨基酚、保泰松、吲哚美辛、氨茶碱、三环类抗抑郁药等）半衰期往往延长，血药浓度升高。老年人的药酶活性减弱也存在个体差异，药酶的活性还受营养与维生素是否缺乏等多种因素影响。值得注意的是，有些肝药酶在老年人体内活性并不降低，如乙醇的脱氢酶、异烟肼、肼屈嗪、普鲁卡因胺的乙酰化酶及苯二氮䓬类的葡萄糖醛酸转移酶等，这些药物在体内的代谢并不减慢。

老年人肝对药物代谢能力的改变，不能采用一般的肝功能检查来预测，即正常的肝功能不一定说明肝代谢药物能力正常。另外，老年人肝微粒体药酶不易诱导增生，所以对许多药物较少发生耐受性。此外，在给老年人应用某些需经肝代谢后才具有活性的药物时，应选用适当药物（如可的松在肝转化为氢化可的松而起作用，应用氢化可的松而不用可的松）。

4. 排泄 大多数药物及其代谢物经由肾排泄，随年龄增长，肾血流量减少、肾小球滤过率降低、肾小管的主动分泌功能降低，使老年人药物排泄能力下降，即使无肾病，主要经肾排泄的药物其排泄量也随年龄增长而减少，这也是老年患者易致药物蓄积中毒的主要原因之一。为此，老年人应用地高辛、头孢菌素、四环素类、阿司匹林、磺胺类、降血糖药、锂盐、氨甲蝶呤、ACEI、阿替洛尔等药物，半衰期均有相应延长，应相应减少剂量。必须指出，老年人血清肌酐＜132.6mol/L（1.5g/dl）时不能提示肾小球滤过率正常，因为老年人骨骼肌萎缩，内源性肌酐生成减少，即使肌酐清除率下降而血清肌酐仍在正常水平范围，所以不能以此种情况说明肾功能正常，最好根据内生肌酐清除率调整药物剂量。

（三）老年人用药的一般原则

老年人的药物治疗复杂，不可能对老年患者制定一个统一标准的药物疗法，强调的是个体化治疗原则，故这里仅提出一般性的具有共性的用药原则。

1. 药物的选择 老年人在疾病诊断清楚后，配伍用药一般不宜超过3～4种，因为过多的同类型或相似不良反应的药物合并应用会加重不良反应；有些药物对老年人可能产生严重或罕见的不良反应（表15-3），需慎用或应用时密切观察不良反应的发生，以便及时停药。

表 15-3　对老年人可致严重或罕见不良反应的药物

药物	不良反应
苯海索	幻听、幻视
氯丙嗪	直立性低血压、低温
依他尼酸	耳聋
甲芬那酸	腹泻
甲基多巴	嗜睡、中枢抑制
丙吡胺	尿潴留
异烟肼	肝毒性

2. 剂量的选择　老年人原则上不但使用最少的药物进行治疗，而且应用最低有效剂量开始治疗，或者是由小剂量逐渐加大以求找到最合适的剂量，一般采用成年人的 1/2～2/3 或 3/4 的剂量，最好是剂量个体化，这对主要由肾排泄而治疗指数较小的药物尤为重要。若有些患者靠调整剂量不能达到理想的要求，则还需考虑调整给药次数或给药方式，氨基糖苷类抗生素即如此。有条件时应进行血药浓度监测，这对合理、安全用药具有重要意义。尽量避免老年人长期用药，疗程宜短，以防积蓄中毒；许多老年人吞药有困难，故不宜选用片剂或胶囊等固体剂型而改用液体制剂；老年人胃肠道功能不稳定，所以不宜服用缓释制剂，可因胃肠蠕动加快而释放不充分，相反，又因吸收量增加产生不良反应。

3. 给药方法的选择　应尽量简化治疗方案，使老年患者易于领会与接受。此外，注意食物营养的补充；糖尿病患者控制饮食；使用利尿药时，限制含钾盐丰富的食物；使用强心苷和降压药应限制食物中的盐分；对饮酒的老年患者补充 B 族维生素等。

第四节　药物相互作用与配伍禁忌

一、概述（熟悉）

药物相互作用（drug interaction）是指同时或相继使用两种或两种以上药物时，其中一种药物作用的大小、持续时间甚至性质受到另一种药物的影响而发生明显改变的现象。理论上，药物相互作用的结果对患者的影响有 3 种情况，即有益、无关、有害。虽然临床上多药联用的情况非常普遍，但药物相互作用常常只在对患者造成有害影响时才引起充分注意，所以狭义的药物相互作用通常是指两种或两种以上药物在患者体内共同存在时产生的不良影响。可以是药效降低或失效，也可以是毒性增加，这种不良影响是单用一种药物时所没有的。

药物相互作用一般主要发生在体内，少数情况下也可能在体外发生，从而影响药物进入体内。因此，药物相互作用可能有 3 种作用方式：①药动学方面相互作用；②药效学方面相互作用；③体外药物相互作用。

二、药动学方面的相互作用（熟悉）

机体对药物的处置（drug disposition）是药物与机体相互作用的一个重要组

成部分。这个药动学过程包括药物的吸收（absorption）、分布（distribution）、代谢（metabolism）亦生物转化（biotransformation），以及排泄（excretion）等4个环节，在这4个环节上均有可能发生药物相互作用。其结果可能会影响药物在其作用靶位浓度，从而改变其作用强度（加强或减弱）或性质（产生另一种作用）。

（一）吸收过程的药物相互作用

药物在给药部位的相互作用将影响其吸收，多数情况下表现为妨碍吸收，但也有促进吸收的少数例子。药物在胃肠道吸收时相互影响的因素如下。

1. 胃肠道 pH 的影响

（1）对药物溶解度的影响：固体药物必须先溶解于体液中，才能进行跨膜扩散。某些抗菌药物如伊曲康唑要在胃内的酸性环境中充分溶解，进而在小肠中吸收。若合用升高胃内 pH 的药物，如质子泵抑制药、H_2 受体阻断药和抗酸药，可显著减少这些药物的吸收，降低血药浓度。此时应改用氟康唑，因其吸收不受 pH 影响。

（2）对药物解离度的影响：药物在胃肠道的吸收主要通过被动扩散方式进行，药物的脂溶性是决定这一被动扩散过程的重要因素。大多数溶解在体液中的药物都是以解离型和非解离型混合存在的。非解离型药物脂溶性较高，易扩散通过生物膜；而解离型药物脂溶性较低，扩散能力比较差。因此，药物与能改变胃肠道 pH 的其他药物合用，其吸收将会受到影响。例如，水杨酸类药物在酸性环境的吸收较好，若同时服用碳酸氢钠，将减少水杨类药物的吸收。

2. 胃肠运动的影响 由于药物的主要吸收部位在小肠，所以改变胃排空、肠蠕动速率的药物能明显地影响其他口服药物到达小肠吸收部位的时间和在小肠的滞留时间，从而影响它们的吸收。例如，抗胆碱药溴丙胺太林延缓胃排空，可使同服的对乙酰氨基酚吸收减慢，也可使左旋多巴吸收量大大减少，因其部分在胃肠道破坏增加。甲氧氯普胺则通过加速胃的排空从而使对乙酰氨基酚吸收加快。同样原因，阿托品延缓利多卡因的吸收。泻药明显加快肠蠕动，减少药物的吸收。

3. 络合作用的影响 许多药物口服时，在胃肠道中发生相互作用而形成不溶解和难以吸收的络合（包括螯合）物和复合物，使吸收状况发生改变。例如，含二价或三价金属离子（Ca^{2+}、Fe^{2+}、Mg^{2+}、Al^{3+}、Bi^{3+}、Fe^{3+}）的药物与四环素类抗生素或喹诺酮类抗菌药发生络合反应而严重影响其吸收。这类相互作用可以通过间隔 2 小时以上先后给药的措施加以避免。

4. 吸附作用的影响 药用炭、白陶土、阴离子交换树脂如考来烯胺、考来替泊有较强的吸附作用，可使一些与其同服的药物吸收减少。例如，大剂量的药用炭明显减少对乙酰氨基酚在胃肠道的吸收。林可霉素与白陶土同时服用，林可霉素的血药浓度只有单服时的1/10。考来烯胺对酸性分子有很强的亲和力，可减少阿司匹林、保泰松、地高辛、华法林、甲状腺激素等药物的吸收。

5. 食物的影响 一般情况下食物减少药物的吸收，有时食物只延缓药物的吸收，但药物的吸收量不受影响。有的药物在进食情况下吸收增加，如螺内酯与普通早餐食物同服，其吸收量明显高于空腹服药。食物中有脂肪存在时，往往刺激胆汁分泌，增加血液和淋巴液的流速。由于胆汁中的胆盐具有表面活性作用，故一般能增加难溶性药物的吸收，如高脂肪食物增加灰黄霉素的吸收量。

6. 肠吸收功能的影响 细胞毒类抗肿瘤药如氨甲蝶呤、卡莫司汀、长春碱等能破坏肠壁黏膜，从而妨碍其他药物的吸收。接受这些化学治疗药物的患者，其合用的苯妥英钠或维拉帕米的吸收可减少20%～35%，并导致这两种药的疗效下降。

7. 肠道菌群改变的影响 口服地高辛后，约在10%的患者肠道中地高辛能被肠道菌群大量代谢灭活。红霉素、四环素和其他广谱抗生素能抑制这些肠道菌群，可使地高辛的血药浓度增加1倍。口服广谱抗生素抑制肠道菌群后，使维生素K合成减少，可加强香豆素类抗凝药的作用，应适当减少抗凝药的剂量。

8. 其他因素的影响 硝酸甘油片（舌下含服）需要充分的唾液帮助其崩解和吸收。若使用抗胆碱药，由于唾液分泌减少而使之降效。局部麻醉药溶液中加入缩血管药，收缩用药部位的局部血管，减少局部麻醉药从给药部位的吸收，保持较长的局部麻醉效果，防止其吸收中毒。

（二）分布过程的药物相互作用

药物在此环节的相互作用方式可表现为相互竞争血浆蛋白结合部位，改变游离型药物的比例；或者改变药物在某些组织的分布量，从而影响它们的消除。

1. 竞争蛋白结合部位 药物经吸收进入血液循环后，有一部分与血浆蛋白发生可逆性结合，称结合型；另一部分为游离型。结合型药物有以下特征：①不呈现药理活性；②不能通过血管壁；③不被肝代谢；④不被肾排泄。

当药物合用时，它们可在蛋白结合部位发生竞争，结果是与蛋白亲和力较强的药物可将另一种亲和力较弱的药物从血浆蛋白结合部位置换出来，使后一种药物的游离型增多。由于只有游离型的药物分子才有药理活性，能被代谢与排泄，因此这种蛋白结合的置换可对被置换药的药动学与药效学产生一定的影响。一般认为，被置换的药物须具备以下特性，在被其他药物置换后，才能出现作用的显著增强而容易导致不良的临床后果，这些特性是：①分布容积小；②半衰期长；③治疗窗窄。表 15-4 列举了一些药物在这方面的相互作用及其后果。

表 15-4 药物在蛋白结合部位的置换作用

置换药	被置换药	临床后果
水杨酸类、保泰松、磺胺药	甲苯磺丁脲等磺酰脲类口服降糖药	低血糖
水杨酸类、呋塞米、磺胺药	甲氨蝶呤	白细胞减少症
水杨酸类、氯贝丁酯、水合氯醛	华法林	出血
磺胺药	硫喷妥钠	麻醉延长
磺胺药	胆红素	新生儿胆红素脑病
呋塞米	水合氯醛	出汗、面部潮红、血压升高
维拉帕米	卡马西平、苯妥英钠	两药毒性增强

2. 改变组织分布量及改变组织结合位点上的竞争置换

（1）改变组织血流量：一些作用于心血管系统的药物能改变组织的血流量。例如，去甲肾上腺素减少肝的血流量，减少利多卡因在其主要代谢部位肝中的分布量，从而明显减慢该药的代谢，使血药浓度增高；反之，异丙肾上腺素增加肝的血流量，因而增加利多卡因在肝中的分布与代谢，使其血药浓度降低。

（2）改变组织结合位点上的竞争置换：与药物在血浆蛋白上的置换一样，类似的反应也可发生于组织结合位点上，而且置换下来的游离型药物可返回到血液中，使血药浓度升高。由于组织结合位点的容量一般都很大，这种游离型药物浓度的升高通常是短暂的，但有时也能产生有临床意义的药效变化。例如，奎尼丁能将地高辛从其骨骼肌的结合位点上置换下来，增高地高辛的血中浓度（奎尼丁也能影响地高辛的肾排泄），引起毒性反应。

（三）代谢过程的药物相互作用

影响药物代谢的相互作用约占药动学相互作用的 40%，是临床意义最为重要的一类相互作用。大部分药物进入人体后主要在肝内经肝微粒体酶的催化而代谢。肝微粒体酶是代谢药物的酶系，其中的细胞色素 P450 酶在药物的生物转化过程中起重要作用。表 15-5 列出了常见的各种细胞色素 P450 酶的底物、抑制剂、诱导剂。因此，药物（抑制剂或诱导剂）可通过对肝药酶的干扰去影响另一药物（底物）的代谢，有两种作用形式，即酶诱导和酶抑制。

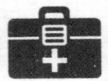

表 15-5　主要细胞色素 P450 酶的常见底物、抑制剂、诱导剂

CYP 酶	底物	诱导剂	抑制剂
1A2	咖啡因、茶碱、丙米嗪、美西律、非那西丁	奥美拉唑、兰索拉唑、利福平、苯巴比妥、烟熏食物	喹诺酮类、环苯贝特、氟伏沙明
2A6	香豆素	地塞米松	香豆素
2B6	环磷酰胺	苯巴比妥	
2C8	紫杉醇	利福平	磺胺苯吡唑
2C9	甲苯磺丁脲、苯妥英	利福平、巴比妥类	磺胺苯吡唑、氟康唑、苯妥英、华法林
2C19	S- 美芬妥英、奥美拉唑	利福平、巴比妥类	氟伏沙明、甲苯磺丁脲
2D6	氟西汀、普罗帕酮、美托洛尔、普萘洛尔、丙米嗪		氟西汀、帕罗西汀、去甲替林、奎尼丁
2E1	氯唑沙宗、乙醇、对乙酰氨基酚、氟烷	异烟肼、乙醇	红霉素、环孢素、双硫仑
3A4	环孢素、特非那定、硝苯地平、胺碘酮	糖皮质激素类、卡马西平、利福平、苯妥英	酮康唑、红霉素、西咪替丁、西柚汁

1. 酶诱导　一些药物能增加肝药酶的合成或提高肝药酶的活性，称为**酶诱导**。它们通过酶诱导作用可使其他药物代谢加速，而失效亦加快。对于前体药物，则可使其加速转化为活性物而加强作用。表 15-6 列出了一些临床上由酶诱导而引起药物相互作用的例子。在多数情况下，酶诱导没有大的临床意义，但对于一些治疗窗窄的药物可严重影响治疗效果，甚至导致不良反应的发生。此时，应对原治疗药物的给药方案进行相应调整。

表 15-6　由酶诱导而引起的药物相互作用的实例

目标药	酶诱导剂	临床后果
口服抗凝药	苯巴比妥	抗凝作用减弱，凝血酶原时间缩短
多西环素	苯巴比妥	抗菌作用减弱
口服避孕药	利福平、利福布汀、曲格列酮	可引起意外妊娠或突破性出血
环孢素	苯妥英、卡马西平	环孢素浓度降低，导致移植物排斥
糖皮质激素	苯妥英、利福平	代谢增强，可能导致治疗失败
美沙酮	苯妥英	催促戒断症状出现
环磷酰胺	苯巴比妥	环磷酰胺为前体药物，在体内代谢为醛磷酰胺而作用，加速代谢，可加强细胞毒性
卡马西平	拉莫三嗪	增加环氧化代谢物的浓度，导致毒性
对乙酰氨基酚	长期嗜酒	低剂量时也产生肝毒性
异烟肼	利福平	增加肼类中间产物的浓度，提高药物性肝炎的发生率

2. 酶抑制 一些药物能减少肝药酶的合成或降低肝药酶的活性，称为**酶抑制**。肝药酶抑制的结果可使其他药物的代谢受阻，消除减慢，血药浓度高于正常，药效增强，同时也有引起中毒的危险。表 15-7 列出了一些临床上由酶抑制而引起药物相互作用的例子。

表 15-7　由酶抑制而引起的药物相互作用的例子

目标药	酶抑制剂	临床后果
双香豆素类	氯霉素	代谢受阻，可引起出血
茶碱	环丙沙星、红霉素	茶碱代谢受阻，血药浓度升高，出现不良反应，甚至可致死
麻黄碱、间羟胺	呋喃唑酮	血药浓度上升，血压异常升高
巯嘌呤、硫唑嘌呤	别嘌醇	别嘌醇抑制黄嘌呤氧化酶，使巯嘌呤、硫唑嘌呤的代谢受阻，效应增强，有危险性
他克莫司	红霉素、克拉霉素、酮康唑	蓄积中毒，表现 QT 间期延长、心律失常，严重者导致心室颤动和猝死
甲苯磺丁脲	氯霉素	低血糖休克

酶抑制能否引起有临床意义的药物相互作用取决于以下几种因素：①目标药的毒性及治疗窗的大小。如酮康唑等 CYP3A4 抑制剂可使特非那定的血药浓度显著上升，导致 QT 间期延长和扭转型室性心动过速，威胁生命；而酮康唑抑制舍曲林的代谢则不会引起严重的心血管事件。②是否存在其他代谢途径。如研究发现唑吡坦可分别由 CYP3A4（61%）、CYP2C9（22%）、CYP1A2（14%）、CYP2D6（<3%）和 CYP2C19（<3%）代谢，而三唑仑几乎只靠 CYP3A4 代谢。当合用 CYP3A4 抑制剂酮康唑时，唑吡坦的 AUC 增加 67%，而三唑仑的 AUC 增加可达 12 倍之多。③细胞色素 P450 酶的遗传多态性。人群中某些细胞色素 P450 酶存在明显的遗传多态性，分为快代谢型和慢代谢型两种表型。例如，一个 CYP2D6 的慢代谢型患者服用抗抑郁药地昔帕明（CYP2D6 的底物）时，如果同时合用 CYP2D6 的抑制剂并不会出现预期的血药浓度升高。

有些药物在体内通过各自的灭活酶而被代谢，这些灭活酶若被抑制，将加强相应药物的作用。在静脉滴注普鲁卡因进行全身麻醉期间，加用骨骼肌松弛药琥珀胆碱要特别慎重，因为两者均被胆碱酯酶代谢灭活，大量滴注，入体内的普鲁卡因将与琥珀胆碱竞争胆碱酯酶，影响琥珀胆碱的水解灭活，加重琥珀胆碱的呼吸抑制作用。

（四）排泄过程的药物相互作用

肾是排泄药物的主要器官，大多数药物由肾排出体外。因此，影响药物排

泄的相互作用发生在肾，主要表现在改变肾小管液的 pH、干扰药物从肾小管分泌和影响肾血流量。

1. 改变尿液的 pH 排入肾小管管腔的药物可以通过被动扩散方式被肾小管重吸收，这取决于药物的脂溶性。药物的脂溶性高低与它的解离度有关。改变尿液的 pH 可以明显改变弱酸性或弱碱性药物的解离度，从而改变药物重吸收程度。酸性药在酸性环境或碱性药在碱性环境时，药物在肾小管的重吸收增加，尿中排泄量减少；反之，酸性尿及碱性尿分别促进碱性药与酸性药在尿中的排泄。例如，苯巴比妥、水杨酸类中毒时，给予碳酸氢钠碱化尿液使药物解离度增大，重吸收减少，增加排泄。尿液 pH 偏碱时，同样剂量的碱性药物奎尼丁的抗心律失常作用比尿液偏酸时强。

2. 干扰药物从肾小管分泌 药物有可能在肾小管分泌药物的两种特殊转运系统上面发生相互竞争。两种或两种以上通过相同机制排泄的药物联合应用，就可以在排泄部位上发生**竞争性抑制**现象。易于排泄的药物占据了孔道，使那些相对较不易排泄的药物的排出量减少而潴留，使之效应加强，甚至出现毒性。例如，丙磺舒和青霉素竞争肾小管上的酸性转运系统，可延缓青霉素的排泄，使其能够较长时间停留在体内发挥较持久的抗菌疗效。呋塞米和依他尼酸均能妨碍尿酸的排泄，造成尿酸在体内的堆积，引起痛风。阿司匹林可减少甲氨蝶呤的排泄而加剧其毒性反应。表 15-8 列出了一些由肾小管主动分泌排泄的弱酸性药物和弱碱性药物。

表 15-8　一些由肾小管主动分泌排泄的弱酸性药物和弱碱性药物

弱酸性药物	弱碱性药物	弱酸性药物	弱碱性药物
乙酰唑胺	阿米洛利	甲氨蝶呤	哌替啶
阿司匹林	多巴胺	青霉素	季铵类药
头孢噻啶	组胺	丙磺舒	奎宁
呋塞米	阿的平	水杨酸	妥拉唑林
吲哚美辛	吗啡	磺吡酮	氨苯蝶啶

3. 改变肾血流量 肾在对肾清除率高（＞0.7）的药物进行排泄时受肾血流量的影响较大，所以能减少肾血流量的药物可妨碍药物的经肾排泄。肾的血流量部分受到肾组织中扩血管的前列腺素生成量的调控，例如当服用锂盐的患者又要合用某种非甾体抗炎药（如吲哚美辛等）时，则锂的排泄量会减少并伴有血清锂水平的升高，此时应密切监测血清锂的水平。

三、药效学方面的相互作用（熟悉）

药效学方面的药物相互作用是指一种药物增强或减弱另一种药物的生理作用或药物效应，而对药物的血药浓度和药动学无明显影响。

一般来说，作用性质相同的药物的联合应用可产生效应增强，作用性质相反药物的联合应用其结果则是药效减弱。因此，药效相互作用的结果有两种，即药物效应的协同作用和拮抗作用。**协同作用**是指药理效应相同或相似的药物联合应用所产生的效应等于或大于两药分别应用所产生的效应之和。**拮抗作用**是指两药联合应用所产生的效应小于单独应用一种药物的效应。表 15-9 为一些协同作用的例子。

表 15-9　药物效应的协同作用

相互作用的药物	相互作用的结果
非甾体抗炎药和华法林	增加出血的风险
氨基糖苷类和呋塞米	增加耳毒性和肾毒性
氨基糖苷类和神经肌肉阻滞药	增加神经肌肉阻滞作用
氨基糖苷类和头孢噻吩	增加肾毒性
利福平和丙硫异烟肼	增加肝毒性
血管紧张素转换酶抑制药和保钾利尿药	增加高血钾的危险
β受体阻断药和钙离子通道阻断药	心动过缓和心脏停搏
氯氮平和复方磺胺甲噁唑	增加骨髓抑制的风险
抗高血压药和硝酸甘油	增加降压作用，甚至发生直立性低血压
乙醇和镇静催眠药	增加镇静作用

（一）作用于同一部位或受体的协同作用和拮抗作用

1. 协同作用

（1）药理作用相加：例如，镇静药与中枢抑制药（镇静催眠药、全身麻醉药、镇痛药、乙醇等）合用，能够明显加强中枢抑制药的作用。氯丙嗪明显延长全身麻醉药的麻醉时间，明显延长催眠药的睡眠时间，明显加强镇痛药的镇痛效果。丙吡胺和β受体阻断药均有负性肌力作用，均可减慢心率和传导，两药合用时效应过强，可致窦性心动过缓和传导阻滞，以及致心脏停搏。只有严密监护下方可联合应用，以保安全。

（2）治疗作用和不良反应相加：有些药物的治疗作用和其他药物的不良反应可产生性质协同的相互作用。例如，治疗帕金森病（主要作用）的抗胆碱药

与具有抗胆碱不良反应的其他药物（如氯丙嗪、H_1 受体阻断药、三环类抗抑郁药）合用时，引起胆碱能神经功能过度低下的中毒症状，表现为中毒性精神病、回肠无力症等。

（3）不良反应相加：如耳毒性、肾毒性、肝毒性、骨髓抑制等。例如，红霉素与阿司匹林两者均有一定的耳毒性，各自单独应用毒性不显著（阿司匹林可偶致耳鸣），联合应用则毒性增强，易致耳鸣、听觉减弱等。具有耳毒性的药物还有氨基糖苷类、呋塞米等。氨基糖苷类与两性霉素 B 合用可致肾毒性增加。

2. 拮抗作用　两种药物在同一部位或受体上产生的拮抗作用称为**竞争性拮抗**。临床上利用这种拮抗作用来纠正另一些药物的有害作用，例如阿片受体拮抗药纳洛酮抢救吗啡过量中毒；新斯的明能特异性地对抗右旋筒箭毒碱所造成的呼吸肌麻痹。也可利用拮抗作用发挥治疗作用，例如在治疗虹膜炎时，交替使用毛果芸香碱和阿托品可防止粘连。

（二）作用于不同部位的协同作用和拮抗作用

1. 协同作用　一些药物能作用于生化代谢系统的不同环节，例如合用甲氧苄啶与磺胺药，磺胺药是二氢叶酸合成酶抑制药，而甲氧苄啶是二氢叶酸还原酶抑制药，两药合用可双重阻断四氢叶酸的合成，增强磺胺药的抗菌作用数倍至数十倍，甚至出现杀菌作用。

2. 拮抗作用　作用物与拮抗物作用于不同受体或部位产生的拮抗作用称为非竞争性拮抗。例如，左旋多巴不宜与维生素 B_6 合用，因为左旋多巴（治疗帕金森病）能通过血脑屏障，在中枢部位被多巴脱羧酶脱去羧基转变为多巴胺而起作用。由于外周组织中也有大量的多巴脱羧酶，而维生素 B_6 是多巴脱羧酶的辅基，增加外周多巴脱羧酶的活性，加速左旋多巴在外周部位转变为多巴胺，使左旋多巴进入中枢的量减少，降低左旋多巴的疗效。

（三）对作用部位的增敏作用

一种药物可使组织或受体对另一种药物的敏感性增强，称为**增敏作用**。例如，排钾利尿药可降低血钾浓度，使心脏对强心苷药物的敏感性增强，容易发生心律失常。长期服用胍乙啶后肾上腺素受体的敏感性增强，可使去甲肾上腺素或肾上腺素的升压作用增强。

四、体外药物相互作用（了解）

体外药物相互作用是指在患者用药之前（即药物尚未进入机体以前），药物相互间发生化学或物理性相互作用，使药性发生变化。即一般所称化学配伍禁忌或物理配伍禁忌，故有人称为物理化学性相互作用。

本类相互作用多发生于液体制剂，如在静脉输液中或注射器内即可发生。向静脉输液中加入药物是临床常用的治疗措施。必须认识到不是任何药物都可以随意加入任何静脉输液中。在临床上加几种药物到输液中是常有的。当它们一起加入输液中时，药物之间有可能发生相互作用，其作用结果可造成一种或几种药物沉淀。例如，酸性较强的药物与碱性较强的药物合用时，可发生沉淀反应。酸性药物盐酸氯丙嗪注射液同碱性药物异戊巴比妥钠注射液混合，能造成两药或两药之一的沉淀。20% 磺胺嘧啶钠注射液（pH 为 9.5～11）与 10% 葡萄糖注射液（pH 为 3.5～5.5）混合后，由于溶液 pH 的明显改变（pH<9.0），可使磺胺嘧啶结晶析出，这种结晶从静脉进入微血管，有可能造成栓塞。有些药物的溶解度很小，制成注射剂时需要加特殊的增溶剂，这些药物的注射剂加到任何一种静脉输液中时，可因增溶剂浓度被稀释而析出药物结晶。氢化可的松注射剂是 50% 乙醇溶液，当与其他水溶性注射剂混合时，由于乙醇浓度稀释，溶解度下降而发生沉淀。因此，在静脉输液中加入药物，必须重视可能由于药物相互作用而产生的沉淀反应，特别是形成的沉淀不明显，易为人们所忽视，注入血管内就可能引起意外，这可看作为药物中毒的特殊例子，应力求避免发生。

此外，可发生其中一种药物使另一种药物失效的现象，从而达不到预期的治疗效果。例如，各种氨基酸营养液中都不得加入任何药物，因为一些对酸性不稳定的药物在这种营养液中容易降解；这种液体还可能与青霉素形成变态反应性结合体，或者结合药物形成复合体。肝素是带大量阴电荷的大分子化合物，呈强酸性，鱼精蛋白可由于具强碱性，与肝素形成稳定复合物而使肝素活性消失。在葡萄糖溶液中不能加入下列药物：氨茶碱、氢化可的松、卡那霉素、新生霉素、可溶的磺胺药及华法林；有的药物只是在静脉滴注不超过规定时间情况下方可加入。例如，氨苄西林静脉滴注在 4 小时以上，甲氧西林静脉滴注不超过 8 小时。生理盐水中不能加入两性霉素 B。任氏注射液中不能加入促皮质素、两性霉素 B、间羟胺、去甲肾上腺素及四环素类抗生素。

第五节　常见药物的不良反应

一、基本概念（掌握）

1. 药物不良反应（adverse drug reaction，ADR） 正常剂量的药物用于预

防、诊断、治疗疾病或调节生理功能时出现的有害的和与用药目的无关的反应。

2. 药物不良事件（adverse drug event，ADE） 指药物治疗期间所发生的任何不利的医疗事件，该事件并非一定与该药有因果关系。

3. 用药差错（medication error，ME） 指在处方的书写、抄录，药品的调剂、配送，药物的给予，以及药物监测等方面出现的差错，导致用药不当致使患者受损。

4. 药源性疾病（drug-induced disease） 当药物引起的不良反应持续时间较长或发生的程度比较严重，造成某种疾病状态或组织器官发生持续性的功能性、器质性损害而出现一系列临床症状和体征，则称为药源性疾病。包括过量和误用药物所造成的损害。

5. 非预期不良反应（unanticipated adverse reaction） 指不良反应的性质和严重程度与药品说明书或上市批文不一致，或者根据药物的特性无法预料的不良反应。"新的药品不良反应"是指药品使用说明书或有关文献资料上未收载的不良反应。

6. 严重不良事件（serious adverse event，SAE） 指在任何剂量下发生的难以处理的医疗事件。包括：①死亡；②立即威胁生命；③导致持续性的或明显的残疾或功能不全；④导致先天异常或分娩缺陷；⑤引起身体损害而导致住院治疗或延长住院时间。

7. 信号（signal） 指关于一种不良事件与某一药品间可能存在因果关系的报道信息。通常需要两个以上合格的不良反应个案报道才能形成一个信号。产生信号是不良反应监测工作的一项基本任务。

8. 药物警戒（pharmacovigilance） 是与发现、评价、理解和预防不良反应或其他任何可能与药物有关问题的科学研究与活动。

二、药物不良反应的类型（熟悉）

1. A 型药物不良反应 属剂量相关性不良反应。该类反应主要是由于药物的药理作用过强所致，通常与剂量有关，其特点是可以预测。在人群中的发生率高，但死亡率低。药物的副作用、毒性反应、过度作用均属 A 型药物不良反应。

2. B 型药物不良反应 属剂量不相关性不良反应。该类反应是一种与正常药理作用无关的异常反应，通常与剂量无关联，难以预测。其发生率低，但死亡率高。药物的变态反应、特异性反应均属于此类。

3. C 型药物不良反应 是一种剂量和时间依赖性不良反应，该类反应发生缓慢，与剂量逐渐累积相关，发生率低。例如，长期应用肾上腺皮质激素对下丘脑－垂体－肾上腺皮质的抑制属此类不良反应。

4. D 型药物不良反应 是一种时间依赖的迟发性不良反应，此类反应发生率低，通常与药物剂量相关，随着药物的应用其效应逐渐显现。药物的致畸作用、致癌作用，以及迟发性运动障碍等均属此类。

5. E 型药物不良反应 属撤药反应，发生于停药后，发生率低。停用吗啡后出现的戒断症状，停用 β 受体拮抗药后出现的反跳现象等属此类不良反应。

6. F 型药物不良反应 属治疗意外失败型不良反应，该反应与药物剂量相关，药物之间的相互作用是导致其发生的原因，发生率高。例如，联合用药过程中应用了特异性药物代谢酶抑制药可引起此类反应。

三、药物不良反应的原因（熟悉）

1. 药物方面的原因

（1）药物作用的性质。

（2）药物剂量与剂型。

（3）药物杂质。

（4）药物添加剂。

2. 机体方面的原因

（1）生理因素：①特殊人群；②性别。

（2）遗传因素：①个体差异；②种族；③特异质反应和变态反应。

（3）病理因素。

3. 用药方面的原因

（1）给药方法。

（2）联合用药。

四、不良反应的识别（了解）

1. 药物治疗与药物不良反应的出现在时间上有合理的先后关系。

2. 药物剂量和不良反应之间具有相关性。

3. 去激发反应。

4. 再激发反应。

5. 符合药物的药理作用特征，并可排除药物以外因素造成的可能性。

6. 药物相互作用。

7. 有关文献报道。

8. 必要的血药浓度监测。

五、药物不良反应的监测（了解）

1. 自发呈报系统。

2. 医院集中监测。

3. 病例对照研究。

4. 队列研究。

5. 记录联结。

6. 处方事件监测。

六、常见的药源性疾病（掌握）

临床上最易致药源性疾病的药物有抗生素类、解热镇痛药类、镇静催眠药类；其次，尚有强心苷类、抗心律失常药、汞剂、利尿药、胰岛素、泼尼松、胍乙啶等。由药物所引起的药源性疾病类型有以下几种。

1. 药源性皮肤病 占皮肤病发生的 30%，可表现为变应性接触性皮炎、结节性红斑、荨麻疹、固定性药疹、光变应性药疹、过敏性休克等，最易引起药源性皮肤病的药物有青霉素、磺胺类、巴比妥类、非甾体抗炎药等。

2. 药源性肝病 初发症状有发热、皮疹、瘙痒和黄疸等，用药后 1～4 周出现肝功能损害（转氨酶、胆红素升高）。损伤分为肝细胞型、淤胆型、混合型。抗癫痫药、抗精神病药、麻醉药易引起肝损害，其中氟烷、甲氧氟烷可引起肝细胞膜损伤，其病死率高达 12%；解热镇痛药、抗感染药灰黄霉素在动物身上能诱发癌症；抗真菌药（如酮康唑）、抗肿瘤药、作用于内分泌系统的药（如睾酮），有报道可诱发恶性或良性肝肿瘤等。

3. 药源性肺病 占药源性疾病的 4.7%～7.3%，较常发生在肺结核的残留病灶或其他慢性呼吸道感染和变态反应中。可引起过敏性肺炎、弥漫性间质性肺炎和肺纤维化、肺水肿、狼疮综合征、支气管痉挛等表现，主要由抗癌药、普萘洛尔、胺碘酮、苯妥英钠、磺胺类、非甾体抗炎药等引起。

4. 药源性心脏病 很多药物可引起心功能抑制、心肌病、心肌缺血、心瓣膜损害、心包炎、心律失常，甚至发生猝死，绝大多数药源性心脏病是由抗心律失常药物所致，如"奎尼丁昏厥"；强心苷类引起心律失常的发生率为 6%～22%；另外，红霉素、氨茶碱等也可致心律失常。

5. 药源性肾病 临床常见的肾病都可由药物引起。氨基糖苷类、两性霉素 B、镇痛药、抗肿瘤药物等直接损伤肾小管，引起肾小管损害综合征，轻症表

714

现为暂时性蛋白尿、尿酸化功能减退，重症表现为肾性尿崩症。青霉胺、三甲双酮等引起肾炎综合征和肾病综合征；庆大霉素、青霉素、醋唑磺胺等引起间质性肾炎，除表现为全身变态反应外，尚有轻度蛋白尿、白细胞尿、血尿、管型尿，部分患者可表现为过敏性紫癜；急性肾衰竭多由氨基糖苷类药物引起，慢性肾衰竭可见于多种药物应用不当。

6. 药源性胃肠疾病 发生率占全部药物不良反应的 20%～40%，特别是经胃肠途径给药的药物。如非甾体抗炎药（阿司匹林、布洛芬、吡罗昔康、吲哚美辛等）可引起胃出血、胃穿孔；其他如呋塞米、依他尼酸、利舍平、吡喹酮、维生素 D 亦可引起消化性溃疡及出血。长期应用林可霉素、头孢菌素、氨苄西林等可导致由难辨梭状芽孢杆菌引起的肠道二重感染（即假膜性肠炎）。

7. 药源性血液病 最常见的有白细胞减少症、再生障碍性贫血、溶血性贫血、血小板减少及凝血机制障碍等，相关药物很多。

（1）引起再生障碍性贫血的药物有：氯霉素、保泰松、吲哚美辛、阿司匹林、对乙酰氨基酚、环磷酰胺、甲氨蝶呤、羟基脲、氯喹、甲氟喹、苯妥英钠、甲硫嘧啶、丙硫氧嘧啶、卡比马唑、磺胺异噁唑等。

（2）引起溶血性贫血的药物有：苯妥英钠、氯丙嗪、吲哚美辛、保泰松、甲芬那酸、奎尼丁、甲基多巴、氯磺丙脲、甲苯磺丁脲、异烟肼、利福平、对氨基水杨酸、氨苯砜、氯喹、伯氨喹、磺胺类等。

（3）引起白细胞减少症的药物有：氯霉素、锑制剂、磺胺类、复方阿司匹林、吲哚美辛、异烟肼、磺胺类等。

（4）引起血小板减少的药物有：环磷酰胺、阿糖胞苷、白消安、甲氨蝶呤、巯嘌呤、噻嗪类利尿药、利福平、阿苯达唑等。

8. 药源性精神病及其他药源性疾病 氯丙嗪、氟哌啶醇、五氟多利、甲基多巴、左旋多巴、碳酸锂、吡罗昔康等引起锥体外系反应；糖皮质激素引起精神失常；己烯雌酚、非那西丁、羟甲烯龙（康复龙）等可致癌；甲氨蝶呤、白消安、阿司匹林、糖皮质激素等可致畸。

七、药源性疾病的诊断（掌握）

1. 追溯用药史。

2. 确定用药时间、剂量与临床症状发生的关系。

3. 询问既往用药史、药物过敏史和家族史。

4. 排除药物以外因素。

5. 进行必要的实验室检查和相关的试验。

6. 进行流行病学调研。

八、药物不良反应的预防原则（了解）

1. 详细了解患者的病史，正确对症用药。

2. 严格掌握药物的用法，区分个体用药。

3. 合理选择联合用药种类，避免不必要的联合用药。

4. 提高患者防范意识，及时报告异常反应。

5. 加强对执业者的专业水平训练和职业道德教育，避免用药失误。

九、药物不良反应的治疗原则（了解）

1. 停用可疑药物。

2. 采取有效措施。

（1）减少药物吸收。

（2）加速药物排泄。

（3）使用解救药物。

（4）药物过敏反应的抢救。

第十六章 急诊与急救

第一节 急、危、重症

一、休克

休克是各种病因引起有效循环血容量减少和循环功能不全的一种急危重综合征，其核心问题是微循环障碍和组织缺氧，重要特征是低血压、收缩压＜90mmHg 或较基础水平降低超过 30%，或脉压降低。

（一）初步判断（掌握）

1. 常见病因

（1）失血性休克：指急性大量失血引起的休克。一般 15 分钟内失血超过总血量的 20% 即可引起。

（2）失液性休克：指严重呕吐、腹泻、大量利尿、严重烧伤、高温中暑、过量使用退热药等导致大量体液丢失、血容量锐减而引起的休克。

（3）创伤性休克：指严重创伤（多发性骨折、挤压伤、大面积烧伤、大手术）导致失血或合并剧痛而引起的休克。此类休克在战争时期多见，也可见于各种交通事故、建筑施工事故、自然灾害及打架斗殴伤等。

（4）烧伤性休克：指大面积烧伤导致大量血浆丢失、有效循环血量减少而引起的休克。烧伤导致的疼痛和继发感染也会引起并加重休克。

（5）脓毒性休克：指病原微生物如细菌、真菌、病毒、衣原体、支原体、立克次体及其毒素等产物引起的休克。

（6）过敏性休克：指特异性过敏原（药物、血制品、异种动物蛋白、虫、某些植物）等作用于过敏体质者产生的速发型全身性变态反应而引起的休克，常伴有喉头水肿和支气管痉挛、肺水肿、急性腹痛等。

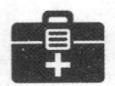

（7）神经源性休克：指外伤、剧痛、突然意外惊恐、脑脊髓损伤、麻醉意外等损伤或药物阻滞交感神经导致血管扩张、周围血管阻力降低、有效血容量不足而引起的休克。

（8）心源性休克：指心脏泵功能衰竭导致心排血量下降，循环灌注不足而引起的休克，常见于急性心肌梗死、重症心肌炎、严重心律失常等。

（9）梗阻性休克：指血流的通道受阻导致心排血量减少、循环灌注不足而引起的休克，常见于肺动脉栓塞、心脏压塞和心瓣膜狭窄等。

2. 临床表现

（1）循环功能的改变：休克患者可表现为低血压和心动过速。低血压指收缩压<90mmHg 或较基础值降低超过 30%，或脉压降低。休克的本质是组织灌注不足，仅有低血压并不能诊断为休克，早期休克也可不伴有低血压，因此对疑似休克但血压正常的患者，应注意查找有无组织低灌注的表现。

（2）皮肤湿冷和少尿：机体为代偿休克时的有效循环血量减少，交感神经兴奋，皮肤和肾动脉收缩以保证重要脏器如心肌和脑的灌注，从而导致皮肤湿冷和少尿。

（3）意识改变：开始常表现为精神紧张，逐渐发展为意识模糊或谵妄，严重时昏迷。

（4）代谢性酸中毒：休克时循环衰竭、组织缺氧、无氧代谢乳酸产生增加而导致代谢性酸中毒。

（5）脏器功能不全：若休克未得到及时有效的治疗，持续发展可出现全身多脏器血流灌注下降，导致各脏器功能损害并出现相应的临床表现。

3. 诊断　主要依据：①有诱发休克的病因；②意识改变；③脉搏>100/min或不能触及；④皮肤湿冷，胸骨部位皮肤指压痕阳性（指压后再充盈时间>2秒），皮肤花纹、黏膜苍白或发绀，尿量<0.5ml/（kg·h）或无尿；⑤血压下降，收缩压<90mmHg；⑥脉压降低；⑦原有高血压者收缩压基础水平下降超过30%。凡符合上述①，并且有②、③、④中的二项和⑤、⑥、⑦中的一项者，即可诊断为休克。

（二）现场急救（掌握）

休克一旦确诊应争分夺秒地采取系列复苏措施。急诊救治的思维是"先救命，后治病"，为使休克不至于发展到不可逆转阶段，应尽量早期处理和稳定患者，如创伤性休克应抓紧"黄金1小时"实施抢救，脓毒性休克的液体复苏应尽早开始。

1. 病因治疗　尽快去除休克的病因，如止血、镇痛、抗感染、抗过敏等，治疗原发疾病。尽可能使患者在 24 小时内脱离危险。

2. 基础治疗 保持安静；平卧，头部、躯干抬高 20°～30°，双下肢抬高 15°～20°，意识丧失者头侧位，抬起下颌，以防舌根后坠；通畅气道并给中、高流量吸氧；低体温者注意保温，高体温者物理降温，必要时使用小剂量退热药；剧烈疼痛者，使用镇痛药，必要时可用吗啡或哌替啶，注意该类药物可引起呼吸抑制和血压下降；及时开通 2 条以上的静脉通道，快速补液，必要时做深静脉切开或置管；留置导尿管，观察尿液颜色与记尿量；常规心电、血压、呼吸、血氧监测。

3. 对症治疗

（1）液体复苏：及时补充血容量恢复组织灌注是抢救休克的关键，原则是"先快后慢，先晶体后胶体，按需补液"。

液体的选择：包括等张晶体液（如生理盐水、乳酸林格液、平衡盐溶液）和胶体液（如成分血液、血清白蛋白、右旋糖酐及羟乙基淀粉等）。各种类型休克的最初液体复苏，平衡晶体液是首选。严重的低血容量性休克可选择人工胶体液进行最初的液体复苏，胶体的用量应限定在其处方剂量范围内。严重的失血性休克在液体复苏时应尽快输注红细胞。

休克液体复苏的最终目标是与组织灌注相关指标的达标，如尿量＞0.5ml/（kg·h）、血乳酸水平降至正常等。

（2）纠正酸中毒：纠正酸中毒需在补足血容量的基础上进行，根据血气分析及二氧化碳结合力结果给予碳酸氢钠 100～250ml 静脉滴注。不宜一次完全纠正 pH，主张宁酸勿碱。

（3）血管活性药物：血管活性药物一般在充分补液的基础上使用。

①收缩血管药：常用的缩血管药（升压药）有去甲肾上腺素、多巴胺、肾上腺素、多巴酚丁胺等。具体用法见表 16-1。

表 16-1 常用缩血管药（升压药）用法

药物名称	适应证	具体用法
去甲肾上腺素	脓毒性休克首选，亦可用于其他类型的休克	2 ～ 12μg/（kg·min）静脉滴注或持续静脉泵入
多巴胺	各类休克	5 ～ 20μg/（kg·min）静脉滴注或持续静脉泵入
肾上腺素	心搏骤停与过敏性休克的抢救	每次 0.5 ～ 1mg 皮下注射或肌内注射，或每次 0.1 ～ 0.5mg，稀释后缓慢静脉注射，或 2 ～ 30μg/（kg·min）持续静脉滴注
多巴酚丁胺	心源性休克	2 ～ 20μg/（kg·min）静脉滴注或持续静脉泵入

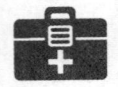

②扩张血管药：在充分液体复苏、补充红细胞、平均动脉压稳定的基础上适当使用血管扩张药物以扩张毛细血管前括约肌从而增加微循环血流，使外周组织得到充分的灌注。血管扩张药在休克中的应用争议较大，血管扩张药可导致血压下降，影响重要脏器灌注。因此，使用血管扩张药的基本前提是充分容量复苏、血压正常或合并心力衰竭。常用的血管扩张药有硝普钠、硝酸甘油等。

（4）正性肌力药物：常用毛花苷 C 0.2～0.4mg 稀释后缓慢静脉注射。但在急性心肌梗死的早期易诱发心律失常，不宜常规应用，一般在急性心肌梗死发生 24 小时后使用，使用时应每次 0.2mg 给药，1 天 2 次。其他的有多巴酚丁胺、米力农等。

（5）糖皮质激素：用药原则为早期、大剂量、短疗程使用。

对于过敏性休克，立即皮下注射或肌内注射 0.5～1mg 肾上腺素，也可用 0.1～0.5mg 缓慢静脉注射（以 0.9% 氯化钠注射液稀释到 10ml）。可使用地塞米松 10～20mg 或氢化可的松 300～500mg 或甲泼尼龙 120～240mg 加入 5%～10% 葡萄糖溶液 500ml 中，先用地塞米松 5～10mg 静脉注射后，继以静脉滴注。可加用抗组胺药物如异丙嗪 25～50mg 肌内注射或静脉滴注、苯海拉明 20mg 肌内注射。

应用糖皮质激素时要加用胃黏膜保护药，H_2 受体拮抗药如法莫替丁、质子泵抑制药如奥美拉唑等以防止胃出血，同时注意对血糖、血压的监测。

4. 支持治疗 能进食者，可给予富含蛋白质、糖类、维生素等易于消化吸收的食物，少量多餐。无法进食者可给予肠外营养。肠内营养首选，因其符合生理功能，保护肠黏膜屏障功能，防止或减少肠内毒素与细菌移位，减少并发症和提高治愈率，价格也较便宜。对容易造成休克的疾病，须加强监测，采取有效措施防止休克的发生。

（三）转诊及注意事项（掌握）

患者一旦诊断休克，应尽快转诊到上一级医院。转运之前及途中予以吸氧、快速补液扩容、纠正酸中毒、维持血压等对症治疗，保持呼吸道通畅、防止呕吐物窒息，尽量稳定患者的生命体征。

二、气胸

胸膜腔内积气称为气胸。气胸的形成多由于肺组织、气管、支气管、食管破裂，空气逸入胸膜腔，或因胸壁伤口穿破胸膜，胸膜与外界沟通，外界空气进入所致。

（一）初步判断（掌握）

1. 分类 根据脏胸膜破裂情况及其发生后胸膜腔内压力的变化将气胸分为闭合性气胸、开放性气胸和张力性气胸 3 类。

2. 临床表现 气胸症状的轻重与有无肺基础疾病及功能状态、气胸发生的速度、胸膜腔内积气量及其压力大小 3 个因素有关。

（1）闭合性气胸：胸内压仍低于大气压。根据胸膜腔积气量及肺萎陷程度可分为小量气胸、中量气胸和大量气胸。小量气胸肺萎陷在 30% 以下，患者多无明显症状；中量气胸肺萎陷在 30%～50%，大量气胸肺萎陷在 50% 以上，中量气胸和大量气胸均可出现胸闷、呼吸困难等。查体可见患者双侧胸廓饱满，呼吸活动度降低，气管向健侧移位，伤侧胸部叩诊呈鼓音，呼吸音减低。胸部 X 线检查可显示不同程度的肺萎陷和胸膜腔积气，有时可伴有少量胸腔积液。

（2）开放性气胸：指外界空气经胸壁伤口或软组织缺损处，随呼吸自由进出胸膜腔。其严重程度取决于伤口大小，伤口直径大于气管口径时，空气出入量多，胸腔内压几乎等于大气压，伤侧肺将完全萎陷，丧失呼吸功能。伤侧胸内压显著高于健侧，吸气时纵隔向健侧移位，呼气时移向伤侧，称为纵隔扑动。纵隔扑动影响腔静脉回心血流，可引起严重的循环功能障碍。查体可见患者胸壁有创口通入胸膜腔，并可听到空气随呼吸进出胸腔发出的吸吮样声音，气管向健侧移位，伤侧胸部叩诊呈鼓音，呼吸音消失，严重者可发生休克。胸部 X 线检查可见伤侧胸腔大量积气，肺萎陷，纵隔移向健侧。

（3）张力性气胸：气管、支气管或肺损伤处形成活瓣，气体随每次吸气进入胸腔并积累增多，导致胸腔压力高于大气压，可驱使气体经支气管、气管周围疏松结缔组织或壁胸膜裂伤处，进入纵隔或胸壁软组织，形成纵隔气肿或面部、颈部、胸部的皮下气肿。患者常表现为严重或极度呼吸困难、烦躁不安、意识障碍、大汗淋漓、发绀。查体可见伤侧胸壁饱满，肋间隙增宽，呼吸幅度减小，多有皮下气肿，气管明显移向健侧，叩诊鼓音，听诊呼吸音消失。胸部 X 线片显示胸腔严重积气、肺完全萎陷、纵隔移位，并可合并纵隔气肿和皮下气肿。

3. 诊断 根据患者病史、临床表现，结合 X 线或 CT 等检查可诊断。

（1）X 线检查：是诊断气胸的重要方法，具体表现见前述。气胸量的大小可根据前后位 X 线胸片判断。侧胸壁至肺边缘距离为 1cm 时，占单侧胸腔容量的 25% 左右，2cm 时约 50%。侧胸壁至肺边缘距离≥2cm 时为大量气胸。

（2）CT 检查：表现为胸膜腔内出现极低密度的气体影，伴有不同程度的肺萎缩改变。

（二）现场急救（掌握）

1. 闭合性气胸　气胸发生缓慢且积气量少的患者，无须特殊处理，胸腔内积气一般可在1～2周自行吸收；大量气胸需进行胸膜腔穿刺或行胸腔闭式引流术，排除积气，促使肺尽早膨胀。

2. 开放性气胸　立即将开放性气胸为闭合性气胸。用无菌敷料在伤员呼气末敷盖创口并包扎固定。要求封闭敷料足够厚以免漏气，但不能往创口内填塞；范围应超过创缘5cm以上，包扎固定牢靠（应注意胸壁伤口较大时，勿将外压敷料脱落至胸腔内）。给予吸氧、补充血容量、纠正休克等治疗，纠正呼吸和循环功能紊乱，同时尽早行清创术并放置胸腔闭式引流，给予抗生素、鼓励患者咳嗽排痰，预防感染。如疑有胸腔内脏器损伤或进行性出血，则应尽早行开胸探查术。

3. 张力性气胸　张力性气胸可迅速致死，需迅速用粗针头穿刺胸膜腔减压，并外接单向活瓣装置。可用大号针头在伤侧第2肋间锁骨中线处刺入胸膜腔，有气体喷射出，即能收到排气减压的效果。转运过程中，可用消毒的橡皮管插入水封瓶液面下，以保持持续排气。若患者有穿透性伤口，可用戴手套的手指或钳子深入创口，使创口扩大以减压。进一步应行胸腔闭式引流术。持续漏气而肺难以膨胀时需考虑开胸手术。

（三）转诊及注意事项（掌握）

无诊治气胸及行胸外科手术的条件，或患者合并其他部位损伤或严重多发心肺功能性疾病，需转诊至上一级医院。患者在转运过程中需注意休息、吸氧，避免用力活动。创伤性气胸除行胸腔闭式引流术外，还要注意评价、处理其他合并伤后再行转运。应尽早将张力性气胸转变成开放性气胸，如为开放性气胸应尽早闭合伤口，使之转变成闭合性气胸；对于长途转运的患者要补充血容量；应用抗生素预防感染。

三、气道异物

（一）鼻腔异物

1. 初步判断（掌握）

（1）异物进入鼻腔史或鼻腔外伤史：鼻腔异物有内源性异物和外源性异物两大类。内源性异物如死骨、凝血块、鼻石等；外源性异物有植物性异物、动物性异物和非生物性异物等。其中植物性异物多见，如豆类、果核等，且在儿童中发病率较高。

（2）临床表现：因异物性质、大小、形状、所在部位、刺激性强弱和滞留时间长短的不同而表现出不同的症状，一般可出现鼻出血、脓涕、头痛、神经痛、视力障碍等表现。儿童鼻腔异物多表现为单侧鼻阻塞、流黏脓涕、鼻出血或涕中带血以及呼气有臭味等。若异物为活的动物则常有虫爬感。

（3）鼻腔检查：鼻腔内可见异物。

（4）辅助检查：对透光性差的异物，可借助 X 线检查，必要时行 CT 检查定位。

2. 现场急救（掌握） 根据异物大小、形状、部位和性质的不同，采取不同的异物取出方法。

（1）儿童鼻腔异物：可用头端是钩状或环状的器械从前鼻孔轻轻进入，绕至异物后方再向前钩出。切勿用镊子夹取，尤其是圆滑的异物。

（2）动物性异物：须先用 1% 丁卡因麻醉鼻腔黏膜，再用鼻钳取出。

3. 转诊及注意事项（掌握） 以下情况需将患者转诊至上级医院救治。

（1）没有良好的照明设备及专用工具，或医护人员没有取鼻腔异物的经验。

（2）异物嵌顿、鼻腔后部异物，估计取出时有可能落入咽部，有误入喉腔或气管的危险。

（3）鼻腔异物需手术取出者。

（二）喉异物

1. 初步判断（掌握）

（1）喉异物吸入史：喉异物种类繁多，常见的异物包括果核、鱼骨、瓜子、果冻、花生米等。多发生在 5 岁以下的幼儿。

（2）临床表现：异物进入喉腔立即引起剧烈咳嗽，伴有呼吸困难、发绀等症状。较大异物嵌顿在声门或声门下可在数分钟内引起窒息死亡。不完全堵塞的喉异物，剧烈咳嗽后伴有不同程度的呼吸困难、喉喘鸣等。

（3）喉镜检查：可发现喉部异物。声门下异物常呈前后位。

（4）辅助检查：喉前后位和侧位 X 线片或喉部 CT 扫描可见异物。

2. 现场急救（掌握）

（1）使用海姆利希手法急救：详见本章第三节之"六、窒息"。

（2）间接喉镜下异物取出术：适用于声门上区异物、成人或较大儿童能配合者。

（3）直接喉镜下异物取出术：适用于儿童及成人的各类异物。

（4）纤维喉镜下异物取出术：适用于小的喉异物。

（5）气管切开术：异物较大、气道阻塞严重、有呼吸困难的患者，估计难以迅速在直接喉镜下取出时，可先行气管切开术。

3. 转诊及注意事项（掌握） 以下情况需将患者转诊至上级医院救治。

（1）喉刺激症状明显，引发呼吸困难、发绀等现象。

（2）尖锐异物刺伤出现发热、吞咽困难或呼吸困难等症状。

（3）医护人员不具备异物取出术的经验。

（三）气管、支气管异物

1. 初步判断（掌握）

（1）多具有典型的异物吸入史：气管、支气管异物有内源性异物及外源性异物两类。前者为呼吸道内的痰痂、血凝块等；后者为外界物质误入气管、支气管，通常所指的气管、支气管异物属外源性异物，常见的有瓜子仁、花生米、各种豆类、小的玩具、食物及呕吐物等。多发生于5岁以下的儿童。

（2）临床表现：先出现剧烈呛咳、面色青紫，随后出现阵发性咳嗽。气管异物在咳嗽或呼气末可闻及声门拍击声，听诊可闻及撞击声。支气管异物并发肺气肿、肺不张时患侧呼吸音减弱或消失；并发吸入性肺炎时，可有咳嗽、咳黄色痰、发热、呼吸困难、心悸、胸闷等，查体可闻及肺部干、湿啰音，心率加快等。

（3）X线检查：金属等不透光的异物，X线胸片或胸部透视可以确定异物位置、大小和形状。透光的异物可通过间接征象进行推断，如纵隔摆动、肺气肿、肺不张、肺部感染等。

2. 现场急救（掌握） 气管、支气管异物是危及患者生命的急重症，应尽早取出异物，保持呼吸道通畅。

（1）极少数患者可自行咳出异物。

（2）使用海姆利希手法急救：详见本章第三节之"六、窒息"。

（3）直接喉镜异物取出术：适用于部分活动的气管异物。

（4）支气管镜异物取出术：适用于绝大多数气管、支气管异物，应在全身麻醉下进行。

（5）纤维支气管镜或电子支气管镜异物取出术：适用于位于支气管深部的小异物。

3. 转诊及注意事项（掌握） 以下情况需将患者转诊至上级医院救治。

（1）患儿呼吸困难严重，而内镜设备和技术条件有限者，应迅速转诊。

（2）巨大或形状特殊的异物，估计较难通过声门裂取出，需做气管切开或开胸手术取出的患者应迅速转诊。

（3）3岁以下伴有严重喉水肿、气管支气管肺炎的患儿，应尽快转诊。

四、心搏骤停

心搏骤停指心脏射血功能的突然终止。心搏骤停可发生于任何人、任何时间、任何场合。最常见病因为致死性快速性室性心律失常（**心室颤动和无脉性室性心动过速**），其次为严重缓慢性心律失常或心室停搏。心搏骤停发生后，脑血流突然中断，10秒左右患者即可出现意识丧失，需立即进行心肺复苏，否则患者可在极短的时间内死亡。

（一）初步判断（掌握）

心搏骤停的及时识别非常重要。患者表现为突发意识丧失，大动脉搏动消失，血压测不出，心音消失；呼吸断续，呈叹息样，随后停止；皮肤苍白、发绀；瞳孔散大，对光反射消失。

1. 意识判断　将患者平卧，用手拍喊患者，以判断意识是否存在。

2. 大动脉搏动　触诊颈动脉，判断患者有无动脉搏动。

3. 呼吸的判断　观察患者有无呼吸运动。

上述 3 项总用时不超过 10 秒。

（二）现场急救（掌握）

现场及时高质量的心肺复苏是抢救成功的关键。在不延缓实施心肺复苏的同时，设法（呼喊或通过他人或应用通信设备）通知急救系统。心肺复苏的顺序为胸外按压—打开气道—人工呼吸，有除颤指征的患者（心室颤动、无脉性室性心动过速），应尽早进行电除颤。

1. 胸外按压　患者去枕平卧，**两乳头连线中点或胸骨下半部为按压部位**，一只手掌根部紧贴按压处，另一只手重叠于手背上，两手交叉相扣，下方手指尖抬起，避免触碰患者胸壁，双臂伸直，与患者胸壁垂直，肘关节保持固定伸直状态，身体前倾，以髋关节为支点，用上半身及肩臂肌肉力量向下用力、均匀按压。按压和放松时间相等；放松时保证胸廓充分回弹，手掌根部不可离开患者胸壁，详见本书第十七章基本技能部分。

按压速率至少为 100/min，按压幅度至少 5cm。按压与人工呼吸比例为30 : 2。

2. 打开气道

（1）仰头举颏法：一手置于患者额部加压使其头后仰，另一手同时抬举患者下颏，尽量使其下颌角和耳垂连线与地面垂直，开放气道。

（2）推举下颌法：双手放置于患者头部两侧，肘部支撑在患者仰卧的平面上，四指上提患者下颌角，拇指向前推下颌。

注意事项：对怀疑有头、颈部创伤的患者用推举下颌法更安全；开放气道后及时清除口腔及气道异物。

3. 人工呼吸

（1）开放气道后立即进行 2 次人工呼吸。

（2）口对口人工呼吸：操作者用置于前额的拇指和示指捏住患者鼻孔，正常吸气后用口唇把患者口唇全部包住，匀速向患者口中吹气，每次吹气应持续 1 秒，确保有明显的胸廓起伏。患者被动呼气时，开放鼻道。禁用于开放性结核、艾滋病活动期的患者。

（3）口对鼻人工呼吸：操作者用置于下颌的手指使患者口部闭合，正常吸气后，用口唇把患者鼻孔全部包住，匀速向患者鼻中吹气，每次吹气应持续 1 秒，确保有明显的胸廓起伏。患者被动呼气时，开放口部。禁用于开放性结核、艾滋病活动期的患者。

（4）球囊面罩辅助呼吸：面罩应完全覆盖患者口鼻，单人操作时操作者用一手拇指和示指固定，另外三指抬举下颌，另一只手挤压球囊。双人操作球囊面罩辅助通气时，一人双手拇指和示指固定面罩，双手另外三指抬举下颌。另一人挤压球囊进行通气。

注意事项：胸外按压与人工呼吸比例为 30 : 2，避免过度通气。

4. 自动体外心脏除颤（AED） 施救者在不中断实施 CPR（心肺复苏）的同时，应尽快就近获取 AED 进行心脏除颤。具体方法详见本书第十七章技能操作部分。

5. 药物治疗

（1）肾上腺素：1 次体外除颤后仍为心室颤动或无脉性室性心动过速，给予 1mg 肾上腺素静脉注射，每 3～5 分钟可重复给药。

（2）胺碘酮：2 次体外除颤后仍为心室颤动，可给予胺碘酮 300mg（5% 葡萄糖 20～30ml 稀释）快速静脉注射，3～5 分钟后可重复给予 150mg 快速静脉注射，维持量为 1mg/（kg·h）。

（三）转诊及注意事项（掌握）

所有心搏骤停的患者均需立即就地进行心肺复苏术。待患者恢复自主循环，病情较稳定后均需向上级医院转诊。转诊期间注意开放静脉、开放气道、心电监护，配备必要的急救药品和急救人员，随时密切观察患者生命体征的变化。

五、急性心肌梗死

急性心肌梗死是指在冠状动脉病变的基础上，冠状动脉血供突然急剧减少或中断，使相应的心肌因严重而持久的急性缺血导致心肌坏死。临床分为急性ST 段抬高心肌梗死和急性非 ST 段抬高心肌梗死两类。

（一）初步判断（掌握）

1.临床表现

（1）症状：**胸痛**是最先出现的症状，常发生于安静时，程度较重，通常在胸骨后或左胸部，可向左上臂、颌部、背部或肩部放射，持续时间较长（可长达数小时或数天），通常呈剧烈的压榨性疼痛或紧迫、烧灼感，休息或含服硝酸甘油不能缓解。部分患者疼痛部位及性质不典型，部分糖尿病患者或老年人可无胸痛表现。患者常不安、出汗、恐惧，有濒死感，可伴有发热、恶心、呕吐、眩晕等，75%～95% 的患者可出现心律失常（室性心律失常最常见），重者可出现心源性休克。

（2）体征：常无特异性体征，合并并发症时可出现心包摩擦音、心尖区收缩中晚期喀喇音、胸骨左缘第 3～4 肋间新出现粗糙的收缩期杂音伴震颤等。

2.诊断

（1）临床表现。

（2）心电图：ST 段抬高急性心肌梗死的心电图特点为面向透壁心肌坏死区的导联上出现宽而深的 Q 波（病理性 Q 波），在面向坏死区周围心肌损伤区出现 ST 段弓背向上型抬高，在面向损伤区周围心肌缺血区出现 T 波倒置；在背向心肌梗死区的导联则出现相反的改变，即 R 波增高、ST 段压低和 T 波直立并增高；并呈动态改变。非 ST 段抬高急性心肌梗死的心电图特点为 ST 段压低 0.1mV 或 T 波倒置≥0.2mV。

（3）血清心肌坏死标志物升高，超过正常上限并有动态改变。

符合上述 3 条中的 2 条即可诊断急性心肌梗死。

注意与心绞痛、主动脉夹层、急性肺栓塞、急性心包炎及气胸等引起的胸痛相鉴别。

（二）现场急救（掌握）

1.心电图 立即行 18 导联心电图，应在 10 分钟内完成，可用以确定即刻处理方针，同时行血清心肌损伤标志物检测，并定期复查。

2.一般处理 卧床、建立静脉通道、维持血压、持续心电监护。

3.吸氧 对呼吸困难和血氧饱和度降低者可间断或持续鼻导管或面罩吸氧。

4.硝酸酯类制剂 可舌下含服硝酸甘油，有条件者持续静脉滴注；收缩压<90mmHg 或较基础血压降低>30%、严重心动过缓（<50/min）或心动过速（>100/min）、拟诊右室梗死的 ST 段抬高心肌梗死患者不应使用硝酸酯类药物。

5. 镇静 如硝酸酯类制剂不能使疼痛迅速缓解，应立即给予吗啡。吗啡 2～3mg 静脉注射，必要时 5 分钟后可重复 1 次，总量不超过 15mg。注意观察患者的呼吸变化，如出现呼吸抑制可用纳洛酮拮抗（纳洛酮 0.4mg，每隔 3 分钟静脉注射 1 次，最多 3 次）。

6. 抗血小板治疗 如无禁忌证，应立即给予阿司匹林 300mg 口服，氯吡格雷 300mg 或替格瑞洛 180mg 口服。

7. 抗凝治疗 所有急性心肌梗死患者在无明确禁忌证（如活动性出血或已应用链激酶等）时，均应在抗血小板治疗的基础上接受抗凝治疗，以抑制凝血酶生成和（或）活性，减少相关心血管事件。可选择依诺肝素（1mg/kg，皮下注射，每天 2 次）或普通肝素、比伐卢定或磺达肝癸钠。使用磺达肝癸钠时，需静脉注射普通肝素以减少导管内血栓形成。如无磺达肝癸钠或依诺肝素，则推荐使用普通肝素，并维持 APTT 在 50～70 秒。

8. 随时做好心肺复苏术准备。

9. 转诊 立即联系专业救护人员将患者转至上级医院。

（三）转诊注意事项（掌握）

急性心肌梗死病情变化快，转运风险极高，快速开通梗死相关冠状动脉是 ST 段抬高急性心肌梗死患者唯一和最有效的救治措施。要牢固树立"时间就是心肌，时间就是生命"的观点。

转诊标准：①对发病<12 小时并且有持续性的 ST 段抬高或新发左束支传导阻滞的患者，或 12～48 小时患者仍有心肌缺血证据（仍有胸痛和 ECG 变化）可尽早接受介入治疗；预计 120 分钟内可转运至有经皮冠脉介入术（PCI）条件的医院并完成 PCI 的患者，可首选转诊完成 PCI 治疗。②对于转运时间>120 分钟的 ST 段抬高且无溶栓禁忌证的急性心肌梗死患者，应在立即转诊的同时并予以溶栓治疗，到达转诊医院根据溶栓是否成功再决定是否行急诊 PCI 术。③已溶栓成功，但仍需行 PCI 术治疗病变血管者。

注意事项：尽快明确转入何级医院，转运需要多长时间，转运方法及路径，是通过联系医疗急救系统 120 进行转运还是依靠本院现有的救护车转运，转运过程中的抢救设备是否配备齐全。转运途中实时联系上级医院，做好沟通工作，以期到达转运医院后最快地开通病变血管，最大限度地挽救患者。

六、高血压急症

（一）初步判断（掌握）

高血压急症是指原发性高血压或继发性高血压患者，在某些诱因作用下，血压突然和显著升高（一般＞180/120mmHg），同时伴有进行性脑、心、肾等重要靶器官功能不全的表现。高血压急症包括高血压脑病、颅内出血（脑出血和蛛网膜下腔出血）、脑梗死、急性心力衰竭、急性冠脉综合征、主动脉夹层、子痫、急性肾小球肾炎、胶原血管病所致肾危象、嗜铬细胞瘤危象及围术期严重高血压等。高血压急症患者应静脉用药，尽快将血压控制到适宜的水平。

（二）现场急救（掌握）

1. 治疗原则 ①及时静脉滴注药物降低血压，同时监测血压，如果情况允许，尽早口服降压药治疗；②逐步控制性降压，初始阶段（数分钟到1小时内）血压控制的目标为平均动脉压的降低幅度不超过治疗前水平的25%，随后的2～6小时将血压降至较安全水平，一般为160/100mmHg左右，如果能耐受，在随后的24～48小时逐步降至正常水平；③处理本病时要求选择起效迅速、短时间内达到最大作用、作用持续时间短、停药后作用消失较快、不良反应较小的药物；④应避免使用利舍平肌内注射，以免发生严重低血压，治疗开始时也不宜使用强力的利尿药，除非有心力衰竭或明显的体液容量负荷过重。

2. 常用静脉降压药物 目前有数种静脉降压药物可用于高血压急症的治疗（表16-2）。

表 16-2 治疗高血压急症的常用静脉降压药物

药物	剂量	起效时间	持续时间	不良反应和特殊适应证
硝普钠	0.25～10μg/（kg·h）	即刻	1～2分钟	恶心、呕吐、肌颤、出汗、低血压、硫氰酸盐中毒等。适用于多数高血压急症
硝酸甘油	5～100μg/min	1～5分钟	3～5分钟	头痛、恶心、呕吐、心动过速等，长期使用产生耐受性。尤其适用于冠状动脉缺血者
尼卡地平	5～15mg/h	5～15分钟	30～40分钟	心动过速、头痛、恶心、潮红、静脉炎等。适用于除急性心力衰竭外的大多数高血压急症
乌拉地尔	12.5～25mg静脉注射，继之5～40mg/h泵入或静脉滴注	3～5分钟	4～6小时	低血压、头痛、眩晕等
拉贝洛尔	20～80mg缓慢静脉注射或0.5～2mg/min泵入或静脉滴注	5～10分钟	3～6小时	直立性低血压、心脏传导阻滞、心动过缓、支气管痉挛等。主要用于妊娠或肾衰竭时高血压急症

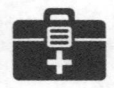

（三）转诊及注意事项（掌握）

怀疑高血压急症由继发性高血压引起，需要进一步明确病因的患者；或难治性高血压，无法满意控制血压的患者；合并严重心、脑、肾、血管等靶器官损害及药物治疗无效的患者，均需转诊至上级医院。转诊过程中应注意监测心率、血压，备速效药物。

七、糖尿病酮症酸中毒

糖尿病酮症酸中毒是最常见的糖尿病急症，以高血糖、酮症和酸中毒为主要表现，是胰岛素不足和拮抗胰岛素激素过多共同作用所致的严重代谢紊乱综合征。

（一）初步判断（掌握）

1. 病因及诱因　1型糖尿病患者有自发糖尿病酮症酸中毒倾向，2型糖尿病患者在一定诱因作用下也可发生糖尿病酮症酸中毒。最常见的诱因有感染，其他诱因包括胰岛素治疗中断或不适当减量、各种应激、酗酒以及使用某些药物（如糖皮质激素等）等。

2. 临床表现　早期糖尿病的"三多一少"症状明显加重；酸中毒失代偿后有疲乏无力、食欲减退、恶心呕吐、头痛、嗜睡、呼吸深快（Kussmaul 呼吸），呼气中有烂苹果味；后期有严重失水及循环衰竭表现，尿量减少，眼眶下陷，皮肤、黏膜干燥，血压下降，心率增快，四肢厥冷；晚期可出现不同程度的意识障碍、昏迷。少数患者表现为腹痛，酷似急腹症。

3. 诊断　临床接诊不明原因的恶心、呕吐、酸中毒、失水、休克、昏迷的患者，尤其是呼吸有酮味儿（烂苹果味儿）、血压低而尿量多者，无论有无糖尿病病史，均应考虑本病的可能。通过血糖、血酮、尿糖、尿酮、血气分析等检查以确定或排除糖尿病酮症酸中毒。如血糖＞11mmol/L 伴酮尿和酮血症，血 pH＜7.3 和（或）HCO_3^-＜15mmol/L 可诊断为糖尿病酮症酸中毒。

（二）现场急救（掌握）

治疗原则为积极补液以恢复血容量、纠正缺水状态，并使用小剂量胰岛素持续静脉滴注降低血糖，纠正代谢紊乱。同时积极寻找和消除病因，防治并发症。

1. 补液　是救治糖尿病酮症酸中毒首要的、关键的措施，一般原则是先快后慢、先盐后糖。本病患者失水量可达体重的 10% 以上，开始补液的 1～2 小时输入 0.9% 氯化钠注射液 1000～2000ml，前 4 小时输入所计算失水量 1/3 的液体，以便尽快补充血容量，改善周围循环和肾功能。补液总量可按原体重的

10% 估计。当血糖降至 13.9mmol/L 左右时可根据血钠情况以决定改为 5% 葡萄糖溶液或葡萄糖盐水，并按 2～4g 葡萄糖加 1U 胰岛素的比例加入胰岛素。

2. 胰岛素治疗　静脉持续滴注胰岛素，按 0.1U/（kg·h）速度滴入，使血糖每小时下降 3.9～6.1mmol/L，需每 1～2 小时检测 1 次血糖、血 K^+、血 Na^+、尿糖、尿酮体。尿酮体转阴后可将胰岛素改为每 4～6 小时皮下注射 1 次。

3. 补钾　本病患者有不同程度的失钾，治疗前的血钾水平不能真实反映体内缺钾程度，应根据血钾和尿量适当补钾：治疗前血钾低于正常，应在开始胰岛素和补液治疗的同时立即补钾；血钾正常、尿量 >40ml/h，也应立即补钾；血钾正常，尿量 <30ml/h，暂缓补钾，待尿量增加后再开始补钾；血钾高于正常，暂缓补钾。治疗过程中定期检测血钾和尿量，调整补钾量和速度。

4. 纠正酸中毒　糖尿病酮症酸中毒主要由酮体中酸性代谢产物引起，经输液和胰岛素治疗后酮体水平下降，酸中毒可自行纠正，一般不必补钾。补碱的指征为血 pH<7.1、HCO_3^-<5mmol/L，应采用等渗碳酸氢钠（1.25%～1.4%）溶液，或将 5% 碳酸氢钠 84ml 加注射用水至 300ml 配成 1.4% 等渗溶液，一般只使用 1～2 次。

5. 其他　消除诱因和防治并发症。

（三）转诊及注意事项（掌握）

无内分泌专科医师及诊治经验，或血糖波动大、酸中毒反复出现者，或有较重感染等并发症治疗反应差者，应转诊至上级医院。应先行输液、使用胰岛素，并在转送途中持续应用。如果转送距离较远者，中途需监测血压、血糖等，并适时调整胰岛素用量，避免血糖过高、过低。

八、低血糖症

低血糖症是指由多种病因引起血浆（或血清）葡萄糖（简称血糖）水平降低，并足以引起相应症状和体征的临床综合征，而当血糖浓度及时回升后症状和体征也随之消失。一般引起低血糖症状的血糖阈值为 2.8～3.9mmol/L，反复发作的低血糖患者，此阈值会向更低的血糖浓度偏移。

（一）初步判断（掌握）

1. 病因　非糖尿病患者很少发生低血糖，在某些情况下可出现的低血糖：①引起低血糖症的药物，如乙醇、喹诺酮类等；②患有引起低血糖症的相关疾病，如肝衰竭、肾衰竭、脓毒症等重症疾病；③内源性高胰岛素血症，如 B 细胞肿瘤；④婴儿持续性高胰岛素血症性低血糖或先天性高胰岛素血症。

糖尿病患者的低血糖多因外源性胰岛素和刺激内源性胰岛素分泌的药物使

用不当引起。

2.临床表现　面色苍白和出汗是低血糖的常见体征。引起低血糖症状主要来自两个方面：自主神经和大脑神经元低血糖症状。

（1）自主神经低血糖症状：包括震颤、心悸和焦虑，以及出汗、饥饿和感觉异常。

（2）大脑神经元低血糖症状：包括认知损害、行为改变、精神运动异常，以及血糖浓度更低时出现的癫痫发作和昏迷。

3.诊断　低血糖症的确立（定性诊断）：对于糖尿病患者发生低血糖，通过仔细询问糖尿病病史和降糖药应用情况，一般能做出糖尿病相关低血糖的诊断。对于非糖尿病患者临床发生的低血糖，需要进一步确认和辨别。应符合Whipple三联征：低血糖状态、发作时血糖<2.8mol/L，以及及时供糖后低血糖症状迅速缓解。

（二）现场急救（掌握）

一旦发现低血糖应积极补充含糖量较多的食物或饮料。重症低血糖且不能口服者立即静脉注射50%葡萄糖60～100ml，继以5%～10%葡萄糖溶液静脉滴注。

（三）转诊及注意事项（掌握）

反复发作的严重低血糖者；低血糖疑有胰岛素瘤者；糖尿病患者反复发生低血糖，经调整治疗后仍不能有效预防者；以及有明显脑功能障碍者，应转诊至上级医院。重症低血糖患者应先补充葡萄糖待血糖稳定后再转诊。

九、癫痫持续状态

癫痫持续状态指成人和5岁以上小儿，每次全身惊厥性发作持续5分钟以上或5分钟以上的反复发作，发作间期意识不能完全恢复者。

（一）初步判断（掌握）

1.病因及诱因　最常见的原因是不恰当地停用抗癫痫药物，还包括急性脑病、脑卒中、脑炎、外伤、肿瘤或药物中毒引起。不规范地使用抗癫痫药物治疗、感染、精神因素、过度疲劳、孕产，以及饮酒为本病的诱因。

2.临床分类

（1）根据癫痫发作持续时间及治疗反应分为：早期癫痫持续状态（持续时间>5分钟）；确定性癫痫持续状态（持续时间>30分钟）；难治性癫痫持续状态（持续时间>60分钟，足够剂量的一线抗癫痫药物治疗，仍无法终止发作，需全身麻醉治疗）；超难治性癫痫持续状态（当全身麻醉治疗24小时仍不能终止发作，其中包括减停麻醉药过程中复发）。

（2）根据癫痫发作类型分类：①惊厥性癫痫持续状态，包括全面性惊厥性癫痫持续状态和局灶性惊厥性癫痫持续状态；②非惊厥性癫痫持续状态，应满足以下条件。a.明确的和持久的＞30分钟行为、意识状态或感知觉改变；b.通过临床或神经心理检查证实上述改变；c. EEG持续或接近持续的阵发性放电；d.不伴持续性的惊厥症状如肌肉强直、阵挛等。

3.诊断要点 结合患者病史及临床表现；可见特异性脑电图改变；神经影像学检查确定脑内结果异常或病变；应注意与低血糖等疾病相鉴别。

（二）现场急救（掌握）

本病的治疗目的是保持稳定的生命体征和进行心肺功能支持；终止呈持续状态的癫痫发作；减少癫痫发作对脑部神经元的损害；寻找并尽可能根除病因及诱因；处理并发症。

1.癫痫持续状态的一般处理

（1）应迅速将患者平卧，保持呼吸道通畅，吸氧，防止舌咬伤，必要时行气管插管。

（2）监测生命体征。

（3）建立外周静脉通路。

（4）查血糖、血常规、血气分析、血生化等，怀疑中毒进行血、尿毒物筛查。

（5）签署知情同意书，并告知终止癫痫持续状态药物不良反应及风险。

2.终止惊厥性癫痫持续状态的药物治疗 院外或无静脉通道患者可使用咪达唑仑肌内注射；院内有静脉通道的患者可使用劳拉西泮或地西泮控制癫痫持续状态，若仍持续发作可使用地西泮、丙戊酸或苯巴比妥静脉注射。

3.非惊厥性癫痫持续状态的药物治疗 非惊厥性癫痫持续状态一般不危及生命，应积极寻找病因，进行病因治疗。可临时应用苯二氮䓬类药物，并进行口服抗癫痫药的调整等。

（三）转诊及注意事项（掌握）

癫痫持续状态病情危重凶险，应在三级及有经验的医院治疗。优先处理危及生命的并发症，积极控制癫痫发作并保持呼吸道通畅，必要时建立人工气道。危重患者，转运途中需医务人员陪同，同时记录发作情况及用药详细记录。注意保持呼吸道通畅，监测生命体征及意识状态，建立静脉通道，准备纱布、开口器，防止发作时舌咬伤、舌后坠。

第二节 常见损伤与骨折

一、颅脑损伤

（一）初步诊断（熟悉）

颅脑损伤是外力打击导致的头皮、颅骨和（或）脑组织的损伤。颅脑损伤最常见于交通事故，头部伤 50%～60% 系交通事故所致。根据解剖学部位的不同，可将颅脑损伤分为头皮损伤、颅骨骨折和脑损伤，三者可合并出现。颅脑损伤患者一般都有明确的头部外伤史，结合患者的症状、体征和辅助检查结果得出诊断一般不难，需要尽快明确以下 3 点：①患者是否存在颅脑损伤；②患者可能是哪一类颅脑损伤；③患者损伤的严重程度。

1. 临床表现

（1）一般表现：患者出现以下症状一定要考虑颅脑损伤的可能。

①意识障碍：分即发意识障碍与迟发意识障碍两类。即发意识障碍在伤后立即出现，系脑损伤引起暂时性脑功能影响的结果。迟发意识障碍则出现较晚，多为颅内血肿、脑水肿或颅内压增高的结果。患者从即发意识障碍逐渐转为迟发意识障碍，其间可以有一段清醒期，称为中间清醒期。**无论哪种意识障碍都必须考虑颅内血肿的可能。**

②头痛：可局限于某一部位，也可弥散至全头。头痛既可由颅内压增高引起，也可由脑膜血管被牵伸或压迫引起。蛛网膜下腔出血时头痛可较剧烈。如果头痛与体位有关，特别是头部抬起时伴有头痛，应考虑低颅压症的可能。

③恶心、呕吐：常见于病程早期，可被饮食诱发，是中枢受刺激的结果。**由于儿童不善于表达感受，呕吐往往是其唯一的客观症状。**

④抽搐：系大脑皮质受刺激、脑缺氧或脑水肿等原因引起。抽搐反复发作且抽搐部位局限者，往往提示局限性硬脑膜下血肿的可能。

⑤括约肌障碍：受伤当时患者常有大小便失禁的情况，多在意识清醒后恢复。脑损伤较重时可出现尿潴留。

⑥鼻孔、耳道和眼结膜下出血：大多由颅底骨折引起。反复发生大量鼻出血提示颈内、外动脉破损的可能。

⑦瞳孔：在颅脑损伤的当时瞳孔散大固定，可在短时间内恢复正常。单侧的瞳孔散大、光反应消失，提示同侧天幕裂孔疝的可能。**双侧瞳孔缩小、光反**

应消失伴有两眼同向偏斜或瞳孔时大时小，提示脑干损伤，预后不良。

⑧生命体征：体温、脉搏、呼吸和血压是急性颅脑损伤重要的观察指标。

大多数患者均有体温升高。轻、中型颅脑损伤患者体温一般不超过38℃，重型颅脑损伤体温常达39℃。下丘脑受损体温可高达41℃以上，称为中枢性高热，是一种严重的情况。

大多数轻度颅脑损伤患者的脉搏和血压保持正常。颅内压增高者可出现脉率减慢、脉洪大和血压上升。随着颅内压的不断增高，机体代偿功能丧失，出现脉搏细速、节律不齐和血压下降。

轻、中度颅脑损伤患者一般不出现呼吸异常。重度颅脑损伤患者可呼吸不规则或呈喘息状，提示呼吸中枢功能障碍。随病情进展，患者可出现潮式呼吸、呼吸抑制等呼吸中枢衰竭的表现。

（2）局灶性表现：指颅脑局部损伤后的表现，具有损伤定位意义。

①脑神经损伤表现：根据受损脑神经不同，表现各异（表16-3）。

表16-3 脑神经损伤对应表现

受损脑神经	对应表现
嗅神经	嗅觉减退或消失
视神经	视觉障碍
动眼神经	眼球运动障碍或瞳孔大小改变
滑车神经	眼球运动障碍
展神经	眼球运动障碍
三叉神经	额、面、颊感觉减退或消失，咬𬌗运动障碍
面神经	味觉障碍或面部肌群运动障碍
位听神经	听觉障碍
舌咽神经	吞咽困难
迷走神经	味觉障碍
副神经	胸锁乳突肌及肩胛提肌运动障碍
舌下神经	伸舌运动障碍

②肢体瘫痪：清醒患者可通过肌力检查发现，昏迷者则表现为肢体自主活动减少或消失。瘫痪可呈单瘫、偏瘫、截瘫或两侧瘫等类型。单瘫和偏瘫提示病变在对侧大脑半球的中央前区或内囊，截瘫提示病变在脊髓，两侧瘫提示病变在矢状窦两旁或为多发性病变。

③下丘脑损伤的表现：有尿崩、嗜睡、中枢性高热等。

④脑干损伤表现：除意识、呼吸和循环障碍以外，还可有两眼球固定、吞咽消失、四肢肌张力消失或去大脑僵直等表现。

⑤脑膜刺激征：表现有剧烈头痛、呕吐、畏光、颈项强直等，可见于蛛网膜下腔出血或颅内继发感染者。

（3）其他：头部查体可见头皮破损、淤血、肿胀，口、耳、鼻出血及溢液等。

2. 常见颅脑损伤的诊断要点　快速明确颅脑损伤的类型有助于早期确立救治策略，减少继发损伤，避免延误病情。<u>最重要的是评估是否属于危及生命的颅脑损伤类型</u>，而不要求仅仅依靠症状、体征就得到颅脑损伤定性、定位的确切诊断。表 16-4 所示为大致判断颅脑损伤类型的方法，结合辅助检查的诊断要点详见后述。

表 16-4　颅脑损伤类型初步诊断方法

颅脑损伤类型	初步诊断基本要求	有意义的临床表现
头皮损伤	评估是否存在头皮损伤	头皮淤血、肿胀、破裂或撕脱
颅骨骨折	评估有无颅骨骨折的可能	头部淤血、肿胀，鼻孔、耳道和眼结膜下出血，脑脊液耳、鼻漏，"熊猫眼"征，Battle 征
颅内血肿	评估有无颅内血肿的可能	伤后出现意识障碍、头痛或局灶表现
脑损伤	评估是否存在脑干损伤	生命体征改变、瞳孔改变、去大脑僵直、肢体瘫痪、肌张力增高、腱反射亢进、病理反射阳性

（1）头皮损伤：临床表现为头皮淤血、肿胀、破裂或撕脱。不同类型头皮损伤的鉴别见表 16-5。

表 16-5　不同类型头皮损伤的鉴别

头皮损伤类型	有意义的临床表现
皮下血肿	局部血肿，体积小，张力高，压痛明显
帽状腱膜下血肿	弥散血肿，波及全头，张力低，疼痛轻
头皮破裂伤	伤口明显伴周围皮肤淤血、肿胀
头皮撕脱伤	大片甚至整个头皮自帽状腱膜下撕脱，有的连同下层肌肉及骨膜一并撕脱

辅助检查：头 CT 可判断患者是否伴有颅骨骨折、颅内血肿和脑损伤。

（2）颅骨骨折：颅骨骨折患者多在外伤后出现头痛、意识障碍、恶心呕吐等一般症状。某些部位骨折可有特异性体征。比如，**颅底骨折患者可有脑脊液耳、鼻漏；颅前窝骨折患者可见眶周淤青肿胀，出现"熊猫眼"征（图 16-1）；颅后窝骨折患者可见乳突皮下淤血（Battle 征）和颈部肌肉肿胀。**

辅助检查：首选头 CT，可见低密度影的骨折线、碎骨片和颅缝分离等征象。颅盖骨折也可选 X 线检查，线性骨折可见边缘清晰、锐利的密度减低影；凹陷骨折可见环状或星芒状骨折线，内板及外板呈凹陷断裂，骨片重叠；粉碎骨折可见多条不规则骨折线，粉碎骨凹陷、重叠或移位。

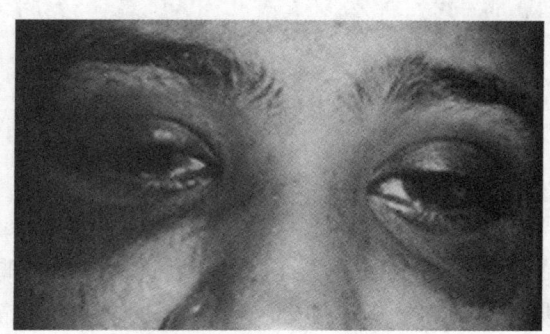

图 16-1 "熊猫眼"征

（3）颅内血肿：颅内血肿根据所在解剖部位不同分为硬脑膜外血肿、硬脑膜下血肿和脑内血肿。3 种类型的颅内血肿临床表现类似，**初步诊断时仅要求评估颅内血肿的可能，而不要求仅仅依靠症状、体征确定颅内血肿的具体类型。确诊颅内血肿及分型最主要依靠头 CT 检查。**颅内血肿主要表现为**意识障碍**伴头痛和恶心、呕吐，随血肿体积增大，症状可逐渐加重，部分患者出现"中间清醒期"。血肿位于功能区者还可出现偏瘫、失语及抽搐等表现。

①硬脑膜外血肿：主要表现为外伤后头痛、意识改变伴神经系统表现，其中意识改变可呈现"伤后一直清醒""伤后一直昏迷""伤后清醒随即昏迷""伤后昏迷随即清醒""伤后昏迷 – 清醒 – 再昏迷"5 种类型，随血肿体积增大，患者症状常加重。

单纯硬脑膜外血肿患者早期可有对应区域压迫体征，随血肿增大，出现脑疝者可有患侧瞳孔散大、对侧肢体运动感觉障碍甚至血压增高、脉搏减弱、呼吸变慢等表现。

辅助检查：确诊硬脑膜外血肿主要依靠头 CT 检查。急性硬脑膜外血肿在CT 上表现为颅骨与硬脑膜之间的**双凸面状的高密度影**（图 16-2）。

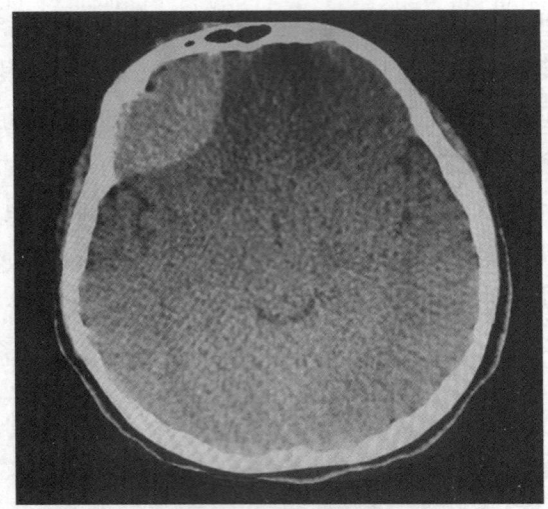

图 16-2　右侧硬脑膜外血肿

②硬脑膜下血肿：急性硬脑膜下血肿主要表现为意识障碍，严重者伤后持续昏迷，甚至早期出现脑疝。亚急性硬脑膜下血肿和慢性硬脑膜下血肿主要表现为头痛，部分患者表现为一侧肢体运动障碍或失语，老年患者也可表现为痴呆或精神异常。

体格检查：常可见意识改变、双侧瞳孔不等大及局灶体征。

辅助检查：确诊硬脑膜下血肿主要依靠头 CT 检查。急性硬脑膜下血肿在 CT 上表现为高密度的新月形影（图 16-3）。

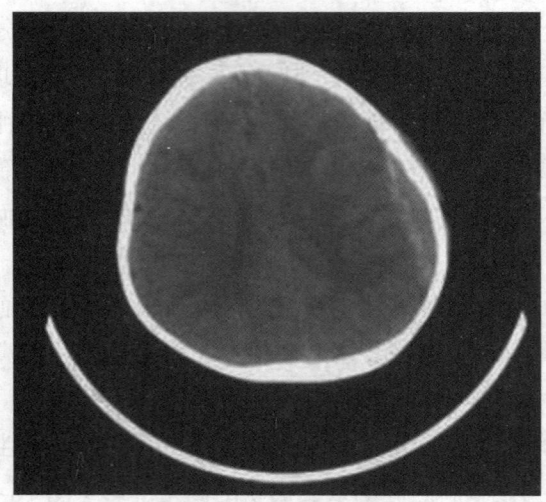

图 16-3　左侧硬脑膜下血肿

③脑内血肿：脑内血肿患者多有严重的意识障碍，也可表现为头痛、呕吐，血肿位于功能区者还可出现偏瘫、失语等症状。

辅助诊断：确诊脑内血肿主要依靠头 CT 检查。脑内血肿在 CT 上表现为**高密度团块，周围有低密度水肿带**（图 16-4）。

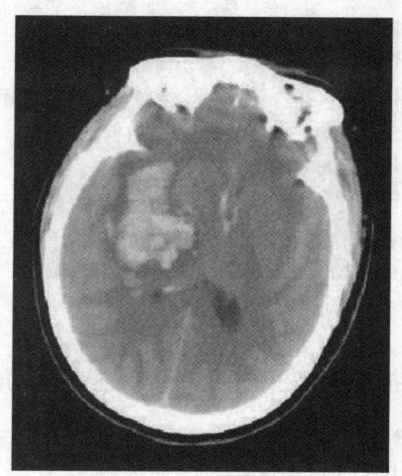

图 16-4　右侧脑内血肿

（4）脑损伤：是指脑组织在外界暴力直接作用下出现一系列病理生理变化所造成的损伤。根据受伤后脑组织是否与外界相通，将其分为闭合性脑损伤和开放性脑损伤。

①脑震荡：是较轻的脑损伤，其特点为伤后即刻发生短暂时间的意识障碍和近事遗忘。受伤后即可发生意识障碍，时间短，多不超过 30 分钟；清醒后不能叙述受伤经过，有明显的近事遗忘，但能回忆起往事；恢复期伴有头晕、头痛、耳鸣和失眠等症状。体格检查无明显异常。

辅助检查：脑脊液检查正常，脑电图或头 CT 检查排除其他神经系统疾病。

②脑挫裂伤：是头部遭受暴力造成的原发性脑器质性损伤，主要表现为轻重不一的意识障碍伴头痛、呕吐，严重者呈持续昏迷。由于损伤部位和程度的不同，患者也可出现局灶表现，如偏瘫、失语或感觉障碍等。

辅助检查：典型的头 CT 表现为局部脑组织内高、低密度混杂影，点片状高密度影为出血灶，低密度影则为水肿区（图 16-5）。

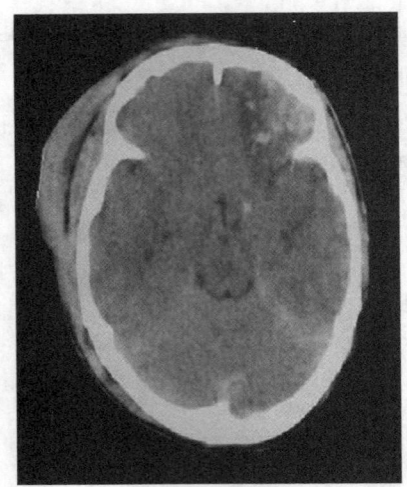

图 16-5　左侧脑挫裂伤

③脑干损伤：脑干损伤患者一般以持续昏迷、运动感觉障碍伴有呼吸及循环功能紊乱为主要表现。

体格检查：呼吸停止或节律不规则，血压可先升高、后逐渐降低，并出现脉搏细速至呼吸、心搏停止；神经系统检查可见瞳孔改变、去大脑僵直、肢体瘫痪、肌张力增高、腱反射亢进、病理反射阳性等异常体征。

辅助检查：头 CT 检查见脑干内挫伤，水肿区低密度影或点状、斑点状出血的高密度影（图 16-6）。必要时可进一步行头 MRI 检查。

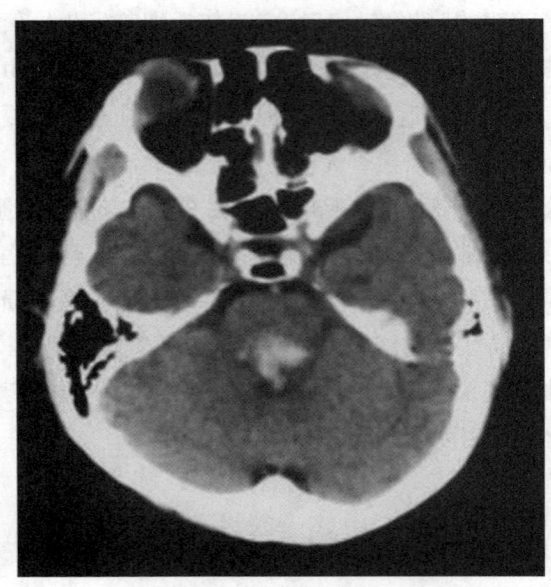

图 16-6　脑干损伤

④弥漫性轴索损伤：患者主要表现为持续昏迷。

体格检查：无神经系统定位体征。

辅助检查：头 CT 见弥漫性脑组织肿胀，脑灰质与脑白质界限不清，脑干周边脑池消失，中线无明显移位（图 16-7）。

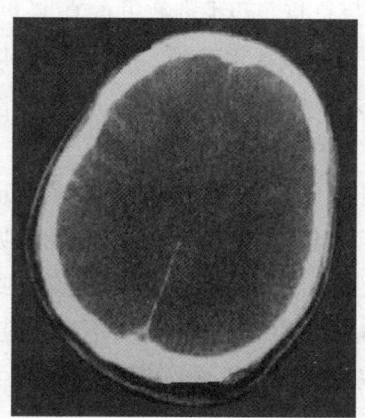

图 16-7　脑弥漫性轴索损伤

⑤开放性脑损伤：指锐器打击、严重钝器打击或火器穿透造成头皮、颅骨、硬膜和脑组织直接或间接与外界相通的创伤。颅腔与外界直接沟通。

体格检查：可见头部伤口，深达颅腔。

辅助检查：头 CT 检查可辅助诊断颅骨骨折、脑组织损伤和颅内异物。

3. 颅脑损伤严重程度分级　判断颅脑损伤严重程度可以借助 Glasgow 昏迷评分（GCS）。GCS 的主要指标包括睁眼活动、运动功能和语言运动，3 个指标分别计分（表 16-6）并求和。根据伤后 6 小时的 GCS 评分，≥13 分者为轻度，9～12 分者为中度，3～8 分者为重度。密切关注颅脑损伤患者 GCS 评分变化，有助于评估病情的进展。

表 16-6　Glasgow 昏迷评分表（GCS）

睁眼反应	（分）	运动反应	（分）	言语反应	（分）
自动睁眼	4	按吩咐动作	6	回答正确	5
呼唤睁眼	3	刺痛能定位	5	回答错误	4
刺痛睁眼	2	刺痛能躲避	4	胡言乱语	3
不睁眼	1	刺痛肢体屈曲	3	仅有发音	2
		刺痛肢体过伸	2	不能发音	1
		刺痛无反应	1		

（二）现场急救（掌握）

颅脑损伤现场急救要点包括：**迅速现场解救、维持生命体征、全面检查、局部创面的处理和防治脑疝。**

1. 迅速现场解救　首先确认周围环境是否安全，呼叫患者，判断患者有无意识障碍，呼叫同伴一起参与急救。初步判断患者情况：触摸大动脉搏动，观察患者有无自主呼吸，是否存在明显气道梗阻，有无大动脉出血。初步判断病情后，优先保持气道通畅，控制大动脉出血，有呼吸、心搏骤停者立刻进行心肺复苏。

2. 维持生命体征

（1）保持呼吸道通畅：急性颅脑损伤的患者多因意识障碍而失去主动清除分泌物的能力，可因咽吐物或脑脊液吸入气道造成呼吸困难，甚至窒息。故应立即清除口、鼻腔的分泌物，调整头位为侧卧位，必要时就地气管插管或气管切开，以保持呼吸道通畅。若呼吸停止或通气不足，应连接球囊进行辅助通气。

（2）及时止血：头皮血供丰富，单纯头皮裂伤即可引起致死性外出血，开放性颅脑损伤可累及头皮的大、小动脉，颅骨骨折可伤及颅内静脉窦。另外，颅脑损伤患者还可合并有其他部位的损伤。上述损伤均可造成大出血引起失血性休克，导致循环衰竭。因此，及时止血，维持循环功能极为重要。现场急救处理包括：①可见的较粗动脉的搏动性喷血可用止血钳将血管夹闭。②头皮裂伤的广泛出血可用绷带或三角巾加压包扎（图16-8）暂时减少出血。在条件不允许时，甚至可用粗丝线将头皮全层紧密缝合，到达医院后需进一步处理时再拆开。③静脉窦出血现场处理比较困难，在情况许可时最好使伤员头高位或半坐位转运到医院再进一步处理。④暴露脑组织的开放性创面出血，可用吸收性明胶海绵贴附再以干纱布覆盖，包扎不宜过紧，以免加重脑组织损伤。

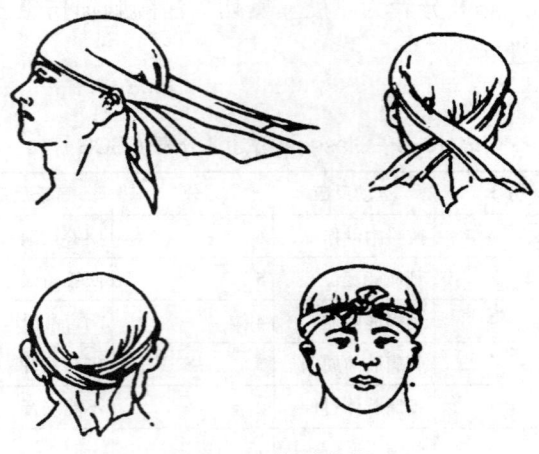

图 16-8　帽式包扎

3. 全面检查 在优先处理危及生命的情况后，需再次判断患者病情。"从头到足"全面检查患者：自上而下触诊头部、躯干及四肢各部位，询问各部位有无压痛，检查到骨盆时需行骨盆挤压和分离试验。通过触诊各部位确定有无骨折，同时判断患者有无感觉障碍，触诊时还要注意患者有无出血创面。检查四肢时，除一般触诊外，还需检查动脉搏动，判断血管损伤情况；按压甲床，检查末梢循环情况；嘱咐患者运动，检查四肢有无运动障碍。

4. 局部创面的处理 对创面处理以控制出血、防止污染、预防感染为目的。用清洁敷料覆盖伤口，随后用绷带包扎。

5. 防治脑疝 密切观察意识、生命体征、瞳孔和神经系统体征的变化。患者出现昏迷、瞳孔不等大，提示颅脑损伤较重，应快速静脉滴注 20% 甘露醇 250ml（15～30 分钟），同时静脉注射呋塞米 40mg，减轻脑水肿，预防脑疝形成。随后立即转送至上级医院救治，途中应密切观察患者意识和瞳孔变化情况。

（三）转诊及注意事项（掌握）

颅脑损伤患者转运的要点包括：全面探查，及时转运，充分准备，监测及维持生命体征和防治脑疝。

1. 全面探查，及时转运 凡是有颅脑损伤的患者均应尽快送往上级医院进行头 CT 或 MRI 等相关检查，明确病情。转运之前或同时全面检查患者是否存在其他部位损伤，行止血、包扎、固定、开放气道、输液、抽血配血等处理。

2. 充分准备 有条件的情况下，在转运前准备好 20% 甘露醇、呋塞米、控制抽搐的药物、除颤仪、球囊等急救物品。与上级医院取得联系，告知患者家属。

3. 监测及维持生命体征 转运途中密切监测患者的意识、呼吸、血压、脉搏和体温等生命体征，记录患者尿量。转运途中保持气道通畅，减少颠簸，防止呕吐物窒息，随时准备行心肺复苏术。

4. 防治脑疝 转运途中要密切观察患者瞳孔和神经系统等体征变化。对怀疑有颅脑损伤的患者，尤其是有瞳孔不等大、呼吸深大、叹气样呼吸者，要快速静脉滴注 20% 甘露醇 250ml，静脉注射呋塞米 40mg，以减轻脑水肿，防治脑疝形成。

二、腹部损伤

（一）初步诊断（熟悉）

腹部损伤是一种常见的严重外科急症，根据损伤是否穿透腹壁以及腹腔是否与外界相通，腹部损伤可分为开放性损伤和闭合性损伤两大类。开放性损伤多可见体表伤口，患者不易被忽视，大多能及时明确内脏损伤情况。闭合性损伤无体表伤口，评估内脏损伤情况往往较困难。

1. 临床表现

（1）症状：**腹痛是腹部损伤最典型的症状。**单纯腹壁损伤仅表现为局限性腹部疼痛伴肿胀和皮下瘀斑，腹内脏器损伤常表现为持续性全腹痛并伴腹胀、恶心呕吐、血尿、排尿困难或晕厥等。

（2）体征：**腹部压痛、反跳痛和肌紧张（腹膜刺激征）是腹部损伤最重要的体征。**

实质性脏器破裂、动脉损伤或腹膜后脏器损伤可无明显腹痛及腹膜刺激征；但可见面色苍白、脉率加速、血压下降、腹部移动性浊音阳性等表现，提示腹腔大出血和失血性休克的可能，要特别注意。

2. 诊断要点　初步诊断需尽快明确 3 个问题：①患者有无内脏损伤；②患者是哪一类脏器损伤；③患者是否有多发伤。

（1）有无内脏损伤：有以下表现之一者，应考虑腹内脏器损伤的可能。①早期出现休克征象；②有持续性或进行性加重的腹痛，伴恶心、呕吐等消化道症状；③有明显腹膜刺激征；④有气腹；⑤腹部出现移动性浊音阳性；⑥有呕血、便血或血尿；⑦直肠指检发现前壁有压痛或波动感，或指套染血。

（2）是哪一类脏器损伤：初步判断内脏损伤的患者，要进一步判断是哪一类脏器损伤，以下情况有一定参考价值。①恶心、呕吐、便血、气腹及重度腹膜刺激征提示胃肠道损伤的可能；②排尿困难、血尿、会阴部牵涉痛提示泌尿系损伤的可能；③膈面腹膜刺激表现提示有肝、脾等上腹部脏器损伤的可能；④下位肋骨骨折者要注意肝、脾破裂的可能；⑤骨盆骨折者要注意直肠、膀胱、尿道等结构损伤的可能。

（3）是否有多发性损伤：因腹部损伤的致伤因素多较为复杂，故评估腹部损伤患者伤情时不能满足于发现了某一个脏器损伤，还要注意多发性损伤的可能，如①腹内有一个以上器官损伤；②除腹部损伤外，尚有腹部以外的合并伤，尤其是要及时发现颅脑损伤、胸部损伤、脊柱骨折等可能危及患者生命的复合伤；③腹部以外损伤累及腹内脏器。

（二）现场急救（掌握）

现场急救基本要点包括迅速现场解救、紧急处置、全面检查和密切监测。

1. 迅速现场解救　同本节"一、颅脑损伤"。

2. 紧急处置　腹部损伤可因出血和疼痛引起休克，应监测患者血压、脉搏，建立静脉通路，根据病情补充生理盐水或平衡盐溶液等液体，以扩充血容量，维持微循环灌注。开放性腹部损伤患者除了抗休克治疗，还要注意有无可见的腹腔大出血和腹腔脏器脱出。有可见的腹腔大出血者，可考虑用无菌敷料填塞，减少出血；**有脏器脱出者，不能现场还纳**，而应该用消毒碗覆盖脱出的脏器。所有诊断或怀疑腹部损伤的患者，初期均应禁食、水。

3. 全面检查 同本节"一、颅脑损伤"。

4. 密切监测 腹部损伤患者要密切监测病情，具体措施包括：①每15～30分钟测定1次血压、脉搏和呼吸；②每30分钟检查1次腹部体征，注意腹膜刺激征程度和范围的变化；③有条件的情况下，每30～60分钟测定1次红细胞计数和血红蛋白含量；④必要时重复进行诊断性腹腔穿刺。

（三）转诊及注意事项（掌握）

转诊的要点包括：全面检查、充分准备、密切监测、防治休克。

1. 全面检查 明确或怀疑有脏器损伤的患者应及时转至上级医院治疗。转运之前或同时全面检查患者是否存在其他部位损伤，行止血、包扎、固定、开放气道、输液等处理。

2. 充分准备 患者采取仰卧位，垫高头部，下肢屈曲，以减轻腹痛。建立静脉通路，持续监测患者血压、脉搏等生命体征。准备血管活性药物、除颤仪、球囊等急救物品。与上级医院取得联系，**告知患者家属**。

3. 密切监测，防治休克 转运途中定时测量生命体征，检查意识状态、腹痛程度和范围以判断病情变化情况。休克患者需保持静脉通路通畅，持续补液，根据病情使用血管活性药物。

三、常见骨折

（一）初步诊断（熟悉）

骨的完整性和连续性中断称为骨折。

1. 临床表现

（1）症状：骨折部位剧烈疼痛，运动时加重，伴活动受限。完全性骨折者，患肢运动功能可完全丧失。

（2）体征：骨折的特有体征包括骨折端<u>畸形</u>、骨折部位<u>反常活动</u>，**骨擦音或骨擦感**，发现其一即可确诊骨折。

①骨折端移位使外形改变可出现畸形。某些部位出现特征性畸形对诊断有重要提示意义。例如，桡骨远端骨折呈现"银叉状"畸形（详见后述）。

②两骨折端相互摩擦可产生骨擦音和骨擦感，是完全骨折的特征之一。

③反常运动是指肢体没有关节的部位产生假关节运动。

（3）其他：有以下表现者，也要考虑骨折的可能。

①局部压痛：直接按压骨折处可出现局限性压痛；从远处向骨折处挤压，

可在骨折处出现间接压痛。

②局部肿胀：骨折时，骨髓、骨膜及周围软组织内血管破裂出血，软组织水肿，患肢可出现显著肿胀和张力性水疱。

③局部瘀斑：表浅部位的骨折，由于血肿表浅，血红蛋白分解，可出现青紫色或黄色的皮下瘀斑。

2. 早期并发症　骨折的早期并发症包括**休克、脂肪栓塞、重要内脏器官损伤、重要周围组织（血管、神经和脊髓）损伤和骨 – 筋膜室综合征**（表 16-7）。

表 16-7　骨折的早期并发症

并发症类型	临床特点
休克	皮肤苍白、冷汗、意识淡漠、脉搏微弱、呼吸急促
脂肪栓塞	呼吸困难、心动过速、体温升高
重要内脏器官损伤	对应位置体表瘀青、腹痛、呼吸困难、血尿、血便或休克表现
重要周围组织损伤	动脉搏动减弱或消失、感觉障碍、运动障碍
骨 – 筋膜室综合征	疼痛、无脉、苍白、感觉异常、肌肉被动牵拉试验阳性、筋膜室压痛

①**休克**：由严重创伤刺激、剧烈疼痛、大量出血或重要器官损伤所致，常见于多发性骨折、股骨骨折、骨盆骨折、脊椎骨折和严重的开放性骨折。骨折**患者出现皮肤苍白、冷汗、意识淡漠、脉搏微弱和呼吸急促等表现时，要考虑并发休克的可能。**

②**脂肪栓塞**：脂肪栓塞为骨折特有的并发症，往往出现在伤后 24～48 小时。**患者突然出现呼吸困难、心动过速和体温升高等表现时，要考虑并发脂肪栓塞的可能。**

③**重要内脏器官损伤**：致伤机制复杂或全身多处受伤者易并发内脏损伤。另外，骨折端也可损伤邻近脏器。例如，肋骨骨折可损伤肺、肝和脾，骨盆骨折可损伤直肠及尿道。因此，**检诊患者要力求全面，避免漏诊。**

（4）重要周围组织损伤

①血管损伤：凡是腕、踝部以上的骨折，均应同时检查桡动脉或足背动脉搏动情况，确认是否合并血管损伤。

②神经损伤：无论是脊柱还是四肢骨折均应检查受伤部位以下肢体的运动和感觉功能，以判断有无神经损伤及其受损的程度与范围。临床上以**肱骨干中下 1/3 骨折伤及桡神经和腓骨颈骨折伤及腓总神经为多见。**

③脊髓损伤：脊柱骨折或脱位易伤及脊髓。**检诊脊柱损伤患者要尤其关注躯体和四肢的感觉及运动功能**，力求尽早明确脊髓损伤情况。

（5）骨－筋膜室综合征：即由骨、骨间膜肌间隔和深筋膜形成的骨－筋膜室内肌肉和神经因急性缺血而产生的一系列早期综合征。最多见于前臂掌侧和小腿，常由创伤骨折的血肿和组织水肿使骨－筋膜室内容物体积增加，或外包扎过紧、局部压迫使骨筋膜室容积减小而导致骨－筋膜室内压力增高所致。压力达到一定程度可使供应肌肉的小动脉关闭，形成"缺血－水肿－缺血"的恶性循环。根据缺血程度的不同可导致濒临缺血性肌挛缩、缺血性肌挛缩甚至坏疽（表16-8），**常见于肱骨伸直型髁上骨折、胫骨上 1/4 骨折和膝关节脱位。患肢疼痛、无脉、苍白是早期诊断骨－筋膜室综合征的主要征象。**根据以下 4 个表现可确诊：**①患肢感觉异常；②被动牵拉受累肌肉出现疼痛（肌肉被动牵拉试验阳性）；③肌肉在主动屈曲时出现疼痛；④筋膜室（肌腹处）压痛。**

表 16-8　肌肉缺血的结局

类型	缺血情况	结局
濒临缺血性肌挛缩	缺血早期及时处理，恢复血液供应	可不发生或仅发生极小量肌肉坏死，可不影响肢体功能
缺血性肌挛缩	时间较短的完全缺血或程度较重的不完全缺血	恢复血液供应后大部分肌肉坏死，形成挛缩畸形，严重影响患肢功能
坏疽	广泛、长时间完全缺血	大量肌肉坏疽，常需截肢。如有大量毒素进入血液循环，还可致休克、心律失常和急性肾衰竭

（二）现场急救（掌握）

基本要点包括：迅速现场解救、维持生命体征、全面判断病情和骨折固定。

1.迅速现场解救　同本节"一、颅脑损伤"。

2.维持生命体征

（1）维持呼吸功能：清理气道异物，开放气道。**考虑有颈髓损伤的患者，不可采用仰头提颏法开放气道，而应采用推举下颌法**（图16-9）。脊柱损伤患者，可能出现呼吸功能障碍，应立即连接球囊做辅助通气。

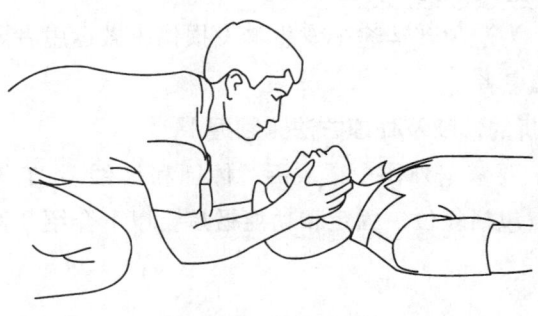

图 16-9　推举下颌法

（2）及时止血：骨折可伤及周围血管。**肢体大动脉出血可使用止血带止血**；创面出血可使用清洁敷料覆盖，然后用绷带加压包扎止血。

（3）维持有效的循环功能：骨折伤及血管可导致大量出血，引起失血性休克。现场急救需及时有效止血，建立静脉通路，根据病情补液、输血。

3. 全面检查　同本节"一、颅脑损伤"。

4. 骨折固定　固定的主要目的是防止骨折断端移位，减轻患者疼痛，避免继发损伤。固定方法视骨折部位而定，有条件的情况下使用夹板或辅助支具；无相应医疗物品时，可就地取材使用长木棍、树枝或竹竿等物品进行固定，也可将患肢与躯干或健肢固定到一起。

（三）转诊及注意事项（掌握）

在现场进行急救处理后，需将骨折患者转运到上级医院进一步诊治。转运要点包括：全面检查、充分准备、密切监测和平稳搬运。

1. 全面探查　骨折患者在转运之前或同时一定要进行全面检查，确定患者是否存在其他部位损伤，必要时行开放气道、止血、包扎、输液等处理。

2. 充分准备　转运前对骨折患者进行有效固定，大量出血者，应监测血压、脉搏，建立静脉通路，适当补液。准备除颤仪、球囊等急救物品。与上级医院取得联系，**告知患者家属**。

3. 密切监测　转运途中定时测定血压、脉搏和呼吸，询问患者感受。

使用止血带止血的患者，在长途转运时要定时松解止血带，避免组织长时间缺血坏死。

合并大量出血者，在转运途中要重点关注血压变化，保持静脉通路通畅，适当补液。

脊柱损伤患者，尤其颈椎损伤患者要重点关注**呼吸变化，一旦出现呼吸障碍，要及时予以辅助通气。**

四肢骨折患者在转运途中要定时检查**动脉搏动、末梢循环、感觉和运动情况，避免固定过紧造成肌肉、神经缺血。**

4. 平稳搬运　为避免转运途中发生继发损伤，搬运患者要轻柔、平稳，不可暴力拖拽或牵拉患者。

（四）常见骨折的诊断及处理方法（掌握）

骨折的诊断主要依据外伤史、主诉、体征和 X 线、CT 等影像学检查。骨折治疗的基本要点包括**复位、固定和功能锻炼**。以下介绍几种常见骨折的诊断及处理方法。

1. 肋骨骨折

（1）症状：外伤后出现胸部疼痛，活动、深呼吸或咳嗽时加剧。

（2）体格检查：骨折部位有明显压痛，可触及骨擦感，挤压前、后胸廓可引起骨折处疼痛。

范围较大的连枷胸可见骨折区胸壁塌陷和反常呼吸运动。

（3）辅助检查：X 线检查可明确骨折部位和范围。

（4）治疗：肋骨骨折可自行愈合，即使断端对位不良，愈合后也不影响胸廓的呼吸功能。具体处理方法根据病情而异。

①单根或数根肋骨单处骨折：治疗以减轻疼痛症状、维持正常呼吸活动、维持有效排痰、防治并发症为目的。根据疼痛程度选用镇痛药，一般以口服或局部用药为主，辅以胸带包扎，限制局部活动。较严重者可肌内注射镇痛药或行肋间神经封闭。

②多根多处肋骨骨折：**优先处理气胸、休克等危及生命的情况**，随后将患者转到上级医院进一步诊治。反常呼吸运动明显或范围较大者可用厚敷料或沙袋压迫覆盖胸壁软化区并包扎固定。

2. 肱骨干骨折 肱骨外科颈远端 1cm 以下至肱骨髁部上方 2cm 以上为肱骨干。肱骨干骨折多见于青壮年，好发于中部，其次为下部，上部最少。

（1）症状：患肢上臂剧烈疼痛、肿胀。

（2）体格检查：骨折上臂肿胀，可出现上臂畸形、反常活动以及骨擦音或骨擦感。**肱骨中、下 1/3 骨折损伤桡神经者，可出现患肢垂腕畸形**（图 16-10）。

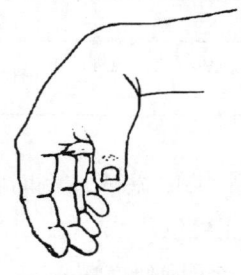

图 16-10 垂腕畸形

（3）辅助检查：X 线片可确诊骨折部位、类型和移位情况。

（4）治疗：无禁忌证者可进行手法复位。手法复位应准确稳妥，注意矫正角度畸形和旋转移位，防止桡神经损伤。手法复位后用石膏托和三角巾悬吊固定患肢 4～6 周，嘱咐患者早期活动肩关节、腕关节和手指诸关节，待骨折达到临床愈合后，再开始肘关节主动屈伸运动。

具有以下指征者，应及时转往上级医院救治：①骨折部位肿胀严重，难以立刻进行手法复位；②开放性肱骨干骨折；③闭合性骨折手法复位失败；④同一肢体多发骨折、漂浮肘或关节损伤；⑤合并有神经或血管损伤需探查及修补；⑥病理性骨折或骨折不愈合。

3. 桡骨远端骨折　是指发生在桡骨远端 4cm 以内的骨折。根据受伤机制不同，桡骨远端骨折分为**伸直型骨折（Colles 骨折）、屈曲型骨折（Smith 骨折）和巴尔通骨折（Barton 骨折）**3 种（图 16-11，表 16-9）。

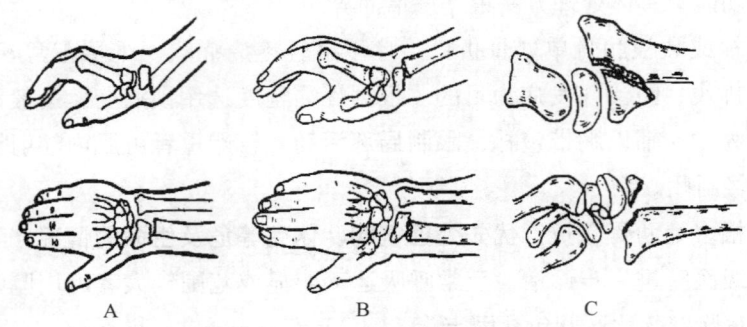

图 16-11　3 种类型的桡骨远端骨折

图 A 为 Colles 骨折的示意图，图 B 为 Smith 骨折的示意图，图 C 为 Barton 骨折的示意图

表 16-9　3 种类型的桡骨远端骨折

骨折类型	受伤机制	移位
Colles 骨折	腕关节背伸，前臂旋前，手掌着地	骨折远端向背侧及桡侧移位
Smith 骨折	腕掌屈位，手背着地	骨折远端向掌侧移位
Barton 骨折	腕背伸，前臂旋前，手掌着地，腕骨冲击桡骨远端背侧关节面	骨折块向近、背侧移位，腕骨随之移位

（1）伸直型骨折（Colles 骨折）：患者跌倒时常腕关节背伸，前臂旋前，**手掌着地。骨折远端向背侧及桡侧移位。**

①症状：伤后出现腕部肿胀、剧烈疼痛。

②体格检查：患肢呈"**刺刀样**"及"**银叉样**"畸形（图 16-12）；手指处于半屈曲休息位，不敢握拳，腕关节活动受限。

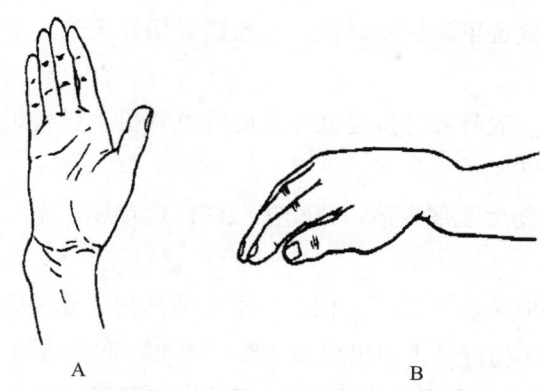

图 16-12 Colles 骨折的畸形外观

图 A 所示为"刺刀样"畸形；图 B 所示为"银叉样"畸形

③辅助检查：X 线检查见骨折远端向背侧及桡侧移位。

④治疗：首选手法复位。先解除嵌插，再矫正骨折远端的桡侧移位，而后矫正背侧移位。最后触摸骨折部，调整远端关节，理顺肌腱。对于青壮年骨折粉碎不严重者，可采用牵抖法。手法复位后用石膏**固定腕关节于掌屈尺偏位**。用小夹板固定时，要随时调整缚带使之松紧合适。骨折固定一般维持 4～6 周。极不稳定者需行切开复位内固定。

（2）屈曲型骨折（Smith 骨折）：患者跌倒时**手背着地，骨折远端向掌侧移位**。

①症状：伤后出现腕部肿胀、剧烈疼痛。

②体格检查：患肢呈锤状畸形。

③辅助检查：X 线检查见骨折远端向掌侧移位，桡骨远端关节面向掌侧倾斜，骨折近端向背侧移位。

④治疗：复位方法与 Colles 骨折相反，复位后用石膏固定腕关节于稍背屈位，维持 4～6 周。此类骨折不稳定，需经常随访。对不稳定性骨折可行切开复位内固定。

（3）巴尔通骨折（Barton 骨折）：指桡骨远端关节面纵斜形骨折，伴有腕关节脱位。

①症状：腕部肿胀、剧烈疼痛。

②体格检查：骨折块大者，可见"餐叉样"畸形，骨折块小者，则没有明显畸形。

③辅助检查：X 线检查见桡骨远端背侧缘骨块呈楔形，包括该关节面的 1/3，骨折块向近、背侧移位，腕骨随之移位。

④治疗：**手法复位不易保持对位，一般需要切开复位**。术后用短臂石膏固定6周。

4.股骨颈骨折　股骨颈骨折是老年人的常见骨折，股骨颈骨折易损伤周围血管，引起不良后果。

（1）症状：受伤后髋部疼痛，移动患肢时疼痛加剧，下肢活动受限，不能站立和行走。

部分患者受伤时为稳定骨折，伤后并不立即出现活动障碍，仍能行走。该类患者可因发展成不稳定骨折而出现髋部疼痛加重，下肢活动受限。

（2）体格检查：**患侧下肢常呈45°～60°外旋畸形**（图16-13A），不能活动。患肢缩短，髋外侧三角（Bryant三角）底边缩短（图16-13B），股骨大转子顶点在髂坐线之上。

若外旋畸形达到90°，应注意是否合并转子间骨折。

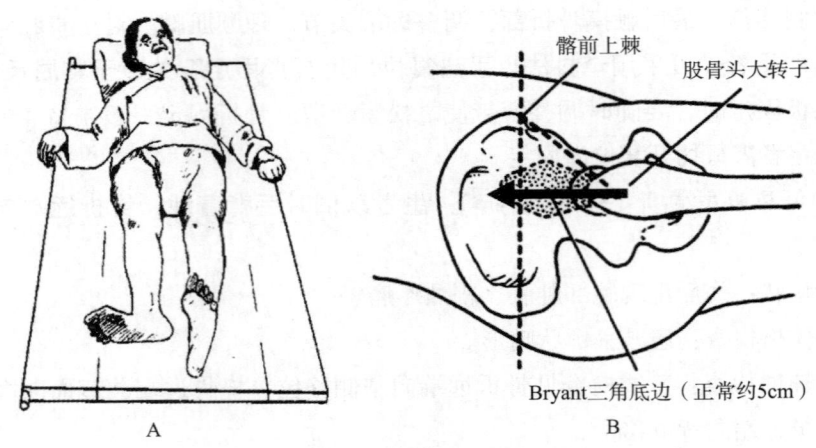

图16-13　股骨颈骨折

图A所示为股骨颈骨折患肢的外旋畸形；图B为Bryant三角底边缩短的示意图

（3）辅助检查：X线检查可明确骨折部位、类型和移位情况。

股骨颈骨折按骨折线所在部位分为以下3类（图16-14A）。①股骨头下骨折：骨折线位于股骨头下。股骨头血液循环大部分中断，易发生缺血坏死。②经股骨颈骨折：骨折线位于股骨颈中部。该类型骨折也可发生股骨头缺血坏死。③股骨颈基底骨折：骨折线位于股骨颈与大、小转子间连线处。骨折两端的血液循环良好，骨折容易愈合。股骨颈骨折也可按骨折线方向分为以下2类（图16-14B）。①股骨颈外展骨折：远端骨折线与两侧髂嵴连线所成夹角

（Pauwel 角）＜30°，骨折较稳定，易愈合。②股骨颈内收骨折：Pauwel 角＞50°，骨折不稳定，股骨头坏死率高。

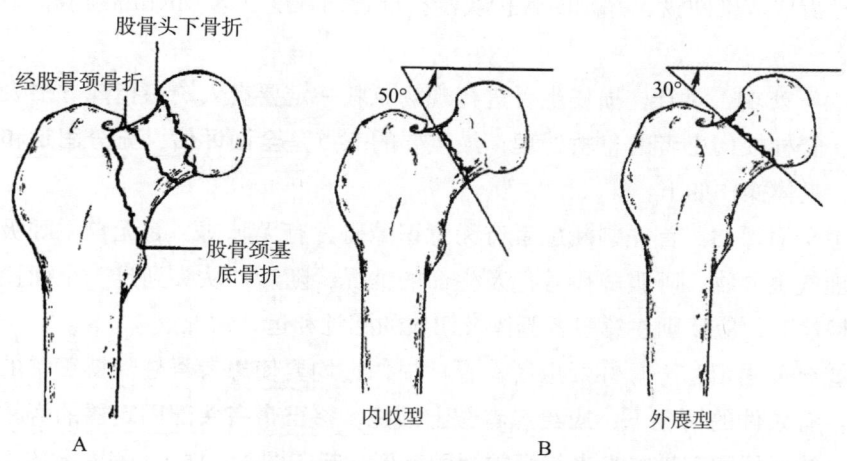

图 16-14 股骨颈骨折的分类

图 A 所示为按骨折线所在部位分类；图 B 所示为按骨折线的方向分类

（4）处理：股骨颈骨折患者多需手术治疗。确诊股骨颈骨折者，应转诊到上级医院救治。

5. 胫骨骨折 胫骨骨折常由重物打击、踢伤、撞击伤或车轮碾压伤等直接暴力或高处坠落等间接暴力引起。

（1）症状：受伤后小腿出现明显肿胀、剧烈疼痛。

（2）体格检查：患肢明显肿胀、压痛，可触及骨擦音和骨擦感。骨折端移位者，患肢可见明显畸形伴反常运动。

（3）辅助检查：X 线检查能确定骨折部位、类型及移位情况。

（4）治疗：无移位者可采用石膏固定，有移位的横形骨折或短斜形骨折可采用手法复位，石膏固定。固定期间要注意石膏的松紧度，定时复查 X 线片，发现移位随时进行调整。不稳定者需要手术治疗。

6. 脊柱骨折 脊柱损伤常发生于工矿和交通事故，战时和自然灾害时可成批发生。

（1）症状：受伤后出现颈部、背部、腰部等部位疼痛，腰背部肌肉痉挛，不能翻身直立。伤及脊髓、神经者可出现损伤平面以下的运动、感觉障碍，大小便失禁，甚至脊髓休克。部分患者存在腹膜后血肿，刺激自主神经使肠蠕动减慢，出现腹胀、腹痛等症状。

（2）体格检查：受打击部位可见瘀青、肿胀，局部压痛。伤及脊髓及神经者，可见损伤平面支配区域运动、感觉障碍。

（3）辅助检查：①X线检查可确定骨折部位及类型；②CT可发现突入椎管的骨折块或椎间盘，并判断骨折块侵犯椎管的程度；③MRI可判断脊髓损伤情况。

（4）处理：对脊柱损伤患者进行现场急救一定要有人统一指挥，多人协作完成。脊柱损伤患者的急救处理，最重要的三点是**全面评估、充分固定和平稳搬运**，具体操作如下。

①全面评估：首先判断患者有无意识障碍、有无脉搏、有无自主呼吸。优先处理气道异物、呼吸障碍等危及生命的情况，随后"从头到足"全面检查患者。检诊时，应特别注意患者躯体及四肢的感觉和运动情况。

②充分固定：一旦怀疑患者有脊柱损伤，均要使患者脊柱保持正常的生理曲线。有条件的情况下，应给患者戴上颈托，移至带有头部固定器的脊柱固定板上，然后用固定带将患者与脊柱板固定到一起（图16-15）；若无上述医疗器具，也可将患者移至硬板或硬质担架上，然后将沙袋或折好的衣物放在头颈两侧以固定头部，防止头部转动。

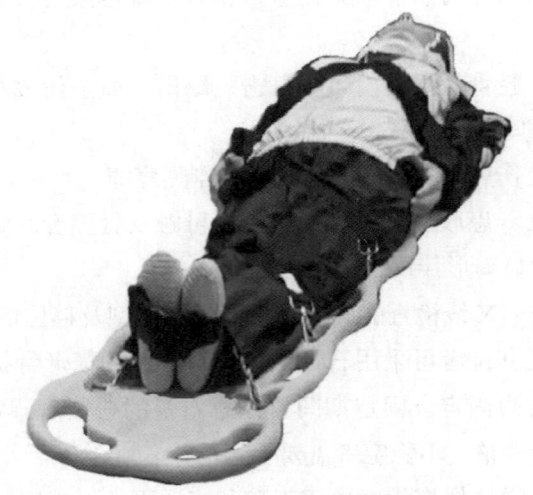

图16-15 带头部固定器的脊柱固定板

③平稳搬运：搬运脊柱损伤患者时，**要有人保护患者头颈部**，随后由一人统一指挥，其余人共同协作搬运患者。移动患者可采用**平托法**或**滚动法**（图16-16）。

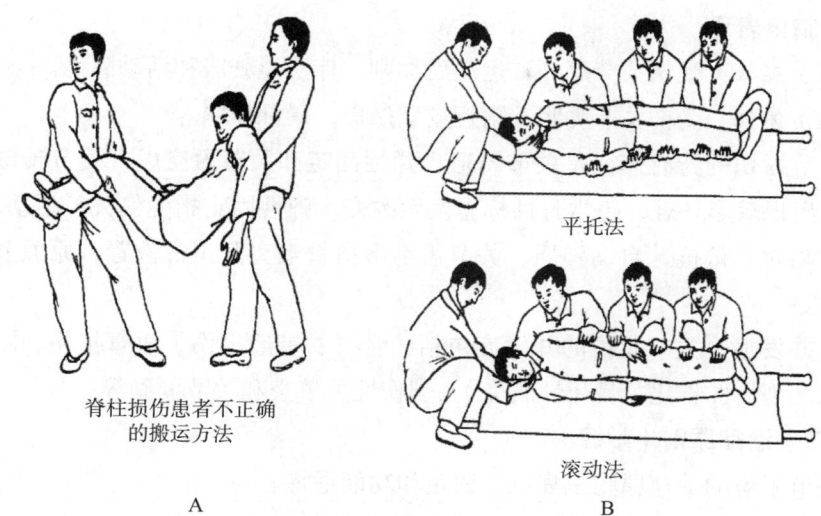

平托法

脊柱损伤患者不正确
的搬运方法

滚动法

A   B

图 16-16　脊柱损伤的搬运

图 A 所示为脊柱损伤患者不正确的搬运方法；图 B 所示为脊柱损伤患者正确的搬运方法

7. 骨盆骨折（固定）　骨盆骨折是一种较少见而死亡率较高的严重创伤，多由高速交通肇事、塌方挤压及高处坠落冲撞等强大的直接暴力所致。骨盆骨折常合并广泛的软组织损伤、盆腔脏器损伤及其他骨骼和内脏伤。

（1）症状：严重外伤后出现骨盆局部疼痛。

（2）体格检查：腹部、会阴部可见局部皮肤擦伤、肿胀、瘀斑，髋部、腹股沟部、臀部和会阴部压痛，**骨盆挤压与分离试验阳性，肢体长度不对称**（测量剑突与两髂前上棘之间的距离，向上移位的一侧变短）。

（3）辅助检查：X 线检查可明确诊断。

（4）处理：低能量骨盆损伤以单处简单骨折多见，不稳定性骨折较少，并发症也较少发生，此类损伤通常非手术治疗即可。**高能量骨盆骨折常合并其他损伤，急救以维持生命体征稳定为首要目标**。监测患者脉搏、血压，建立静脉通路，根据病情补液扩容，随后**尽快将患者转运至上一级医院救治**。

四、关节脱位

（一）初步诊断（熟悉）

关节面失去正常的对合关系，称为关节脱位。全身各大关节脱位中以**肩关节、肘关节脱位最常见，髋关节次之**。

1. 临床表现

（1）症状：受伤关节疼痛，运动后加剧，伴明显肿胀和活动障碍。

（2）体征：受伤关节肿胀，附近皮肤瘀斑，局部压痛。

关节损伤的特有体征是**关节畸形**、**弹性固定**和**关节盂空虚**。关节畸形指受伤关节出现畸形外观，正常骨性标志发生改变；弹性固定指受伤关节活动障碍，被动活动时有抵抗并自动弹回；关节盂空虚指骨端离开正常位置，原关节盂处变空虚。

2. 并发症　关节脱位的并发症包括：骨折、神经损伤、血管损伤、缺血性骨坏死、创伤性骨化（骨化性肌炎）、创伤性关节炎和关节僵硬等。

（二）治疗原则（掌握）

关节脱位的治疗原则是**复位、固定和功能锻炼**。

1. 复位　确诊关节脱位的患者应尽早给予复位。一般首选闭合复位，具有以下指征者可行切开复位：①麻醉下，手法复位未能达到解剖复位；②整复后关节的稳定性不能维持，关节内骨折的碎骨片不稳定，需要切开复位和内固定以便整复后维持其稳定性；③关节脱位伴神经或血管损伤需行探查时，脱位的关节也可顺便进行切开复位；④开放性脱位，必须做清创缝合时，如已暴露关节部分，可顺便施行切开复位。

2. 固定　复位后应给予位置适当的固定，时间一般为 3 周左右。

3. 功能锻炼　固定期间，受伤关节周围肌肉应经常行舒缩活动，患肢未被固定的关节及其他关节应主动运动，以促进血液循环，消除肿胀，避免肌肉萎缩、关节僵硬和骨质疏松。固定解除后，受伤关节应逐步进行主动锻炼，并配合理疗，以逐步恢复关节功能。切忌粗暴扳拉，以免发生损伤性骨化。

（三）转诊及注意事项（掌握）

有以下情况者应及时转送至上级医院救治：①无法明确诊断；②手法复位不满意；③合并骨折；④合并神经、血管损伤。转运前要充分固定受伤关节，转运时尽量平稳、轻柔，避免造成继发损伤。

（四）常见关节脱位诊治要点（掌握）

根据外伤史、症状和特异体征可初步诊断关节脱位，X 线检查可以确定脱位方向、脱位程度、有无合并骨折。以下介绍颞下颌关节脱位和几种常见大关节脱位的初步诊断要点（表 16-10）及治疗方法。

表 16-10　常见关节脱位

脱位关节	常见类型	有临床意义的表现
颞下颌关节	前脱位（最常见）	下颌运动异常，呈开口状态不能闭合
肩关节	前脱位（最常见）	方肩畸形、Dugas 征阳性、直尺试验阳性
肘关节	后脱位（最常见）	肘后部空虚和凹陷，肘后骨性标志关系改变
髋关节	后脱位（最常见）	患侧下肢呈内收、内旋、屈曲和缩短畸形
	前脱位（次之）	患侧下肢呈外展、外旋、屈曲和肢体相对变长畸形

1. 颞下颌关节脱位　是指张大口时，髁突与关节窝、关节结节或关节盘之间完全分离，不能自行回复到正常的位置。颞下颌关节脱位最常见为前脱位，前脱位又可细分为急性前脱位、复发性前脱位和陈旧性前脱位 3 种。

（1）初步诊断

①急性前脱位：颞下颌关节急性前脱位指下颌开口过大，髁突越过关节结节不能自行回位，常见于女性患者。急性前脱位由内源性因素或外源性因素引起，内源性因素包括打呵欠、唱歌、大笑、张大口进食、长时间张大口进行牙科治疗等，外源性因素则主要指外力打击。

②症状：患者不能闭口，关节区咀嚼肌疼痛，复位时明显。

③体格检查：下颌运动异常，呈开口状态不能闭合，下颌前伸，颏部下移，面形相应变长，触诊时耳屏可扪到凹陷区。

单侧前脱位者，颏部中线偏向健侧。

①复发性前脱位：急性前脱位治疗不当可出现反复性或习惯性脱位，表现为反复出现前脱位症状。

②陈旧性前脱位：急性前脱位未及时治疗，长期处于颞下颌关节脱位状态。

（2）复位与固定：复位前向患者解释手法复位过程以求患者配合治疗，准备复位后固定用的颌间结扎弓夹板或弹性颅骨颌绷带。患者取端坐位，头紧靠在椅背上，下颌平面低于术者肘关节。术者双手拇指缠以纱布，放置在患者两侧下颌第二磨牙上，其他手指固定于下颌骨下缘、下颌角切迹之前。嘱患者放松，下压下颌后部并抬高颏部使髁突下移到关节结节下方，然后向后推使髁突回到关节窝内（图 16-17）。髁突回到关节窝内可听到弹响声，同时患者升颌肌群自动回缩，上、下牙闭合，此时易咬伤术者拇指，故复位后拇指应立即滑向口腔前庭。复位后立即用头颌绷带固定，限制张口活动 2 周左右。

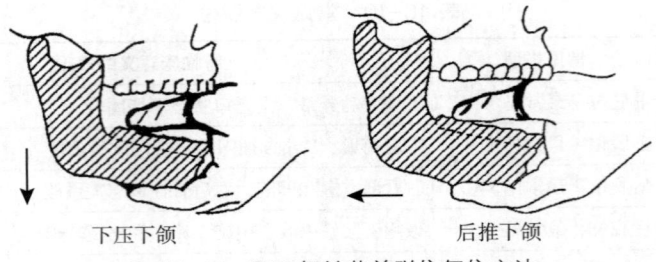

下压下颌   后推下颌

图 16-17 颞下颌关节前脱位复位方法

2. 肩关节脱位 肩关节脱位按肱骨头脱位的方向分为前脱位、后脱位、下脱位和盂上脱位。其中<u>前脱位最为常见</u>，在此做主要叙述。

（1）初步诊断

①症状：伤后出现肩关节疼痛、肿胀，伴活动受限。

②体格检查：患者以健手托住患肢前臂，头部倾斜，患侧出现**方肩畸形**（图 16-18），**Dugas 征阳性**（将患侧肘部紧贴胸壁时，手掌不能搭到健侧肩部；或患侧手掌搭在健侧肩部时，肘部无法贴近胸壁），**直尺试验阳性**（用直尺放在患肢上，臂外侧肩峰、三角肌顶点及肱骨外上髁三点在同一直线上）。

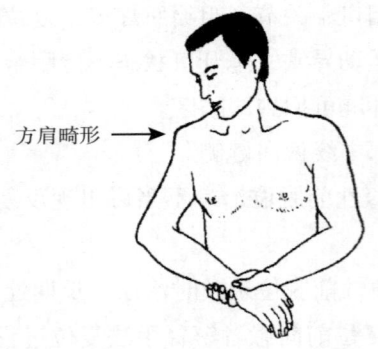

方肩畸形 →

图 16-18 方肩畸形

③辅助检查：X 线检查既可以明确脱位情况，也可确定是否合并骨折。

（2）复位与固定：肩关节前脱位可采用 Hippocrates 法或 Stimson 法复位（图 16-19）。

Hippocrates 法既省力又简单易行，具体操作如下：患者仰卧于诊疗床上，术者立于患者伤侧，双手握住腕部向下牵引，并以伤肩同侧足蹬在患者伤侧腋下做反牵引。持续 1～2 分钟后，外旋并轻度内收上臂。如突然有一弹跳感，说明已经复位。

Stimson 法附加损伤小，比较安全，适合年老体弱及有麻醉禁忌证者，具体操作如下：患者俯卧于诊疗台边缘，伤侧上肢自台缘下垂，腕部悬以 10kg 重锤做牵引。保持该姿势 10～20 分钟，脱位关节可自行复位。

脱位复位后，<u>方肩畸形消失，Dugas 征、直尺试验转为阴性，肩关节活动自如</u>，X 线片证实肱骨头与肩盂关系恢复正常。<u>复位后将上臂置于内收、内旋、肘关节屈曲 90° 功能位</u>，用三角巾悬吊或贴胸绷带固定 3 周。

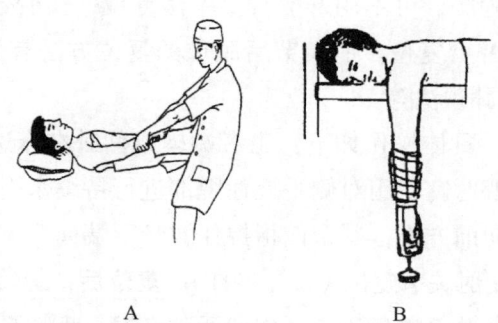

图 16-19　肩关节前脱位复位方法

图 A 所示为 Hippocrates 法；图 B 所示为 Stimson 法

3. 肘关节脱位　肘关节脱位的发生率仅次于肩关节脱位。肘关节脱位按尺、桡骨近端移位的方向可分为后脱位、外侧方脱位、内侧方脱位和前脱位。以<u>后脱位最为常见</u>，在此仅叙述后脱位。

患者跌倒时上臂伸直，手掌着地，暴力传递至尺、桡骨近端，尺骨鹰嘴突处产生杠杆作用，使尺、桡骨近端脱向肱骨远端的后方（图 16-20）。

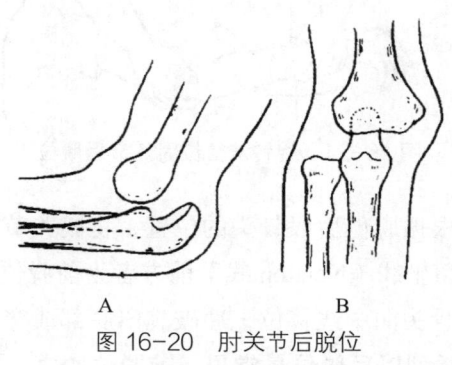

图 16-20　肘关节后脱位

A. 侧面观；B. 正面观

（1）初步诊断

①症状：伤后出现肘关节疼痛，肿胀，伴活动受限。

②体格检查：患侧肘部明显畸形，肘窝饱满，前臂变短，尺骨鹰嘴后突，

肘后部空虚和凹陷，肘后骨性标志关系改变（正常情况下，尺骨鹰嘴尖和肱骨内、外上髁三点在肘伸直位时呈一直线，肘屈曲时呈一等腰三角形）。患肢肘关节弹性固定于 120°～140°，被动活动度较小。

③辅助检查：X 线检查既可明确脱位情况，也可确定是否合并骨折。

（2）复位与固定：单纯性肘关节后脱位患者应及时予以复位。伤后时间较短，肘部无明显肿胀，可不用麻醉直接手法复位；伤后数小时，局部肿胀，肌肉痉挛，宜行麻醉后复位。肘关节后脱位的复位方法有旋转法、Parvin 法、Meyn 法、牵拉法和膝顶法等。

旋转法较常用，具体操作如下：患者端坐或仰卧在床边，术者立于伤侧，用同侧髋骨抵住患者肘窝，用对侧手握住腕部进行持续牵引，用同侧手拇指顶住患者尺骨鹰嘴突向前方推，其余四指握住肱骨下端向后方推，同时术者身体向健侧旋转，即可使肘关节复位（图 16-21）。**复位后，上臂、前臂关系与形态恢复正常，肘后三角关系恢复正常，屈伸活动良好，疼痛马上消失。**术后用长臂石膏托将肘关节固定在屈曲 90°的功能位置，然后用三角巾将其悬挂在胸部3 周。

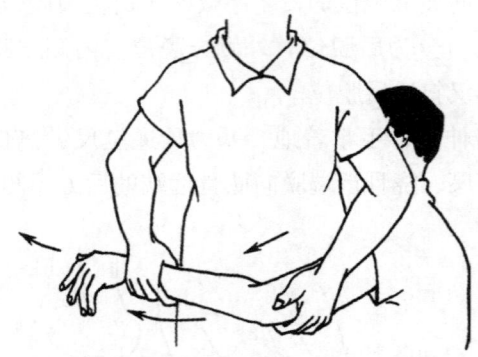

图 16-21　旋转法复位肘关节后脱位

4. 髋关节脱位　根据脱位后股骨头的位置，将髋关节脱位分为以下 3 种类型：①股骨头停留在髂坐线（Nelaton 线）前方者为前脱位；②停留在髂坐线后方者为后脱位；③股骨头向中线移位，冲破髋臼底部或穿过髋臼底进入骨盆者为中央性脱位。**3 种类型以后脱位最常见，前脱位次之，中央性脱位主要见于骨盆骨折**，在此主要对前两种脱位进行叙述。

（1）初步诊断

①症状：伤后出现髋关节疼痛、肿胀，伴活动受限。

②体格检查：后脱位者，**患侧下肢呈内收、内旋、屈曲和缩短畸形**（图

16-22A）；髋关节不能外展和伸直，臀部隆起；测量髂坐线（Nelaton 线）、髂转线（Choemaker 线）和 Bryant 三角均显示股骨大粗隆有上移征象。前脱位患者**患侧下肢呈外展、外旋、屈曲和肢体相对变长畸形**（图 16-22B）；髋前方可看到局部隆起，可触到脱位的股骨头。

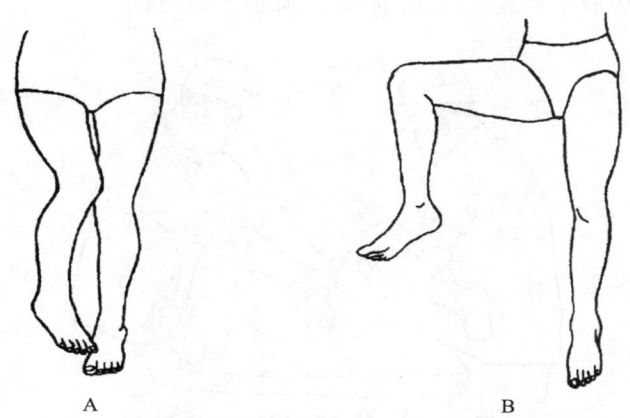

图 16-22　髋关节后脱位、前脱位患者下肢畸形表现

图 A 所示为髋关节后脱位患者下肢畸形表现；图 B 所示为髋关节前脱位患者下肢畸形表现

③辅助检查：X 线检查既可以明确脱位情况，也可确定是否合并骨折。

（2）复位与固定：单纯髋关节后脱位应尽早在麻醉下闭合复位。

复位常用 Allis 法，具体操作如下：患者取仰卧位，用宽布带将骨盆绑在木板上，助手按住两侧髂前上棘以协助固定骨盆。术者用双手握住患者膝部，使髋关节、膝关节各屈 90°，缓慢用力提拉及外旋大腿，使股骨头滑入髋臼内。听到及感到明显弹响，患肢畸形消失，并可自如活动即表示复位成功（图 16-23）。复位后用持续皮牵引固定患肢于伸直、外展位 3 周左右。

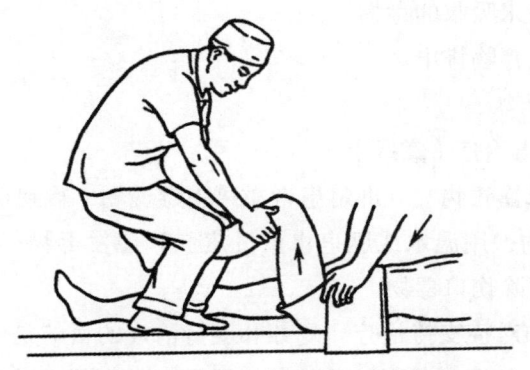

图 16-23　Allis 法复位髋关节后脱位

　　单纯髋关节前脱位应尽早在麻醉下行手法复位，具体操作如下：患者仰卧于手术台上，术者握住伤侧腘窝部位，使髋关节轻度屈曲与外展，并沿着股骨的纵轴做持续牵引；助手在对侧以双手按住腹股沟和大腿上 1/3 内侧面向外侧施加压力。术者在牵引下做内收及内旋动作，可完成复位（图 16-24）。复位后用皮牵引固定患肢于伸直及轻度内收、内旋位 3 周左右。

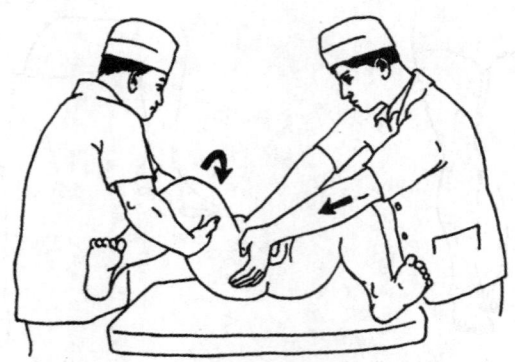

图 16-24　髋关节前脱位复位方法

第三节　其他急症

一、急性农药（有机磷杀虫药、灭鼠药、百草枯）中毒

（一）急性中毒的处理原则（掌握）

1. 立即终止毒物接触。

2. 紧急复苏和对症支持治疗。

3. 清除体内尚未吸收的毒物。

4. 促进已吸收毒物排出。

5. 应用解毒药物。

（二）急性中毒治疗（掌握）

1. 终止继续暴露毒物　立即将患者撤离中毒现场，转到空气新鲜的地方去；脱去患者污染衣物；用温水或肥皂水清洗皮肤和毛发毒物；用清水彻底冲洗、清除眼内毒物；清除伤口毒物。

2. 紧急复苏和对症支持治疗　复苏和支持治疗的目的是保护和恢复患者重要器官功能，帮助危重患者度过危险期。严重中毒出现心脏停搏、休克、循环衰竭、肾衰竭、水和电解质及酸碱平衡紊乱时，应立即采取有效急救复苏措施，稳定患者生命体征。

3. 清除体内尚未吸收的毒物

（1）催吐：适用于神志清楚且能合作无禁忌证者。一般先让患者饮温水200～300ml，然后用手指、压舌板等钝物刺激咽后壁诱发呕吐，如此反复进行，直到胃内容物完全呕出为止。

催吐禁忌证：昏迷，惊厥状态，吞服腐蚀性、石油蒸馏物等毒物，食管静脉曲张患者。

对严重心脏病患者及孕妇应慎用。催吐过程中，要严防呕吐物误吸入气道，引起窒息或吸入性肺炎。

（2）洗胃

①禁忌证：吞服强腐蚀性毒物、食管静脉曲张、惊厥或昏迷患者。

②慎用：严重心脏病、主动脉瘤患者。对经口药物中毒的患者越早进行洗胃效果越好，一般在服毒6小时以内有效，但某些可长时间滞留在胃或经胃分泌排泄的毒物中毒时，即使超过6小时仍有洗胃的必要。洗胃时应注意"先出后入、快入快出、出入相当"的原则，防止出现"只入不出"，发生胃穿孔的严重并发症。

③洗胃方法：洗胃时，患者取左侧卧位，头稍低并转向一侧，应用较大口径胃管，涂液状石蜡润滑后由口腔将胃管向下送进50cm左右，如能抽出胃液，证明胃管正确送入胃内；如果不能抽出胃液，为进一步明确胃管是否在胃内，可向胃管注入适量空气，若在胃区听到"咕噜"的气过水声，则证明胃管在胃内。将胃管正确置入胃内后应首先吸出全部胃内容物并做毒物分析，然后每次向胃内注入200～300ml温开水后抽出等量液体，操作时不应注入过多量温水以免毒物进入肠腔内。洗胃时需要反复灌洗，直至洗出液清亮为止，总量至少2～5L，甚至可用到6～8L或更多。拔胃管时，要先将胃管尾部夹住，以免拔胃管过程中管内液体反流入气管内。

（3）药用炭：可吸附多种毒物，减少消化道吸收。经口急性中毒者，可以立即给予药用炭，一般可将1～2g/kg药用炭加入200～300ml水中，由胃管注入或自行摄入。并非所有毒物都能很好地被药用炭吸附，如金属、醇类、有机磷类、氰化物、非水溶性毒物。强酸、强碱中毒不考虑使用药用炭。

（4）导泻：在催吐或洗胃后由胃管注入或口服泻药，清除进入肠道的毒物。泻药一般用硫酸钠20～40g或新型泻药聚乙二醇等。中枢抑制的患者不宜用硫酸镁。

（5）灌肠：除腐蚀性毒物中毒外，用于经口中毒 6 小时以上、导泻无效或服用抑制肠蠕动毒物（巴比妥类、颠茄类或阿片类）中毒者，常用温水、生理盐水或肥皂水高位灌肠，刺激肠道蠕动以清除毒物。

4. 促进已吸收毒物排出

（1）强化利尿和改变尿液酸碱度

①**强化利尿：**目的在于增加尿量和促进毒物排出。方法为快速大量静脉输注 5%～10% 葡萄糖溶液或 5% 糖盐水溶液，每小时 500～1000ml，同时静脉注射呋塞米 20～80mg。

②**改变尿液酸碱度：**弱酸性毒物（如苯巴比妥或水杨酸类等）中毒时，可静脉应用碳酸氢钠碱化尿液使尿液 pH≥8.0，促使毒物由尿排出；碱性毒物（苯丙胺、士的宁和苯环己哌啶等）中毒时，静脉输注维生素 C（4～8g/d）或氯化铵（2.75mmol/kg，每 6 小时 1 次），使尿液 pH<5.0。

（2）吸氧：一氧化碳中毒时，吸氧可促进碳氧血红蛋白解离，加速一氧化碳排出。高压氧治疗是一氧化碳中毒的特效疗法。

（3）血液净化：血液透析、血液灌流、血浆置换。

5. 常见毒物及特效解毒治疗　见表 16-11。

表 16-11　常见毒物及特效解毒药

毒物	特效解毒药
有机磷	抗胆碱药（阿托品、盐酸戊乙奎醚）及复能剂（氯解磷定、碘解磷定）
重金属	螯合剂
抗凝血杀虫药	维生素 K_1
氟乙酰胺	乙酰胺
亚硝酸盐	亚甲蓝
氰化物	亚硝酸盐 – 硫代硫酸钠疗法、亚甲蓝
甲醇	乙醇
对乙酰氨基酚	N– 乙酰半胱氨酸
地西泮片	氟马西尼
阿片类	纳洛酮

（三）有机磷杀虫药中毒（掌握）

1. 概念　急性有机磷杀虫药中毒是指有机磷进入人体内抑制乙酰胆碱酯酶活性，引起体内生理效应部位乙酰胆碱大量蓄积，出现毒蕈碱样、烟碱样和中枢神经系统等中毒症状和体征，严重者常死于呼吸衰竭。

2. 初步判断

（1）有机磷杀虫药中毒判断：接触史，呼气及呕吐物中有特殊的蒜臭味。

（2）典型的临床表现：胆碱能危象。

①毒蕈碱样症状：又称 M 样症状。主要表现为平滑肌痉挛和腺体分泌增加，有恶心、呕吐、腹痛、腹泻、多汗、流涎、尿频、大小便失禁、心率减慢、瞳孔缩小、呼吸困难、支气管分泌物增多，严重者出现肺水肿。

②烟碱样症状：又称 N 样症状。骨骼肌兴奋出现肌纤维震颤、全身肌肉强直性痉挛，也可发生肌力减退或瘫痪。患者可因呼吸机麻痹引起呼吸衰竭而死亡。

③中枢神经系统症状：头痛、头晕、乏力、共济失调、嗜睡、意识障碍、抽搐等，严重者可出现呼吸、循环衰竭而死亡。

3. 有机磷杀虫药中毒程度的分度及综合征

（1）分度

①轻度中毒：轻度中枢神经系统和毒蕈碱样症状，全血胆碱酯酶活力为正常的 50%～70%。

②中度中毒：在轻度中毒表现的基础上出现肌纤维颤动等烟碱样症状，全血胆碱酯酶活力为正常的 30%～50%。

③重度中毒：除上述症状外，特征性的表现为重要脏器功能不全，如发生昏迷、脑水肿、呼吸麻痹、肺水肿等之一者，全血胆碱酯酶活力为正常的 30%以下。

（2）有机磷杀虫药中毒综合征

①胆碱能危象：消化道及呼吸道接触通常在 10 分钟之内发病，皮肤接触一般在 2～6 小时后出现症状。

②中间综合征：一般在胆碱能危象消失后 1～4 天发生，个别患者可在中毒后 9 天，以肢体近端肌肉、脑神经支配的肌肉以及呼吸肌无力和麻痹为突出表现的综合征。几乎均见于重度有机磷杀虫药中毒，可能与有机磷排除延迟、再吸收或解毒药用量不足有关。

③迟发性多发神经损害：多在急性症状消失后 2～4 周出现肢体末梢神经炎、下肢瘫痪、四肢肌肉萎缩等神经系统症状。

④反跳：有机磷杀虫药中毒患者经积极抢救治疗，在症状明显缓解的恢复期，一般为中毒后 2～8 天发生病情突然反复，再次出现胆碱能危象并加重。通常认为与毒物清除不彻底、复能剂停药过早、进食过早等有关。一旦发生反跳，应寻找原因，再次足量应用复能剂和抗胆碱药物。

⑤多脏器损害：心、肺、肝、肾、血液等。

4. 治疗

（1）现场急救：患者脱离中毒环境后，初步评估患者生命体征，呼吸、心搏停止者立即行心肺复苏术，同时给予足量解毒药应用。

（2）阻止毒物吸收：脱去污染的衣物，用清水或肥皂水清洗污染的皮肤、毛发等。有条件可以在现场予以解毒药，保持气道通畅，开通静脉通道，并尽快将患者转运至有条件的医疗机构。

（3）洗胃与催吐：洗胃应在中毒后尽早进行，早期、彻底的洗胃是抢救成功的关键。而催吐仅在不具备洗胃条件下进行，不主张药物催吐。对明确急性有机磷杀虫药中毒的患者宜用温清水、2% 碳酸氢钠（敌百虫中毒者禁用）或1：5000 高锰酸钾溶液（对硫磷中毒者禁用）洗胃。洗胃与催吐前应严格把握适应证与禁忌证，并注意预防并发症的发生。

（4）吸附剂：药用炭是一种安全有效、能够降低胃肠道吸收入血的毒物水平的清除剂，洗胃后可予以药用炭增强肠道毒物清除效果，每次 50～100g，需注意的是肠梗阻是给予药用炭治疗的禁忌证。

（5）导泻：一般在催吐或洗胃后，可口服或经胃管注入 20% 甘露醇 250ml或复方聚乙二醇电解质散进行导泄。目前尚无足够的证据支持导泻能够增加急性有机磷杀虫药中毒的救治成功率。

（6）复能剂：复能剂为主，辅以适量阿托品是急性有机磷杀虫药中毒的基本治疗原则，防治呼吸衰竭是始终的重点。氯解磷定的复能效果好、不良反应小，应作为复能剂首选。氯解磷定一般宜肌内注射，也可静脉缓慢注射，首次推荐剂量见表 16-12，随后以 0.5～1.0g 每 2 小时肌内注射 1 次，再根据病情酌情延长用药间隔时间，日总量不宜超过 12g。疗程一般为 3～5 天，严重患者可适当延长用药时间。如无法获得氯解磷定，可选用碘解磷定。

表 16-12　常用复能剂首次推荐剂量

药物名称	轻度中毒（g）	中度中毒（g）	重度中毒（g）
氯磷定	0.5～1.0	1.0～2.0	1.5～3.0
碘解磷定	0.4	0.8～1.2	1.0～1.6

（7）抗胆碱能药物

①阿托品：阿托品是目前最常使用的抗胆碱能药物，急性有机磷杀虫药中毒患者应迅速给予足量阿托品，并使其达到"阿托品化"。阿托品化指标包括

口干、皮肤黏膜干燥、瞳孔较前扩大、颜面潮红、肺部湿啰音明显减少或消失、心率90~100/min、意识状态好转等。阿托品首剂用量参考见表16-13，一般首次给药10分钟未见症状缓解者可重复给药，严重患者间隔5分钟即可重复给药。维持量，一般轻度中毒为0.5mg，每4~6小时1次；中度中毒为0.5~1.0mg，每2~4小时1次；重度中毒为0.5~1.0mg，每1~2小时1次；中毒情况好转后逐步减量至停用。

阿托品中毒：盲目大量应用阿托品可出现阿托品中毒，表现为瞳孔明显扩大、颜面绯红、皮肤干燥，原有意识清楚的患者出现神志模糊、谵妄、幻觉、狂躁不安、抽搐或昏迷、体温升高、心动过速、尿潴留等，严重者可直接呈现中枢抑制而出现中枢性呼吸、循环功能衰竭。

②盐酸戊乙奎醚（长托宁）：其为具有选择作用的抗胆碱能药，对心率影响小，用药剂量小，作用时间长，生物半衰期长，重复用药次数少。用药达标的指征为（"长托宁"化）——口干、皮肤干燥、肺部啰音减少或消失，心率和瞳孔不作为其判断指标。一般首剂用量参考表16-13，维持量，一般轻度中毒为1.0mg，每12小时1次；中度至重度中毒为1.0~2.0mg，每8~12小时1次。由于戊乙奎醚较其他抗胆碱能药物具有不良反应小、治疗效果好、使用方便等特点，近年应用较多。

表16-13　常用抗胆碱能药物治疗急性有机磷杀虫药中毒首次剂量推荐

药物	轻度中毒（mg）	中度中毒（mg）	重度中毒（mg）
阿托品	2~4	4~10	10~20
戊乙奎醚	1~2	2~4	4~6

（8）血液净化：首选血液灌流，应在中毒后24小时内进行。一般2~3次即可，具体需根据患者病情及毒物浓度监测结果来决定。对于合并肾功能不全、多脏器功能衰竭等情况时，应考虑联合血液透析或连续性肾替代治疗（CRRT）。

5. 鉴别诊断　有机磷杀虫药中毒应与中暑、食物中毒、毒蕈中毒、脑炎等鉴别，还需与氨基甲酸酯类、拟除虫菊酯类中毒及其他杀虫药中毒鉴别，拟除虫菊酯类中毒患者的口腔和胃液无特殊臭味，胆碱酯酶活力正常。

6. 转诊注意事项

（1）轻度中毒患者经过初步治疗后，生命体征稳定，但仍有中毒表现，基层无进一步救治条件者。

（2）中、重度中毒患者，在基层医院治疗困难者。

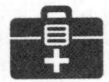

（3）需要明确毒物性质或继续系统综合治疗时。

（4）需做特殊治疗，如血液净化等患者。

（5）对需要转院者在途中不要中断治疗，途中注意患者安全或经抢救后病情稳定时再转院。

（四）灭鼠药中毒（掌握）

1.初步诊断

（1）有灭鼠药接触史。

（2）分类及临床表现：按照灭鼠药的起效缓急分为急性灭鼠药（包括毒鼠强和氟乙酰胺）和慢性灭鼠药（包括抗凝血类灭鼠药敌鼠钠和灭鼠灵等）。

按照灭鼠药毒理分类主要分为抗凝血类灭鼠药、兴奋中枢神经系统类灭鼠药以及其他类灭鼠药。

①**抗凝血灭鼠药**：是慢性杀鼠剂，一般中毒3天后出现出血症状，轻者往往表现为创口渗血或刷牙后出血等，重者可自发性全身性出血，如皮肤出血点、瘀斑、鼻出血、咯血、便血、尿血、阴道出血等，甚至可因内脏大出血或颅内出血而致死。常用的有华法林（杀鼠灵、灭鼠灵等）、敌鼠、大鼠、溴鼠隆、杀鼠醚等。

②**兴奋中枢神经系统类灭鼠药**：毒鼠强和氟乙酰胺都有致惊厥作用，均以抽搐为主要表现，控制抽搐是毒鼠强和氟乙酰胺中毒抢救成功的关键。而氟乙酰胺除了损害神经系统外，对心脏也有明显的损害，可导致各类心律失常，严重时发生心室颤动。

③**其他类灭鼠药**：磷化锌等。

（3）诊断过程要牢记留取标本进行毒物检测。

2.治疗

（1）阻止毒物吸收：立即催吐、洗胃，洗胃后可向胃内注入药用炭以吸附毒物。

（2）大量补液、利尿，加速毒物的排出。

（3）特效拮抗药：抗惊厥为毒鼠强中毒的主要治疗方法，可用地西泮、苯巴比妥钠等药物。应注意禁用阿片类药物。同时可使用血液净化（血液灌流、血液透析、血浆置换）以加速药物排出。毒鼠强目前无特效解毒药，在毒物检测结果出来前，如不能排除氟乙酰胺中毒，可加用乙酰胺治疗，以防延误治疗。

氟乙酰胺的特效解毒药为乙酰胺，每次2.5～5.0g肌内注射，每日3次。抗惊厥治疗同毒鼠强。必要时行血液净化（血液灌流、血液透析）治疗。

对溴鼠隆等抗凝血灭鼠药中毒患者，根据疗效反应调整剂量。PT显著延长

者可给予维生素 K_1 5～10mg 肌内注射（成人或＞12 岁儿童）或 1～5mg 肌内注射（＜12 岁儿童）；对于出血患者，初始剂量维生素 K_1 10～20mg（成人或＞12 岁儿童）或 5mg（＜12 岁儿童）稀释后缓慢静脉注射；严重出血患者同时输注新鲜冰冻血浆 300～400ml。

目前尚无磷化锌中毒的特效治疗方法，临床上主要以支持治疗和对症治疗为主。

3. 转诊注意事项

（1）对急、慢性中毒患者经过治疗，生命体征平稳，仍有中毒表现者。

（2）无诊治条件；中、重度中毒并有呼吸衰竭、循环衰竭、肝衰竭、肾衰竭、脑水肿、出血、凝血功能障碍等患者。

（3）诊断不明确，需要明确毒物性质者。

（五）百草枯中毒（掌握）

1. 概念 急性百草枯中毒是指短时间接触较大剂量或高浓度百草枯后出现的急性肺损伤为主，伴有严重肝、肾损伤的全身中毒性疾病，口服中毒患者多伴有消化道损伤，重症患者多死于呼吸衰竭或多脏器功能衰竭。

口服吸收后突出表现为进行性肺纤维化，最终死于呼吸衰竭和（或）多脏器功能衰竭。病死率 90%～100%。成年人口服致死量为 2.0～6.0g，目前尚无特效解毒药。

2. 初步诊断

（1）有百草枯接触史。

（2）临床表现。

①**局部损伤**：表现为接触部位皮肤出现红斑、水疱、溃疡，坏死等，黏膜可出现灼伤及溃烂。

②**系统损伤**

呼吸系统：肺是百草枯主要作用靶器官，呼吸系统损害的表现最为突出，主要有胸闷、气短、低氧血症、进行性呼吸困难，严重者 1～3 天可迅速出现肺水肿及肺炎表现，可因急性呼吸窘迫综合征或多脏器功能衰竭致死。7 天后存活患者其病情变化以进行性肺渗出性炎性病变和纤维化形成、呼吸衰竭为主，21 天后肺纤维化进展减慢，但仍有不少患者 3 周后死于肺纤维化引起的呼吸衰竭。

消化系统：胃肠道主要表现为食管烧灼感、恶心、呕吐、腹痛，甚至出现呕血、便血。肝损害表现为转氨酶升高及黄疸等。

泌尿系统：肾功能损害早于肺损害，中毒数小时即可出现蛋白尿、血肌酐

和尿素氮升高，严重者出现急性肾衰竭，但无尿者并不多见。

其他还可出现胸闷、心悸、中毒性心肌炎症状，头晕、头痛、抽搐或意识障碍等中毒性脑病表现。

（3）诊断过程要牢记留取标本进行毒物检测：可行血液、尿液百草枯测定，注意样本要保存在塑料试管内，不可用玻璃试管。血液百草枯浓度精确定量＞0.5μg/ml 或尿液快速半定量检测百草枯浓度＞30μg/ml 提示病情严重；血液百草枯浓度精确定量＞1.0μg/ml 或尿液快速半定量检测百草枯浓度＞100μg/ml 提示预后不良。

（4）影像学检查：肺 CT 早期以渗出性病变为主，中、晚期出现肺纤维化表现。

3. 治疗

（1）复苏

①保持气道通畅：检测血氧饱和度或动脉血气。对于轻、中毒低氧血症患者，不宜常规吸氧，以免加速氧自由基的形成，增强百草枯毒性及病死率。但对于血气分析氧分压＜40mmHg 或血氧饱和度＜70% 的呼吸衰竭患者应积极予以氧疗。

②快速补液，恢复有效血容量。

（2）减少毒物吸收

①即刻脱去百草枯污染的衣物，用清水或肥皂水冲洗污染皮肤。

②院前可刺激咽喉部完成催吐，院内应立即洗胃。洗胃液首选清水，也可用肥皂水或 1%～2% 碳酸氢钠溶液，一般洗胃液不少于 5L，直至无色、无味。应注意上消化道出血不是洗胃禁忌，可用去甲肾上腺素冰盐水洗胃。洗胃应立即注入吸附剂 15% 漂白土溶液或十六角蒙脱石（思密达）溶液（成人总量 1000ml，儿童 15ml/kg）或药用炭（成人 50～100g，儿童 2g/kg）。在无上述药品的情况下，中毒早期现场给予适量泥浆水口服有助于改善预后。

③使用 20% 甘露醇、硫酸钠或硫酸镁等导泻，以促进肠道毒物的排出。

（3）增加毒物排出

①补液利尿：积极充分静脉补液后，应用静脉注射利尿药维持适当的循环血量与尿量 [1～2ml/（kg·h）]。

②血液净化：首选血液灌流，应尽早进行，6 小时内完成效果较好。

（4）消化道损伤的处理：口咽部及食管损伤往往在中毒 2～3 天后出现，早期以流质饮食为主，除非患者有口咽部、食管严重损伤及消化道出血，否则不建议禁食。

（5）其他治疗

①免疫抑制药：早期联合应用糖皮质激素及环磷酰胺冲击治疗。

②抗凝及抗氧化：百草枯中毒可伴有肺部微循环障碍，血浆 D- 二聚体升高，因此积极给予抗凝治疗有助于改善病情。有出血倾向者暂缓使用。还原型谷胱甘肽可有效对抗百草枯的过氧化损伤。也可应用大量抗氧化剂维生素 C 或维生素 E 等，大剂量氨溴索也能直接清除体内的自由基，减轻百草枯急性肺损伤作用。

③器官功能支持：对于多脏器损伤患者，应对症予以相应脏器的支持治疗。

4. 转诊注意事项

（1）本病死亡率极高，基层医院进行急救处理后应立即转诊到有条件的医院。

（2）患者就诊时立即抽血和留尿送检百草枯浓度。

（3）慎用或不用吸氧。

二、急性一氧化碳中毒

（一）概念（熟悉）

在生产生活环境中，含碳物质不完全燃烧可产生一氧化碳（carbon monoxide，CO）。CO 是无色、无臭和无味气体，空气中 CO 浓度达 12.5% 时，有爆炸危险。吸入过量的 CO 引起的中毒称急性一氧化碳中毒，俗称煤气中毒。

（二）初步诊断（熟悉）

1. 病因 工业上，煤气管道漏气或煤矿瓦斯爆炸产生大量 CO，可导致吸入中毒。失火现场空气中 CO 浓度高达 10%，也可引起现场人员中毒。

日常生活中，一氧化碳中毒最常见的原因是家庭中煤炉取暖及煤气泄漏。连续大量吸烟也可致 CO 中毒。

2. 临床表现

（1）急性中毒：正常人血液中 COHb 含量可达 5%～10%。急性 CO 中毒的症状与血液中 COHb 浓度有密切关系，同时与患者中毒前的健康状况相关。

①轻度中毒：血液 COHb 浓度为 10%～20%。患者有不同程度的头痛、头晕、恶心、呕吐、心悸和四肢无力等。原有冠状动脉粥样硬化性心脏病的患者可出现心绞痛。脱离中毒环境吸入新鲜空气或氧疗，症状很快消失。

②中度中毒：血液 COHb 浓度为 30%～40%。患者出现胸闷、气短、呼吸困难、幻觉、视物不清、判断力降低、运动失调、嗜睡、意识模糊或浅昏迷。口唇黏膜可呈樱桃红色。氧疗后患者可恢复正常且无明显并发症。

③重度中毒：血液 COHb 浓度为 40%～60%。迅速出现昏迷、呼吸抑制、

肺水肿、心律失常或心力衰竭。患者可呈去皮质综合征状态。部分患者合并吸入性肺炎。受压部位皮肤可出现红肿和水疱，眼底检查可发现视盘水肿。

（2）迟发型神经精神综合征：急性一氧化碳中毒患者在意识障碍恢复后，经过 2～60 天的"假愈期"，可出现下列临床表现之一。

①精神意识障碍：呈现痴呆木僵、谵妄状态或去皮质状态。

②锥体外系神经障碍：震颤麻痹综合征（表情淡漠、四肢肌张力增强、静止性震颤、前冲步态）。

③锥体系神经损害：如偏瘫、病理反射阳性或小便失禁等。

④大脑皮质局灶性功能障碍：如失语、失明、不能站立及继发性癫痫。

⑤脑神经及周围神经损害：如视神经萎缩、听神经损害及周围神经病变等。

（三）治疗（掌握）

1. 终止 CO 吸入　迅速将患者转移到空气新鲜处，终止 CO 继续吸入。卧床休息，保暖，保持呼吸道通畅。

2. 氧疗

（1）吸氧：鼻导管或面罩吸氧。

（2）高压氧舱治疗：能增加血液中物理溶解氧，提高总体氧含量，促进氧释放和加速 CO 排出，可迅速纠正组织缺氧，缩短昏迷时间和病程，预防 CO 中毒引发的迟发性脑病。

3. 生命脏器功能支持。

4. 防治脑水肿　严重中毒后，脑水肿可在 24～48 小时发展到高峰。在积极纠正缺氧同时给予脱水治疗。频繁抽搐者，首选地西泮 10～20mg 静脉注射。

5. 防治并发症和后遗症　保持呼吸道通畅，必要时行气管切开。定时翻身以防发生压疮和肺炎。注意营养支持，必要时鼻饲。

（四）转诊注意事项（掌握）

一旦确诊为中、重度一氧化碳中毒，要尽快转至有高压氧治疗的医院，转运途中给予最高流量的吸氧，保持呼吸道通畅。

三、急性酒精中毒

（一）概念（熟悉）

急性酒精中毒，也称为急性乙醇中毒。是指由于短时间摄入大量乙醇（酒精）或含酒精饮料后出现的中枢神经系统功能紊乱状态，多表现为行为和意识异常，严重者损伤脏器功能，导致呼吸、循环衰竭，进而危及生命。

（二）初步诊断（熟悉）

1. 具备以下两点可以临床诊断急性酒精中毒。

（1）明确的过量酒精或含酒精饮料摄入史。

（2）呼出气体或呕吐物有酒精气味并有以下情况之一者：①表现易激惹、多语或沉默、语无伦次，情绪不稳，行为粗鲁或攻击行为，恶心、呕吐等；②感觉迟钝、肌肉运动不协调，躁动，步态不稳，明显共济失调，眼球震颤，复视；③出现较深的意识障碍如昏睡、浅昏迷、深昏迷，神经反射减弱、颜面苍白、皮肤湿冷、体温降低、血压升高或降低、呼吸节律或频率异常、心搏加快或减慢、大小便失禁等。

在上述基础上，血液或呼出气体检测酒精浓度≥11mmol/L（50mg/dl）即可确诊急性酒精中毒。

2. 急性酒精中毒的主要临床表现分3期。

（1）兴奋期：血酒精浓度达到11mmol/L（50mg/dl）即感头痛、欣快、兴奋。血酒精浓度>16mmol/L（75mg/dl），健谈、饶舌、情绪不稳定、自负、易激怒，可有粗鲁行为或攻击行为，也可能沉默、孤僻。浓度达到22mmol/L（100mg/dl）时，驾车易发生车祸。

（2）共济失调期：血酒精浓度达到33mmol/L（150mg/dl），肌肉运动不协调，行动笨拙、言语含混不清、眼球震颤、视物模糊、复视、步态不稳，出现明显共济失调。浓度达到43mmol/L（200mg/dl），出现恶心、呕吐、困倦。

（3）昏迷期：血酒精浓度升至54mmol/L（250mg/dl），患者进入昏迷期，表现昏睡、瞳孔散大、体温降低。血酒精浓度>87mmol/L（400mg/dl）患者陷入深昏迷，心率快、血压下降，呼吸慢而有鼾音，可出现呼吸、循环麻痹而危及生命。

此外，重症患者可并发意外损伤，酸碱平衡失衡，水、电解质紊乱，低血糖症，肺炎，急性肌病，甚至出现急性肾衰竭。

（三）急性酒精中毒诊断注意事项（掌握）

1. 诊断原则与鉴别诊断 急性酒精中毒是一个排他性诊断。在诊断患者酒精中毒之前，应考虑到低血糖、低氧血症、肝性脑病、混合性酒精－药物过量等情况。在确诊后应考虑到有隐蔽性头部创伤及伴随代谢紊乱的可能性。医师可通过从随行家属处获得充分的病史，反复查体以及辅助检查确诊。

2. 复合中毒 酒精中毒后患者情绪失控，再次服用其他药物和毒物表现复合中毒并不罕见，酒精加重镇静催眠类药物和有机磷农药毒性。

3. 双硫仑样反应 患者在应用某些药物过程中饮酒或饮酒后应用某些药物

出现双硫仑反应，多在饮酒后 0.5 小时内发病，主要表现为面部潮红、头痛、胸闷、气短、心率增快、四肢乏力、多汗、失眠、恶心、呕吐、视物模糊，严重者血压下降及呼吸困难，可出现意识丧失及惊厥，极个别患者引起死亡。由于双硫仑样反应与多种疾病特点相似，故易造成误诊，应注意鉴别诊断。

（四）治疗（掌握）

1. 轻症患者无须治疗，兴奋、躁动的患者必要时加以约束。

2. 共济失调患者应休息，做好安全防护，以免发生意外损伤。

3. 昏迷患者重点是维持生命脏器的功能。

（1）维持气道通畅，供氧充足，必要时人工呼吸、气管插管。

（2）维持循环功能，注意血压、脉搏，静脉滴注 5% 葡萄糖盐水溶液。

（3）心电监测心律失常和心肌损害。

（4）保暖。

（5）维持水、电解质、酸碱平衡。

4. **药物治疗**

（1）促酒精代谢药物：美他多辛 0.9g，静脉滴注给药，哺乳期、支气管哮喘患者禁用。适当补液及补充维生素 B_1、维生素 B_6、维生素 C 有利于酒精氧化代谢。例如，维生素 B_1、维生素 B_6 各 100mg，肌内注射。

（2）促醒药物：纳洛酮 0.4～0.8mg 加生理盐水 20ml，静脉注射，必要时加量重复或应用盐酸纳美芬。

5. **镇静**　对烦躁不安或过度兴奋者，可用小剂量地西泮，避免应用吗啡、氯丙嗪、苯巴比妥类镇静药。

6. **监测血糖**　低血糖是急性酒精中毒最严重的并发症之一，应密切检测血糖水平。急性意识障碍者可考虑静脉注射 50% 葡萄糖溶液 100ml。

7. **胃黏膜保护药。**

8. **抗生素的应用**　单纯急性酒精中毒无应用抗生素的指征，除非有明确合并感染的证据，如呕吐误吸导致肺部感染。应用抗生素时注意可诱发双硫仑样反应，其中以 β- 内酰胺类中头孢菌素多见，又以头孢哌酮最常见，其他尚有甲硝唑、呋喃唑酮等，用药期间宜留院观察。

9. **强迫利尿对急性酒精中毒无效**　严重急性酒精中毒时可用血液透析促进体内酒精排出。

（五）转诊注意事项（掌握）

急性酒精中毒临床分级为中到重度的患者，急性酒精中毒后再次服用其他药物和毒物的复合中毒患者，合并严重外伤者，急性酒精中毒使原有基础疾病恶化如诱发急性冠脉综合征、出血或缺血性脑卒中等，并发贲门黏膜撕裂、上消化道出血、心律失常、急性胰腺炎、横纹肌溶解综合征、消化道穿孔、低体温、吸入性肺炎、跌倒后重要部位损伤等，具备以上情况应考虑转诊。

四、镇静催眠药中毒

（一）初步判断（熟悉）

镇静催眠药是中枢神经系统抑制药，具有镇静、催眠作用，一次大剂量服用可引起急性镇静催眠药中毒。长期滥用催眠药可引起耐药性和依赖性而导致慢性中毒，突然停药或减量可引起戒断综合征。

1. 镇静催眠药的分类

（1）苯二氮䓬类

①长效类（半衰期＞30小时）：氯氮䓬、地西泮、氟西泮。

②中效类（半衰期6～30小时）：阿普唑仑、奥沙西泮、替马西泮。

③短效类（半衰竭＜6小时）：三唑仑。

（2）巴比妥类

①长效类（作用时间6～8小时）：巴比妥和苯巴比妥（鲁米那）。

②中效类（作用时间3～6小时）：戊巴比妥、异戊巴比妥、布他比妥。

③短效类（作用时间2～3小时）：司可巴比妥、硫喷妥钠。

（3）非巴比妥非苯二氮䓬类（中效～短效）：水合氯醛、格鲁米特（导眠能）、甲喹酮（安眠酮）、甲丙氨酯（眠尔通）。

（4）吩噻嗪类（抗精神病药）：抗精神病药是指能治疗各类精神病及各种精神症状的药物，又称强安定药或神经阻滞药。按药物侧链结构不同可分为3类。

①脂肪族：如氯丙嗪。

②哌啶类：如硫利达嗪（甲硫达嗪）。

③哌嗪类：如奋乃静、氟奋乃静和三氟拉嗪。

2. 临床表现 不同类的药物引起的临床表现也不同，见表16-14。

（1）苯二氮䓬类药物中毒：中枢神经系统抑制较轻，主要症状是嗜睡、头晕、言语含糊不清、意识模糊和共济失调。很少出现严重的症状如长时间深度昏迷和呼吸抑制等。如果出现，应考虑同时服用了其他镇静催眠药或酒等因素。

（2）巴比妥类药物中毒

①轻度中毒：嗜睡、情绪不稳定、注意力不集中、记忆力减退、共济失调、发音含糊不清、步态不稳和眼球震颤。

②重度中毒：进行性中枢神经系统抑制，由嗜睡到深昏迷。呼吸抑制由呼吸浅而慢到呼吸停止。可出现低血压和休克、肌张力下降、腱反射消失、大疱样皮损等表现。长期昏迷患者可并发肺炎、肺水肿和肾衰竭。

（3）非巴比妥非苯二氮䓬类中毒：其症状虽与巴比妥中毒相似，但有其自身特点。

表 16-14　几种不同镇静催眠药物中毒的表现

药物名称	主要中毒表现
水合氯醛	心律失常，肝功能、肾功能损害
格鲁米特	意识障碍有周期性波动。有抗胆碱能神经症状，如瞳孔散大等
甲喹酮	明显的呼吸抑制，出现锥体束征（如肌张力增强、腱反射亢进和抽搐等）
甲丙氨酯	血压下降

（4）吩噻嗪类中毒：最常见的为锥体外系反应，临床表现有以下 3 类。

①震颤麻痹综合征。

②静坐不能。

③急性肌张力障碍反应，例如斜颈、吞咽困难和牙关紧闭等。对氯丙嗪类药物过敏的患者，即使治疗剂量也有引起剥脱性皮炎、粒细胞缺乏症及胆汁淤积性肝炎而死亡者。

（二）治疗（掌握）

1. 维持昏迷者重要器官功能

（1）保持气道通畅：深昏迷患者应予以气管插管保护气道，并保证吸入足够的氧和排出二氧化碳。

（2）维持血压：急性中毒者的血压低由血管扩张所致，应输液补充血容量，如无效可给予适量多巴胺 [10～20μg/（kg·min）作为参考剂量] 治疗。

（3）心脏监护：心电图监护，如出现心律失常，酌情给予抗心律失常药。

（4）促进意识恢复：病因未明的急性意识障碍者可考虑给予葡萄糖、维生素 B_1 和纳洛酮。

2. 清除毒物

（1）洗胃。

（2）药用炭：对吸附各种镇定药有效，巴比妥类中毒可考虑使用多剂药用炭。

（3）碱化尿液与利尿：应用呋塞米和碱化尿液治疗，只对长效巴比妥类药物中毒有效，对吩噻嗪类药物中毒无效。

（4）血液净化：血液透析、血液灌流可促进苯巴比妥和吩噻嗪类药物清除，适用于危重患者，尤其是合并心力衰竭和肾衰竭、酸碱平衡和电解质异常、病情进行性恶化患者。

3. 特效解毒疗法 巴比妥类和吩噻嗪类药物中毒无特效解毒药。氟马西尼是苯二氮䓬类药物的拮抗药，能通过抑制苯二氮䓬受体而阻断苯二氮䓬类药物的中枢神经系统作用。用法：0.2mg 静脉注射 30 秒，如无反应，再给 0.3mg，如仍无反应，则每隔 1 分钟给予 0.5mg，最大剂量为 3.0mg。此药禁用于已合成可致癫痫发作的药物，特别是三环类抗抑郁药的患者；禁用于对苯二氮䓬类已有躯体性依赖和为控制癫痫而应用苯二氮䓬类药物者，亦禁用于颅内压升高者。

4. 对症治疗 大多数的镇静催眠类药物中毒以对症支持治疗为主，特别是吩噻嗪类药物中毒。吩噻嗪类药物中毒患者出现低血压时，应积极补充血容量，以维持血压，必要时可应用去甲肾上腺素等 α 受体激动药。应避免使用具有 β 受体激动作用的升压药物如肾上腺素、异丙肾上腺素及多巴胺，否则可加重低血压。

（三）转诊注意事项（掌握）

诊断急性镇静催眠药中毒的患者，建议常规转诊至有条件进行血液净化治疗的医疗机构进一步处理。

五、中暑

（一）概念（熟悉）

中暑是在暑热天气、湿度大及无风环境中，患者因体温调节中枢功能障碍、汗腺功能衰竭和水、电解质丧失过多而出现相关临床表现的疾病。

（二）临床表现（掌握）

根据临床表现，中暑分为先兆中暑、轻症中暑、重症中暑。其中重症中暑又分为热痉挛、热衰竭和热射病（劳力性热射病和经典型热射病）。

1. 先兆中暑 在高温环境下，出现头痛、头晕、口渴、多汗、四肢无力发酸、注意力不集中、动作不协调等，体温正常或略有升高。如及时转移到阴凉通风处，降温，补充水分和盐分，短时间内即可恢复。

2. 轻症中暑 除上述症状外，体温往往在 38℃ 以上，伴有面色潮红、大量出汗、皮肤灼热，或出现四肢湿冷、面色苍白、血压下降、脉搏增快等表现。如及时转移到阴凉通风处，平卧解衣，降温，补充水分和盐分，可于数小时内恢复。

3. 重症中暑

（1）热痉挛：剧烈运动后，大量出汗和饮用低张液体后，出现头痛、头晕和肢体、腹壁肌群痛性痉挛，肢体活动受限，有时腹痛与急腹症表现相似，数分钟缓解，无体温升高，无神志障碍。热痉挛也可以为热射病的早期表现。

救治原则：迅速将患者转移到阴凉通风处平卧，补充盐水或饮用电解质溶液可迅速缓解热痉挛症状。轻症者可口服补液盐，脱水者应静脉输注生理盐水（0.9%NaCl 溶液），并做好积极转运准备。

（2）热衰竭：多见于老年人、儿童和慢性病患者。严重热应激时，体液和体钠丢失过多引起循环容量不足所致。表现为多汗、疲乏、无力、头晕、头痛、恶心、呕吐和肌痉挛，心率明显增快、直立性低血压或晕厥，但无明显中枢神经系统损害表现。中心体温升高不超过 40℃，无神志障碍。血细胞比容增高、高钠血症、轻度氮质血症和肝功能异常（肝转氨酶可升高至数千单位）。

救治原则：①迅速降温；②当血容量严重减少、电解质紊乱时需静脉输液。如果血压随体位波动，应继续补充生理盐水直到血流动力学稳定，其余失液量可在 48 小时内缓慢补充，过快纠正高钠血症可引起脑水肿，导致意识障碍或癫痫发作。

（3）热射病：即重症中暑，是由于暴露在高温、高湿环境中导致机体核心温度迅速升高，超过 40℃，伴有皮肤灼热、意识障碍（如谵妄、惊厥、昏迷）等多器官系统损伤的严重临床综合征。早期受损器官依次为脑、肝、肾和心脏。热射病分为劳力性热射病和非劳力性热射病两种类型。前者是内源性产热过多；后者是因体温调节功能障碍，散热减少。热射病发病与 3 个环境因素（高温、高湿、无风环境）密切相关。

①**劳力性热射病**：是由于在高温、高湿环境中高强度体力运动导致机体核心温度迅速升高，超过 40℃，伴有意识障碍、横纹肌溶解、弥散性血管内凝血（DIC）、急性肝损害、急性肾损害等多器官多系统损伤的极其严重的临床综合征。劳力性热射病是中暑中最严重的一种类型，其特点为发病急，病情进展快，如得不到及时有效的救治，病死率高达 50% 以上。多发生在青壮年人群，从事剧烈劳动或体力劳动数小时发病。

劳力性热射病器官功能受损的表现如下。a. 中枢神经系统受损：早期即可出现严重的神经系统功能障碍，特征为躁动、谵妄和昏迷，还可出现其他神经学异常表现。b. 凝血功能障碍：临床表现为皮肤瘀斑、结膜出血、黑粪、血便、咯血、血尿、心肌出血、颅内出血等，合并 DIC 提示预后不良。c. 肝功能损害：中毒肝损害是劳力性热射病的一个固有特征。d. 肾功能损害：多与横纹肌溶解有关。表现为少尿、无尿、尿色深（为浓茶色或酱油色尿）。e.呼吸功能不全：早期主要表现为呼吸急促、口唇发绀等。f.急性胃肠功能损害：腹痛、腹泻、水样便、消化道出血较常见。g.心血管功能不全。

②**非劳力性热射病**：又称经典型热射病，多见于居住拥挤和通风不良的城市老年体衰居民。

（三）治疗（掌握）

早期有效治疗是决定预后的关键。有效治疗的关键点：一是迅速降低核心温度；二是血液净化；三是防止 DIC。具体救治措施为"九早一禁"，及早降温、早扩容、早血液净化、早镇静、早气管插管、早纠正凝血功能紊乱、早抗感染、早肠内营养、早免疫调理，在凝血功能紊乱期禁止手术。

1.降温治疗 快速降温是治疗的基础，迅速降温决定患者的预后。降温目标：核心体温在 10～40 分钟迅速降至 39℃以下，2 小时降至 38.5℃以下。

（1）体外降温：将患者转移到通风良好的低温环境，脱去衣服，同时进行皮肤肌肉按摩，促进散热。无虚脱者现在迅速降温的金标准是冷水浸浴或冰水浸浴，将患者身体（除头外）尽可能多地浸入 2～14℃冷水中，并且不停地搅动水，以保持皮肤表面有冷水，在头顶部周围放置用湿毛巾包裹的冰块。对虚脱者采用蒸发散热降温，如用 15℃冷水反复擦拭皮肤或用电风扇或空调调节器。体温降至 39℃时，停止降温。

（2）体内降温：体外降温无效者，用冰盐水进行胃或直肠灌洗。

（3）药物降温：热射病患者，应用解热镇痛药水杨酸盐治疗无效，而且可能有害。迅速降温出现寒战者，应用生理盐水 500ml 加氯丙嗪 25～50mg 静脉滴注，应监测血压。

（4）液体复苏：低血压患者应静脉输注生理盐水或乳酸林格液恢复血容量，最初 4 小时补充 1200ml 等张晶体溶液。

（5）血液净化。

2.并发症的治疗

（1）昏迷：患者应进行气管内插管，保持呼吸道通畅，防止误吸。颅内压增高者静脉注射 20% 甘露醇。癫痫发作时，静脉滴注地西泮。

（2）纠正凝血功能紊乱。

（3）抗感染。

（4）多器官衰竭者应予以对症支持治疗。

（四）转诊注意事项（掌握）

对于重症中暑患者，需要及时转运到上级医院抢救治疗，转运途中应积

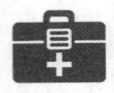

极降温和补液治疗，注意保持呼吸道通畅及观察患者生命体征。转运途中应严密监测体温，每 0.5～1 小时测量 1 次。将救护车空调温度调至最低或打开车窗。给予 15～20℃温水反复全身擦拭，促进散热，同时配合持续扇风。如有冰块可进行头部降温，以及腋下、腹股沟等大血管区域冰敷降温。清醒患者口服 4～10℃生理盐水或林格液 500～1000ml。

六、窒息

（一）初步诊断（掌握）

1. 窒息的概念和原因

（1）窒息的概念：人体的呼吸过程由于某种原因受阻或异常，所产生的全身各器官组织缺氧，二氧化碳潴留而引起的组织细胞代谢障碍、功能紊乱和形态结构损伤的病理状态称为窒息。

（2）窒息的常见原因

①**机械性窒息**：因机械作用引起呼吸障碍，如缢、绞、扼颈项部，用物堵塞呼吸孔道，压迫胸腹部以及患急性喉头水肿或食物吸入气管等造成的窒息。

②**中毒性窒息**：如一氧化碳中毒，大量的一氧化碳由呼吸道吸入肺，进入血液，与血红蛋白结合成碳氧血红蛋白，阻碍氧与血红蛋白的结合与解离，导致组织缺氧造成的窒息。

③**病理性窒息**：如溺水和肺炎等引起的呼吸面积的丧失；脑循环障碍引起的中枢性呼吸停止；新生儿窒息及空气中缺氧的窒息（如关进箱、柜内，空气中的氧逐渐减少等）。

2. 机械性窒息的临床表现　机械性窒息的患者不会有强烈的咳嗽，不能说话或是呼吸，成人和儿童双手抵住喉咙，面部可短时间变成青紫色。心率加快而微弱，患者处于昏迷或半昏迷状态，发绀明显，呼吸逐渐变慢而微弱，进而不规则呼吸，呼吸停止，心搏随之减慢而停止。瞳孔散大，对光反射消失。

（二）现场急救（掌握）

1. 常规成人和儿童的海姆利希急救法　施救者站在患者身后，从背后抱住其腹部，双臂围绕其腰腹部，一手握拳，拳心向内按压于患者肚脐和肋骨之间的部位；另一手掴按在拳头之上，双手急速用力向里向上挤压，反复实施数次，直至阻塞物吐出为止（图 16-25）。

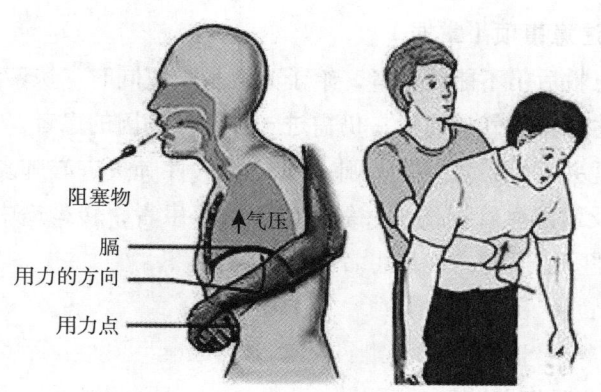

图 16-25　成人及 1 岁以上儿童海姆利希急救法

2. 儿童急性上气道梗阻　儿童表现为完全性气道梗阻时，即不能言语或咳嗽，医师应对患儿尝试拍背和胸外按压来移除异物，对年龄稍大的儿童尝试海姆利希急救法。而儿童能够言语或咳嗽时就不应采取这些措施，因为这可能会将部分性梗阻转变为完全性梗阻。出于同样的原因，也不应"盲目"地清扫口腔和口咽。

先判断患儿是否有意识。**无反应的患儿**，开始心肺复苏，先进行按压。有**反应的患儿，应采取以下措施**：①1 岁以下婴儿，使婴儿处于头低位，先让其面朝下方，拍背 5 次（图 16-26A），然后让其面朝上方，予以 5 次胸部冲击（图 16-26B）。不推荐对 1 岁以下婴儿使用腹部冲击法，这可能会损伤肝，因为该年龄段的婴儿肝较大且不受保护。②≥1 岁儿童，应进行 5 次腹部冲击（海姆利希急救法）。

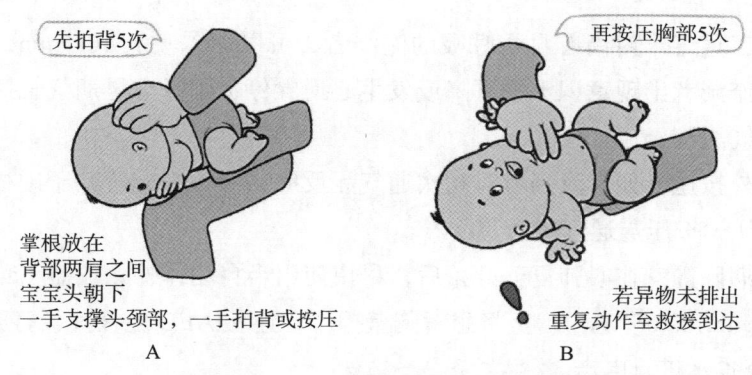

图 16-26　1 岁以下儿童海姆利希急救法

注：每轮背部拍击和胸部冲击法或腹部冲击法之后，检查患儿的气道梗阻是否解除。

（三）转诊注意事项（掌握）

1. 经上述急救后仍不能缓解者，给予高流量吸氧同时尽快转上级医院抢救。

2. 虽经上述急救后气道通畅，仍需进一步治疗病因的患者。

3. 已经出现并发症，如昏迷、肺水肿、吸入性肺炎、心肺复苏术后、颈部骨折、甲状腺及颈部血管损伤、一氧化碳中毒等患者，转运途中仍需给予高流量吸氧，保持呼吸道通畅，观察患者的生命体征。

七、淹溺

（一）概念（掌握）

国际复苏联盟将淹溺定义为一种于液态介质中而导致呼吸障碍的过程。淹溺并非时间上某一点的概念，其含义是气道入口形成液－气界面，它可阻止人进一步呼吸，在这一过程之后，无论患者存活或死亡都属于淹溺的概念范畴。

（二）岸边基础生命支持（掌握）

基础生命支持应遵循 A-B-C-D 顺序，即开放气道、人工通气、胸外按压、早期除颤。上岸后立即清理患者口鼻的泥沙和水草，用常规手法开放气道。不应为患者实施各种方法的控水措施。

1. 开放气道 由于淹溺患者的核心病理是缺氧，尽早开放气道和人工呼吸优先于心外按压。大多是淹溺患者吸入的水分并不多，而且很快会进入到血液循环，没有必要清除气道内的水。有些患者由于发生了喉痉挛和呼吸暂停，气道内并没有吸入水分。用吸引以外的任何去除气道内水分的方法（如海姆利希手法）是没有必要的，并可能存在潜在危险，如胃内容物反流造成气道异物窒息。

2. 人工通气 对尚有自主呼吸的淹溺者，可以面罩吸氧 10L/min，如果氧疗无效，淹溺者出现意识水平下降或发生心搏骤停，则考虑早期气管插管并给予正压通气。

3. 胸外按压 如果淹溺者对初次通气无反应，接下来应置其于硬板床上开始胸外按压，按压与通气比为 30 : 2。

4. 早期除颤 在心肺复苏开始后，尽快使用半自动体外除颤器（automated external defibrillator，AED）。将患者胸壁擦干，连上 AED 电极片，打开 AED，按照 AED 提示进行电击。

（三）转诊注意事项（掌握）

凡是淹溺患者在被现场急救后，均应尽快转上级医院进行住院以进一步观察治疗。

八、热烧伤（烫伤）

（一）初步诊断（熟悉）

1.烧伤的概念 指由火焰、热液、高温气体、激光、炽热金属液体或固体等所引起的组织损害，为通常所称的或狭义的烧伤（临床上也有将热液、蒸汽所致的烧伤称为烫伤）。

2.烧伤伤情的判断 判断伤情最基本的要素是烧伤面积和深度，同时还应考虑全身情况，如休克、重度吸入性损伤或较重的复合伤。

（1）烧伤面积的估算：是指皮肤烧伤区域占全身体表面积的百分数。为便于记忆，将体表面积划分为 11 个 9% 的等份，另加 1%，构成 100% 的总体表面积，即头颈部=1×9%、躯干=3×9%、双上肢=2×9%、双下肢=5×9%+1%，共为 11×9%+ 会阴部 1%。

估算面积时，女性和儿童有所差别。一般成年女性的臀部和双足各占 6%；儿童头大、下肢小，可按下法计算：头颈部面积=［9+（12- 年龄）］%，双下肢面积=［46-（12- 年龄）］%。

此外，不论性别、年龄，患者并指的掌面约占体表面积的 1%，如医者的手掌大小与患者相近，可用医者手掌估计，此法可辅助九分法，测算小面积烧伤也较便捷，如图 16-27。

（2）烧伤深度的判定：一般采用三度四分法，即将烧伤深度分为Ⅰ度、浅Ⅱ度、深Ⅱ度、Ⅲ度。一般将Ⅰ度、浅Ⅱ度烧伤称为浅度烧伤，深Ⅱ度、Ⅲ度烧伤称为深度烧伤。组织损害层次见图 16-28。

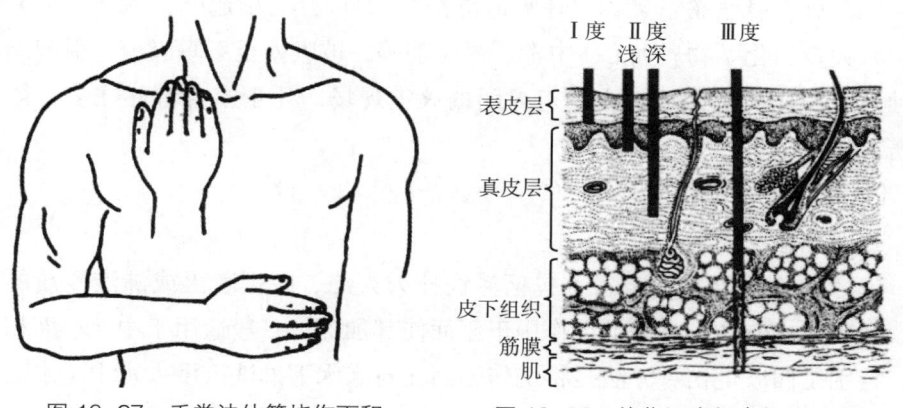

图 16-27 手掌法估算烧伤面积　　图 16-28 烧伤深度损害组织层次

①Ⅰ度烧伤：仅伤及表皮浅层，生发层健在。表面红斑状、干燥、灼烧感。

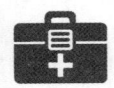

再生能力强，3～7天脱屑痊愈，短期内可有色素沉着。

②浅Ⅱ度烧伤：伤及表皮的生发层和真皮乳头层。局部红肿明显，有大小不一的水疱形成，内含淡黄色澄清液体，水疱皮如剥脱，创面红润、潮湿、疼痛明显。如无感染创面可于1～2周愈合，一般不留瘢痕，但多有色素沉着。

③深Ⅱ度烧伤：伤及真皮乳头层以下，但仍残留部分网状层，深浅不尽一致，也可有水疱，但去水疱皮后，创面微湿，红白相间，痛觉较迟钝，如无感染，可融合修复，需时3～4周。但常有瘢痕增生。

④Ⅲ度烧伤：又称焦痂型烧伤。全层皮肤烧伤，可深达肌肉甚至骨骼、内脏器官等。创面蜡白或焦黄，甚至炭化。硬如皮革，干燥，无渗液，发凉，针刺和拔毛无痛觉。可见粗大栓塞的树枝状血管网（真皮下血管丛栓塞）。由于皮肤及其附件全部被毁，3～4周后焦痂脱落、创面修复有赖于植皮或上皮自创缘健康皮肤生长。愈合后多形成瘢痕，且常造成畸形。

（3）烧伤严重程度分度

①轻度烧伤：Ⅱ度烧伤面积10%以下。

②中度烧伤：Ⅱ度烧伤面积11%～30%以下，或有Ⅲ度烧伤但面积不足10%。

③重度烧伤：烧伤总面积31%～50%；或Ⅲ度烧伤面积11%～20%以下；或Ⅱ度、Ⅲ度烧伤面积虽不到上述百分比，但已发生休克等并发症或存在较重的吸入性损伤、复合伤等。

④特重烧伤：烧伤总面积达50%以上；或Ⅲ度烧伤20%以上。

（4）吸入性损伤：又称"呼吸道烧伤"，是除热力引起外，燃烧时烟雾中还含有大量的化学物质如CO中毒、氰化物等，被吸入至下呼吸道，引起局部腐蚀或全身中毒。因此，在相对封闭的火灾现场，死于窒息者往往多于体表烧伤。

（二）治疗（掌握）

1.现场急救转运

（1）迅速去除致伤原因：包括尽快扑灭火焰、脱去着火或沸液浸渍的衣服。及时冷疗能防止热力继续作用于创面使其加深，一般适用于中、小面积烧伤，特别是四肢烧伤。方法是将烧伤创面在自来水下淋洗或浸入水中（水温一般为15～20℃），或用冷水浸湿的毛巾、纱垫等敷于创面。一般至冷疗停止后不再有剧痛为止，多需0.5～1小时。

（2）妥善保护创面：可用干净敷料或布类保护，或行简单包扎后送医院处理。避免用有色药物涂抹，增加对烧伤深度判定的困难。

（3）保护呼吸道通畅：火焰烧伤常伴烟雾、热力等吸入性肺炎，应注意保护呼吸道通畅。合并 CO 中毒者应移至通风处，必要时应吸入氧气。

2. 烧伤休克 是严重烧伤的常见并发症，可危及生命。烧伤休克主要为烧伤局部或远隔部位毛细血管通透性增加导致体液丢失所致，早期迅速发生的心肌损害导致循环动力减弱也是烧伤休克发生与发展的重要因素。

（1）临床表现与诊断：主要表现如下。

①心率加快、脉搏细弱、听诊心音低弱。

②血压的变化：早期脉压变小，随后血压下降。

③呼吸浅、快。

④尿量减少：是低血容量休克的一个重要标志，成人每小时尿量<20ml 常示血容量不足。

⑤口渴难耐，在小儿特别明显。

⑥烦躁不安，是脑组织缺血、缺氧的一种表现。

⑦周边静脉充盈不良、肢端良，患者畏冷。

⑧血液化验，常出现血液浓缩（血细胞比容升高）、低钠血症、低蛋白、酸中毒。

（2）治疗

休克防治：补液是防治休克最重要的措施。常根据患者的烧伤面积和体重按下述公式计算补液量。伤后第 1 个 24 小时补液量，成人每 1% Ⅱ度、Ⅲ度烧伤面积每千克体重补胶体液 0.5ml 和电解质液 1ml，广泛深度烧伤者与小儿烧伤其比例可改为 1∶1，另加基础水分 2000ml。伤后前 8 小时内输入一半，后 16 小时补入另一半。伤后第 2 个 24 小时补液量，胶体液及电解质液均为第 1 个 24 小时实际输入量的一半，5% 葡萄糖溶液补充 2000ml（小儿另按年龄、体重计算）。第 2 个 24 小时，胶体液和电解质液为第 1 个 24 小时的一半，水分补充仍为 2000ml。上述补液公式，只是估计量，应仔细观察患者尿量［应达 1ml/（kg·h）］、精神状态、皮肤黏膜色泽、血压和心率、血液浓缩指标等。

举例：一名烧伤面积 60%、体重 50kg 患者，第 1 个 24 小时内补液总量为 60×50×1.5＋2000＝6500ml，其中胶体液为 60×50×0.5＝1500ml，电解质液为 60×50×1＝3000ml，水分为 2000ml，伤后 8 小时内输入总量的一半即 3250ml，后 16 小时补入总量的另一半 3250ml。第 2 个 24 小时，胶体液减半为 750ml，电解质液减半为 1500ml，水分仍为 2000ml 于 24 小时内均匀补入。

补液总体原则：先快后慢、先晶后胶、交替补入。

（三）转诊注意事项（掌握）

严重大面积烧伤早期应避免长途转送。烧伤面积较大者，如不能在伤后1～2小时送到附近医院，应在原单位积极抗休克治疗或加做气管切开，待休克被控制后再转送。必须转送者应建立静脉通路，途中继续输液，保持呼吸道通畅。严重口渴、烦躁不安者常提示休克严重，应加快输液，现场不具备输液条件者，可口服含盐饮料，防止单纯大量饮水发生水中毒。转送路程较远者，应留置导尿管，观察尿量。安慰和鼓励患者，使其情绪稳定。疼痛剧烈者可酌情使用地西泮、哌替啶（杜冷丁）等。已有休克者，需经静脉用药，但应注意避免抑制呼吸中枢。此外，注意有无心搏及呼吸停止、复合伤，对大出血、窒息、开放性气胸、骨折、严重中毒等危及患者生命的情况应先施行相应的急救处理。

九、冻伤

（一）概念（熟悉）

冻伤是低温寒冷侵袭所引起的损伤，分两类：一类称非冻结性冻伤，由10℃以下至冰点以上的低温加以潮湿条件所造成，如冻疮、战壕足、水浸足、水浸手等；另一类称冻结性冻伤，由冰点以下的低温（一般在 –5℃以下）所造成，分局部冻伤（又称冻伤）和全身冻伤（又称冻僵）。

（二）分类（掌握）

1. 非冻结性冻伤

（1）临床表现：足、手等部位常见，先有寒冷感和针刺样疼痛，皮肤苍白，可起水疱；去除水疱皮后见创面发红、有渗液；并发感染后形成糜烂或溃疡。常有个体易发因素，易复发，可能与患病后局部皮肤抵抗力降低有关。有的战壕足、浸渍足治愈后，再遇低温时患足可有疼痛、发麻、苍白等反应，甚至可诱发闭塞性血管病。

（2）治疗：发生冻疮后，局部表皮未糜烂者可涂冻疮膏，每日湿敷数次。有糜烂或溃疡者可用含抗菌药和皮质甾的软膏，也可用冻疮膏。战壕足、水浸足除局部护理，还可用温经通络、活血化瘀的中药以改善肢体循环。

2. 冻结性冻伤 大多发生于意外事故或战时，人体接触冰点以下的低温，例如野外遇暴风雪、陷入冰雪中或工作时不慎受到制冷剂（液氮、固体 CO_2 等）损伤等。

（1）临床表现：在冻融以前，伤处皮肤苍白、温度低、麻木刺痛、不易区分其深度。复温后不同深度的创面表现有所不同。依照损害程度一般分为三度。

①Ⅰ度（红斑性冻伤）：损伤在表皮层。受冻皮肤红肿、充血，自觉热、

痒或灼痛。症状多在数日后消失。愈合后除表皮脱落外，不留瘢痕。

②Ⅱ度（水疱性冻伤）：损伤达真皮层。除上述症状外，红肿更显著，伴有水疱，疱内为血清样液，有时可为血性。局部疼痛较剧，但感觉迟钝，对针刺、冷、热感觉消失。1～2天后疱内液体吸收，形成痂皮。如无感染，2～3周后脱痂痊愈，一般少有瘢痕。

③Ⅲ度（焦痂性冻伤）：损伤达全皮层，严重者可深至皮下组织、肌肉、骨骼，甚至整个肢体坏死。开始复温后可表现为Ⅱ度冻伤，但水疱为血性，随后皮肤逐渐变褐、变黑，以致坏死。有的一开始皮肤即变白，逐渐坏死。一般多为干性坏死，但如有广泛血栓形成、水肿和感染时，也可为湿性坏死。

④Ⅳ度（坏疽性冻伤）：损伤深达肌肉、骨骼，甚至肢体坏死，表面呈死灰色、无水疱；坏死组织与健康组织的分界在20日左右明显，通常呈干性坏死，也可并发感染而成湿性坏疽。局部表现类似Ⅲ度冻伤，治愈后多留有功能障碍或致残。

（三）治疗（掌握）

1. 急救和复温 迅速复温是急救的关键，但勿用火炉烘烤。快速复温方法是：用40～42℃恒温温水浸泡肢体或浸泡全身，水量要足够，要求在15～30分钟使体温迅速升高至接近正常。对心搏、呼吸骤停者要施行心脏按压和人工呼吸。

2. 局部冻伤的治疗

（1）Ⅰ度冻伤：创面保持干燥，数日后可治愈。

（2）Ⅱ度冻伤：经过复温、消毒后，创面干燥者可加软干纱布包扎；有较大的水疱者，可将疱内液体吸收后，用干纱布包扎或涂冻伤膏后暴露。创面已感染者局部使用抗生素，采用包扎或半暴露疗法。

（3）Ⅲ度冻伤：多用暴露疗法，保持创面清洁干燥，待坏死组织边界清楚时予以切除。若出现感染，则应充分引流；坏死组织脱落或切除后的创面应及早植皮，对并发湿性坏疽者常需截肢。

Ⅲ度冻伤和广泛Ⅱ度冻伤还常需全身治疗：①注射破伤风抗毒素。②冻伤常继发肢体血管的改变，可选用改善血液循环的药物。常用的有右旋糖酐-40、托拉唑啉、罂粟碱等，也可选用活血化瘀中药或施行交感神经阻滞术。③抗生素防治感染。④补充高热量、高蛋白的高维生素饮食。

3. 全身冻伤的治疗 复温后首先要防治休克和维持呼吸功能。防治休克主要是补液、选用血管活性药物、除颤等。为防治脑水肿和肾功能不全，可使用利尿药。保持呼吸道通畅、给氧和呼吸兴奋药、防治肺部感染等。其他处理如

纠正酸碱失衡和电解质紊乱、维持营养等。全身冻伤常合并局部冻伤，应加强创面处理。

（四）转诊注意事项（掌握）

1. 凡是Ⅲ度以上的冻伤均应转往上级医院处理。

2. 创面合并感染或合并全身症状、体征的应转往上级医院处理。

3. 冻伤合并休克、心搏骤停者在积极抢救的基础上尽快转往上级医院处理。

4. 对于创面出现明显瘢痕的情况，应转往上级医院处理。

5. 转运途中注意创面的保湿，不要弄破水疱；伴有休克、多系统器官衰竭者要在吸氧、补液、保持呼吸道通畅的基础上进行转诊。

十、坠落伤

（一）初步诊断（掌握）

1. 坠落伤的概念　人体从高处以自由落体运动坠落，与地面或物体碰撞受到的损伤称为坠落伤。坠落伤的损伤程度受坠落高度、体重、坠落中有无阻挡物、人体着地方式、着地部位，以及接触地面与其他物体性状等因素的影响。

2. 坠落伤的临床表现　损伤发生的部位常较广泛，但内重外轻。无论人体哪一部位为着力点，一次外力往往在头部、胸部、腹部、骨盆、脊柱及四肢同时发生损伤。体表损伤主要是大片状擦伤及挫伤，少有挫裂创，而且多分布在裸露部位，而骨质和内脏损伤重，常伤及生命的重要器官，因此死亡率很高。坠落伤符合加速运动损伤的特点。即可见于人体着地部位，也可发生于远离着力点的部位。

（二）现场急救（掌握）

1. 快速检查伤情　发生高空坠落后，首先要快速检查伤情，是否有头部损伤、意识丧失，是否有呼吸、心搏停止，是否有四肢骨折、脊柱骨折及出血等，然后本着先救命后救伤的原则，根据具体伤情给予相应的现场急救。

2. 急救措施

（1）立即处理危及生命的问题：针对呼吸、心搏骤停及致命的外出血，给予心肺复苏及恰当的止血方法救治。

（2）包扎伤口：开放性骨折，伤口出血绝大多数可用加压包扎止血。大血管出血，加压包扎不能止血时，可采用止血带止血。原则上尽量缩短使用时间，一般不超过1小时为宜，做好标记，注明上止血带时间。

（3）妥善固定：固定是骨折急救的重要措施。

（4）保持呼吸道通畅：颌面部伤员首先应保持呼吸道通畅、撤除义齿，清除移位的组织碎片、血凝块、口腔分泌物等，同时松解伤员的颈、胸部纽扣。若舌已后坠或口腔内异物无法清除时，可用 12 号粗针穿刺环甲膜，维持呼吸，尽可能早做气管切开。对疑诊颅底骨折的脑脊液漏的患者切忌做填塞，因易导致颅内感染。

（5）脊柱骨折患者的搬运：脊柱骨折的患者从受伤现场运输至医院内的急救搬运至关重要。应采用担架、木板或门板运送。尤其注意颈部的稳定性，以免加重脊髓损伤。

（6）补充血容量：有条件时迅速给予静脉补液，补充血容量。

（三）转诊注意事项（掌握）

快速平稳地将患者送到医院救治。在搬运和转送过程中，颈部和躯干不能前屈或扭转，而应是脊柱伸直，绝对禁止一人抬肩、另一人抬腿的搬法，以免发生或加重截瘫。

十一、电击伤

（一）初步诊断（熟悉）

1. 电击伤概念 人体接触一定的电流或被闪电（雷电）与电弧击中，造成全身和局部损伤或功能障碍，甚至死亡，统称电击伤。

电击伤主要表现为局部的电灼伤和全身的电休克，导致呼吸麻痹和心搏停止。临床上分为轻型电击伤、重型电击伤和危重型电击伤。

（1）轻型电击伤：触电后，因肌肉强烈收缩，有可能人体很快被弹离电流。患者表现为惊慌、四肢软弱、面色苍白、头晕、心动过速、表情呆滞、呼吸急促，皮肤灼伤处疼痛，或可出现期前收缩。

（2）重型电击伤：患者神志不清，呼吸不规则，呼吸增快变浅，心率加快，心律失常，或伴有抽搐、休克。有些患者可转入假死状态，即心搏、呼吸极其微弱或暂停，心电图可呈心室颤动。经积极治疗，一般也可恢复，或遗留有头晕、耳鸣、眼花、听力或视力障碍等。

（3）危重型电击伤：多见于高压电击伤或低压通电时间较长。患者昏迷，呼吸、心搏停止，瞳孔扩大。

2. 电热灼伤 主要为电接触烧伤。常有 3 种局部表现：①电流通过人体直接引起，即临床一般所称的电烧伤或电流烧伤。有"入口"和"出口"，通常"入口"损伤较重，可达肌肉、骨骼和内脏。早期从外表很难确定损伤范围的严重程度。②电弧引起。可单独或与电接触烧伤同时发生，有时由于肌肉强烈收缩，关节的屈面形成短路，产生火花，引起多处烧伤。③电火花引燃衣物引起

烧伤。

3. 特殊类型的电击伤（闪电伤） 当人遭受闪电或雷电击时的瞬间，电流迅速通过人体，重者可导致心搏、呼吸停止，脑组织缺氧而死亡。

（二）治疗（掌握）

1. 现场急救 使患者迅速脱离电源，用干木棒、干竹竿等不导电的物体将电源拨开或立即关闭电闸等。如患者呼吸、心搏已停止，立即行人工呼吸和胸外按压等复苏措施。

2. 液体复苏 对深部组织损伤应充分估计，由于肌肉和红细胞的广泛损害，必将释放大量的血红蛋白和肌红蛋白，在酸血症的情况下，很容易沉积于肾小管，导致急性肾衰竭。因此，在多补充液体的同时，应补充碳酸氢钠以碱化尿液；还可用甘露醇利尿，每小时尿量应高于一般烧伤的标准。

3. 创面处理 清创时应特别注意切开减张，包括筋膜切开减张。尽管高压电烧伤早期坏死范围不易确定，仍应尽早做较彻底的探查，切除坏死组织，包括可疑的组织（肌肉颜色改变，切割时收缩性减弱），当组织缺损多，肌腱、神经、血管、骨骼已暴露者，在彻底清创后，应用皮瓣修复。

（三）转诊注意事项（熟悉）

要尽快转往上级医院进一步救治，不要随意移动伤员，若确需移动时，抢救中断时间不应超过 30 秒。移动伤员或将其送医院，除应使伤员平躺在担架上并在背部垫以平硬阔木板外，应继续抢救。心搏、呼吸停止者要继续人工呼吸和胸外按压，在医务人员未接替前救治不能终止。

十二、毒蛇咬伤

（一）初步诊断（熟悉）

1. 毒蛇辨别 毒蛇头部略呈三角形，身上有色彩鲜明的花纹，上颌长有成对的毒牙，可与无毒蛇相区别。毒牙呈沟状或管状与毒腺相通，当包在腺体外的肌肉收缩时，将蛇毒经导管排于毒牙，注入被咬伤的人和动物体内。毒蛇咬伤仅有一对较大而深的齿痕，蛇毒注入体内，引起严重中毒。

2. 毒蛇咬伤的临床表现 毒蛇咬伤的临床表现各不相同，20%～50% 的毒蛇（近 75% 的海蛇）为"干咬"，即毒蛇咬而不释放毒素，无明显中毒症状和体征。神经毒性发作可在数分钟内，一般不超过 6 小时，神经功能恢复可能需要数天甚至长达数周；凝血功能可在几小时内发生异常，持续达 2 周以上。

（1）局部表现：毒蛇咬伤局部可见两颗较大呈".."分布的毒牙咬痕，亦有呈"∶∶"形，除毒牙痕外，还出现副毒牙痕迹的分布形状；而有两排整齐、深浅一致的牙痕多属无毒蛇咬伤。

（2）全身表现

①无毒蛇咬伤表现：局部可有成排、细小牙痕，牙周伴或不伴轻微充血，无其他中毒症状，少数患者出现头晕、恶心、心悸、乏力等症状，往往是紧张、恐惧情绪影响所致。

②神经毒表现：四肢无力、吞咽困难、言语不清、复视、眼睑下垂、呼吸浅慢、窒息感、瞳孔对光反应与调节消失、呼吸麻痹、昏迷，危重者甚至出现自主呼吸停止和心搏骤停。

③血液毒表现：皮下出血、瘀斑，全身各部位如鼻腔、牙龈、巩膜、尿道、消化道，甚至脑部均可出血。合并 DIC 时除全身出血外，还可出现皮肤潮冷、口渴、脉速、血压下降、休克；血管内溶血时有黄疸、酱油样尿，严重者出现急性肾衰竭。

④细胞毒表现：肿胀可延及整个患肢甚至躯干，溃烂坏死严重者可致患肢残疾；心肌损害出现心功能不全；横纹肌破坏可出现肌红蛋白尿合并肾功能不全；病情恶化可出现全身炎症反应综合征（SIRS），甚至多器官功能障碍综合征（MODS）。

⑤混合毒表现：同时出现神经毒素、血液毒素和（或）细胞毒素的临床表现。

（二）现场急救（熟悉）

迅速辨明是否为蛇咬伤，分类处理：对毒蛇咬伤，应阻止或减缓毒素的继续吸收、拮抗或中和易吸收的毒素，根据毒蛇种类尽快使用相应的抗蛇毒血清；防止各种并发症。

明确是否为毒蛇咬伤，主要依靠特殊的牙痕、局部伤情及全身表现来区别。毒蛇咬伤后，伤口局部常留有 1 对或 3～4 对毒牙痕迹；无毒蛇咬伤后，局部可留有两排锯齿形牙痕。毒蛇咬伤后，局部伤处疼痛，肿胀蔓延迅速，淋巴结肿大，皮肤出现血疱、瘀斑，甚至局部组织坏死。全身虚弱、口周感觉异常、肌肉震颤，或是发热恶寒、烦躁不安、言语不清、恶心呕吐、肢体软瘫、腱反射消失、呼吸抑制，最后导致呼吸、循环衰竭。

1. 急救措施 现场急救原则是迅速清除和破坏局部毒液，减缓毒液吸收，尽快送达医院。有条件时应迅速负压吸出局部蛇毒，同时使用可破坏局部蛇毒的药物如胰蛋白酶、依地酸二钠（仅用于血液毒）进行伤口内注射，或 1/1000 高锰酸钾溶液伤口内冲洗。不做无效的耗时性措施。不要等待症状发作以确定是否中毒，而应立即将患者送医院急诊处理（图 16-29）。

（1）脱离：立即远离被蛇咬的地方，如果蛇咬住不放，可用棍棒或其他工具促使其离开；水中蛇（如海蛇）咬伤应立即将受伤者移送到岸边或船上，以免发生淹溺。

（2）明确蛇种类：尽量记住蛇的基本特征，如蛇形、蛇头、蛇体和颜色，有条件的最好拍摄致伤蛇的照片。现场最好不要企图去捕捉或追打蛇，以免二次被咬。

（3）解压：去除受伤部位的各种受限物品，如戒指、手镯或脚链、手表、较紧的衣裤袖、鞋子等，以免因后续的肿胀导致无法取出，加重局部伤害。

（4）镇定：尽量保持冷静，避免慌张、激动。

（5）制动：尽量全身完全制动，尤其受伤肢体制动，可用夹板固定伤肢以保持制动，伤口相对低位（保持在心脏水平以下）。

（6）包扎：绷带加压固定是唯一推荐于神经蛇毒咬伤的急救方法，这种方法不会引起局部肿胀，但操作略复杂。其余类型的毒蛇咬伤部位可使用加压垫法，操作简单、有效。这两种方法对各种毒蛇咬伤都有较好的效果。

（7）禁忌：除有效的负压吸毒和破坏局部蛇毒的措施外，避免迷信草药和其他未经证实或不安全的急救措施。

（8）呼救：呼叫120，尽快将伤者送至医院。

（9）镇痛：如有条件，可给予对乙酰氨基酚或阿片类药物口服局部镇痛。

（10）复苏：急救人员到达现场急救时，原则上应在健侧肢体建立静脉通道，并留取血标本备检，给予生命体征监测，必要时给予液体复苏。若患者意识丧失，呼吸、心搏停止，应立即进行心肺复苏。

2. 解毒药物

（1）蛇药：蛇药是治疗毒蛇咬伤有效的中成药，有季德胜蛇药等，可以口服或敷贴局部，有的蛇药还有注射剂。此外，还有一部分新鲜草药也对毒蛇咬伤有疗效，如七叶一枝花、八角莲、半边莲、田薹黄、白花蛇舌草等。

（2）抗蛇毒血清：抗蛇毒血清有单价和多价两种，对于已知蛇类咬伤可用针对性强的单价血清，否则使用多价血清。用前需做过敏试验，阳性者采用脱敏注射法。我国是单价抗蛇毒血清，初始剂量2～4支，加入100～250ml生理盐水中静脉滴注，滴速先慢后快，密切监测不良反应。

（3）其他疗法：针对出血倾向、休克、肾功能不全、呼吸麻痹等器官功能不全者，应采取相应的积极治疗措施。常规使用破伤风抗毒素及抗菌药物防治感染。

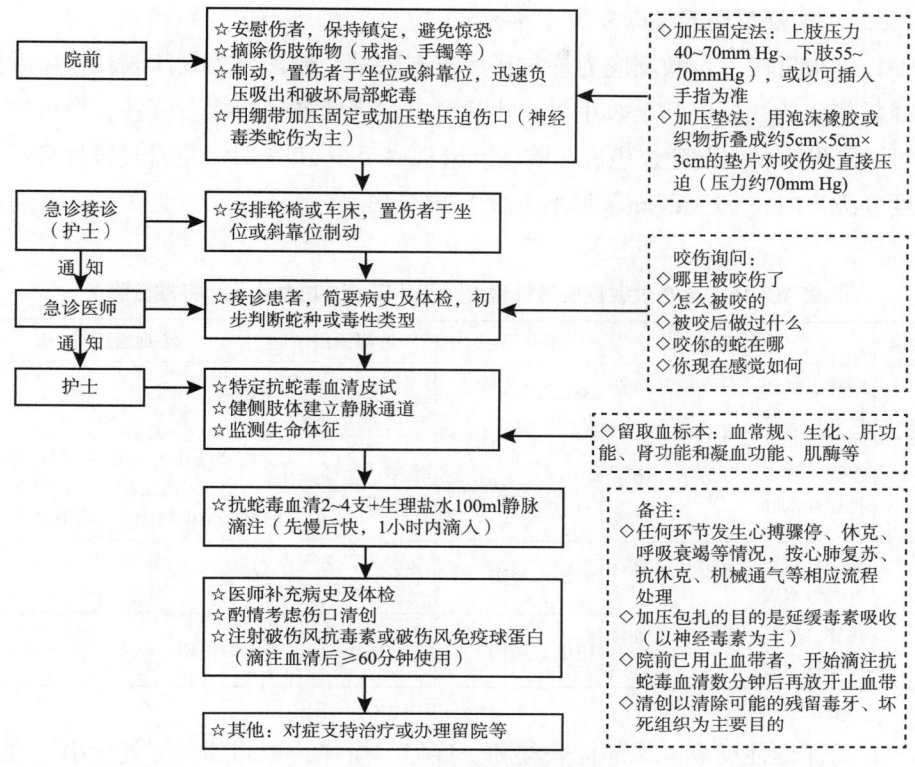

图 16-29　蛇咬伤急诊流程

（三）转运及注意事项（熟悉）

明确为毒蛇咬伤后，在立即进行急救处理的同时尽快转往上级医院，途中需密切观察患者的生命体征。保持呼吸道通畅，注意有无出血的现象，不要过多地摇动患者，有抽搐者可肌内注射地西泮 10mg。

十三、蜂蜇伤

（一）初步诊断（熟悉）

蜜蜂和黄蜂的尾刺连有毒腺，蜇人时将蜂毒注入皮内，引起局部与全身症状。被蜜蜂蜇后，局部出现红肿、疼痛，数小时后可自行消退。如蜂刺留在伤口内，可引起局部化脓。胡蜂蜂毒的毒性较剧烈，蜇伤后局部肿痛明显，可出现全身症状，伤口一般不留蜂刺。群蜂蜇伤后症状严重，除皮肤红肿外，还有头晕目眩、恶心呕吐、面部水肿、呼吸困难、烦躁不安，出现昏迷、休克甚至死亡。对蜂毒过敏者，即使单一蜂蜇也可引起严重的全身反应。

（二）胡蜂蜇伤的临床表现（熟悉）

1.过敏反应　过敏反应为蜂蜇伤后出现最早、最常见的临床表现。可发生于蜂蜇伤后的数分钟乃至数小时，症状可自行缓解或经治疗后好转，但过敏反应可再次发生，因此建议患者住院或严密观察至少 10 小时。全身过敏反应严重程度分级（Ring 和 Messmer 标准分级）见表 16-15。

表 16-15　全身过敏反应严重程度分级（Ring 和 Messmer 标准分级）

分级	皮肤系统	消化系统	呼吸系统	心血管系统
I	瘙痒、红斑、荨麻疹、血管神经性水肿	无	无	无
II	瘙痒、红斑、荨麻疹、血管神经性水肿	恶心、腹部绞痛	流涕、声嘶、呼吸困难	心动过速（每分钟增加 20 次以上）、低血压（收缩压减少 20mmHg 以上）、心律失常
III	瘙痒、红斑、荨麻疹、血管神经性水肿	呕吐、腹泻	喉水肿、支气管痉挛、发绀	休克
IV	瘙痒、红斑、荨麻疹、血管神经性水肿	呕吐、腹泻	呼吸停止	心脏停搏

2.局部毒性反应　局部皮肤红肿、疼痛、瘙痒，蜂刺部位可发生中心性坏死、化脓，范围通常＜10cm，严重者可能＞10cm，24 小时内极易进展，可持续数天，并可能导致非感染性淋巴管炎和轻度的系统症状；邻近气道及面部的蜂蜇伤伤口更容易导致气道狭窄；蜇伤眼部可能导致眼部红肿、畏光流泪、视力下降、弥漫性角膜炎、虹膜睫状体炎及继发性青光眼，甚至是白内障、眼球萎缩等并发症。

3.多系统损害

（1）神经系统：蜂毒可以诱发脑炎、脑血管意外，从而出现意识障碍、头晕、头痛、谵妄等表现。

（2）呼吸系统：表现为气促、喘息、呼吸困难等。在蜂蜇伤后最早出现的气促多由疼痛所致，继而可能因为过敏反应导致喉头水肿、气管痉挛等出现呼吸困难，或由于过敏性休克反射性引起呼吸频率增快。

（3）循环系统：可出现心悸、胸闷、胸痛等症状。

（4）消化系统：轻者常表现为恶心、呕吐、腹胀、腹泻；重者则出现呕血、黑粪、黄疸、柏油样便等。蜂毒对肝的损伤，临床上主要表现为肝大、胀痛、黄疸，严重者甚至出现肝性脑病或急性肝衰竭。

（5）血液系统：非蜇伤部位的皮下出血点、瘀斑、呕血、便血和血尿等，可出现凝血功能异常。

（6）泌尿系统：早期可出现尿液颜色及尿量的改变。随病情进展，则会出现进行性少尿及无尿，同时肌酐、尿素氮水平也会显著升高，若治疗不及时，肾功能损害将呈不可逆性进展。胡蜂蜇伤后 MODS 也较常见，发生 MODS 是胡蜂蜇伤病情严重的重要标志。

（三）胡蜂蜇伤的鉴别诊断（熟悉）

蜂的种类不同，蜇伤也略有区别，蜜蜂蜇伤与胡蜂蜇伤的主要鉴别点详见表 16-16。

表 16-16　蜜蜂蜇伤与胡蜂蜇伤的主要鉴别

蜇伤类型	蜇针弯曲度	钩状针	蜇入方向	蜇入路径	蜇针拔出	蜇伤次数
蜜蜂蜇伤	直	并列，大而横向突出	垂直进针	直线形	困难	1 次
胡蜂蜇伤	弯	重叠，小且隐于腹部	倾斜进针	弧形	容易	反复多次

（四）治疗（熟悉）

急救期：蜇伤后数分钟至24小时，尤其是6小时内。处理要点可简化为"4个两"，要求在6小时内完成，又称胡蜂蜇伤救治"黄金6小时"。

1. "两早"（早评估和早处理）　早评估指一经诊断，需要即刻进行评估，有无出现全身过敏反应，是否需要立即进行心肺复苏（CPR）。早处理包括伤口的处理与严重过敏反应和休克的早期处理，安全转诊。伤口处理如下。

（1）冲洗：局部首选以清水或生理盐水进行冲洗，或选择弱酸性液体如食醋等。

（2）消炎：选用地塞米松 + 利多卡因 + 生理盐水混合后持续外敷于蜇伤处可取得较好的效果，既可快速减轻局部炎症反应、镇痛，又不影响对伤口的观察。

（3）冷敷：24～48 小时给予局部冰敷。

（4）镇痛：疼痛明显者建议静脉使用镇痛药。

（5）抗感染：肌内注射破伤风抗毒素，酌情选择抗菌药物预防感染。

2. "两抗"（抗休克和抗过敏）　胡蜂蜇伤早期容易出现过敏性休克。不同严重程度过敏反应的分级治疗如下。

（1）Ⅰ级过敏反应：可给予口服抗组胺类药物，酌情使用糖皮质激素及其他抗过敏药，短期留院观察。

（2）Ⅱ级过敏反应：吸氧，肾上腺素肌内注射，注射抗组胺类药物，可使

用糖皮质激素及其他抗过敏药，留院观察。

（3）Ⅲ级过敏反应：使患者平卧，适当抬高下肢；吸氧，保持气道通畅，必要时气管插管或气管切开；肾上腺素皮下注射或肌内注射；注射抗组胺类药物，注射糖皮质激素及其他抗过敏药；建立静脉通道，充分补液；护送至监护室，严密监测生命体征及器官功能状况。

（4）Ⅳ级过敏反应：立即启动心肺复苏。

3."两素"（肾上腺素和糖皮质激素） Ⅰ级以上过敏反应需注射肾上腺素。对儿童蜂蜇伤早期应用肾上腺素甚至可避免气管插管。用法：肾上腺素 0.3～0.5mg（儿童 0.01mg/kg，不超过 0.3mg）肌内注射，严重者可每隔 5～10 分钟重复使用。如无效或已出现循环衰竭，应静脉给药。对头面部胡蜂蜇伤、有过敏性疾病病史、早期出现严重过敏反应者，常规使用小剂量肾上腺素，每日数次，连续 3～5 天。注意监测生命体征，及时补充血容量。糖皮质激素可抗炎、抗免疫、抗休克、抗过敏、抗溶血及提高机体应激能力。早期可静脉给予氢化可的松 200～400mg，或地塞米松 5～20mg，或甲泼尼龙 40～160mg 等。

4."两化"（水化和碱化） 胡蜂蜇伤后发生过敏反应时，由于全身血管通透性增加，可在 10 分钟内导致约 50% 的血管内液体流至血管外，引起有效循环血容量不足，故对于胡蜂蜇伤严重全身过敏反应者，应积极进行液体复苏治疗。同时，给予碳酸氢钠碱化也有助于防治蜂毒所致横纹肌溶解及溶血引起的急性肾损伤（AKI）。保证每小时尿量＞100～200ml，边补边利，保证液体匀速输注。

（五）转诊注意事项（熟悉）

早期安全转诊是指蜇伤部位超过 10 处以上，6～24 小时内即出现溶血或横纹肌溶解表现，基础疾病较多，建议初步处理后尽快转往能进行高级生命支持和血液净化治疗的医疗单位。转诊前务必做好病情评估和病情交接。

第十七章　基本技能

第一节　病史采集

一、问诊

问诊是通过医师与患者进行提问与回答，收集患者相关资料的过程，目的是了解疾病发生与发展过程，为诊断提供依据。问诊内容的框架，对收集完整、详尽的病史很有帮助。以下是全面系统的病史采集，即住院病历所要求的内容。问诊的顺序可根据具体情况，对以下项目做适当调整。

（一）一般项目

一般项目包括：姓名、性别、年龄、出生地、民族、婚姻、职业、工作单位、通信地址、电话号码、入院日期、记录日期、病史陈述者及可靠程度等。

（二）主诉

患者感受最主要的痛苦或最明显的症状和（或）体征，也就是促使其就诊最主要的原因及其持续时间。

（三）现病史

记述患者患病后的全过程，即发生、发展、演变和诊治经过。包括：起病情况与患病的时间、主要症状的特点（主要症状出现的部位、性质、持续时间和程度、缓解或加剧的因素）、病因与诱因、病情的发展与演变（主要症状的变化或新症状的出现）、伴随症状（在主要症状的基础上又同时出现一系列的其他症状）、诊治经过、病程中一般情况的变化（精神、体力、食欲及食量、睡眠、大小便等）。

（四）既往史

既往史包括患者既往的健康情况和过去曾经患过的疾病（包括各种传染

病）、外伤手术、预防注射、过敏，特别是与目前所患疾病有密切关系的情况。

（五）系统回顾

用以作为最后一遍收集病史资料，避免问诊过程中患者或医师忽略或遗漏的症状或未曾诊断的疾病。包括：头颅五官、呼吸系统、循环系统、消化系统、泌尿生殖系统、造血系统、内分泌系统及代谢、肌肉与骨骼系统、神经系统、精神状态。

（六）个人史

个人史包括：社会经历（出生地、居住地区和居留时间，尤其是疫源地和地方病流行区、受教育程度、经济生活和业余爱好等），职业及工作条件（工种、劳动环境、对工业毒物的接触情况及时间），习惯与嗜好（起居与卫生习惯、饮食的规律与质量，烟酒嗜好时间与摄入量，以及其他异嗜物和麻醉药品、毒品等），冶游史（有无不洁性交，是否患过淋病性尿道炎、下疳、尖锐湿疣等）。

（七）月经史

月经史包括月经初潮的年龄、月经周期和经期天数，经血的量和颜色，经期症状，有无痛经与白带，末次月经日期，闭经时间、绝经年龄。

（八）婚姻史

婚姻史包括未婚或已婚，结婚年龄，配偶健康情况，性生活情况，夫妻关系等。

（九）生育史

生育史包括妊娠与生育次数，人工流产或自然流产的次数，有无死产、手术产、围生期感染及计划生育状况等。对男性患者应询问是否患过影响生育的疾病。

（十）家族史

应询问双亲与兄弟、姊妹及子女的健康与疾病情况，特别应询问是否有与患者同样的疾病，有无与遗传有关的疾病。对已死亡的直系亲属要问明死因与年龄。

病史采集的重点是针对就诊的最主要或"单个"问题（现病史）来问诊，并收集除现病史外的其他病史部分中与该问题密切相关的资料。需要做这种重点病史采集的临床情况主要是急诊和门诊。基于患者表现的问题及其紧急程度，医师应选择那些对解决该问题所必需的内容进行问诊。问诊必须获得主要症状的以下资料：全面的时间演变和发生发展情况，即发生、发展、性质、强度、频度、加重和缓解因素及相关症状等。通常患者的主要症状或主诉提示了需要重点问诊的内容。随着问诊的进行，医师逐渐形成诊断假设，判断该患者可能是哪些器官系统患病，再进行重点和深入的询问，并由此考虑下一步在过去史、个人史、家族史和系统回顾中选择相关内容进行问诊。

二、重点问诊的内容

（一）发热（掌握）

发热是指机体在致热原作用下或各种原因引起体温调节中枢的功能障碍时，体温升高超出正常范围。正常人体温一般为 36~37℃，可因测量方法不同而略有差异。在正常情况下，人体的产热和散热保持动态平衡。由于各种原因导致产热增加或散热减少，则出现发热。发热的病因很多，临床上可分为感染性发热与非感染性发热两大类，而以前者多见。

1. 热程

（1）体温上升期：体温上升期常有疲乏无力、肌肉酸痛、皮肤苍白、畏寒或寒战等现象。体温上升有两种方式。

①骤升型：体温在几小时内达 39~40℃或以上，常伴有寒战。小儿易发生惊厥，见于疟疾、大叶性肺炎、脓毒症、流行性感冒、急性肾盂肾炎、输液反应或某些药物反应等。

②缓升型：体温逐渐上升在数日内达高峰，多不伴寒战。如伤寒、结核病、布氏杆菌病等所致的发热。

（2）高热期：是指体温上升达高峰后保持一定时间，持续时间的长短可因病因不同而有差异。如疟疾可持续数小时，大叶性肺炎、流行性感冒可持续数天，伤寒则可为数周。

（3）体温下降期：此期表现为出汗多，皮肤潮湿。体温下降有两种方式。

①骤降：指体温于数小时内下降至正常，有时可略低于正常，常伴有大汗淋漓。常见于疟疾、急性肾盂肾炎、大叶性肺炎及输液反应等。

②渐降：指体温在数天内逐渐降至正常，如伤寒、风湿热等。

2. 热型

（1）稽留热：指体温恒定的维持在 39~40℃以上的高水平，达数天或数周，24 小时内体温波动范围不超过 1℃，常见于大叶性肺炎、斑疹伤寒及伤寒高热期。

（2）弛张热：又称脓毒症热型。体温常在 39℃以上，波动幅度大，24 小时内波动范围超过 2℃，但都在正常水平以上。常见于脓毒症、风湿热、重症肺结核及化脓性炎症等。

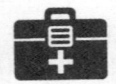

（3）间歇热：体温骤升达高峰后持续数小时，又迅速降至正常水平，无热期（间歇期）可持续1天至数天，如此高热期与无热期反复交替出现。常见于疟疾、急性肾盂肾炎等。

（4）波状热：体温逐渐上升达39℃或以上，数天后又逐渐下降至正常水平，持续数天后又逐渐升高，如此反复多次。常见于布氏杆菌病。

（5）回归热：体温急剧上升至39℃或以上，持续数天后又骤然下降至正常水平。高热期与无热期各持续若干天后规律性交替一次。可见于回归热、霍奇金淋巴瘤等。

（6）不规则热：发热的体温曲线无一定规律，可见于结核病、风湿热、支气管肺炎、渗出性胸膜炎等。

3.伴随症状

（1）寒战：见于大叶性肺炎、脓毒症、急性胆囊炎、急性肾盂肾炎、流行性脑脊髓膜炎、疟疾、钩端螺旋体病、药物热、急性溶血反应或输血反应等。

（2）结膜充血：见于麻疹、流行性出血热、斑疹伤寒、钩端螺旋体病等。

（3）单纯疱疹：口唇单纯疱疹多出现于急性发热性疾病，见于大叶性肺炎、流行性脑脊髓膜炎、间日疟、流行性感冒等。

（4）淋巴结肿大：见于传染性单核细胞增多症、风疹、淋巴结结核、局灶性化脓性感染、丝虫病、白血病、淋巴瘤、转移癌等。

（5）肝、脾大：见于传染性单核细胞增多症、病毒性肝炎、肝及胆道感染、布氏杆菌病、疟疾、结缔组织病、白血病、淋巴瘤、黑热病、急性血吸虫病等。

（6）出血：发热伴皮肤黏膜出血可见于重症感染及某些急性传染病，如流行性出血热、病毒性肝炎、斑疹伤寒、脓毒症等。也可见于某些血液病，如急性白血病、再生障碍性贫血、恶性组织细胞病等。

（7）关节肿痛：见于脓毒症、猩红热、布氏杆菌病、风湿热、结缔组织病、痛风等。

（8）皮疹：见于麻疹、猩红热、风疹、水痘、斑疹伤寒、风湿热、结缔组织病、药物热等。

（9）昏迷：先发热后昏迷者见于流行性乙型脑炎、斑疹伤寒、流行性脑脊髓膜炎、中毒性细菌性痢疾等；先昏迷后发热者见于脑出血、巴比妥类药物中毒等。

（二）水肿（掌握）

水肿是指人体组织间隙有过多的液体积聚使组织肿胀。水肿可分为全身性水肿与局部性水肿。在正常人体中，血管内液体不断地从毛细血管小动脉端滤出至组织间隙成为组织液，另外，组织液又不断从毛细血管小静脉端回吸收入血管内，两者经常保持动态平衡，因而组织间隙无过多液体积聚。产生水肿的机制为毛细血管血流动力学改变、水钠潴留及静脉、淋巴回流障碍。

1. 病因与表现

（1）全身性水肿

①**心源性水肿**：主要是**右心衰竭**。水肿程度可由于心力衰竭程度而有所不同，可自轻度的踝部水肿直至严重的全身性水肿。水肿特点是首先出现于身体低垂部位，能起床活动者，最早出现于踝内侧，行走活动后明显，休息后减轻或消失；经常卧床者以腰骶部较为明显。颜面一般不出现水肿。水肿为对称性、凹陷性。此外，通常有颈静脉怒张、肝大、静脉压升高，严重时还出现胸腔积液、腹水等右心衰竭的其他表现。

心源性水肿还可见于某些缩窄性心脏疾病，如缩窄性心包炎、心包积液或积血、心肌或心内膜纤维组织增生及心肌硬化等。

②**肾源性水肿**：可见于各型肾炎和肾病。水肿特点是疾病早期晨间起床时有眼睑与颜面水肿，以后很快发展为全身水肿。常有尿常规改变、高血压及肾功能损害的表现。

③**肝源性水肿**：**肝硬化**是肝源性水肿最常见的原因，主要表现为腹水，也可首先出现踝部水肿，逐渐向上蔓延，而头、面部及上肢常无水肿。肝硬化在临床上主要有肝功能减退和门静脉高压两个方面的表现。

④**内分泌代谢疾病**所致水肿：分为 a. **甲状腺功能减退症**，由于组织间隙亲水物质增加而引起的一种特殊类型的水肿，称为黏液性水肿。该水肿特点为非凹陷性，水肿不受体位影响，水肿部位皮肤增厚、粗糙、苍白、温度减低。b. **甲状腺功能亢进症**，部分患者可出现凹陷性水肿及局限性黏液性水肿。c. **原发性醛固酮增多症**，可出现下肢及面部轻度水肿。d. **库欣综合征**，出现面部及下肢轻度水肿。e. **腺垂体功能减退症**，多出现面部黏液性水肿，伴上肢水肿。f. **糖尿病**，部分患者在发生心、肾并发症前即可出现水肿。

⑤**营养不良性水肿**：由于慢性消耗性疾病长期营养缺乏、蛋白丢失性胃肠病、重度烧伤等所致**低蛋白血症**或**维生素 B_1 缺乏病**，可产生水肿。其特点是水肿发生前常有体重减轻表现。皮下脂肪减少所致组织松弛，组织压降低，加重水肿液的潴留。水肿常从足部开始，逐渐蔓延至全身。

⑥**妊娠性水肿**：大多数妇女在妊娠后期出现不同程度的水肿，其中多数属于生理性水肿，待分娩后水肿可自行消退，部分妊娠妇女的水肿为病理性的。

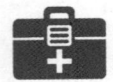

⑦结缔组织疾病所致水肿：可见于**系统性红斑狼疮、硬皮病、皮肌炎**等。

⑧**变态反应性水肿**：常见致敏原有致病微生物、异种血清、动植物毒素、某些食物及动物皮毛等。

⑨**药物所致水肿**：a.药物过敏反应，常见于解热镇痛药、磺胺类、某些抗生素等；b.药物性肾损害，见于某些抗生素、磺胺类、别嘌醇、木通、雷公藤等；c.药物致内分泌紊乱，见于肾上腺皮质激素、性激素、胰岛素、萝芙木制剂、甘草制剂和钙拮抗药等。

⑩**经前期紧张综合征**：育龄期妇女在月经来潮前7～14天出现眼睑、下肢水肿。

⑪ **特发性水肿**。

⑫ **功能性水肿**。

（2）局部性水肿

①**炎症性水肿**：见于蜂窝织炎、疖肿、痈、丹毒、高温及化学灼伤等。

②**淋巴回流障碍性水肿**：见于非特异性淋巴管炎、淋巴结切除后、丝虫病等。

③**静脉回流障碍性水肿**：见于静脉曲张、静脉血栓和血栓性静脉炎、上腔静脉阻塞综合征、下腔静脉阻塞综合征等。

④**血管神经性水肿**。

⑤**神经源性水肿**。

⑥**局部黏液性水肿**。

2. 伴随症状

（1）水肿伴肝大者，可为心源性水肿、肝源性水肿与营养不良性水肿，而同时有颈静脉怒张者则为心源性水肿。

（2）水肿伴重度蛋白尿者，常为肾源性水肿，而轻度蛋白尿也可见于心源性水肿。

（3）水肿伴呼吸困难与发绀者，常提示由于心脏疾病、上腔静脉阻塞综合征等所致。

（4）水肿伴心跳缓慢、血压偏低，可见于甲状腺功能减退症。

（5）水肿伴消瘦、体重减轻者，可见于营养不良。

（6）水肿与月经周期有明显关系者，可见于经前期紧张综合征。

（三）咳嗽与咳痰（掌握）

咳嗽与咳痰是临床最常见的症状之一。咳嗽是一种反射性防御动作，通过咳嗽可以清除呼吸道内分泌物或异物。痰液是气管、支气管的分泌物或肺泡内的渗出液，借助咳嗽将其排出称为咳痰。咳嗽与咳痰的病因很多，除呼吸系统疾病外，心血管疾病、神经因素、某些药物及心理因素等也可引起咳嗽和（或）咳痰。

1. 临床表现

（1）咳嗽的性质：咳嗽无痰或痰量极少，称为干性咳嗽（简称干咳）。干咳或刺激性咳嗽常见于急性或慢性咽喉炎、喉癌、急性支气管炎初期、气管受压、支气管异物、支气管肿瘤、胸膜疾病、原发性肺动脉高压以及二尖瓣狭窄等。咳嗽有痰，称为湿性咳嗽，常见于慢性支气管炎、支气管扩张、肺炎、肺脓肿和空洞性肺结核等。

（2）咳嗽的时间与规律：突发性咳嗽常由于吸入刺激性气体或异物、淋巴结或肿瘤压迫气管或支气管分叉处所引起。发作性咳嗽见于百日咳、咳嗽变异性哮喘等。长期慢性咳嗽多见于慢性支气管炎、支气管扩张、肺脓肿及肺结核。夜间咳嗽常见于左心衰竭、咳嗽变异性哮喘。

（3）咳嗽的音色：指咳嗽声音的特点。例如，咳嗽声音嘶哑多为声带的炎症或肿瘤压迫喉返神经所致。鸡鸣样咳嗽，表现为连续阵发性剧咳伴有高调吸气回声，多见于百日咳，会厌、喉部疾病或气管受压。金属音咳嗽，常因纵隔肿瘤、主动脉瘤或支气管癌直接压迫气管所致。咳嗽声音低微或无力，见于严重肺气肿、声带麻痹及极度衰弱者。

（4）痰的性状和痰量

①痰的性质：可分为黏液性、浆液性、脓性和血性等。黏液性痰多见于急性支气管炎、支气管哮喘及大叶性肺炎的初期，也可见于慢性支气管炎、肺结核等。浆液性痰见于肺水肿、肺泡细胞癌等。脓性痰见于化脓性细菌性下呼吸道感染，如肺炎、支气管扩张、肺脓肿等。血性痰是由于呼吸道黏膜受侵害、损害毛细血管或血液渗入肺泡所致。上述各种痰液均可带血。

②痰量：健康人很少有痰，急性呼吸道炎症时痰量较少，痰量增多常见于支气管扩张、肺脓肿和支气管胸膜瘘等，且排痰与体位有关，痰量多时静置后可出现分层现象，即上层为泡沫，中层为浆液或浆液脓性，下层为坏死物质。日咳数百至上千毫升浆液泡沫痰应考虑肺泡细胞癌的可能。

③痰的颜色与气味：铁锈色痰为典型肺炎球菌肺炎的特征；黄绿色或翠绿色痰提示铜绿假单胞菌感染；痰白黏稠且牵拉成丝状提示有真菌感染；大量稀薄浆液性痰中含粉皮样物提示棘球蚴病（包虫病）；粉红色泡沫痰是肺水肿的特征。恶臭痰提示有厌氧菌感染。

2. 伴随症状

（1）咳嗽伴发热：常见于急性上、下呼吸道感染，肺结核，胸膜炎等。

（2）咳嗽伴胸痛：常见于肺炎、胸膜炎、支气管肺癌、肺栓塞、自发性气胸等。

（3）咳嗽伴呼吸困难：见于喉水肿、喉肿瘤、支气管哮喘、慢性阻塞性肺疾病、重症肺炎、肺结核、大量胸腔积液、气胸、肺淤血、肺水肿、气管或支气管异物等。

（4）咳嗽伴咯血：见于支气管扩张、肺结核、肺脓肿、支气管肺癌、二尖瓣狭窄、支气管结石、肺含铁血黄素沉着症、肺出血肾炎综合征等。

（5）咳嗽伴脓痰：见于支气管扩张、肺脓肿、肺囊肿合并感染、支气管胸膜瘘。

（6）咳嗽伴哮鸣音：多见于支气管哮喘、心源性哮喘、慢性阻塞性肺疾病、弥漫性细支气管炎、气管与支气管异物等。局限性哮鸣音可见于支气管肺癌。

（7）咳嗽伴有杵状指（趾）：常见于支气管扩张、慢性肺脓肿、支气管肺癌、脓胸等。

（四）咯血（掌握）

咯血是指喉及喉以下的呼吸道及肺任何部位的出血，经口腔咯出。少量咯血有时仅表现为痰中带血，大咯血时血液从口鼻涌出，严重者可阻塞呼吸道，造成窒息死亡。咯血需与口腔、鼻腔等上呼吸道出血及呕血进行鉴别。应首先仔细检查口腔与鼻咽部局部有无出血灶，鼻出血多自前鼻孔流出，常在鼻中隔前下方发现出血灶；鼻腔后部出血，尤其是出血量较多时，血液经后鼻孔沿软腭与咽后壁下流，使患者咽部有异物感，引起咳嗽，将血液咳出，易与咯血混淆。鼻咽镜检查即可确诊。咯血还需与呕血进行鉴别。呕血是指上消化道出血经口腔呕出，出血部位多见于食管、胃及十二指肠。咯血与呕血可通过病史、体征及其他检查方法等进行鉴别。咯血的原因很多，主要见于呼吸系统和心血管疾病。

1. 临床表现

（1）年龄：青壮年咯血常见于肺结核、支气管扩张、二尖瓣狭窄等。40岁以上有长期吸烟史（纸烟20支/日×20年）者，应高度警惕支气管肺癌的可能。儿童慢性咳嗽伴少量咯血与小细胞低色素性贫血，须注意特发性含铁血黄素沉着症的可能。

（2）咯血量：咯血量大小的标准尚无明确的界定，一般认为每日咯血量在100ml以内为小量咯血，100～500ml为中等量咯血，500ml以上或一次咯血100～500ml为大量咯血。大咯血主要见于空洞性肺结核、支气管扩张和慢性肺脓肿。支气管肺癌大咯血少见，主要表现为痰中带血。慢性支气管炎和支原体肺炎也可出现痰中带血或血性痰，但常伴有剧烈咳嗽。

（3）颜色和性状：因肺结核、支气管扩张、肺脓肿和出血性疾病所致咯血为鲜红色；铁锈色血痰见于肺炎链球菌性肺炎，也可见于肺吸虫病和肺泡出血；砖红色胶冻样痰见于典型的肺炎克雷白杆菌肺炎。二尖瓣狭窄所致咯血多为暗红色；左心衰竭所致咯血为浆液性粉红色泡沫痰；肺栓塞所致咯血为黏稠暗红色血痰。

2. 伴随症状

（1）咯血伴发热：多见于肺结核、肺炎、肺脓肿、流行性出血热、肺出血型钩端螺旋体病、支气管肺癌等。

（2）咯血伴胸痛：多见于肺炎链球菌性肺炎、肺结核、肺栓塞（梗死）、支气管肺癌等。

（3）咯血伴呛咳：多见于支气管肺癌、支原体肺炎等。

（4）咯血伴脓痰：多见于支气管扩张、肺脓肿、空洞性肺结核继发细菌感染等。

（5）咯血伴皮肤黏膜出血：可见于血液病、风湿病、肺出血型钩端螺旋体病、流行性出血热等。

（6）咯血伴杵状指（趾）：多见于支气管扩张、肺脓肿、支气管肺癌等。

（7）咯血伴黄疸：须注意钩端螺旋体病、肺炎链球菌肺炎、肺栓塞等。

（五）胸痛（掌握）

胸痛是临床上常见的症状，主要由胸部疾病所致，少数由其他疾病引起。胸痛的程度因个体痛阈的差异而不同，与疾病病情轻重程度不完全一致。

1. 临床表现

（1）发病年龄：青壮年胸痛多考虑结核性胸膜炎、自发性气胸、心肌炎、心肌病、风湿性心瓣膜病，40 岁以上则须注意心绞痛、心肌梗死和支气管肺癌。

（2）胸痛部位：大部分疾病引起的胸痛常有一定部位。例如，胸壁疾病所致的胸痛常固定在病变部位，且局部有压痛，若为胸壁皮肤的炎症性病变，局部可有红、肿、热、痛表现；带状疱疹所致胸痛，可见成簇的水疱沿一侧肋间神经分布伴剧痛，且疱疹不超过体表中线；肋软骨炎引起胸痛，常在第 1～2 肋软骨处见单个或多个隆起，局部有压痛、但无红肿表现；心绞痛及心肌梗死的疼痛多在胸骨后方和心前区或剑突下，可向左肩和左臂内侧放射，甚至达环指与小指，也可放射于左颈或面颊部，误认为牙痛；主动脉夹层动脉瘤引起疼痛多位于胸背部，向下放射至下腹、腰部与两侧腹股沟和下肢；胸膜炎引起的

疼痛多在胸侧部；食管及纵隔病变引起的胸痛多在胸骨后；肝胆疾病及膈下脓肿引起的胸痛多在右下胸，侵犯膈肌中心部时疼痛放射至右肩部；肺尖部肺癌（肺上沟癌、Pancoast 癌）引起的疼痛多以肩部、腋下为主，向上肢内侧放射。

（3）胸痛性质：胸痛的程度可呈剧烈、轻微和隐痛。胸痛的性质可有多种多样。例如，带状疱疹呈刀割样或灼热样剧痛；食管炎多呈烧灼痛。肋间神经痛为阵发性灼痛或刺痛；心绞痛呈绞榨样痛并有重压窒息感，心肌梗死则疼痛更为剧烈并有恐惧、濒死感；气胸在发病初期有撕裂样疼痛；胸膜炎常呈隐痛、钝痛和刺痛；主动脉夹层动脉瘤常呈突然发生胸背部撕裂样剧痛或锥痛；肺梗死亦可突然发生胸部剧痛或绞痛，常伴呼吸困难与发绀。

（4）疼痛持续时间：平滑肌痉挛或血管狭窄缺血所致的疼痛为阵发性，炎症、肿瘤、栓塞或梗死所致疼痛呈持续性。如心绞痛发作时间短暂（持续数分钟），而心肌梗死疼痛持续时间很长（数小时或更长）且不易缓解。

（5）影响疼痛因素：主要为疼痛发生的诱因、加重与缓解的因素。例如，心绞痛发作可在劳力或精神紧张时诱发，休息后或含服硝酸甘油或硝酸异山梨酯后，在 1～2 分钟缓解，而对心肌梗死所致疼痛则服上药无效。食管疾病多在进食时发作或加剧，服用抗酸药和促动力药物可减轻或消失。胸膜炎及心包炎的胸痛可因咳嗽或用力呼吸而加剧。

2. 伴随症状

（1）胸痛伴有咳嗽、咳痰和（或）发热：常见于气管、支气管和肺部疾病。

（2）胸痛伴呼吸困难：常提示病变累及范围较大，如大叶性肺炎、自发性气胸、渗出性胸膜炎和肺栓塞等。

（3）胸痛伴咯血：主要见于肺栓塞、支气管肺癌。

（4）胸痛伴苍白、大汗、血压下降或休克：多见于心肌梗死、主动脉夹层动脉瘤、主动脉窦瘤破裂和大块肺栓塞。

（5）胸痛伴吞咽困难：多提示食管疾病，如反流性食管炎等。

（六）呕血与便血（掌握）

1. 呕血　呕血是指上消化道疾病（指屈氏韧带以上的消化道，包括食管、胃、十二指肠、肝、胆、胰及胃空肠吻合术后的空肠上段疾病）或全身性疾病所致的**上消化道出血**，血液经口腔呕出。常伴有黑粪，严重时可有急性周围循环衰竭的表现。如上所述，呕血的原因甚多，但以消化性溃疡最为常见，其次为食管或胃底静脉曲张破裂，再次为急性糜烂性出血性胃炎和胃癌。因此考虑呕血的病因时，应首先考虑上述 4 种疾病。当病因未明时，也应考虑一些少见疾病，如平滑肌瘤、血管畸形、血友病、原发性血小板减少性紫癜等。

（1）临床表现

①呕血与黑粪：呕血前常有上腹不适和恶心，随后呕吐血性胃内容物。其颜色视出血量的多少、血液在胃内停留时间的长短以及出血部位而不同。出血量多、在胃内停留时间短、出血位于食管则血色鲜红或为暗红色，常混有血凝块；当出血量较少或在胃内停留时间长，则呕吐物可呈棕褐色或咖啡渣样。呕血的同时因部分血液经肠道排出体外，可形成黑粪。

②失血性周围循环衰竭：出血量占循环血容量 10% 以下时，患者一般无明显临床表现；出血量占循环血容量的 10%～20% 时，可有头晕、无力等症状，多无血压、脉搏等变化；出血量达循环血容量的 20% 以上时，则有冷汗、四肢厥冷、心慌、脉搏增快等急性失血症状；若出血量在循环血容量的 30% 以上，则有神志不清、面色苍白、心率加快、脉搏细弱、血压下降、呼吸急促等急性周围循环衰竭的表现。

③血液学改变：出血早期可无明显血液学改变，出血 3～4 小时以后由于组织液的渗出及输液等情况，血液被稀释，血红蛋白及血细胞比容逐渐降低。

④其他：大量呕血可出现氮质血症、发热等表现。

（2）伴随症状

①呕血伴上腹痛：慢性反复发作的上腹痛，有一定周期性与节律性，多为消化性溃疡；中、老年人，慢性上腹痛，疼痛无明显规律性并伴有厌食、消瘦或贫血者，应警惕胃癌。

②呕血伴肝、脾大：脾大、有腹壁静脉曲张或有腹水者，提示肝硬化；肝区疼痛、肝大、质地坚硬、表面凹凸不平或有结节者多为肝癌。

③呕血伴黄疸：黄疸、寒战、发热伴右上腹绞痛并呕血者，可能由胆道疾病引起；黄疸、发热及全身皮肤黏膜有出血者，见于某些感染性疾病，如脓毒症及钩端螺旋体病等。

④呕血伴皮肤黏膜出血：常与血液疾病及凝血功能障碍性疾病有关。

⑤呕血伴头晕、黑蒙、口渴、冷汗：提示血容量不足。上述症状于出血早期可随体位变动（如由卧位变坐、立位时）而发生。伴有肠鸣、黑粪者，提示有活动性出血。

⑥其他：近期有服用非甾体抗炎药物史、酗酒史、大面积烧伤、颅脑手术、脑血管疾病和严重外伤伴呕血者，应考虑急性胃黏膜病变；剧烈呕吐后继而呕血，应考虑食管贲门黏膜撕裂综合征。

2. 便血 是指消化道出血，血液由肛门排出。便血颜色可呈鲜红、暗红色

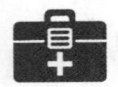

或黑色。少量出血不造成粪便颜色改变，需经隐血试验才能确定者，称为隐血。引起便血的原因很多，常见的有小肠疾病、结肠疾病、直肠肛管疾病、血管病变、上消化道疾病、全身性疾病（白血病、血小板减少性紫癜、血友病、遗传性毛细血管扩张症、维生素 C 缺乏病及维生素 K 缺乏症、肝病、尿毒症、流行性出血热、脓毒症等）。

（1）临床表现：便血多为下消化道出血，可表现为急性大出血、慢性少量出血及间歇性出血。便血颜色可因出血部位不同、出血量的多少以及血液在肠腔内停留时间的长短而异。如出血量多、速度快则呈鲜红色；若出血量小、速度慢，血液在肠道内停留时间较长，可为暗红色。粪便可全为血液或混合有粪便，也可仅黏附于粪便表面或于排便后肛门滴血。消化道出血每日在 5～10ml 者，无肉眼可见的粪便颜色改变，需用隐血试验才能确定，称为隐血便。一般的隐血试验虽敏感性高，但有一定假阳性，使用抗人血红蛋白单克隆抗体的免疫学检测，可以避免其假阳性。

（2）伴随症状

①**便血伴腹痛：**慢性反复上腹痛，且呈周期性和节律性，出血后疼痛减轻，见于消化性溃疡；上腹绞痛或伴有黄疸者，应考虑胆道出血；腹痛时排血便或脓血便，便后腹痛减轻，见于细菌性痢疾、阿米巴痢疾或溃疡性结肠炎；腹痛伴便血还见于急性出血性坏死性肠炎、肠套叠、肠系膜血栓形成或栓塞、膈疝等。

②**便血伴里急后重：**即肛门坠胀感。感觉排便未净，排便频繁，但每次排便量甚少，且排便后未感轻松，提示为肛门、直肠疾病，见于痢疾、直肠炎及直肠癌。

③**便血伴发热：**便血伴发热常见于传染性疾病，如脓毒症、流行性出血热、钩端螺旋体病。也见于部分恶性肿瘤，如肠道淋巴瘤、白血病等。

④**便血伴全身出血倾向：**便血伴皮肤黏膜出血者，可见于急性传染性疾病及血液疾病，如重症肝炎、流行性出血热、白血病、过敏性紫癜、血友病等。

⑤**便血伴皮肤改变：**皮肤有蜘蛛痣及肝掌者，便血可能与肝硬化门静脉高压有关。皮肤黏膜有毛细血管扩张，提示便血可能由遗传性毛细血管扩张症所致。

⑥**便血伴腹部肿块：**便血伴腹部肿块者，应考虑结肠癌、肠结核、肠道恶性淋巴瘤、肠套叠及 Crohn 病等。

（七）腹痛（掌握）

腹痛是临床极其常见的症状。多数由腹部脏器疾病引起，但腹腔外疾病及全身性疾病也可引起。腹痛的性质和程度，既受病变性质和病变严重程度的影响，也受神经和心理因素影响。由于腹痛的病因较多，病理机制复杂，因此，必须认真了解病史，进行全面体格检查和必要的辅助检查。临床上一般将腹痛按起病缓急、病程长短分为急性腹痛和慢性腹痛。

1. 临床表现

（1）腹痛部位：一般腹痛部位多为病变所在部位。如胃、十二指肠和胰腺疾病，疼痛多在中、上腹部；胆囊炎、胆石症、肝脓肿等疼痛多在右上腹部；急性阑尾炎疼痛在右下腹 McBurney 点；小肠疾病疼痛多在脐部或脐周；结肠疾病疼痛多在下腹或左下腹部；膀胱炎、盆腔炎及异位妊娠破裂，疼痛亦在下腹部。弥漫性或部位不定的疼痛见于急性弥漫性腹膜炎、机械性肠梗阻、急性出血性坏死性肠炎、血卟啉病、铅中毒、腹型过敏性紫癜等。

（2）诱发因素：胆囊炎或胆石症发作前常有进油腻食物史，急性胰腺炎发作前则常有酗酒和（或）暴饮暴食史，部分机械性肠梗阻多与腹部手术有关，腹部受暴力作用引起的剧痛并有休克者，可能是肝、脾破裂所致。

（3）腹痛性质和程度：突发的中上腹剧烈刀割样痛或烧灼样痛，多为胃、十二指肠溃疡穿孔；中上腹持续性隐痛多为慢性胃炎或胃、十二指肠溃疡；上腹部持续性钝痛或刀割样疼痛呈阵发性加剧多为急性胰腺炎；持续性、广泛性剧烈腹痛伴腹壁肌紧张或板样强直，提示急性弥漫性腹膜炎。其中隐痛或钝痛多为内脏性疼痛，多由胃肠张力变化或轻度炎症引起，胀痛可能为实质脏器包膜牵张所致。胆石症或泌尿系统结石常为阵发性绞痛，疼痛剧烈，致使患者辗转不安；阵发性剑突下钻顶样疼痛是胆道蛔虫症的典型表现；绞痛多为空腔脏器痉挛、扩张或梗阻引起。

（4）发作时间：餐后疼痛可能由于胆胰疾病、胃部肿瘤或消化不良所致；周期性、节律性上腹痛见于胃、十二指肠溃疡；子宫内膜异位者腹痛与月经来潮相关；卵泡破裂者腹痛发作在月经间期。

（5）与体位的关系：某些体位可使腹痛加剧或减轻。如胃黏膜脱垂患者左侧卧位疼痛可减轻，十二指肠壅滞症患者膝胸位或俯卧位可使腹痛及呕吐等症状缓解；胰腺癌患者仰卧位时疼痛明显，前倾位或俯卧位时减轻；反流性食管炎患者烧灼痛在躯体前屈时明显，直立位时减轻。

2. 伴随症状

（1）腹痛伴发热、寒战：提示有炎症存在，见于急性胆道感染、胆囊炎、肝脓肿、腹腔脓肿，也可见于腹腔外感染性疾病。

（2）腹痛伴黄疸：可能与肝、胆、胰疾病有关。急性溶血性贫血也可出现

腹痛与黄疸。

（3）腹痛伴休克：同时有贫血可能是腹腔脏器破裂（如肝、脾或异位妊娠破裂）；无贫血者则见于胃肠穿孔、绞窄性肠梗阻、肠扭转、急性出血坏死性胰腺炎等。腹腔外疾病如心肌梗死、大叶性肺炎也可有腹痛与休克，应特别警惕。

（4）腹痛伴呕吐、反酸：提示食管、胃肠病变，呕吐量大提示胃肠道梗阻；伴反酸、嗳气则提示胃十二指肠溃疡或胃炎。

（5）腹痛伴腹泻：提示消化吸收障碍或肠道炎症、溃疡或肿瘤。

（6）腹痛伴血尿：可能为泌尿系统疾病，如泌尿系结石。

（八）腹泻（掌握）

腹泻指排便次数增多，粪质稀薄或带有黏液、脓血或未消化的食物。如排液状便，每日3次以上，或每天粪便总量＞200g，其中粪便含水量＞80%，则可认为是腹泻。腹泻可分为急性腹泻与慢性腹泻两种，超过2个月者属慢性腹泻。

1. 临床表现

（1）起病及病程：急性腹泻起病急骤，病程较短，多为感染或食物中毒所致。慢性腹泻起病缓慢，病程较长，多见于慢性感染、非特异性炎症、吸收不良、消化功能障碍、肠道肿瘤或神经功能紊乱等。

（2）腹泻次数及粪便性质：急性感染性腹泻常有不洁饮食史，于进食后24小时内发病，每天排便数次甚至数十次，多呈糊状或水样便，少数为脓血便。慢性腹泻表现为每天排便次数增多，可为稀便，亦可带黏液、脓血，见于慢性细菌性痢疾、炎症性肠病及结肠、直肠癌等。阿米巴痢疾的粪便呈暗红色或果酱样。粪便中带黏液而无异常发现者常见于肠易激综合征。

（3）腹泻与腹痛的关系：急性腹泻常有腹痛，尤以感染性腹泻较为明显。小肠疾病的腹泻，疼痛常在脐周，便后腹痛缓解不明显。结肠病变疼痛多在下腹，便后疼痛常可缓解。分泌性腹泻往往无明显腹痛。

2. 伴随症状

（1）腹泻伴发热者：可见于急性细菌性痢疾、伤寒或副伤寒、肠结核、肠道恶性淋巴瘤、Crohn病、溃疡性结肠炎急性发作期、脓毒症。

（2）腹泻伴里急后重：提示病变以直肠乙状结肠为主，如细菌性痢疾、直肠炎、直肠肿瘤等。

（3）腹泻伴明显消瘦：提示病变位于小肠，如胃肠道恶性肿瘤、肠结核及吸收不良综合征。

（4）腹泻伴皮疹或皮下出血：见于脓毒症、伤寒或副伤寒、麻疹、过敏性紫癜、糙皮病等。

（5）腹泻伴腹部包块：见于胃肠道恶性肿瘤、肠结核、Crohn病及血吸虫病性肉芽肿。

（6）腹泻伴重度失水：常见于分泌性腹泻，如霍乱、细菌性食物中毒。

（九）黄疸（掌握）

黄疸是由于血清中胆红素升高致使皮肤、黏膜和巩膜发黄的症状和体征。

1. 临床表现

（1）溶血性黄疸：凡能引起溶血的疾病都可产生溶血性黄疸。常见病因有①先天性溶血性贫血，如珠蛋白生成障碍性贫血、遗传性球形红细胞增多症；②后天性获得性溶血性贫血，如自身免疫性溶血性贫血、新生儿溶血、不同血型输血后的溶血以及蚕豆病、伯氨喹、蛇毒、毒蕈、阵发性睡眠性血红蛋白尿等引起的溶血。溶血性黄疸一般皮肤黏膜呈浅柠檬色，不伴皮肤瘙痒。急性溶血时可有发热、寒战、头痛、呕吐、腰痛，并有不同程度的贫血和血红蛋白尿（尿呈酱油色或茶色），严重者可有急性肾衰竭；慢性溶血多为先天性，除伴贫血外尚有脾大。

（2）肝细胞性黄疸：多由各种致肝细胞严重损害的疾病引起，如病毒性肝炎、肝硬化、中毒性肝炎、钩端螺旋体病、脓毒症等。肝细胞性黄疸皮肤、黏膜浅黄至深黄色，可伴有轻度皮肤瘙痒，其他为肝原发病的表现，如疲乏、食欲减退，严重者可有出血倾向、腹水、昏迷等。

（3）胆汁淤积性黄疸：胆汁淤积可分为肝内性胆汁淤积和肝外性胆汁淤积。肝内性胆汁淤积又可分为肝内阻塞性胆汁淤积和肝内胆汁淤积，前者见于肝内泥沙样结石、癌栓、寄生虫病（如华支睾吸虫病）。后者见于病毒性肝炎、药物性胆汁淤积（如氯丙嗪、甲睾酮、避孕药等药物所致）、原发性胆汁性肝硬化、妊娠期肝内胆汁淤积症等。肝外性胆汁淤积可由胆总管结石、狭窄、炎性水肿、肿瘤及蛔虫等阻塞所引起。胆汁淤积性黄疸一般皮肤黏膜呈暗黄色，胆道完全阻塞者呈深黄色，甚至呈黄绿色，并有皮肤瘙痒及心动过缓，尿色深，粪便颜色变浅或呈白陶土色。

（4）先天性非溶血性黄疸：系由肝细胞对胆红素的摄取、结合和排泄有缺陷所致的黄疸，临床较少见。① Gilbert 综合征，一般黄疸较轻，呈波动性，肝功能检查正常；② Dubin-Johnson 综合征；③ Crigler-Najjar 综合征，可产生胆红素脑病，见于新生儿，预后极差；④ Rotor 综合征。

溶血性黄疸一般黄疸程度较轻，慢性溶血者黄疸呈波动性，临床症状较轻。肝细胞性黄疸与胆汁淤积性黄疸鉴别常有一定困难，胆红素升高的类型与血清

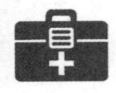

酶学改变的分析最为关键。应特别注意直接胆红素与总胆红素的比值，胆汁淤积性黄疸比值多在 50% 以上，甚至高达 80% 以上。肝细胞性黄疸则偏低，但二者多有重叠。血清酶学检查项目繁多，ALT 和 AST 反映肝细胞损害的严重程度，ALP 和 GGT 反映胆管阻塞，但二者亦有重叠或缺乏明确界线。因此，需要在此基础上选择适当的影像学检查、其他血清学试验甚至肝穿刺活组织检查等。

2. 伴随症状

（1）黄疸伴发热：见于急性胆管炎、肝脓肿、钩端螺旋体病、脓毒症、大叶性肺炎及病毒性肝炎。急性溶血可先有发热而后出现黄疸。

（2）黄疸伴上腹剧烈疼痛：见于胆道结石、肝脓肿或胆道蛔虫病；右上腹剧痛、寒战高热和黄疸为夏科（Charcot）三联征，提示急性化脓性胆管炎；持续性右上腹钝痛或胀痛见于病毒性肝炎、肝脓肿或原发性肝癌。

（3）黄疸伴肝大：若轻度至中度肿大，质地软或中等硬度且表面光滑，见于病毒性肝炎、急性胆道感染或胆道阻塞；明显肝大，质地坚硬，表面凹凸不平有结节者见于原发性肝癌或继发性肝癌；肝大不明显，质地较硬、边缘不整齐，表面有小结节者见于肝硬化。

（4）黄疸伴胆囊肿大：提示胆总管有梗阻，常见于胰头癌、壶腹癌、胆总管癌、胆总管结石等。

（5）黄疸伴脾大：见于病毒性肝炎、钩端螺旋体病、脓毒症、疟疾、肝硬化、各种原因引起的溶血性贫血及淋巴瘤。

（6）黄疸伴腹水：见于重症肝炎、失代偿期肝硬化、肝癌等。

（十）尿频、尿急与尿痛（掌握）

尿频是指单位时间内排尿次数增多。正常成人白天排尿 4～6 次，夜间 0～2 次。尿急是指患者一有尿意即迫不及待需要排尿，难以控制。尿痛是指患者排尿时感觉耻骨上区、会阴部和尿道内疼痛或烧灼感。**尿频、尿急和尿痛合称为膀胱刺激征。**

1. 临床表现

（1）尿频

①**多尿性尿频：**排尿次数增多而每次尿量不少，全日总尿量增多。见于糖尿病、尿崩症、精神性多饮和急性肾衰竭的多尿期。

②**炎症性尿频：**尿频而每次尿量少，多伴有尿急和尿痛，尿液镜检可见炎性细胞。见于膀胱炎、尿道炎、前列腺炎和尿道旁腺炎等。

③**神经性尿频：**尿频而每次尿量少，不伴尿急、尿痛，尿液镜检无炎性细

胞，如癌症、神经源性膀胱。

④膀胱容量减少性尿频：表现为持续性尿频，药物治疗难以缓解，每次尿量少。见于膀胱占位性病变；妊娠子宫增大或卵巢囊肿等压迫膀胱；膀胱结核引起膀胱纤维性缩窄。

⑤尿道口周围病变：尿道口息肉、处女膜伞和尿道旁腺囊肿等刺激尿道口引起尿频。

（2）尿急

①炎症：急性膀胱炎、尿道炎，特别是膀胱三角区和后尿道炎症，尿急症状特别明显；急性前列腺炎常有尿急，慢性前列腺炎因伴有腺体增生肥大，故有排尿困难、尿线细和尿流中断。

②结石和异物：膀胱和尿道结石或异物刺激黏膜产生尿频。

③肿瘤：膀胱癌和前列腺癌。

④神经源性：精神因素和神经源性膀胱。

⑤高温环境下尿液高度浓缩，酸性高的尿可刺激膀胱或尿道黏膜产生尿急。

（3）尿痛：引起尿急的病因几乎都可以引起尿痛。疼痛部位多在耻骨上区、会阴部和尿道内，尿痛性质可为灼痛或刺痛。尿道炎多在排尿开始时出现疼痛；后尿道炎、膀胱炎和前列腺炎常出现终末性尿痛。

2. 伴随症状

（1）尿频伴有尿急和尿痛：见于膀胱炎和尿道炎，膀胱刺激征存在但不剧烈而伴有双侧腰痛见于肾盂肾炎；伴有会阴部、腹股沟和睾丸胀痛见于急性前列腺炎。

（2）尿频、尿急伴有血尿、午后低热、乏力、盗汗：见于膀胱结核。

（3）尿频伴有多饮、多尿和口渴但不伴尿急和尿痛：见于精神性多饮、糖尿病和尿崩症。

（4）尿频、尿急伴无痛性血尿：见于膀胱癌。

（5）老年男性尿频伴有尿线细，进行性排尿困难：见于前列腺增生。

（6）尿频、尿急、尿痛伴有尿流突然中断：见于膀胱结石堵住出口或后尿道结石嵌顿。

（十一）血尿（掌握）

血尿包括**镜下血尿**和**肉眼血尿**，前者是指尿色正常，须经显微镜检查方能确定，通常离心沉淀后的尿液镜检每高倍视野有红细胞 3 个以上。后者是指尿呈洗肉水色或血色，肉眼即可见的血尿。血尿是泌尿系统疾病最常见的症状之一。故 98% 的血尿是由泌尿系统疾病引起，2% 的血尿由全身性疾病或泌尿系

统邻近器官病变所致。

1. 临床表现

（1）尿颜色的改变：血尿的主要表现是尿颜色的改变，除镜下血尿颜色正常外，肉眼血尿根据出血量多少而尿呈不同颜色。尿呈淡红色像洗肉水样，提示每升尿含血量超过1ml。出血严重时尿可呈血液状。肾出血时，尿与血混合均匀，尿呈暗红色；膀胱或前列腺出血尿色鲜红，有时有血凝块。但红色尿不一定是血尿，需仔细辨别。如尿呈暗红色或酱油色，不混浊、无沉淀，镜检无或仅有少量红细胞，见于血红蛋白尿；尿呈棕红色或葡萄酒色，不混浊，镜检无红细胞见于卟啉尿；服用某些药物如大黄、利福平、氨基比林或进食某些红色蔬菜也可有红色尿，但镜检无红细胞。

（2）分段尿异常：将全程尿分段观察颜色如尿三杯试验，用3个清洁玻璃杯分别留起始段尿、中段尿和终末段尿观察，如起始段血尿提示病变在尿道；终末段血尿提示出血部位在膀胱颈部、三角区或后尿道的前列腺和精囊腺；三段尿均呈红色即全程血尿，提示血尿来自肾或输尿管。

（3）镜下血尿：尿颜色正常，但显微镜检查可确定血尿，并可判断是肾性血尿或肾后性血尿。镜下红细胞大小不一、形态多样为肾小球性血尿，见于肾小球肾炎。因红细胞从肾小球基底膜漏出，通过具有不同渗透梯度的肾小管时，化学和物理作用使红细胞膜受损，血红蛋白溢出而变形。如镜下红细胞形态单一，与外周血近似，为均一型血尿，提示血尿来源于肾后，见于肾盂肾盏、输尿管、膀胱和前列腺病变。

（4）症状性血尿：血尿患者伴有全身症状或局部症状，而以泌尿系统症状为主。如伴有肾区钝痛或绞痛提示病变在肾。膀胱和尿道病变则常有尿频、尿急和排尿困难。

（5）无症状性血尿：部分血尿患者既无泌尿道症状也无全身症状，见于某些疾病的早期，如肾结核、肾癌或膀胱癌早期。隐匿性肾炎也常表现为无症状性血尿。

2. 伴随症状

（1）血尿伴肾绞痛：肾结石或输尿管结石的特征。

（2）血尿伴尿流中断：见于膀胱结石和尿道结石。

（3）血尿伴尿流细和排尿困难：见于前列腺炎、前列腺癌。

（4）血尿伴尿频、尿急、尿痛：见于膀胱炎和尿道炎，同时伴有腰痛、高热、畏寒常为肾盂肾炎。

（5）血尿伴有水肿、高血压、蛋白尿：见于肾小球肾炎。

（6）血尿伴肾肿块：单侧可见于肿瘤、肾积水和肾囊肿；双侧肿大见于先天性多囊肾，触及移动性肾见于肾下垂或游走肾。

（7）血尿伴有皮肤黏膜及其他部位出血：见于血液病和某些感染性疾病。

（8）血尿合并乳糜尿：见于丝虫病、慢性肾盂肾炎。

（十二）阴道出血（掌握）

1. 患者年龄及其性生活情况 若为性成熟期女性，且性生活正常，首先考虑病理性妊娠相关疾病；若为绝经过渡期和绝经后期女性，首先考虑内生殖器肿瘤；若为青春期女性，首先考虑卵巢内分泌功能变化引起的子宫出血；若为儿童期女性，首先考虑外伤、异物等因素。

2. 阴道流血的特点 主要分为有周期规律的阴道流血（经量增多、月经间期出血、经前或经后点滴出血）和无周期规律的阴道流血（接触性出血、停经后阴道流血、绝经后阴道流血、外伤后阴道流血）。

（十三）头痛（掌握）

头痛指眉弓、耳郭上部、枕外隆突连线以上部位的疼痛。原发性头痛的病因较为复杂，常涉及遗传、饮食、内分泌以及精神因素等，其发病机制尚不清楚。继发性头痛则往往存在明确的病因，其分类也以病因为主要依据。①颅内病变：感染、血管病变、占位性病变、颅脑外伤等；②颅外病变：颅骨疾病、颈部疾病、神经痛等；③全身性疾病：急性感染、心血管疾病、中毒等；④精神心理因素。

1. 临床表现

（1）发病情况：急性起病并有发热者常为感染性疾病所致。急剧的头痛，持续不减，并有不同程度的意识障碍而无发热者，提示颅内血管性疾病（如蛛网膜下腔出血）。长期的反复发作头痛多见于偏头痛、紧张性头痛、丛集性头痛等。慢性进行性头痛并有颅内压增高的症状（如呕吐、缓脉、视盘水肿），应注意颅内占位性病变。

（2）头痛部位：了解头痛部位是单侧、双侧、前额或枕部、局部或弥散、颅内或颅外对病因的诊断有重要价值。如偏头痛及丛集性头痛多在一侧。颅内病变的头痛常为深在性且较弥散，颅内深部病变的头痛部位不一定与病变部位相一致，但疼痛多向病灶同侧放射。高血压引起的头痛多在额部或整个头部。全身性或颅内感染性疾病的头痛，多为全头部痛。眼源性头痛为浅在性且局限于眼眶、前额或颞部。鼻源性或牙源性头痛也多为浅表性疼痛。

（3）头痛的程度与性质：头痛的程度一般分轻、中、重3种，但与病情的轻重并无平行关系。三叉神经痛、偏头痛及脑膜刺激的疼痛最为剧烈。脑肿瘤

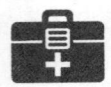

的痛多为中度或轻度。高血压性头痛、血管源性头痛及发热性疾病的头痛，经常表现为搏动性。神经痛多表现为持续数秒至数十秒的刺痛或电击样痛。紧张性头痛多为重压感、紧箍感或戴帽感等非搏动性疼痛。

（4）头痛出现的时间与持续时间：某些头痛可发生在特定时间，如颅内占位性病变往往清晨加剧，鼻窦炎的头痛也常发生于清晨或上午，丛集性头痛常在晚间发生，女性偏头痛常与月经期有关。脑肿瘤的头痛多为持续性，可有长短不等的缓解期。

（5）加重、减轻头痛的因素：咳嗽、打喷嚏、摇头、俯身可使颅内高压性头痛、颅内感染性头痛及脑肿瘤性头痛加剧。低颅压性头痛可在坐位或立位时出现，卧位时减轻或缓解。颈肌急性炎症所致的头痛可因颈部运动而加剧。慢性或职业性的颈肌痉挛所致的头痛，可因活动按摩颈肌而逐渐缓解。

2. 伴随症状

（1）头痛伴剧烈呕吐：多见于颅内压增高，头痛在呕吐后减轻者见于偏头痛。

（2）头痛伴眩晕：见于小脑肿瘤、椎－基底动脉供血不足。

（3）头痛伴发热：常见于感染性疾病，包括颅内感染或全身性感染。

（4）慢性进行性头痛出现精神症状，应注意颅内肿瘤。

（5）慢性头痛突然加剧并有意识障碍，提示可能发生脑疝。

（6）头痛伴视力障碍，可见于青光眼或脑肿瘤。

（7）头痛伴脑膜刺激征，提示有脑膜炎或蛛网膜下腔出血。

（8）头痛伴癫痫发作，可见于脑血管畸形、脑内寄生虫病或脑肿瘤等。

（十四）意识障碍（掌握）

意识障碍是指人对**周围环境**及**自身状态**的识别和觉察能力出现障碍。多由于高级神经中枢功能活动（意识、感觉和运动）受损所引起，可表现为嗜睡、意识模糊、昏睡和谵妄，严重的意识障碍为昏迷。各种感染、中毒和机械压迫等因素引起神经细胞或轴索损害，均可产生不同程度的意识障碍。

1. 临床表现

（1）嗜睡：是最轻的意识障碍，是一种病理性嗜睡，患者陷入持续的睡眠状态，可被唤醒，并能正确回答和做出各种反应，但当刺激去除后很快又再入睡。

（2）意识模糊：是意识水平轻度下降，较嗜睡为深的一种意识障碍。患者能保持简单的精神活动，但对时间、地点、人物的定向能力发生障碍。

（3）昏睡：是接近于人事不省的意识状态。患者处于熟睡状态，不易唤醒。虽在强烈刺激下（如压迫眶上神经、摇动患者身体等）可被唤醒，但很快又再次入睡。醒时答话含糊或答非所问。

（4）谵妄：是一种以兴奋性增高为主的高级神经中枢急性活动失调状态，临床上表现为意识模糊、定向力丧失、感觉错乱（幻觉、错觉）、躁动不安、言语杂乱。谵妄可发生于急性感染的发热期间，也可见于某些药物中毒（如颠茄类药物中毒、急性酒精中毒）、代谢障碍（如肝性脑病）、循环障碍或中枢神经疾病等。由于病因不同，有些患者可以康复，有些患者可发展为昏迷状态。

（5）昏迷：是严重的意识障碍，表现为意识持续的中断或完全丧失。按其程度可分为3个阶段。

①轻度昏迷：意识大部分丧失，无自主运动，对声、光刺激无反应，对疼痛刺激尚可出现痛苦的表情或肢体退缩等防御反应。角膜反射、瞳孔对光反射、眼球运动、吞咽反射等可存在。

②中度昏迷：对周围事物及各种刺激均无反应，对于剧烈刺激可出现防御反射。角膜反射减弱，瞳孔对光反射迟钝，眼球无转动。

③深度昏迷：全身肌肉松弛，对各种刺激全无反应，深反射、浅反射均消失。

2. 伴随症状

（1）伴发热：先发热然后有意识障碍，见于重症感染性疾病；先有意识障碍然后有发热，见于脑出血、蛛网膜下腔出血、巴比妥类药物中毒等。

（2）伴呼吸缓慢：是呼吸中枢受抑制的表现，见于吗啡、巴比妥类、有机磷杀虫药等中毒，银环蛇咬伤等。

（3）伴瞳孔散大：见于颠茄类、酒精、氰化物等中毒以及癫痫、低血糖状态等。

（4）伴瞳孔缩小：见于吗啡类、巴比妥类、有机磷杀虫药等中毒。

（5）伴心动过缓：见于颅内高压症、房室传导阻滞以及吗啡类、毒蕈等中毒。

（6）伴高血压：见于高血压脑病、脑血管意外、肾炎尿毒症等。

（7）伴低血压：见于各种原因的休克。

（8）伴皮肤黏膜改变：出血点、瘀斑和紫癜等见于严重感染和出血性疾病；口唇呈樱桃红色提示一氧化碳中毒。

（9）伴脑膜刺激征：见于脑膜炎、蛛网膜下腔出血等。

（10）伴瘫痪：见于脑出血、脑梗死等。

第二节 体格检查

一、一般检查（掌握）

（一）全身状况

即生命体征，包括体温、脉搏、呼吸、血压，为体格检查时必须检查的项目。

1.体温 一般是指人体内部温度，临床上通常以口腔、直肠或腋窝的温度代表。

（1）体温测量及正常范围：①口测法，正常值为36.3～37.2℃；②腋测法，正常值为36～37℃；③肛测法，正常值为36.5～37.7℃。

（2）体温记录方法：按一定间隔时间将体温测量结果记录到体温记录单上，并连接成线即为体温曲线。多数发热性疾病的体温曲线形状有一定规律性，称为热型。

2.脉搏 观察记录患者脉搏的节律性及每分钟次数，正常成人在安静、清醒状态下脉率为60～100/min，平均72/min。

3.呼吸 呼吸的检查应注意呼吸类型、频率、深度、节律以及有无其他异常现象。由于呼吸易受主观因素影响，在检查时切勿对患者有任何暗示。

4.血压 被检查者准备：测血压前30分钟内禁止吸烟或饮用咖啡等兴奋刺激物，排空膀胱，在安静环境下休息5～10分钟。

（1）操作过程：①检查血压计；②使被检者肘部和血压计与心脏在同一水平；③绑扎袖带，袖带下缘距肘窝横纹以上2～3cm；④听诊器体件置于肱动脉搏动处；⑤快速充气，肱动脉搏动音消失后，再升高水银柱30mmHg；⑥缓慢放气，下降速度为每秒2～6mmHg。

（2）确定血压值：①用同样方法测血压至少2次，间隔1～2分钟；如收缩压或舒张压读数两次相差5mmHg以上，应再次测量，以3次读数的平均值作为测量结果并记录；②使用水银血压计读数时，末位数值只能为0、2、4、6、8，不能出现1、3、5、7、9。

（3）血压参考值：①新生儿的血压平均为50～60/30～40mmHg；②成人的血压平均值为90～130/60～85mmHg，脉压为30～40mmHg。

（二）皮肤

1. 颜色

（1）苍白：皮肤苍白可由贫血或末梢毛细血管痉挛或充盈不足所致。

（2）发红：皮肤发红是由毛细血管扩张充血、血流加速以及红细胞量增多所致。生理情况下见于饮酒、运动后。病理情况下见于发热性疾病，如大叶性肺炎、猩红热等，以及某些中毒（如阿托品中毒、一氧化碳中毒）。

（3）发绀：皮肤黏膜呈青紫色，多见于舌、口唇、耳垂、面颊、肢端等。

（4）黄染：皮肤黏膜发黄称为黄染，常见原因有以下几种。

①黄疸。血清总胆红素浓度>34.2μmol/L 时临床上可见黄疸。特点：a. 黄疸首先出现于巩膜、硬腭后部及软腭黏膜，后出现于皮肤；b. 巩膜黄染是连续的，角巩膜缘处黄染轻，中心重。

②胡萝卜素增高。过多食用胡萝卜、南瓜、橘子等也可使皮肤黄染。特点：a. 首先出现于手掌、足底、前额以及鼻部皮肤。b. 一般不出现巩膜和口腔黏膜黄染；c. 血中胆红素不高；d. 停止食用上述食物后，皮肤黄染可逐渐消退。

③长期服用含有黄色素的药物，如米帕林、呋喃类等药物。特点：黄染首先出现于皮肤，严重者也可出现于巩膜，角巩膜缘处黄染重，中心淡。

（5）色素脱失：①白癜，为多形性大小不等的色素脱失斑，可逐渐扩大，进展缓慢；②白斑，多为圆形或椭圆形、面积不大的脱失斑，常发生于口腔黏膜和女性外阴部；③白化病，全身皮肤和毛发色素脱失，患者畏光。

2. 弹性 检查皮肤弹性的部位通常取手背或上臂内侧，用示指和拇指捏起皮肤，1～2 秒后松开，观察皮肤褶皱平复速度。能迅速平复者为弹性好或正常；平复缓慢者为弹性减弱，见于长期消耗性疾病、营养不良和严重脱水；皮肤弹性增加可见于发热。

3. 皮疹

（1）斑疹：表现为局部皮肤发红，一般不凸出皮肤表面也无凹陷。见于斑疹伤寒、丹毒、风湿性多形红斑。

（2）玫瑰疹：鲜红色圆形斑疹，直径多为 2～3mm，压之或绷紧周边皮肤，皮疹消退，松开时又复出，常出现于胸腹部。为伤寒和副伤寒的特征性皮疹。

（3）丘疹：除局部皮肤颜色改变外，病灶凸出皮肤表面。见于药物疹、麻疹、湿疹等。

（4）斑丘疹：在丘疹周围有发红的底盘称为斑丘疹。见于猩红热、风疹、药物疹等。

（5）荨麻疹：为稍隆起皮肤表面的苍白或淡红的局限性水肿，大小不等，形态不一，消退后不留痕迹。见于各种过敏反应。

（6）疱疹：为局限性高起皮面的腔性皮损，颜色可因腔内所含液体不同而异。腔内液体为血清、淋巴液且直径＜1cm者为水疱，见于单纯性疱疹、水痘等；直径＞1cm者为大疱。腔内含脓液者为脓疱。

4. 皮下出血　特点是局部皮肤青紫色、压之不褪色，除血肿外一般不高于皮面。出血斑点的大小及分布范围视病情而异。

（1）瘀点：直径＜2mm。

（2）紫癜：直径＝3～5mm。

（3）瘀斑：直径＞5mm。

（4）血肿：片状出血伴皮肤显著隆起。

5. 肝掌与蜘蛛痣

（1）肝掌：慢性肝病者的手掌大、小鱼际处皮肤常发红，加压后褪色，称为肝掌。

（2）蜘蛛痣：皮肤小动脉末端分支性血管扩张所形成的血管痣，形似蜘蛛，称为蜘蛛痣。检查时用棉签等物品压迫蜘蛛痣中心，其辐射状小血管网即消失，去除压力则复现。

6. 水肿　检查有无水肿时，可用手指按压被检查部位皮肤（通常于胫骨前内侧）3～5秒，若加压后组织凹陷，称为凹陷性水肿；若水肿部位伴皮肤苍白、干燥、粗糙，但指压后无组织凹陷，称为黏液性水肿；若水肿部位出现不对称性皮肤增厚、粗糙、毛孔增大，有时出现皮肤褶皱，称为象皮肿。

临床上根据水肿程度，可分为轻、中、重三度。

（1）轻度：水肿仅见于眼睑、眶下软组织等，指压后可见组织轻度凹陷，平复较快。

（2）中度：全身疏松组织均有可见性水肿，指压后可见明显的或较深的组织凹陷，平复较慢。

（3）重度：全身组织严重水肿，身体低垂部皮肤张紧发亮，甚至有液体渗出，有时伴胸腔、腹腔等浆膜腔积液，外阴部亦可见严重水肿。

7. 溃疡与糜烂　溃疡指皮肤缺损或破坏达真皮或真皮以下，愈后留有瘢痕。糜烂是指由于真皮或表皮破损而呈现出潮湿面的皮肤损害，愈后不留瘢痕。

（三）淋巴结

1. 正常浅表淋巴结分布　正常情况下，浅表淋巴结很小，直径多为0.2～0.5cm，质地柔软，表面光滑，无压痛，与毗邻组织无粘连，常呈链状与组群分布，通常不易触及。

（1）头颈部淋巴结：包括耳前淋巴结、耳后淋巴结、枕淋巴结、颌下淋巴结、颏下淋巴结、颈前淋巴结、颈后淋巴结、锁骨上淋巴结，见图 17-1。

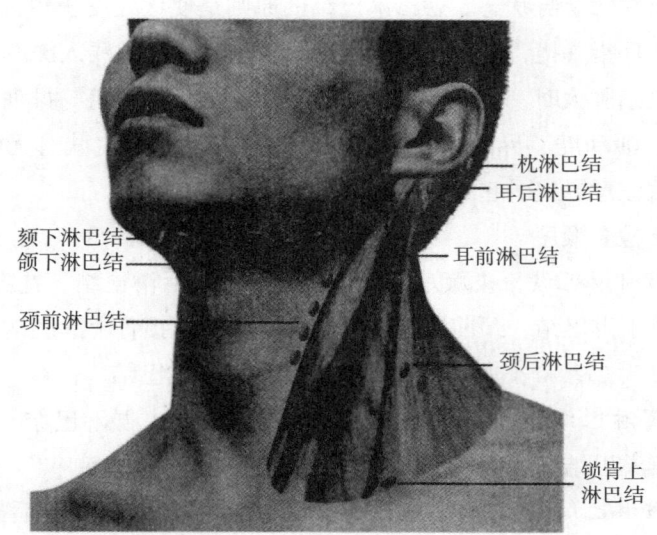

图 17-1 颈部淋巴结群

来源：万学红，卢雪峰. 诊断学. 9 版. 北京：人民卫生出版社，2018.

（2）上肢淋巴结：包括腋窝淋巴结和滑车上淋巴结。腋窝淋巴结是上肢最大的淋巴结组群，可分为 5 群。①腋尖淋巴结群；②中央淋巴结群；③胸肌淋巴结群；④肩胛下淋巴结群；⑤外侧淋巴结群。见图 17-2。

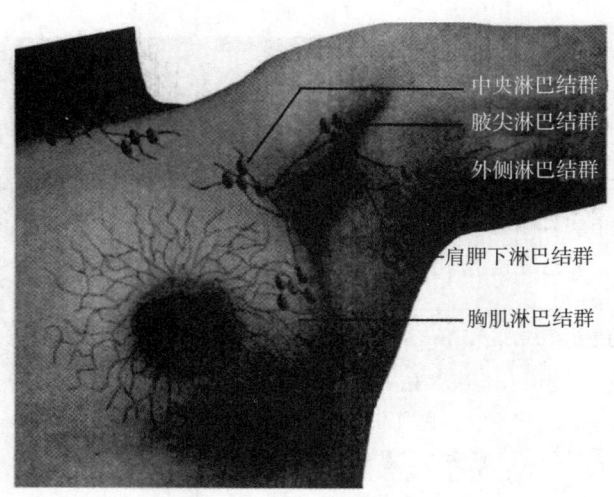

图 17-2 腋窝淋巴结群

来源：万学红，卢雪峰. 诊断学. 9 版. 北京：人民卫生出版社，2018.

（3）下肢淋巴结：包括腹股沟淋巴结和腘窝淋巴结。

2. 淋巴结检查 检查淋巴结的方法也是视诊和触诊，视诊时不仅要注意局部征象，也要注意全身状态。触诊淋巴结的原则是使该处皮肤和肌肉尽量松弛。示指、中指、环指并拢，指腹平放于被检部位皮肤上，由浅入深滑动触诊。

发现淋巴结肿大时，应注意其部位、大小与形状、数目与排列、表面特质、质地、压痛、活动度、界限是否清楚、有无粘连，局部皮肤有无红肿、瘢痕、瘘管等。同时注意寻找引起淋巴结肿大的原发灶。

3. 淋巴结检查顺序

（1）头颈部淋巴结检查顺序：耳前淋巴结、耳后淋巴结、枕部淋巴结、颌下淋巴结、颏下淋巴结、颈前淋巴结、颈后淋巴结、锁骨上淋巴结。

（2）上肢淋巴结检查顺序：腋窝淋巴结、滑车淋巴结。

（3）腋窝淋巴结检查顺序：腋尖群淋巴结、中央群淋巴结、胸肌群淋巴结、肩胛下群淋巴结和外侧群淋巴结。

（4）下肢淋巴结检查顺序：腹股沟部淋巴结（先查上群、后查下群）、腘窝部淋巴结。

二、头颈部检查（掌握）

（一）外眼

眼的外部结构见图 17-3。

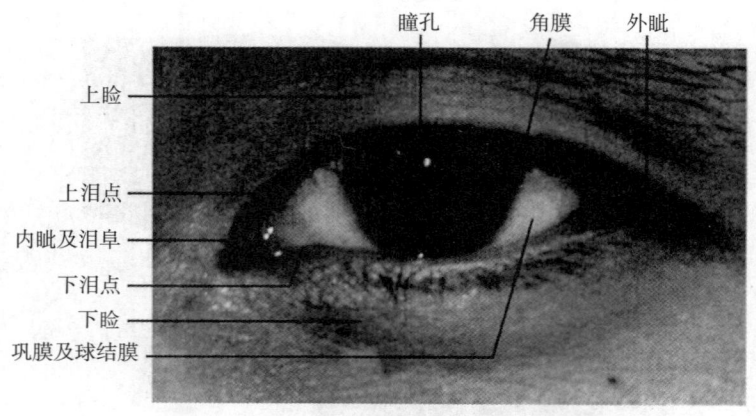

图 17-3 眼的外部结构

来源：万学红，卢雪峰. 诊断学. 9 版. 北京：人民卫生出版社，2018.

1. 眼睑

（1）睑内翻：由于瘢痕形成使睑缘向内翻转，见于沙眼。

（2）上睑下垂：双侧睑下垂见于先天性上睑下垂、重症肌无力；单侧上睑下垂见于蛛网膜下腔出血、白喉、脑脓肿、脑炎、外伤等引起的动眼神经麻痹。

（3）眼睑闭合障碍：双侧眼睑闭合障碍可见于甲状腺功能亢进症；单侧闭合障碍见于面神经麻痹。

（4）眼睑水肿：眼睑皮下组织疏松，轻度或初发水肿常在眼睑表现出来。常见于慢性肝病、营养不良、贫血等。

2. 泪囊　请患者向上看，检查者用双手拇指轻压患者双眼内眦下方，即骨性眶缘下方内侧，挤压泪囊，同时观察有无分泌物或泪液自上、下泪点溢出。若有黏性脓性分泌物流出，应考虑慢性泪囊炎。

3. 结膜　结膜常见的改变为：充血时黏膜发红，见于结膜炎、角膜炎；颗粒与滤泡见于沙眼；结膜苍白见于贫血；结膜发黄见于黄疸；若有大片的结膜下出血，可见于高血压、动脉硬化。

4. 眼球

（1）眼球突出：双侧眼球突出常见于甲状腺功能亢进症（图 17-4）。患者除突眼外还有以下眼征。① Stellwag 征，瞬目（即眨眼）减少；② Graefe 征，眼球下转时上睑不能相应下垂；③ Mobius 征，目标由远处逐渐移近眼球时，两侧眼球不能适度内聚；④ Joffroy 征，上视时无额纹出现。单侧眼球突出多由于局部炎症或眶内占位性病变所致。

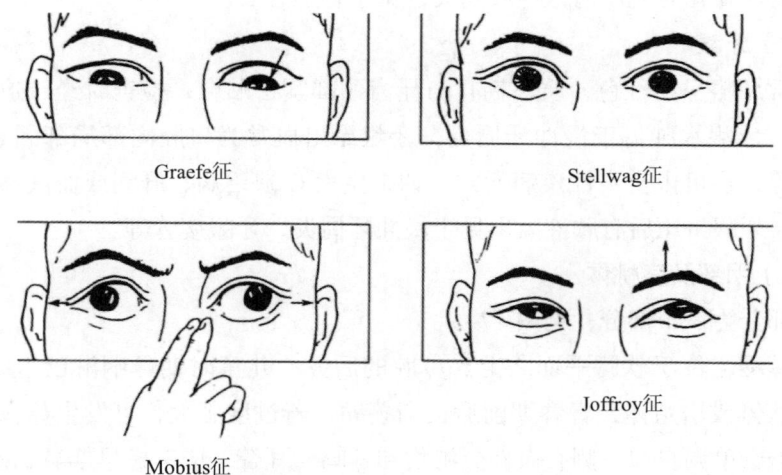

图 17-4　甲状腺功能亢进症的眼部特征

来源：万学红，卢雪峰. 诊断学. 9 版. 北京：人民卫生出版社，2018.

（2）眼球下陷：双侧下陷见于严重脱水；单侧下陷，见于 Horner 综合征和眶尖骨折。

（3）眼球运动：医师将目标物置于受检者眼前 30～40cm 处，嘱患者固定头位，眼球随目标方向移动，一般按左→左上→左下，右→右上→右下的顺序进行。眼球发生一系列有规律的快速往返运动，称为眼球震颤。

（4）眼内压减低：双眼球凹陷，见于眼球萎缩或脱水。

（5）眼内压增高：见于眼压增高性疾病，如青光眼。

（二）瞳孔

瞳孔的形状与大小：正常为圆形，双侧等大。青光眼或眼内肿瘤时可呈椭圆形；瞳孔缩小见于虹膜炎症、中毒（有机磷类农药）、药物反应（毛果芸香碱、吗啡、氯丙嗪）等；瞳孔扩大见于外伤、颈交感神经刺激、青光眼绝对期、视神经萎缩、药物影响（阿托品、可卡因）等；双侧瞳孔散大并伴有对光反射消失为濒死状态的表现；双侧瞳孔大小不等常提示有颅内病变，如脑外伤、脑肿瘤、中枢神经梅毒、脑疝等。

（三）对光反射

用于检查瞳孔功能。直接对光反射，通常用手电筒直接照射瞳孔并观察其动态反应。正常人当眼受到光线刺激后瞳孔立即缩小，移开光源后瞳孔迅速复原。间接对光反射是指光线照射一眼时另一眼瞳孔立即缩小，移开光线，瞳孔扩大。检查间接对光反射时，应一手挡住光线以免对检查眼受照射而形成直接对光反射。瞳孔对光反射迟钝或消失，见于昏迷患者。

（四）牙龈

正常牙龈呈粉红色，质坚韧且与牙齿颈部紧密贴合，检查时经压迫无出血及溢脓。牙龈水肿见于慢性牙周炎，牙龈缘出血常为口腔内部局部因素引起，如牙石等，也可由全身性疾病所致，如维生素 C 缺乏病、肝病或血液系统出血性疾病。牙龈挤压后有脓液溢出见于慢性牙周炎、牙龈瘘管等。

（五）咽部及扁桃体

咽部分为 3 个部分，见图 17-5。

1. 鼻咽　位于软腭平面之上、鼻腔的后方，儿童时期鼻咽淋巴组织丰富，称为腺状体或增殖体，青春期前后逐渐萎缩，若过度肥大，可发生鼻塞、张口呼吸和语音单调。如一侧有血性分泌物和耳鸣、耳聋，应考虑早期鼻咽癌。

2. 口咽　位于软腭平面之下，会厌上缘的上方；前方直对口腔。

口咽部检查方法：被检查者取坐位，头略后仰，口张大并发"啊"音，此时医师用压舌板在舌的前 2/3 与后 1/3 交界处迅速下压，此时软腭上抬，在照明的配合下即可见软腭、腭垂、软腭弓、扁桃体、咽喉壁等。

检查时若发现咽部黏膜充血、红肿，黏膜分泌增多，多见于急性咽炎。若咽部黏膜充血、表面粗糙，见于慢性咽炎。

3. 喉咽 位于口咽之下，也称下咽部，其前方通喉腔，下端通食管，此部分检查需用喉镜才能进行。

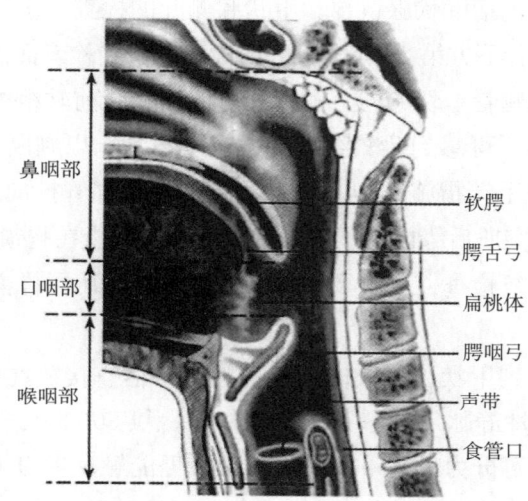

图 17-5　咽部分为 3 个部分

来源：万学红，卢雪峰. 诊断学. 9 版. 北京：人民卫生出版社，2018.

（六）扁桃体

扁桃体发炎时，腺体红肿、增大，在扁桃体隐窝内有黄白色分泌物或渗出物形成的苔片状假膜，容易剥离，这点与咽白喉在扁桃体上形成的假膜不同，白喉假膜不易剥离，强行剥离易出血。

扁桃体增大一般分为三度：不超过腭咽弓者为Ⅰ度；超过腭咽弓但未达中线者为Ⅱ度；达到或超过咽后壁中线者为Ⅲ度，见图 17-6。

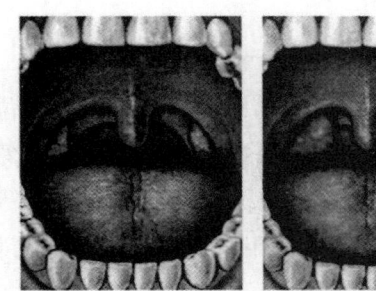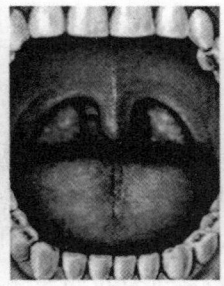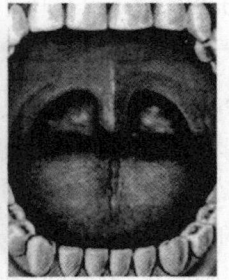

Ⅰ度扁桃体肿大　　　Ⅱ度扁桃体肿大　　　Ⅲ度扁桃体肿大

图 17-6　扁桃体位置及其大小分度示意图

来源：万学红，卢雪峰. 诊断学. 9 版. 北京：人民卫生出版社，2018.

（七）甲状腺

1. 视诊 观察甲状腺大小和对称性。正常人甲状腺外观不突出，女性在青春期可略增大。检查时嘱被检者做吞咽动作，可见甲状腺随吞咽动作而向上移动，不易辨认时，嘱被检者两手放于枕后，头向后仰，再进行观察。

2. 触诊 触诊包括甲状腺峡部和甲状腺侧叶的检查。①甲状腺峡部：甲状腺峡部位于环状软骨下方第2～4气管环前面。站于受检者面前用拇指或站于受检者后面用示指从胸骨上切迹向上触摸，可感到气管前软组织，以判断有无增厚。请受检者吞咽，可感到此软组织在手指下滑动，以判断有无长大和肿块。②甲状腺侧叶：一手拇指施压于一侧甲状软骨，将气管推向对侧，另一手示、中指在对侧胸锁乳突肌后缘向前推挤甲状腺侧叶，拇指在胸锁乳突肌前缘触诊，配合吞咽动作，反复检查，可触及被推挤的甲状腺。用同样方法检查另一侧甲状腺。

3. 听诊 当触到甲状腺肿大时，用钟型听诊器直接放在肿大的甲状腺上，如听到低调的连续性静脉"嗡鸣"音，对诊断甲状腺功能亢进症有帮助。

4. 甲状腺肿大可分为三度 不能看出肿大但能触及者为Ⅰ度；能看到肿大又能触及，但在胸锁乳突肌以内者为Ⅱ度；超过胸锁乳突肌外缘者为Ⅲ度。

5. 甲状腺肿大 引起甲状腺肿大的常见疾病如下。

（1）甲状腺功能亢进：肿大的甲状腺质地柔软，触诊可有震颤，可能听到"嗡鸣"样血管杂音。

（2）单纯性甲状腺肿：腺体肿大突出，为弥漫性或结节性，不伴有甲状腺功能亢进体征。

（3）甲状腺癌：触诊时包块可有结节感，不规则、质硬。因发展较慢，体积有时不大，易与甲状腺瘤、颈前淋巴结肿大相混淆。

（4）慢性淋巴性甲状腺炎（桥本甲状腺炎）：呈弥漫性或结节性肿大，易与甲状腺癌相混淆。

（八）气管

正常人气管位于颈部正中部。检查时让患者取舒适坐位或仰卧位，使颈部处于自然直立状态，医师将示指与环指分别置于两侧胸锁关节上，然后将中指置于气管之上，观察中指是否在示指与环指中间。

大量胸腔积液、积气、纵隔肿瘤以及单侧甲状腺肿大可将气管推向健侧，而肺不张、肺硬化、胸膜粘连可将气管拉向患侧。

（九）颈部血管

正常人立位或坐位时颈外静脉常不显露，去枕平卧时可稍见颈静脉充盈，充盈的水平仅限于锁骨上缘至下颌角距离的下 2/3 以内。若平卧位时看不到颈静脉充盈，提示可能有低血容量状态。

正常人颈部动脉的搏动，只在剧烈活动后心排血量增加时可见，且很微弱。如在安静状态下出现明显的颈动脉搏动，多见于主动脉瓣关闭不全、高血压、甲状腺功能亢进以及严重贫血。颈静脉搏动可见于三尖瓣关闭不全等。

听诊颈部血管，一般让患者取坐位，用钟型听诊器听诊，颈动脉狭窄的典型杂音发自颈动脉分叉部，并向下颌部放射，出现于收缩中期，呈吹风样高音调性质。

三、胸部检查（掌握）

（一）乳房检查

为了便于记录病变部位，常以乳头为中心分别做一条水平线和一条垂直线，这样将乳头分为 4 个象限，即外上象限、外下象限、内上象限、内下象限。

1. 视诊

（1）对称性和大小。

（2）乳房皮肤：局部皮肤发红应考虑乳房炎症或乳腺癌。单纯炎症常伴局部肿胀、疼痛和发热。癌症多伴有毛囊和毛孔下陷，皮肤变厚，局部皮肤呈猪皮样或橘皮样外观。乳房皮肤局部回缩，可由于外伤或炎症所致，也可能是乳腺癌早期体征。

（3）乳头：乳头回缩若自幼发生，为发育异常，若近期发生，则可能为癌症或炎症。乳头血性分泌物常见于乳腺癌。清亮的黄色分泌物常见于慢性囊性乳腺炎。

（4）其他：检查乳房后应观察腋窝和锁骨上窝有无红肿、包块、溃疡、瘘管和瘢痕。

2. 触诊 触诊先由健侧乳房开始，后检查患侧。触诊由外上象限开始，左侧按顺时针方向，右侧按逆时针方向，由浅入深，直至 4 个象限检查完毕。然后触诊乳头、乳晕处，每侧乳头均应以轻柔力量挤压，注意有无肿块或分泌物。

（二）肺部检查

1. 呼吸运动

（1）腹式呼吸：正常成年男性和儿童的呼吸以横膈运动为主。

（2）胸式呼吸：女性的呼吸则以肋间肌的运动为主。

（3）呼吸困难：表现为呼吸费力、张口耸肩、端坐呼吸等。吸气时胸骨上窝、锁骨上窝、肋间隙明显凹陷，称为三凹征，提示喉、气管、大支气管阻塞

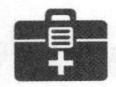

或狭窄。

2.呼吸频率　正常人静息状态下呼吸为 12～20/min，新生儿呼吸约为 44/min。

（1）呼吸过速：呼吸频率＞20/min 称为呼吸过速，常见于发热、疼痛、贫血、甲状腺功能亢进及心力衰竭。一般体温每升高 1℃，呼吸约增加 4/min。

（2）呼吸过缓：呼吸频率＜12/min 称为呼吸过缓，呼吸浅慢见于麻醉药或镇静药过量和颅内压增高。

3.呼吸节律和幅度

（1）潮式呼吸：由浅慢逐渐变为深快，然后再由深快逐渐变为浅慢，随之出现一段呼吸暂停，如此周而复始。每个潮式呼吸周期可达 30 秒至 2 分钟，呼吸暂停可持续 5～30 秒。此种呼吸多是病情危重预后不良的表现。

（2）间停呼吸：表现为有规律的呼吸几次后，停止一段时间，又开始均匀呼吸。患者预后不良，多出现在呼吸完全停止前。

（3）叹息样呼吸：表现为正常呼吸中插入一次深大呼吸，并伴有叹息声，多见于神经衰弱、抑郁症。

4.语音震颤　语音震颤的强弱与气道是否通畅以及胸壁传导有关（表 17-1），能反映胸内病变的性质。通常前胸胸骨角及后胸第 4 胸椎附近处语音震颤最强。

表 17-1　常见的语音震颤改变的原因

增强或减弱	常见原因	常见疾病
增强	肺泡炎症浸润肺组织	大叶性肺炎实变期、肺栓塞
	接近胸膜的肺内巨大空腔	空洞性肺结核、肺脓肿
	压迫性肺不张	如胸腔积液压迫引起肺组织变致密
减弱或消失	肺泡内含气过多	肺气肿、支气管哮喘发作期
	支气管堵塞	支气管肺癌、支气管结核
	大量胸腔积液或气胸	胸腔积液、气胸
	胸膜高度增厚粘连	
	胸壁皮下气肿或皮下水肿	

来源：万学红，陈红．临床诊断学．3 版．北京：人民卫生出版社，2015.

5.胸膜摩擦感　该征于呼吸时胸廓运动度较大的前下胸侧部或腋中线第 5、第 6 肋间最易触及。于呼吸两相均可触及，以吸气末与呼气初比较明显。

6.叩诊

（1）肺上界：自斜方肌前缘中央部开始，逐渐向外侧叩诊，当音响由清音变为浊音时，用笔做记号，然后向内侧叩诊，直到清音变为浊音为止。正常人为 4～6cm。

（2）肺下界：正常人平静呼吸时在锁骨中线、腋中线、肩胛线上，肺下界分别是第 6、第 8、第 10 肋间隙。

（3）肺下界移动度：首先叩出平静呼吸时肺下界，然后嘱受检者做深吸气并屏住气，同时向下叩诊，由清音转为浊音时做一标记。再嘱患者深呼气并屏气，由上向下叩肺下界，两个肺下界之间的距离即肺下界移动度。正常人肺下界的移动范围为 6～8cm。

7. 异常胸部叩诊音

（1）异常浊音或实音：①肺部病变，如肺炎、肺结核、肺栓塞、肺脓肿；②胸膜病变，如胸腔积液、胸膜肥厚；③胸壁病变，如胸壁水肿、胸壁结核。

（2）过清音：肺弹性减弱而含气量较多，如肺气肿。

（3）鼓音：肺内含气量明显增加，如肺结核巨大空洞、气胸、膈疝等。

（4）浊鼓音：当肺泡含量减少的情况下如肺不张，呈现兼具浊音和鼓音特点的混合性叩诊音。

（三）心脏检查（含外周血管）

1. 视诊

（1）心前区隆起与凹陷：由于先天性心脏病引起的心脏肥大，如法洛四联征、肺动脉瓣狭窄等的右心室肥大。

（2）心尖冲动：心尖冲动位置的改变可受多种生理因素和病理因素的影响，见表 17-2。

表 17-2　心尖冲动移位的常见病理因素

因素	心尖冲动移位	临床常见疾病
心脏因素		
左心室增大	向左下移位	主动脉瓣关闭不全等
右心室增大	向左侧移位	二尖瓣狭窄等
左、右心室增大	向左下移位	扩张型心肌病等
右位心	心尖冲动位于右侧胸壁	先天性右位心
心脏外的因素		
纵隔移位	心尖冲动向患侧移位 心尖冲动向病变侧移位	一侧胸膜粘连、增厚或肺不张等 一些胸腔积液或气胸等
横膈移位	心尖冲动向左外侧移位 心尖冲动移向内下，可达第 6 肋间	大量腹水等，横膈抬高使心脏移位 严重肺气肿等，横膈下移使心脏垂位

来源：万学红，卢雪峰. 诊断学. 9 版. 北京：人民卫生出版社，2018.

2. 触诊 检查者先用右手全手掌开始检查，置于心前区，然后逐渐缩小到用手掌尺侧（小鱼际）或示指和中指指腹并拢同时触诊。

（1）心尖冲动及其心前区搏动：心尖冲动位于第 5 肋间，左锁中线内侧 0.5～1.0cm。

（2）震颤：是指心脏搏动时，触诊感觉到的一种细小振动，此振动与猫安静时在其喉部摸到的呼吸震颤相似，故又称为"猫喘"，是器质性心脏病的特征体征之一，心前区震颤的临床意义见表 17-3。

表 17-3　心前区震颤的临床意义

时相	部位	常见病变
收缩期	胸骨右缘第 2 肋间 胸骨左缘第 2 肋间 胸骨左缘第 3～4 肋间	主动脉瓣狭窄 肺动脉瓣狭窄 室间隔缺损
舒张期	心尖部	二尖瓣狭窄
连续性	左胸部第 2 肋间，靠近胸骨左缘处	动脉导管未闭

来源：万学红，卢雪峰. 诊断学. 9 版. 北京：人民卫生出版社，2018.

（3）心包摩擦感：心包摩擦感在胸骨左缘第 3、第 4 肋间处较易触及，常见于心包膜发生炎性变化。

3. 叩诊 采用间接叩诊法，受检者一般取平卧位，检查者以左手中指作为叩诊板指，板指与肋间平行放置。

（1）心浊音界：见表 17-4。

表 17-4　正常成人心脏相对浊音界

右界（cm）	肋间	左界（cm）
2～3	第 2 肋间	2～3
2～3	第 3 肋间	3.5～4.5
3～4	第 4 肋间	5～6
	第 5 肋间	7～9

来源：万学红，卢雪峰. 诊断学. 9 版. 北京：人民卫生出版社，2018.

（2）心脏浊音界的变化及其临床意义：见表 17-5。

表 17-5 心浊音界改变的心脏因素和临床常见疾病

因素	心浊音界	临床常见疾病
左心室增大	向左下增大，心腰加深，心界似靴形	主动脉瓣关闭不全等
右心室增大	轻度增大：绝对浊音界增大，相对浊音界无明显改变 显著增大：心界向左、右两侧增大	肺源性心脏病或房间隔缺损等
左、右心室增大	心浊音界向两侧增大，且左界向左下增大，呈普大形	扩张型心肌病等
左心房增大或合并肺动脉段扩大	左房显著增大：胸骨左缘第 3 肋间心界增大，心腰消失 左房与肺动脉段均增大：胸骨左缘第 2、第 3 肋间心界增大，心腰更为丰满或膨出，心界如梨形	二尖瓣狭窄等
主动脉扩张	胸骨右缘第 1、第 2 肋间浊音界增宽，常伴收缩期搏动	升主动脉瘤等
心包积液	两侧增大，相对浊音界和绝对浊音界几乎相同；心浊音界可随体位而改变，坐位时心界呈三角形烧瓶样，卧位时心底部浊音区增宽，心尖部浊音区可变小	心包积液

来源：万学红，卢雪峰. 诊断学. 9 版. 北京：人民卫生出版社，2018.

4. 听诊 听诊需注意心率、心律、心音、心脏杂音和额外心音。

（1）心脏瓣膜听诊区：①二尖瓣区，位于心尖冲动最强点；②肺动脉瓣区，在胸骨左缘第 2 肋间；③主动脉瓣区，在胸骨右缘第 2 肋间；④主动脉瓣第二听诊区，在胸骨左缘第 3 肋间；⑤三尖瓣区，在胸骨下端左缘或右缘。

（2）听诊顺序：先听心尖区，再听肺动脉瓣区，然后为主动脉瓣区、主动脉瓣第二听诊区，最后是三尖瓣听诊区。

（3）心率：正常人在安静、清醒的情况下心率为 60～100/min，多数为 70～80/min。成年人心率＞100/min，婴幼儿＞150/min，称为心动过速。成人心率＜60/min，称为心动过缓。

（4）心律：①二联律为连续每一次窦性搏动后出现一次期前收缩。②三联律：每 2 次窦性搏动后出现一次期前收缩。③心房颤动心律。有 a. 心律绝对不齐；b. 第一心音强弱不等；c. 脉率低于心率。

（5）额外心音：①奔马律。发生在舒张期的三音心律，额外心音与原有的 S_1、S_2 组成类似马奔跑时的蹄声，故称其奔马律，是心肌严重损害的体征。②开瓣音，又称二尖瓣开放拍击音，见于二尖瓣狭窄而瓣膜尚柔软时，听诊特点为音调高、历时短促而响亮、清脆，呈拍击样，在心尖内侧较清楚。③心包叩击音，在胸骨左缘 S_2 后出现的中频、较响、短促的额外心音，常见于缩窄性心包炎。④收缩早期喀喇音，又称收缩早期喷射音，高频爆裂样声音，高调、短促而清脆，心底部听诊最清楚，常见于主动脉瓣狭窄或肺动脉高压等。⑤收缩中、晚期喀喇音，高调、短促、清脆，如关门落锁的 "Ka-Ta" 声。常见于二尖瓣脱垂。

5. 血管检查

（1）脉搏：主要是触诊浅表动脉，一般多用桡动脉。

（2）脉率：与心率基本一致，但出现某些心律失常如心房颤动时，脉率低于心率。

（3）脉律：可反映心脏节律，心房颤动者脉搏短绌，房室传导阻滞者可有心搏停顿导致的脉搏脱落，称脱落脉等。

（4）强弱：脉搏增强且振幅大，常见于高热、甲状腺功能亢进、主动脉瓣关闭不全等；脉搏减弱且振幅低常见于心力衰竭、主动脉瓣狭窄、休克等。

（5）脉波：见表17-6。

表 17-6　各种类型脉波特点与常见疾病

脉波类型	脉波特点	临床常见疾病
水冲脉	脉搏骤起骤落，如潮水涨落	常见于甲状腺功能亢进、严重贫血、脚气病等
交替脉	节律规则而强弱交替的脉搏，为左心室心力衰竭的重要体征之一	常见于高血压心脏病、急性心肌梗死和主动脉瓣关闭不全等导致的心力衰竭
奇脉	吸气时脉搏明显减弱或消失，系左心室排血量减少所致	常见于心脏压塞或心包缩窄
迟脉	脉波升支上升、降支下降缓慢，波幅低，波顶平宽	主要见于主动脉狭窄
重搏脉	脉搏波增大，一次心搏似有两个脉波	见于严重的主动脉瓣关闭不全伴狭窄者，偶见于梗阻性肥厚型心肌病
无脉	脉搏消失	严重休克时，血压测不到，周围动脉脉搏触不到 多发性大动脉炎时，由于大动脉闭塞，使闭塞下端脉搏触不到 肢体动脉栓塞，栓塞部位下段的脉搏消失

来源：万学红，卢雪峰. 诊断学. 9版. 北京：人民卫生出版社，2018.

（6）血压：高血压，收缩压≥140mmHg和（或）舒张压≥90mmHg；低血压，血压<90/60mmHg，常见于各种原因所致的休克、急性心肌梗死、极度衰弱者等。见表17-7。

表 17-7　血压水平的定义和分类

类别	收缩压（mmHg）	舒张压（mmHg）
正常血压	<120	<80
正常高值	120～139	80～89
高血压		
1级高血压	140～159	90～99

类别	收缩压（mmHg）	舒张压（mmHg）
2级高血压	160～179	100～109
3级高血压	≥180	≥110
单纯收缩期高血压	≥140	＜90

来源：万学红，卢雪峰. 诊断学. 9版. 北京：人民卫生出版社，2018.

（7）动脉杂音：①甲状腺上、下极闻及连续性杂音，见于甲状腺功能亢进；②上腹部及腰背部听到收缩期杂音，见于肾动脉狭窄。

（8）周围血管征：脉压增大除可触及水冲脉外，还有枪击音、毛细血管搏动征、Duroziez双重杂音、颈动脉搏动增强等体征。凡体检时发现上述体征及水冲脉可统称周围血管征阳性，主要见于主动脉瓣重度关闭不全、甲状腺功能亢进和严重贫血等。

四、腹部检查（掌握）

（一）腹部体表标志

腹部常用体表标志有肋弓下缘、剑突、脐、髂前上棘、腹直肌外缘、腹中线、腹股沟韧带和耻骨联合，见图17-7。

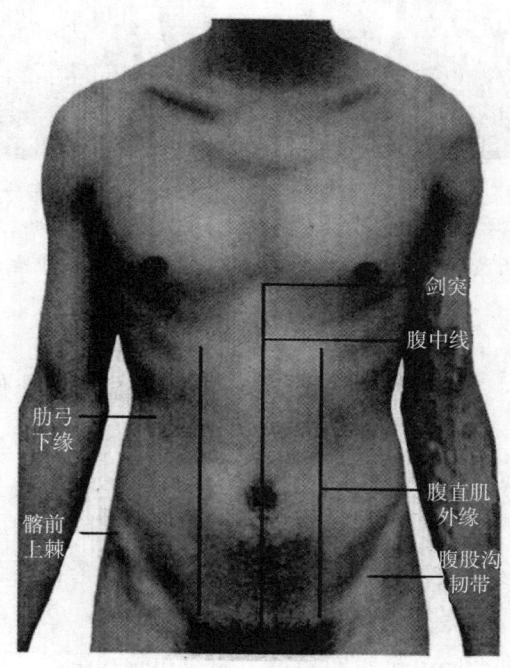

图 17-7　腹部体表标志示意图

来源：万学红，卢雪峰. 诊断学. 9版. 北京：人民卫生出版社，2018.

（二）腹部分区

目前常用的腹部分区方法有四区法（图17-8）及九区法（图17-9），常用九区法。

1.四区法 通过脐画一条水平线与一垂直线，将腹部分为四区：右上腹、右下腹、左上腹和左下腹。

2.九区法 由两条水平线和两条垂直线将腹部分为九区，上部水平线为两侧肋弓下缘连线，下部水平线为两侧髂前上棘连线；通过左、右髂前上棘至前正中线连线的中点画两条垂直线，四线相交将腹部分为九区：左季肋部、右季肋部、左腰部、右腰部、左髂部、右髂部、上腹部、中腹部和下腹部。

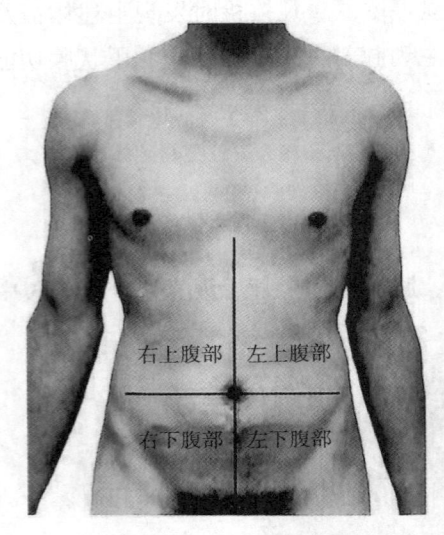

图 17-8　腹部体表分区示意图（四区法）
来源：万学红，卢雪峰. 诊断学. 9版.
北京：人民卫生出版社，2018.

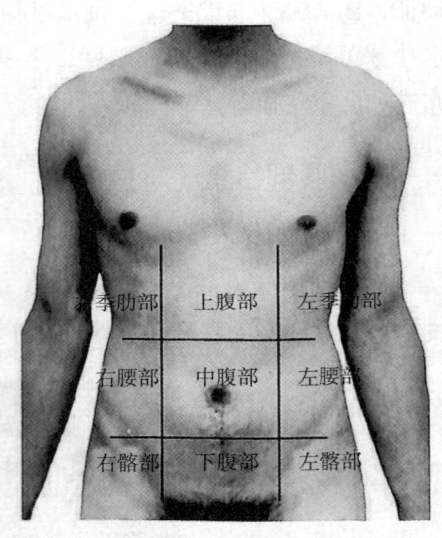

图 17-9　腹部体表分区示意图（九区法）
来源：万学红，卢雪峰. 诊断学. 9版.
北京：人民卫生出版社，2018.

（三）视诊

进行腹部视诊时应注意保暖，被检查者应排空膀胱，取低枕仰卧位，双手自然置于身体两侧。

1.腹部外形 视诊应注意腹部对称性、有无膨隆或凹陷、有无局部隆起等，有腹水或肿块时应测量腹围。①腹部膨隆：分为全腹膨隆和局部膨隆。全腹膨隆主要由于腹水、腹内积气和腹内巨大肿块；局部膨隆常因脏器肿大、腹内肿瘤或炎性肿块、胃或肠胀气以及腹壁上的肿物和疝等。②腹部凹陷：腹部凹陷分为全腹凹陷和局部凹陷。全腹凹陷见于消瘦和脱水患者，严重者可出现舟状腹；局部凹陷较为少见，多因手术后腹壁瘢痕收缩所致。

2. 腹壁情况 观察腹壁有无皮疹、色素、腹纹、瘢痕、疝、脐的位置与形态，腹部体毛数量和分布情况及腹股沟区。

3. 腹壁静脉 正常人腹壁皮下静脉一般不显，腹压增加时，可见腹壁静脉显露。门静脉高压显著时，于脐部可见一簇水母头状曲张静脉向四周放射。

4. 呼吸运动 腹式呼吸减弱常因腹膜炎症、腹水、急性腹痛、腹腔内巨大肿物或妊娠；腹式呼吸消失常见于胃肠穿孔等所致急性腹膜炎或膈肌麻痹。

5. 胃肠型和蠕动波 胃肠道梗阻时，梗阻近端的胃或肠段扩张隆起，呈现胃肠轮廓称为胃型或肠型，同时伴有该部位的蠕动加强，可以看到蠕动波。

6. 上腹部搏动 即剑突下搏动，大多由腹主动脉传导而来。腹主动脉血管瘤和肝血管瘤时，上腹搏动明显。

（四）听诊

1. 肠鸣音 正常情况下肠鸣音为每分钟4～5次。肠蠕动增强时，肠鸣音达每分钟10次以上，但音调不特别高亢，称肠鸣音活跃，多见于急性胃肠炎、服泻药后或胃肠道大出血；如次数多且肠鸣音响亮、高亢，甚至呈金属调，称肠鸣音亢进，见于机械性肠梗阻。肠鸣音减弱至数分钟才听到一次，见于老年性便秘、腹膜炎和电解质紊乱及胃肠动力低下；如持续听诊2分钟以上未听到肠鸣音，称为肠鸣音消失，见于急性腹膜炎或麻痹性肠梗阻。

2. 血管杂音 腹中部的主动脉收缩期杂音常提示腹主动脉瘤或腹主动脉狭窄，若收缩期血管杂音在上腹部两侧，常提示肾动脉狭窄，如该杂音在下腹部两侧，应考虑髂动脉狭窄。腹部动脉性杂音听诊部位见图17-10。

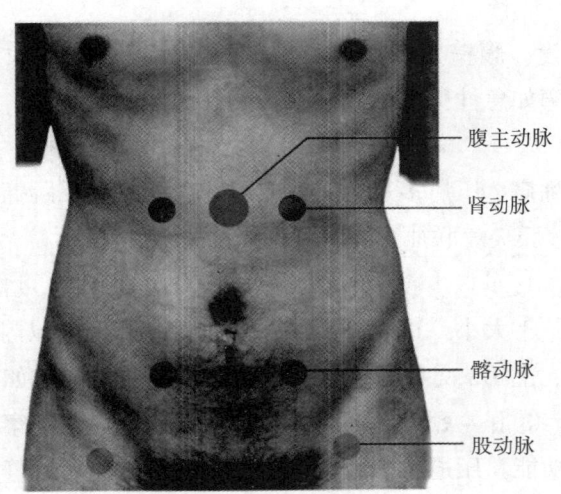

图 17-10 腹部动脉性杂音听诊部位

来源：万学红，卢雪峰. 诊断学. 9版. 北京：人民卫生出版社，2018.

3. 搔刮试验 肝下缘触诊不清楚时，医师以左手持听诊器膜型体件于右锁骨中线肋缘之上，右手指在右锁骨中线自上而下呈"Z"字形轻轻搔刮右上腹腹壁，或在上腹部半圆形等距范围内由远处向膜型体件处轻轻搔刮腹壁，当其未达肝缘时，只听到遥远而轻微的声音，当搔刮至肝表面时，声音明显增强而近耳。

（五）叩诊

1. 叩诊顺序 腹部叩诊时首先是普遍叩诊，可从左下象限开始，逆时钟方向至右下象限，再至脐部结束。

2. 肝叩诊

（1）肝浊音界：肝浊音界扩大见于肝癌、肝脓肿、肝炎、肝淤血等；膈下脓肿时，肝浊音界也扩大；肝浊音界缩小见于急性重型肝炎、肝硬化、胃肠胀气等；肝浊音界消失代之以鼓音，是急性胃肠穿孔的重要征象。

（2）肝区叩击痛：见于肝炎、肝脓肿或肝癌等。

3. 移动性浊音 检查者自腹中部脐平面开始向患者左侧叩诊，发现浊音时，板指固定不动，嘱患者右侧卧，再度叩诊，如呈鼓音，表明浊音移动。同样方法向右侧叩诊，叩得浊音后嘱患者左侧卧，再度叩诊，以核实浊音是否移动。当腹腔内游离腹水在 1000ml 以上时，即可查出。如果腹水量少，且患者病情允许时，可让其取肘膝位，由侧腹部向脐部叩诊，如鼓音转为浊音，则提示有腹水的可能，即水坑试验阳性，此法可检查 120ml 以上的腹水存在。

4. 肋脊角叩痛 正常时无叩击痛，当有肾病变时肾区有不同程度的叩击痛。

（六）触诊

1. 腹壁紧张度 腹壁紧张度增加见于腹内容物增加如大量腹水，腹膜刺激而引起腹肌痉挛如急性弥漫性腹膜炎，慢性病致腹膜增厚，肠管、肠系膜粘连等。

2. 压痛及反跳痛 压痛多来自腹壁或腹腔内病变，反跳痛是壁腹膜已受炎症累及的征象。腹膜炎三联征：腹肌紧张、压痛与反跳痛。

3. 脏器触诊

（1）肝触诊：①大小。正常成人的肝多在剑突下 3cm 以内，不超过剑突根部至脐距离的中、上 1/3 交界处。②质地。正常肝质地柔软如口唇、质韧如鼻尖、质硬如前额。③肝－颈静脉回流。压迫右上腹肝区，观察颈静脉怒张程度可粗略估计右心功能。压迫右上腹肝区后，右心衰竭患者颈静脉持续而明显怒张，但于停止压迫肝区后下降（至少 $4cmH_2O$），称肝－颈静脉回流征阳性，为早期右心功能不全、肺动脉高压、心包积液的重要体征。

（2）脾触诊：正常情况下脾无法触及。一旦触及，即提示脾大至正常 2～3 倍。脾大分为轻、中、高三度。轻度，脾缘不超过肋下 2cm；中度，脾缘超过肋下 2cm，在脐水平线以上；高度，脾缘超过脐水平线或前正中线，即巨脾。

（3）胆囊触诊：医师以左手手掌平放于患者右胸下部，以拇指指腹勾压右肋下胆囊点处，然后嘱患者缓慢深吸气，如深吸气时患者感觉疼痛并中止吸气，称 Murphy 征阳性，提示胆囊有炎症表现。

（4）肾触诊：当肾和尿路有炎症或其他疾病时，可在相应部位出现压痛点①季肋点；②上输尿管点；③中输尿管点；④肋脊点；⑤肋腰点。

4. 腹部肿块　当触及腹部肿块时，应注意肿块的部位、大小、形态、质地、压痛、移动度和搏动。

5. 液波震颤　医师以一手掌面贴于患者一侧腹壁，另一手四指并拢屈曲，用指端叩击对侧腹壁。如有大量液体存在，则贴于腹壁的手掌有被液体波动冲击的感觉。当腹水量在 3000～4000ml 以上时才能查出。

6. 振水音　若清晨空腹或餐后 6～8 小时以上仍有振水音，则提示胃排空障碍，如幽门梗阻或胃扩张。

五、脊柱、四肢、关节及肛门检查（掌握）

（一）脊柱检查
1. 生理机构观察

（1）背面观察：观察脊柱是否正中，有无侧弯畸形；背肌是否正常，双侧骶棘肌是否对称，有无萎缩或痉挛。

（2）侧面观察：脊柱是否为"S"形即是否生理弯曲存在，是否有脊柱后凸（多发于胸段，也称驼背）或前凸。

2. 颈椎及腰椎活动度　见图 17-11。

3. 脊柱压痛与叩击痛　一般认为，脊柱压痛表明病变较浅，而叩击痛说明病变深在，如脊柱结核，叩击痛明显大于压痛。

4. 脊柱的两种特殊检查

（1）坐位屈颈试验：曲颈活动牵拉神经根而引起坐骨神经痛，提示有椎间盘突出引起神经根压迫或刺激。

（2）直腿抬高试验：患者仰卧，双下肢平伸，检查者一手握患者踝部，一手置于大腿伸侧，分别做双侧直腿抬高动作，腰与大腿正常可达 80°～90°。若抬高不足 70°，且伴有下肢后侧的放射性疼痛，则为阳性。见于腰椎间盘突出，也可见于单纯性坐骨神经痛。

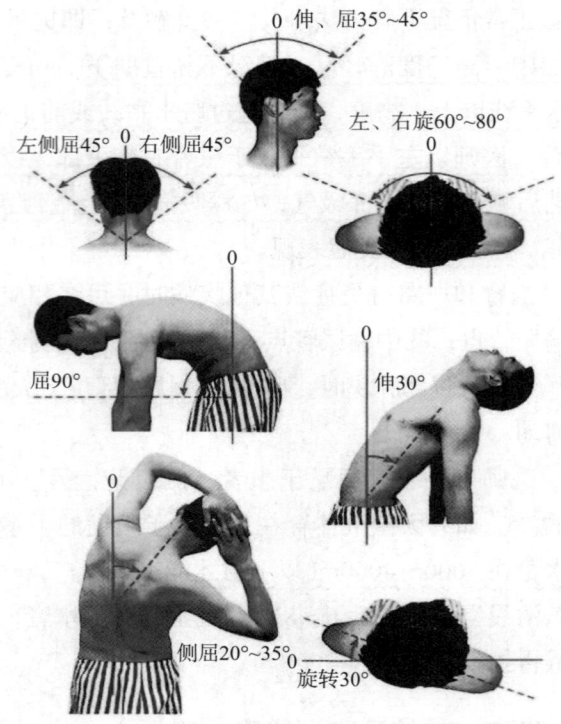

图 17-11　脊柱活动度示意图

来源：万学红，卢雪峰. 诊断学. 9 版. 北京：人民卫生出版社，2018.

（二）四肢

四肢检查主要以视诊和触诊为主，检查时应观察双侧肢体长度、周径、关节形态、皮肤色泽及外形是否对称、有无单侧或双侧肢体肿胀。应注意观察肢体皮肤体毛分布，静脉显露情况，指（趾）甲，有无皮疹、溃疡、疮疖、坏疽、并指畸形等。

肌肉收缩强度用肌力划分，肌力分为 6 级（0～Ⅴ级），肌肉完全瘫痪为 0 级，完全正常为 Ⅴ 级。

常见肢体异常有肢端肥大、肌肉萎缩、骨折与关节脱位、下肢静脉曲张、水肿、肝掌、杵状指、匙状指。

（三）关节

1. 上肢关节

（1）肩关节杜加斯（Dugas）征：肩关节脱位时，患者屈曲患侧肘关节，并使其同侧紧贴于胸壁上。手臂贴于胸壁，手掌不能搭在对侧肩部或手掌搭在对侧肩部，手臂无法贴近胸壁。

（2）腕关节：正常腕关节背伸 30°～60°，掌屈 50～60°。两腕的屈伸活动用合掌法进行对比测量。

（3）手部：手的自然休息位是腕轻度背屈（约 20°）；功能位即准备握物的位置，腕背屈较多（接近 30°）。

2. 下肢关节

（1）髋关节托马斯（Thomas）征：当平卧而将健侧髋关节、膝关节极度屈曲时，可使腰部放平而使腰紧贴床面，此时患侧髋关节的屈曲畸形即可显示，此为托马斯征阳性。

（2）膝关节浮髌试验：怀疑关节内积液时，如一手压迫髌上囊，将液体挤入关节腔内，另一手指反复按压髌骨，在髌上囊处可感到波动，也可感到下压时髌骨触到股骨，松开时即浮起，此为浮髌试验阳性。

（3）踝关节及足部：观察足弓是否正常，踝关节是否肿胀。正常跟腱两侧呈凹陷状，若凹陷消失或隆起，提示踝关节肿胀积液。

常见足部畸形：扁平足、马蹄足、足内翻、足外翻、弓形足、踇外翻。

（四）肛门

1. 检查体位 肘膝位、左侧卧位、仰卧位或截石位、蹲位、弯腰前俯位。

2. 视诊 观察骶尾肛门及肛周皮肤颜色及褶皱，注意观察肛门周围有无皮肤损伤、脓血、黏液、肛裂、瘢痕、外痔、瘘管口溃疡或脓肿等。

3. 触诊 直肠指诊。直肠指诊应注意有无以下异常改变。

（1）直肠剧烈触痛：见于肛裂及感染。

（2）触痛伴波动感：肛管、直肠周围脓肿。

（3）触及柔软、光滑而有弹性包块：多为直肠息肉。

（4）触及坚硬、凹凸不平包块：应考虑直肠癌。

（5）指诊后指套表面带有黏液、脓液或血液：应取其涂片镜检或做细菌学检查。

六、神经系统检查（掌握）

（一）生理反射

1. 浅反射

（1）腹壁反射：患者取仰卧位，双下肢稍屈使腹壁放松，医师用钝头竹签沿肋缘、脐水平、腹股沟上（上、中、下腹部），由外向内轻划腹壁皮肤。正常时受刺激的部位出现腹肌收缩。

（2）提睾反射：患者取仰卧位（双下肢伸直）或站立，充分暴露睾丸和股

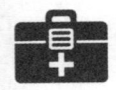

内侧，医师用钝头竹签由上向下轻划患者股内侧上方皮肤，引起同侧提睾肌收缩，使睾丸上提。

（3）跖反射：患者取仰卧位，髋关节及膝关节伸直，医师以左手持患者踝部，用钝头竹签由后向前划足底外侧至小趾掌关节处，再转向趾侧，正常表现为足趾跖屈（即巴宾斯基征阴性）。

2. 深反射 见表17-8。

表 17-8 深反射检查

名称	检查方法	生理表现	反射中枢及支配神经
肱二头肌反射	左手拇指置于患者肱二头肌腱上，然后右手指叩诊锤叩击医师的左拇指	肱二头肌收缩，前臂快速屈伸	颈髓5～6节段，肌皮神经支配
肱三头肌反射	患者外展前臂，半屈肘关节，检查者用左手轻托患者前臂，右手用叩诊锤直接叩击其鹰嘴上方的肱三头肌腱	肱三头肌收缩，前臂伸展	颈髓6～7节段，桡神经支配
桡骨膜反射	被检查者前臂置于半屈半旋前位，检查者以左手托住其前臂，并使腕关节自然下垂，随机以叩诊锤轻叩其桡骨茎突	肱桡肌收缩，肘关节屈曲，前臂旋前和手指屈曲	颈髓5～8节段，桡神经支配
膝反射	坐位检查时，患者小腿完全松弛下垂与大腿成直角；卧位检查则患者仰卧，检查者用左手托起其膝关节使之屈曲约120°，用右手持叩诊锤叩击髌骨下方的股四头肌腱	股四头肌收缩，小腿伸展	腰髓2～4节段，股神经支配
跟腱反射	患者仰卧，髋关节及膝关节屈曲，下肢取外旋外展位。检查者左手将患者足部背屈成直角，然后以叩诊锤叩击其跟腱	腓肠肌收缩，足向跖面屈曲	骶髓1～2节段
踝阵挛	患者仰卧，髋关节与膝关节稍屈，医师一手托患者小腿，一手握其足掌前端，突然用力使踝关节背屈并维持之	阳性反应为踝关节节律性往复伸屈	
髌阵挛	患者仰卧，下肢伸直，检查者以拇指和示指捏住其髌骨上缘，用力向远端方向快速连续推动数次，然后保持适度的推力	阳性反应为股四头肌发生节律性收缩，使髌骨快速上下移动	

来源：万学红，卢雪峰. 诊断学. 9版. 北京：人民卫生出版社，2018.

（二）脑膜刺激征

1. 颈项强直 患者取仰卧位，医师以一手托住其枕部，另一手置于其胸前，做屈颈动作。被动屈颈受限称为颈项强直（但要排除颈椎病），正常人屈颈时下颏可触及胸骨柄，部分老年人或肥胖者例外。

2. 凯尔尼格（Kernig）征 患者取仰卧位，医师先将其一侧髋关节和膝关节屈成直角，再将其小腿抬高伸膝，正常人可将膝关节伸达135°以上。阳性表现为伸膝受限，并伴有疼痛与屈肌痉挛。

3. 布鲁津斯基（Brudzinski）征 患者取仰卧位，双下肢自然伸直，医师一手托患者枕部，一手置于患者胸前，然后使其头部前屈，阳性表现为两侧膝关节和髋关节同时屈曲。

（三）病理反射

1. 巴宾斯基（Babinski）征 患者取仰卧位，髋关节及膝关节伸直，医师以左手持患者踝部，用钝头竹签由后向前划足底外侧至小趾掌关节处，再转向趾侧，正常表现为足趾跖屈，阳性表现为踇趾缓缓背伸，其他四趾呈扇形展开，见于锥体束损害。

2. 奥本海姆（Oppenheim）征 患者取仰卧位，髋关节及膝关节伸直，医师用示指及中指沿患者胫骨前缘用力由上向下滑压，阳性表现为踇指缓缓背伸，其他四趾呈扇形展开，见于锥体束损害。

3. 戈登（Gordon）征 患者取仰卧位，髋关节及膝关节稍屈曲，医师用手以一定力量捏挤患者的腓肠肌，阳性表现为踇趾缓缓背伸，其他四趾呈扇形展开，见于锥体束损害。

4. 霍夫曼（Hoffmann）征 患者取坐位或仰卧位，医师左手持患者腕关节上方，右手以中指及示指夹持患者中指，稍向上提使腕部处于轻度过伸位，然后以拇指迅速弹刮患者中指指甲，由于中指深屈肌受到牵引而引起拇指及其余三指的轻微掌屈反应称为霍夫曼征阳性。此征为上肢锥体束征，一般多见于颈髓病变。

第三节　操作项目

一、基本生命支持（心肺复苏）（掌握）

（一）概念

心肺复苏术是指针对心脏、呼吸骤停患者所采取的急救措施，即用心脏按压形成暂时的人工循环，恢复心脏自主搏动和血液循环，用人工呼吸代替自主呼吸，达到恢复苏醒及挽救生命的目的。恢复的最终目的是脑功能的恢复。

（二）适应证

所有心脏、呼吸骤停的患者。

（三）操作步骤

1. 识别和呼救　早期识别心脏骤停，并迅速启动紧急医疗服务系统（emergency medical service）和获得 AED（automated external defibrillator，自动体外心脏除颤器）。

（1）意识的判断：使患者平卧，用双手轻拍患者双肩，同时在患者双耳附近大声呼唤，以判断患者是否有意识。

（2）呼吸的判断：判断是否有正常的呼吸动作。如果患者对呼唤无反应，并无呼吸动作或仅有濒死样喘息（如潮式呼吸、张口呼吸、点头呼吸、浅表呼吸等），则应立即判断其已发生心搏骤停，为心肺复苏的指征。

（3）大动脉搏动的判断：如图 17-12 所示，以单手示指和中指尖置于患者喉结上，然后滑向颈肌（胸锁乳突肌）旁的凹陷处，轻压触摸颈动脉。如果无搏动，表示心脏已经停止搏动，应立即进行胸外心脏按压。

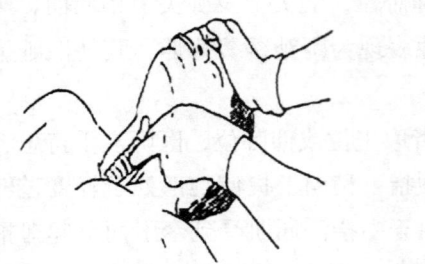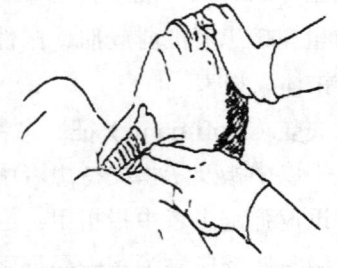

图 17-12　判断大动脉搏动

上述 3 项判断**总用时不应超过 10 秒**。

（4）呼救：判断患者出现心搏骤停后，应在立刻开始心肺复苏的同时及时呼救（请现场的人或附近的人协助抢救，拨打 120 急救电话或通知就近的医疗单位）。

2. 基本生命支持　顺序为**胸外按压—打开气道—人工呼吸**（circulation-airway-breathing，C-A-B），如存在心室颤动或无脉性室性心动过速（无脉室速），应尽早进行电除颤。

（1）胸外按压：尽快开始有效的胸外按压是心搏骤停复苏成功的基础。

①体位：将患者去枕**平卧**，置于硬板床或地上。当患者呈俯卧状态时，应先将患者双手上举，再将外侧（远离抢救者侧）下肢膝关节弯曲后架在内侧（靠近抢救者侧）肢体上（图 17-13A），然后一手护着患者的颈部，另一手置于患者的胸部（图 17-13B、C），小心、平稳、慢慢地将患者转为仰卧位，并将其双上肢放在躯干两旁（图 17-13D）。

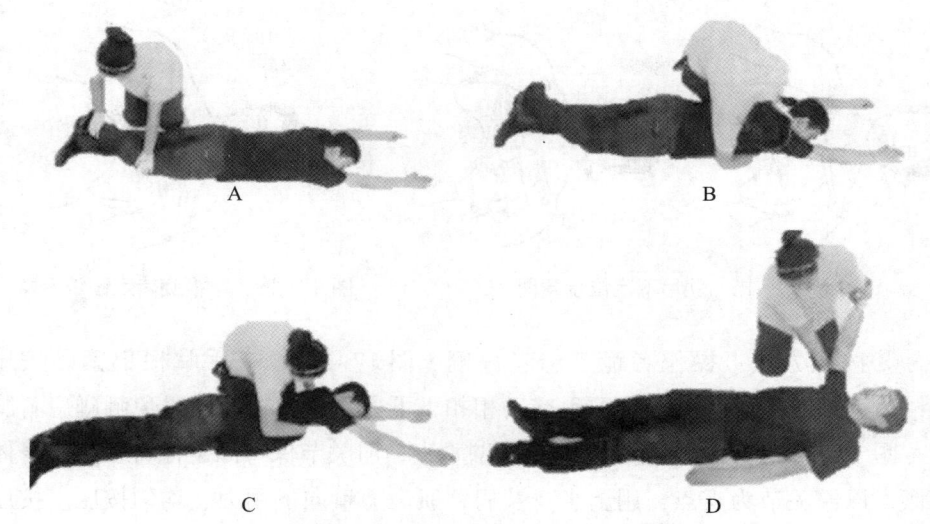

图 17-13　将患者由俯卧位转为仰卧位的方法

A. 将患者外侧膝关节弯曲后架在内侧肢体上；B、C. 一手护着患者的颈部，另一手置于患者的胸部；D. 小心、平稳、缓慢地将患者转为仰卧位，并将其双上肢放在躯干两旁

②按压部位：胸外按压定位方式有以下 3 种。

两乳头连线中点或胸骨下半部为按压部位，详见图 17-14。

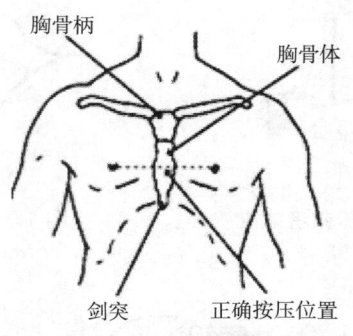

图 17-14　胸外按压定位示意图

　　示指和中指并拢，沿肋弓下缘向上，找到肋骨和胸骨接合处的中点，中指放在切迹中点（剑突底部），示指平放在胸骨下部，另一手大鱼际紧挨示指上缘，掌根置于胸骨上，即为按压位置（图 17-15）。

　　掌根旋转定位法：施救者将右手置于被救者胸前，方向与胸骨柄重合，中指置于其胸骨上窝凹陷处，以掌根为支点顺时针旋转 90°，使手掌根部位于胸骨下半部（图 17-16）。

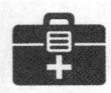
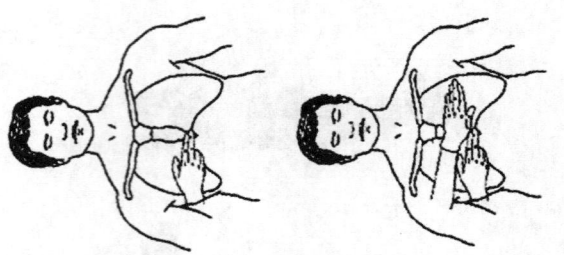

图 17-15 肋弓下定位示意图

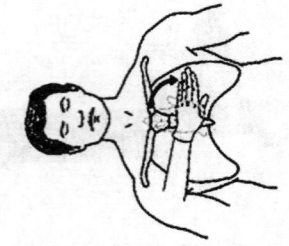

图 17-16 掌根旋转定位法示意图

③按压方法：操作者跪于患者一侧（图 17-17），一手掌根部紧贴按压处，另一手重叠于手背上，两手交叉相扣，下方手指尖抬起，避免触碰患者胸壁（图 17-18）。双臂伸直，与患者胸壁垂直，肘关节保持固定伸直状态，身体前倾，以髋关节为支点，用上半身及肩臂肌肉力量向下用力、均匀按压。按压和放松时间相等；放松时保证胸廓充分回弹，手掌根部不可离开患者胸壁（图 17-19）。

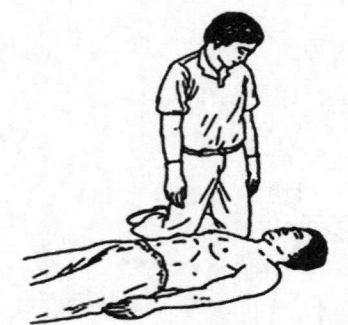

图 17-17 心肺复苏施救者体位

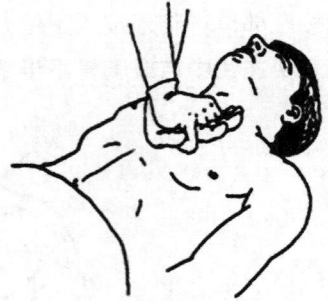

图 17-18 胸外按压体位

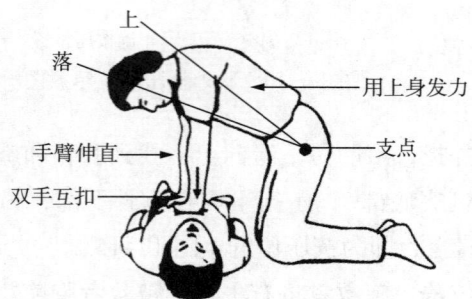

图 17-19 心肺复苏体位

④按压速率：至少 100/min。

⑤按压幅度：至少 5cm。

若婴幼儿突发心搏骤停，按压部位为婴儿两乳头连线中点正下方一横指处，按压方法为将两手的两个拇指或一手的示指、中指并拢放于按压部位，垂直向下按压，幅度约为 4cm，速度至少为 100/min（图 17-20）。

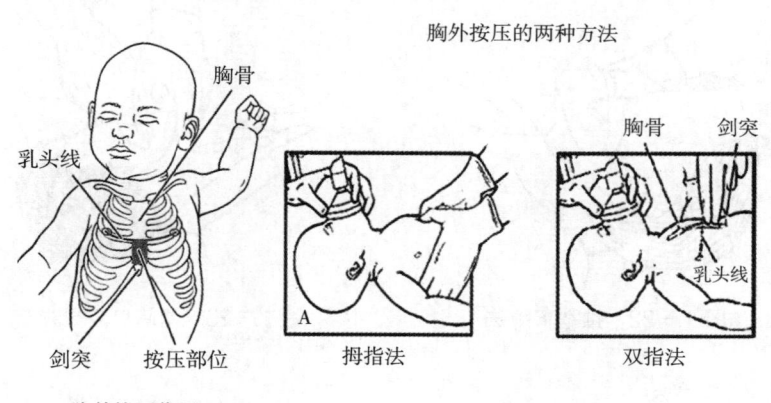

图 17-20　婴幼儿胸外按压位置及方法

（2）打开气道

①仰头抬颏法：一手小鱼际置于患者额部加压使其头后仰，另一手示、中指抬举患者下颏，尽量使其下颌角、耳垂连线与地面垂直，以开放气道（图 17-21）。

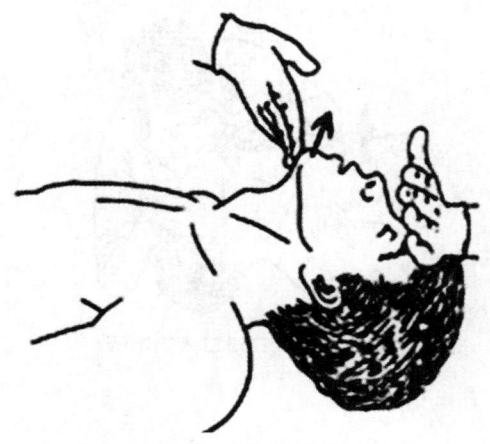

图 17-21　仰头抬颏法

②推举下颌法：适用于有颈椎损伤者。急救者位于患者头侧，双手拇指放置于患者口角旁，其余四指托住患者下颌部，保证头部和颈部固定，用力将患者下颌角向上抬起（图 17-22）。

开放气道后及时清除口腔及气道异物，清除**口腔及气道异物时应将患者头偏向一侧**（图 17-23）。

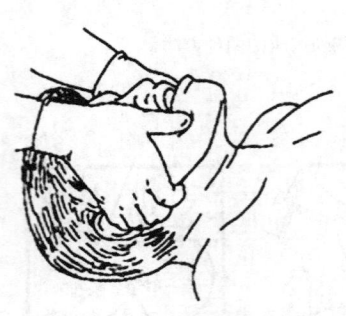

图 17-22　推举下颌法

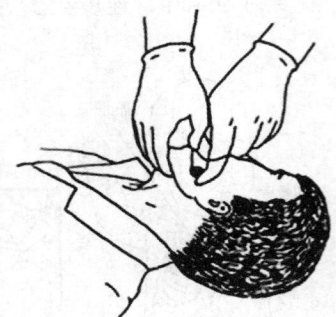

图 17-23　清除口腔异物

（3）人工呼吸

①开放气道后立即开始 2 次人工呼吸。**胸外按压与人工呼吸比例为 30：2。**

②口对口人工呼吸：操作者用置于患者前额手的拇指和示指捏紧患者鼻孔，正常吸气后用口唇把患者口唇全部包住，匀速向患者口中吹气，每次吹气应持续至少 1 秒，确保患者有明显的胸廓起伏。患者被动呼气时，开放鼻道即松开拇指与示指，同时耳朵贴近患者口鼻，视线与患者胸廓上缘保持水平，判断人工呼吸是否有效（图 17-24）。

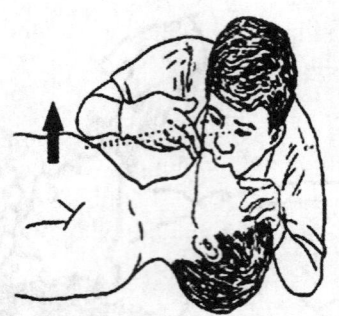

图 17-24　口对口人工呼吸

③口对鼻人工呼吸：适用于口部外伤或张口困难者。操作者用置于下颌的手指使患者口部闭合，正常吸气后，用口唇把患者鼻孔全部包住，匀速向患者鼻孔用力吹气，每次吹气应持续 1 秒，确保患者有明显的胸廓起伏。患者被动呼气时，开放口部。

④口对口鼻吹气：婴儿采用口对口鼻的人工呼吸法。保持气道畅通，施救

者口唇包严婴儿口鼻，缓慢吹气，观察胸廓起伏（图 17-25）。

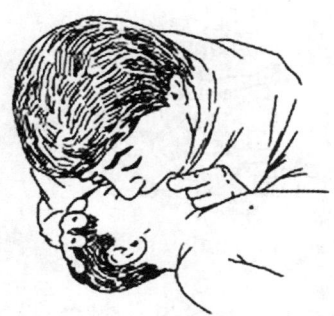

图 17-25　口对口鼻人工呼吸

⑤球囊面罩（或简易呼吸器）通气：面罩贴紧扣在患者口鼻处，单人操作时操作者用一手以 EC 手法（拇指、示指固定面罩形如字母"C"，其余三指抬举下颌形如字母"E"）固定面罩并抬举下颌，另一手挤压气囊（图 17-26）。双人操作时，一人双手拇指和示指固定面罩，另外三指抬举下颌，另一人挤压气囊将气体送入患者肺内（图 17-27）。

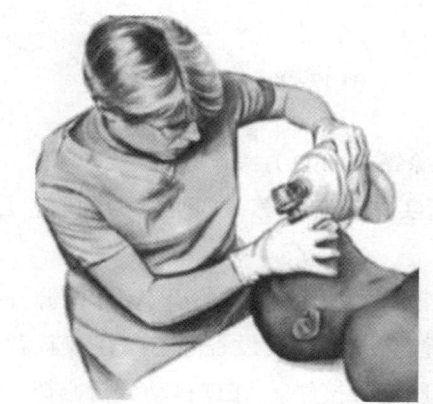

图 17-26　球囊面罩通气法（单手固定法 EC 手法）

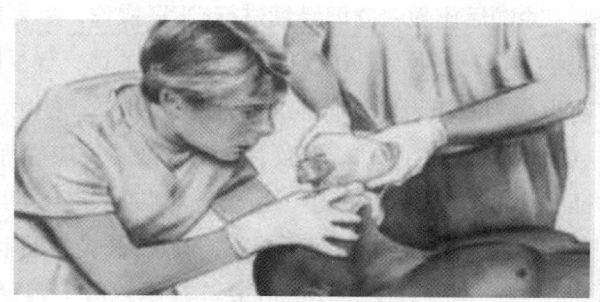

图 17-27　球囊面罩通气法（双人操作）

心肺复苏具体流程详见图 17-28。

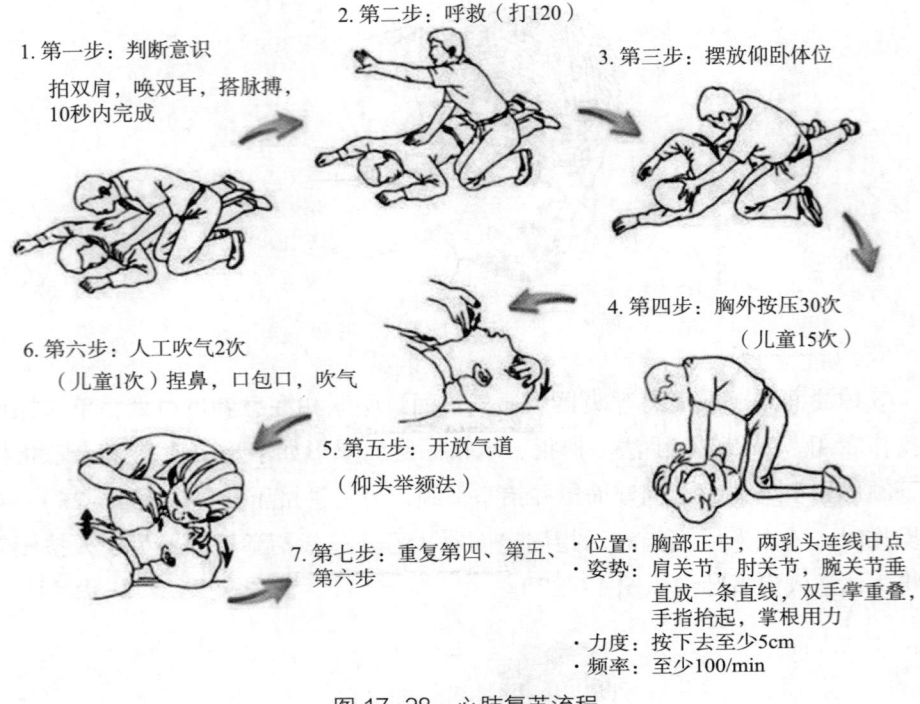

1. 第一步：判断意识
   拍双肩，唤双耳，搭脉搏，
   10秒内完成

2. 第二步：呼救（打120）

3. 第三步：摆放仰卧体位

4. 第四步：胸外按压30次
   （儿童15次）

5. 第五步：开放气道
   （仰头举颏法）

6. 第六步：人工吹气2次
   （儿童1次）捏鼻，口包口，吹气

7. 第七步：重复第四、第五、第六步

- 位置：胸部正中，两乳头连线中点
- 姿势：肩关节，肘关节，腕关节垂直成一条直线，双手掌重叠，手指抬起，掌根用力
- 力度：按下去至少5cm
- 频率：至少100/min

图 17-28　心肺复苏流程

（4）自动体外心脏除颤（AED）操作

①施救者在**不中断实施心肺复苏（CPR）的同时，应尽快就近获取 AED 进行心脏除颤**。

②施救前应掌握 AED 的使用方法。打开 AED 电源开关。选择合适电极片（8 岁以下儿童使用儿童电极片），按设备图示贴在被救者右上胸和左下胸裸露皮肤上；使电极板与皮肤充分接触。AED 自动分析心律。**语音提示**：将电极片插头与主机插孔连接好，分析心律，所有人不要接触被救者，建议除颤，等待充电，按电击键除颤。**除颤后施救者立即继续进行 CPR 操作，尽可能减少 CPR 中断时间**。施救者持续 CPR 2 分钟后，AED 再次自动分析心律，详见图 17-29。

心肺复苏后应再次判断患者生命体征以评估复苏效果，使用 AED 现场复苏约 2 分钟后，在 AED 判断心律同时，施救者判断被救者反应和呼吸，如果没有发现其有生命体征，在 AED 不提示电击下应继续心肺复苏。

施救者在现场复苏时应尽量减少判断频率，让 CPR 持续进行。5～10 秒若判定呼吸、心搏未恢复，则继续坚持用心肺复苏技术抢救。判定呼吸、心搏恢复，应将被救者摆放为安全体位（图 17-30）。

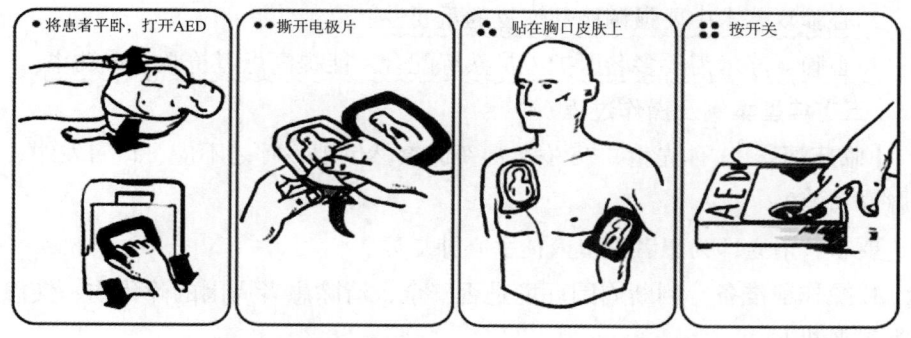

内部设计

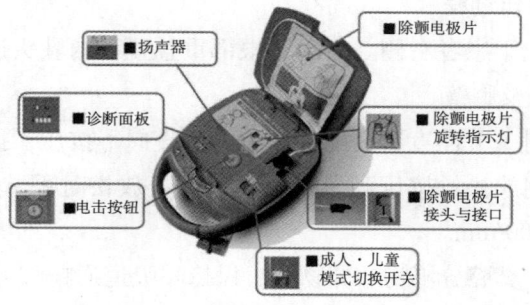

图 17-29　AED 操作流程

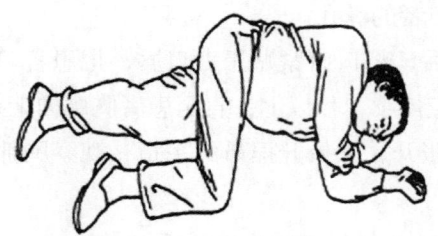

图 17-30　安全体位示意图

　　若电除颤后患者心律仍未恢复，可给予相应药物辅助治疗：①利多卡因100mg 静脉注射（1mg/kg）；②如为细颤（颤动波＜0.5mV），可给予肾上腺素1mg 静脉注射，使之变为粗颤（颤动波＞0.5mV），易于除颤成功；③胺碘酮150mg 稀释后静脉注射。

（四）注意事项

　　1. 及时、高质量的心肺复苏术［高质量的心肺复苏术 5 个要点为：①是否注意患者背部需垫板；②是否注意保持患者气道通畅；③施术者手掌在患者胸前按压着力点选择正确；④按压动作正确；⑤按压频率与力度（按压深度）正确是抢救成功的关键，也是恢复循环、神经系统功能的关键。］

2. 心肺复苏术中要强调循环恢复的重要性。

3. 心肺复苏术需要多名医护人员熟练配合才能提高患者抢救的成功率。

（五）典型案例及操作过程

【临床情景】 孙先生，76 岁，晨练时突然倒地，呼之不应，口唇发绀，颈动脉搏动消失。

要求：请立即为患者行单人徒手心肺复苏。

1. 操作前准备　判断周围环境是否安全，清除患者周围的障碍物，使患者仰卧于平地上。

2. 心肺复苏操作过程

（1）操作者跪于患者右侧。双手掌根部重叠置于两乳头连线或胸骨下半部处，手指抬起不触及胸壁。

（2）操作者肘关节伸直，借助身体重力垂直向下按压，按压力度使胸骨下陷至少 5cm，立刻放松，按压和放松时间一致，放松时手掌不离开按压部位。按压频率至少为 100/min。

（3）清除口、鼻腔分泌物、异物等，保持呼吸道通畅。

（4）右手抬起患者下颌，使其头部后仰，左手按压患者前额保持其头部后仰位置，使患者下颌和耳垂连线与地面垂直，右手将患者的下颌向上提起，左手以拇指和示指捏紧患者的鼻孔。

（5）操作者吸气后，将口唇紧贴患者口唇，把患者口部完全包住，深而快地向患者口内吹气，应持续 1 秒以上，直至患者胸廓向上抬起。

（6）使患者的口张开，并松开捏鼻的手指，观察胸部恢复情况，再进行下一次人工呼吸。

（7）每胸外按压 30 次进行 2 次人工呼吸。

（8）完成 **5 个循环**。

（9）判断复苏效果：观察颈动脉搏动、瞳孔对光反射、意识、自主呼吸、皮肤颜色 5 个指标中的任何 2 个即可。

（10）操作结束后，根据病情向患者家属告知急救结果以及下一步处理意见。

3. AED 操作过程

（1）将患者平卧，暴露胸壁，打开 AED。

（2）撕开电极片，按照图示贴于患者胸壁右上胸及左下胸相应位置上。

（3）AED 可自动分析患者心律。语音提示：将电极片插头与主机插孔连接好，分析心律，所有人不要接触被救者，建议除颤，等待充电，按电击键除颤。

（4）除颤后施救者立即继续进行心肺复苏操作，尽可能减少心肺复苏中断时间。施救者持续心肺复苏2分钟后，AED再次自动分析心律。

二、吸氧术（掌握）

（一）目的

紧急情况或有影响心肺功能的某些慢性疾病时，通过吸氧以改善机体缺氧状态。

（二）适应证与禁忌证

1.吸氧的适应证

（1）紧急情况：如休克、心脑血管事件（如心肌梗死、脑梗死、脑出血等）、心力衰竭、肺水肿、气管异物、一氧化碳中毒、氰化物中毒、安眠药中毒等。

（2）其他引起缺氧的情况：如重度肺炎、大量胸腔积液、慢性阻塞性肺疾病、重度先天性心脏病、重度贫血、高海拔地区、胸部畸形等。

2.禁忌证 吸氧无绝对禁忌证，但除上述情况外，应权衡医疗吸氧有无必要；在一些情况下，如慢性阻塞性肺疾病、Ⅱ型呼吸衰竭患者等应注意避免大流量、高浓度吸氧；如发生严重呼吸衰竭，应考虑机械通气等治疗。

（三）操作前准备

1.核对患者相关信息，了解患者年龄、病情、意识状态、治疗情况、心理反应等。

2.解释吸氧目的、方法等。

3.检查患者鼻腔是否通畅，有无炎症、血痂、息肉、明显鼻中隔偏曲等。

4.检查环境有无明火、热源等。

5.戴口罩、帽子，洗手，准备治疗台（盘）。

6.物品放置合理，包括吸氧管（或吸氧面罩）（图17-31）、流量表、湿化瓶、蒸馏水、棉签、胶布等。

（四）操作步骤

1.床边核对患者相关信息，解释操作过程、注意事项等。

2.患者取舒适卧位，用湿棉签清洁、湿润鼻腔。

3.安装氧气表。

4.安装湿化瓶，将湿化瓶里注入适量蒸馏水后，连接湿化瓶与供氧装置。

5.连接吸氧管（或吸氧面罩）与吸氧装置。

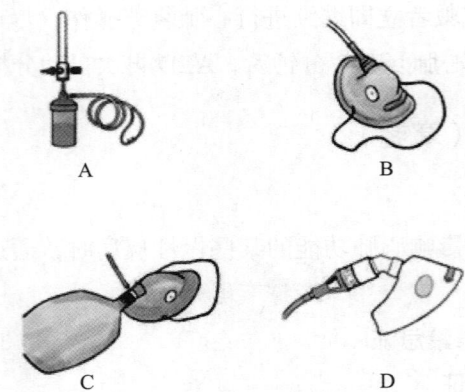

图 17-31　吸氧装置

A.鼻导管吸氧装置；B.普通面罩吸氧装置；C.储氧面罩；D.文丘里面罩

6.打开流量表，调节氧气流量。将鼻导管放入盛水容器中，湿化并测试是否通畅。

7.将鼻导管轻插入患者鼻腔，固定吸氧管。嘱患者闭唇用鼻呼吸。若应用吸氧面罩，应将面罩固定于患者面部，包裹住患者口鼻，调好松紧以防漏气。

吸氧患者应关注末梢血氧饱和度（血氧指套），动脉血气分析可帮助我们把握患者血氧分压、二氧化碳分压等指标，可根据患者末梢血氧饱和度，调整患者吸氧流量。

（五）操作后处理

1.观察患者状况，**实时监测患者末梢血氧指标。**

2.洗手，**记录吸氧开始时间、流量（浓度）、频率、持续时间等。**

（六）注意事项

1.注意用氧安全，环境中无明火、热源，防震、防油，禁止吸烟。

2.交代患者及其家属不能自行操作、改动流量等。

（七）典型案例及操作过程

【临床情景】　张女士，67岁，活动后呼吸困难1周，加重不能平卧6小时入院，需要给予吸氧治疗。

要求：为患者行面罩吸氧。

1.操作前准备

（1）将治疗台置于床旁，向患者解释吸氧目的并取得患者配合。

（2）操作者戴帽子、口罩，洗手，用手电筒检查患者鼻腔，用湿棉签清洁两侧鼻孔。

2. 面罩吸氧操作过程

（1）医院中氧气供给一般为中央管道，将一次性湿化瓶与流量表连接，然后连于中央供氧管道的氧气接口处。连接吸氧管，调节氧流量，将氧气管置于水杯中，检查是否通畅。

（2）将氧气管连接于面罩的进气孔上。

（3）置面罩于患者口鼻部，调整好位置，用松紧带固定，松紧适度。

（4）观察吸氧情况，视病情调节氧流量。

（5）记录开始吸氧时间及氧流量。

（6）操作结束后告知患者相关注意事项。

面罩吸氧与鼻导管吸氧相比，优点在于吸氧浓度相对稳定，可按需调节，对鼻黏膜的刺激小。缺点是在一定程度上影响患者咳痰、进食。

三、切开、缝合、打结、拆线（掌握）

（一）概述

切开、分离、缝合、结扎、拆线是手术的基本操作技术。熟练掌握这些，对提高临床医疗质量，增进为患者服务的水平有非常重要的意义。

（二）操作前准备（物品准备）

1. 核对患者相关信息，了解患者年龄、病情、意识状态、治疗情况、心理反应等。

2. 解释手术目的、方法等。

3. 检查患者一般情况，如血压、心率、呼吸等生命体征等。

4. 检查手术局部情况，如伤口大小、深度，组织损伤程度，是否有活动性出血等。

5. 戴口罩、帽子，洗手，准备治疗台（盘）。

6. 物品放置合理，根据手术需要准备相应手术包或手术器具，如手术刀、止血钳、缝合针、缝合线、持针钳（有齿及无齿镊）、剪刀、纱布、引流条、生理盐水、绷带、胶布、碘伏、75%乙醇等。

7. 洗手，穿手术衣、戴手套。

（三）操作后处理

1. 缝合完毕后用75%乙醇或碘伏棉球消毒皮肤，覆盖无菌纱布，胶布固定。

2. 安置患者，交代注意事项。

3. 整理操作台面，处理用物。

4. 洗手，记录操作过程、术后观察事项等。

（四）切开（皮肤）

1. 切开　切开是外科手术的第一步，目的是为后续操作如体表肿物切除、脓肿引流等做准备。

2. 切口选择

（1）病变部位附近，以最短途径、最佳视野显露病变。

（2）对组织损伤小，不伤及邻近重要结构如神经、血管等，不影响该部位生理功能。

（3）愈合快速而牢固，并尽量照顾美观，不遗留难看瘢痕，如颜面部手术切口应与皮纹一致，并尽可能选取较隐蔽的切口。

（4）切口必须有足够的长度，使能容纳手术的操作和放进必要的器械，切口宁可稍大而勿太小，并且需要时应易于延长。应根据患者的体型、病变深浅、手术的难度及麻醉条件等因素来计划切口的大小。

3. 操作步骤

（1）切口标记与消毒：将选好的切口用记号笔画上标记，外涂 2.5% 或 3% 碘伏，然后消毒皮肤及铺巾。

（2）安装刀片：一般是左手持刀柄、右手用持针钳夹持刀片前部，将刀片套在刀柄前端安装槽，向后牵拉，装配而成（拆下时，只需用持针钳夹住刀片尾背角，轻抬、前推即可）。详见图 17-32。

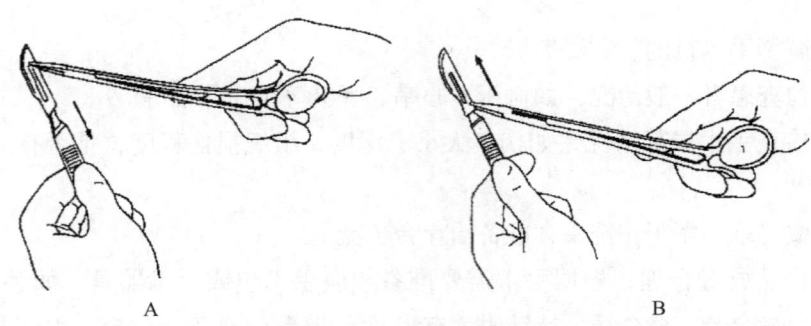

A　　　　　　　　　　　　　　　　　　B

图 17-32　刀片的安装与拆卸
A. 刀片的安装；B. 刀片的拆卸

（3）切开时皮肤的固定：较大的切口由手术者与助手用手在切口两旁或上下将皮肤固定（图 17-33），小切口由术者用拇指及示指在切口两旁固定。

（4）手术刀执刀手法（图 17-34）

①执弓式：动作幅度大、灵活，在做较大的皮肤切口时多用此法。

②执笔式：动作轻巧、精细，适用于短小切口，血管、神经等重要组织的

分离以及一些精细手术的操作。

③握持式：较常用的执刀法，用力较大，切割范围广，多用于皮肤的切开。

④反挑式：用于切开管道器官（胆管、肠管）、浅表组织脓肿切开引流等，能避免邻近组织的损伤；执刀姿势与执笔式相似，区别在于刀刃向上，运刀时刀尖先刺入组织，再向上反挑。

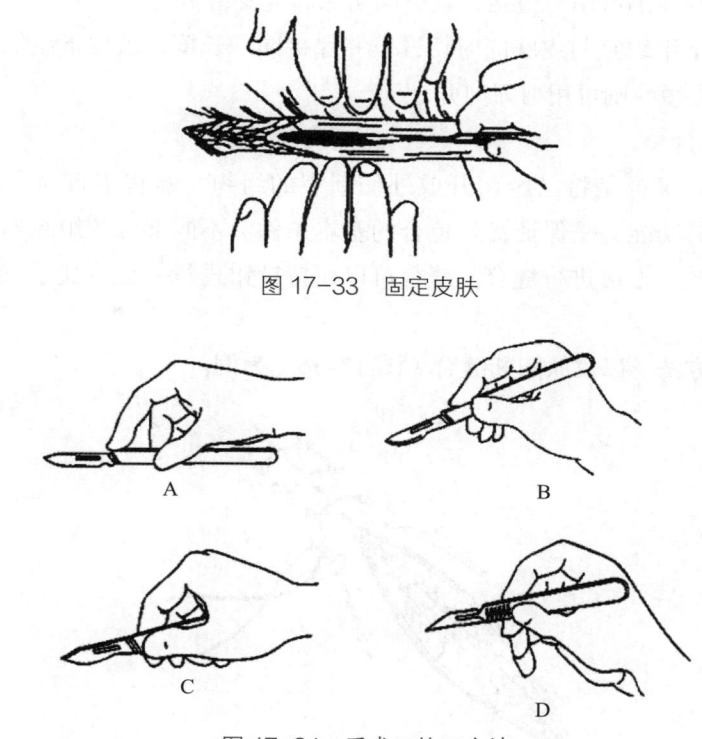

图 17-33　固定皮肤

图 17-34　手术刀执刀方法
A.执弓式；B.执笔式；C.握持式；D.反挑式

（5）切开皮肤：刀腹刃部与组织垂直，防止斜切，**刀尖先垂直刺入皮肤**，然后再**转至与皮面成 45° 倾斜**，用刀均匀切开皮肤及皮下组织，直至预定切口的长度，再将刀**转成 90° 与皮面垂直方向**，将刀提出切口（图 17-35）。

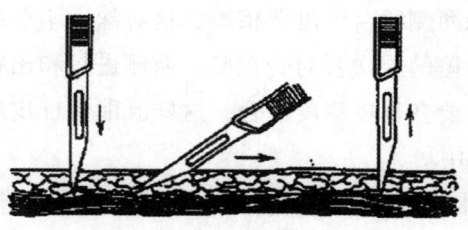

图 17-35　切开皮肤

（6）切开皮肤及皮下组织后用手术护皮巾覆盖在切口周围（现临床上多用无菌薄膜粘贴切口部位后再行切开）以隔离和保护伤口免受污染。

4. 注意事项

（1）切开时要掌握用刀力度，力求一次切开全层皮肤，使切口呈线状，切口边缘平滑，避免多次切割导致切口边缘参差不齐影响愈合。

（2）切开时不可用力过猛，以免误伤深部重要组织。

（3）皮下组织宜与皮肤同时切开，并保持同一长度，若皮下组织切开长度较皮肤切口为短，则可用剪刀剪开。

（五）缝合

1. 目的 缝合是将已经切开或外伤断裂的组织、器官进行对合或重建其通道，恢复其功能，是保证良好愈合的基本条件。不同部位的组织器官需要采用不同的方式、方法进行缝合。缝合可以用持针钳进行，也可徒手直接拿直针进行。

2. 操作方法 以皮肤间断缝合（图17-36）为例。

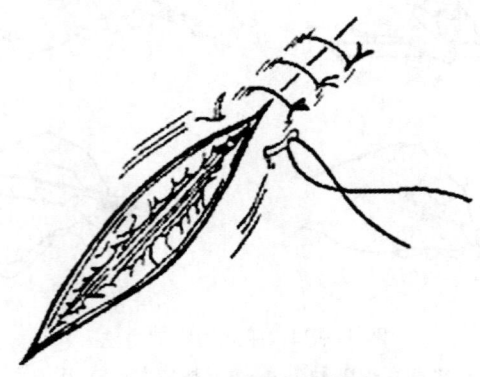

图 17-36　皮肤间断缝合

（1）对齐：将切口创缘两侧的皮肤、皮下组织等整理、直接对齐。

（2）进针：左手执有齿镊，提起皮肤边缘，右手执持针钳，用腕臂力由外旋进，在距离创缘0.5cm处针尖垂直刺入皮肤，**顺针的弧度经皮下从对侧切口皮缘垂直穿出；皮缘两侧缝合深度要相等**，这对深度不等的伤口尤为重要。在缝合时要注意创缘两侧的层次要对合正确，**两侧进针和出针距创口的边缘要相等**。在皮内缝合时，要在真皮深度缝合，这样既能保证皮缘无张力，又能减少异物对瘢痕的刺激作用。

（3）拔针：可用有齿镊在针的前端顺针的弧度外拔，同时用持针钳从针后部顺势前推。

（4）**出针与夹针**：当针要完全拔出时，阻力已很小，可松开持针钳，单用镊子夹针继续外拔，持针钳迅速转位再夹住针体后 1/3 弧处，将针完全拔出，打结、剪线，完成缝合步骤。

（5）**针距**：皮肤，如腹部皮肤一般在 1cm 左右。

3. 注意事项

（1）要保证缝合创面或伤口的良好对合。

（2）缝合应分层进行，按组织的解剖层次进行缝合，使组织层次严密，不要卷入或缝入其他组织；不应留有无效腔，防止积液、积血及感染。

（3）进针和出针距切口边缘、皮缘两侧缝合深度、针间距必须均匀一致，使各缝合线受力及分担的张力一致并且缝合严密。

（4）结扎缝合线的松紧度应以切口边缘紧密相接为准，过紧或过松均可导致切口愈合不良。

（5）缝合线和缝合针的选择要适宜，无菌切口或污染较轻的伤口在清创和消毒清洗处理后可选用丝线，已感染或污染严重的伤口可选用可吸收缝线。

（六）打结

1. 目的 打结的目的是术中结扎止血，或缝合后防止缝线滑脱、皮肤及组织裂开影响愈合。

2. 操作方法

（1）打结方法：打结方法有手法打结和持器械打结两种。具体操作如下。

①单手打结法：见图 17-37。

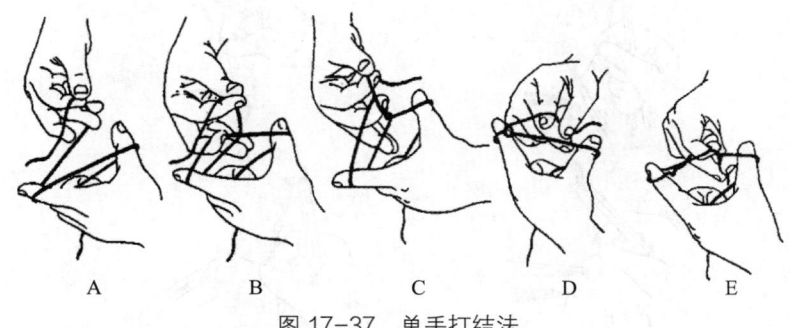

图 17-37 单手打结法

②双手打结法：见图 17-38。

③持器械打结法：见图 17-39。

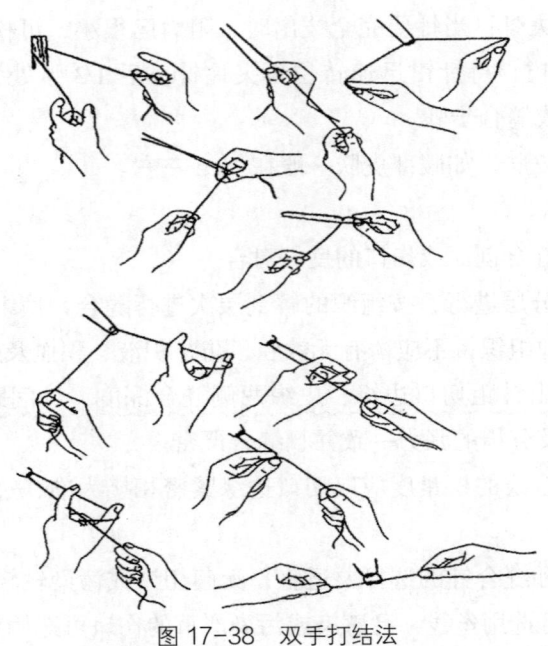

图 17-38　双手打结法

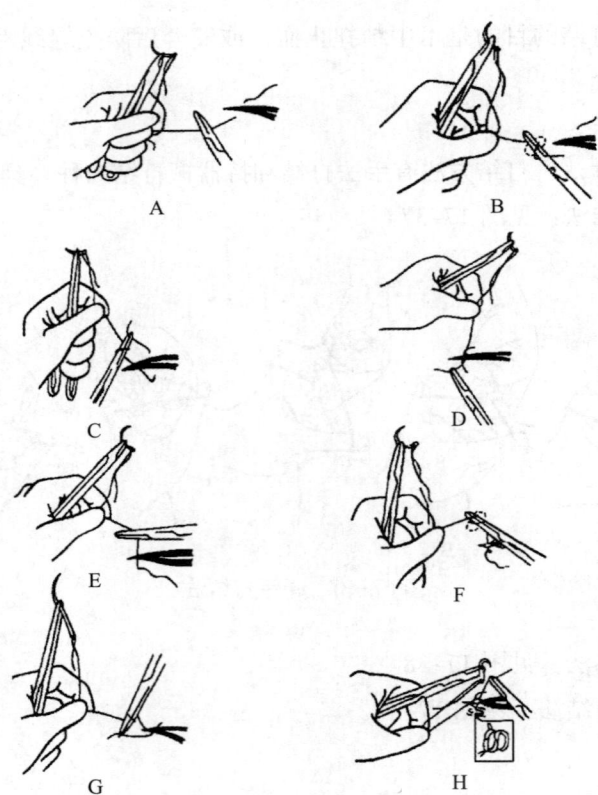

图 17-39　持器械打结法

（2）结的种类："结"有单结、方结、外科结、三重结；错误的"结"有假结和滑结（图17-40）。

①单结：易松开，一般做术中标记或临时止血用。

②方结：使用最多的结，由两个相反的单结组成。

③外科结：与方结类似，但第1个结为两个环，当第2个结扎紧时，第1个结的两个环更稳定、牢固。

④三重结：由3个单结组成，相邻的两个单结方向均相反，适用于大血管结扎或特殊的打结线（如肠线或尼龙线）。

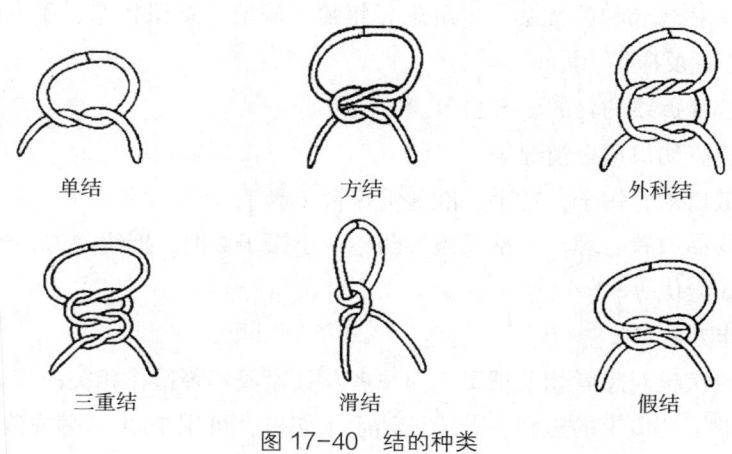

单结　　　　　　　　方结　　　　　　　外科结

三重结　　　　　　　滑结　　　　　　　假结

图17-40　结的种类

3. 注意事项

（1）打结必须牢固，否则滑脱可能导致出血或组织裂开。

（2）拉紧结时应沿结的方向，若垂直或成角拉线则易将缝线拉断。

（3）打第2个或第3个结时，前一个结不能松开，如缝合张力较大，可请助手协助固定。

（4）过多的结不能增加其强度或牢固性，相反会增加结的大小，影响可吸收缝线的吸收。

（5）打结后剪线时，体内的丝线留1～2mm，尼龙线、肠线留3～4mm；体外的留5～6mm。

（七）拆线

1. 目的　外科手术后患者，适时拆除伤口的缝线，可使伤口完全愈合，并避免缝线遗留造成感染等不良后果。

2. 适应证

（1）无菌手术切口，局部及全身无异常表现，已到拆线时间，切口愈合良

好者。

（2）术后伤口有红、肿、热、痛等明显感染者，应提前拆线。

3. 禁忌证　遇有下列情况，应延迟拆线。

（1）严重贫血、消瘦、轻度恶病质者。

（2）严重失水或水、电解质紊乱尚未纠正者。

（3）老年患者及糖尿病患者。

（4）咳嗽者症状未控制时，胸、腹部切口应延迟拆线。

4. 术前准备（物品准备）

（1）核对患者相关信息：了解患者年龄、病情、意识状态、手术时间、治疗情况、心理反应等。

（2）解释拆线的目的、方法等。

（3）检查伤口愈合情况等。

（4）戴口罩、帽子，洗手，准备治疗台（盘）。

（5）物品放置合理，包括无菌换药包，小镊子2把、拆线剪刀、无菌敷料、75%乙醇或碘伏等。

5. 操作方法

（1）再次核对患者相关情况，向患者及其家属解释操作相关流程。

（2）取下切口上的敷料，若为清洁手术切口，可用75%乙醇或碘伏棉球由切口向周围消毒皮肤1～2遍；若为污染手术切口，应由切口周围向切口消毒皮肤，消毒范围约为切口周围直径5cm。

（3）用镊子将线头提起，将埋在皮下的线段拉出针眼之外少许，轻轻向上提起。

（4）另一手用剪刀插进线结下空隙，剪刀与皮面呈45°，避免剪刀伤及患者皮肤，紧贴针眼将缝线由皮内拉出部分处剪断，向剪断侧拉出缝线（见图17-41）。

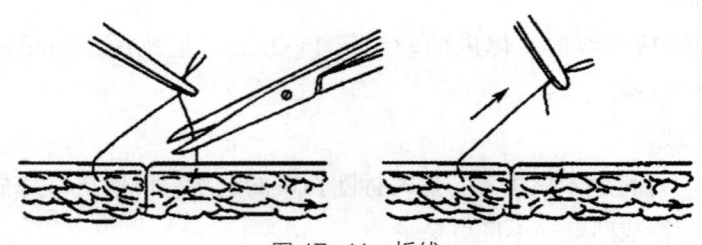

图17-41　拆线

（5）全部拆完后用75%乙醇或碘伏棉球消毒皮肤，覆盖无菌纱布，胶布固定。

（6）安置患者，交代注意事项。

（7）整理操作台面，处理用物。

（8）洗手，记录操作过程、伤口愈合情况等。

6. 注意事项

（1）拆线时间：头、面、颈部，4～5天；下腹、会阴部，6～7天；胸部、上腹部、背部、臀部，7～9天；四肢、关节，7～12天。张力过大的切口和老年人、糖尿病患者等应延迟拆线。

（2）遵守无菌操作原则。

（八）典型案例及操作过程

【临床情景】 张先生，54岁，发现背部皮下肿块2年，考虑为脂肪瘤，拟行手术切除。患者俯卧在手术台上，已经完成手术区域皮肤消毒。

要求：请上台为患者行切开、缝合、打结、拆线操作（切口长4cm，间断缝合3针，单手打结法打结）。

1. 操作前准备

（1）告知患者手术目的并取得患者配合。

（2）戴帽子、口罩（头发、鼻孔不外露）；操作者手臂消毒。

2. 切开、缝合、打结操作过程

（1）戴无菌手套。

（2）手术区铺洞巾。

（3）用2%利多卡因注射液行局部浸润麻醉。

（4）正确安装刀片，用拇指和示指在切口两侧固定皮肤，垂直下刀，水平走刀，垂直出刀。若手术刀片不慎折断，且未对患者造成损伤，应立即寻找断端，将其拼合，查找是否有缺损。若有缺损而难以找到，应行术中X线检查，确认刀片是否在患者体内。

（5）选择三角针，穿好合适的缝线，持针钳夹针位置位于缝针的中后1/3～1/4处。

（6）一手持有齿镊，另一手持持针钳。

（7）缝合切口：缝合时应垂直进针，沿缝针弧度挽出，不留无效腔。缝合时，通常保持针距为1cm，边距为0.5cm，若缝合过浅则会留下组织间空隙，造成积血、积液，不利于伤口愈合。

（8）打结：打第1个结时，要将结拉向操作者的一侧，然后继续在此基础上打第2个结；剪线时剪刀应与患者皮肤呈45°以免刺伤患者皮肤，同时要确

保线结外留出 1cm 的空余，便于拆线。

（9）缝合完毕后，要保证皮肤对合整齐，用镊子将翻向切口内侧的皮肤翻向外侧，有利于切口愈合。

（10）操作结束后应将刀片及针等锐利医用废弃物与纱布等废弃物分开，放在锐利废弃物容器内，统一处理，并告知患者操作后相关注意事项。

3. 拆线操作过程

（1）了解一般伤口拆线时间：头、面、颈部，4～5 天；下腹、会阴部，6～7 天；胸部、上腹部、背部、臀部，7～9 天；四肢、关节，7～12 天。张力过大的切口和老年人、糖尿病患者等应延迟拆线。

（2）患者取俯卧位，充分暴露手术切口部位。操作者洗手。

（3）准备两只换药碗、两把镊子、线剪、适量 75% 乙醇棉球或碘伏棉球和敷料等。

（4）告知患者操作目的并取得患者配合。

（5）揭开胶布，用手移去切口敷料。

（6）将敷料放入盛污物的换药碗内。

（7）一把镊子接触切口，另一把镊子传递换药碗中的清洁物品。

（8）操作过程中，**镊子前端应低于手持端以避免污染**。

（9）观察切口情况，如有无红肿、有无渗液、有无化脓、伤口愈合状况等，用 75% 乙醇棉球或碘伏棉球自内向外消毒切口周围皮肤 2～3 遍，距切口 3～5cm。

（10）用镊子轻轻提起线结，使原来在皮下的缝线露出。

（11）另一手持线剪，贴着皮肤，与皮肤成角 45°剪断新露出的缝线段。

（12）持镊子将缝线抽出，抽线的方向朝向切口侧。

（13）拆线后检查切口愈合情况，用 75% 乙醇棉球或碘伏棉球再重新消毒切口一次。

（14）用无菌敷料覆盖切口并用胶布固定，粘贴胶布的方向应与躯干长轴垂直，长短适宜。

（15）将换下的污染敷料置入医用垃圾袋内。

（16）操作结束后告知患者相关注意事项。

四、开放性伤口的止血包扎（掌握）

（一）概述

包扎是外伤现场应急处理的重要措施之一，及时正确的包扎可以达到保护伤口、压迫止血、减少疼痛及感染机会、固定敷料或夹板等目的。在有活动性出血的情况下，外伤包扎须以止血为前提，如不及时给予止血，则可造成严重失血、休克，甚至危及生命。

（二）物品准备

1. 有条件时，可准备纱布、棉垫、绷带、三角巾、止血带等。

2. 紧急情况下，如无专用物品，可用尽量干净的床单、衣物、毛巾等替代。

（三）止血的操作步骤

有时包扎本身就是止血的措施。例如，组织损伤造成的毛细血管出血，血液成水珠状从伤口流出，有时可自动凝固或稍微压迫即可止血；这种出血，往往只需要在伤口上覆盖消毒纱布，然后稍微加压包扎即可完成止血和包扎的双重任务。但对于由较大动脉血管损伤引起的"动脉出血"（出血呈搏动性、喷射状，血液颜色鲜红，可有短时间内大量失血）和由静脉血管损伤引起的"静脉出血"（出血缓慢不断外流，血液颜色紫红），单纯的压迫包扎伤口不能达到止血目的时，则需要运用以下方法止血。

1. 指压止血法 在伤口的上方即近心端找到搏动的血管，用手指紧紧按压在其下的骨面上。需注意的是，此法仅能用于短时间控制血流，应随即采用止血带等方法进一步控制出血。

2. 止血带法 详见图 17-42。

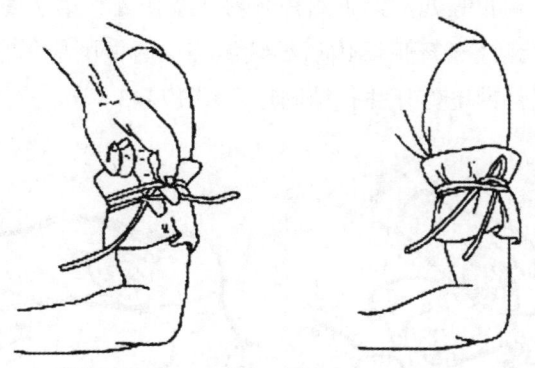

图 17-42 止血带包扎法

（1）止血带应是具弹性的橡胶带，亦可用宽的布条、领带等代替。

（2）止血带与皮肤之间应加衬垫，如厚纱布、棉垫，紧急情况可用衣物、床单等。

（3）部位要准确，应在伤口的近心端，如上肢在上臂上 1/3、下肢在大腿中上段、手指在指根部。

（4）止血带松紧要适宜，以远端出血停止、不能摸到动脉搏动为宜，过松时动脉血流未完全压住，而静脉回流受阻，反使出血加重；过紧时容易发生组织坏死。

（5）一定要在显著的部位标明止血带使用时间，一般1小时放松止血带一次，使血液流通5～10分钟后再重新绑扎。放松止血带时可暂用手指压迫止血。

（四）包扎的操作步骤

1. 包扎前处理

（1）如有出血，应先行止血。

（2）受伤部位禁止用水冲洗，也不要涂抹药物等。

（3）包扎前尽可能清除泥土等异物，大而易取的异物可酌情取出，深而小又不易取出的异物切勿勉强取出；如果有刺入体腔或血管附近的异物，现场可不必处理。切不可轻率地拔出，以免损伤血管或内脏引起危险。

（4）如遇**内脏脱出时不应送回腹腔**，以免引起严重的感染或发生其他意外。原则上可用消毒的大纱布或干净的布类包好后，用消毒碗（如无消毒碗，可用干净的碗或小盆）扣在上面，再包扎固定。

2. 包扎方法

绷带包扎法

①环形法：这是绷带包扎法中最常用的基本方法，一般适用于小伤口及颈部、头部、腿部、胸腹等处。第1圈稍倾斜环绕伤处，第2圈、第3圈环绕后，将第1圈斜出的一角压于环形圈内后继续缠绕，后一圈应压住前一圈，最后用胶布将带尾固定或将带尾剪开并打结固定（图17-43）。

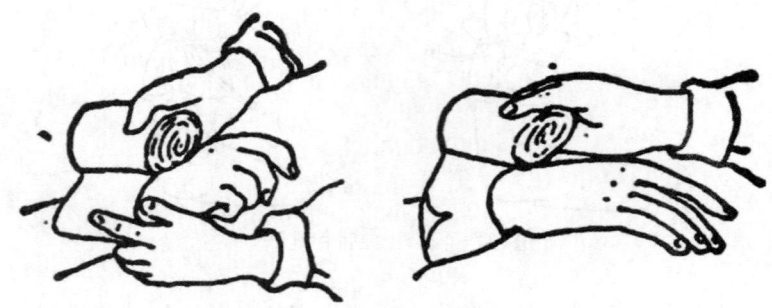

图17-43 环形法

②蛇形法：多用于夹板固定。先将绷带环形法缠绕数圈固定，然后按绷带的宽度做间隔的斜着上缠或下缠，后一圈不压住前一圈，末端再以环形法缠绕数圈固定（图17-44）。

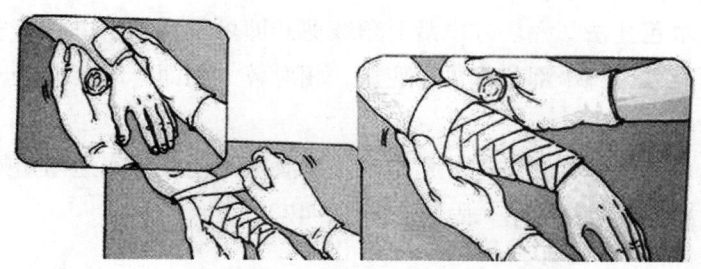

图 17-44　蛇形法

③螺旋法：多用在直径差不多的部位，如上臂、大腿。先按环形法缠绕数圈固定，然后以后一圈压住前一圈的 1/2 成螺旋形继续缠绕，最后固定（图 17-45）。

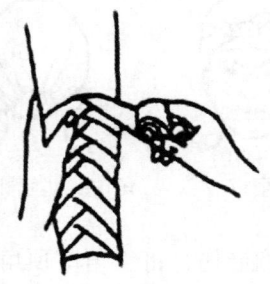

图 17-45　螺旋法

④"8"字形包扎法：多用于直径不一或屈曲的关节部位，如肘关节，先将绷带环形法缠绕数圈固定，然后将绷带由下向上缠绕过关节，再由上向下呈"8"字形来回缠绕，最后固定（图 17-46）。

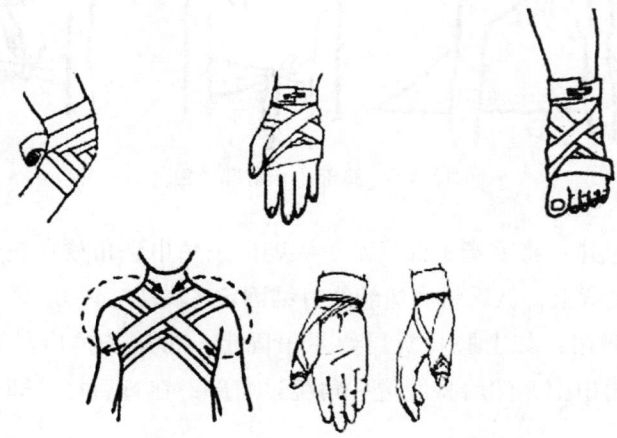

图 17-46　各个部位"8"字形包扎法

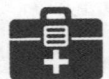

3. 三角巾包扎法　一块方巾沿对角线剪开即可得到三角巾。三角巾应用灵活，包扎面积大，各个部位都可以应用，相对较大创面、固定夹板、手臂悬吊等需用三角巾包扎法。

①三角巾头部包扎：先把三角巾底边折叠放于前额，底边两角拉至枕部先打一结，然后绕至前额打结、固定（图17-47）。

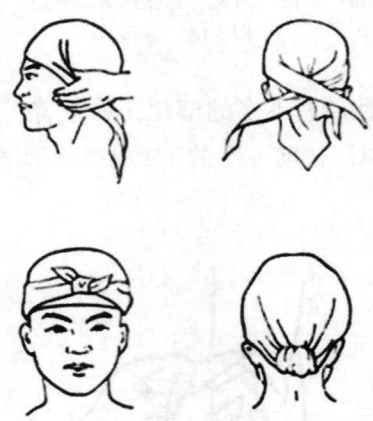

图17-47　三角巾头部包扎

②胸、背部包扎：如右胸受伤，将三角巾顶角放在右肩上，将底边两角由腋下拉至背部在右面打结，然后再拉至肩部与顶角打结。背部包扎与胸部包扎的方法一样，唯位置相反，结打在胸部（图17-48）。

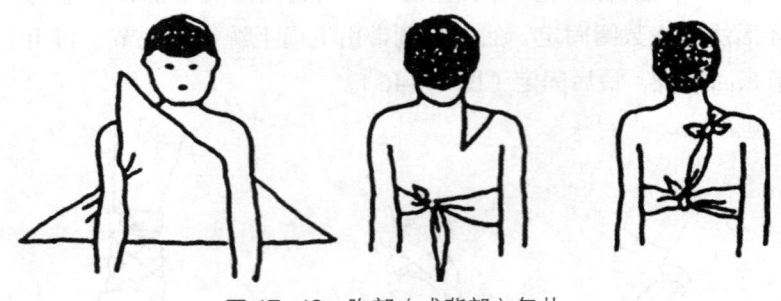

图17-48　胸部（或背部）包扎

③手足的包扎：将手指（或足趾）尖朝向三角巾顶角放在三角巾上，顶角反折覆盖手、足背上，然后将底边缠绕打结固定（图17-49）。

④手臂的悬吊：如上肢骨折需要悬吊固定，可用三角巾吊臂。将患肢成屈肘状放在三角巾上，然后将底边一角绕过肩部，在背后打结即成悬臂状（图17-50）。

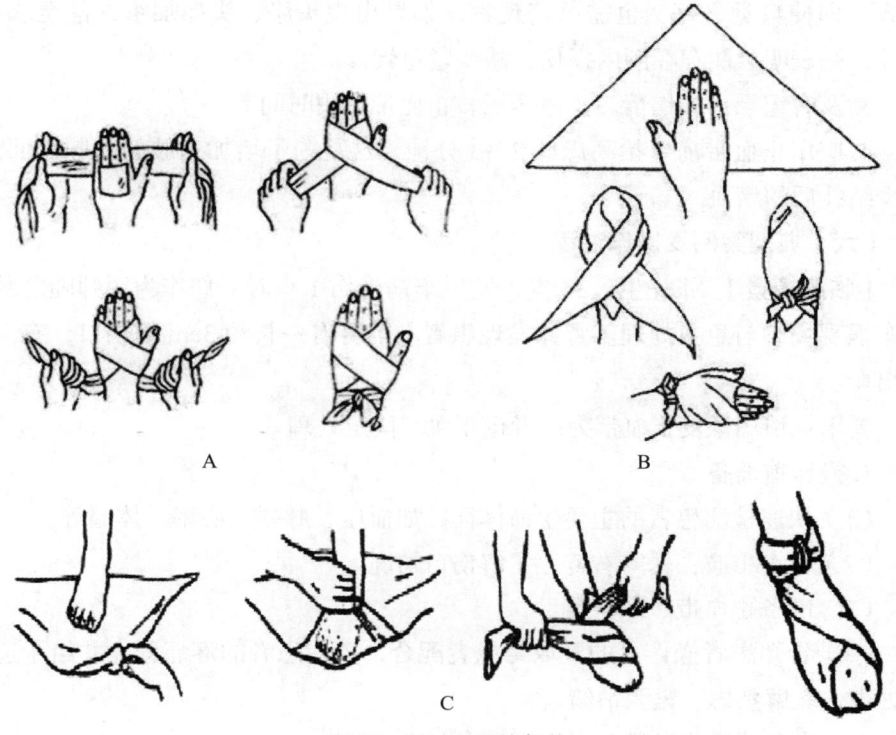

图 17-49　手足的包扎

A.手掌包扎；B.全手掌包扎；C.足部包扎

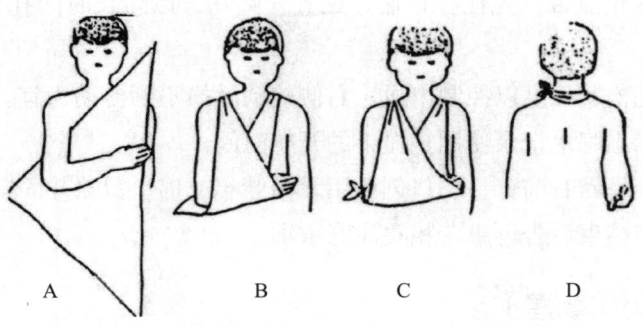

图 17-50　手臂的悬吊

（五）注意事项

1.对伤者明显可见的伤口进行包扎之前，一定要了解有无其他部位的损伤，特别要注意是否存在比较隐蔽的内脏损伤，不能因表面伤口的包扎耽误时间而忽略其他更严重的损伤。

2.包扎止血后仍需加强监护、及时转诊，如头部受撞击的患者，特别是老年人，即使自觉良好，也需严密观察，如果出现头胀、头痛加重，甚至恶心、呕吐，则表明可能存在颅内损伤，需要紧急转诊。

3. 及时记录，如伤情、生命体征、止血带使用时间等。

4. 应用止血带前要抬高患肢 2～3 分钟，这是为了增加患肢的静脉血回流，减少结扎后的瘀血。

（六）典型案例及操作过程

【临床情景】 张先生，34 岁，发生车祸受伤 1 小时。您作为医师随急救车至车祸现场参与急救处理。查体发现患者右前臂有一长约 3cm 的伤口，有活动性出血。

要求：请用橡皮止血带为患者行止血、固定处理。

1. 操作前准备

（1）快速检测患者的主要生命体征，如血压、脉搏、心率、体温等。

（2）检查患肢：暴露右臂，了解伤口情况。

（3）准备止血带、敷料等。

（4）告知患者操作目的并取得患者配合，关注患者的疼痛程度并给予适当的处理，缓解焦虑、紧张情绪。

2. 止血包扎操作过程

（1）止血带位置选择：右上臂上 1/3 处。

（2）绕扎止血带：先在扎止血带处置衬垫物，以防长时间扎止血带损伤患者皮肤。

（3）绕扎松紧程度以控制出血、右侧桡动脉摸不到搏动为宜。

（4）在标志牌上记录使用止血带的开始时间。

（5）充分暴露右前臂，伤口创面用无菌纱布或棉垫覆盖并固定。

（6）操作结束后告诉患者相关注意事项。

五、换药（掌握）

（一）概述

换药是预防（或控制）创面感染，消除妨碍伤口愈合因素，促进伤口愈合的一项重要外科操作。

（二）术前准备（物品准备）

1. 核对患者相关信息，了解患者年龄、病情、意识状态、治疗情况、心理反应等。

2. 解释换药的目的、方法等。

3. 检查伤口及敷料情况。

4. 戴口罩、帽子，洗手，准备治疗台（盘）。

5. 物品放置合理。一般常规换药物品包括无菌换药碗或弯盘2个，一个盛放换药用的无菌物品（如棉球、纱布等），另一个盛放从创面上取下的敷料、引流物和换药时用过的棉球、敷料等污物；换药镊2把（有齿换药镊、无齿换药镊各一把）；有时根据伤口创面的具体情况，还要准备引流条（管）、无菌剪刀、探针和必需的外用药、绷带、腹带或宽胶布等（图17-51）。

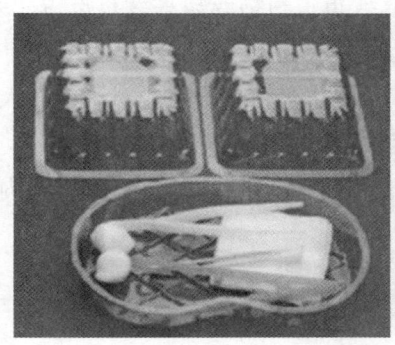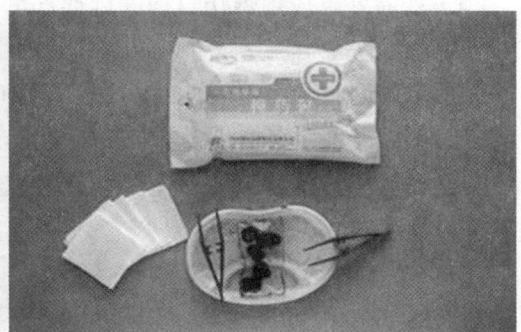

图 17-51 换药物品准备

（三）操作步骤

1. 床边核对患者相关信息，解释操作过程、注意事项等

2. 去除敷料

（1）先用手取下伤口外层绷带及敷料，撕胶布时应自伤口由外向里，可用手指轻轻推揉粘在皮肤上的胶布边沿，待胶布翘起后用一手轻压局部皮肤，另一手牵拉翘起的胶布，紧贴皮面向相反的方向慢慢取下，切不可垂直地向上拉，以免产生疼痛或将表皮撕脱；若遇胶布粘着毛发时，可剪去毛发或用汽油、乙醚、松节油等湿润后揭去。

（2）伤口内层敷料及引流物应用无菌镊取下，揭起时应沿伤口长轴方向进行；若内层敷料与创面干结成痂，先用过氧化氢溶液（双氧水）或生理盐水浸湿，待敷料与创面分离后再轻轻地顺创口长轴揭去；在换药过程中要保持其中一把镊子始终处于相对的无菌状态，不可随意乱用。

（3）取下的敷料等均放在弯盘内，不得随意丢弃，以防污染环境或交叉感染。

3. 伤口周围皮肤消毒 去除敷料后，用75%乙醇棉球在伤口周围由内向外消毒，注意勿使消毒液流入伤口内。若创面周围皮肤粘有较多胶布痕迹及污垢，

可用松节油或汽油棉棒擦去，以减少对皮肤的刺激。

4. 创面处理

（1）用生理盐水棉球自内向外轻柔地拭去创面分泌物，切忌反复用力擦拭，以免损伤创面肉芽或上皮组织；擦拭创面所用棉球不应太湿。

（2）脓腔深大者，用棉球擦洗时应防止将棉球脱落在创口内。

（3）创面拭净后，应彻底移除伤口内线头、死骨、腐肉等异物。

（4）用75%乙醇棉球消毒创面周围皮肤。

（5）如需要，应根据伤口情况选择凡士林纱布、药物或盐水纱布覆盖，或放入引流管、纱布引流条等。

5. 固定 创面处理完毕，覆盖无菌干纱布，用胶布粘贴固定。对于创面大、渗液多的伤口，可加用棉垫，若胶布不易固定时须用绷带包扎。

6. 操作后整理 协助整理好患者床单位、用物等，将污物倒入污物桶内。洗手、记录。

（四）注意事项

1. 严格无菌操作。

2. 动作轻柔。

3. 如同时多处伤口换药，顺序为：清洁伤口→污染伤口→感染伤口；简单伤口→复杂伤口。

4. 术后无菌伤口，如无特殊反应，3天后第1次换药。

5. 伤口有血液或液体流出，需换药检查并止血。

6. 感染伤口，分泌物较多，需每天换药。

7. 新鲜肉芽肿创面，隔1～2天换药1次。

8. 严重感染或置引流的伤口及粪瘘等，应根据引流量的多少决定换药次数。

9. 有烟卷、皮片、纱布等引流物的伤口，每日换药1～2次，以保持敷料干燥。

10. 硅胶管引流伤口，隔2～3天换药1次，引流3～7天更换或拔除时给予换药。拔除引流管后需置入纱条引流，避免引流口皮肤过早闭合、引流不畅，影响痊愈。随后伴随每日引流物的减少，换药至伤口愈合。

11. 烟卷引流在换药时，要一手用镊子夹住边缘，适度上下提拉，同时用针筒插入中央乳胶管抽吸积液。如需更换乳胶管，须在术后5～7天待窦道形成后方可施行。

（五）典型案例及操作过程

【临床情景】 黄女士，35岁，2天前因背部皮下脂肪瘤行手术切除治疗。

现来门诊换药。

要求：请为患者换药。

1.操作前准备

（1）戴帽子、口罩（头发、鼻孔不外露）。

（2）患者取俯卧位，充分暴露手术切口部位。

（3）洗手，同时准备材料：2只换药碗，2把镊子、适量的75%乙醇棉球或碘伏棉球和敷料等。

（4）告知患者换药目的并取得患者配合。

2.换药过程

（1）用手移去外层敷料，将敷料内面向上放置。

（2）内层敷料用镊子夹起。

（3）将更换下来的敷料放置在盛污物的换药碗内。

（4）一把镊子接触切口，另一把镊子传递换药碗内的清洁物品。

（5）操作过程中，镊子前端应低于手持端，以避免污染。

（6）观察切口的情况，如有无渗液、化脓，切口周围皮肤有无红肿等。

（7）用75%乙醇棉球或碘伏棉球自内向外消毒切口周围皮肤2～3遍。消毒范围距切口3～5cm。

（8）以无菌纱布覆盖切口并用胶布固定，纱布层数合理，纱布边缘超过切口3cm。

（9）粘贴胶布的方向应与躯干长轴垂直，长短适宜。

（10）将换下的污染敷料置于医用垃圾袋内。

（11）操作结束后告知患者相关注意事项。

六、肌内注射、静脉注射、皮内注射（皮试）（掌握）

（一）肌内注射

1.概述　肌内注射是一种常用的药物注射治疗方法，指将药液通过注射器注入肌肉组织内，达到治疗的目的。

2.操作前准备

（1）核对患者相关信息，了解患者年龄、病情、意识状态、治疗情况、心理反应和以往用药的过敏史等。

（2）解释肌内注射的目的、方法等。

（3）检查局部皮肤有无破溃等。

（4）戴口罩、帽子，洗手，准备治疗盘。

（5）物品放置合理，包括需注射的药品、一次性注射器、棉签、消毒液等。

3. 操作步骤

（1）核对医嘱，检查备药的名称、剂量、浓度（剂型）、有效期、有无外观异常等，检查一次性注射器的灭菌日期、外包装是否完整、气密性等，检查消毒液的开瓶时间等。

（2）消毒备药瓶，抽吸药液（粉剂按要求溶药后），排气后保持无菌，置于治疗盘内备用。

（3）核对患者相关信息，解释操作过程、注意事项等。帮助患者摆好体位，可取卧位或坐位、站立位，注意保护隐私。

①卧位：臀部肌内注射时，为使局部肌肉放松，减轻疼痛与不适，可采用侧卧位，上腿伸直、放松，下腿稍弯曲；或俯卧位，足尖相对，足跟分垂，头偏向一侧。

②坐位：为门诊患者接受注射时常用体位，患者拟注射一侧放松，另一侧支撑地面。

（4）确定注射部位：最常用的为臀大肌，其次为臀中肌、股外侧肌及三角肌。以臀大肌为例，定位方法有以下两种（图 17-52）。

①十字法：从臀裂顶点向左或右画一水平线，从髂嵴最高点做一垂直线，将臀部分为 4 个象限，其外上象限并避开其内角为注射区。

②连线法：从髂前上棘到尾骨连线的外上 1/3 处为注射部位。

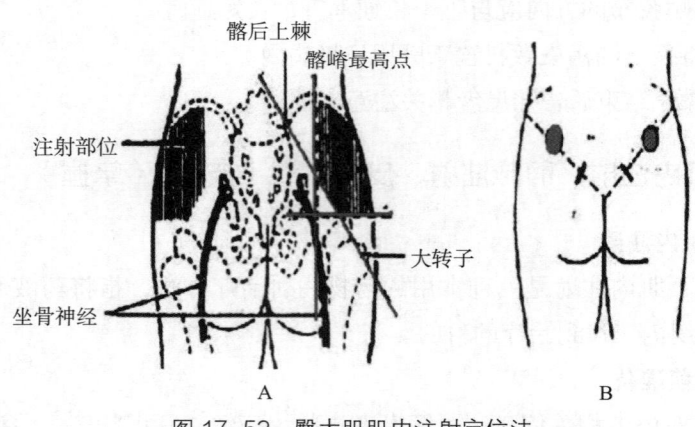

图 17-52　臀大肌肌内注射定位法
A. "十"字定位法；B. 连线定位法

（5）消毒皮肤：用无菌棉签浸润碘伏溶液，以注射部位为中心，由内向外缓慢旋转，逐步涂搽消毒，消毒皮肤面积不小于 5cm×5cm，待干。再次核对患者相关信息、药物名称、剂量、用法等。

（6）左手取干棉签备用，用左手拇指和示指分开皮肤，右手持针如握笔姿势，以中指固定针栓，针头和注射部位垂直，快速刺入肌肉内，一般进针2.5～3.0cm（针头的2/3，消瘦者及患儿酌减）。

（7）松开左手，抽动活塞，如无回血，固定针头，缓慢注入药物，观察患者注射反应。注射毕，以干棉签按压进针处，同时快速拔针。

（8）操作后再次核对。处理用物，洗手及记录等。

4. 注意事项

（1）严格无菌操作。

（2）定位准确、动作轻柔，尤其是臀大肌注射应避免损伤坐骨神经。

（3）需要两种药液同时注射，应注意配伍禁忌。

（4）回抽无回血时，方可注入药物。

（5）切勿将针头全部刺入，以防针头从衔接处折断。一旦针头折断，保持局部及肢体不动，迅速用血管钳夹住断端拔出。如断端全部进入肌肉，则需手术取出。

（6）拟注射部位如有破溃、瘢痕、硬结等，需更换注射部位。2岁以下儿童不宜选择臀大肌注射。需要长期肌内注射的患者，注射部位若出现硬结，则可采取热敷、物理治疗等处理。

（二）静脉注射

1. 概述　静脉注射是将药物、电解质溶液、营养液等液体物质直接注射到静脉中。

2. 适应证

（1）需迅速产生药效时。

（2）药物不宜口服、皮下注射或肌内注射的，或药物因浓度高、刺激性大、量多而不宜采取其他注射方法。

（3）做诊断试验或检查时，如肝、肾、胆囊等X线检查注射造影剂。

3. 操作前准备

（1）核对患者相关信息，了解患者年龄、病情、意识状态、治疗情况、心理反应和以往用药的过敏史等。

（2）解释静脉注射的目的、方法等。

（3）检查局部皮肤有无破溃，了解血管的充盈度、管壁的弹性等。

（4）戴口罩、帽子，洗手，准备治疗盘。

（5）物品放置合理，包括止血带、棉签、消毒液、治疗巾、注射器、头皮

针、输液器、需注射的药品、输液贴等。如果是静脉输液患者需要准备输液架。

4. 操作步骤

（1）同"（一）肌内注射"的1～3步。

（2）确定注射部位：常用的有肘部贵要静脉、正中静脉、头静脉，或手背、足背、踝部等处浅静脉。再次核对患者相关信息、药物名称、剂量等。

（3）扎止血带：以手指探明静脉方向及深浅，在穿刺部位的肢体下垫治疗巾，在穿刺部位的上方（近心端）约6cm处扎紧止血带。

（4）消毒皮肤：用无菌棉签浸润碘伏溶液，以穿刺部位为中心，由内向外缓慢旋转，逐步涂搽消毒，消毒皮肤面积不小于5cm×5cm，待干。

（5）穿刺时，嘱患者握拳使静脉充盈，以左手拇指绷紧静脉下端皮肤，使其固定，右手持注射器，再次核对。针头斜面向上，针头和皮肤呈15°～30°，由静脉上方或侧方刺入皮下，再沿静脉方向潜行刺入；见回血，证实针头已入静脉，可再顺静脉进针少许，松开止血带，嘱患者松拳（若是静脉输液，松调节器开关），固定针头，缓慢注入药液。

（6）在注射过程中，若局部肿胀、疼痛，提示针头滑出静脉，应拔出针头更换部位，重新注射。

（7）注射毕，以消毒棉签按压穿刺点，迅速拔出针头，按压穿刺点片刻，观察注射后反应。

（8）操作后再次核对。处理用物，洗手及记录等。

5. 注意事项

（1）严格无菌操作。

（2）需要多种药物同时注射时，应注意配伍禁忌。

（3）注射时应选择粗直、弹性好、不易滑动的静脉。如需长期静脉给药，注射部位应由远心端到近心端进行顺次选择。

（4）根据病情及药物性质，掌握注入药液的速度，并随时听取患者的主诉，观察体征及其病情变化。

（5）对组织有强烈刺激的药物，注射前应先做穿刺，注入少量生理盐水，证实针头确在血管内后再推注药物，以防止药液外溢于组织内而发生坏死。

（三）皮内注射（皮试）

1. 操作目的 用于药物皮肤过敏试验。

2. 操作准备

（1）用物准备

①注射盘。

②药液：核对标签（药名、剂量、浓度、有效期），检查瓶身、安瓿有无破损，药液有无变质。

③1ml注射器、4号针头、注射卡。

④备0.1%盐酸肾上腺素和注射器。

（2）操作者准备

①衣帽整洁，修剪指甲，洗手，戴口罩。

②评估并解释：a.询问、了解患者病情、治疗情况、用药史及药物过敏史。b.评估患者意识状态、心理状态、对用药的认知及合作程度。c.了解注射部位皮肤状况。d.向患者及家属解释皮内注射的目的、方法、注意事项及配合要点。

（3）患者准备

①了解皮内注射的目的、方法、注意事项及配合要点，能积极配合。

②取舒适体位并暴露注射部位。

（4）环境准备：注射环境安静、清洁，光线适宜或有足够照明。

3. 操作步骤

（1）按医嘱和无菌操作原则吸取药液。

（2）携带物品至患者床旁，核对注射单与医嘱（患者床号、姓名、药名、剂量、浓度、用法）。

（3）部位选择：药物过敏试验常选择前臂掌侧下段。因该处皮肤较薄，易于注射，且易于辨认皮肤反应。

（4）用75%乙醇消毒皮肤，如果对乙醇过敏，则使用生理盐水消毒。

（5）二次核对，排尽注射器内空气。

（6）穿刺、注射。

①一手绷紧局部皮肤，一手持注射器，针头斜面向上，与皮肤呈5°刺入皮内。

②针头斜面完全进入皮内后，放平注射器。

③用绷紧皮肤之手的拇指固定针栓，注药0.1ml在局部形成皮丘。

（7）注射完毕，迅速拔出针头。嘱患者勿按揉局部，以免影响结果的观察，20分钟后观察局部反应，判断结果并告知患者。

（8）皮试结果判断方法

①阴性：局部皮丘大小无改变，周围无红肿及红晕，全身无自觉症状，无不适表现。

②阳性：局部皮丘隆起，并出现红晕、硬块，直径>1cm或红晕周围有伪足、痒感；可有头晕、心慌、恶心等不适，严重时可出现过敏性休克。

（9）操作后处理

①协助患者取舒适卧位。

②按消毒隔离原则清理用物并归还原处。

③洗手。

④记录：结果记录在体温单、注射单、床头卡、书面交班簿等处。阳性用红笔或专用图章标记"＋"，阴性用蓝、黑笔或专用图章标记"－"。

七、导尿术（掌握）

（一）目的

1. 为各种原因导致的急性尿潴留患者导出尿液，减轻痛苦。

2. 昏迷、尿失禁或会阴部损伤时，留置导尿管以保持局部干燥、清洁，预防泌尿系统感染。

3. 手术前留置导尿，排空膀胱，避免手术中误伤。

4. 抢救休克或危重患者时，记录尿量、比重等，观察肾功能。

5. 协助临床诊断及治疗，如尿细菌培养，测量膀胱容量、压力及残余尿量，膀胱癌局部化学治疗等。

（二）术前准备（物品准备）

1. 核对患者相关信息，了解患者年龄、病情、意识状态、治疗情况、心理反应等。

2. 解释导尿的目的、方法等。

3. 男性患者应询问有无前列腺增生等。

4. 戴口罩、帽子，洗手，准备治疗台（盘）。

5. 物品放置合理。

（1）外阴初步消毒用物：弯盘1个，无菌治疗碗1个（内盛消毒液棉球若干个），血管钳（或镊子）1把，清洁手套1只等。

（2）无菌导尿包：导尿管1根（图17-53），治疗碗1个，弯盘1个，小药杯1个（内盛消毒液棉球5个），血管钳2把，液状石蜡棉球1个，洞巾1块，20ml注射器1个，纱布数块，标本瓶（或试管）等。

（3）其他：无菌持物钳，无菌手套，棉签，消毒溶液（碘伏或苯扎溴铵），一次性尿垫（或中单），便盆等。

注：一次性导尿包（图17-54）中一般已包含（1）及（2），包装完整且在有效期内可直接使用。

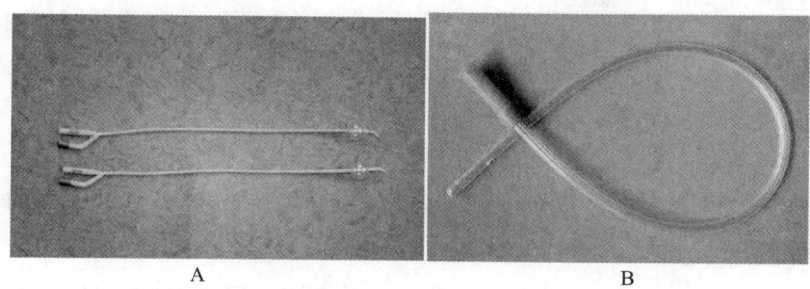

图 17-53　导尿管

A.Foley 导尿管；B. 普通导尿管

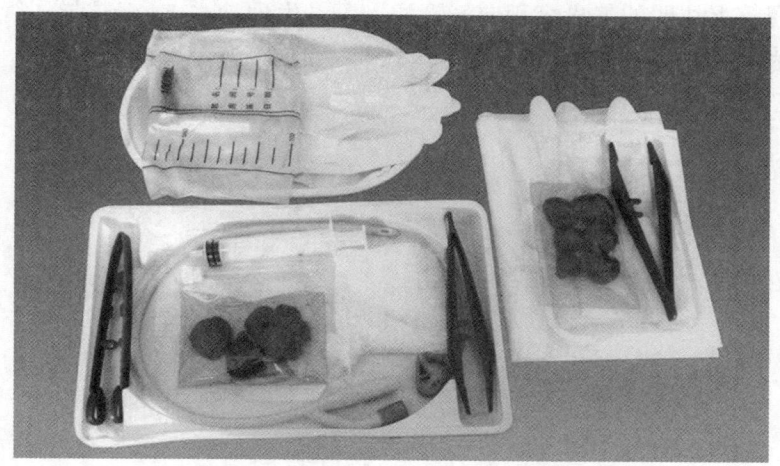

图 17-54　一次性导尿包

（三）操作步骤

1. 操作前准备

（1）床边核对患者相关信息，解释操作过程、注意事项等。

（2）操作者站在患者右侧，患者取仰卧位，屈髋屈膝，双腿略向外展，脱去对侧裤腿，盖在近侧腿上，对侧大腿被遮盖，露出会阴。将一次性尿垫垫于患者臀下。

2. 操作过程

（1）女性患者

①外阴初步消毒：左手戴手套，右手持镊子夹消毒液棉球擦洗外阴（阴阜、大腿内侧上 1/3 及左、右大阴唇），左手拇、示指分开大阴唇，擦洗左、右小阴唇及尿道口，自上而下，由外向内，每个棉球限用一次；脱去手套，用消毒液擦手。

②打开导尿包：取无菌导尿包置于患者两腿之间，打开导尿包；戴无菌手

套，铺洞巾，使洞巾与导尿包包布之间形成一个无菌区；整理导尿包内物品，选择合适导尿管（以 Foley 导尿管为例），检查导尿管球管是否良好，用液状石蜡棉球润滑导尿管前部后放于洞巾口旁的弯盘内。

③再次消毒：左手分开并固定小阴唇，右手用镊子夹消毒液棉球自上而下、由内向外分别消毒尿道口及左、右小阴唇，尿道口加强消毒 1 次（停留片刻）。**每个棉球限用 1 次**。

④导尿：嘱患者缓慢深呼吸，用另一镊子持导尿管对准尿道口插入尿道 4～6cm，见尿液流出，再插入 5～7cm，向球囊注入适量生理盐水（8～10ml 或根据导尿管上注明的气囊容积向气囊注入等量生理盐水），轻拉导尿管确定其位于膀胱内，再向内插入 1cm（图 17-55）。

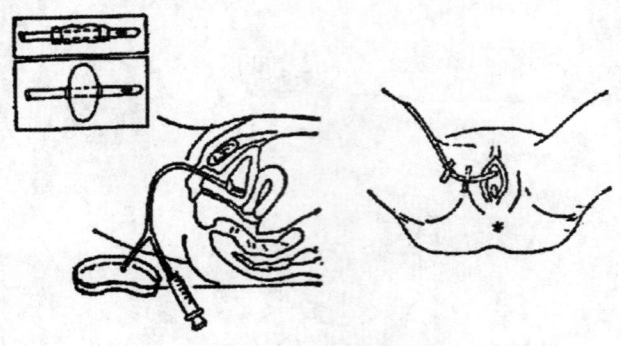

图 17-55　女性导尿

⑤导尿后操作：若需做尿培养或其他检查时，弃去前段尿，用无菌标本瓶接取中段尿，盖好瓶盖送检；非留置性导尿，导尿后可拔出导尿管，撤下洞巾，擦洗外阴，脱手套；留置性导尿，见尿后再插入 5～7cm，根据导尿管标注的气囊容积注入生理盐水（8～10ml），轻拉导尿管有阻力感则导尿管已固定于膀胱内，再向内推入 1cm，连接集尿袋，撕开洞巾，将集尿袋固定于床边，擦洗外阴，脱手套。

（2）男性患者

①外阴初步消毒：左手戴手套，右手持镊子夹消毒液棉球先依次擦洗阴阜、阴茎（阴茎根部向尿道口方向）、阴囊；左手再以无菌纱布包裹阴茎，将包皮后推至冠状沟，自尿道口向外、向后擦洗至冠状沟；每个棉球限用 1 次。

②打开导尿包（以 Foley 普通导尿管为例）及铺洞巾（同女性患者）。

③再次消毒：左手以无菌纱布包裹阴茎，将包皮后推以暴露尿道口，右手持镊子夹消毒液棉球依次消毒尿道口、龟头、冠状沟；由内向外，每个棉球限

用 1 次，尿道口加强消毒 1 次（停留片刻）。

④导尿：左手以无菌纱布固定阴茎并提起与腹壁呈 90°，嘱患者缓慢深呼吸，右手用镊子持导尿管对准尿道口插入 20～22cm，见尿液流出，再插入 5～7cm，向球囊注入适量生理盐水（8～10ml 或根据导尿管上注明的气囊容积向气囊注入等量生理盐水），轻拉导尿管确定其位于膀胱内，再向内插入 1cm，将尿液引入无菌盘内，夹闭导尿管尾端，固定导尿管（图 17-56）。

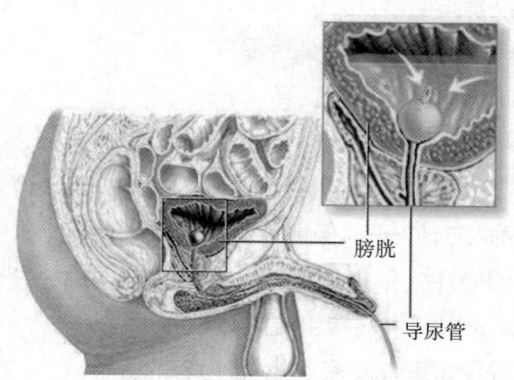

膀胱

导尿管

图 17-56 男性导尿

⑤导尿后操作：同女性患者。

3. 操作后整理

（1）协助患者整理衣裤、床单位，取舒适卧位。

（2）处理用物、送验标本等；洗手后记录。

（四）注意事项

1. 严格无菌操作。

2. 动作轻柔，注意保暖及患者隐私。

3. 插管深度适宜，女性患者若误入阴道需更换尿管、重新消毒。

4. 操作过程中注意患者感受与反应，若出现不适应及时暂停。

5. 尿潴留患者导尿时，一次放尿不超过 1000ml，避免出现虚脱、血尿等。

（五）典型案例及操作过程

【临床情景 1】 郑先生，72 岁，排尿困难 1 年，夜间小便 5～6 次，症状逐渐加重。近 5 小时下腹胀痛，尿意强但排不出尿，到急诊诊治。

要求：用 Foley 导尿管为患者留置导尿。

1. 操作前准备

（1）告知患者及家属留置导尿的目的并取得患者配合。

（2）嘱患者仰卧位，戴帽子、口罩，洗手、戴手套。

（3）清洗患者阴茎及阴囊，需翻开包皮清洗。

2. 留置导尿操作过程

（1）用消毒棉球自尿道口向外旋转擦拭，消毒至阴茎根部及其周围，消毒 2～3 遍。

（2）更换无菌手套。

（3）铺洞巾，仅暴露阴茎。

（4）用注射器检查导尿管气囊是否漏气。

（5）用无菌润滑油涂抹导尿管。

（6）导尿管末端用血管钳夹闭，置于消毒弯盘中。

（7）右手持镊子将导尿管缓慢插入尿道 20～22cm，松开止血钳，见尿液流出，将导尿管再插入 5～7cm，保证球囊完整进入膀胱。

（8）经导尿管侧管注入生理盐水 8～10ml 于球囊内，缓慢向外牵引导尿管至遇到阻力时为止，导尿管末端接引流袋。

（9）操作结束后告知患者及家属相关注意事项。

【临床情景 2】 王女士，52 岁，因消化性溃疡伴幽门梗阻拟行胃大部切除术治疗，术前留置导尿。

要求：请用 Foley 导尿管为患者留置导尿。

1. 操作前准备

（1）告知患者及家属留置导尿的目的并取得患者配合。

（2）患者取仰卧位，两腿屈膝外展，臀下垫无纺布或中单。

（3）戴帽子、口罩（头发、鼻孔不外露），洗手，戴手套。

（4）清洁外阴。

2. 留置导尿操作过程

（1）用消毒棉球由内及外、自上而下消毒外阴 2～3 遍，先后顺序为阴阜、两侧大小阴唇、大腿内侧上 1/3，最后消毒肛门部。

（2）更换无菌手套。

（3）铺洞巾，露出尿道口。

（4）用注射器检查导尿管球囊是否漏气。

（5）用无菌润滑油涂抹导尿管，导尿管末端用止血钳夹闭，置于消毒弯盘中。

（6）以左手拇指、示指翻开小阴唇，暴露尿道口，由内而外、自上而下消毒尿道口及小阴唇。

（7）右手持镊子将导尿管缓慢插入尿道 4～6cm，松开止血钳，见尿液流出，将导尿管再插入 5～7cm，保证球囊完整进入膀胱。

（8）经导尿管侧管注入生理盐水 8～10ml 于球囊内，缓缓向外牵引导尿管至遇到阻力时为止，导尿管末端接引流袋。

（9）操作结束后告知患者相关注意事项。

八、四肢骨折现场急救外固定（掌握）

（一）目的

急救时的固定主要是对骨折临时固定，防止骨折断端活动刺伤血管、神经等周围组织造成继发性损伤，并减少疼痛，便于抢救、转运。

（二）物品准备

1. 三角巾，木质、铁质、塑料制作的夹板或固定架。

2. 就地取材，选用适合的木板、竹竿、树枝、纸板等简便材料。

（三）操作步骤

1. 肱骨（上臂）骨折固定法（图 17-57）

（1）夹板固定法：用两块夹板分别放在上臂内、外两侧（如果只有一块夹板，则放在上臂外侧），用绷带或三角巾等将上、下两端固定。肘关节屈曲90°，前臂用小悬臂带悬吊。

（2）无夹板固定法：将三角巾折叠成 10～15cm 宽的条带，其中央正对骨折处，将上臂固定在躯干上，于对侧腋下打结。屈肘 90°，再用小悬臂带将前臂悬吊于胸前。

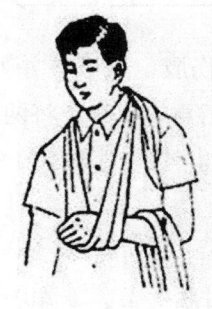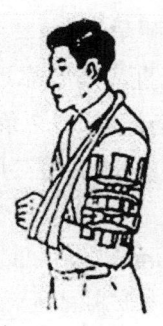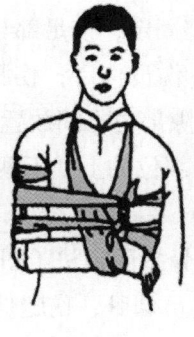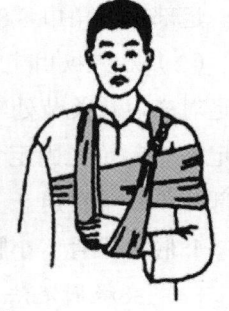

A   B

图 17-57　肱骨骨折固定法
A. 夹板固定法；B. 无夹板固定法

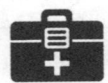

2. 尺、桡骨（前臂）骨折固定法（图 17-58）

（1）夹板固定法：用两块长度超过肘关节至手心的夹板分别放在前臂的内、外侧（只有一块夹板，则放在前臂外侧），并在手心放好衬垫，让伤员握好，以使腕关节稍向背屈，再固定夹板上、下两端。屈肘 90°，用大悬臂带悬吊，手略高于肘部。

（2）无夹板固定法：采用大悬臂带、三角巾固定法。用大悬臂带将骨折的前臂悬吊于胸前，手略高于肘部。再用一条三角巾将上臂带一起固定于胸部，在健侧腋下打结。

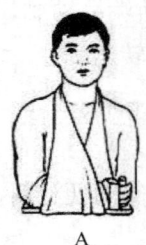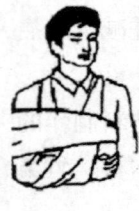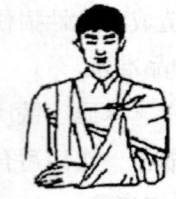

图 17-58　尺、桡骨（前臂）骨折固定法

A. 夹板固定法；B. 无夹板固定法

3. 股骨干（大腿）骨折固定法（图 17-59）

（1）夹板固定法：伤员仰卧，伤腿伸直。用两块夹板（内侧夹板长度为上至大腿根部，下过足跟；外侧夹板长度为上至腋窝，下过足跟）分别放在伤腿内、外两侧（若只有一块夹板则放在伤腿外侧），并将健肢靠近伤肢，使双下肢并列，两足对齐。关节处及空隙部位均放置衬垫，用 5~7 条三角巾或布带先将骨折部位的上、下两端固定，然后分别固定腋下、腰部、膝关节、踝关节等处。足部用三角巾"8"字固定，使足部与小腿呈直角。

（2）无夹板固定法：伤员仰卧，伤腿伸直，健肢靠近伤肢，双下肢并列，两足对齐。在关节处与空隙部位之间放置衬垫，用 5~7 条三角巾或布条将两腿固定在一起（先固定骨折部位的上、下两端）。足部用三角巾"8"字固定，使足部与小腿呈直角。

4. 胫、腓骨（小腿）骨折固定法（图 17-60）

（1）夹板固定法：伤员仰卧，伤腿伸直。夹板长度超过膝关节，上端固定至大腿，下端固定至距关节及足底。并将健肢靠近伤肢，使双下肢并列，两足对齐。关节处及空隙部位均放置衬垫，用 5~7 条三角巾或布带先将骨折部位的上、下两端固定，然后分别固定大腿、膝关节、踝关节等处。足部用三角巾"8"字固定，使足部与小腿呈直角。

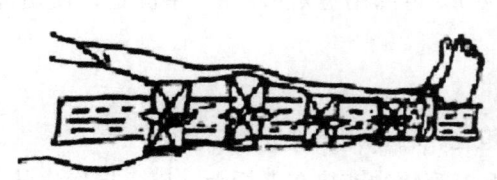
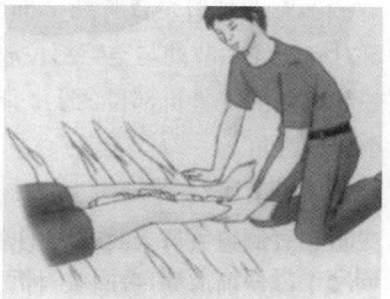

A   B

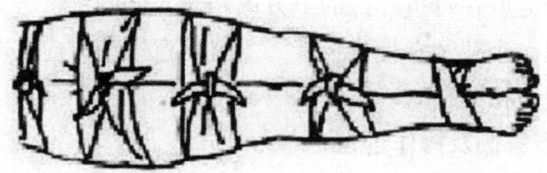

C

图 17-59　股骨干（大腿）骨折固定法

A.夹板固定法；B.在关节处与空隙部位放置衬垫；C.无夹板固定法

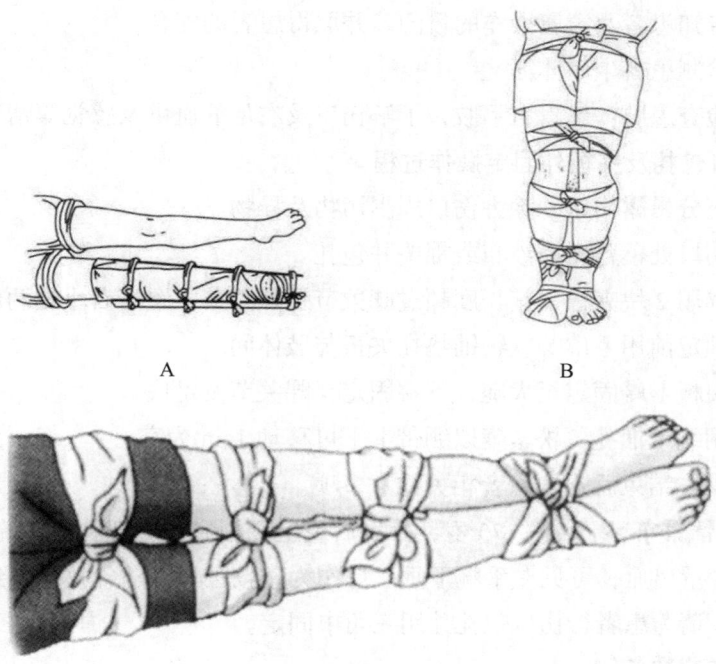

A   B

C

图 17-60　胫、腓骨（小腿）骨折固定法

A.夹板固定法；B.无夹板固定法；C.足部三角巾"8"字固定

（2）无夹板固定法：伤员仰卧，伤腿伸直，健肢靠近伤肢，双下肢并列，两足对齐。在关节处与空隙部位放置衬垫，用5～7条三角巾或布条将两腿固定在一起（先固定骨折部位的上、下两端）。足部用三角巾"8"字固定，使足部与小腿呈直角。

5. 注意事项

（1）有创口者应先止血、消毒、包扎，再固定。

（2）固定前应先用布料、棉花、毛巾等软物铺垫在夹板上，以免损伤皮肤。

（3）用绷带固定夹板时，应先从骨折的下部缠起，以减少患肢充血、水肿。

（4）夹板应放在骨折部位的下方或两侧，应固定上、下各一个关节。

（5）大腿、小腿及脊柱骨折者，不宜随意搬动，应临时就地固定。

（6）固定应松紧适宜。

（四）典型案例及操作过程

【临床情景】 丁先生，24岁，右小腿被重物砸伤。右小腿剧痛，局部可见一长约5cm伤口，有反常活动。

要求：请为患者行伤口包扎并用夹板行骨折外固定。

1. 操作前准备

（1）告知患者及家属操作的目的，并取得患者的配合。

（2）检测患者生命体征。

（3）检查患肢：暴露右下肢，了解伤口及右足的血供及感觉等情况。

2. 伤口包扎及夹板外固定操作过程

（1）充分暴露伤口，除去伤口周围污物及异物。

（2）伤口处覆盖无菌纱布或棉垫并包扎。

（3）选用2块夹板，其长度超过膝关节及踝关节，置于右小腿两侧。

（4）固定前用毛巾等软物铺垫在夹板与肢体间。

（5）夹板上端固定至大腿，下端固定至踝关节及足底。

（6）用绷带捆扎，松紧度以绷带上下可移动1cm为宜。

（7）操作结束后告知患者相关注意事项。

【临床情景】 周女士，75岁，摔倒后左上臂剧痛，局部肿胀、畸形、反常活动，有少量出血，可见左手腕下垂。您作为急救医师，随急救车来到现场。

要求：请为患者行伤口包扎并用三角巾固定。

1. 操作前准备

（1）告知患者包扎固定的目的及注意事项，并取得患者配合，缓解其焦虑、紧张情绪。

（2）检测患者生命体征。

（3）检查患肢：暴露左上臂，了解伤口及左手血供和功能状况。

2. 伤口包扎及三角巾固定操作过程

（1）充分暴露伤口，除去伤口周围污物及异物。

（2）伤口处覆盖无菌纱布或棉垫，并包扎。

（3）将三角巾折叠成燕尾式。

（4）将三角巾中央放在左前臂的中、下 1/3 处，三角巾两端在颈后打结，将前臂悬吊于胸前，保持肘关节屈曲 90°。

（5）另用一条三角巾围绕左上臂于右腋下打结，固定左侧肩关节、肘关节于胸壁。

（6）操作结束后告知患者相关注意事项。

九、脊柱损伤患者的搬运（掌握）

（一）目的

避免脊柱骨折端在搬运过程中对周围重要组织如血管、神经，特别是对脊髓的再次损伤，减少骨折端的活动，减轻患者的疼痛并便于运送。只要怀疑有脊柱损伤就应按脊柱损伤情况处理，将脊柱不稳定的患者仰卧固定在一块坚硬长背板上并将他放置在中心直线位置，即头部、颈部、躯干、骨盆应以中心直线位置逐一固定，保持脊柱伸直位，严禁弯曲或扭转。

（二）物品准备

脊柱固定担架、固定带、颈托、头部固定器等，必要时可就地取材，如木板、门板等。

（三）操作步骤

1. 用担架或木板搬运。

2. 先使伤员两下肢伸直，两上肢也伸直放身旁。担架或木板放在伤员一侧，3 人用手同时平托将伤员移至担架或木板上（平托法）；或 2～3 人将伤员躯干成一个整体滚动，移至担架或木板上（滚动法）。

注意不要使躯干扭转，特别注意勿使伤者呈屈曲体位搬运。禁用搂抱或一人抬头、一人抬足的方法，因这些方法将增加脊柱的弯曲，加重脊柱和脊髓的损伤，详见图 17-61。

3. 在伤处垫一个薄枕，使此处脊柱稍向上突，然后用几条带子把伤员固定在木板或硬质门板上，使伤员不能左右转动、移动（**一般用 4 条带子；胸、肱骨水平，前臂、腰水平，大腿水平，小腿水平，每一条带子将伤员绑在硬质担**

架上），详见图 17-62。

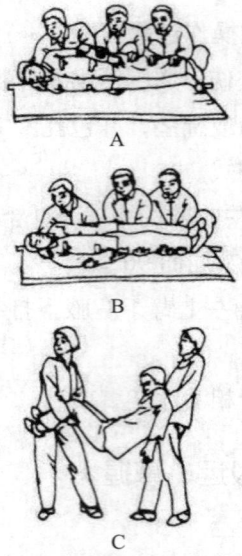

图 17-61　脊柱损伤患者搬运方法
A. 滚动法；B. 平托法；C. 脊椎骨折不正确搬运法

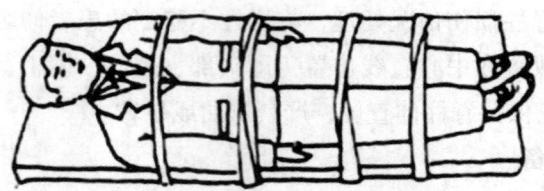

图 17-62　脊柱损伤患者固定方法

4. 对颈椎损伤的伤员，要有专人托扶住头部，沿纵轴向上略加牵引，使头、颈部随躯干一同移动，躺到木板上后，用沙袋或折好的衣物放在颈部两侧加以固定（图 17-63）。

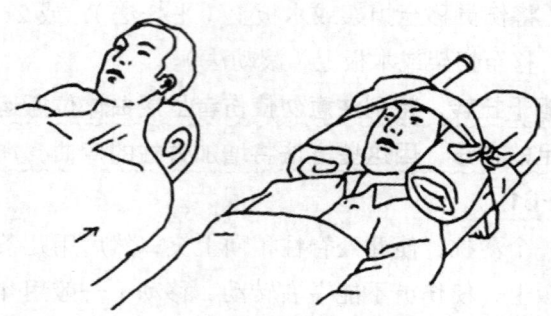

图 17-63　颈椎损伤患者头部固定

（四）注意事项

1. 脊柱损伤患者搬运时始终保持脊柱伸直位，严禁弯曲或扭转。

2. 各项抢救措施的重要性排序为：环境安全＞生命体征平稳（CPR）＞开放性创伤及严重骨折（创口止血、骨折固定）＞搬运。

3. 转运过程中需注意观察生命体征和病情变化。

（五）典型案例及操作过程

【临床情景】 郑先生，45 岁，不慎从二楼坠落，伤后腰背部疼痛，双下肢感觉及运动功能障碍，急需送医院治疗。

要求：请将患者搬运并固定到担架上。

1. 操作前准备

（1）检测患者生命体征。告知患者搬运、固定的目的，并取得患者的配合，缓解其焦虑、紧张情绪。

（2）现场选择搬运用具：准备硬质担架。

2. 搬运、固定操作过程

（1）3 人（或 4 人）站于患者同一侧。

（2）另一人站于患者头端，托扶患者头颈部，并沿躯干纵轴向上方略加牵引。

（3）施以平托法将患者平稳移到担架上。

（4）搬运时位于头侧的操作者主动指挥，数人同时用力。

（5）搬运时保持患者脊柱伸直位（不能屈曲或扭转）。

（6）固定：用带子将患者固定在担架上（一般用 4 条带子：胸、上臂水平，腰、前臂水平，大腿水平，小腿水平，各用一条带子将患者绑在担架上）。

（7）用沙袋或衣物等置于患者颈部两侧以固定头颈部。

（8）固定结束后告知患者相关注意事项。

十、刷牙指导（改良 Bass 刷牙法）（掌握）

（一）目的

刷牙是控制菌斑的基本方法，刷牙的目的在于清除牙面和牙间隙的菌斑、软垢与食物残屑，减少口腔细菌和其他有害物质，减少菌斑的堆积，防止牙石的形成。

（二）刷牙方法（改良 Bass 刷牙法）

改良 Bass 刷牙法（水平颤动拂刷法）是一种有效清除龈沟内和牙面菌斑的刷牙方法。水平颤动主要是去除牙颈部及龈沟内的菌斑，拂刷主要是清除唇

（颊）舌（腭）面的菌斑。具体操作要领如下（图 17-64）。

1.将刷头置于牙颈部，刷毛指向牙根方向（上颌牙向上，下颌牙向下），刷毛与牙长轴约呈 45°，轻微加压，使刷毛部分进入牙龈沟内，部分置于牙龈上。

2.从后牙颊侧以 2～3 颗牙为一组开始，用短距离水平颤动的动作数次刷牙，然后将牙刷向牙冠方向转动，拂刷颊面。刷完第 1 个部位后，将牙刷移至下一组 2～3 颗牙的位置重新放置，注意与前一个部位保持有重叠的区域，继续刷下一个部位，按顺序刷完上、下牙齿的唇（颊）面。

3.用同样的方法刷后牙的舌（腭）面。

4.刷上前牙舌面时，将刷头竖放在牙面上，使前部刷毛接触龈缘，自上而下拂刷。刷下前牙舌面时，自下而上拂刷。

5.刷咬𬌗面时，刷毛指向咬𬌗面，稍用力做前后来回刷。

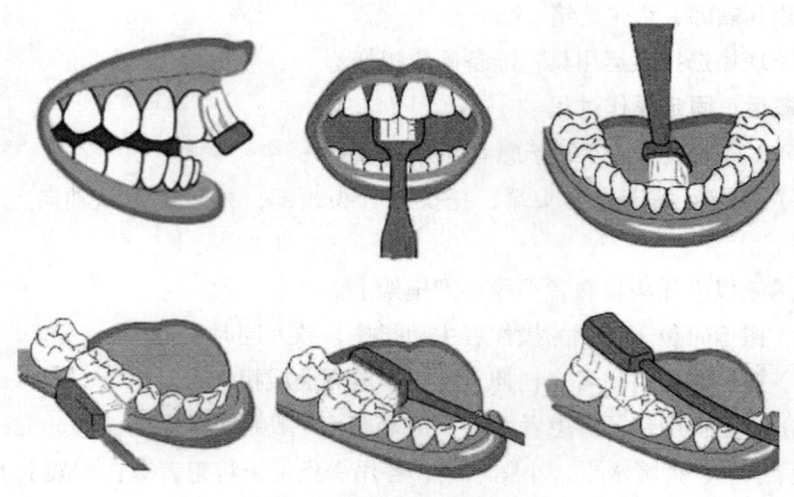

图 17-64　Bass 刷牙法

（三）注意事项

1.刷牙时间　普通人群建议每次刷牙时间至少 2 分钟。

2.刷牙次数　每天至少要早、晚各刷牙 1 次，晚上睡前刷牙更重要。

3.刷牙顺序　按照一定顺序刷牙，做到每个牙面都要刷到，不能遗漏。

4.难刷的部位　上、下颌最后一颗牙的远中面、上颌牙的腭面、下颌牙的舌面、排列不齐的牙等容易被忽视或牙刷不易达到，需要补充一些刷牙动作。

第四节　医学文书书写

一、门诊病历（SOAP）（熟悉）

（一）病历书写的重要性

病历是指医务人员在医疗活动中形成的文字、符号、图表、影像、切片等资料的总和。病历书写是指医务人员通过问诊、体格检查、辅助检查、诊断、治疗、护理等医疗活动获得有关资料，并进行归纳分析、整理形成医疗活动记录的行为。

病历是临床医疗工作过程的全面记录，它反映了患者疾病发生、发展、转归和诊疗等情况。病历既是医疗服务质量评价，涉及医疗保险赔付参考的重要依据，也是具有法律效力的医疗文件，是涉及医疗纠纷和诉讼的重要依据。因此，书写完整而规范的病历是每个医师必须掌握的一项临床基本功。

（二）门诊病历书写要求

1. 门诊手册封面内容应当包括患者姓名、性别、年龄、工作单位或住址、药物过敏史等项目。

2. 初诊病例书写内容应包括就诊时间、科别、主诉、现病史、既往史，阳性体征、必要的阴性体征和辅助检查结果，诊断及治疗意见和医师签名等。复诊病例应包括就诊时间、科别、主诉、病史、必要的体格检查和辅助检查结果、诊断、治疗处理意见和医师签名等。病历书写中一律用阿拉伯数字书写日期和时间，并采用 24 小时记录。急、危、重患者病历书写就诊时间应当具体到分钟。

3. 使用通用门诊病历时，就诊医院应在紧接上一次门诊记录空白处盖"×× 年 ×× 月 ×× 日 ×× 医院 ×× 科门诊"蓝色章，章内空白处由接诊医师填写。

4. 儿科患者、意识障碍患者、创伤患者或精神病患者就诊时须写明陪伴者姓名及与患者的关系，必要时写明陪伴者工作单位、住址和联系电话。

5. 患者在其他医院所做检查，应注明该医院名称及检查日期。

6. 急、危、重症患者必须记录患者体温、脉搏、呼吸、血压、意识状态、诊断和抢救措施等。对收入急诊观察室的患者，应书写观察病历。抢救无效的死亡病例，要记录抢救经过（因抢救危急患者未能及时书写病历的，应在抢救

结束后6小时内据实补记，并注明抢救完成时间和补记时间），患者初始生命状态，向患者及其亲属告知的重要事项，参加抢救人员姓名、职称，死亡日期和时间及死亡诊断等。

7.门诊诊断可在初诊或复诊时做出。对一时难以确诊者，可暂作症状待诊，以待进一步确诊，如"发热待查"或"腹痛待查"等，在症状待诊后应提出一个或几个可疑的诊断，如经1～2次复诊仍不能确诊时，应请求会诊或收入院检查确诊。

8.门诊病历无论初诊或复诊，皆应有医师签全名或盖章。医师签名写于病历右下方。如需上级医师审核签名，则签在署名医师左侧并画斜线相隔，如×××/×××。医师应签全名，字迹应清楚易认，处理措施写在病历左半侧。

9.法定传染病，应注明疫情报告情况。

10.门诊患者住院须填写住院证。

（三）门诊病历书写内容

在基层社区，医师的诊治对象不仅是患者，也包括健康人在内的所有人群，因此医师记录的不是病历而是健康档案。

通常将门诊病历内容概括为：S（subjective）即主观性资料，包括患者的主诉、病史、既往用药史、药物过敏史、药品不良反应史等；O（objective）即客观性资料，包括患者的生命体征，影像学检查结果，临床各种生化检验值，血、尿及粪培养结果，血药浓度监测值等；A（assessment）即临床诊断以及对药物治疗过程的分析与评价；P（plan）即治疗方案，包括选择具体的药品名称、给药剂量、给药途径、给药时间间隔、疗程以及用药指导的相关建议。从表面上看，SOAP似乎比较简略，但其形成的过程与书写病历相同，都必须经过仔细询问病史，认真查体，以及深入细致的分析、整理才能完成。

1.初诊病历

（1）主诉：主要症状及持续的时间。

（2）病史：现病史、与本次疾病有关的既往史、个人史及家族史等。

（3）体检：根据病情需要，重点选择阳性体征及有助于鉴别诊断的阴性体征。

（4）辅助检查。

（5）初步诊断：写在右下角。

（6）处理意见：包括进一步检查，给药种类及时间，建议休假时间及疫情报告等。

（7）医师签全名。

2. 复诊病历

（1）重点记录初诊后病情变化和治疗效果，以及必要的病史概要或补充修正的病史、体征及各项检查结果，如需要可做进一步的辅助检查。

（2）补充的实验室检查或其他特殊检查。

（3）补充或修正诊断。

（4）处理内容要求同初诊。

（5）医师签全名。

（6）持通用门诊病历变更就诊医院、就诊科别或以与前次不同病种复诊的患者，应视作初诊患者并按初诊病历要求书写病历。

（四）门诊病历示范

1. 初诊病历

2019.3.28. 消化内科

主诉：反复上腹隐痛3年，加重3个月。

现病史：患者自3年前开始出现反复餐前上腹隐痛，多因饮食不洁诱发，伴反酸、嗳气，饭后可缓解，发病以来无发热、黄疸、呕血及黑粪。近3个月上述症状发作频繁且无规律性疼痛加重，进食后不能缓解。

既往史：既往健康，否认肝病及胃病史，否认药物过敏史。

体格检查：脉搏75/min，血压120/80mmHg。巩膜无黄染，锁骨上淋巴结未触及。心、肺查体未见异常。肠鸣音正常，腹部平坦、柔软，无包块，肝、脾未触及，上腹正中轻压痛，胆囊可疑压痛，移动性浊音阴性。

初步诊断：上腹痛待查

   （1）慢性胃炎？

   （2）消化性溃疡？

   （3）慢性胆囊炎？

处理：（1）血常规、便常规、凝血功能检查、心电图

  （2）预约胃镜和幽门螺杆菌检查

  （3）肝、胆、脾超声检查

主治医师：×××

2. 复诊病历

2019.3.28. 消化内科

现病史：病史同前。

体格检查：上腹部仍隐痛，伴反酸、嗳气。巩膜无黄染，腹软、平坦，上腹正中轻压痛，胆囊无明显压痛。

检查：血常规、凝血功能检查、心电图正常，大便隐血试验阴性；胃镜示慢性浅表性胃窦炎症；幽门螺杆菌检查阳性；肝、胆、脾超声检查未见异常。

诊断：慢性胃炎

处理：（1）奥美拉唑 20 毫克日 2 次口服 ×2 周

（2）硫酸铝 750 毫克日 3 次口服 ×2 周

（3）阿莫西林 1000 毫克日 2 次口服 ×2 周

（4）克拉霉素 500 毫克日 2 次口服 ×2 周

（5）停药 2 周后门诊复查

主治医师：×××

在了解患者病史并查体后，医师应将初步诊断简单告诉患者（如病情复杂、危重，应告知家属）并做必要解释，包括进一步处理、疾病的预后，以及适当的健康教育。这样在满足患者知情权的同时，展示医师的良好形象，有助于建立和谐的医患关系。

二、处方（熟悉）

（一）处方定义

由注册的执业医师和执业助理医师在诊疗活动中为患者开具的、由取得药学专业技术职务任职资格的药学专业技术人员审核、调配、核对，并作为用药凭证的医疗文书。

（二）处方书写的基本原则

1. 医师处方和药学专业技术人员调剂处方应当遵循安全、有效、经济的原则，并注意保护患者的隐私权。

2. 处方药应当凭医师处方销售、调剂和使用。

3. 处方为开具当日有效。特殊情况下需延长有效期的，由开具处方的医师注明有效期限，但有效期最多不得超过 3 天。

（三）处方格式

1. 前记 包括医疗机构名称、费别、患者姓名、性别、年龄、门诊号或住院病历号，科别或病区和床位号、临床诊断、开具日期等。可添列特殊要求的项目。麻醉药品和第一类精神药品处方还应当包括患者身份证明编号，代办人姓名及身份证明编号。

2. 正文 以 Rp 或 R（拉丁文 recipe "请取"的缩写）标示，分列药品名称、剂型、规格、数量、用法用量。

3. 后记 医师签名或加盖专用签章，药品金额以及审核、调配、核对、发药药师签名或加盖专用签章。

（四）处方书写规则

1. 患者一般情况、临床诊断填写清晰、完整，并与病历记载相一致。

2. 每张处方只限于一名患者的用药。

3. 处方字迹应当清楚，不得涂改；如有修改，必须在修改处签名及注明修改日期。

4. 处方一律用规范的中文名称书写，没有中文名称的可以使用规范的英文名称书写；医疗机构或医师、药师不得自行编制药品缩写名称或使用代号；书写药品名称、剂量、规格、用法、用量要准确规范，不得使用"遵医嘱""自用"等含混不清字句。

5. 年龄必须写实足年龄，新生儿、婴幼儿写日、月，必要时要注明体重。西药、中成药、中药饮片要分别开具处方。

6. 开具西药、中成药处方，每一种药品应另起一行，每张处方不得超过5种药品。同一处方各种药品排列顺序为注射剂（静脉注射→肌内注射）、口服药（主要药物→次要药物）、外用药物。

7. 中药饮品处方的书写，可按"君、臣、佐、使"的顺序排列；调剂、煎煮的特殊要求注明在药品右上方，并加括号，如布包、先煎、后下等；对饮片的产地、炮制有特殊要求的，应在药品名称之前写明。

8. 药品用法用量应当按照药品说明书规定的常规用法用量使用，特殊情况需超剂量使用时，应注明原因并再次签名。

9. 为便于药学专业技术人员审核处方，医师开具处方时，除特殊情况外必须注明临床诊断。

10. 开具处方后的空白处应画一斜线以示处方完毕。

11. 处方医师的签名式样和专用签章必须与在药学部门留样备查的式样相一致，不得任意改动，否则应重新登记留样备案。

12. 药品名称以《中华人民共和国药典》收载或药典委员会公布的《中国药品通用名称》或经国家批准的专利药品名为准。如无收载，可采用通用名或商品名。药名简写或缩写必须为国内通用写法。

13. 中成药和医院制剂品名的书写应当与正式批准的名称一致。

14. 药品剂量和数量一律用阿拉伯数字书写。剂量应当使用公制单位；重量以克（g）、毫克（mg）、微克（μg）、纳克（ng）为单位；容量以升（L）、毫升（ml）为单位；国际单位（IU）、单位（U）；中药饮片以克（g）为单位。片剂、丸剂、胶囊剂、颗粒剂分别以片、丸、粒、袋为单位；溶液剂以支、瓶为

单位；软膏及霜剂以支、盒为单位；注射剂和气雾剂以支、瓶为单位，应当注明含量；中药饮片以剂为单位。

15. 处方一般不得超过 7 日用量，急诊处方一般不得超过 3 天用量。对于某些慢性病、老年病或特殊情况，处方用量可适当延长，但医师必须注明理由。

16. 医师应当按照国家卫生健康委员会制定的麻醉药品和精神药品临床应用指导原则，开具麻醉药品、第一类精神药品处方。开具医疗用毒性药品、放射性药品的处方应当严格遵守有关法律、法规和规章的规定。

17. 医师利用计算机开具、传递普通处方时，需同时打印纸质处方，其格式与手写处方一致；打印的处方经签名或加盖签章后有效。药学专业技术人员核发药品时，必须核对打印处方无误后发给药品，并将打印的纸质处方与计算机传递处方同时收存备查。

（五）处方示范

见图 17-65。

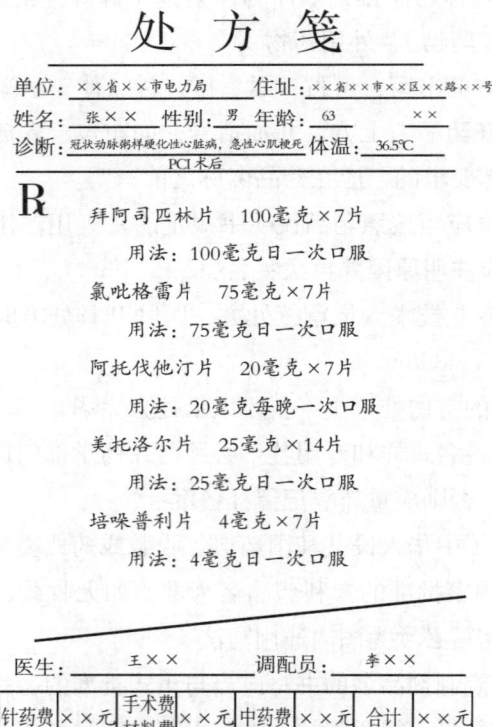

图 17-65 处方示例

第十八章　中医辨证论治和适宜技术应用

第一节　中医学基础

一、整体观念

概念（了解）

整体观念是中医学认识自身以及人与环境联系性和统一性的学术思想。中医学认为，人体是一个有机的整体，构成人体的各个脏腑器官，结构上不可分割，功能上互相协调、相互为用，病理上相互影响。同时认为人与外界环境密切相关，人体通过不断地适应外界环境来维持自身功能活动的稳定。这种对于人体自身完整性以及人与环境之间统一性的认识，称为整体观念。整体观念始终贯穿于中医学生理、病理、辨证、治疗及养生等各个方面，是中医学基础理论和临床实践的重要指导思想。

1. 人体是一个有机的整体　人体的各个组成部分之间，在结构上是不可分割的，在生理上是相互联系的，在病理上是相互影响的，故在诊疗疾病时，应从整体出发，采用相应的整体调理方法治疗疾病。

2. 人与外环境的统一性　人类生活在自然界中，自然界存在着人类赖以生存的必要条件，因此自然界寒、温、暑、湿的运动变化，必然会直接或间接地影响人体，而机体则相应地产生生理和病理上的反应，故谓"人与天地相应也"。

3. 人与社会环境的统一性　人不单是生物个体，而是社会中的一员，具备社会属性，社会环境的不同，可造成个体的身心功能与体质的差异，如政治、

经济、文化、生活方式、人际关系等社会因素，都会影响人体的生理活动及病理变化。

综上所述，中医的整体观念，是中医诊疗疾病时必备的思想方法，贯穿于中医的生理、病理、诊断、治疗、防病、养生之中，具有重要的指导意义。

二、辨证论治

概念（熟悉）

1. 辨证论治　辨证论治是中医学认识和治疗疾病的基本原则，是中医理论体系的**基本特点之一**。中医在诊治疾病过程中，既注重辨证论治，也不忘辨证与辨病结合。**辨证**是从整体观念出发，将四诊收集到的病史、症状、体征等资料，进行分析、整合，明确其病变部位、性质、原因以及邪正关系，并将其概括总结为某种证的思维和实践过程。因此，辨证的过程就是对患者的病情做出正确的全面分析、诊断，分析主要矛盾的过程。**论治**，又称施治，是根据辨证的结果确定相应的治疗原则及方法的过程。

辨证与论治是诊治疾病过程中相互联系、不可分割的两个方面。辨证是论治的前提和依据，论治则是辨证的目的和结果，也是对辨证是否正确的检验。辨证与论治是理论与实践相结合的体现，是指导中医临床诊治的基本原则。

2. 同病异治　对于同一疾病，由于在疾病发展的不同阶段，病理变化不同，即证不相同，因而采用不同的治疗方法。

3. 异病同治　在不同的疾病中，在其发展过程中，由于出现性质相同的证，因而采用同一方法治疗。

三、阴阳

（一）概念（熟悉）

1. 阴阳及其属性　阴阳是中国古代哲学的一对范畴，**阴阳**是对相关事物或现象相对属性或同一事物内部对立双方属性的概括。一般来说，凡是剧烈运动着的、外向的、上升的、温热的、明亮的，都属于阳；相对静止着的、内守的、下降的、寒冷的、晦暗的，都属于阴。以天地而言，天气轻清为阳，地气重浊为阴；以水、火而言，水性寒而润下属阴，火性热而炎上属阳（表18-1）。

表 18-1 阴阳属性分类

	阴	阳
一般属性	静止的	运动的
	内守的	外向的
	下降的	上升的
	寒冷的	温热的
	晦暗的	明亮的
	水性寒而润下	火性热而炎上
部位属性	足、下半身	头、上半身
	体内	体表
	腹部	背部
	四肢内侧	四肢外侧
脏腑属性	五脏	六腑
	肝、脾、肾	心、肺
经络属性	阴经	阳经
生命物质	精血津液	气
药物四气	寒、凉	热、温
药物五味	酸、苦、咸	辛、甘、淡
升降浮沉	沉、降	升、浮

2. 阴阳学说的主要内容 阴阳学说的基本内容包括阴阳对立、阴阳互根、阴阳消长和阴阳转化4个方面。在中医学理论体系中，处处体现着阴阳学说的思想。阴阳学说用于说明人体的组织结构、生理功能及病理变化，并用于指导疾病的诊断和治疗。

（1）阴阳对立制约：在阴阳属性相对立的基础上，阴阳还存在着相互制约的特性，对立的阴阳双方相互抑制，相互约束，表现出阴强则阳弱、阳胜则阴退的错综复杂的动态联系。"阳胜则阴病，阴胜则阳病"。

（2）阴阳互根互用：阴阳皆相互依存，某些范畴的阴阳还体现出相互资生、相互为用的关系特点。如"阳气根于阴，阴气根于阳""孤阴不生，独阳不长"。

（3）阴阳消长平衡：阴阳之间的消长运动如果是在一定范围、一定程度、一定限度、一定时间内进行的，这种消长运动往往不易察觉，或者变化不显著，事物在总体上仍旧呈现出相对的稳定，此时就称作"平衡"。如"阳长阴消，阴长阳消"。

（4）阴阳相互转化：阴阳的相互转化是指在一定条件下阴阳可各自向其对立的属性转化。阴阳的转化一般都出现在事物变化的"物极"阶段，即"物极必反"。如"重阴必阳、重阳必阴""寒极生热，热极生寒"。

第二节　诊法

一、望诊

（一）面色（五色主病）（掌握）

皮肤色泽，是脏腑气血之外荣，因而望色能了解脏腑功能状态和气血盛衰情况。望色，以望面部气色为主，兼望肤色、目睛、爪甲等部位。根据五行学说和藏象理论，五色（青、黄、赤、白、黑）配五脏，故五色变化能反映相应脏腑的精血盈亏，光泽的变化能反映精气的盛衰。此外，病邪的性质、邪气部位等，也会通过色泽变化而有所反映。

人体在疾病状态时面色及全身肤色的变化，称为病色，病色可分为青、赤、黄、白、黑5种，现将五色主病具体表现和主病分述如下（表18-2）。

表 18-2　五色主病

面色	主病
青色	主寒证、疼痛、气滞、瘀血、惊风
赤色	主热证，亦见于戴阳证
黄色	主脾虚、湿证、黄疸
白色	主虚证、寒证、失血
黑色	主肾虚、寒证、水饮、瘀血、剧痛

1.青色：主寒证、疼痛、气滞、瘀血、惊风　青色为经脉阻滞，气血不通之象。多由寒凝气滞，或瘀血内阻，或筋脉拘急，或因疼痛剧烈，或因热盛而动风所致。面色淡青或青黑者，属寒盛、痛剧；面色与口唇青紫者，多属心气、心阳虚衰，血行瘀阻，或肺气闭塞，呼吸不利所致；面色青黄，又称苍黄，可见于肝郁脾虚的患者；小儿眉间、鼻柱、唇周发青者，多属惊风。见表18-3。

表 18-3　不同青色主病

面色	意义
淡青或青黑	寒盛、痛剧
青紫	心气、心阳虚衰，血行瘀阻，或肺气闭塞，呼吸不利
青黄，又称苍黄	肝郁脾虚
小儿眉间、鼻柱、唇周发青	惊风

2. 赤色：主热证，亦见于戴阳证　赤色多为火热内盛，鼓动气血，充盈脉络所致。所主热证有虚实之别。实热证，满面通红，是因邪热亢盛，血行加速，面部脉络扩张，气血充盈所致；虚热证，仅两颧嫩红或潮红，多发于午后，是因阴虚阳亢、虚火上炎所致，可见于肺痨等患者。此外，若在病情危重之时，面红如妆者，多为戴阳证，是精气衰竭，阴不敛阳，虚阳上越所致。见表18-4。

表 18-4　不同赤色主病

面色	意义
满面通红	实热证
两颧潮红	虚热证
久病、重病面色苍白，突然颧红如妆	戴阳证

3. 黄色：主脾虚、湿证、黄疸　黄色多为脾虚机体失养，或湿邪内蕴、脾失健运所致。面色萎黄者，属脾胃气虚，气血不足，因脾胃虚衰，水谷精微不足，气血生化无源，机体失养，故面色淡黄无华；面黄虚浮者，属脾虚湿蕴，因脾失健运，机体失养，水湿内停，泛溢肌肤所致；面目一身俱黄者，为黄疸，其中面黄鲜明如橘皮色者属阳黄，乃湿热为患；面黄晦暗如烟熏者，属阴黄，乃寒湿为患。见表18-5。

表 18-5　不同黄色主病

面色	意义
面色萎黄	脾胃气虚，气血不足
面黄虚浮	脾虚湿蕴
面目一身俱黄	黄疸
面黄鲜明如橘皮色	黄疸阳黄
面黄晦暗如烟熏	黄疸阴黄

4. 白色：主虚证、寒证、失血　白色为气血虚弱不能荣养机体的表现。阳气不足，气血运行无力，或耗气失血，致使气血不充，血脉空虚，均可呈现白色。面色淡白无华，唇舌色淡者多属血虚证或失血证；面色㿠白者，多属阳虚证；若㿠白虚浮，则多属阳虚水泛；面色苍白者，多属阳气暴脱或阴寒内盛；面色青白多为寒证。见表18-6。

表 18-6　不同白色主病

面色	意义
淡白无华，唇舌色淡	血虚证或失血证
㿠白	阳虚
㿠白虚浮	阳虚水泛
苍白	阳气暴脱或阴寒内盛
青白	寒证

5. 黑色：主肾虚、寒证、水饮、瘀血、剧痛　黑为阴寒水盛之色。由于肾阳虚衰，水饮不化，气化不行，阴寒内盛，血失温养，经脉拘急，气血不畅所致。面黑暗淡或黧黑者，多属肾阳虚，因阳虚火衰，水寒不化，浊阴上泛所致；面黑干焦者，多属肾阴虚，因肾精久耗，阴虚火旺，虚火灼阴，机体失养所致；眼眶周围发黑者，多属肾虚水饮或寒湿带下；面色黧黑，肌肤甲错者，多属血瘀日久所致。见表18-7。

表 18-7　不同黑色主病

面色	意义
面黑暗淡或黧黑	肾阳虚
面黑干焦	肾阴虚
眼眶周围发黑	肾虚水饮或寒湿带下
黧黑，肌肤甲错	血瘀日久

（二）舌（常见舌色、舌形、舌苔）（掌握）

1. 舌诊方法

（1）体位：患者采用坐位或仰卧位，面向自然光线，头略扬起，自然地将舌伸出口外，舌体放松，舌面平展，舌尖略向下，尽量张口使舌体充分暴露。

（2）望舌的方法：顺序：舌尖—舌中—舌边—舌根。先看舌质，后看舌苔。

（3）刮舌与揩舌

①刮舌：用消毒压舌板的边缘，用适中的力量在舌面上由舌根向舌尖刮3～5次。

②揩舌：用消毒纱布卷在示指上，蘸少许清水在舌面上揩抹数次。

③意义：用于鉴别舌苔有根无根，以及是否属于染苔。

2. 正常舌象

（1）色：淡红鲜明。

（2）质：滋润。

（3）体：大小适中，柔软灵活。

（4）苔：均匀薄白而润。

简称"淡红舌，薄白苔"。

意义：胃气旺盛，气血津液充盈，脏腑功能正常。

3. 舌色（表18-8）

（1）淡红舌

①特征：颜色淡红润泽、白中透红。

②意义：气血调和见于正常人或病轻者。

（2）淡白舌

①特征：较正常人的淡红色浅淡，白色偏多，红色偏少，甚至全无血色（枯白舌）。

②意义：气血两虚、阳虚；淡白湿润，舌体胖嫩见于阳虚水湿内停证；淡白光莹，舌体瘦薄见于气血两亏证；枯白舌见于脱血夺气证。

（3）红舌

①特征：舌色较淡红色为深，甚至呈鲜红色，可见于整个舌体，也可见于舌尖。

②意义：实热、阴虚；舌色稍红，或舌边尖略红见于外感风热表证初期；舌色鲜红，舌体不小，或兼黄苔见于实热证；舌尖红见于心火上炎；舌两边红见于肝经有热；舌体小，舌鲜红而少苔，或有裂纹，或光红无苔见于虚热证。

（4）绛舌

①特征：较红色更深或略带暗红色。

②意义：里热亢盛、阴虚火旺；舌绛有苔，或伴有红点、芒刺见于温病热入营血，或脏腑内热炽盛；舌绛少苔或无苔，或有裂纹见于久病阴虚火旺，或热病后期阴液耗损。

（5）青紫舌

①特征：青紫湿润，苔白而滑，为淡紫舌；青紫深绛，苔少而干，为紫红舌；青紫而暗，有瘀斑点，为绛紫舌。

②意义：淡紫舌见于阳虚阴盛、气血不畅；紫红舌见于热毒炽盛、深入营血；绛紫舌见于瘀血内阻、络脉瘀滞。

表 18-8　舌色的特征及临床意义

舌色	特　征	临床意义
淡红	淡红润泽、白中透红	为正常舌色，病中多属病轻，如外感病初期
淡白	较正常舌色淡，白色偏多，红色偏少，几乎无血色者称枯白舌	主气血两虚、阳虚，枯白舌主脱血夺气，如急性失血性患者
红绛	较正常舌色红，在此基础上进一步加深呈暗红色称为绛舌	红舌主实热、阴虚，绛舌主里热亢盛、阴虚火旺证，多见于久病、重病
青紫	青紫湿润，苔白而滑，为淡紫舌；青紫深绛，苔少而干，为紫红舌；青紫而暗，有瘀斑点，为绛紫舌	淡紫舌主阳虚阴盛、气血不畅，紫红舌主热毒炽盛、深入营血，绛紫舌主瘀血内阻、络脉瘀滞，多见于血行瘀滞性疾病

4. 舌形（表 18-9）

（1）老嫩舌：老舌指舌质纹理粗糙，坚敛而韧，舌色较暗，主实证。嫩舌指舌质纹理细腻，浮胖娇嫩，舌色浅淡，主虚证。

（2）胖瘦舌：胖舌指舌体胖大，伸舌满口，若肿大满嘴甚至不能闭口、缩回者称为肿胀舌，主脾肾阳虚，水湿内停；若舌质色红，主心脾热盛，痰湿热毒上泛。瘦舌指舌体瘦小而薄，主气血两虚、阴虚火旺。

（3）点刺舌：点舌指突起于舌面的红色或紫红色星点，大者为星，称红星舌；小者为点，称红点舌。刺舌指舌乳头突起如刺，摸之棘手，呈红色或黄黑色，称芒刺舌；点刺相似，时常并见，可合称点刺舌；主脏腑热极，或为血分热盛。

（4）裂纹舌：舌面出现各种形状的裂纹、裂沟，沟裂中无舌苔覆盖，多为津血亏虚，舌体失于濡润。舌质红绛有裂纹，主邪热炽盛、阴液亏虚证；舌质淡白有裂纹，主气血两虚证。

（5）齿痕舌：舌体边缘有牙齿压迫的痕迹，多与胖大舌同见，主脾虚、水湿内盛。

（6）舌下脉络：正常舌下脉络呈青紫色。若舌下脉络变细，颜色偏淡，提示气血不足，脉络不充；若舌下脉络曲张呈绛紫、紫黑或呈紫色串珠状改变，提示血瘀。

表 18-9　不同舌形特点及临床意义

舌形	特征表现及临床意义
老嫩舌	老舌主实证，嫩舌主虚证
肿胀舌（胖）	脾肾阳虚，水湿内停
瘦薄舌（瘦）	主气血两虚、阴虚火旺
点刺舌	脏腑热极，或为血分热盛
裂纹舌	主邪热炽盛、阴液亏虚证，或气血两虚证
齿痕舌	主脾虚、水湿内盛

5. 舌苔

（1）苔质

①薄厚苔：薄苔指透过舌苔可隐隐见到舌质，提示胃气未伤，主正常舌苔；若为病中，主外感病初起，或内伤病轻症。厚苔指透过舌苔不能见到舌质，提示邪气渐盛，主痰湿、食积、里热等证。

②润燥苔：见表 18-10。

表 18-10　润燥苔的特征及临床意义

分类	特征	临床意义
润苔	润泽有津，不滑不燥	体内津液未伤，为正常舌苔，若病中提示津液未伤
滑苔	伸舌欲滴，扪之湿滑	水湿之邪内聚，**主痰饮、水湿之证**
燥苔	扪之无津，甚则干裂	体内津液已伤，**主热证、大汗、吐泻后**
糙苔	苔质粗糙，扪之碍手	可由燥苔发展而来，多见于**热盛伤津之重证**

③腻腐苔：腻苔指颗粒细小，如涂油腻，中厚边薄，紧贴舌面，刮之不去，提示湿浊内蕴、阳气被遏，**主痰浊、食积**等，多偏寒。腐苔指颗粒粗大，如豆渣堆积，边中皆厚，揩之易去，提示阳热有余，**主痰浊、食积**等，多偏热。若腐苔渐退续生新苔，为正气胜邪病退，反之则为胃气衰败病。

④剥（落）苔：舌面本有舌苔，在疾病过程中舌苔全部或部分脱落，脱落处光滑无苔，提示**胃气不足，主胃阴亏虚或气血两虚证**。地图舌指舌苔大片剥落，边缘突起，边界清楚。镜面舌指舌苔剥落殆尽，舌面光滑如镜，是剥苔中最严重的一种。

⑤真假苔：真苔指舌苔紧贴舌面，刮之难去，为正常舌苔。新病提示胃气壅实；久病提示胃气尚存，预后尚可。假苔指舌苔易刮脱，刮后无垢光洁。新

病提示邪浊渐聚，病情较轻；久病提示胃气匮乏，病情危重。

（2）苔色：见表18-11。

①白苔：薄白而润为正常舌苔，若病中则主表证或里证病轻；薄白而湿，主外感寒湿或寒饮内停；薄白而干，多见于外感风热；苔白厚腻，多见于湿浊内停。

②黄苔：**主热证**，根据热邪程度和浅深又可分为微黄、深黄和焦黄。

苔黄厚腻，多为湿热内蕴；苔白厚而干，提示热邪炽盛。

③灰黑苔：**主阴寒内盛或里热炽盛之重证**，灰苔和黑苔只是颜色浅深不同，故常并称为灰黑苔，多由白苔或黄苔转化而来，黑色越深提示病情越重，预后越差。

表18-11　不同苔色分类及临床意义

苔色	临床意义	分类判断
白苔	正常舌苔，病中主表证或里证病轻	薄白而湿，主外感寒湿或寒饮内停 薄白而干，多见于外感风热 苔白厚腻，多见于湿浊内停 苔黄厚腻，多为湿热内蕴 苔白厚而干，提示热邪炽盛
黄苔	热证	薄黄苔，见于风热表证，或风寒化热入里初期 黄厚苔，见于里实热证 黄腻苔，见于湿热，或痰热，痰火内盛，或食积化热 黄燥苔，见于热盛伤津 黄糙苔，见于热极津伤重症 黄滑苔，见于阳虚寒湿之体，痰饮聚久化热
灰黑苔	主阴寒内盛或里热炽盛之重证	苔灰黑而干燥，见于热盛伤阴 苔灰黑而润滑，见于寒湿内盛 苔焦黑干裂起刺，见于热极津枯 黄腻灰黑苔，见于湿热内蕴，日久不化

二、闻诊

（一）听声音（咳嗽、喘、哮、呕吐、嗳气）（掌握）

1.总原则　高亢有力—实证—热证；低微无力—虚证—寒证。

2.咳嗽　有声无痰为咳，有痰无声为嗽，有痰有声为咳嗽。临床尤应注意其响声及咳痰的声、色、量、质的变化，以辨别病证的寒、热、虚、实。咳嗽重浊，多属实证；咳声轻清，气微气怯多属虚证；干咳无痰或有少量稠痰，属燥邪伤肺；咳嗽痰多，色白易咯，属痰湿阻肺；咳声洪亮，痰黄而稠，不易咯出，属热邪犯肺；咳声重浊，痰白清稀，鼻塞不通，属寒邪犯肺；小儿咳嗽气急，呈阵发连续不断，咳止伴鸡鸣样叫声持续日久，多为"百日咳"；咳声如犬吠，伴声音嘶哑、吸气困难，多为"白喉"。见表18-12和表18-13。

表 18-12 根据咳声及痰判断寒热虚实

咳声特点	痰性质	名称
重浊沉闷	痰白清稀	寒痰湿浊
轻清低微		肺气虚损
咳声不扬	痰稠色黄，不易咳出	热邪犯肺
咳有痰声	痰多易咳	痰湿阻肺
干咳	无痰或少痰	燥邪犯肺或阴虚肺燥

表 18-13 百日咳及白喉

名称	特点	病因
百日咳（顿咳）	咳声短促，连续不断，咳后有鸡鸣样回声	风邪与痰热搏结
白喉	咳声如犬吠，伴有声音嘶哑，吸气困难	肺肾阴虚，疫毒攻喉

3. 喘 呼吸困难，短促急迫，甚则鼻翼翕动，张口抬肩，不能平卧者为喘。发病急而胸闷喘息、气粗声高，呼出为快，脉实而有力，多为邪壅于肺的实喘；发病慢，喘而气怯，声低息短，气不得续，深吸为快，脉虚无力，多为虚喘。见表18-14。

表 18-14 不同喘证鉴别

名称	起病	呼吸	气息	吸呼	病位
实喘	发作急骤	呼吸深长	息粗声高	呼出为快	肺
虚喘	病势缓慢	呼吸短浅	息微声低	深吸为快动则喘甚	肺、肾

4. 哮 呼吸急促似喘，喉中有哮鸣音，反复发作缠绵难愈。多因内伏痰饮，外邪引发或痰热壅肺，肺气失宣所致。临床分为冷哮与热哮。

5. 呕吐 有声有物为呕，无声有物为吐，有声无物为干呕，一般难以截然分开，称"呕吐"。临床分寒热虚实，吐势徐缓，声音微弱多属虚证；吐势较急，声音响亮多为实热，朝食暮吐，或暮食朝吐多为反胃，属胃寒脾弱。见表18-15。

表 18-15　呕吐不同证型鉴别

临床表现	证型
吐势徐缓，声音微弱，呕吐物清稀者	虚寒
吐势较猛，声音壮厉，呕吐出黏稠黄水	实热
呕吐酸腐味的食糜	食滞胃脘
朝食暮吐，暮食朝吐	胃寒脾弱（反胃）
口干欲饮，饮后则吐	痰饮内停
呕吐呈喷射状	热扰神明，或头颅外伤

6. 嗳气　嗳气俗称"打饱嗝"，指胃中气体上出咽喉所发出的声响，声长而缓。若食后嗳气酸腐，兼脘腹胀满者，多属食滞或消化不良；嗳气无酸食味者多属肝胃不和。见表 18-16。

表 18-16　嗳气不同证型鉴别

临床表现	病因
嗳气频作而响亮，嗳气后脘腹胀减，嗳气发作因情志变化而增减	肝气犯胃
嗳气频作，兼脘腹冷痛，得温症减	寒邪犯胃 胃阳亏虚
嗳声低沉断续，无酸腐气味，兼见纳呆食少	胃虚气逆
嗳气酸腐，兼脘腹胀满	宿食内停

（二）嗅气味（口气、大小便、经带）（熟悉）

1. 口鼻之气　口气酸馊，多为胃积宿食；口气腐臭，多为牙疳或有内痈；口鼻有酒臭，常因有嗜酒或湿热；口腔散发果味，为消渴重证。见表 18-17。

表 18-17　口鼻之气不同证型鉴别

临床表现	病因
口气臭秽	胃热
口气腐臭，或兼咳吐脓血	内有溃腐脓疡
口气臭秽难闻，牙龈腐烂	牙疳
口气酸臭，并伴食欲缺乏，脘腹胀满	食积胃肠
口鼻有酒臭	湿热
口腔散发果味	消渴重证

2. 大小便之味 大便臭秽，为热结肠道；便溏味腥，为脾胃虚寒；尿清无味，属虚寒证；尿臊黄少，甚或浊臭多为湿热下注；矢气酸臭，多为食滞不化。

3. 经带气味 带下稀薄味腥，多属虚寒或寒湿；带下黄稠伴异味，多属实热或湿热；行经淋漓不止，色淡无味为脾肾不足；产后恶露臭秽，多为湿热下注。见表 18-18。

表 18-18　大小便及经带不同证型鉴别

名称	临床表现	证型
大便	便酸臭难闻	肠有郁热
	大便溏泄而腥	脾胃虚寒
	大便泄泻臭如败卵，或夹有未消化食物，矢气酸臭	伤食
小便	小便黄赤混浊，有臊臭味	膀胱湿热
	尿甜并散发烂苹果样气味	消渴病
经血	妇女经血臭秽	热证
	经血气腥	寒证
带下	妇女带下臭秽而黄稠	湿热
	带下腥而清稀	寒湿
	带下奇臭而色杂	癌症

三、问诊（掌握）

问诊，是医师通过对患者及陪诊者进行有目的的询问，了解疾病的发生、发展及诊治经过、现在症状和其他与本次疾病有关的情况，以诊察疾病的方法。问诊的目的在于充分收集其他三诊无法取得的与辨证关系密切的资料，有利于对疾病的病因、病位、病性做出正确的判断。

问诊主要包括一般情况、主诉、现病史、既往史、个人生活史、家族史等，其中尤其应注重围绕主诉询问现病史。中医更注重对现在症状的询问，为求问的全面、准确、无遗漏，明代医学家张景岳在总结前人问诊经验的基础上，编成《十问篇》，清代陈修园将其略作修改而成《十问歌》，后世多按此进行询问。《十问歌》："一问寒热二问汗，三问头身四问便，五问饮食六胸腹，七聋八渴俱当辨，九问旧病十问因，再兼服药参机变。妇女尤必问经期，迟速闭崩皆可见。再添片语告儿科，天花麻疹全占验。"

（一）问寒热

1. 内容　问寒热，是指询问患者有无寒或热的感觉。寒与热是临床常见症状，是辨别病邪性质、机体阴阳盛衰及病属外感或内伤的重要依据。"寒"指患者自觉怕冷的感觉，临床上有恶风、恶寒和畏寒。患者遇风觉冷，避之可缓者，谓之恶风；患者自觉怕冷，多加衣被或近火取暖而不能缓解者，谓之恶寒；患者自觉怕冷，多加衣被或近火取暖而能够缓解者，谓之畏寒。"热"即发热，是指患者体温升高和体温正常而患者自觉全身或局部发热，如壮热（指高热持续不退，体温39℃以上）、潮热（指按时发热或按时热甚，如潮水之有定时）。见表18-19。

2. 临床分型

（1）恶寒、发热：指恶寒与发热同时出现，患者自觉怕冷而体温升高，多为外感病的初期，是表证的特征。询问寒热的轻重不同，常可推断感受外邪的性质，若恶寒重、发热轻，为外感风寒的特征；发热重、恶寒轻，为外感风热的特征；发热轻而恶风，多属外感风邪，伤风表证。有时根据寒热的轻重程度，亦可推断邪正盛衰。一般来说，邪轻正盛，恶寒、发热皆轻；邪盛正实，恶寒、发热皆重；邪盛正虚，恶寒重，发热轻。见表18-20。

表18-19　恶风、恶寒和畏寒异同

名称	相同点	不同点
恶寒	自觉怕冷	多加衣被或近火取暖而不能缓解
畏寒		多加衣被或近火取暖而能够缓解
恶风	遇风觉冷，避之可缓	

表18-20　不同表证鉴别

证候	症状
风寒表证	恶寒重、发热轻
风热表证	发热重、恶寒轻
伤风表证	发热轻而恶风

（2）但寒不热：指患者只感寒冷而不发热。只恶风而无发热者，多为外感风邪；新病畏寒，多为寒邪直中；久病畏寒多为阳气虚衰。在外感病中，恶风、恶寒症状独立存在的时间很短，多在疾病的最早期，很快就会出现发热症状，成为恶寒发热或寒热往来。见表18-21。

表 18-21 但寒不热鉴别

症状	证候
久病畏寒	里虚寒证
新病恶寒	里实寒证

（3）但热不寒：指患者只觉发热而无怕冷感觉，见于里热证。高热持续不退为壮热，多因里热炽盛。定时发热，或定时热甚，如潮汐之有定时者为潮热，其中日晡时热势加剧者，多为阳明腑实证；午后潮热，入夜加重，或骨蒸潮热者，多为阴虚；午后热盛，身热不扬者，可见于湿温病；身热夜甚者，也可见温热病热入营血。见表 18-22～表 18-24。

表 18-22 不同发热表现

名称	临床表现
壮热	高热，持续不退（体温＞39℃）
潮热	定时发热或定时热甚，有一定规律，如潮汐之有定时
微热	发热不高，体温一般在 37～38℃，或仅自觉发热

表 18-23 但热不寒——潮热鉴别

名称	临床表现	证候
骨蒸（阴虚）潮热	午后和夜间有低热	阴虚火旺
湿温潮热	身热不扬	湿郁热蒸
瘀血潮热	兼见肌肤甲错、舌有瘀点、瘀斑	瘀血
日晡（阳明）潮热	热势较高，日晡热甚兼见腹胀便秘	阳明腑实证

表 18-24 但热不寒——微热鉴别

名称	主症	兼症
血虚发热	时有低热	面白、头晕、舌淡脉细
阴虚发热	长期低热	颧红、五心烦热
气郁发热	每因情志不舒而时有微热	胸闷、急躁易怒
小儿夏季热（气阴不足）	夏季气候炎热时长期发热	兼见烦躁、口渴、无汗、多尿至秋凉时不治自愈
气虚发热	长期微热，烦劳则甚	少气自汗、倦怠乏力

（4）寒热往来：指恶寒与发热交替而发，其寒时自觉寒而不热，热时自觉热而不寒，是正邪交争于半表半里，互为进退之象，多见于少阳病、温病和疟疾，即往来无定时——少阳病；往来有定时——疟疾。

（二）问汗

1. 内容　汗液是阳气蒸化津液出于腠理而成。《黄帝内经》说"阳加于阴谓之汗"。问汗可辨邪正盛衰、腠理疏密和气血盈亏。问汗主要诊察有无汗出及其汗出部位、时间、性质、多少等。

2. 临床分型

（1）表证辨汗：表证无汗为表实，多为外感风寒；表证有汗为表热证或表虚证。

（2）里证辨汗：白天醒时汗出不止，动则加重者为自汗；多因气虚，阳气虚损，卫阳不固。睡时汗出，醒则汗止者为盗汗；多属阴虚内热。身大热而大汗出，伴有面赤、口渴，多为里热炽盛，迫津外泄；先恶寒战栗，继而全身大汗者为战汗，多见于急性热病正邪剧烈交争，为疾病之转折点，若汗出热退，脉静身凉为邪去正复之吉兆；而汗出身热，烦躁不安，脉来急促为邪盛正衰之危候。汗热味咸而黏，脉细数无力，多为亡阴之证；汗凉味淡清稀，脉微欲绝者，多为亡阳之证。见表18-25。

表18-25　不同汗证鉴别

名　称	证候
自汗	白天醒时汗出不止，动则加重，多因气虚，阳气虚损，卫阳不固
盗汗	睡时汗出，醒则汗止，多属阴虚内热
战汗	先恶寒战栗，继而全身大汗者，多见于急性热病正邪剧烈交争，为疾病之转折点
亡阴汗出	汗热味咸而黏，脉细数无力
亡阳汗出	汗凉味淡清稀，脉微欲绝者

（3）局部辨汗：头汗可因上焦阳热或中焦湿热；额部汗出，脉微欲绝，为病危，虚阳浮越之象；半身汗出者，多因邪阻经络、营卫不通所致，多见于痿病、中风及截瘫患者；手足心汗出甚者，多因热郁于内或阴虚阳亢而致。见表18-26。

表18-26　局部辨汗鉴别

名　称	病因
半身汗	中风、痿证、截瘫
手足心汗	阴经郁热；阳明燥热；脾虚运化失常
阴汗	下焦湿热郁蒸
头汗	上焦热盛；中焦湿热；虚阳上越

（三）问疼痛

疼痛是临床常见的一种自觉症状。问疼痛，应注意询问疼痛的部位、性质、程度、时间及喜恶等。

1. 疼痛的性质 不同性质和特点的疼痛往往提示其有不同的病因病机，大的方向可以从"不通则痛"和"不荣则痛"来考虑。具体可分为以下几种。

（1）胀痛：疼痛伴有胀感，以胸胁、胃脘、腹部较多见，因气机郁滞所致。

（2）刺痛：疼痛如针刺，部位固定不移，因瘀血所致。

（3）串痛：疼痛部位游走不定或走窜攻痛，多见于风湿痹证或气滞证。

（4）绞痛：痛势剧烈如刀绞割者，多为有形实邪突然阻塞经络闭阻气机，或寒邪内侵，导致血流不畅而成。

（5）灼痛：痛处有烧灼感，多由火热之邪串入经络，或阴虚阳亢，虚热灼于经络所致。

（6）冷痛：痛处有冷感，多因寒凝筋脉或阳气不足而致。

（7）重痛：疼痛伴有沉重感，多因湿邪困阻气机而致，见于湿证。

（8）隐痛：痛而隐隐，绵绵不休，多因气血不足，或阳气虚弱所致。

（9）空痛：痛而有空虚之感，多为精血不足而致。

2. 疼痛的部位 询问疼痛的部位，可以判断疾病的位置及相应经络脏腑的变化情况。

（1）头痛：凡头痛较剧，痛无休止，并伴有外感表现者，为外伤头痛；如头重如裹，肢重者为风湿头痛；凡头痛较轻，病程较长，时痛时止者，多为内伤头痛。

头部不同部位的疼痛，一般与经络分布有关。枕部痛连及项部，属太阳经病；痛在前额或连及眉棱骨，属阳明经病；头两侧疼痛，为少阳经病；巅顶痛，为厥阴经病；头痛连齿，指甲微青，为少阴经病。

（2）胸痛：多为心肺之病，总由胸部气机不畅所致，常见于热邪壅肺、痰浊阻肺、瘀血内阻、肺阴不足所致之肺痈、胸痹、肺痨等病证。见表18-27。

表 18-27 胸痛鉴别

名 称	症状
胸痹	左胸心前区憋闷作痛，时痛时止
真心痛	胸痛剧烈，面色青灰，手足青冷
肺热病	胸痛，壮热面赤，喘促、鼻煽
肺痨	胸痛，颧赤盗汗，午后潮热，咳嗽带血
肺痈	胸痛，壮热，咳吐脓血、腥臭痰

（3）胁痛：是指肋一侧或两侧疼痛，多属**肝胆**经病变。可见于肝气郁滞、肝胆火盛、肝胆湿热、瘀血阻络及水饮内停等证。

（4）脘腹痛：包括胃脘痛和腹痛；病属**脾胃**。凡疼痛暴急剧烈、胀痛、拒按、得食痛甚者，多属实证；凡疼痛徐缓、隐痛、得食痛减者，多属虚证；凡冷痛剧烈，得热痛减者，多属寒证；凡痛而喜冷者，多属热证。寒凝、热结、气滞、血瘀、食积、虫积以及气虚、阴虚、血虚、阳虚均可致病。

（5）腰痛：多为闪挫跌扑，瘀血阻络；寒湿痹证、湿热阻络或肾虚亦可致病。见表18-28。

表 18-28　腰痛鉴别

病因	症候
肾虚	腰部经常酸软而痛
寒湿	腰部冷痛沉重，阴雨天加重
瘀血阻络	腰部刺痛，或痛连下肢
结石阻滞	腰部突然剧痛，向少腹部放射，尿血

（6）四肢痛：多因风寒湿邪侵犯经络、肌肉，见于**痹证**。风邪偏盛，表现为疼痛游走不定者，为行痹；寒邪偏盛，得热则缓者，为痛痹；湿邪偏盛，疼痛而重着者，为湿痹；热邪偏盛，局部红肿疼痛者，为热痹。足跟或胫膝酸痛者，多为肾虚。

3. 疼痛的时间　新病，痛剧拒按者多实；久病，痛缓喜按者多虚。

（四）问头身

1. 头晕　指患者自觉头脑昏沉、眩晕、站立不稳的症状。见表18-29。

表 18-29　头晕鉴别

症候	病因
头晕面白，神疲体倦，劳累加重，舌淡脉弱	气血亏虚
头晕耳鸣，腰膝酸软，遗精，健忘	肾精亏虚
头晕胀痛，头重脚轻，腰酸耳鸣，舌红少津	肝阳上亢
头晕且重，如物裹缠，胸闷呕恶，舌苔白腻	痰湿内阻
头晕而胀，烦躁易怒，舌红苔黄，脉弦数	肝火上炎
外伤之后，头晕刺痛，经久不愈	瘀血阻络

2. 身重　指患者自觉身体有沉重酸困感觉。见表18-30。

表 18-30 身重鉴别

症候	病因
伴水肿、尿少	水湿泛滥肌肤
伴脘腹胀满，苔腻	湿邪困阻
伴嗜卧，倦怠乏力	脾气亏虚，不能运化精微布达四肢肌肉
热病后期见身重乏力	热邪耗伤气阴，形体失养

（五）问耳目

1. 问耳

（1）耳鸣：见表 18-31。

表 18-31 耳鸣鉴别

症候	虚实	病因
突发耳鸣，声大如潮，按之不减或加重	实	多肝胆火盛，上扰清窍
渐觉耳鸣，声小如蝉，按之减轻或暂止	虚	多肝肾阴虚，肝阳上扰；或肾虚精亏，髓海不充

（2）耳聋：见表 18-32。

表 18-32 耳聋鉴别

症候	虚实	病因
新病暴聋者	实	多肝胆火逆，或邪壅上焦
久病或年老渐聋者	虚	因肝肾亏虚，耳窍失充

（3）重听：指患者听力减退，听音不清，声音重复。日久渐致者，虚证居多；骤发重听者，实证居多。

2. 问目 见表 18-33。

表 18-33 目疾鉴别

名称	症候	病因
目涩	两目干涩不适	肝阴或肝肾阴虚，目失滋养
目痛	单眼或双眼疼痛	痛剧—多实证；痛微—虚证
目痒	眼睑、眦内或目珠瘙痒	肝经风火上扰；血液亏虚，目失濡养
目眩	视物旋转动荡，如坐舟车或眼前有飞蚊感	肝肾阴虚，肝阳上亢；痰湿内盛，上蒙清窍
目昏	视物昏暗不明，模糊不清	肝肾亏虚，精血不足，目珠失养
雀盲	白昼正常，黄昏视物不清	
视歧	视一物成两物而不清	

（六）问睡眠

睡眠失常可分为失眠与嗜睡两类。失眠以不易入睡或睡而不酣，易于惊醒或醒后难眠，甚至彻夜不眠为特点，多因阳不入阴，神不守舍所致。实证可由邪气内扰，或气机失调，或痰热食滞所致；虚者多为心血不足，心神失养，或阴虚火旺，内扰心神所致。嗜睡以时时欲睡，眠而不醒，精神不振，头沉困倦为特点。实证多由痰湿内盛进而困阻清阳所致，虚证多由阳虚阴盛或气血不足所致。

（七）问饮食口味

1. 食欲与食量

（1）食欲减退：患者不欲食，食量减少，多见于脾胃气虚、湿邪困脾证；厌食伴脘腹胀满、嗳腐吞酸，多因伤食所致；饥不欲食者，常为胃阴不足所致。

（2）多食易饥：又称"消谷善饥"，多见于胃火亢盛、胃强脾弱等证；若伴有多饮、多尿者，可见于消渴病。

（3）饮食偏嗜：小儿嗜食异物，如纸张、泥土、生米等，可见于虫积、疳积证。疾病过程中，食欲渐复，预后多良好；反之，食欲渐退，食量渐减，提示胃气渐衰，预后多不良。久病重病，食欲低下，突然暴食、索食，多为脾胃之气将绝，乃"除中"之危象，是"回光返照"的表现。

2. 口味

口淡无味，多见于脾胃虚寒或水湿内停；口酸多见于肝胃不和之证；口苦多见于胃热、肝胆火盛或肝胆湿热；口甜多见于脾胃湿热；口咸多见于肾虚；口中黏腻多见于脾胃湿阻。

（八）问口渴与饮水

口渴多因津液不足或输布障碍所致。口渴喜冷饮伴大热、大汗者，多见于实热证；口渴，饮水不多，或水入即吐者，多由痰饮水湿内停，输布障碍所致；口渴伴体重下降，多饮、多尿者，可见于消渴；口干但欲漱水不欲咽者，多为瘀血之象。

（九）问二便

1. 问大便

问大便可分为便次异常及排便感觉异常。

（1）便次异常：可分为便秘和泄泻。

①便秘：以排便间隔时间延长，便次减少，质硬便难为特征。便秘有寒热虚实之分。实寒者，多伴腹痛拒按，苔白身冷，为寒邪阻遏阳气，腑气不通；实热者，多伴腹胀满闷，痛而拒按，苔黄燥裂，为胃肠积热；虽有便意，临厕努挣乏力，汗出气短，便虽不太干结却不易排出者为气虚无力推动所致；大便燥结，硬如羊粪，排便困难，常见于病久不愈、年老体弱、孕中产后，乃因阴

血亏少，无水行舟所致。

②泄泻：以大便次数增加，排便间隔时间缩短，一日三四次或更多，便质溏稀软不成形甚者稀水状为特征。泄泻有寒热虚实之别。寒湿泄泻，可见泻如稀水，色淡黄而味不甚腥臭；湿热泄泻，可见暴发泄泻，大便臭秽，腹痛肠鸣，肛门灼热；食滞泄泻，可见吐泻交作，吐物酸臭，泻下臭秽；脾虚泄泻，可见完谷不化，便稀溏薄，迁延日久；大便时干时稀，多为肝郁脾虚，肝脾不调；大便先干后稀，多属脾胃虚弱。

（2）排便感觉异常：可分为肛门灼热、排便不爽、里急后重、滑泻失禁及肛门气坠。见表18-34。

①肛门灼热：多由大肠湿热蕴结而致，可见于湿热泄泻、暑湿泄泻证。

②排便不爽：多由肠道气机不畅所致，可见于肝郁犯脾、伤食泄泻、湿热蕴结等证。

③里急后重：多因湿热之邪内阻，肠道气滞所致，是痢疾病证中的一个主症。

④滑泻失禁：多因久病体虚，脾肾阳虚衰，肛门失约而致，可见于脾阳虚衰、肾阳虚衰，或脾肾阳衰等证。

⑤肛门气坠：甚则脱肛，多因脾气虚衰，中气下陷而致，多见于中气下陷证。

表 18-34 排便异常中医证型

名　称	证型
肛门灼热	大肠湿热蕴结
排便不爽	肠道气机不畅
里急后重	湿热之邪内阻，肠道气滞
滑泻失禁	久病体虚，脾肾阳虚衰，肛门失约而致
肛门气坠	脾气虚衰，中气下陷

2. 问小便　问小便可分为尿量异常及排尿感觉异常。

（1）尿量异常：见表18-35。

①尿量增多：即每天的尿量较正常明显增多，可见于虚寒证、肾阳虚证及消渴病之中。

②尿量减少：即每天的尿量较正常明显减少，可见于实热证、汗吐下证、水肿病及癃闭、淋证等病证之中。

表 18-35　排尿异常中医证型

名　称	证型
尿量增多	虚寒证、肾阳虚证及消渴病
尿量减少	实热证、汗吐下证、水肿病及癃闭、淋证等病证

（2）尿次异常

①小便频数：即小便次数增多，多为湿热蕴结下焦，膀胱气化不利所致，可见于淋证；或为肾气不固，膀胱失约所致，可见于老年人或久病患者。

②癃闭：癃，即小便不畅，点滴而出；闭，即小便不通，点滴不出，合称为癃闭。癃闭有虚实之分，实证多为肝气郁结、湿热蕴结或瘀血、结石阻塞尿道所致；虚证多为年老气虚，肾阳虚衰，膀胱气化不利所致。见表 18-36。

表 18-36　尿次异常分类及中医证型

名　称	证型
小便频数	湿热蕴结下焦，膀胱气化不利或肾气不固，膀胱失约
癃闭	实证多为肝气郁结、湿热蕴结或瘀血、结石阻塞尿道
	虚证多为年老气虚，肾阳虚衰，膀胱气化不利

（3）排尿感异常：见表 18-37。

①小便涩痛：即排尿不畅，且伴有频急、灼热、疼痛感，多为膀胱湿热所致，可见于淋证。

②余沥不尽：即排尿后，小便仍点滴不尽，多为肾阳虚，肾气不固所致，可见于老年人。

③小便失禁：即患者神志清醒时，小便不能随意控制而自遗，多为肾气不足，下元不固所致；或下焦虚寒，膀胱失煦，不能制约水液而致。若患者神志昏迷，而小便自遗，则病情危重。

④遗尿：即患者睡时不自主排尿，多为肾阴、肾阳不足，脾虚气陷等证，多见于儿童。

表 18-37　排尿感异常分类及中医证型

名　称	证型
小便涩痛	膀胱湿热
余沥不尽	肾阳虚，肾气不固
小便失禁	肾气不足，下元不固所致；或下焦虚寒，膀胱失煦，不能制约水液
遗尿	肾阴、肾阳不足，脾虚气陷

（十）情志

情志是脏腑功能活动的外在反映。询问患者情志的异常变化，既可为精神情志疾病诊断提供重要依据，还可判断脏腑功能活动、气血阴阳失调的病理变化，对疾病的治疗有重要意义。见表18-38。

表 18-38　情志鉴别

情志异常	证候	意义
烦躁	心中烦热，手足躁扰，甚至坐卧不宁	热扰心神（邪热、痰火，或阴虚火旺）
抑郁	情绪低落，寡言少语，善悲易哭，缺乏兴趣，意志消沉，有自杀倾向	肝气郁结，或肝郁脾虚，或心脾两虚，或脾肾阳虚
亢奋	与环境不相符的病态喜乐或过度激动	心肝火旺，或痰火扰神
焦虑	经常紧张，忧虑不安，甚则坐卧不宁	心神失养，或邪热内扰心神
恐惧	经常紧张害怕，提心吊胆，伴心悸、气促等	多见于肝胆气虚、胆郁痰扰证

（十一）经带

妇女有月经、带下、妊娠、产育等生理特点，因此，对青春期开始之后的女性患者，还应仔细询问经带等，以此作为妇科与一般疾病的诊断与辨证依据。

1. 月经　了解初潮、末次月经、月经周期、行经天数、经量、经色、经质以及有无痛经、闭经，是否绝经、绝经年龄等情况。正常月经周期为28天左右，行经3～5天，经量适中，色正红、质地不稀不稠、无瘀块。若经色紫黑、有块者多为血瘀；经色鲜红，质地浓稠多为血热；经色浅淡，质地清稀多为气血亏虚。常见以下情况（表18-39）。

（1）月经先期：即连续2个月经周期出现经期提前7天以上者，多为血热妄行或气虚不能摄血。

（2）月经后期：即连续2个月经周期出现经期延后7天以上者，多为任脉不充的血虚证，或为寒凝气滞，经血不利。

（3）月经先后不定期：即经期不定，或提前或延后7天以上者，多为肝郁气滞所致。

（4）经量过多：即经量超过了正常生理范围，其色红而稠者为实证、热证，其色淡者为气虚证。

（5）经量过少：即经量少于正常生理范围，其色淡量少为精血亏虚证，色紫黯有块者为血瘀。

（6）闭经：即未妊娠而停经在3个月以上者，为化源不足，血海空虚，或因寒凝气滞血瘀所致。

（7）痛经：即行经期间或行经前后发生阵发性小腹疼痛，或痛引腰骶，甚至剧痛难忍者。实证多因寒凝、气滞血瘀所致，虚证多因气血两虚、阳虚所致。

（8）崩漏：即经血非时暴下不止或淋漓不断，前者谓之崩，后者谓之漏，多因气虚、血热、血瘀所致。

表 18-39　月经异常分类及中医证型

名称	病因
月经先期	血热妄行或气虚不能摄血
月经后期	任脉不充的血虚证，或为寒凝气滞，经血不利
月经先后不定期	肝郁气滞所致
经量过多	其色红而稠者为实证、热证，其色淡者为气虚证
经量过少	色淡量少为精血亏虚证，色紫黯有块者为血瘀
闭经	化源不足，血海空虚，或因寒凝气滞血瘀所致
痛经	实证多因寒凝、气滞血瘀所致，虚证多因气血两虚、阳虚所致
崩漏	因气虚、血热、血瘀所致

2.带下　主要了解色、质、量、气味等情况。若带下色黄，质黏臭秽，多属湿热下注；若带下有血，赤白夹杂，多为肝经郁热或湿毒蕴结、损伤络脉所致；若白带量多、质稀如涕，淋漓不绝者，多为脾肾阳虚，寒湿下注。

四、切诊

（一）诊脉方法

1.体位　前臂与心脏置于同一水平，寸口部为"脉之大会"。

2.医师指法　选指、布指、运指。

（1）选指：指目诊察，三指平齐，略呈弓形，约呈 45°。

（2）布指：中指定关，布指疏密得当。

（3）运指

①举法：用较轻的指力（"轻取"或"浮取"）。

②按法：用较重的指力，甚至按到筋骨（"重取"或"沉取"）。

③寻法：从轻到重或从重到轻，左右推寻，调节最适当指力。

④总按：三指同时用力。

⑤单诊：一个手指诊察一部脉象。

⑥循法：循是指切脉时三指沿寸口脉长轴循行，诊察脉之长短，比较寸、关、尺三部脉象的特点。

（4）平息：医师在诊脉时注意调匀呼吸，即所谓"平息"。

（5）切脉时间：一般每次诊脉每手应不少于 1 分钟，两手以 3 分钟左右为宜，诊脉时需注意每次诊脉的时间至少应在五十动。

（6）正常脉象的表现：寸、关、尺三部有脉，一息 4～5 次，相当于 72～90/min；不浮不沉，不大不小，从容和缓，节律一致，尺部沉取有力。

3. 正常脉象的特点（胃、神、根）

（1）胃：要反映脾胃运化功能的盛衰和营养状况的优劣。

特点：徐和、从容、软滑。

（2）神：脉搏有力是有神的标志。

特点：有力柔和、节律整齐。

（3）根：脉之有根关系到肾。

特点：尺脉有力、沉取不绝。

4. 常见脉象及其临床意义（浮、沉、迟、数、滑、弦、细、虚、实）（掌握） 见表 18-40。

表 18-40　脉象异常分类及中医证型

	特点	脉名	脉　象	主　病
浮脉类	轻取即得	浮	举之有余，按之不足	表证，亦见于虚阳浮越证
		洪	脉体阔大，充实有力，来盛去衰	阳明气分热盛
		濡	浮细无力而软	虚证、湿困
		散	浮取散漫而无根，数而脉力不匀	元气离散、正气将绝
		芤	浮大中空，如按葱管	失血、伤阴
		革	浮大搏指，中空外坚，如按鼓皮	亡血、失精、半产、崩漏、阳气外浮
沉脉类	重按始得	沉	轻取不应，重按始得	里证，亦见于平人
		伏	重按推至筋骨始得	邪闭、厥病、痛极
		弱	沉细无力而软	阳气虚衰、气血俱虚
		牢	沉、实、大、弦、长	阴寒内盛、疝气、症积
迟脉类	一息不足 4 次	迟	一息不足 4 次	寒证、邪热结聚（如阳明腑实证）
		缓	一息 4 次，脉来怠缓	湿病、脾胃虚弱，亦见于平人
		涩	往来艰涩，迟滞不畅	气滞血瘀、精伤血少、痰食内停
		结	迟而时一止，止无定数	阴盛气结、寒痰血瘀、症瘕积聚
数脉类	一息 5 次以上	数	一息 5 次以上，不足 7 次	热证，亦主里虚证
		疾	脉来急疾，一息 7～8 次	阳极阴竭、元气欲脱
		促	数而时一止，止无定数	阳盛实热、气滞血瘀、痰饮、食积、肿痛
		动	脉短如豆，厥厥动摇，滑数有力	疼痛、惊恐

续表

特点		脉名	脉 象	主 病
虚脉类	应指无力	虚	三部脉举按无力，按之空虚	气血两虚
		细	脉细如线，应指明显	气血两虚、湿证
		微	极细极软，按之欲绝	气血大虚、阳气暴脱
		代	迟而中止，止有定数	脏气衰微、疼痛、惊恐、跌仆损伤
		短	首尾俱短，不及本部	有力主气郁、无力主气虚
实脉类	应指有力	实	举按充实而有力	实证、平人
		滑	往来流利，应指圆滑	痰湿、食积、实热、青壮年、孕妇
		弦	端直以长，如按琴弦	肝胆病、疼痛、痰饮、老年健康者
		紧	绷急弹指，状如转索	实寒证、疼痛、食积（宿食）
		长	首尾端直，超过本位	阳证、热证、实证、平人

第三节　八纲辨证

　　八纲，即阴、阳、表、里、寒、热、虚、实8个辨证的纲领。八纲辨证是根据四诊收集的资料进行综合分析，根据病位的深浅、病性的寒热、正邪斗争的盛衰、疾病类别的阴阳等，从而归纳为阴证、阳证、表证、里证、寒证、热证、虚证、实证8类基本证候。八纲辨证是中医辨证的总纲，能够归纳和概括所有疾病的基本特点。

一、表里辨证

（一）概念（掌握）

　　表里辨证是辨别病位深浅和病情趋势的两个纲领。从病位深浅来看，人体的皮毛、肌腠、经络在外属表；脏腑、气血、骨髓相对为内，属里。从病情趋势来看，由表入里是病势渐进，病情加重；由里出表是病势渐退，病情减轻。

　　1. 表证　是指外感六淫、疫疠等邪气从皮毛、口鼻侵入机体所引起的病位浅在肌肤的一类证候。主要见于外感病的初期阶段。

　　2. 里证　是指病变部位在里，如脏腑、气血、骨髓等的一类证候。多见于外感病的中、后期及一切内伤病。

　　3. 半表半里证　是外邪由表内传而尚未入里，或里邪透表而尚未出表，正邪相搏于表里之间，病变既不在表又不在里，介于表里之间的一种证候。

（二）临床表现（掌握）

1. 表证 以发热恶寒（或恶风）、头身疼痛、舌苔薄白、脉浮为主，常兼鼻塞流涕、咽喉痒痛、咳嗽等症。具有起病急、病程短、病位浅等特点。

2. 里证 里证病因复杂，其包括的范围很广，临床表现多种多样，但其基本特点是无新起恶寒发热并见，以脏腑的证候为主要表现。例如，高热，烦躁神昏，口渴引饮，身倦乏力，腹痛，便秘，或泄泻，呕吐，尿少色黄或清长，苔厚，脉沉等。多有病程长，不恶风寒，脉象不浮以及舌质及舌苔的改变等。

3. 半表半里证 可见寒热往来，胸胁胀满，心烦喜呕，口苦，咽干，目眩，脉弦等。

（三）鉴别要点（掌握）

表证与里证鉴别要点见表 18-41。

表 18-41　表证与里证鉴别要点

鉴别要点	表证	里证
病史	新病、病程短	久病、病程长
发热恶寒	发热恶寒	但寒不热或但热不寒
常见症状	头身疼痛、鼻塞喷嚏 脏腑症状不明显	脏腑症状 咳喘、心悸、腹痛等
舌象	多无变化	舌苔多有变化
脉象	浮	沉

二、寒热辨证

（一）概念（掌握）

寒热是辨别疾病性质的一对纲领。寒与热是机体阴阳盛衰的外在反映，阳盛或阴虚，表现为热证；阴盛或阳虚，表现为寒证。故辨寒热就是辨阴阳之盛衰。

1. 寒证 是指感受寒邪，或阴盛阳虚，机体功能活动衰减所表现的证候。多由外感寒邪；或因内伤久病，耗伤阳气，阴寒偏盛，或过食生冷，寒从内生所致。包括实寒证与虚寒证。

2. 热证 是指感受热邪，或阳盛阴虚，机体功能活动亢进所表现的证候。多由外感温热之邪，或素体阳盛，或寒邪入里化热，或七情郁而化火，或过食辛辣，饮食不节内生火热，或房劳过度，久病伤阴，阴虚阳亢所致。包括实热

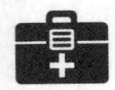

证与虚热证。

关于实热与虚热（图 18-1）：阳胜则热，阳邪致病，阳热炽盛为实热；阴胜则寒，阴邪致病，阴寒过剩为实寒；阴虚则热，阴液亏少，火热偏盛为虚热；阳虚则寒，阳气亏虚，失于温煦为虚寒。

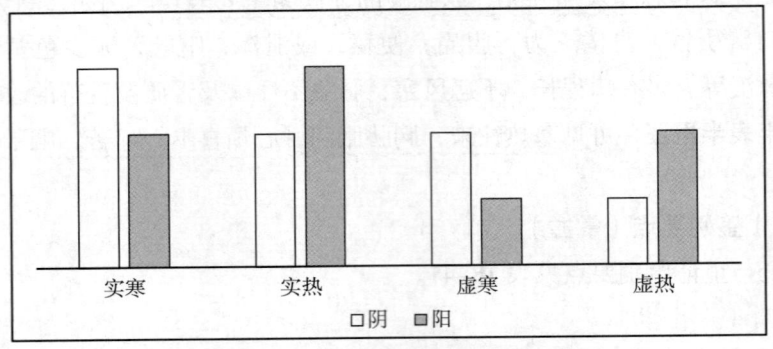

图 18-1　虚实寒热阴阳表示图

（二）临床表现（掌握）

1.寒证　恶寒，畏寒，喜暖，口淡不渴，面色苍白，肢冷蜷卧，小便清长，大便稀溏，舌淡苔白而润滑，脉迟或紧。特点为：冷、白、稀、润、静。

冷——恶寒、畏寒、肢冷。

白——面白、苔白，痰、涕、尿清。

稀——痰、涕、尿清稀，大便稀溏。

润——口不渴，苔润滑。

静——蜷卧懒动，脉迟或紧。

2.热证　发热，恶热，喜凉，口渴喜冷饮，面红目赤，烦躁不宁，痰、涕黄稠，大便干结，小便短赤，舌红苔黄，脉数。特点为：热、黄、赤、稠、燥、动。

热——发热、恶热、喜凉。

黄——苔黄，痰、涕、带下、尿黄。

赤——面红、舌红或局部红肿。

稠——痰、涕、带下黏稠，小便短少。

燥——口咽、唇舌干燥，口渴喜饮，大便干结。

动——烦躁不宁，脉数或疾。

（三）寒证与热证的关系

寒证与热证虽有阴阳盛衰的本质区别，但又互相联系，既可在患者身上同时出现，又可在一定的条件下互相转化，在疾病的危重阶段，还可出现假象。

1. 寒热错杂 是指寒证和热证同时并存。临床可见上热下寒、表寒里热、表热里寒等证。如患者在同一时间内，既可见胸中烦热，频频呕吐的上热证，同时又可见腹痛喜暖，大便稀溏的下寒证，此为上热下寒证。

2. 寒热转化 先出现寒证，后出现热证，热证出现后，寒证便渐渐消失，这就是寒证转化为热证。如感受寒邪，开始恶寒发热、身痛、无汗、苔白、脉浮紧，属于表寒证。而后病变进一步发展，寒邪入里化热，恶寒等症消失，出现发热、心烦口渴、苔黄等热证，这就是由表寒证转为里热证。

若先见热证，后见寒证，寒证出现后，热证逐渐消失，即为热证转化为寒证。如高热患者，由于大汗不止，或吐泻过度，随即出现四肢厥冷，面色苍白，脉微弱，这就是由热证转为寒证。

3. 寒热真假 一般情况下，疾病的本质与所反映的征象是一致的，即热证见热象，寒证见寒象。但在特殊情况下，尤其是疾病的危重阶段，有时出现真热假寒、真寒假热的证疾，既寒证见热象，热证见寒象。其临床症状与疾病本质不一致，需要细心辨别。

（1）真热假寒：由于内热过盛，阳气被郁不能外达，会出现一些假寒的现象，如四肢厥冷、脉沉等，似真寒证，但身热不喜加衣被，脉沉而有力，并且又见口渴喜冷饮、咽干口臭、谵语、小便短赤、大便燥结等热象，说明内热炽盛是真，而外呈寒象是假。

（2）真寒假热：由于阴寒内盛迫阳于外，临床可见身热、面红、口渴、脉大，似为热证，但身热欲进衣被，面红而四肢厥冷，口渴而喜热饮，脉大无力，并且又可见尿液清长，大便稀、舌淡，苔白等寒象，说明阴寒内盛是真，而外呈热象是假。

（四）鉴别要点（掌握）

寒证与热证鉴别要点见表18-42。

表 18-42 寒证与热证鉴别要点

鉴别要点	寒证	热证
面色	白	红
寒热喜恶	恶寒喜暖	恶热喜凉
口渴	不渴	渴喜冷饮
四肢	冷	热
大便	稀溏	干结

续表

鉴别要点	寒证	热证
小便	清长	短赤
舌象	舌淡苔白润	舌红苔黄
脉象	迟或紧	数

三、虚实辨证

（一）概念（熟悉）

虚实是辨别人体正气强弱和邪气盛衰的两个纲领。虚指正气虚，实指邪气盛。

1.虚证 是指人体正气不足，脏腑功能衰退所表现的证候。多见于素体虚弱，后天失调以及七情劳倦、房事过度等所导致的阴阳气血亏虚而形成。临床包括血虚、气虚、阴虚、阳虚等四大常见类型。

2.实证 是指邪气过盛，脏腑功能活动亢盛所表现的证候。其成因包括两个方面：一是外邪入侵人体；二是脏腑功能失调，以致痰饮、水湿、瘀血等病理产物停留体内导致。

（二）临床表现（熟悉）

1.虚证 各种虚证表现不尽相同，临床大体包括气、血、阴、阳的虚证，一般久病，病势缓，体质虚弱者属虚证。

（1）气虚证：指全身或某一脏腑功能减退而出现的证候。临床可见面白无华，语声低微，疲倦乏力，自汗，动则诸证加剧，舌淡，脉虚弱等。

（2）血虚证：血虚证是血液不足，不能濡养脏腑、经脉、组织、器官而出现的证候。临床可见面色苍白或萎黄，唇色淡白，头晕眼花，心悸失眠，手足麻木，妇女月经量少或经闭，舌质淡，脉细无力等。

（3）阴虚证：阴虚证是体内阴液亏损表现出的证候。临床可见午后潮热，盗汗，颧红，五心烦热，咽干，小便短黄，舌红少苔，脉细数等。

（4）阳虚证：是体内阳气不足表现出的证候。临床可见面色苍白，神疲乏力，形寒肢冷，口淡不渴，尿液清长，大便稀溏，舌淡苔白，脉沉细无力。

2.实证 由于实邪性质及所在部位不同，其表现也不一，一般常见临床表现有发热，形体壮实，声高气粗，精神烦躁，胸胁脘腹胀满，疼痛拒按，大便秘结，小便不利，舌苔厚腻，脉实有力等。

（三）鉴别要点（熟悉）

虚证与实证鉴别要点见表 18-43。

表 18-43　虚证与实证鉴别要点

鉴别要点	虚证	实证
病程	长	短
体质	多虚弱	多壮实
精神	萎靡	兴奋
声息	声低息微	声高气粗
疼痛	喜按	拒按
发热	五心烦热、午后微热	壮热
舌象	质嫩，苔少或无苔	质老，苔厚腻
脉象	无力	有力

四、阴阳辨证

（一）概念（了解）

阴阳是概括病证类别的一对纲领。其应用范围很广，是八纲的总纲，可以概括其他 3 对纲领，即表、热、实属阳，里、寒、虚属阴。一切病证，尽管千变万化，但总起来不外阴证与阳证两大类。

1. 阴证　是指体内阳气虚衰或寒邪凝滞的证候，属寒，属虚，机体反应多呈衰退表现。凡符合属阴性质的证候，具有抑制、沉静、衰退、晦暗等表现的寒、虚、里证，均可归属于阴证。

2. 阳证　是指体内热邪壅盛或阳气亢盛的证候，属热，属实。机体反应多呈亢盛表现。凡符合属阳性质的证候，具有兴奋、躁动、亢进、明亮等表现的热、实、表证，均可归属于阳证。

阴阳消长是相对的，阴证可以转阳，阳证可以转阳，一般来说阳证转阴是病情加重，阴证转阳是病情减轻。

3. 亡阴证　是指体内阴液大量消耗或丢失，而表现阴液衰竭的病变和证候。

4. 亡阳证　是指体内阳气严重耗损，而表现为阳气衰竭的病变和证候。

亡阴亡阳是疾病过程中出现的危重症候，其发生原因主要有两个方面：一是病情发展和突变；二是治疗错误。

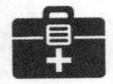

（二）临床变现（熟悉）

1. 阴证　精神萎靡，面色苍白，畏寒肢冷，气短声低，口淡不渴，大便稀溏，小便清长，舌淡苔白，脉沉迟无力。

2. 阳证　精神烦躁，壮热，面红色赤，声高气粗，渴喜冷饮，大便秘结，小便短赤，舌红苔黄而干，脉滑数有力。

3. 亡阴证　汗出如油，呼吸短促，身热，手足温，烦躁不安，渴喜冷饮，面色潮红，舌红而干，脉细数无力等。

4. 亡阳证　大汗淋漓，面色苍白，精神淡漠，畏寒，手足厥冷，气息微弱，口不渴或渴喜热饮，脉微欲绝。

　　亡阴可以迅速导致亡阳，亡阳后也可出现亡阴，只是先后主次不同而已。临床应分清亡阴亡阳的主次矛盾，及时正确抢救。

（三）鉴别要点（熟悉）

1. 阴证与阳证鉴别　见表18-44。

表 18-44　虚证与实证鉴别要点

四诊	阴证	阳证
望	面色苍白或黯淡，身重蜷卧，倦怠乏力，萎靡不振，舌质淡而胖嫩，舌苔润滑	面色潮红或通红，喜凉，狂躁不安，口唇燥裂，舌质红绛，苔色黄或老黄，甚则燥裂，或黑而生芒刺
闻	语声低微，静而少言，呼吸怯弱，气短	语声壮厉，烦而多言，呼吸气粗，喘促痰鸣，狂言叫骂
问	大便气腥臭，饮食减少，口中无味，不烦不渴，或喜热饮，小便清长短少	大便或硬或秘，或有奇臭，恶食，口干，烦渴引饮，小便短赤
切	腹痛喜按，身寒足冷，脉象沉微细涩，弱迟无力	腹痛拒按，身热足暖，脉象浮洪数大滑实而有力

2. 亡阴证与亡阳证鉴别　见表18-45。

表 18-45　亡阴证与亡阳证鉴别要点

证候	汗液	四肢	面色	脉象	舌象	其他
亡阳证	稀冷如水味淡	厥冷	苍白	脉微欲绝	淡润	畏寒、息微、不渴或渴喜热饮
亡阴证	黏热如油味咸	温和	面赤	细数躁疾无力	红干	身热、息粗、渴喜冷饮

第四节 脏腑辨证

脏腑辨证，是根据脏腑的生理功能、病理表现，对疾病证候进行分析归纳，以推究病因病机，判断病变的部位、性质以及正邪盛衰的一种辨证方法。其主要是确定病变所在脏腑和分辨证候类型，是中医临床辨证方法中的重要组成部分。因每个脏腑生理功能不同，发生病理变化时，就有不同的临床表现。因此，熟悉各脏腑的生理功能及其病变规律，是掌握脏腑辨证的基本方法。

脏腑辨证，包括脏病辨证、腑病辨证以及脏腑兼病辨证。由于临床上单纯的腑病较为少见，且多与一定的脏病有关，故将腑病写入相关的脏病中。脏腑病变是复杂的，在病变过程中脏腑之间可以互相影响，因此，在进行脏腑辨证时，应当从整体观念出发，不仅要考虑一脏一腑的病理变化，还必须注意脏腑间的联系和影响，只有认真把握病变的全局，抓住主要矛盾，才能有效地指导临床治疗。

一、肝与胆病辨证

肝主疏泄，藏血，主筋，开窍于目。肝的病证有虚有实，虚证多见肝血、肝阴的不足；实证多见肝郁气滞，肝火、寒凝、湿热等证；或肝阳上亢、肝风内动等多为虚实夹杂证。

肝与胆经络相通，互为表里。胆储藏和排泄胆汁，以助消化。胆病主要表现为胆汁疏泄异常、虫积内扰、湿热等证。

本部分共分为9种证候，其中7种为肝的病证，一种为胆的病证，另一种为肝胆病证，可分别通过虚实及病因来记忆（图18-2）。

（一）肝血虚证

【概念】（熟悉） 肝血虚证是指肝藏血不足，导致肝血亏虚，筋失所养所表现的证候。

【临床表现】（掌握） 眩晕耳鸣、面唇苍白、爪甲不荣，两目干涩，视物模糊或夜盲，妇女月经量少、色淡，甚至闭经。肢体麻木，筋脉拘挛，舌淡，脉细。

【病机分析】 本证多因生血不足或失血过多所致。肝血不足，不能上荣于头面，故眩晕耳鸣、面唇苍白，舌淡；肝开窍于目，肝血不足，不能上注于目，所以视物模糊，两目干涩，甚至夜盲；妇女肝血不足，血海空虚，故月经量少

色淡，甚至闭经；肝主筋，血虚则筋脉失养，故肢体麻木，筋脉拘挛；血少，脉失充盈，则见脉细。

【要点】 筋脉、两目、爪甲失养与血虚证并见。

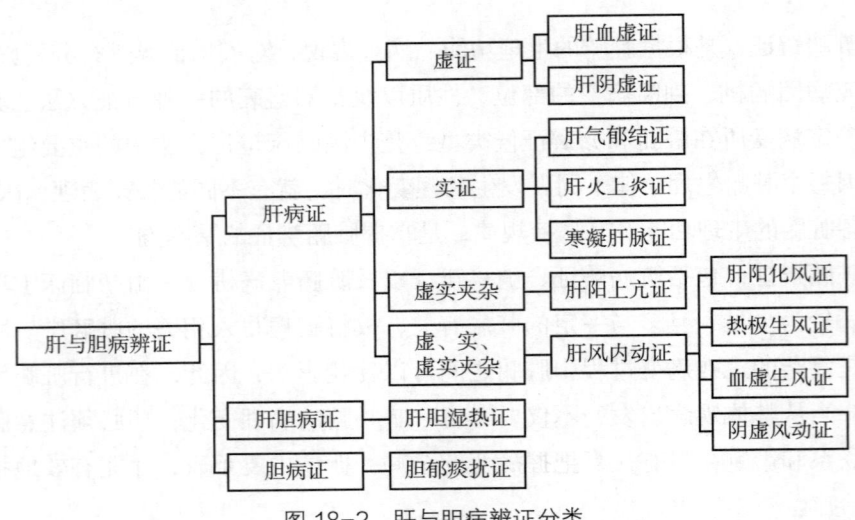

图 18-2 肝与胆病辨证分类

（二）肝阴虚证

【概念】（熟悉） 肝阴虚证是指肝阴不足，虚热内扰所表现出的证候。

【临床表现】（掌握） 头晕，头痛，耳鸣，两目干涩，视物模糊，心烦失眠，颧红，五心烦热，低热盗汗，口燥咽干，胁肋隐痛，舌红少苔，脉细数。

【病机分析】 本证多因肝阴不足所致。肝阴不足，不能上滋头目，则头晕、头痛、耳鸣、两目干涩、视物模糊；肝阴不足，不能濡养肝络，胁肋隐痛；阴虚内热，热扰心神，可见心烦失眠；颧红，低热盗汗，五心烦热，口干咽燥，舌红少苔，脉细数均为阴虚内热之征。

【要点】 头目、筋脉、肝络失于润养与虚热证并见。

（三）肝气郁结证

【概念】（熟悉） 肝气郁结证又称肝郁气滞证，是指肝失疏泄，肝经气机郁滞所表现的证候。

【临床表现】（掌握） 精神抑郁或易怒，喜叹息，胸闷不畅或胸胁胀痛或窜痛，或咽部有梗阻感，或胁肋下有痞块，妇女可见乳房胀痛，痛经，月经不调，甚至闭经；舌质紫暗或有瘀斑，脉沉弦涩。

【病机分析】 本证多由情志不遂或精神刺激所致。肝主疏泄，以疏达为畅，情志不遂，肝失条达，可见精神抑郁、易怒，胸闷不畅，善叹息；肝经脉分布胁肋，肝郁可见经脉不利，即胁肋少腹胀痛；气郁生痰，痰随气机走动，搏结于咽喉，故咽部有梗阻感，俗称"梅核气"；肝气郁结，气血不畅，冲任失调，故有月经不调，乳房胀痛；肝郁经久不愈，气病及血，见痛经或闭经；舌质紫暗或有瘀斑，脉沉弦细，皆为气滞血瘀之征象。

【要点】 情志抑郁或易怒，胸胁或少腹胀痛、窜痛，或妇女月经失调。

（四）肝火上炎证

【概念】（熟悉） 肝火上炎证是指由肝火亢盛、上逆而表现的实热证候。

【临床表现】（掌握） 头晕胀痛，面红目赤，烦躁易怒，口苦咽干，胁肋灼痛，失眠或噩梦纷纭，耳聋耳鸣，或吐血、衄血，或目赤肿痛，尿黄便秘，舌红苔黄，脉弦数。

【病机分析】 本证多由情志不遂、肝气郁而化火，或过食肥甘厚腻，或肝阳亢盛化火，或火热之邪内犯肝经而引起。肝火上攻于头，故症见头晕胀痛、面红、目赤肿痛；肝胆互为表里，足少阳胆经入于耳，肝火循胆经上炎，则耳鸣耳聋；肝火内盛不能疏泄情志，则急躁易怒；不能藏神，则失眠、多噩梦；火热灼伤血络，迫血妄行，则可发生吐血、衄血，色鲜红；口干、舌红苔黄，脉弦数，均为肝火内盛之征象。

【要点】 头晕胀痛，胁肋灼痛，急躁易怒与实火证并见。

（五）寒凝肝脉证

【概念】（熟悉） 寒凝肝脉证是指寒邪凝滞于肝脉而表现出的证候。

【临床表现】（掌握） 少腹胀痛，睾丸坠胀，遇寒加重、得温痛减，或见阴囊内缩，痛引少腹，面色青白，形寒肢冷，口唇青紫，小便清长，舌淡苔白，脉沉弦。

【病机分析】 本证多因寒邪侵袭肝脉，使气血凝滞而致。寒凝肝脉，气血凝滞，可见少腹胀痛，睾丸坠胀；寒则气血凝涩，热则气血通利，故疼痛遇寒加重，得温痛减；寒主收引，肝脉受寒则阴囊冷缩而痛引少腹；寒为阴邪，阻遏阳气，阳气不得布散，故见面色青白，形寒肢冷；阴寒内盛不能化气行水，水走肠间，可见小便清长，大便稀溏；肝经络环于唇，寒滞肝脉，故口唇青紫；舌淡苔白，脉沉弦，均为寒盛于肝之征象。

【要点】 少腹、阴部、巅顶冷痛与实寒证并见。

（六）肝阳上亢证

【概念】（熟悉） 肝阳上亢证是指肝气亢奋，或肝肾阴虚，阴不潜阳，肝阳上扰头目所形成的阴虚阳亢的本虚标实证。

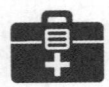

【临床表现】（掌握）　眩晕耳鸣，头目胀痛，面部烘热，急躁易怒，口苦咽干，或头重脚轻，腰膝酸软，舌红，苔少，脉细弦而数。

【病机分析】　本证多由素体阳盛或七情内伤所致。肝失疏泄，肝气亢奋，或肝肾阴虚，肝阳上逆，则见眩晕耳鸣，头目胀痛，面部烘热等症；肾阴亏于下，肝火炎于上，上盛下虚，则头重脚轻，急躁易怒，口苦；腰为肾府，肝肾阴虚，筋脉失养，故腰膝酸软无力；舌红，脉弦数，为阴虚阳亢之征象。

【要点】　眩晕、头目胀痛、头重脚轻，腰膝酸软。

（七）肝风内动证

肝风内动证是指病变过程中出现的动摇、抽搐、眩晕等临床表现的证候。包括肝阳化风、热极生风、血虚生风三类证候。

1.肝阳化风证

【概念】（熟悉）　肝阳化风是指肝阳亢逆无以制约而表现出眩晕、震颤等风动表现的证候。

【临床表现】（掌握）　头晕目眩，头痛耳鸣，肢体震颤，语言不利，步履不稳，甚至突然昏倒，不省人事，口眼㖞斜，半身不遂，舌强失语，喉中痰鸣，舌红，脉细弦等中风表现。

【病机分析】　本证多由肝阳上亢而致。基本病机为肝肾阴亏，阳亢化风。肝阳亢逆无制，阳亢于上，阴亏于下，肝为风木之脏，肝阳化风，上达巅顶，横窜脉络，可见头晕目眩，头痛耳鸣，肢体震颤；上盛下虚，故有步履不稳；虚火上扰，气血逆乱，阳盛灼液成痰，风阳夹痰上扰，蒙蔽清窍，则出现突然昏倒，不省人事；风痰走窜经络，经气不利，故见口眼㖞斜，半身不遂，舌强失语等；舌红苔少，脉细弦，均为阴虚阳亢之征象。

【要点】　素有肝阳上亢病史，突见动风之象，或猝然昏倒，半身不遂，舌强不语。

2.热极生风证

【概念】（熟悉）　热极生风是指热邪炽盛而引起抽搐、震颤等动风临床表现的证候。

【临床表现】（掌握）　高热，烦躁，躁扰不安，抽搐，颈项强直，甚至角弓反张，双目上翻，神志昏迷，舌红绛苔黄，脉弦数。

【病机分析】　本证多见于外感温热病，基本病机为热邪炽盛，热动肝风。外感温热邪毒入里，热邪炽盛，燔灼肝经，筋脉失养，引起肝风内动，故高热、抽搐、颈项强直，甚至角弓反张，双目上翻；热入心包，心神被扰，则烦躁不宁；热闭心神则神志昏迷；高热、舌红绛、苔黄、脉数均为热证之征象。

【要点】 高热、神昏兼动风之象（抽搐、项强、角弓反张等）。

3. 血虚生风证

【概念】（熟悉） 血虚生风是指肝血不足，筋脉所养，虚风内动所表现的临床证候。

【临床表现】（掌握） 手足震颤，肌肉困动，关节拘急不利，肢体麻木，眩晕耳鸣，面色无华，爪甲不荣，视物模糊或夜盲，妇女月经量少或闭经；舌淡，苔白，脉细弦。

【病机分析】 本证多由失血过多，或久病血虚所致。基本病机为肝血不足，血虚生风。肝血不足，筋脉失养，故爪甲不荣，肢体麻木；血虚动风，则手足抽搐，肌肉困动；肝血不能上荣头面，故面色无华，头晕目眩；肝血虚不能上注于目，故视物模糊或夜盲；肝血亏虚，冲任血少，则月经量少或闭经；舌淡，脉细弦亦为血虚生风之征象。

【要点】 血虚兼动风表现（肢体麻木，手足震颤，肌肉困动等）。

4. 阴虚动风证

【概念】（熟悉） 阴虚动风是指肝肾阴亏，筋脉失养导致动风所表现的证候。

【临床表现】（掌握） 手足蠕动，眩晕耳鸣，潮热盗汗，颧红咽干，形体消瘦，舌红少苔，脉细数。

【病机分析】 外感热病后期，或内伤久病，阴液亏虚，肢体筋脉失养动风，故见手足蠕动，潮热盗汗，颧红咽干，形体消瘦，舌红少苔，脉细数，均为阴虚内热表现。

【要点】 阴虚兼动风表现（手足蠕动）。

（八）肝胆湿热证

【概念】（熟悉） 肝胆湿热证是指湿热蕴结肝胆所表现的临床证候。

【临床表现】（掌握） 胁肋胀痛，口苦，恶心欲吐，厌食油腻，或兼见全身皮肤及目睛发黄，发热，或胁下有痞块，或见阴囊湿疹，睾丸肿大热痛，外阴瘙痒，带下黄臭，尿黄，舌红苔黄腻，脉弦滑数。

【病机分析】 本证多因感受湿热之邪，或嗜酒、过食肥甘，酿生湿热所致。湿热蕴蒸肝胆，肝胆失于疏泄，气机不畅，故胁肋胀痛，甚至胁下有痞块；湿热熏蒸日久，胆气上逆，则口苦；胆汁不循常道而外溢肌肤，则巩膜、全身皮肤发黄；湿热郁阻，正邪交争，故见发热；湿热影响脾胃，脾失健运，胃失和降，则厌食油腻，恶心欲吐；肝脉绕于阴器，湿热下注，则阴囊湿疹，或睾丸肿痛，妇女见外阴瘙痒，带下黄臭；舌红苔黄腻，脉弦滑数，均为湿热内蕴

之征象。

【要点】胁肋胀痛，厌食腹胀，身目发黄，阴部瘙痒与湿热证并见。

（九）胆郁痰扰证

【概念】（熟悉）胆郁痰扰证是指胆失疏泄，痰热内扰所表现出的证候。

【临床表现】（掌握）惊悸不寐，烦躁不安，口苦泛恶呕吐，胸闷胁胀，头晕目眩，耳鸣，舌黄苔腻，脉弦滑。

【病机分析】本证多由情志不遂，气郁化火，炼液生痰所致。肝与胆互为表里，互为络属，肝热及胆，痰热内扰，胆气不宁，故见惊悸不寐，烦躁不安；胆热犯胃，胃气上逆，可见口苦泛恶呕吐；胆气郁滞，见胸闷胁胀；痰热循经上扰，则头晕目眩，耳鸣；苔黄腻，脉滑，均为痰热内蕴之征象。

【要点】惊悸，失眠，眩晕，口苦欲呕，苔黄腻。

（十）肝与胆病鉴别诊断（熟悉）

1. 肝血虚证与肝阴虚证的鉴别见表18-46。

表 18-46　肝血虚证与肝阴虚证的鉴别

证候	相同	不同
肝血虚证	均属肝的虚证	血虚表现，无热象－眩晕、视物模糊、经少、肢麻手颤
肝阴虚证	均有头晕表现	阴虚、虚热表现－眼干涩、潮热、颧红、手足蠕动

2. 肝火上炎证与肝阳上亢证的鉴别见表18-47。

表 18-47　肝火上炎证与肝阳上亢证的鉴别

证候	相似病机	相似证候	性质	不同
肝火上炎证	火性炎上	头面部症状突出	实证	目赤头痛、胁肋灼痛口苦口渴、便秘尿黄
肝阳上亢证	阳气亢于上		上实下虚证	上实——眩晕、头目胀痛、头重脚轻、手足蠕动 下虚——腰膝酸软、耳鸣

3. 肝气郁结证、肝火上炎证、肝阴虚证、肝阳上亢证、阳亢化风五证的病理联系密切，可相互转化（图18-3）。

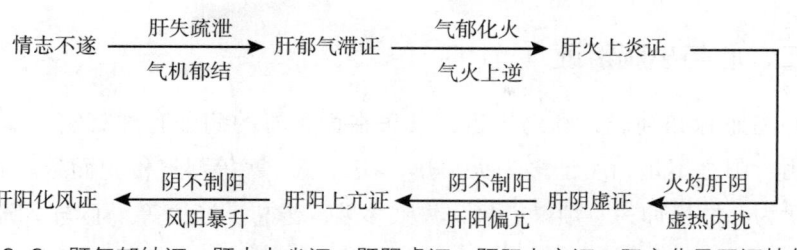

图 18-3　肝气郁结证、肝火上炎证、肝阴虚证、肝阳上亢证、阳亢化风五证转化

4. 肝阳化风是在肝阳上亢基础上发展而成，若肝肾阴亏日久，肝阳亢逆无制，可突发动风之象，转成肝阳化风证（表 18-48）。

表 18-48　肝阳上亢证与肝阳化风证的鉴别

证候	相同病理基础	症状
肝阳上亢证	肝肾阴虚	上实——头目胀痛、头重脚轻 下虚——腰膝酸软、耳鸣
肝阳化风证	阴虚阳亢	病重，突发动风之象 眩晕欲仆、项强肢颤、舌强语謇或猝然神昏

5. 肝阳化风证、热极生风证、血虚生风证、阴虚生风证的鉴别：四证均有动风之症，不同之处见表 18-49。

表 18-49　肝风内动四证的鉴别

鉴别	病机	性质	主症	兼症	舌象	脉象
肝阳化风证	肝肾阴亏 肝阳亢逆	上实 下虚	眩晕欲仆 项强肢颤 舌强不语 或言语謇涩	手足麻木 步履不正	舌红 苔白或腻	弦而有力
热极生风证	热邪亢盛 灼伤筋脉 引动肝风	实热	手足抽搐 颈项强直	高热神昏 燥热如狂	舌质红绛	弦数
血虚生风证	肝阴亏虚 筋脉失养 虚风内动	虚	手足麻木 震颤 肌肉瞤动	面白无华 眩晕耳鸣	舌淡 苔白	细
阴虚风动证	肝血亏虚 筋脉失养 虚风内动	虚	手足蠕动	午后潮热 五心烦热 口燥咽干 形体消瘦	舌红少津	细数

二、心与小肠辨证

心主血脉和神志，开窍于舌，其华在面。心的病证有虚有实，虚证为气、血、阴、阳之不足，实证多为火、热、痰、瘀、寒等邪气侵犯而致。心病的常见症状为心悸怔忡，心烦，心痛，失眠多梦，健忘，谵语等。心与小肠相表里，小肠主液，受盛化物，泌别清浊，故小肠病的常见症状为小便赤涩灼痛、尿血。

本部分内容可分为心病证、心与小肠病证及小肠病证。心病首分虚实，再根据致病因素细分，心与小肠病证为小肠实热证，小肠病证为小肠虚寒证（图18-4）。

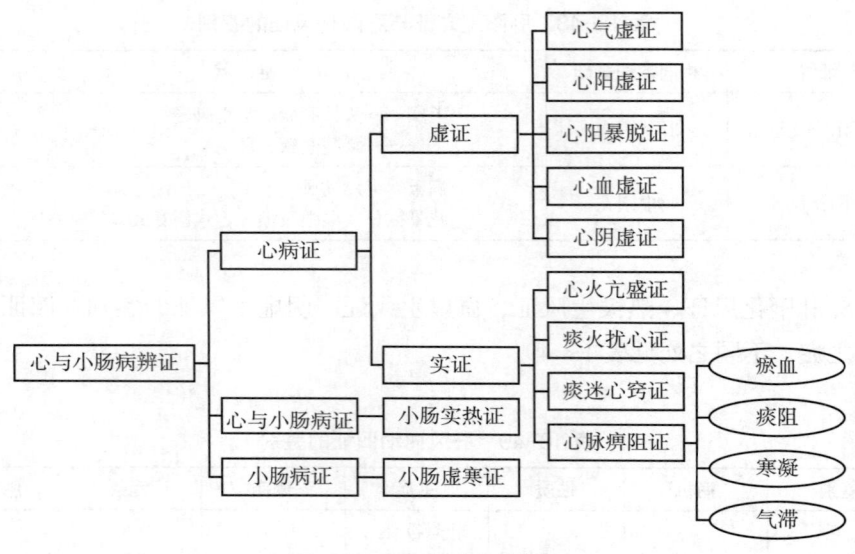

图 18-4　心与小肠病辨证

（一）心气虚证

【概念】（熟悉）　心气虚证是指心气不足，鼓动乏力所表现的证候。

【临床表现】（掌握）　心悸，胸闷气短，活动时加重，自汗，体倦乏力，面白无华，舌淡苔白，脉细弱或结代。

【病机分析】　心脏鼓动力弱，不能推动血液正常运行而强行鼓动，故见心悸；心气不足，胸中宗气运转无力，则见气短，活动劳累时加重；气虚卫表不固，则见自汗；心气不足，行血无力，不能上荣，故见面白无华，舌淡；气血不足，不能充盈脉管或脉气不相连续，则见脉细或结代。

【要点】　心悸与气虚证并见。

（二）心阳虚证

【概念】（熟悉）　心阳虚证是指心阳虚衰，温运无力，虚寒内生所表现的证候。多由心气虚进一步发展而致。

【临床表现】（掌握）　心悸怔忡，心胸憋闷或胸痛，畏寒肢冷，面色㿠白，气短自汗，面白无华，或唇舌青紫，舌淡胖或紫暗，苔白滑，脉沉迟无力。

【病机分析】　心阳虚衰，鼓动无力，见心悸怔忡；气损及阳，阳虚寒凝，气血运行不畅，则心胸憋闷，舌质紫暗；心阳虚不能温煦全身，故见畏寒肢冷；卫外不固，故见自汗；心阳虚衰，运血无力，脉络不充，故见脉迟无力。

【要点】　心悸怔忡、胸闷或心痛与阳虚证并见。

（三）心阳暴脱证

【概念】（熟悉）　心阳暴脱证是指心阳衰极，阳气暴脱所表现的危重证候。

【临床表现】（掌握）　突然冷汗淋漓，四肢厥冷，呼吸微弱，面色苍白；或心痛剧烈，持续不解，面唇青紫，脉微欲绝，甚至神志模糊，昏迷不醒，舌淡或紫，脉微欲绝。

【病机分析】　多在心阳衰或心脉痹阻基础上阳气突然脱失所致。阳气衰亡，不能固摄津液、温煦形体，故见冷汗淋漓，四肢厥冷；无力温运血行，面舌脉络不充，见面色苍白，舌淡，脉微欲绝；阳气暴脱，宗气大泄，不能行呼吸，故呼吸微弱；阳气脱失无力推动血行致瘀阻脉络，见口唇青紫，心神失养，出现神志模糊甚至昏迷。

【要点】　心阳虚证，或心胸憋闷剧痛与亡阳证并见。

（四）心血虚证

【概念】（熟悉）　心血虚证是指心血亏虚，心失所养而表现的证候。

【临床表现】（掌握）　心悸，头晕，失眠多梦，健忘，面白无华，唇舌色淡，脉细。

【病机分析】　心血不足，心失所养，心动不安，则见心悸怔忡；心血不能濡养心神，致心神不宁，出现失眠多梦症状；血虚不能濡养脑髓，而见眩晕健忘；不能上荣头面，则见面色无华，舌色淡，血虚不能充盈脉道，则脉细无力。

【要点】　心悸，失眠，健忘与血虚证并见。

（五）心阴虚证

【概念】（熟悉）　心阴虚证是指心阴亏虚，虚热内扰所出现的证候。

【临床表现】（掌握）　心悸心烦，失眠多梦，五心烦热，潮热盗汗，口燥咽干，舌红少津，脉细数。

【病机分析】　心阴不足，心失所养，故见心悸、失眠多梦；心阴不足，虚

火内扰，则见五心烦热，盗汗，口燥咽干，舌红少津，脉细数。

【要点】 心悸心烦，失眠多梦与阴虚证并见。

（六）心火亢盛证

【概念】（熟悉） 心火亢盛证是指心火旺盛、热扰心神所表现的实热证候。

【临床表现】（掌握） 心胸烦热，口渴面赤，心烦失眠，口舌生疮，甚则赤烂疼痛，舌红苔黄，脉数有力。

【病机分析】 本证多因情志不遂或过食辛辣肥甘之品以致化热生火，火热之邪循经上冲而致。火盛扰动心神，则心烦失眠；心开窍于舌，心火循经上炎，则致口舌生疮，甚则赤烂疼痛，心胸烦热、口渴面赤、舌红苔黄、脉数等均为心经有热之征象。

【要点】 心烦失眠或神志躁狂，舌疮，舌尖红与实热证并见。

（七）痰火扰心证

【概念】（熟悉） 痰火扰心证是指痰火内盛，扰乱心神，以神志异常为主要表现的证候。

【临床表现】（掌握） 发热面赤，口渴，胸闷心悸，烦躁不寐，甚或发狂、神昏谵语，便秘尿黄，痰黄稠，或喉间痰鸣，舌红苔黄腻，脉滑数。

【病机分析】 本证多因情志刺激，气郁化火，煎液为痰，痰火内扰。热灼伤津，则发热口渴，便秘尿黄；火势上炎，则面赤气粗；痰火内盛，则痰黄稠，或喉间痰鸣；痰阻气机则胸闷，痰火内盛，闭扰心神，轻则心悸，烦躁不寐，重则发狂，甚或神昏谵语；舌红苔黄腻，脉滑数均为痰火内盛之征象。

【要点】 高热，神昏，痰火内盛，神志狂乱。

（八）痰迷心窍证

【概念】（熟悉） 痰迷心窍证是指痰浊蒙蔽心窍，导致以神志异常为主的证候。

【临床表现】（掌握） 面色晦暗，脘闷恶心，意识模糊，言语不清，呕吐痰涎或喉中痰鸣，甚至昏迷不省人事，苔白腻，脉滑；或有精神抑郁，表情淡漠，神志痴呆，喃喃自语，举止失常。

【病机分析】 本证多因外感热病或其他疾病恶化所致，或因七情所伤，肝气郁结，气郁生痰，痰浊阻闭于心神所致。痰蒙心神，可见神志异常或表现为精神抑郁、神志痴呆、喃喃自语的癫证；或突然昏倒，不省人事、两目上视、手足抽搐之痫证；或表现为面色晦暗、胸闷痰多、苔白腻、脉滑等痰浊蒙蔽心神证。

【要点】 抑郁性精神失常和痰浊内盛证并见。

（九）心脉痹阻证

【概念】（熟悉） 心脉痹阻证是指血瘀、痰阻、气滞、寒凝阻滞心脉而导致心脉痹阻不通，出现以心悸怔忡、胸闷心痛为主要表现的证候。

【临床表现】（掌握） 心悸怔忡、心胸憋闷作痛，痛引肩背或内臂为主要共同症状，根据病因不同，分别有不同的临床表现。

【病机分析】 多因年高体弱，心气衰减；或过食肥甘厚腻，痰浊凝聚痹阻心脉；或寒邪凝滞心脉；或情志抑郁，气滞胸中所致。心阳不振，心失所养，心动失常，见心悸怔忡；气血阻滞，心脉不通，见心胸憋闷疼痛；手少阴心经循肩臂而行，故见痛引肩臂或内臂，时作时止。

【要点】 心悸怔忡，心胸憋闷疼痛，痛引肩背内臂，时作时止。

（十）小肠实热证

【概念】（熟悉） 小肠实热证是指心火下移，致小肠里热炽盛所表现出的证候。

【临床表现】（掌握） 心中烦热，口渴喜冷饮，口舌生疮，小便赤涩，尿道灼痛，尿血，舌质红，苔黄，脉数。

【病机分析】 本证多由心之热邪下移小肠所致。心与小肠相表里，小肠主泌别清浊，因心热下移小肠，影响其分清泌浊功能，可见小便赤涩，尿道灼痛；热盛灼伤血络，则见尿血；心火炽盛，内扰心神，轻者见心胸烦热，甚者见心烦失眠；心火上炎，故见口舌生疮；热盛伤津，见口渴喜冷饮；舌红苔黄脉数，皆为内热炽盛之征象。

【要点】 小便赤涩灼痛与心火上炎证并见。

（十一）小肠虚寒证

【概念】（熟悉） 小肠虚寒证是指脾阳受损累及小肠，致小肠阳虚所表现出的证候。

【临床表现】（掌握） 腹痛绵绵或时有隐痛，喜暖喜按，肠鸣泄泻，小便频数不爽或清长，面色淡白，身疲乏力，畏寒肢冷，口淡不渴，舌质淡苔薄白，脉沉细。

【病机分析】 本证多因饮食不节、劳累过度等，损伤脾阳，累及小肠，致使小肠阳气亏虚所致。小肠阳虚，肠道失于温煦，则腹痛绵绵或时有隐痛；证属虚寒，故见喜暖喜按；小肠泌别清浊功能失常，故见小便频数不爽或清长；水湿不化而下趋，故有肠鸣泄泻；阳虚心神失养，故神疲；形体失于温煦，见畏寒肢冷；阳虚寒盛，津液未伤，故口淡不渴；舌淡，脉沉细，均为虚寒之征象。

【要点】 腹痛绵绵，小便频数或清长与虚寒证并见。

（十二）心与小肠病的鉴别诊断（熟悉）

1. 心气虚证与心阳虚证的鉴别见表18-50。

表 18-50　心气虚证与心阳虚证的鉴别

证候	相同	不同兼症
心气虚证	心悸	气虚表现——自汗，神疲乏力，面色淡白，舌淡苔白，脉弱
心阳虚证	胸闷气短	阳虚表现——畏寒肢冷，面唇青紫，舌淡胖或紫暗，苔白滑，脉沉迟无力或结代

2. 心气虚证、心阳虚证、心阳暴脱证是心功能损伤的3个阶段，三者之间相互联系（图18-5）。

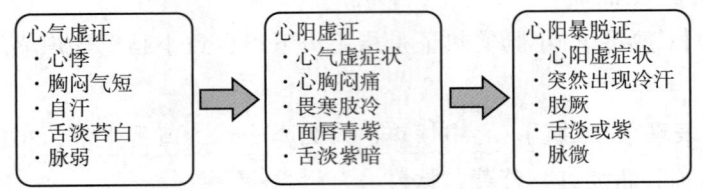

图 18-5　心气虚证、心阳虚证、心阳暴脱证的鉴别

3. 心血虚证与心阴虚证的鉴别见表18-51。

表 18-51　心血虚证与心阴虚证的鉴别

证候	相同	不同兼症
心血虚证	心失所养 心神不安	血虚表现——眩晕、面唇舌淡白，脉细弱
心阴虚证	心悸 胸闷气短	阴虚表现——五心烦热、潮热盗汗，颧红，舌红少津，脉细数

4. 痰火扰心证与痰迷心窍证的鉴别见表18-52。

表 18-52　痰火扰心证与痰迷心窍证的鉴别

证候	相同	病因	性质	表现	痰	舌	脉
痰火扰心证	痰盛 神志异常	痰火	阳证	面赤口渴 烦躁亢奋 打人毁物 发狂	痰多色黄稠	舌红 苔黄腻	滑数
痰迷心窍证		痰浊	阴证	抑郁消沉 喃喃独语 或癫痫	痰多色白	苔白腻	滑

5.心脉痹阻为病理结果，根据其成因不同，有瘀阻心脉证、痰阻心脉证、寒凝心脉证及气滞心脉证四证之分，四证的异同点见图 18-6。

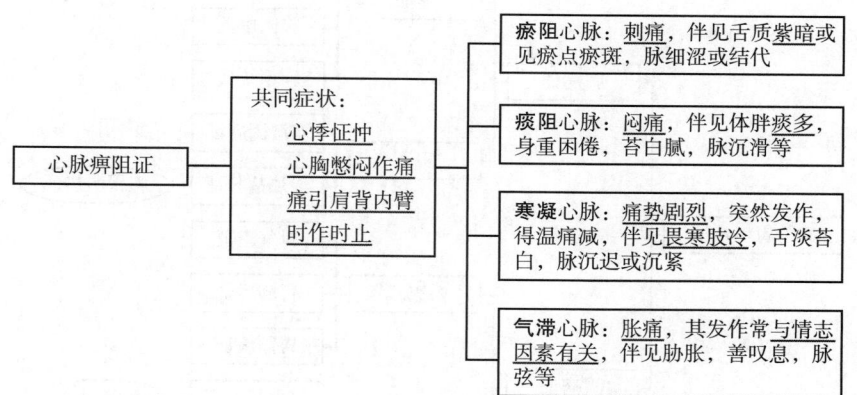

图 18-6　心脉痹阻四证的鉴别

三、脾与胃辨证

脾的主要生理功能是主运化，统血；胃主受纳，腐熟。脾主升清，胃主降浊，脾胃之间经络相通，互为表里，它们共同完成食物的消化、吸收和输布，为气血生化之源。脾胃病证有寒热虚实不同，脾病以虚证较多，如脾阳虚衰，运化失调，水湿痰饮内生及气虚下陷等证，常见症状有腹胀、便溏、水肿、出血等；胃病多实证，以气机障碍，胃气上逆为主要病理改变，临床多见胃脘痛、呕吐、嗳气、呃逆等表现。

本部分共分为 13 种证型，分别按脾胃病证，虚、实及病因分类（图 18-7）。

（一）脾气虚证

【概念】（熟悉）　脾气虚证是指脾气不足，运化失职所表现出的证候。

【临床表现】（掌握）　腹胀食少，食后胀甚，大便溏薄，形体消瘦，倦怠乏力，少气懒言，面色萎黄，舌淡苔白，舌边有齿痕，脉缓弱。

【病机分析】　本证多由饮食所伤，或过度劳倦，或思虑伤神，或其他疾病影响，损伤脾气，导致运化失常。脾主运化，脾气虚，运化失常，故食少，食后脘腹胀满，便溏；水湿不化，流注大肠，则大便溏薄；脾气虚则气血生化不足，形体失养，故见消瘦，面色萎黄，四肢倦怠；气短懒言，舌淡，舌边有齿痕，脉微弱，皆为脾气亏虚之征象。

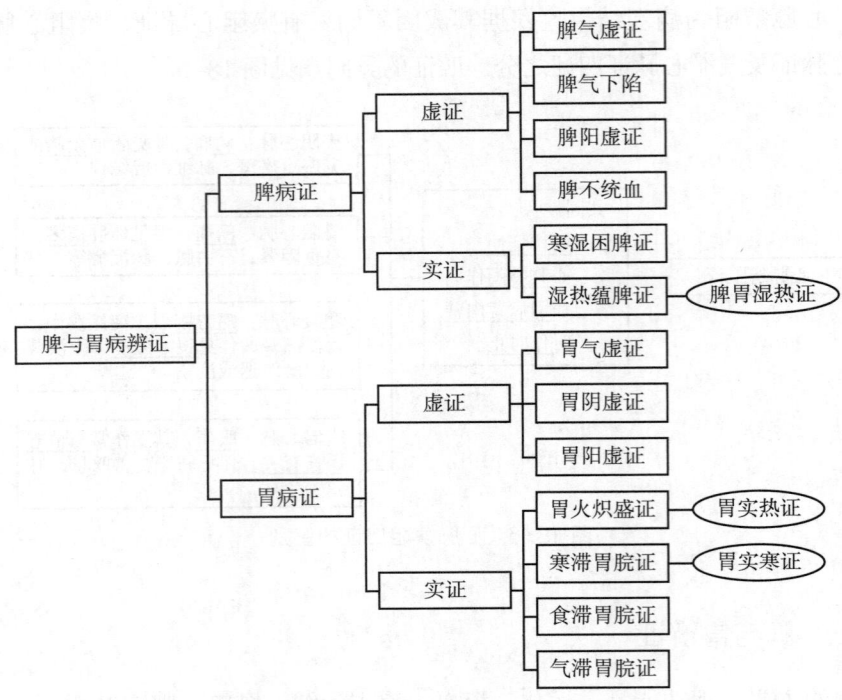

图 18-7　脾与胃病辨证

【要点】 食少，腹胀，便溏以及气虚表现。

（二）脾气下陷证

【概念】（熟悉） 脾气下陷证是指脾气虚弱，升举功能失常所表现的证候。

【临床表现】（掌握） 除头晕目眩，气短乏力，神疲倦怠，食少便溏，舌淡苔白，脉虚弱等脾气虚症状外，还可见脘腹坠胀感，食后更甚，或便意频数，肛门重坠，甚则脱肛，或泄下不止，或内脏下垂，或小便混浊如米泔。

【病机分析】 本证多由脾气虚发展而来，或素体虚弱，过度劳倦等所致。脾气虚证可见气短乏力，神疲倦怠，食少便溏，舌淡脉弱。脾气主升，能升发清阳和升举内脏，脾气虚则升举无力，清阳不升而下陷，固摄无权，故见久泄不止，小便混浊如米泔；清阳不能升于头面，故头晕目眩；脾气虚无力升举内脏，故脘腹坠胀感，便意频数，或脱肛，内脏下垂等。

【要点】 脘腹坠胀，或久泻久痢，或内脏下垂等与脾气虚证并见。

（三）脾阳虚证

【概念】（熟悉） 脾阳虚证是指脾阳虚衰，寒从内生所表现的临床证候。

【临床表现】（掌握） 腹部冷痛绵绵，喜温喜按，腹胀食少，形寒肢冷，口淡不渴，大便稀溏或完谷不化。或见下肢水肿，小便短少，或妇女带下清稀量多，舌淡胖边有齿痕，苔白滑，脉沉迟无力。

【病机分析】 本证多由脾气虚发展而来。脾气虚衰，运化失健，则腹胀纳少；阳虚阴盛，寒从中生，故腹痛喜温喜按；脾虚不能运化水湿，寒湿之气内盛，故大便稀薄或完谷不化、水肿、带下清稀：脾阳虚弱，不能温煦机体及四肢，故形寒肢冷；舌淡，苔白润，脉沉迟无力，皆为阳虚之征象。

【要点】 腹部冷痛绵绵，喜温喜按，腹胀便溏与虚寒证并见。

（四）脾不统血证

【概念】（熟悉） 脾不统血证是指脾气虚弱，无力统摄血行，而致血溢脉外的证候。

【临床表现】（掌握） 各种出血，如便血、尿血、肌出血、牙龈出血、鼻出血，或妇女月经过多、崩漏等，伴有食少便溏，食后腹胀，身疲乏力，少气懒言，面白无华，舌淡苔白，脉细弱。

【病机分析】 多由久病、劳倦伤脾，致脾气亏虚，脾气统摄功能失常。脾气虚弱，统摄失常，血不循经，则可见便血、尿血、肌出血等出血症状；脾不统血，则致冲任不固，故月经过多，或崩漏；食少便溏，少气懒言，舌淡脉细等均为脾气虚之征象。

【要点】 慢性出血症与脾气虚证并见。

（五）寒湿困脾证

【概念】（熟悉） 寒湿困脾证是指寒湿邪内蕴，脾阳受困，运化失职所表现的证候。

【临床表现】（掌握） 脘腹痞闷，恶心欲吐，口淡不渴，纳呆便溏，头身困重，或肢体水肿，小便短少，或身目发黄，舌体胖，苔白腻或白滑，脉濡缓。

【病机分析】 多因过食生冷，或冒雨涉水，或嗜食肥甘厚味，致寒湿内生，困阻中焦。寒湿内盛，脾阳受困，运化失常，则见脘腹痞闷或痛，纳呆，便溏；气机不畅，胃气上逆，故恶心欲吐，口黏；湿性重浊，流注肢体，阻遏清阳，故头身困重；苔白腻，脉滑均为内有湿邪之征象。

【要点】 脘腹痞闷疼痛，呕恶便溏及寒湿内停表现。

（六）湿热蕴脾证

【概念】（熟悉） 湿热蕴脾证是指湿热内蕴中焦，致脾胃纳运功能障碍所表现的证候。

【临床表现】（掌握） 脘腹痞闷，纳呆呕恶，肢体困重，口黏而甜，大便溏泄不爽，小便短黄，渴不多饮，身热不扬，汗出热不解，或身目鲜黄，或皮肤瘙痒，舌红苔黄腻，脉濡数。

【病机分析】 本证多因感受湿热，或过食肥甘，或嗜酒，日久酿成湿热。湿热蕴结中焦，运化失常，气机受阻，升降失常，故见脘腹痞闷，纳呆呕恶；湿热上泛，见口黏而甜；脾主肌肉，湿性重着，见肢体困重；湿热下注，见大便溏泄不爽，小便短黄；湿热蕴结，郁蒸于内熏蒸肝胆，胆汁外溢肌肤，见身目鲜黄，皮肤瘙痒；舌红苔黄腻，脉濡数，均为湿热内蕴之征象。

【要点】 脘腹痞闷，呕恶纳呆及湿热内蕴表现。

（七）胃气虚证

【概念】（熟悉） 胃气虚证是指胃气不足，受纳、腐熟功能减弱，以致胃失和降所表现的证候。

【临床表现】（掌握） 胃脘痞胀或隐痛，食后胀甚，纳少嗳气，神疲倦怠，舌淡苔薄白，脉虚（弱）。

【要点】 胃气不足，失于和降，胃气郁滞，见胃脘痞胀，食后胀甚；受纳腐熟功能减退，见纳少；胃气上逆，见嗳气。

（八）胃阳虚证

【概念】（熟悉） 胃阳虚证是指胃阳不足，虚寒内生，胃失和降所表现的证候。

【临床表现】（掌握） 胃脘冷痛绵绵，喜温喜按，食后痛减，吐清水或夹不消化食物，畏寒肢冷，神疲乏力，舌淡嫩，苔白，脉沉迟无力。

【病机分析】 本证是由胃气虚证发展而来。胃阳亏虚，虚寒内生，故见胃脘冷痛绵绵；得食得温得按，寒气可散，故痛减；阳虚生内寒，水饮不化，故吐清水；阳虚生外寒，故见畏寒肢冷；食少，生化之源匮乏，故见神疲乏力；舌淡嫩，苔白，脉沉迟无力，皆为阳虚之征象。

【要点】 胃脘冷痛，喜温喜按及阳虚证。

（九）胃阴虚证

【概念】（熟悉） 胃阴虚证是指胃阴亏虚，胃失濡润，虚热内生所表现的证候。

【临床表现】（掌握） 胃脘嘈杂，饥不欲食，口燥咽干，或脘痞不舒，隐隐灼痛，干呕恶逆，大便干结，小便短少，舌红少津，脉细数。

【病机分析】 本证多因湿热病后，热盛伤津所致。胃阴不足，虚热内生，热郁胃中，胃气失和，故见胃脘嘈杂，饥不欲食；胃阴亏虚不能滋润咽喉，故见口燥咽干；燥热伤津，不能濡润大肠，故见大便干结；阴虚热扰，胃气上逆，故见干呕恶逆；舌红少津，脉细数皆为阴虚内热之征象。

【要点】 胃脘嘈杂、灼痛，饥不欲食及虚热见症。

（十）胃火炽盛证（胃实热证）

【概念】（熟悉） 胃火炽盛证是指胃中火热炽盛，胃失和降所表现的胃实热证。

【临床表现】（掌握） 胃脘灼痛、喜冷饮，发热口渴，或消谷善饥，吞酸嘈杂，或口臭、齿龈肿痛、齿出血，便秘尿黄，舌红苔黄燥，脉数。

【病机分析】 本证多因平素嗜食辛辣肥甘，化热生火，火热炽盛，壅滞于胃所致。热蕴胃腑，故胃脘灼痛而喜冷饮；热灼津伤，见发热口渴；胃热蒸腾，浊气上泛，故口气热臭；足阳明胃经循行于口、齿部位，胃火循经上炎，则牙龈肿痛；伤及血络，则齿龈出血；便结尿黄、舌红苔黄、脉数等均为胃火炽盛之征象。

【要点】 胃脘灼痛，消谷善饥，牙龈肿痛及实火内炽证。

（十一）寒滞胃脘证

【概念】（熟悉） 寒滞胃脘证是指寒邪犯胃，胃气凝滞，胃失和降所表现的证候。

【临床表现】（掌握） 胃脘冷痛，痛势暴急剧烈，遇寒加剧，得温痛减，恶心呕吐，吐后痛缓，或呃逆嗳气，口淡不渴或口泛清水，形寒肢冷，苔白润，脉沉紧或弦。

【病机分析】 寒邪犯胃，气机凝滞，胃失和降，见胃脘冷痛，痛势暴急剧烈；遇寒则凝滞更甚，故遇寒加剧，得温痛减；吐后气滞暂得缓解；寒伤胃阳，水饮不化随胃气上逆，故见恶心呕吐，呃逆嗳气；寒邪津液未伤，故口淡不渴或口泛清水；苔白润，脉沉紧或弦为阴寒内盛之征象。

【要点】 脘腹冷痛剧烈，呕吐清涎及实寒证。

（十二）食滞胃脘证

【概念】（熟悉） 食滞胃脘证是指饮食停滞胃脘，导致胃气逆滞所表现的证候。

【临床表现】（掌握） 脘腹胀满疼痛、拒按，纳呆厌食，嗳腐吞酸，或呕吐酸腐食物，吐后觉舒，或肠鸣矢气，便溏不爽，臭如败卵，舌苔厚腻，脉滑。

【病机分析】 饮食停滞胃脘，阻滞气机，脘腹胀满疼痛、拒按；食积腐化，胃中浊气上逆，嗳腐吞酸，或呕吐酸腐食物；吐后胃气暂时疏通，症状缓解；食浊下趋，积于肠道，大肠传导失常，见肠鸣矢气，便溏不爽；舌苔厚腻，脉滑，皆为食滞之征象。

【要点】 脘腹胀满疼痛，嗳腐吞酸，厌食（注意询问伤食病史）。

（十三）气滞胃脘证

【概念】（熟悉） 气滞胃脘证是指邪气犯胃或脏腑气机失调，导致胃腑气

机阻滞所表现的证候。

【临床表现】(掌握) 脘腹胀痛或脘胁窜痛，嗳气呃逆，或恶心呕吐，食少纳呆，上述症状可因情绪舒畅或嗳气矢气而好转，苔白，脉弦。

【病机分析】 胃（肠）气机阻滞或肝气犯胃，胃气郁滞，不得疏散，故见脘腹胀痛或脘胁窜痛；胃气上逆，则嗳气呃逆、恶心呕吐；嗳气、矢气或情绪舒畅则滞塞之气机暂时通畅，症状好转。

【要点】 脘腹胀痛，或脘胁窜痛，痛胀常随气行（嗳气、矢气、情绪舒畅）而舒。

（十四）脾与胃病的鉴别诊断（熟悉）

1.脾气虚证与脾气下陷证的鉴别见表18-53。

表18-53 脾气虚证与脾气下陷证的鉴别

证候	相同	共同症状	不同症状
脾气虚证	脾气虚	食少腹胀、便溏	脾失健运，消化功能紊乱：食少、腹胀、便溏，或水肿
脾气下陷证		神疲乏力、头晕、舌淡、脉缓弱	体弱气坠，内脏下垂，如胃下垂、脱肛、子宫脱垂

2.脾气虚证与脾阳虚证的异同：两者均见脾气虚、脾失健运所致的证候，如纳少、腹胀、便溏及气虚证表现。区别在于有无"寒象"，脾阳虚证是在脾气虚证基础上发展而来，以寒、凉为特征，如腹痛喜按，喜温喜按，形寒肢冷，口淡不渴，带下清稀量多。

3.脾气虚证、脾阳虚证、脾气下陷证、脾不统血证四证的鉴别见表18-54。

表18-54 脾气虚证、脾阳虚证、脾气下陷证、脾不统血证的鉴别

证候	相同	病机	症状
脾气虚证		脾气亏虚 失于健运	食少、腹胀、便溏、神疲乏力
脾阳虚证	四证均以脾气虚 为病理基础	脾气亏虚 阳虚生寒	脾气虚证 + 腹部冷痛绵绵，喜温喜按，形寒肢冷
脾气下陷证		升举无力 清阳下陷	脾气虚证 + 脘腹坠胀，内脏下垂
脾不统血证		脾气亏虚 统血无权	脾气虚证 + 各种慢性出血，如吐血、便血、尿血、肌肤出血，或月经过多等

4.寒湿困脾证与湿热蕴脾证的鉴别见表18-55。

表 18-55　寒湿困脾证与湿热蕴脾证的鉴别

证　候	相同病机	相同症状	不同症状
寒湿困脾证	湿邪困脾	脘腹痞闷，纳呆呕恶，便溏，肢体困重，面目肌肤发黄，苔腻，脉濡等	兼寒证表现——属寒湿，腹痛喜暖，口淡不渴，带下量多清稀，阴黄，脉濡缓等
湿热蕴脾证	脾胃纳运失职		兼热证表现——属湿热，身热不扬，阳黄，脉濡数，舌红苔黄腻

5.脾气虚证与胃气虚证的鉴别见表18-56。

表 18-56　脾气虚证与胃气虚证的鉴别

证　候	病　机	相同症状	不同症状
脾气虚证	脾虚健运失职	食少 面色萎黄 神疲肢倦	食后腹胀，大便溏薄，水肿
胃气虚证	胃受纳腐熟功能减弱	舌淡 脉弱	胃脘痞胀或隐痛，食欲不振，食难消化，嗳气

6.胃气虚证、胃阴虚证与胃阳虚证的鉴别见表18-57。

表 18-57　胃气虚证、胃阴虚证、胃阳虚证的鉴别

证　候	病　机	相同症状	不同症状	舌	脉
胃气虚证	胃气亏虚 胃失和降		按之觉舒，气短懒言，神疲乏力	舌淡苔白	弱
胃阴虚证	胃阴不足 胃失濡润	胃痛 痞胀	胃脘嘈杂，饥不欲食，或隐隐灼痛，干呕，呃逆，口燥咽干	舌红少津	细数
胃阳虚证	胃阳不足 胃失温煦		胃脘冷痛，喜温喜按，畏寒肢冷	舌淡胖嫩	沉迟无力

7.胃火炽盛证与寒滞胃脘证的鉴别见表18-58。

表 18-58　胃火炽盛证与寒滞胃脘证的鉴别

证　候	病机	相同症状	不同症状	舌	脉
胃火炽盛证	火热之邪壅滞于胃胃失和降	胃痛痞胀	胃部灼痛渴喜冷饮	舌红苔黄	滑数
寒滞胃脘证	寒邪犯胃胃气凝滞胃失和降		胃脘痞胀呕吐清水痰涎口淡不渴	舌苔白滑	沉弦

8.食滞胃脘证与气滞胃脘证的鉴别见表 18-59。

表 18-59　食滞胃脘证与气滞胃脘证的鉴别

证　候	病机	相同症状	不同症状	舌	脉
食滞胃脘证	饮食阻滞肠胃气机受阻	胃痛痞胀	脘腹痞胀疼痛呕吐吞酸或酸腐	舌苔厚腻	滑或沉实
气滞胃脘证	胃气郁滞		脘胁窜痛情绪舒畅或嗳气后好转	舌白	弦

四、肺与大肠病辨证

肺的主要功能是主气，司呼吸，主宣发肃降，通调水道。肺合皮毛，开窍于鼻，肺的病证有虚有实，虚证多见气虚、阴虚；实证多由外邪犯肺所致。肺病的主要症状有咳嗽、气喘、胸痛等。肺与大肠经络相通，互为表里。大肠主传导，排泄糟粕，传导失常可见便秘或泄泻等。

本部分共 12 种证型，分为肺与大肠病证，分别以虚、实及不同病因分类（图 18-8）。

（一）肺气虚证

【概念】（熟悉）　肺气虚证是指肺气虚弱，卫表不固，宣降无力所表现的证候。

【临床表现】（掌握）　咳喘无力，少气短息，动则益甚，恶风自汗，咳痰清稀，声低懒言，神疲体倦，平素易感冒，舌质淡白，脉细。

【病机分析】　平素体虚，或久病伤肺，肺气虚弱，卫表不固，故见恶风自汗；肺气虚弱，宣降失常，肺气上逆，咳喘无力；宗气不足，呼吸功能减弱，动则耗气，则少气短息，动则益甚；肺不布津，聚而为痰饮，随肺气上逆，见咳痰清稀；肺外合皮毛，肺气虚，卫外不固，腠理疏松，见自汗畏风等；面、舌、脉皆为气虚之征象。

【要点】 咳喘无力，咳痰清稀及气虚见症。

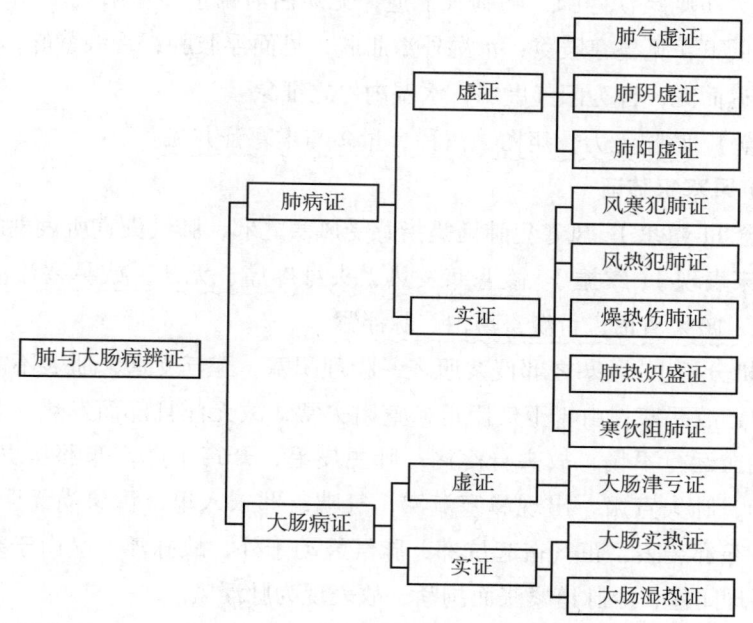

图 18-8 肺与大肠病辨证

（二）肺阴虚证

【概念】（熟悉） 肺阴虚证是肺阴不足，虚热内生所表现的证候。多由肺病日久、耗伤肺阴所致。

【临床表现】（掌握） 干咳少痰，或痰黏不宜咳出，或痰中带血，口燥咽干，或暗哑，潮热颧红，或有盗汗，舌红少津，脉细数。

【病机分析】 肺阴不足，虚热内生，肺失清肃，气机上逆而为咳嗽；热灼津液，炼液成痰，故咳痰量少质黏；肺络受灼，络伤血溢则痰中带血；肺阴亏虚，不能濡润咽喉，且为虚火所蒸，则咽干口燥，声音嘶哑；阴虚阳盛无所制，虚热内生则午后潮热；热扰营阴，阴虚则为盗汗；虚热上炎则颧红；舌红少津，脉细数，为阴虚内热之征象。

【要点】 干咳或痰少而黏与阴虚内热证并见。

（三）肺阳虚证

【概念】（熟悉） 肺阳虚证是指阳气亏虚，肺失温煦所表现的证候。

【临床表现】（掌握） 咳喘无力，胸闷气短，痰白清稀量多，畏寒肢冷，

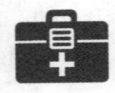

神疲体倦，少气短息，面色晦暗或白，或面浮肢肿，舌淡紫胖，苔白滑，脉虚大或迟而无力。

【病机分析】 肺阳虚弱，肺失宣降，见咳喘无力；肺主通调水道功能失职，津液失布则痰饮停肺，随肺气上逆，见痰白清稀量多；阳气亏虚，失于温煦，机能低下，见畏寒肢冷；水湿外溢肌肤，见面浮肢肿；舌淡紫胖，苔白滑，脉虚大或迟而无，皆为阳气虚弱，水湿内停之征象。

【要点】 咳喘无力，痰白、清稀、量多与虚寒证并见。

（四）风寒犯肺证

【概念】（熟悉） 风寒犯肺证是指感受风寒之邪，肺气失宣所表现的证候。

【临床表现】（掌握） 微恶寒发热、头身疼痛、无汗，或鼻塞流清涕、咳嗽、气喘，咳痰清稀，舌淡苔薄白、脉浮紧。

【病机分析】 风寒之邪侵袭肌表，腠理闭塞，卫气受遏，肌表不能得到正常的温煦，故恶寒；由于卫气阻遏，宣肃失常，故无汗且郁而发热：寒邪郁滞经络，气血运行不畅，故头身疼痛；肺主皮毛，开窍于鼻，寒邪从皮毛而入，内应于肺，肺失宣肃，出现鼻塞流涕，气喘；邪未入里，舌象尚无明显变化，薄白苔；寒邪袭表，正气奋起抗邪，脉气鼓动于外，故脉浮。又由于寒邪阻碍阳气，腠理闭塞，令脉道紧张而拘紧，故表现为脉浮紧。

【要点】 咳嗽（或气喘），痰白清稀，与恶寒、无汗、脉浮紧等风寒证并见。

（五）风热犯肺证

【概念】（熟悉） 风热犯肺证是指感受风热之邪，肺失清肃所表现的证候。

【临床表现】（掌握） 发热重，恶寒轻，咽喉肿痛，咳嗽，痰黄，舌尖变红，苔薄黄，脉浮数。

【病机分析】 风热之邪侵袭体表，卫气奋起抗争，阳气浮于外，故发热；热邪阻遏，肌肤不得温养而恶寒；风热之邪炎上，可见咽喉肿痛；邪热伤肺，肺失清肃，故咳嗽，痰黄；舌尖变红，苔薄黄，脉浮数，均示风热在表之征象。

【要点】 咳嗽，咳痰色黄与风热证并见。

（六）燥热伤肺证

【概念】（熟悉） 燥热伤肺证是指燥邪伤肺，津液受损所表现的证候。属外燥证。

【临床表现】（掌握） 干咳无痰，或痰黏难咳，甚至痰中带血，或胸痛，声音嘶哑，口唇鼻咽均干燥，尿少便干，初期或有恶寒，身热头痛，苔薄黄而干，脉浮数。

【病机分析】 燥热伤肺，灼伤津液，肺失清肃，故干咳无痰，或痰少而黏，难咳；燥为阳邪，易伤肺津，故可见鼻燥咽干，干咳甚则痰中带血，胸部疼痛；苔薄黄而干，脉浮数皆为燥邪在表之征象。

【要点】 干咳少痰，口鼻干燥与轻微表证并见。

（七）肺热炽盛证

【概念】（熟悉） 肺热炽盛证是指邪热壅肺，肺失宣降所表现的证候。

【临床表现】（掌握） 咳嗽气喘，甚则鼻煽气灼，胸痛气粗，咽喉肿痛，面赤发热，烦渴汗多，尿黄便秘，舌红苔黄燥，脉洪数。

【病机分析】 热邪壅肺，肺失宣降，肺气逆滞，见咳嗽气喘，气粗鼻煽，胸痛；热邪壅盛，熏蒸于上，邪热内扰，则见发热烦躁，面赤气灼，咽喉肿痛；热盛伤津，则见口渴汗多，尿黄便秘；舌红苔黄燥，脉洪数，皆为邪热内盛之征象。

【要点】 咳喘气急，咽喉肿痛与里实热证并见。

（八）痰热蕴肺证

【概念】（熟悉） 痰热蕴肺证是指痰热交结，壅滞于肺，肺失清肃，肺气壅逆所表现出的证候。

【临床表现】（掌握） 咳嗽气喘，胸闷痰多，咳痰黄稠或为脓血腥臭痰，喉中痰鸣，甚则鼻煽胸痛，身热烦渴，大便秘结，小便短赤，舌红苔黄腻，脉滑数。

【病机分析】 痰热郁阻，肺气不利，宣降失常，故见咳嗽气喘，鼻翼翕动，痰黄稠；痰热阻滞肺络，则胸痛；壅滞气血，腐败血肉，则咳脓血腥臭痰；热邪郁内，灼伤津液，故身热口渴，小便黄，大便秘结；痰热内扰心神，则烦躁不宁；舌红苔黄腻，脉滑数，皆为痰热内壅之征象。

【要点】 咳喘、痰多黄稠或脓血腥臭痰与里实热证并见。

（九）寒饮阻肺证

【概念】（熟悉） 寒饮阻肺证是指由寒邪与痰饮内蕴于肺，肺气失于肃降所出现的以肺经病变为主的证候。

【临床表现】（掌握） 咳嗽气喘，痰多，清稀色白，或白滑易咳，或哮鸣有声，胸闷，不能平卧，背心寒冷，形寒肢冷，口淡不渴，舌淡胖苔白滑或白腻，脉滑。

【病机分析】 痰饮蕴肺，宣降失常，故咳嗽气喘，痰多稀白；饮停气道，痰气交阻，故哮鸣有声；肺气不利，肃降无能，故胸闷，不能平卧；寒邪遏制阳气，机体失于温煦，故见背心寒冷，形寒肢冷；舌苔白滑或白腻，脉滑，均为寒饮伏肺之象。

【要点】 咳喘哮鸣，痰多清稀，并见阴寒内盛之征象。

（十）大肠湿热证

【概念】（熟悉） 大肠湿热证是指湿热蕴结大肠出现的证候。

【临床表现】（掌握） 腹痛腹泻，下痢脓血黏液，里急后重，或暴泻黄褐臭秽稀便，排便不爽，肛门灼热，小便短黄，或发热烦渴，舌红苔黄腻，脉滑数。

【病机分析】 湿热内蕴，大肠传导失司，故腹泻；湿热熏灼肠道，肠络受损，血肉腐败，则下痢脓血黏液；湿热阻于肠道，气机郁滞，故腹痛，里急后重；肛门灼热，身热，舌红苔黄腻，脉滑数均为大肠湿热典型表现。

【要点】 下痢脓血黏液，里急后重，或暴泻，腹痛及湿热之征象。

（十一）大肠实热证

【概念】（熟悉） 大肠实热证是指实热蕴结大肠所表现出的证候。

【临床表现】（掌握） 发热口渴，大便干结，腹部胀满，疼痛拒按，口舌生疮，尿赤，舌红苔黄而干起芒刺，脉沉实有力。

【病机分析】 多由过食辛辣肥甘，生湿蕴热，或外邪入里化热，或五志化火，以致热蕴肠道与糟粕互结。肠道热盛，气机阻滞，大肠传导难行，故见大便干结；腑气不通，故见腹胀痞满，疼痛拒按；里热蒸腾，故见面赤、发热、口渴等症；热盛津伤则尿赤；热邪上扰则见口舌生疮；舌红苔黄而干起芒刺，脉象沉实有力，均为实热内结之征象。

【要点】 腹满硬痛，便秘及里热炽盛证。

（十二）大肠津亏证

【概念】（熟悉） 大肠津亏证是指大肠津亏液少，不能濡润大肠所出现的以便秘为主的证候。

【临床表现】（掌握） 大便难解，数日一行，嗳气腹胀，按之痛，口燥咽干，小便短赤，舌红少津，脉细。

【病机分析】 年老体虚津亏，或久病伤阴，或阴虚内热，导致阴津亏耗，不能濡润大肠；肠道津亏可见便干难解；腑气不通，传导失司，则见腹胀痛；虚热上扰，则见口燥咽干；小便短赤舌红少苔，或苔黄而干，脉细数，均为大肠津亏之征象。

【要点】 慢性便秘，大便难解及津亏症状。

（十三）肺与大肠病的鉴别诊断（熟悉）

1.肺气虚证、肺阴虚证、肺阳虚证的鉴别见表18-60。

表 18-60　肺气虚证、肺阴虚证、肺阳虚证的鉴别

证候	相同症状	不同症状
肺气虚证		气虚表现——咳嗽无力，气短而喘，伴有气虚症状
肺阴虚证	咳嗽	阴虚表现——干咳少痰，伴有虚热内扰、潮热盗汗等阴虚症状
肺阳虚证		阳虚表现——咳喘无力，伴有畏寒肢冷或面浮肢肿等阳虚症状

2. 肺阴虚证与燥邪犯肺证的鉴别见表 18-61。

表 18-61　肺阴虚证与燥邪犯肺证的鉴别

证候	相同症状	病因病机	病程	不同症状
肺阴虚证	干咳或少痰 痰黏难咳 甚至咯血	内伤久病 肺津受损 虚热内生	内伤久病	阴虚证——颧红，潮热盗汗，五心烦热，脉细数
燥邪犯肺证	口干咽燥 舌干燥少津	燥邪犯肺 肺卫失宣	新病外感	表证——微恶风寒，头痛，苔薄，脉浮

3. 风寒犯肺证、风热犯肺证、燥邪犯肺证的鉴别见表 18-62。

表 18-62　风寒犯肺证、风热犯肺证、燥邪犯肺证的鉴别

证候	相同	不同
风寒犯肺证	均为外邪侵袭肺系	咳痰清稀 + 表寒证——微恶寒发热，鼻塞流清涕
风热犯肺证	咳嗽 咳痰	咳痰黄稠 + 表热证——发热微恶风寒，鼻塞流黄浊涕，口干咽燥
燥邪犯肺证	兼外感表证	干咳或少痰，痰黏难咳，声音嘶哑，口、唇、鼻、咽干燥，尿少便干

4. 风热犯肺证、肺热炽盛证、痰热壅肺证、燥邪犯肺证的鉴别见表 18-63。

表 18-63　风热犯肺证、肺热炽盛证、痰热壅肺证、燥邪犯肺证的鉴别

证候	病机	辨证要点	临床表现
风热犯肺证	风热犯肺 肺卫失宣	咳嗽，痰黄稠及风热表证	咳嗽痰稠色黄，恶寒轻发热重，鼻塞流黄浊涕，身热恶风，口干咽痛，舌尖红苔薄黄，脉浮数
肺热炽盛证	火热炽盛 壅积于肺	咳喘气粗，鼻翼翕动及实热证	发热，口渴，咳嗽，气粗而喘，甚则鼻翼翕动，鼻息灼热，咽喉红肿，小便短黄，舌红苔黄，脉洪数

续表

证候	病机	辨证要点	临床表现
痰热壅肺证	痰热交结壅滞于肺	发热、咳喘、痰多黄稠	咳嗽，咳痰黄稠而量多，胸闷，气喘息粗，发热口渴，烦躁不安，舌红苔黄腻，脉滑数
燥邪犯肺证	燥邪犯肺肺卫失宣	干咳、痰少、质黏及燥邪犯肺表证	干咳痰少质黏，口舌咽喉干燥，恶寒发热，无汗或少汗，舌苔薄而干燥，舌苔薄白，脉浮数

5. 大肠湿热证、大肠实热证与大肠津亏证的鉴别见表 18-64。

表 18-64　大肠湿热证、大肠实热证与大肠津亏证的鉴别

证候	病机	辨证要点	临床表现
大肠湿热证	湿热内蕴阻滞肠道	腹痛，暴泻如水下痢脓血，大便黄稠秽臭	身热口渴，下痢脓血，里急后重，或暴泻如水，或腹泻不爽、粪质黄稠秽臭，肛门灼热，小便短黄，舌质红，苔黄腻，脉滑数
大肠实热证	里热炽盛腑气不通	发热，大便秘结，腹满硬痛	高热，或日晡潮热，汗多，口渴，脐腹胀满硬痛、拒按，大便秘结，或热结旁流，大便恶臭，小便短黄，甚则神昏谵语，狂乱，舌质红，苔黄厚而燥，或焦黑起刺，脉沉数或迟有力
大肠津亏证	津液亏损肠失濡润	大便秘结，排便困难与津亏症状	大便干燥如羊屎，艰涩难下，数日一行，腹胀作痛，或于左少腹触及包块，口干，或口臭，或头晕，舌红少津，苔黄燥，脉细涩

五、肾与膀胱病辨证

肾的主要生理功能是藏精，主水，主骨生髓充脑，主纳气。肾开窍于耳及二阴，与膀胱相表里。膀胱有储尿、排尿功能。肾的病变主要反映在生殖、生长发育、水液代谢异常等方面。

肾病的常见症状有腰痛，阳痿，遗精，精少不育，女子经少、经闭、不孕，以及水肿、大小便异常等。

膀胱病以排尿异常为主要病理改变。常见症状有尿频、尿急、尿闭、尿痛以及遗尿、尿失禁等。

本部分共 6 种病证，肾病证均为虚证，膀胱病证为实证（图 18-9）。

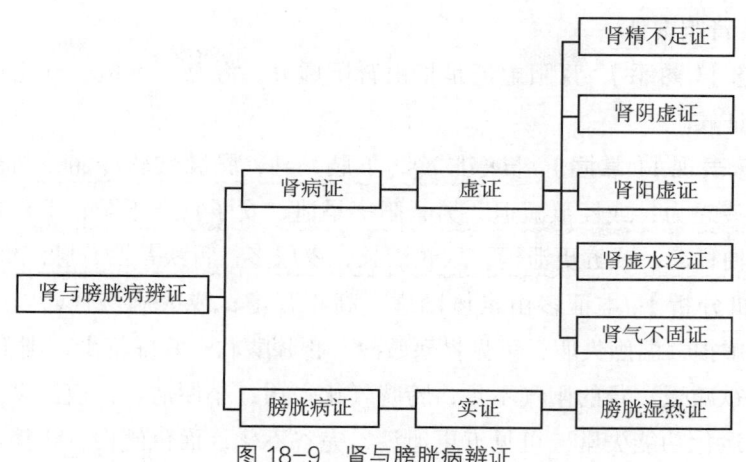

图 18-9　肾与膀胱病辨证

（一）肾精不足证

【概念】（熟悉）　肾精不足证是指肾精亏少，导致生长发育迟缓，生殖功能低下及早衰所表现的证候。

【临床表现】（掌握）　男子精少不育，女子经闭不孕，性功能减退。小儿发育迟缓，身材矮小，智力低下、动作迟钝，囟门迟闭，骨骼痿软。成人则见早衰，发脱齿摇，耳鸣健忘，腰酸膝软，下肢无力，舌体瘦小光红，脉细弱。

【病机分析】　肾精不足多是由先天不足或后天失养，久病不愈，房事过度等所致。肾精虚，肾气不足，则性功能减退，男子精少不育，女子经闭不孕；精亏髓少不能充骨养脑，故小儿发育迟缓，身材矮小，智力低下、动作迟钝，囟门迟闭，骨骼痿软；腰为肾之府，肾精亏则腰酸膝软，下肢无力，成人易出现过早衰老的现象；舌体瘦小光红，脉细弱均为肾精不足之征象。

【要点】　小儿生长发育迟缓，成人生殖功能低下及早衰征象。

（二）肾阴虚证

【概念】（熟悉）　肾阴虚证是指由于肾阴亏虚，相关组织失于濡养，虚热内生所表现的证候。

【临床表现】（掌握）　头晕耳鸣，失眠健忘，头发早白，腰膝酸软，男子遗精早泄，妇女闭经或崩漏，消瘦，颧红，盗汗，五心烦热，舌红少苔，脉细数。

【病机分析】　多因久病、房劳过度，损伤肾阴，或热病日久，肾阴亏耗所致。肾不能生髓充脑，则头晕耳鸣，失眠健忘，头发早白，腰膝酸软；肾阴亏虚，阴虚火旺，相火内动，则见男子遗精早泄，女子闭经、崩漏；消瘦、颧红，盗汗，五心烦热，舌红少苔、脉细数皆为阴虚之征象。

【要点】　腰膝酸软，耳鸣，男子遗精，女子月经失调，伴见虚热征象。

（三）肾阳虚证

【概念】（熟悉） 肾阳虚证是指由肾阳虚衰，温煦、生殖、气化功能下降所表现的证候。

【临床表现】（掌握） 畏寒肢冷，下肢尤甚，腰膝酸软冷痛，面色㿠白或黧黑，神疲乏力，或性欲减退，男子阳痿早泄，女子宫寒不孕，下白带清稀量多，或大便稀溏，或五更泄泻，尿频清长，夜尿多，舌淡苔白，脉沉细无力。

【病机分析】 本证多由素体阳虚，高年肾虚，或久病伤肾，以致肾阳虚损。肾阳虚损，温煦失职，可见畏寒肢冷，腰膝酸软；肾虚精少，则不孕不育，阳痿，性欲减退；肾的阳气不足，膀胱气化失司，小便清长，夜尿多；肾阳伤及脾阳，运化功能失常，可见五更泄泻，完谷不化；面色㿠白，舌淡胖，脉沉细无力，皆为肾阳虚衰的表现。

【要点】 腰膝酸软冷痛，生殖功能减退与虚寒证并见。

（四）肾虚水泛证

【概念】（熟悉） 肾虚水泛证是指肾阳虚衰，气化无权，水湿泛溢所表现的证候。

【临床表现】（掌握） 全身水肿，腰以下为甚，按之没指，小便短少，腰膝酸冷，畏寒肢冷，腹部胀满，或心悸气短，咳喘痰鸣，舌淡胖苔白滑，脉沉迟无力。

【病机分析】 肾阳不足，膀胱气化失司，故小便不利尿少；肾阳虚不能化气行水，水湿内停，泛溢肌肤，故全身水肿；水性趋下，故腰以下肿甚；阳虚不能温煦机体，则形寒肢冷；水气凌心，心阳受阻，则心悸气短；水气射肺，肺失肃降，故咳喘痰鸣；舌胖有齿痕，苔白滑，脉沉迟无力皆为阳虚水泛之征象。

【要点】 水肿，腰以下肿甚，小便短少不利及肾阳虚见症。

（五）肾气不固证

【概念】（熟悉） 肾气不固证是指由于肾气亏虚，肾的封固摄功能减退所表现的证候。

【临床表现】（掌握） 腰膝酸软，耳聋耳鸣，小便频数清长，遗尿，小便失禁或余沥不尽，夜尿多，滑精早泄，带下清稀，胎动易滑，舌淡苔白，脉沉弱。

【病机分析】 本证多由老年肾虚，或久病、劳损损伤肾气，使肾的气化、固摄功能减退。肾气不固，肾与膀胱相表里，膀胱失控，不能储藏津液，则出现尿频、尿急或余沥不尽，甚至排尿不畅，小便失禁。夜为阴盛阳衰之时，肾气虚则阴寒尤甚，则见夜尿多；肾失封藏，精关不固，则滑精、早泄；不能固胎涩带，则滑胎，带下清稀；肾为腰之府，开窍于耳，故见腰膝酸软，耳聋耳鸣；舌淡苔白，脉沉弱均是肾气虚衰之征象。

【要点】 小便失于固摄和滑精、滑胎等症。

（六）膀胱湿热证

【概念】（熟悉） 本证多由湿热蕴结于膀胱所表现的证候。

【临床表现】（掌握） 尿频，尿急，尿痛，尿道灼热，小便短黄，或浑浊，甚或尿血，或有砂石，小腹胀痛，或腰、腹掣痛，或伴发热、口渴，舌红苔黄腻，脉滑数。

【病机分析】 湿热蕴结膀胱，气化不利，下迫尿道，故尿频、尿急、尿痛、尿道灼热、小便短黄等；湿热久郁，煎熬尿中杂质成砂石，则尿混浊；热伤血络，则尿血；腰为肾之府，膀胱湿热累及于肾，故见腰痛；发热，口渴，舌红苔黄腻，脉滑数均为膀胱湿热内蕴之征象。

【要点】 尿频、尿急、尿痛，伴见湿热之征象。

（七）肾病与膀胱病的鉴别诊断

1.肾精不足证与肾阴虚证的鉴别见表18-65。

表 18-65　肾精不足证与肾阴虚证的鉴别

证候	相同症状	不同症状	舌苔	脉象
肾精不足证	腰膝酸软	成人精少，经闭，发脱齿摇，健忘耳聋，动作迟缓，足痿无力	舌淡苔白	沉细
肾阴虚证		失眠多梦，阳强易举，遗精早泄，潮热盗汗，咽干颧红	舌红少津	细数

2.肾阳虚证与肾虚水泛证的鉴别见表18-66。

表 18-66　肾阳虚证与肾虚水泛证的鉴别

证候	病机	辨证要点	临床表现	舌	脉
肾阳虚证	命门火衰温煦失职火不暖土气化失职	腰膝酸冷性欲减退夜尿频多＋虚寒症状	头晕目眩，面色㿠白或黧黑，腰膝酸冷疼痛，畏寒肢冷，下肢尤甚，精神萎靡，性欲减退、男子阳痿早泄、滑精，女子宫寒不孕，或久泻不止、完谷不化，五更泄泻，或小便频数清长，夜尿频多	舌淡苔白	沉细无力尺部尤甚
肾虚水泛证	肾阳虚弱气化无权水液泛滥	水肿，下肢为甚，尿少＋畏寒肢冷	腰膝酸软，耳鸣，身体水肿，腰以下为甚，按之没指，小便短少	舌淡胖苔白滑	沉迟无力

第五节　经络腧穴、刺灸法总论

一、经络腧穴总论

（一）十二经脉在四肢部的分布规律（熟悉）

十二经脉在体表的分布走行有着一定的规律：阳经分布于四肢的外侧面、头面和躯干，上肢的外侧为手三阳经；下肢外侧为足三阳经。阴经分布于四肢的内侧面和胸腹。上肢的内侧为手三阴经；下肢的内侧为足三阴经。手、足三阳经在肢体的分布规律是：阳明经在前，少阳经在中，太阳经在后。手、足三阴经在肢体的分布规律是：太阴经在前，厥阴经在中，少阴经在后。其中足三阴经在下肢内踝上 8 寸以下是足厥阴经在前，足太阴经在中，足少阴经在后，行至内踝上 8 寸以上时则是足太阴经在前，足厥阴经在中，足少阴经在后。在头面部，阳明经循行于面部、额部。太阳经循行于面颊、头项及头后部。少阳经循行于侧头部。在躯干部，手三阳经循行于肩胛部；足阳明经循行于胸腹部，足太阳经循行于腰背部；足少阳经循行于人体侧面。手三阴经循行于胸部且均从腋下走出，足三阴经均循行于腹部（图 18-10）。

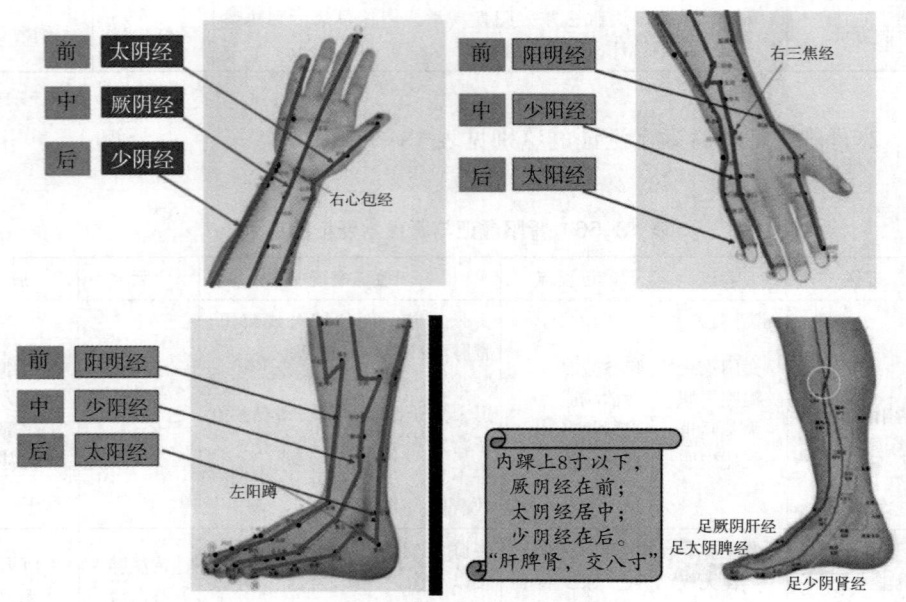

图 18-10　十二经脉循行分布

（二）腧穴的主治特点（掌握）

1. 近治作用 是一切腧穴主治作用所具有的共同特点，正所谓"腧穴所在，主治所在"，一切腧穴均可治疗其所在部位局部及邻近组织、器官的病症。例如，眼周的睛明穴、四白穴、承泣穴、瞳子髎穴等均可治疗眼部疾病；耳周的耳门穴、听宫穴、听会穴等均能治疗耳部疾病；胃脘部的中脘、建里、梁门等穴位均能治疗胃痛；膝关节及其周围的鹤顶、膝眼、梁丘、阳陵泉等穴位均能治疗膝关节疼痛等。

2. 远治作用 这是十四经腧穴主治作用的基本规律，正所谓"经脉所过，主治所及"。在十四经穴当中，尤其是十二经脉当中位于四肢肘关节、膝关节以下的腧穴，不仅能治疗腧穴所在局部的病症，而且还能治疗本条经脉循行所过之处的远端部位的脏腑、组织器官的病症。例如，手阳明大肠经的合谷穴，既能治疗手及上肢的局部病症，又能治疗本经经脉循行所过之处的颈部和头面部位的病症。再如足三里，其位置在小腿部，可以治疗下肢痿痹，还可治疗所属经脉属络的胃、脾之脏腑病症，如胃痛、腹胀、腹泻等，同时作为强壮要穴，还具有补益正气、提高机体抗病能力的全身性调整的特殊作用。

3. 特殊作用 包括双向的良性调整作用和相对特异性作用两个方面。

双向的良性调整作用是指某些腧穴针对机体的不同状态起到一个双向的、良性的调整作用。当机体功能亢进时，针刺其穴能泻其盛实的邪气，使亢进的功能趋于正常，因而具有抑制作用；而当机体功能低下时，针刺其穴能补其虚衰的正气，使低下的功能恢复正常，因而具有兴奋作用。例如，针刺内关穴既可使心动过速的患者减缓心率，又可使心动过缓的患者加快心率；针刺足三里即可缓解胃部痉挛，又可促进胃部蠕动的作用等。

相对特异作用，即有些腧穴对某些病证具有特殊的治疗作用。如大椎退热、至阴可矫正胎位，少泽穴可通乳等。

（三）骨度分寸定位法（掌握）

1. 骨度分寸定位法 又称"骨度法"。是以骨节为主要标志，按照自身各部位的长度、宽度比例进行测量、折算，并作为定取腧穴位置的一种定位方法（表 18-67，图 18-11）。

表 18-67 常用骨度分寸表

部位	起止点	折量寸
头面	眉心（印堂穴）至前发际中点	3 寸
	前发际中点至后发际中点	12 寸

部位	起止点	折量寸
头面	耳后两乳突之间	9寸
胸腹胁肋背	天突穴至歧骨（胸剑联合）	9寸
	歧骨（胸剑联合）至脐中	8寸
	脐中至耻骨联合上缘中点	5寸
	两乳头之间	8寸
	肩胛骨内侧缘至后正中线	3寸
上肢	肘横纹（平肘尖）至腕掌（背）横纹远端	12寸
	腋前、后纹至肘横纹（平肘尖）	9寸
下肢	耻骨联合上缘至股骨内侧髁上缘	18寸
	胫骨内侧髁下缘至内踝尖	13寸
	股骨大转子至腘横纹中点	19寸
	腘横纹中点至外踝尖	16寸

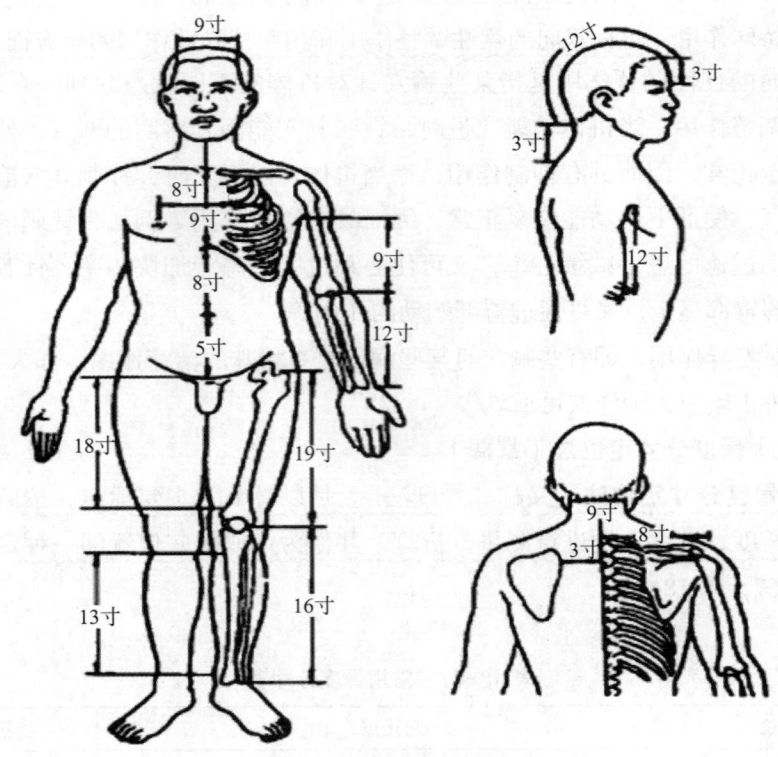

图 18-11　骨度分寸折量法

2. 手指同身寸定位法 是以患者的手指为尺寸折算标准来定取穴位的方法，又称"手指比量法"。因个人手指的长度和宽度与其他部位有着一定的比例，所以可用患者本人的手指来测量定穴，医者也可用自己的手指来测定穴位，但须根据患者的高矮胖瘦增减比例。具体方法不一，各有一定的适应范围，常用方法有以下3种。

（1）中指同身寸定位法：是以患者的中指中节屈曲时桡侧两端纹头之间作为1寸的长度来衡量其他部位，适用于四肢部取穴的直寸和背部取穴的横寸（图18-12）。

（2）拇指同身寸定位法：是以患者拇指指关节的宽度作为1寸长度来量取其他部位，适用于四肢部的直寸取穴（图18-12）。

（3）横指同身寸定位法：是让患者将示指、中指、环指和小指并拢，以中指中节横纹处为准，其四指宽度作为3寸，又名"一夫法"（图18-13）。

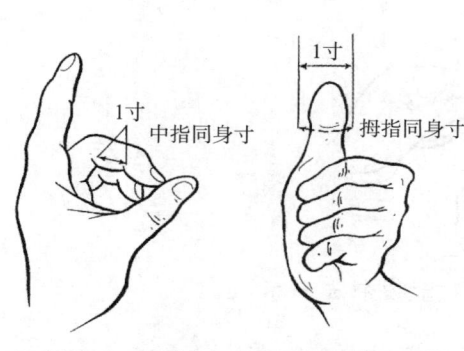

图 18-12　中指、拇指同身寸定位法

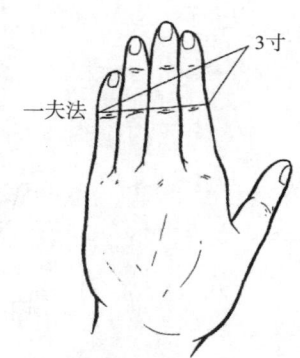

图 18-13　横指同身寸定位法

二、刺法灸法总论

（一）刺法的种类、适用范围及注意事项（掌握）

1. 进针法 施针时，要求双手密切配合，运用相应的手法将针刺入穴位。使用毫针时，双手各有分工，右手持针操作，称为"刺手"，主要是用拇指、示指、中指挟持针柄，环指抵住针身，其状如持笔，进针时，手指用力，使力透达针尖，让针快速刺入皮肤，入皮后则轻而缓慢地刺向深层，进行捻转、提插等行针手法。左手用于按压穴位，称为"押手"，主要是固定腧穴，使毫针能准确地刺中穴位，并使针身有所依靠，保持垂直，从而达到进针顺利、减轻疼痛的效果。具体的进针方法，临床常用的有以下几种。

（1）单手进针法：此法多用于较短的毫针。用右手拇、示指挟持针体，中

指端紧靠穴位，指腹抵住针身下端，在拇、示指向下用力的同时，中指随之弯曲，将针刺入至所需深度（图18-14）。

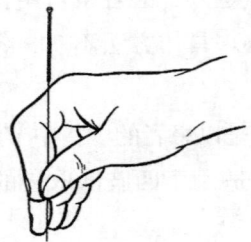

图 18-14　单手进针法

（2）双手进针法

①指切进针法：又称爪切进针法。用左手拇指或示、中指的指甲切按在腧穴的旁边，右手持针，紧靠左手指甲缘将针刺入皮肤。此法适用于短针的进针（图18-15）。

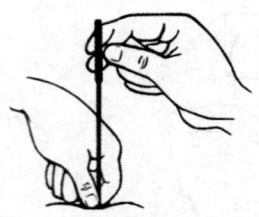

图 18-15　指切进针法

②挟持进针法：即以左手拇、示二指持捏消毒干棉球，挟持住针身下端，将针尖固定在所刺腧穴的皮肤表面部位，右手持针柄，使针体垂直，左、右手同时用力，将针刺入皮肤。此法适用于长针的进针（图18-16）。

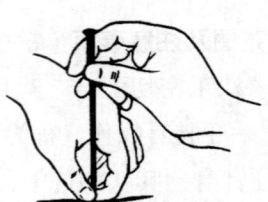

图 18-16　挟持进针法

③舒张进针法：用左手拇、示二指或示、中两指将所刺腧穴部位的皮肤向两侧撑开绷紧，右手持针，使针从左手拇、示二指或示、中两指的中间刺入。此法适用于皮肤松弛部位或有皱纹部位的进针（图18-17）。

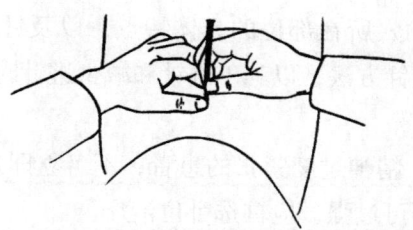

图 18-17　舒张进针法

④提捏进针法：用左手拇、示二指将针刺腧穴部位的皮肤捏起，右手持针，从捏起的上端将针刺入。此法主要用于皮肉浅薄部位的腧穴的进针（图18-18）。

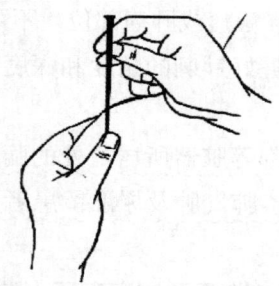

图 18-18　提捏进针法

（3）管针进针法：用金属、塑料或玻璃等制成的针管代替押手。毫针选用平柄毫针，针管长度约比毫针短1cm左右，以便露出针柄，针管的粗细以能顺利通过针尾为宜。施针时，左手持针管，管口置于腧穴之上，将针装入管内，针尖与针管下端平齐，用手指拍打或弹压针尾，将针刺入腧穴后，将针管抽去，再运用针刺手法（图18-19）。

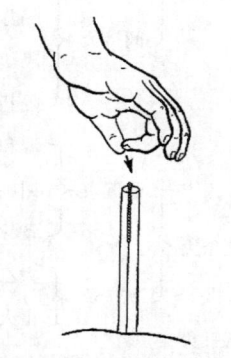

图 18-19　管针进针法

在临床上应根据腧穴所在部位的具体特点，以及针刺深浅和手法的要求，灵活选用各种不同的进针方法，以利于进针和减少进针时患者的疼痛。

2. 针刺注意事项

（1）饥饿、疲劳、精神过度紧张的患者，不可立即进行针刺。对体质虚弱的患者，施针时手法不可过强，应首选卧位治疗。

（2）妊娠不足 3 个月的女患者，不可针刺小腹部和腰骶部的腧穴。妊娠 3 个月以上者，腹部、腰骶部以及具有疏通经络和活血作用的腧穴也不可针刺，特别是合谷、三阴交、昆仑、至阴等腧穴应禁止针刺。

（3）小儿囟门未合时，头顶部的腧穴不可针刺。

（4）有出血性疾病或损伤后出血不止的患者，不可针刺。

（5）皮肤有感染、溃疡、瘢痕或肿瘤部位，不可针刺。

（6）对于眼区腧穴要掌握好针刺的角度和深度，切忌大幅度捻转提插，防止伤及眼球和血管。

（7）对胸部、胁部、背部等脏器所居之处的腧穴，不可直刺、深刺，以防伤及肺造成气胸。对肝脾大、肺气肿及尿潴留患者更应注意针刺的方向、角度及深度，以防刺伤脏器。

（二）灸法种类、艾灸法的作用及注意事项（掌握）

1. 常用灸法的种类　灸法治疗疾病有着悠久的历史。从单纯的艾灸，通过临床不断摸索，衍化为多种灸法，一般可分为艾炷灸、艾条灸、温针灸、温灸器灸等，临床上以艾炷灸和艾条灸最为常用，是灸法的主体部分（图 18-20）。

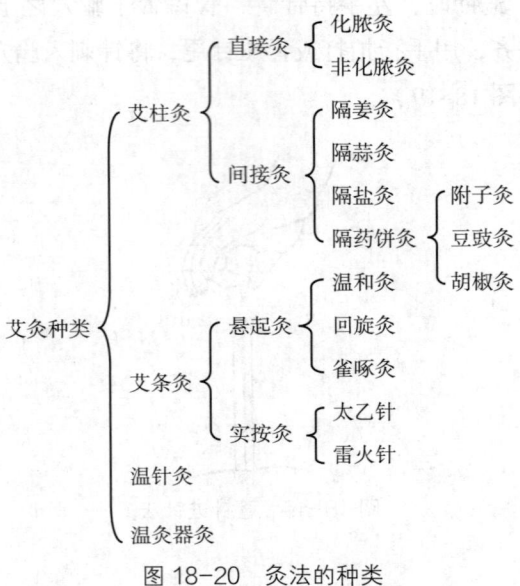

图 18-20　灸法的种类

2. 灸法的作用（表18-68） 临床常用的艾炷灸法有两种：一种是把艾炷直接放在皮肤上施灸，古代称这种灸法为"着肉灸"；另一种是在艾炷底下隔垫上某种物品，隔什么就以该物冠名，概括起来可以称为"隔物灸"。艾炷燃烧一个称为一壮。施灸的壮数、艾炷的大小，以疾病的性质、病情的轻重、体质的强弱、年龄的大小、治疗的部位，以及是否化脓而定。因此，各种灸法的临床适用范围不同，所治疗的疾病也有所不同。

表 18-68　常用艾灸的作用

艾灸的种类	艾灸的作用
隔姜灸	适用于外感表证及虚寒性疾病
隔盐灸	适用于伤寒阴证，四肢厥冷或中风脱证
隔蒜灸	适用于肺结核、腹中积块及未溃疮疖等
隔附子饼灸	适用于命门火衰所致的阳痿、早泄
隔胡椒灸	适用于胃寒呕吐、腹痛、腹泻及局部麻木不仁等
隔豆豉饼灸	适用于痈疽发背、顽疮、恶疮、肿硬溃后久不收口等证
温和灸	适用于治疗慢性病及虚寒证，还常用于保健灸
回旋灸	适用于病损表浅而面积大者，如神经性皮炎、牛皮癣、带状疱疹等及周围性面神经麻痹等
雀啄灸	适用于治疗急性病及实证
雷火／太乙针	适用于风寒湿痹、肢体顽麻、痿弱无力等

3. 灸疗的注意事项

施灸时，在中医基本理论和辨证论治的原则指导下，还应注意以下几点。

（1）施术者，应严肃认真、专心致志，精心操作，消除患者恐惧心理，取得患者的配合。

（2）施灸时，应选择正确的体位，要求患者的体位平正、舒适，既有利于准确选定穴位，又有利于艾炷的安放和施灸的顺利完成。

（3）施灸过程中要密切观察艾灸部位温度的变化，防止灼伤皮肤；要随时防止艾火的脱落，避免烧伤皮肤等。如灸后出现水疱等，应对症处理，避免感染。

（4）注意施灸顺序，应先上后下，先阳后阴，即先灸上部、背部，后灸下部、腹部，先灸头身，后灸四肢；艾灸壮数应先少后多；艾炷应先小后大。但在特殊情况下，也可酌情而施，不必拘泥。

（5）久病、体质虚弱者艾炷宜小，壮数宜少；初病、体质强壮的艾炷宜大，壮数宜多；肌肉浅薄的头部、面部、颈部、项部、四肢末端宜小壮少灸；肌肉深厚的腰部、背部、腹部、股部、肩部宜大壮多灸。

（6）灸治应用广泛，虽可益阳亦能伤阴，临床上凡属阴虚阳亢，实邪内闭及热毒炽盛等病证，应慎用灸法。

（7）施灸时，对颜面五官、阴部、妇女腹部有大血管分布的部位，不宜选用直接灸。妊娠期妇女腹部及腰骶部不宜施灸。

（8）在施灸或温针灸时，要注意防止艾火脱落，以免造成皮肤及衣物的烧损。

（9）施术的诊室，应注意通风，保持空气清新，避免烟尘过浓污染空气，伤害人体。

第六节　常见病、多发病

一、感冒

（一）概述（了解）

感冒是感受触冒外邪，邪犯卫表而导致的一种外感疾病，常以恶寒、发热、鼻塞、流涕、打喷嚏、咳嗽、周身不适、脉浮等为主要临床表现。感冒一年四季均可发病，但春、冬季多发，具有一定传染性。病情轻者称"伤风"，病情较重且在一段时间内引起广泛流行、病情相似者称为"时行感冒"。

现代医学中的普通感冒、急性上呼吸道感染属于本病范畴，可参考本部分内容进行辨证论治。流行性感冒属于时行感冒，部分可参考本部分内部辨证论治，若较重可进一步参考温病等相关内容。

（二）辨证论治（掌握）

感冒常见证型辨证论治见表18-69。

表18-69　感冒常见证型

常见证型	主要症状	治法	常用中成药
外感风寒证	恶寒重，发热轻，无汗，头痛，肢节酸痛，鼻塞声重，时流清涕，喉痒，咳嗽，痰稀薄色白，舌苔薄白，脉浮或浮紧	辛温解表宣肺散寒	荆防颗粒感冒疏风颗粒
外感风热证	发热，微恶风寒，或有汗，头痛，鼻塞、打喷嚏，流稠涕，咽喉疼痛，咳嗽痰黄稠，舌苔薄黄，脉浮数	辛凉解表宣肺清热	连花清瘟胶囊抗病毒颗粒羚翘解毒片
暑湿伤表证	微恶风，但身热不扬，汗出不畅，身重倦息，头昏重胀痛，或有鼻塞流涕，咳嗽痰黄黏，胸闷欲呕，小便短赤，舌苔黄腻，脉濡数	清暑祛湿解表	藿香正气口服液

（三）其他适宜治疗技术

1. 针灸治疗 以手太阴经穴、手阳明经穴、督脉穴为主。主穴有大椎、太阳、风池、列缺、合谷，配穴加肺俞、风门。

2. 拔罐法治疗 选大椎、身柱、大杼、肺俞等穴，选择大小适宜的火罐，行留罐法操作，留罐 10 分钟；或沿上背部督脉、膀胱经行闪罐法操作至皮肤潮红，再于大椎、风门、肺俞留罐 5 分钟。

3. 刮痧法 用轻刮法逆刮前臂肺经循行区域，即从肘横纹刮至腕横纹，刮至皮肤潮红，或者皮肤出现粟粒状斑点；用轻刮法刮背部肺俞穴区 20～30 次，小儿出痧宜轻。

4. 时行感冒的流行季节，可服用一些中药以预防感冒。主要药物有贯众、板蓝根、大青叶、藿香、佩兰、薄荷、荆芥等。

5. 感冒患者应适当休息，多饮水，饮食以素食流质为宜，慎食油腻难消化之物。卧室空气应流通，但不可直接吹风。

6. 无汗者宜服药后进热粥或覆被以促汗解表，汗后及时换干燥洁净衣服免再次感受外邪。

二、咳嗽

（一）概述（了解）

咳嗽是指外感或内伤等因素，导致肺失宣肃，肺气上逆，以咳声或伴咳痰为主要临床特征的一种病证。有声无痰称为咳，有痰无声称为嗽，有痰有声谓之咳嗽。临床上多为痰声并见，很难截然分开，故以咳嗽并称。咳嗽的病因分为外感与内伤，均可引起肺失宣肃，肺气上逆而咳嗽。外感咳嗽病因主要为外感六淫之邪；内伤咳嗽病因可为饮食、情志等内伤因素致脏腑功能失调。

现代医学中的急性气管 – 支气管炎、慢性支气管炎、支气管扩张、肺炎等疾病出现以咳嗽为主症者，可参考本部分内容进行辨证论治。

（二）辨证论治（掌握）

咳嗽常见证型辨证论治见表 18–70。

表 18–70 咳嗽常见证型

常见证型	主要症状	治法	常用中成药
风寒袭肺证	咳声重浊，气急，喉痒，咳痰稀薄色白，常伴鼻塞，流清涕，头痛，肢体酸楚，恶寒发热，无汗等表证，舌苔薄白，脉浮或浮紧	疏风散寒宣肺止咳	止咳宁嗽胶囊 止嗽片

续表

常见证型	主要症状	治法	常用中成药
风热犯肺证	咳嗽较频，咳痰不爽，痰黄或稠黏，咽痛、声嘶，常伴身热恶风，头痛身楚，鼻流黄涕，口渴等表热证，舌苔薄黄，脉浮数或浮滑	疏风清热宣肺止咳	川贝清肺糖浆宣肺止嗽合剂蛇胆川贝枇杷膏
痰湿蕴肺证	咳嗽反复发作，尤以晨起咳甚，咳声重浊，痰多，痰黏腻或稠厚成块，色白或带灰色，常在早上起床时或进食甜食及油腻食物时加重，胸闷气憋，痰出则咳缓、憋闷减轻。常伴神疲，脘痞，腹胀，大便时溏，舌苔白腻，脉象濡滑	燥湿化痰理气止咳	桂龙咳喘宁片二陈丸
痰热蕴肺证	咳嗽，气息急促，或喉中有痰声，痰多稠黏或为色黄，咳吐不爽，或痰有热腥味，或咳吐血痰，胸胁胀满，或咳引胸痛，面赤，或有身热，口干欲饮，舌苔薄黄腻，舌质红，脉滑数	清热肃肺化痰止咳	清肺化痰丸
肺阴亏耗证	干咳，咳声短促，痰少黏白，或痰中带血丝，或声音逐渐嘶哑，口干咽燥，或午后潮热，颧红，手足心热，盗汗，口干，消瘦，神疲，舌质红少苔，或舌上少津，脉细数	滋阴润肺化痰止咳	金水宝胶囊补肺丸

（三）其他适宜治疗技术

1. 针灸治疗　以手太阴经穴、手阳明经穴、督脉穴为主，可选择大椎、肺俞、定喘、风门、天突、合谷、尺泽、足三里等穴。风寒袭肺证，加风门、合谷；风热犯肺证，加大椎、曲池、尺泽；燥邪伤肺证，加太溪、照海；痰湿蕴肺证，加足三里、丰隆；痰热郁肺证，加尺泽、天突等。

2. 推拿疗法　按揉肺俞、风门、大椎、合谷各 2 分钟，以酸胀为度，擦两侧膀胱经皮部 2～3 分钟，以微痛为度。

3. 拔罐治疗　选大椎、身柱、大杼、肺俞等穴，每次留罐 15 分钟。

4. 药物贴敷　根据病情可辨证选择药物贴敷治疗。

5. 刮痧疗法　万花油或甘油涂搽后背暴露部位，用刮痧板反复刮、擦背部膀胱经、督脉，以微观红痧为度，可配合风门、大椎、肺腧等穴闪罐，每日 1～2 次。

6. 其他　经常反复咳嗽、常自汗出者，可服玉屏风散以增强卫外能力。

三、胸痹

（一）概述（熟悉）

胸痹是指以胸部闷痛，甚则胸痛彻背，喘息不得卧为主症的一种疾病，轻者仅感胸闷如窒，呼吸欠畅，重者则有胸痛，严重者心痛彻背，背痛彻心。常伴有心悸、气短、呼吸不畅，甚至喘促、惊恐不安、面色苍白、冷汗自出等。

多由劳累、饱餐、寒冷及情绪激动而诱发，亦可无明显诱因或安静时发病。其病机主要在于外感或内伤引起心脉痹阻，其病位在心，与肝、脾、肾等脏功能的失调有关。胸痹的病性有虚、实两个方面，常常为本虚标实，虚实夹杂，虚者多见气虚、血虚、阴虚、阳虚，尤以气虚、阳虚多见；实者多为气滞、寒凝、痰浊、血瘀，并可交互兼杂为患，其中又以血瘀、痰浊比较多见。而总的病机为心脉痹阻，不通则痛为其关键。

现代医学中的冠状动脉粥样硬化性心脏病之心绞痛、心肌梗死与本病关系密切，其他疾病出现胸闷、心痛、气短、喘息不得卧等症状时，亦可参考本部分内容进行辨证论治。

（二）辨证论治（掌握）

胸痹常见证型辨证论治见表 18-71。

表 18-71 胸痹常见证型

常见证型	主要症状	治法	常用中成药
心血瘀阻证	心胸疼痛剧烈，如刺如绞，痛有定处，甚则心痛彻背，背痛彻心，或痛引肩背，伴有胸闷，日久不愈，可因暴怒、劳累而加重，舌质暗红，或紫暗，有瘀斑，舌下瘀筋，苔薄，脉涩或结、代、促	活血化瘀 通脉止痛	复方丹参片 复方丹参滴丸
气滞心胸证	心胸满闷不适，隐痛阵发，痛无定处，时欲太息，遇情志不遂时容易诱发或加重，或兼有脘腹胀闷，得嗳气或矢气则舒，苔薄或薄腻，脉细弦	疏肝理气 活血通络	柴胡疏肝丸 丹参软胶囊
痰浊痹阻证	胸闷重而心痛轻，痰多气短，形体肥胖，遇阴雨天而易发作或加重，伴有倦怠乏力，纳呆便溏，口黏，恶心，咳吐痰涎，苔白腻或白滑，脉滑	通阳泄浊 豁痰宣痹	木香顺气丸 丹参软胶囊

（三）其他适宜治疗技术

1. 针刺治疗 内关、膻中、郄门、血海、膈俞等穴。

2. 推拿治疗 按压膻中、内关、足三里，每穴按压 3～5 分钟，以较强的膨胀感为宜。

3. 其他 急性发作时，舌下含服麝香保心丸，每次 1～2 粒。或速效救心丸，每次 10～15 粒。

四、不寐

（一）概述（了解）

不寐，指睡眠障碍，以不能获得正常睡眠为特征。轻者主要表现为入睡困

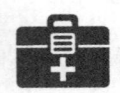

难或睡眠浅显，时睡时醒或醒后不能再寐，重者彻夜不能入眠，导致记忆力、注意力下降，影响平时日常工作及学习等。本病的基本病机为阳盛阴衰，阴阳不交。病位主要在心，与肝、脾、肾密切相关。因饮食情志，或饮浓茶、咖啡，或大喜、大悲、大惊、大恐等因素直接影响心神者，发病多较急，多为实证；因体质虚弱或继发于其他疾病之后等以内伤为主者，发病一般较缓，多为虚证。但往往实中有虚，虚中夹实，虚实相杂为患。本病病势多由外向内，由其他脏腑向心发展。感受外邪、饮食不调、情志失调、劳倦体虚等因素造成脏腑功能失调，产生火（实火、虚火）、湿、痰等病邪及气、血、阴阳亏虚，互相联系，相互转化，最终邪气扰动心神，心失所养。

现代医学中的神经症、围绝经期综合征、慢性消化不良、贫血等疾病以失眠为主要临床表现者，可参考本部分内容进行辨证论治。

（二）辨证论治（掌握）

本病辨证首辨虚实。虚证多属阴血不足，心失所养；实证为邪热扰心，心神烦乱。次辨病位，如急躁易怒而不寐，多为肝火内扰；脘闷苔腻而不寐，多为胃腑宿食，痰热内盛；心烦心悸，头晕健忘而不寐，多为阴虚火旺，心肾不交；面色少华、肢倦神疲而不寐，多属脾虚不运，心神失养；心烦不寐，触事易惊，多属心胆气虚等。治疗以补虚泻实，调整阴阳为原则。实证治宜清火化痰，消导和中；虚证治宜滋补肝肾或益气养血。实证日久可转化为虚证，虚实夹杂者，当先去其实，后补其虚，或补泻兼顾为治。同时也可以配合积极的心理治疗（表18-72）。

表 18-72　不寐常见证型

常见证型	主要症状	治法	常用中成药
肝火扰心证	烦躁易怒，不寐多梦，甚至整夜不眠，伴有头晕头胀，目赤耳鸣，口干而苦，便秘溲赤，舌红苔黄，脉弦而数	清肝泻火镇心安神	丹栀逍遥丸
心胆气虚证	胆怯心慌，虚烦不寐，多梦易醒，触事易惊，伴有气短自汗，倦怠乏力，舌淡，脉弦细	益气镇惊安神定志	柏子养心丸
心脾两虚证	心悸健忘，神疲食少，多梦易醒，醒后不易入睡，乏力易疲，头晕目眩，伴有四肢倦怠，面色少华，舌淡苔薄，脉细无力	补益心脾养心安神	归脾丸
阴虚火旺证	心烦不寐，腰膝酸软，伴头晕耳鸣，健忘，遗精，口干津少，五心烦热，舌红少苔，脉细而数	滋阴降火清心安神	天王补心丸

（三）其他适宜治疗技术

1. 针刺疗法　可选神门、三阴交穴位。另可分证型选穴位。

（1）肝火扰心证：可选风池、神门、三阴交、行间、太冲等穴位，多用泻法。

（2）心胆气虚证：可选穴心俞、胆俞、厥阴俞、膻中、内关、足三里等穴位，多用补法。

（3）心脾两虚证：针刺可选用神门、三阴交、足三里、心俞、厥阴俞、脾俞等穴位，多用补法，亦可配合灸法。

（4）阴虚火旺证：针刺可选用神门、心俞、肾俞、太溪等穴位，多用补泻兼施法。

2. 耳针疗法 穴位可选皮质下、交感、心、脾、肾、内分泌、神门。每次选2～3穴，中强刺激，留针20分钟。

3. 穴位贴敷 吴茱萸9g，米醋适量，将药捣烂后用醋调成糊状。贴敷于两足心的涌泉穴，24小时取下。

4. 推拿法 按揉印堂、安眠、照海、申脉、四神聪各2～3分钟，动作宜舒缓，每分钟20～30次，沿督脉、手少阴心经、阴维脉、顺经行擦法3～5遍，以患者舒适为宜。

五、中风

（一）概述（熟悉）

中风是以猝然昏仆，不省人事，伴半身不遂，口眼㖞斜，语言不利为主症的病证；病轻者可仅见口眼㖞斜及半身不遂等症状，无昏仆。该病具有起病急、变化快，如风邪善行数变的特点，故名中风。四季皆可发病，尤以冬、春两季最为多见。本病基本病机为气血逆乱，上犯于脑，脑之神明失用。病位在脑，与心、肾、肝、脾密切相关。其病机有虚（阴虚、气虚）、火（肝火、心火）、风（肝风）、痰（风痰、湿痰）、气（气逆）、血（血瘀）六端，此六端多在一定条件下相互影响，相互作用。病性多为本虚标实，上盛下虚。在本为肝肾阴虚，气血衰少，在标为风火相煽，痰湿壅盛，瘀血阻滞，气血逆乱。

现代医学中脑血管疾病等出现中风表现者，均可参考本部分内容辨证论治。

（二）辨证论治（掌握）

本病当辨中经络、中脏腑。中经络者意识清楚；中脏腑则昏不识人或神志迷糊，肢体不用。另当辨闭证、脱证，闭证属实，症见神志昏迷、牙关紧闭、口噤不开、两手握固、肢体强痉等。脱证属虚，症见神志昏愦、目合口开、四肢松懈瘫软、手撒肢冷汗多、大小便自遗、鼻息低微等。此外，还有阴竭阳亡之分，并可相互关联（表18–73）。

表 18-73 中风常见证型

常见证型	主要症状	治法	常用中成药
气虚血瘀证	半身不遂，口舌㖞斜，口角流涎，言语謇涩或不语，偏身麻木，面色㿠白，气短乏力，心悸，自汗，便溏，手足肿胀，舌质暗淡，舌苔薄白或白腻，脉细缓或细涩	益气活血扶正祛邪	华佗再造丸
阴虚风动证	平素头晕耳鸣，腰膝酸软，急躁易怒，手足心热，突然发生口眼㖞斜，半身不遂，舌强言謇或不语，偏身麻木，烦躁失眠，舌质红绛或暗红，少苔或无苔，脉细弦或细弦数	滋阴潜阳熄风通络	镇肝熄风汤

（三）其他适宜治疗技术

1. 针刺疗法 中风病恢复期和后遗症期可健侧、患侧均取穴，以"补患侧，泻健侧"的手法针刺治疗。参考穴位如下。

（1）上肢不遂：极泉，尺泽，合谷，肩髃，曲池，外关。

（2）下肢不遂：委中，阴陵泉，昆仑，环跳，三阴交，阳陵泉，解溪，丘墟，照海。

（3）吞咽困难：上星，百会，风池，金津，玉液，通里，天柱，廉泉。

2. 眼针疗法 适宜于中风各期。一般在局部消毒后，用一手按住眼睑，另一手持针快速刺入眼穴 1～2 分钟，不行提插、捻转手法，得气后出针，压迫止血。中风后偏瘫者，取上焦区、下焦区；中风后口角㖞斜者，取双上焦区；中风后上肢不能举者，取上焦区；中风后并发呃逆者，取中焦区；中风并发小便失禁者，取下焦区、肝区、肾区；中风合并高血压者，取双侧肝区；中风合并冠状动脉粥样硬化性心脏病者，取上焦区、心区。

3. 艾灸疗法 适宜于中风各期。一般用艾炷置于穴位上点燃或用艾条点燃后熏灸穴位。中风发作期有阳气虚脱者，用艾炷隔姜灸关元、气海；缺血性中风所引起的偏瘫恢复期，用艾条温和灸百会、正营、神庭、曲鬓、承灵，或用艾炷灸关元、风市、肩井、肩髃、曲池、合谷、间使、地机、血海、悬钟、足三里；中风后语言不利者，灸天窗、通里。

4. 推拿疗法 中风后半身不遂的常用手法有推、按、捻、搓、拿、擦等。以患侧颜面部、背部、肢体为重点，常用穴有上肢的风池、肩井、天宗、肩髃、曲池、手三里、合谷等；下肢的环跳、阳陵泉、委中、承山等，沿手三阳经、足三阳经顺经拿捏 3～5 遍，牵抖患肢 3～5 下。

5. 拔罐疗法 中风恢复期，可选肩髃、曲池、合谷、环跳、伏兔、阳陵泉、足三里。口眼㖞斜配地仓、颊车。病程日久者，上肢配肩髎、肩外俞；下肢配腰阳关、白环俞；肘部拘挛配曲泽；膝部拘挛配曲泉；语言謇涩配廉泉。患者取适当体位，选用大小适宜的火罐，行留罐操作，留罐 15 分钟，每日 1 次。

六、头痛

（一）概述（熟悉）

头痛是临床常见的自觉症状，可单独出现，亦见于多种疾病的过程中。

头痛可分为外感和内伤两大类。外感头痛多为外邪上扰清空，壅滞经络，络脉不通所致。外感头痛以风邪为主，且多兼夹它邪，如寒、湿、热等。如风寒之邪，凝滞血脉，不通则痛。如风热之邪，上扰清空，而发为头痛。如风湿之邪，易阻遏阳气，蒙蔽清窍，可致头痛。内伤头痛之病机多与肝、脾、肾三脏的功能失调有关。肝主疏泄，性喜条达。如肝失疏泄，气郁化火，上扰头窍而致；或因肝肾阴虚，肝阳偏亢而致。若房劳过度或禀赋不足，使肾精久亏，无以生髓，髓海空虚，发为头痛。脾虚化源不足，气血亏虚，清阳不升，头窍失养而致头痛；或因脾失健运，痰浊内生，浊阴不降，清窍被蒙而致头痛。也可因头部外伤或久病入络，气血凝滞，脉络不通，亦可发为瘀血头痛。

外感头痛之病性多属表属实，病因是以风邪为主的六淫邪气，一般病程较短，预后较好。内伤头痛大多起病较缓，病程较长，病性较为复杂，一般来说，气血亏虚、肾精不足之头痛属虚证，肝阳、痰浊、瘀血所致之头痛多属实证。虚实在一定条件下可以相互转化。

现代医学中的高血压、偏头痛、紧张性头痛、丛集性头痛、三叉神经痛等疾病出现以头痛为主要表现者，可参考本部分内容辨证论治。

（二）辨证论治（掌握）

头痛常见证型辨证论治见表 18-74。

表 18-74 头痛常见证型

常见证型	主要症状	治法	常用中成药
气虚血瘀证	头痛起病较急，其痛如破，痛连项背，常有拘急收紧感，或伴恶风畏寒，遇风尤剧，口不渴，苔薄白，脉多浮紧	疏风散寒止痛	川芎茶调散 都梁软胶囊
阴虚风动证	头胀痛而眩，两侧为重，心烦易怒，面赤口苦，或兼耳鸣胁痛，夜眠不宁，舌红苔薄黄，脉弦有力	平肝潜阳熄风	天麻钩藤颗粒

（三）其他适宜治疗技术

1. 针刺治疗 气虚血瘀证以督脉、手太阴经穴为主。主穴：列缺、百会、太阳、风池。配穴：风寒头痛者，加风门。

阴虚风动证以督脉及足阳明经穴、足少阳经穴为主。主穴：百会、头维、风池。配穴：肝阳上亢者，加太溪、太冲。

2. 耳针法 枕部、颞部、额部、脑部。毫针刺或用埋线法、压丸法。对于顽固性头痛可在耳背静脉点刺出血。

3. 皮肤针法 太阳、印堂、阿是穴。皮肤针叩刺出血，适用于外感头痛和瘀阻脑络所致头痛。

七、眩晕

（一）概述（了解）

眩是指眼花或眼前发黑，晕是指头晕甚或感觉自身或外界景物旋转。二者常同时并见，故统称为"眩晕"。轻者闭目即止；重者如坐车船，旋转不定，不能站立，或伴有恶心、呕吐、汗出，甚则昏倒等症状。眩晕的病因多种多样，但其基本病理变化有虚实之异。虚者为髓海不足，或气血亏虚，清窍失养；实者为风、火、痰、瘀扰乱清空。本病的病位在于头窍，其病变脏腑与肝、脾、肾三脏相关。肝性主动主升，若肝肾阴亏，阴不维阳，阳亢于上，或气火暴升，上扰头目，则发为眩晕。脾为后天之本，气血生化之源，如脾胃虚弱，气血亏虚，清窍失养，或脾失健运，痰浊中阻，或风阳夹痰，上扰清空，均可发为眩晕。肾主骨生髓，脑为髓海，肾精亏虚，髓海失充，或肝肾阴亏，水不涵木，阴不维阳，阳亢于上，亦可发为眩晕。

眩晕的病性以虚者居多，气虚血亏，髓海空虚，肝肾不足所导致的眩晕多属虚证；因痰浊中阻、瘀血阻络、肝阳上亢所导致的眩晕属实证。风、火，痰、瘀是眩晕的常见病理因素。

现代医学中的耳源性眩晕、高血压、低血压、椎－基底动脉供血不足、贫血、神经症等疾病以眩晕为主症时，可参考本部分内容进行辨证论治。

（二）辨证论治（掌握）

眩晕常见证型辨证论治见表18-75。

表 18-75 眩晕常见证型

常见证型	主要症状	治法	常用中成药
肝阳上亢证	眩晕耳鸣，头目胀痛，遇劳、恼怒加重，肢麻震颤，口苦，颜面潮红，失眠多梦，急躁易怒，舌红苔黄，脉弦	疏风散寒止痛	天麻钩藤颗粒
气血亏虚证	头晕目眩，动则加剧，遇劳则发，面色㿠白，指甲不荣，神疲乏力，心悸少寐，纳差食少，腹胀便溏，舌淡苔薄白，脉细弱	补养气血健脾养心	归脾丸

（三）其他适宜治疗技术

1. 针刺治疗 肝阳上亢证以足少阳经穴、督脉和手厥阴经穴、足厥阴经穴为主。主穴：风池、百会、内关、太冲；配穴：行间、太溪、侠溪。

气血亏虚证以足少阳经穴、背俞穴和督脉为主。主穴：风池、百会、足三里、肝俞、肾俞；配穴：气海、脾俞、胃俞。

2. 头针法 顶中线、枕下旁线。中等刺激，留针 30 分钟。

3. 耳针法 肾上腺、皮质下、交感、神门、额、内耳。每次选 3～4 穴，毫针刺或压丸法。

八、胁痛

（一）概述（了解）

胁痛是以胁肋部疼痛为主要表现的一种肝胆病证。胁，指侧胸部，为腋以下至第 12 肋骨部位的统称。胁痛主要责之于肝胆。因为肝位居于胁下，其经脉循行两胁，胆附于肝，与肝呈表里关系，其脉亦循于两胁。肝为刚脏，主疏泄，性喜条达；主藏血，体阴而用阳。若情志不舒，饮食不节，久病耗伤，劳倦过度，或外感湿热等病因，累及于肝胆，导致气滞、血瘀、湿热蕴结，肝胆疏泄不利，或肝阴不足，络脉失养，即可引起胁痛。

现代医学中的急慢性肝炎、胆囊炎、胆石症等疾病的过程中出现胁痛，可参考本部分内容进行辨证论治。

（二）辨证论治（掌握）

胁痛常见证型辨证论治见表 18-76。

表 18-76　胁痛常见证型

常见证型	主要症状	治法	常用中成药
肝气郁结证	胁肋胀痛，走窜不定，甚则连及胸肩背，且情志不舒则痛增，胸闷，善太息，得嗳气则舒，饮食减少，脘腹胀满，舌苔薄白，脉弦	疏肝理气	柴胡疏肝散
瘀血阻络证	胁肋刺痛，痛处固定而拒按，疼痛持续不已，入夜尤甚，或胁下有积块，或面色晦暗，舌质紫暗，脉沉弦	活血化瘀理气通络	血府逐瘀丸
肝阴不足证	胁肋隐痛，绵绵不已，遇劳加重，口干咽燥，两目干涩，心中烦热，头晕目眩，舌红少苔，脉弦细数	养阴柔肝佐以理气通络	一贯煎颗粒

（三）其他适宜治疗技术

1. 针灸治疗 以足厥阴经穴、手少阳经穴、足少阳经穴为主。主穴：期门，

太冲，支沟，阳陵泉。肝气郁结配内关、行间；瘀血阻络配膈俞、阳辅；肝阴不足配肝俞、肾俞。

2. 穴位注射

（1）选穴：参照针刺法穴位。

（2）方法：用维生素 B_{12} 注射液 1ml，每穴注射 0.5～1ml，或选用相应节段夹脊穴，有明显针感后将药液注入穴位。

3. 皮肤针法　局部阿是穴 2～3 个，相应节段夹脊穴。用皮肤针叩刺至潮红或微出血，可加拔火罐。

九、胃痛

（一）概述（了解）

胃痛，又称胃脘痛，是以上腹胃脘部近心窝处经常发生疼痛为主症的病证。多由脾胃受损、气血失调所致。胃痛往往兼见胃脘部痞闷、胀满、嗳气、反酸、纳呆、胁痛、腹胀等症状，甚至可见吐血、黑粪、腹痛等症，与肝、脾两脏的关系最为密切。

本病病因，初则多由外邪犯胃、饮食伤胃、七情内伤所致，病因多单一，病机也单纯，常见寒邪客胃、饮食停滞、肝气犯胃、肝胃郁热、脾胃湿热等证候，表现为实证；久则常见由实转虚，如寒邪日久损伤脾阳，热邪日久耗伤胃阴，多见脾胃虚寒、胃阴不足等证候，则属虚证。因实致虚，或因虚致实，皆可形成虚实并见证，如胃热兼有阴虚，脾胃阳虚兼见内寒，以及兼夹瘀滞、食滞、气滞、痰饮等。本病的病位在胃，与肝脾关系密切，也与胆肾有关。胃为阳土，喜润恶燥，为五脏六腑之大源，主受纳、腐熟水谷，其气以和降为顺，不宜郁滞。上述病因如寒邪、饮食伤胃等皆可引起胃气阻滞，胃失和降而发生胃痛，正所谓"不通则痛"。

本病病理性质以虚实为常，而演变多异。胃痛虽有寒热虚实及在气、在血之分，但六者皆可从虚实两个方面进行概括。其中寒积胃脘、肝郁气滞、饮食停积、肝胃郁热、湿热中阻及瘀血内阻等属实证范畴。中焦虚寒，胃阴不足为虚证胃痛。胃痛初起多属实证，若久痛不愈，或反复发作，脾胃受损，可由实转虚，若因寒而痛者，寒邪伤阳，脾阳不足，可成脾胃虚寒证，如因热而痛，热邪伤阴，胃阴不足，则致阴虚胃病。虚证胃痛，又易受邪，如脾胃虚寒者，易受寒邪，或健运无权，又可饮食停滞，故临床表现虚实兼挟之证。

现代医学中的急性胃炎、慢性胃炎、消化性溃疡、功能性胃肠病等疾病以上腹胃脘部疼痛为主症者，可参考本部分内容进行辨证论治。

（二）辨证论治（掌握）

治疗以理气和胃止痛为主。邪盛以祛邪为急，正虚以扶正为先，虚实夹杂者，则祛邪扶正并重（表18-77）。

表 18-77　胃痛常见证型

常见证型	主要症状	治法	常用中成药
寒邪客胃证	胃痛暴作，甚则拘急作痛，得热痛减，遇寒痛增，口淡不渴或喜热饮，苔薄白，脉弦紧	温胃散寒理气止痛	香砂养胃丸
饮食积滞证	暴饮暴食后，胃脘疼痛，胀满不消，疼痛拒按，嗳腐吞酸，或呕吐不消化食物，其味腐臭，吐后痛减，不思饮食或厌食，大便不爽，得矢气或便后稍舒，舌苔厚腻，脉滑有力	消食导滞和胃止痛	保和丸枳实导滞丸
肝气犯胃证	胃脘胀痛连胁，胸闷，喜长叹息，嗳气频作，或有泛酸，大便不畅，得嗳气、矢气则舒，遇烦恼郁怒则痛作或痛甚，舌苔薄白，脉弦	疏肝理气和胃止痛	逍遥丸

（三）其他适宜治疗技术

1. 针灸治疗　寒邪客胃证可选取中脘、内关、足三里、胃俞、神阙等穴，毫针平补平泻法，可配合灸法；饮食积滞证可选取腹部胃经腧穴、中脘、天枢、脾俞、胃俞、大肠俞等穴；肝气犯胃证可选取肝俞、期门、太冲、中脘、天枢、脾俞、胃俞、足三里等穴；寒邪犯胃证可艾灸中脘、内关、足三里、胃俞、神阙等穴。

2. 外敷药　寒邪客胃可用连须葱头、生姜共捣烂炒热布包，热度以患者可以承受为宜，敷于胃脘部。

3. 耳针法　胃、肝、脾、神门、交感、十二指肠。毫针刺用中等强度，或用埋针法、压丸法。

4. 穴位埋线法　中脘、足三里、肝俞、胃俞、脾俞、至阳。适用于慢性胃炎的治疗。

十、呕吐

（一）概述（了解）

呕吐是由于胃失和降、胃气上逆所致的以饮食、痰涎等胃内之物从胃中上涌，自口而出为临床特征的一种病证。呕吐的病因是多方面的，且常相互影响，兼杂致病，如外邪可以伤脾，气滞可致食停，脾虚可以成饮等。呕吐的病机无外乎虚实两大类，实者由外邪、饮食、痰饮、气郁等邪气犯胃，致胃失和降，

胃气上逆而发；虚者由气虚、阳虚、阴虚等正气不足，使胃失温养、濡润，胃失和降，胃气上逆所致。一般来说，初病多实，日久损伤脾胃，中气不足，可由实转虚；脾胃素虚，复为饮食所伤，或成痰生饮，则因虚致实，出现虚实并见的复杂病机。

西医学的神经性呕吐、急性胃炎、胃黏膜脱垂症、幽门痉挛、幽门梗阻、肠梗阻、急性胰腺炎、急性胆囊炎等出现呕吐为主症时，可参考本部分内容辨证论治。

（二）辨证论治（掌握）

呕吐常见证型辨证论治见表 18-78。

表 18-78　呕吐常见证型

常见证型	主要症状	治法	常用中成药
外邪犯胃证	呕吐食物，吐出有力，突然发生，起病较急，常伴有恶寒发热，胸脘满闷，不思饮食，舌苔白，脉濡缓	疏邪解表和胃降逆	藿香正气散
饮食停滞证	呕吐物酸腐，脘腹胀满拒按，嗳气厌食，得食更甚，吐后反快，大便或溏或结，气味臭秽，苔厚腻，脉滑实	消食化滞和胃降逆	保和丸
肝气犯胃证	呕吐吞酸，嗳气频作，胸胁胀满，烦闷不舒，每因情志不遂而呕吐吞酸更甚，舌边红，苔薄白，脉弦	疏肝理气和胃止呕	逍遥丸

（三）其他适宜治疗技术

1.针刺治疗　主穴：内关、中脘、足三里、公孙；如痰多加针丰隆；肝逆犯胃加针肝俞、脾俞、阳陵泉。耳针应配选胃、肝、交感、皮质下、神门。每天取 2～3 穴，强刺激、留针 30 分钟，每日或隔日 1 次，用于神经性呕吐的治疗。

2.灸法　脾胃虚寒艾灸隐白、脾俞。

十一、泄泻

（一）概述（了解）

泄泻是以大便次数增多，粪便稀薄或完谷不化，甚至泻出如水样为主症的病证。主要病变部位在脾胃与大小肠。泄泻病因包括感受外邪，饮食所伤，情志失调，脾胃虚弱，脾肾阳虚等。其病因虽然复杂，但其基本病机变化为脾病与湿胜，致肠道功能失司而发生泄泻。病位在脾胃和肠，主病之脏属脾，同时与肝、肾密切相关。病理因素主要是湿，湿为阴邪，易困脾阳，故《医宗必读》有"无湿不成泻"之说。但可夹寒、夹热、夹滞。脾主运化，喜燥恶湿，大小肠司泌浊、传导。若脾运失职，小肠无以分清泌浊，则发生泄泻。

现代医学中的急性肠炎、慢性肠炎、结肠炎、肠易激综合征、功能性胃肠病等病，可参考本部分内容进行辨证论治。

（二）辨证论治（掌握）

泄泻的治疗大法为运脾化湿。急性泄泻多以湿盛为主，重在化湿，左以分利。久泻以脾虚为主，当以健脾（表18-79）。

表 18-79　泄泻常见证型

常见证型	主要症状	治法	常用中成药
寒湿内盛证	泻下清稀，严重时如水样，腹痛伴有肠鸣，来势较急，痞满，脘腹胀闷，食少，或兼寒热头痛，肢体酸楚，鼻塞头痛等症。舌苔薄白，脉浮或濡缓	解表散寒芳香化湿	藿香正气散
湿热伤中证	泄泻腹痛，泻下急迫，势如水注，或泻而不爽，粪色黄褐而臭秽，肛门灼热，心烦口渴，小便短赤，肛门灼热，舌质红，舌苔黄腻，脉滑数或濡数	清热燥湿	葛根芩连丸
食滞肠胃证	腹痛肠鸣，泻后痛减，泻下粪便臭如败卵，夹有不消化之物，伴见脘腹痞满，嗳腐酸臭，脘腹痞满，不思饮食，舌苔垢浊或厚腻，脉滑	消食导滞	保和丸枳实导滞丸
肾阳虚衰证	黎明泄泻，肠鸣脐痛，泻后痛减，大便稀薄，混杂不消化食物，形寒肢冷，四肢不温，腰膝酸冷，疲乏无力，小便清长，夜尿频多。舌质淡，舌体胖、多有齿印，脉沉细无力	温肾暖脾固涩止泻	四神丸

（三）其他适宜治疗技术

1. 针灸治疗　寒湿内盛证可选用天枢、上巨虚、阴陵泉、中脘、神阙等穴；湿热伤中证可选用天枢、上巨虚、中脘、内庭、曲池等穴；食滞肠胃证可选用中脘、梁门、天枢等穴；肾阳虚衰证可选用肾俞、命门、关元、足三里、大肠俞、三阴交等穴。

2. 拔罐疗法　取穴天枢、关元、大肠俞、小肠俞等。

3. 穴位贴敷法　五倍子适量研磨，用食醋调成膏状敷脐，并用伤湿止痛膏固定。每2～3日一换，适用于久泻者。

十二、便秘

（一）概述（了解）

便秘是指粪便在肠内滞留过久，秘结不通，或隔时间延长，或粪质不硬，虽有便意，但排便困难的一类病证。

便秘的基本病机主要是热结、气滞、寒凝、气血阴阳亏虚引起肠道传导失司所致。病位在肠，同时与肺、脾、胃、肝、肾等脏腑的功能失调有关。归纳起来，形成便秘的基本病机是邪滞大肠，腑气闭塞不通或肠失温润，推动无力，导致大肠传导功能失常。

现代医学中的习惯性便秘、功能性胃肠病或各种疾病导致肠道功能紊乱引起的，以便秘为主要临床表现的，可参考本部分内容进行辨证论治。

（二）辨证论治（掌握）

便秘的治疗应以通下为主，但决不可单纯用泻下药，应针对不同的病因采取相应的治法（表 18-80）。

表 18-80　便秘常见证型

常见证型	主要症状	治法	常用中成药
热结便秘证	大便干结，腹胀腹痛，面红身热，口干口臭，心烦不安，小便短赤，舌红苔黄燥，脉滑数	泻热导滞润肠通便	麻子仁丸加减
气虚便秘证	大便或干结或不干结，也有便意，但临厕排便困难，需努挣方出，挣得汗出短气，便后乏力，体质虚弱，面白神疲，肢倦懒言，舌淡苔白，脉弱	补气健脾	芪蓉润肠口服液

（三）其他适宜治疗技术

1. 针灸治疗　热结便秘可选用天枢、支沟、上巨虚、大肠俞、内庭、大横、曲池等穴；气虚便秘可选用肺俞、脾俞、足三里、天枢、支沟等穴。

2. 推拿疗法　每日 1 次，10 天为 1 个疗程，治疗 1～2 个疗程。

腹部取穴：摩腹（泻法）5～10 分钟（即医者用手掌或四指沿升结肠、横结肠至降结肠方向做顺时针摩），点按中脘、天枢、足三里各 2 分钟。

3. 耳针疗法　耳部皮肤常规消毒后，短毫针强刺激一侧耳穴，使局部酸胀为宜，留针 1～2 小时，间歇捻针 2 次，每日 1 次。对侧耳穴以小块胶布将王不留行籽固定于耳穴上，以手压揉 3～5 分钟，使局部酸胀。两耳穴交替施术。

4. 其他　建议患者每天至少喝 6 杯 250ml 的水，进行中等强度的锻炼，增加体力活动，加强腹肌锻炼，避免久坐少动，有利于胃肠功能的改善。

十三、内伤发热

（一）概述（了解）

内伤发热是指以内伤为病因，脏腑功能失调、气血水湿郁遏或气血阴阳亏虚为基本病机，以发热为主要临床表现的病证。一般起病较缓，病程较长。临床上多表现为低热，但有时可以是高热。

现代医学中的功能性低热、结缔组织疾病、肿瘤、血液病及慢性感染性疾病等引起的发热和某些原因不明的发热，可参考本部分内容进行辨证论治。

（二）辨证论治（掌握）

内伤发热常见证型见表 18-81。

表 18-81　内伤发热常见证型

常见证型	主要症状	治法	常用中成药
气郁发热证	发热多为低热或潮热，热势常随情绪波动而起伏，精神抑郁，胁肋胀满，烦躁易怒，口干而苦，纳食减少，舌红，苔黄，脉弦数	疏肝理气解郁泻热	丹栀逍遥丸
血瘀发热证	午后或夜晚发热，或自觉身体某些部位发热，口燥咽下，但不多饮，肢体或躯干有固定痛处或肿块，面色萎黄或晦暗，舌质青紫或有瘀点、瘀斑，脉弦或涩	活血化瘀	血府逐瘀丸
气虚发热证	发热，热势或低或高，常在劳累后发作或加剧，倦怠乏力，气短懒言，自汗，易于感冒，食少便溏，舌质淡，苔白薄，脉细弱	益气健脾甘温除热	补中益气丸
血虚发热证	发热，热势多为低热，头晕眼花，身倦乏力，心悸不宁，面白少华，唇甲色淡，舌质淡，脉细弱	益气养血	归脾丸
阴虚发热证	午后潮热，或夜间发热，不欲近衣，手足心热，烦躁，少寐多梦，盗汗，口干咽燥，舌质红，或有裂纹，苔少甚至无苔，脉细数	滋阴清热	杞菊地黄丸知柏地黄丸
阳虚发热证	发热而欲近衣，形寒怯冷，四肢不温，少气懒言，头晕嗜卧，腰膝酸软，纳少便溏，面色㿠白，舌质淡胖，或有齿痕，苔白润，脉沉细无力	温补阳气引火归元	金匮肾气丸

（三）其他适宜治疗技术

针灸治疗

（1）气虚发热，可选大椎、内关、间使等穴，或灸气海、关元、百合、神阙、足三里等穴。

（2）气郁发热，可选期门、行间、三阴交等穴。

（3）阳虚发热，可选百会、大椎、内关、间使等穴；或熏灸，或隔姜、隔附子饼艾灸气海、关元、神阙、足三里等穴。

（4）血虚发热，可选足三里、曲池等穴。

（5）阴虚发热，可选太溪、复留、三阴交等穴。

（6）气郁发热，可选期门、行间、三阴交等穴。

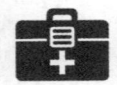

十四、腰痛

（一）概述（了解）

腰痛，又称"腰背痛"，是以腰脊柱部或腰脊一侧或两侧酸胀疼痛为主要症状的病症，常可放射至腿部。多缓慢发病，病程较久，或急性起病，病程较短。本病的基本病机为筋脉痹阻，腰府失养。病位在腰，涉及肾、肝两脏。外邪侵袭腰府，痹阻经脉，造成腰部经脉受阻，不通而痛。若寒邪为病，寒伤阳，主收引，腰府阳气既虚，络脉又壅遏拘急气机不畅；若湿邪为病，湿性重着、黏滞、下趋，滞碍气机，可使腰府经气郁而不行；劳损伤及腰府，血络瘀而不畅，以致血瘀壅滞经络，涩滞血脉；或久病入络，气血运行不畅，均可使腰部气机壅滞，血络瘀阻，不通而痛。年老久病体虚，肾精亏损，则腰府筋脉无以濡养。

现代医学中的腰椎疾病、腰肌劳损、腰椎间盘疾病、泌尿系感染等疾病的过程出现以腰痛为主症者，可参考本部分内容的辨证治疗。

（二）辨证论治（掌握）

本病当辨外感内伤，有外受风寒湿热之邪及跌扑伤损病史，起病急骤者为外感腰痛；年老体虚，七情内伤，有气血亏虚病史，起病缓慢，表现为肾虚证候者为内伤腰痛。另当辨标本虚实，肾精不足，气血亏虚为本；邪气内阻，经络壅滞为标。

治疗虚证者以补肾壮腰为主，兼调养气血；实证者祛邪活络为要，针对病因，施之以活血化瘀，散寒除湿，清泻湿热等法。虚实兼夹者，分清主次，标本兼顾治疗（表 18-82）。

表 18-82　腰痛常见证型

常见证型	主要症状	治法	常用中成药
寒湿腰痛证	腰部冷痛重着，转侧不利，逐渐加重，每遇阴雨天或腰部感寒后加剧，痛处喜温，得热则减，苔白腻而润，脉沉紧或沉迟	散寒除湿温经通络	独活寄生合剂
湿热腰痛证	腰髋痛，牵掣拘急，痛处伴有热感，每于夏季或腰部着热后痛剧，遇冷痛减，口渴不欲饮，尿色黄赤，或午后身热，微汗出，舌红苔黄腻，脉濡数或弦数	清热利湿舒筋活络	四妙丸
瘀血腰痛证	痛处固定，或胀痛不适，或痛如锥刺，日轻夜重，或持续不解，活动不利，甚则不能转侧，痛处拒按，面晦唇暗，舌质紫暗或有瘀斑，脉多弦涩或细数	活血化瘀理气止痛	跌打活血散，膏药敷贴患处如麝香追风膏，或红花油外涂患处

续表

常见证型	主要症状	治法	常用中成药
肾虚腰痛证	腰痛以酸软为主，喜按喜揉，腿膝无力，遇劳则甚，卧则减轻，常反复发作。偏阳虚者，则少腹拘急，面色㿠白，手足不温，少气乏力，舌淡脉沉细；偏阴虚者，则心烦失眠，口燥咽干，面色潮红，手足心热，舌红少苔，脉弦细数	偏阳虚者，宜温补肾阳；偏阴虚者，宜滋补肾阴	偏阳虚者以右归丸，偏阴虚者以左归丸

（三）其他适宜治疗技术

1. 温熨疗法 寒湿腰痛证可以食盐炒热，纱布包裹温熨痛处，冷则炒热再熨，根据病情可一日数次。

2. 针刺疗法 寒湿腰痛证可取命门、腰阳关、肾俞、膀胱俞、大肠俞、委中、昆仑；瘀血腰痛证可取大肠俞、腰阳关、膈俞、肾俞、华佗夹脊穴、血海、三阴交、委中、阳陵泉；肾虚腰痛证可取穴肾俞、志室、气海俞、关元俞、华佗夹脊穴、血海、足三里、三阴交、昆仑。偏阳虚者，加命门、腰阳关、关元等，酌加灸法；偏阴虚者加复溜、秩边、太溪。

3. 点刺放血 湿热腰痛证予以三棱针点刺肾俞、大椎、委中、阴陵泉穴放血，或者予以皮肤针沿膀胱经叩刺拔罐放血治疗；瘀血腰痛证可予以三棱针或采血针或皮肤针刺腰部阿是穴及委中穴配合拔罐。

4. 穴位注射法 腰部痛点。地塞米松 5ml 和利多卡因 2ml 混合液，消毒后刺入痛点，无回血后推药液，每点注射 0.5～1ml。

十五、痹证

（一）概述（熟悉）

痹证是由于风、寒、湿、热等邪气阻滞经络气血运行，以肢体、肌肉、关节等处疼痛重着、酸楚麻木，甚至关节屈伸不利、僵硬、肿大变形，严重者活动障碍等为主要症状的一种疾病，有渐进性或反复发作性的特点。

痹证的发生，主要由风、寒、湿、热之邪乘虚侵袭人体，引起气血运行不畅，经络阻滞；或病久痰浊瘀血，阻于经络，深入关节筋脉。一般多以正气虚衰为内因；风寒湿热之邪为外因。基本病机是邪气痹阻经络，气血运行不畅，筋脉肌肉关节失于濡养。痹证起病一般不明显。疼痛呈游走性或有定处，有的为刺痛、或麻木、或肿胀，但部分患者起病有发热、汗出、口渴、咽红痛、全身不适等症，继之出现关节症状。

现代医学中的风湿性关节炎、类风湿关节炎、反应性关节炎、骨性关节炎、

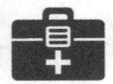

强直性脊柱炎、肌纤维炎等出现痹证的临床表现时，均可参考本部分内容进行辨证论治。

（二）辨证论治（掌握）

痹证的治疗以祛邪通络为基本原则，根据邪气的偏胜，分别予以祛风、散寒、除湿、清热、化痰、散瘀，兼顾"宣痹通络"（表 18-83）。

表 18-83　痹证常见证型

常见证型	主要症状	治法	常用中成药
行痹	肢体关节酸痛，游走不定，多见于腕关节、肘关节、踝关节、膝关节等处关节，屈伸不利，初期可见有恶风、发热等表证，舌苔薄白，脉浮或浮缓	祛风通络散寒除湿	疏风定痛丸、虎力散
痛痹	肢体关节疼痛剧烈，痛有定处，得热痛减，遇寒痛增，痛如锥刺，关节屈伸不利，局部皮色不红，触之不热。舌质淡，舌苔薄白，脉弦紧	散寒通络祛风除湿	小活络丸、追风透骨丸、风湿骨痛胶囊、寒湿痹颗粒、附桂骨痛胶囊
着痹	肢体关节疼痛重着肿胀，肌肉酸楚，痛有定处，活动不便，肌肤麻木不仁，四肢沉重，甚则关节肿胀弥漫，舌质淡，苔白腻，脉濡缓	除湿通络祛风散寒	四妙丸、湿热痹颗粒、风湿祛痛胶囊

（三）其他适宜治疗技术

1. 针灸治疗

（1）选穴按不同部位，也可选阿是穴。①肩部：肩髃、肩髎、肩贞；②肘臂：曲池、合谷、天井、外关、天泽；③背脊：水沟、身柱、腰阳关；④髋部：环跳、居髎、悬钟；⑤股部：秩边、承扶、阳陵泉；⑥膝部：犊鼻、梁丘、阳陵泉、膝阳关；⑦踝部：申脉、照海、昆仑、丘墟。

（2）按痹证类型加穴：①行痹者加膈俞、血海；②痛痹者加肾俞、关元；③着痹者加足三里、商丘；④热痹者加大椎、曲池。

（3）操作：①行痹、热痹者用毫针泻法浅刺，并可用皮肤针叩刺；②痛痹者多灸，深刺留针，可兼用隔姜灸；③着痹者针灸并施或兼用温针、皮肤针和拔罐法。

2. 推拿治疗

（1）局部擦法 5 分钟，以局部皮肤微红为宜。

（2）局部取穴，每穴点按 3～5 分钟；以酸胀为宜。

（3）肌肉丰厚处可用拿法 3 分钟（背部配合弹拨法，四肢可配合拿捏法），以患者耐受为度。

3. 热熨法　适用痛痹、久痹属寒证者，可用食盐（500g）、炒大葱白

（200～250g，切成 2～3cm 长），装入布袋热熨患处。

4. 电针法

（1）选穴参照刺灸法穴位。

（2）方法为进针得气后，通电针机，先用连续波 5 分钟，后改疏密波，通电时间为 10～20 分钟，每日或隔日 1 次，10 次为 1 个疗程，间歇 3～5 日。

5. 其他　穴位贴敷。

十六、疖

（一）概述（熟悉）

疖是一种生于皮肤浅表的急性化脓性疾病，随处可生，小儿、青年多见。是由于内郁湿火，外感风邪，两相搏结，蕴阻肌肤而成；或由于在夏、秋季节感受暑湿热毒之邪而生；或因天气闷热，汗出不畅，暑湿热毒蕴蒸肌肤，引起痱子，复经搔抓，破伤染毒而发。

西医学的疖、头皮穿凿性脓肿、疖病等可参考本部分内容辨证论治。

（二）辨证论治（掌握）

疖常见证型辨证论治见表 18-84。

表 18-84　疖常见证型

常见证型	主要症状	治法	常用中成药
热毒蕴结证	多见于气实火盛患者。轻者疖肿只有 1～2 个，也可散发全身或簇集一处，或此愈彼起；伴发热、口渴、溲赤、便秘；舌红，苔黄，脉数	清热解毒	黄连解毒片
暑湿蕴结证	发于夏、秋季节，好发于头面部、颈部、背部、臀部，单个或多个成片，疖肿红、热、胀、痛，抓破流脓水；伴心烦、胸闷、口苦咽干、便秘、溲赤等；舌红，苔黄而腻，脉滑数	清暑化湿解毒	金银花露
阴虚内热证	疖肿散发于全身各处，此愈彼起，不断发生，疖肿较大，易转变成有头疽，疖肿颜色暗红，脓水稀少；常伴低热、烦躁口渴，或乏力肢软；舌质红，苔薄黄，脉细数	扶正解毒	仙方活命饮
脾胃虚弱证	疖肿泛发全身各处，成脓、收口时间均较长，脓水稀薄。常伴面色萎黄，神疲乏力，纳少便溏。舌质淡或边有齿痕，苔薄，脉濡	健脾和胃清化湿热	参苓白术散

（三）其他适宜治疗技术（掌握）

1. 外治法

（1）初期：可外敷芙蓉膏、金黄膏等。将药膏摊于纱布上并覆盖在疖肿表

面，药膏面积稍大于红肿面积，厚薄以看不到皮肤为度。

（2）成脓期：宜用提脓透托之品如拔毒膏等，或用火针烙法引流（局部用碘伏消毒，1%利多卡因表面麻醉，用火针或点针在脓肿波动最明显处或脓肿最低处，烙出 1cm² 的圆洞，直达脓腔，以脓液流出畅快为度。外敷摊有生肌膏的脱脂纱布。每日换药，直至愈合）。拔毒膏类药膏使用方法同初期。

（3）溃破期：以扶正祛邪，去腐生肌为主，换药时应注意创面引流通畅，腐肉逐渐脱落后，用生肌之品，促使创口早期愈合。可用京万红软膏、橡皮生肌膏、湿润烧伤膏等，直接覆盖创面，有窦腔时，在窦腔内放入棉捻引流，但不要填塞太慢。

2. 湿敷　可用黄连、黄柏、黄芩或清热解毒、活血凉血中药，煎汤，纱布浸药液局部湿敷。

3. 挑刺法　背部夹脊穴挑刺，配合拔罐，适合于发作期的治疗。

十七、痔

（一）概述（熟悉）

痔是直肠末端黏膜下和肛管皮肤下的直肠静脉丛发生扩大、曲张所形成的柔软静脉团，或肛缘皮肤结缔组织增生或肛管皮下静脉曲张破裂形成的隆起物。本病多因脏腑本虚，静脉壁薄弱，兼因久坐，负重远行，或长期便秘，或泻痢日久，或临厕久蹲努责，或饮食不节，过食辛辣肥甘之晶，导致脏腑功能失调，风燥湿热下迫，气血瘀滞不行，阻于魄门，结而不散，筋脉横解而生痔。或因气血亏虚，摄纳无力，气虚下陷，则痔核脱出。

1. 内痔　多发于成年人．初发常以无痛性便血为主要症状，血液与大便不相混，多在排便时滴血或射血。出血呈间歇性，每因饮酒、过劳、便秘或腹泻时使便血复发和加重。出血严重时可引起贫血。肛查时见齿状线上黏膜呈半球状隆起，色鲜红、暗红或灰白。随着痔核增大，在排便时或咳嗽时可脱出肛外，若不及时回纳，可形成内痔嵌顿，并有分泌物溢出，肛门坠胀；根据病情轻重程度不同，可分为三期。

（1）Ⅰ期：痔核较小，如黄豆或蚕豆大，色鲜红，质柔软，不脱出肛外，大便带血或滴血。

（2）Ⅱ期：痔核较大，形似红枣，色暗红，大便时脱出肛外，便后能自行还纳，大便滴血较多或射血一线如箭。

（3）Ⅲ期：痔核更大，如鸡蛋或更大，色灰白，大便时或行走时脱出肛外，不能自行还纳，一般不出血，一旦出血则呈喷射状，痔核脱出后如不尽快还纳，则易嵌顿而绞窄肿胀、糜烂坏死。

2. 外痔 发生于肛门外部，如厕时有痛感，有时伴瘙痒。常见的外痔主要为结缔组织外痔（皮垂、皮赘）和炎性外痔。

3. 混合痔 是临床上最主要的发病形式，内痔和外痔的症状可同时存在，主要表现为便血、肛门疼痛及坠胀、肛门瘙痒等。

（二）辨证论治（掌握）

痔常见证型辨证论治见表 18-85。

表 18-85 痔常见证型

常见证型	主要症状	治法	常用中成药
风伤肠络证	大便带血，滴血或喷射而出，血色鲜红，或伴口干，大便秘结；舌红，苔黄，脉数	清热凉血祛风	痔宁片 消痔软膏
湿热下注证	便血色鲜，量较多，痔核脱出嵌顿，肿胀疼痛，或糜烂坏死；口干不欲饮，口苦，小便黄；苔黄腻，脉滑数	清热利湿止血	化痔栓
脾虚气陷证	肛门坠胀，痔核脱出，需用手托还，大便带血，色鲜红或淡红，病程日久；面色少华，神疲乏力，纳少便溏；舌淡，苔白，脉弱	健脾益气	补中益气丸
气滞血瘀证	以肛内肿物脱出，甚或嵌顿，肛管紧缩，坠胀疼痛，甚则肛缘有血栓，水肿，触痛明显，舌质暗红，舌苔白或黄，脉弦细涩为常见的内痔证候	清热利湿 行气活血	柴胡舒肝丸 加普济痔疮栓

（三）其他适宜治疗技术（掌握）

1. 熏洗法 以药物加水煮沸，先熏后洗，或用毛巾蘸药液做湿热敷，具有活血止痛、收敛消肿等作用，常用五倍子汤、苦参汤等。

2. 外敷法 将药物敷于患处，具有消肿止痛、收敛止血、祛腐生肌等作用。应根据不同症状选用油膏、散剂，如麝香痔疮膏、肛泰膏、九华膏、五倍子散等。

3. 塞药法 将药物制成栓剂，塞入肛内，具有消肿、止痛、止血等作用，如化痔栓、麝香痔疮栓等。

4. 注射法 适用于各期内痔及混合痔的内痔部分。

禁忌证包括外痔、内痔伴肛门周围急、慢性炎症或腹泻；内痔伴有严重肺结核或高血压、肝肾疾病或血液病患者；因腹腔肿瘤引起的内痔和临产期孕妇。

5. 手术疗法 对于非手术治疗无效的痔可考虑手术治疗。内痔可采用结扎疗法，包括贯穿结扎和胶圈套扎法；结缔组织外痔采用外痔切除术；静脉曲张

性外痔采用静脉丛剥离术；血栓外痔采用血栓外痔剥离术；混合痔采用外痔剥离＋内痔结扎术。

手术疗法禁忌证包括肛门周围有急性脓肿或湿疮者；内痔伴有痢疾或腹泻患者；因腹腔肿瘤引起的内痔；内痔伴有严重肺结核、高血压、肝肾疾病或血液病患者；临产期孕妇等。

十八、湿疮

（一）概述（熟悉）

湿疮是一种由多种内、外因素引起的过敏性炎症性皮肤病。以多形性皮损，对称分布，易于渗出，自觉瘙痒，反复发作和慢性化为临床特征。总因禀赋不耐，风、湿、热阻于肌肤所致。或因饮食不节，过食辛辣鱼腥动风之品，或嗜酒，伤及脾胃，脾失健运，致湿热内生，又外感风湿热邪，内外合邪，两相搏结，浸淫肌肤发为本病；或因素体虚弱，脾为湿困，肌肤失养或因湿热蕴久，耗伤阴血，化燥生风而致血虚风燥，肌肤甲错，发为本病。根据病程和皮损特点，一般分为急性湿疮、亚急性湿疮、慢性湿疮 3 类。

1. 急性湿疮 起病较快，常对称发生，可发于身体的任何一个部位，亦可泛发于全身，但以面部的前额、眼睑、颊部、耳部、口唇周围等处多见。初起皮肤潮红、肿胀、瘙痒，继而在潮红、肿胀或其周围的皮肤上，出现丘疹、丘疱疹、水疱。皮损群集或密集成片，形态大小不一，边界不清。常因搔抓而水疱破裂，形成糜烂、流滋、结痂。自觉瘙痒，轻者微痒，重者剧烈瘙痒呈间歇性或阵发性发作，常在夜间增剧，影响睡眠。皮损广泛者，可有发热、大便秘结、小便短赤等全身症状。

2. 亚急性湿疮 多由急性湿疮迁延而来，急性期的红肿、水疱减轻，流滋减少，但仍有红斑、丘疹、脱屑。自觉瘙痒，或轻或重，一般无全身不适。

3. 慢性湿疮 多由急性、亚急性湿疮反复发作而来，也可起病即为慢性湿疮，其表现为患部皮肤增厚，表面粗糙，皮纹显著或有苔藓样变，触之较硬，暗红或紫褐色，常伴有少量抓痕、血痂、鳞屑及色素沉着，间有糜烂、流滋。自觉瘙痒剧烈，尤以夜间、情绪紧张、食辛辣鱼腥动风之品时为甚。若发生在掌跖、关节部的易发生皲裂，引起疼痛。病程较长，数月至数年不等，常伴有头晕乏力、腰酸肢软等全身症状。

西医学的湿疹可参考本部分内容辨证治疗。

（二）辨证论治（掌握）

湿疮常见证型辨证论治见表18-86。

表 18-86　湿疮常见证型

常见证型	主要症状	治法	常用中成药
湿热蕴结证	发病急，皮损潮红灼热，瘙痒无休，渗液流滋；伴身热，心烦，口渴，大便干，尿短赤；舌红，苔薄白或黄，脉滑或数	清热利湿	黄柏胶囊
血虚风燥证	病久，皮损色暗或色素沉着，剧痒，或皮损粗糙肥厚；伴口干不欲饮，食欲缺乏，腹胀；舌淡，苔白，脉细弦	养血润肤祛风止痒	湿毒清胶囊润燥止痒胶囊

（三）其他适宜治疗技术

1. 急性湿疮　初起仅有皮肤潮红而无流滋者，以清热安抚、避免刺激为原则，炉甘石洗剂外搽；急性湿疮后期，滋水减少、结痂时，以保护皮损、避免刺激、促进角质新生、消除残余炎症为原则，可选用黄连软膏、青黛膏外搽。

2. 亚急性湿疮　以消炎、止痒、干燥、收敛为原则，有少量流滋者，选用三黄洗剂湿敷外搽；无流滋者，可选用青黛散、新三妙散等油调外敷或黄柏霜外搽。

3. 慢性湿疮　以止痒、抑制表皮细胞增生、促进真皮炎症浸润吸收为原则。可选用湿疮膏、皮脂膏及皮质类固醇激素软膏。

十九、痛经

（一）概述（掌握）

痛经是指妇女正值经期或经行前后出现周期性小腹疼痛或痛引腰骶，甚则剧痛晕厥者，又称"经行腹痛"。

西医妇产科学将痛经分为原发性痛经和继发性痛经。原发性痛经又称功能性痛经，是指生殖器官无器质性病变者。而由于盆腔器质性疾病如子宫内膜异位症、子宫腺肌病、盆腔炎或宫颈狭窄等所引起的属继发性痛经。原发性痛经以青少年女性多见，继发性痛经则常见于育龄期妇女。

（二）辨证论治（掌握）

痛经辨证论治见表18-87。

表 18-87 痛经辨证论治

常见证型	主要症状	治法	常用中成药
气滞血瘀证	经前或经期小腹胀痛拒按，经血量少，行而不畅，血色紫暗有块，块下痛减，乳房胀痛，胸闷不舒。舌质紫暗或有瘀点，脉弦	理气行滞，化瘀止痛	血府逐瘀胶囊血府逐瘀口服液
寒凝血瘀证	经前或经期小腹冷痛拒按，得热痛减，月经或有推后，量少，经色暗而有血块，面色青白，肢冷畏寒。舌暗，苔白，脉沉紧	温经散寒，化瘀止痛	少腹逐瘀颗粒痛经丸

（三）其他适宜治疗技术（掌握）

1. 推拿法

（1）摩法：双手折叠放在小腹上，以每分钟 10 次的频率做顺时针按摩，以小腹内有热度为宜，共 3～5 分钟。

（2）擦法：斜擦小腹两侧，双掌分置于小腹两侧（脐外侧三横指处），方向由上稍斜向下，不往返，共 20 次。

（3）点揉子宫、血海、三阴交、太冲，左右各 1～2 分钟，以患者耐受为度。患者俯卧，点按肾俞、肝俞、脾俞、八髎各 2～3 分钟，以酸胀为度。

2. 留罐法 取次髎、三阴交，行留罐法操作，留罐 10 分钟。此法适用于痛经实证。

3. 灸法 取关元、三阴交，采用隔姜灸法。此法适用于痛经虚证和寒凝血瘀证。

4. 刮痧法 先刮腹部正中任脉循行区域，从气海刮至关元，用直线刮法沿膀胱经循行线刮拭脊柱两侧，从肝俞刮至肾俞，从肾俞刮至八髎，每部位各刮 20～30 次。用直线刮法刮拭下肢内侧足太阴脾经循行区域，从阴陵泉经地机到三阴交，每侧各刮 10～20 次。点压、按揉血海、三阴交、太冲，各 10～20 次。

5. 穴位贴敷法 取肚脐或腹痛部位。将香附 30g、元胡 15g、当归 45g、片姜黄 10g 研成细末，用布包外敷，此法适用于气滞血瘀证痛经。若属寒凝血瘀证者，可加入吴茱萸 30g。

二十、月经先后无定期

（一）概述（掌握）

月经先后无定期又称"经水先后无定期""月经愆期""经乱"等，是指月经周期时或提前、时或延后 7 天以上，连续 3 个周期以上者，称为"月经先后无定期"，本病以月经周期紊乱为特征。

（二）辨证论治（掌握）

月经先后无定期辨证论治见表 18-88。

表 18-88　月经先后无定期辨证论治

常见证型	主要症状	治法	常用中成药
肝郁证	经来先后无定，经量或多或少，色暗红或紫红，或有血块，或经行不畅，胸胁、乳房、少腹胀痛，脘闷不舒，时叹息，嗳气食少。苔薄白或薄黄，脉弦	疏肝理气调经	逍遥丸
肾虚证	经行或先或后，量少，色淡暗，质清，或腰骶酸痛，或头晕耳鸣。舌淡，苔白，脉细弱	补肾调经	左归丸

（三）其他适宜治疗技术（掌握）

1. 拔罐法　取穴：①八髎、膈俞、期门、关元；②三阴交、肝俞、脾俞、肾俞。两组交替使用。行留罐法操作，留罐 10～15 分钟。

2. 刮痧法　先刮背部，用直线刮法刮拭脊柱两侧膀胱经第 1 侧线，从肝俞到小肠俞，每侧刮拭 20～30 次，再刮腹部，用边刮法、重刮法刮拭腹部正中任脉，从气海刮至关元，用轻刮法短距离刮拭奇穴子宫穴区或点压按揉 20～30 次。用轻刮法刮拭小腿内侧肾经循行区域，从三阴交刮至太溪。每侧刮拭 10～20 次。

二十一、带下病

（一）概述（了解）

带下病是指带下量明显增多或减少，色、质、气味发生异常，或伴有全身或局部症状者。带下明显增多者称为带下过多；带下明显减少者称为带下过少。在某些生理情况下也可出现带下量增多或减少，如妇女在月经期前后、排卵期、妊娠期其带下量增多而无其他不适者，为生理性带下；绝经前后白带减少而无明显不适者，也属生理现象，均不作病论。

带下病分带下过多、带下过少两种。本节仅论带下过多。

（二）辨证论治（了解）

带下病的辨证论治见表 18-89。

表 18-89　带下病的辨证论治

常见证型	主要症状	治法	常用中成药
湿热下注证	带下量多，色黄或呈脓性，质黏稠，有臭气，或带下色白质黏，呈豆渣样，外阴瘙痒，小腹作痛，口苦口腻，胸闷纳呆，小便短赤。舌红，苔黄腻，脉滑数	清利湿热，佐以解毒杀虫	妇科千金片花红颗粒／片
肾阳虚证	带下量多，绵绵不断，质清稀如水，腰酸如折，畏寒肢冷，小腹冷感，面色晦暗，小便清长或夜尿多，大便溏薄。舌质淡，苔白润，脉沉迟	温肾培元，固涩止带	艾附暖宫丸

（三）其他适宜治疗技术（了解）

灸法　取神阙、中极、气海、阴陵泉、肝俞、脾俞、八髎，用温灸盒灸，每次 15～20 分钟。

二十二、肺炎喘嗽

（一）概述（了解）

肺炎喘嗽，又称小儿咳嗽，是小儿常见的一种肺系病证。有声无痰为咳，有痰无声为嗽，有声有痰谓之咳嗽。小儿咳嗽有外感和内伤之分，临床上小儿外感咳嗽多为内伤咳嗽。

本部分所论是以咳嗽为主症的病证，相当于西医学所称的气管炎、支气管炎。其他各种疾病引起的咳嗽症状皆可参考本部分内容进行辨证论治。

（二）辨证论治（掌握）

肺炎喘嗽的辨证论治见表 18-90。

表 18-90　肺炎喘嗽的辨证论治

常见证型	主要症状	治法	常用中成药
风寒闭肺	咳嗽频作，咽痒声重，痰白清稀，鼻流清涕，或恶寒无汗，发热头痛。舌淡红，苔薄白，脉浮紧或指纹浮红	疏风散寒，宣肺止咳	通宣理肺丸
风热闭肺	咳嗽不爽，痰黄黏稠，不易咳出，咽痛，鼻流浊涕，伴有发热恶风，头痛。舌红，苔薄黄，脉浮数或指纹浮紫	疏风解表，宣肺止咳	小儿咳喘灵口服液或小儿咳喘灵颗粒清宣止咳颗粒
痰热闭肺	咳嗽痰多，色黄黏稠，难以咳出，甚则喉间痰鸣，或伴发热口渴，烦躁不安，小便短黄，大便干结。舌质红，苔黄腻，脉滑数或指纹青紫	清热化痰，宣肺止咳	清金化痰丸

（三）其他适宜治疗技术（掌握）

1. 留罐法 取大椎、风门、肺俞，选择大小适宜的火罐，行留罐法操作，留罐 10 分钟；或沿上背部督脉、膀胱经行闪罐法操作至皮肤潮红，再于大椎、风门、肺俞留罐 5 分钟。

2. 刮痧法 用轻刮法逆刮前臂肺经、心经循行区域，即从肘横纹刮至腕横纹，刮至皮肤潮红或皮肤出现粟粒状斑点；用轻刮法刮背部肺俞穴区 20～30 次，小儿出痧宜轻。

二十三、小儿泄泻

（一）概述（了解）

泄泻是婴幼儿时期最常见的疾病之一，可由多种原因引起，以大便次数增多、粪质稀薄甚或如水样为特征。

本病相当于西医学的小儿腹泻。

（二）辨证论治（掌握）

小儿泄泻的辨证论治见表 18-91。

表 18-91 小儿泄泻的辨证论治

常见证型	主要症状	治法	常用中成药
风寒泄泻	大便清稀，夹有泡沫，臭气不甚，肠鸣腹痛，或伴恶寒发热，鼻流清涕，咳嗽咽痒。舌质淡，苔薄白，脉浮紧或指纹淡红	疏风散寒燥湿止泻	藿香正气液
湿热泄泻	大便泻下急迫，量多次频，呈黄褐稀水或蛋花汤样，或夹少许黏液，气味臭秽，腹痛阵作，发热烦躁，口渴，肢倦乏力，小便短黄，肛门红赤。舌质红，苔黄腻，脉滑数或指纹紫	清热解毒利湿止泻	葛根芩连微丸
伤食泄泻	脘腹胀满，腹痛即泻，泻后痛减，粪便酸臭，或如败卵，嗳气腐浊，不思饮食，夜卧不安。舌苔厚腻或微黄，脉滑实或指纹淡紫	消食化滞运脾和胃	小儿化食丸
脾虚泄泻	大便稀薄，多于食后作泻，色淡不臭，时轻时重，面色萎黄，形体消瘦，神疲倦怠。舌淡苔白，脉缓弱或指纹淡	健脾益气升提止泻	健脾八珍糕

（三）其他适宜治疗技术（掌握）

1. 推拿法

（1）风寒泻：揉外劳宫，推三关，摩腹，揉龟尾。

（2）湿热泻：清补脾土，清大肠，清小肠，退六腑。

（3）伤食泻：推板门，清大肠，补脾土，摩腹，逆运外八卦。

（4）脾虚泻：推三关，补脾土，补大肠，摩腹，推上七节骨，捏脊。

2. 穴位贴敷法　吴茱萸 30g、丁香 2g、胡椒 30 粒，共研细末，每次取 1～3g，黄酒调成糊状，敷贴脐部，每日 1 次。适用于风寒泄泻、脾虚泄泻者。

二十四、面瘫

（一）概述（熟悉）

面瘫是以口眼向一侧喎斜为主要症状的一种疾病。本病可发生于任何年龄，无明显的季节性。本病相当于现代医学的面神经麻痹，亦称为"周围性面神经麻痹"。

本病通常急性发作，突然一侧面部表情肌麻痹，额纹消失，眼裂变大，露睛流泪，鼻唇沟变浅，口角下垂歪向健侧，患侧不能做皱眉、蹙额、闭目、露齿、鼓颊等动作；部分患者初起时有耳后、耳下疼痛，还可出现味觉减退或消失，听觉过敏等症。病程延久可因瘫痪肌肉挛缩口角反牵向患侧，形成"倒错"现象。

中医学认为本病多由正气不足，脉络空虚，卫外不固，风邪乘虚入中经络，导致气血痹阻，面部少阳脉络阳明经筋失于濡养，以致肌肉纵缓不收而发。现代医学认为本病可因风寒导致面神经血管痉挛、缺血、水肿，使面神经受压，神经营养缺乏，甚至引起神经变性而致病，亦有因病毒感染引起非化脓性炎症所致。至于脑中风引起的中枢性面瘫与本病病理虽然不同，但可参照本病治法进行治疗。

（二）针灸治疗（掌握）

1. 刺灸法

（1）治则：祛风散寒，通经活络。

（2）处方：太阳，阳白，地仓透颊车，翳风，合谷。

（3）方义：本病乃风中经络，气血痹阻，经脉失养，纵缓不收所致，取太阳、阳白、地仓、颊车温经散寒，濡润筋肉；翳风疏解风寒；合谷循经远取，亦有"面口合谷收"之意。

（4）随证配穴：鼻唇沟平坦，加迎香；人中沟歪斜配水沟；颏唇沟歪斜加承浆；舌麻、味觉消失，加廉泉；体弱者配足三里。

（5）操作：毫针刺，平补平泻，每日 1 次，每次留针 30 分钟，合谷穴可取健侧穴位，10 次为 1 个疗程。

早期针刺治疗时应注意：取穴宜少，手法宜轻，进针宜浅刺。

2. 电针法

（1）选穴：参照刺灸法穴位。

（2）方法：选两穴为一组，得气后接通电极各一端，每次选1~2组，通电15~20分钟，每日1次，10次为1个疗程。刺激量以患者耐受为宜，早期患者不宜用电针法。

3. 穴位注射法

（1）选穴：参照刺灸法穴位。

（2）方法：用维生素B_1或维生素B_{12}注射液，或胞磷胆碱注射液，每穴注射0.5ml，每次3~4穴，每日或隔日1次。

4. 皮肤针 用皮肤针叩刺阳白、太阳、四白、牵正等穴，使轻微出血，用小罐吸拔5~10分钟，隔日1次。此法宜用于恢复期。

5. 灸法 一般采用雀啄灸。操作方法：将艾条燃着端对准所选穴位，一般选取1~2个穴位，以局部出现深红晕湿润或患者恢复知觉为度，每次灸5~10分钟，每次灸3~7壮，10次为1个疗程。

6. 耳针法 患侧耳背近耳轮处放血0.5~1ml，消毒伤口，盖敷料固定，不愈者可间隔1周，选另一血管放血。

二十五、漏肩风

（一）概述（熟悉）

肩关节周围炎简称肩周炎，是指肩部酸重疼痛及肩关节活动受限、强直的临床综合征。属于中医学的"肩痹"范畴。中医学根据其发病原因、临床表现和发病年龄等特点而有"漏肩风""肩凝症""冻结肩""五十肩"之称。女性发病率高于男性。本病的发生与慢性劳损有关，患者可有外伤史。

中医学认为，本病的病变部位在肩部的经脉和经筋。五旬之人，正气不足，营卫渐虚，若局部感受风寒，或劳累闪挫，或习惯偏侧而卧，筋脉受到长期压迫，遂致气血阻滞而成肩痹。肩痛日久，局部气血运行不畅，气血瘀滞，以致患处肿胀粘连，最终关节僵直，肩臂不能举动。

西医认为本病的主要病理系慢性退行性改变，多继发于肱二头肌腱腱鞘炎、冈上肌腱炎或肩峰下滑囊炎。

（二）针灸治疗（掌握）

1. 针刺治疗

（1）治则：疏通经络、祛风散寒、活血止痛。

（2）取穴：肩髃、肩髎、肩贞、肩内陵、肩外陵、臂臑、曲池、合谷。

（3）方义：肩髃、肩髎为治疗肩关节局部疾病的主穴。肩贞是小肠经穴，因本经脉循行上臂外侧后缘，出于肩关节，绕行肩胛部，故为治疗本病的要穴。

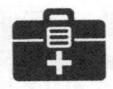

肩内陵、肩外陵为经外奇穴，肩贞透肩内陵，主治肩臂痛，臂不能举。曲池为手阳明经合穴、合谷为手阳明经原穴，原合相配能激发人体真元之气，抵抗病邪侵袭，共奏扶正祛邪之效。疼痛点刺络拔罐意在祛除瘀阻，畅通经脉，使其通则不痛。

（4）随症加减：证属太阴经者加尺泽、阴陵泉；证属阳明经、少阳经者加手三里、外关；证属太阳经者加后溪、昆仑；证属阳明经者条口配承山；肩胛区疼痛加天宗；肩部有明显压痛点取阿是穴。

（5）操作：毫针刺，平补平泻刺法，每日1次，每次留针30分钟，10次为1个疗程。肩前、肩贞要把握好针刺角度和方向，切忌向内斜刺、深刺；阳陵泉深刺或透向阴陵泉；条口透承山可用强刺激；局部畏寒发凉可温针灸。凡在远端穴位行针时，均令患者活动肩部。

2. 电针疗法

（1）选穴：参照刺灸法穴位。

（2）操作：选两穴为一组，得气后接通电极各一端，每次选1～2组，通电15～20分钟，每日1次，10次为1个疗程。刺激量以患者耐受为宜。

3. 刺络拔罐 可用三棱针取压痛点，点刺2～3针致少量出血，再加拔火罐，使瘀血外出邪去络通。

4. 穴位注射

（1）选穴：参照刺灸法穴位。

（2）方法：用维生素 B_1 或维生素 B_{12} 注射液，每穴注射0.5ml，每次3～4穴，每日或隔日1次。

（三）推拿治疗（熟悉）

1. 治疗原则 初期以舒筋活血、通络止痛为主；中期以松解粘连、滑利关节为主；后期以促进功能恢复为主。

2. 手法 㨰法、一指禅、揉法、拿法、摇法、扳法、搓法、抖法、擦法等。

3. 取穴与部位 肩内陵、肩髃、肩贞、秉风、天宗、臂臑、曲池等穴，以及肩关节周围、三角肌部等。

4. 操作

（1）患者取坐位，医者站于患侧，以一手托起患肢手臂，另一手用㨰法或按揉法在肩前部、肩后部操作，三角肌部用㨰法、揉拿法操作，同时配合患肩做外展、前屈、后伸和内旋、外旋运动，起到舒筋活血、解痉通络的作用。

（2）继上势，医者站于患侧，用一指禅推法、按法、揉法在内陵、肩髃、肩贞、秉风、天宗、臂臑、曲池等穴操作。手法宜深沉缓和，以酸胀为度，起到活血、通络、止痛的作用。

（3）继上势，医者将患肩抬至最大上举幅度，分别在肩前部、胸大肌、肱二头肌短头肌腱处和肩后部、大圆肌、小圆肌及冈下肌处，用按揉法、弹拨法操作，手法宜深沉缓和，起到松解粘连、滑利关节的作用。

（4）继上势，医者站于患侧，进行托肘摇肩法或大幅度摇肩法操作，操作时幅度应由小到大，顺时针、逆时针方向各做 5～8 次，可松解粘连，促进功能恢复。

（5）继上势，做肩关节杠杆扳法操作。医者立于患者患侧，前臂置于患肩腋下，另一手置于患肢肘尖部，使患肢肘关节于胸前呈屈曲约 90°，此时医者将置于腋下的前臂上抬，同时置于肘尖的手以一定力量向患者胸前推动，至有明显阻力时保持 30 秒再放松，再按上法重复操作 5 次，可分解关节囊内粘连，促进功能恢复。

（6）继上势，医者站于患侧方，双手合抱患肩做抱肩搓揉法、肩关节擦法，以深透热为宜。再用搓法从肩关节至前臂往返操作 3～5 遍，外展约 60°行抖肩法结束治疗，可起到舒筋活络的作用。

5. 注意事项

（1）炎症期疼痛明显，主动运动功能障碍，但被动运动功能多数无障碍，手法宜轻柔，以止痛、促进炎症吸收为主；粘连期疼痛减轻，主动运动、被动运动均障碍，应加用被动运动手法，以松解粘连为主；肌肉萎缩期关节功能完全障碍，手法宜深沉有力，以恢复关节功能为主。

（2）在处理关节运动功能障碍时，既要注重主动肌的作用，又要考虑拮抗肌的因素。

（3）对肩关节功能障碍明显者，可用局部封闭下行手法松解术。

（4）炎症期以制动为主，因减少关节活动，粘连期配合主动运动，防止粘连加重，肌肉萎缩期应积极进行功能锻炼，促进肩关节功能恢复。

第七节　中成药应用

一、应用禁忌

中成药历史悠久，应用广泛，正确合理地使用，疗效可靠，安全性高。合理使用包括正确的辨证选药、用法用量、使用疗程、禁忌证、合并用药等多方

面，是中成药应用安全的重要保证。

（一）中成药与西药的配伍禁忌（掌握）

一般应尽量避免配伍使用，若必须合用，建议间隔使用，同时注意药物的相互作用，避免发生不良反应。中成药与西药的联合使用可能会出现的不良反应如下。

1. 降低药物的疗效 含麻黄碱的中成药，如麻杏止咳露、止咳定喘丸、防风通圣丸等与降压药不宜合用，因为麻黄碱可使血管收缩，可能会降低降压药的作用。含酸性药物的中成药，如六味地黄丸与西药氢氧化铝凝胶、氨茶碱、碳酸氢钠、复方氢氧化铝（胃舒平）不宜同时服用，因后4种西药为碱性药物，同时服用则会发生酸碱中和，使中药、西药均失去治疗作用。含多种金属元素，如钙、镁、铁等矿物质成分的中药（石膏、石决明、瓦楞子、龙骨、牡蛎等）及中成药（止咳定喘丸、龙牡壮骨冲剂等）不宜与四环素类、大环内酯类、异烟肼、利福平等配伍，因为多价金属离子能与上述药物分子内的酰胺基和酚羟基结合，生成难溶性的化合物或络合物而影响吸收，降低药效。含有鞣质的中药（如五倍子、石榴皮、山茱萸、虎杖、大黄等）以及中成药（黄连上清丸、牛黄解毒片、七厘散等）不宜与四环素类、红霉素、克林霉素等同服，因这些中药中所含的鞣质可与这些抗生素在胃肠道结合产生沉淀，降低生物利用度。

2. 影响体内酶代谢或破坏酶的作用 含雄黄的中成药（如牛黄解毒丸、六神丸等）不宜与酶制剂合用，因为雄黄的主要成分为硫化砷，砷可与酶蛋白、氨基酸分子结构上的酸性基团形成不溶性沉淀，从而抑制酶的活性，降低疗效。以大黄为主要成分的中成药（如牛黄解毒片、麻仁丸、解暑片等）不能与胰酶、胃蛋白酶等合用，因为大黄的主要成分大黄酚可抑制酶类的消化作用。含黄连成分的中成药不宜与乳酶生合用，因为前者能使乳酶菌活性丧失，导致乳酶生失去助消化的功能。

3. 增加药物的不良反应 使用麻黄时，忌与氨茶碱同服，否则二者的药效不仅减低，且能使其毒性增加1～3倍。引起恶心、呕吐、心动过速、头痛、头晕、心律失常、震颤等。含莨菪烷类生物碱的中药及制剂（如华山参、洋金花、颠茄合剂等）也不宜与强心苷类药物配伍。因其具有松弛平滑肌、减慢胃肠蠕动的作用，使机体对强心苷类药物的吸收和蓄积增加，易引起中毒反应。小活络丹、香连丸、贝母枇杷糖浆中分别含有乌头碱、黄连碱、贝母碱，若与西药阿托品、咖啡因、氨茶碱同服，很容易增加毒性，出现药物中毒。

4. 加重或诱发并发症 中药桃仁、白果、杏仁等不能与镇静催眠药（如氯氮平、地西泮等）合用，因为它们会抑制呼吸中枢，损害肝功能。六神丸、麝香保心丸、益心丹等中成药与普罗帕酮（心律平）、奎尼丁同服，可导致心搏骤停而出现危险。富含钾的中药（如夏枯草、白茅根）不宜与保钾利尿药合用，否则可产生高血钾，引起血压升高。银杏叶制剂与阿司匹林合用可增加血小板功能的抑制，造成出血现象；与对乙酰氨基酚、麦角胺或咖啡因等成分的药物同服会引起硬膜下血肿；与噻嗪类利尿药同服会引起血压升高。

5. 药物作用相互拮抗 药效拮抗会使药物作用降低或丧失。如麻黄碱具有中枢兴奋作用，如与镇静催眠药氯丙嗪、巴比妥等同用则会产生药效的拮抗。枳实抗休克的有效成分 N- 甲基酰胺对羟福林主要作用于 α 受体，如与 α 受体阻滞药酚妥拉明同用，会使药效降低。中药鹿茸中含糖皮质激素，使血糖升高，故不宜与降糖药同用。含糖皮质激素样物质的中药（如鹿茸、何首乌、甘草、人参等）不能与降糖药（如甲苯磺丁脲、苯乙双胍、胰岛素等）同用，因前者能使氨基酸、蛋白质从骨骼肌中转移到肝，在相关酶的作用下使葡萄糖和糖原的产生增加，引起血糖升高，若与降糖药物合用会产生药理拮抗作用。

6. 引起沉淀或过敏反应 复方丹参注射液不宜与右旋糖酐-40 混合静脉滴注，因右旋糖酐-40 本身是一种抗原，易与丹参等形成络合物，二者共同作用的结果可导致过敏性休克或严重的过敏反应。对于高敏体质的患者，庆大霉素应避免与柴胡注射液混合使用，因有引起过敏性休克的报道。

7. 影响药物的排泄 尿液的酸碱度会影响肾对弱酸性或弱碱性药物的排泄。如山楂、乌梅等中药能酸化尿液，使利福平、阿司匹林等酸性药物吸收增加，加重肾的毒性反应；而与碱性药物四环素、红霉素同用，使其排泄增加，疗效降低；与磺胺类药物同用，使乙酰化后磺胺溶解度降低，易在肾小管析出结晶，引起血尿、尿闭等症状。

（二）中成药的用药禁忌（掌握）

1. 证候禁忌 中医强调辨证论治，只有对症治疗才能达到最佳疗效。每种中成药都有其特定的功效和适用范围，对于临床证候都有所禁忌，称为证候禁忌。如安宫牛黄丸，功能清热解毒，豁痰开窍，属于凉开宣窍、醒神救急之品，主治中风、高热惊厥、小儿急惊风等证，用于心肝有热、风痰阻窍所致高热烦躁，面赤气粗，舌绛脉数，两拳握固，牙关紧闭的热闭神昏证。若见面青身凉，苔白脉迟，寒闭神昏者，则当禁用本药，应选用温开宣窍之苏合香丸。因此，临床医师要充分了解药物的组成、功能主治，审因论治，辨证用药。

2. 配伍禁忌

（1）中成药之间的配伍：中成药使用时也要注意其配伍禁忌。如两个具有相似功效的中成药合并使用，可能出现某种成分重复使用，若是毒性药材或药

性猛烈之品，则易发生不良反应，如附子理中丸与金匮肾气丸均含有附子，二者配伍使用，相当于增加了附子的用量，可能引起不良反应。历代药典一直明确规定避免含相畏、相反成分的中成药合用，把十八反、十九畏作为配伍禁忌。两个含有"十八反""十九畏"药对的中成药同用，可能出现不良反应。因此在没有充分科学依据的情况下，应持审慎态度，遵从古训。

（2）中成药与西药配伍：前文已述，参见"（一）中成药与西药的配伍禁忌"。

3. 妊娠禁忌 某些中药具有损害母体及胎元，以致引起堕胎的不良反应，所以应作为妊娠禁忌使用的药物。根据药物对母体及胎元损害的程度不同，可分为禁用药与慎用药两类。凡禁用药妊娠期间绝对不能使用，慎用药可根据孕妇体质及病情需要审慎使用。

禁用药多是大毒的药物、引产堕胎药、破血消症药、峻下逐水药，如砒霜、雄黄、轻粉、斑蝥、蟾酥、麝香、马钱子、乌头、附子、土鳖虫、水蛭、虻虫、三棱、莪术、商陆、甘遂、大戟、芫花、牵牛子、巴豆等。慎用药包括有通经祛瘀类的桃仁、红花、牛膝、蒲黄、五灵脂、穿山甲、王不留行、凌霄花、虎杖、卷柏、三七等；行气破滞类的枳实、大黄、芒硝、番泻叶、郁李仁等；辛热燥烈类的干姜、肉桂等；滑利通窍类的冬葵子、瞿麦、木通、漏芦等。含有上述成分的中成药，也就相应被视为妊娠禁用药和妊娠慎用药。

4. 饮食禁忌 在服药期间对某些饮食要有所禁忌，简称食忌，又称忌口。在古代文献中曾记载有"甘草忌猪肉、菘菜、海菜；薄荷忌鳖肉；麦冬忌鲫鱼；常山忌生葱、生菜；鳖甲忌苋菜；牡丹皮忌蒜、胡荽；丹参、茯苓、茯神忌醋及一切酸；威灵仙、土茯苓忌面汤茶"等。这说明在服用某些药物时，要忌食某些食物，以免降低、破坏药效或发生不良反应。另外，在服药期间，一般忌食生冷、腥膻、油腻等不易消化及有刺激性食物。

5. 特殊人群禁忌 中成药的使用注意事项还包括除孕妇外的一些特殊人群，如儿童、老年人、运动员等用药时的注意事项。其中儿童应根据体重或年龄计算用药剂量和给药途径；避免滥用滋补类药物和注射液；尽量避免使用含有毒性较大成分的中成药；尽量缩短儿童用药疗程，及时减量或停药。老年人因机体器官组织衰老，对药物的吸收、代谢速率减慢，避免使用对心脏、肝、肾、血管等组织有损害的药物。运动员因其职业特殊性，应避免使用含有兴奋性成分的药物。国家食品药品监督管理局2009年公布了"含兴奋剂目录所列物质的中药品种名单"，含有相应物质的中成药品种的说明书中均已标明"运动员慎用"的警示语，对这些中成药品种应避免使用。

（三）影响中成药的安全因素及控制措施（掌握）

1. 与药品相关的安全性风险因素

（1）中成药本身存在毒性：中成药是根据中医药理论，针对某些特定病证而制成的单方或复方制剂。当组成中成药的处方含有带毒性的中药材时（如牛黄解毒片中含有毒性的雄黄），尽管经过配伍可以在一定程度上减低其毒性，但如果缺乏相关中医理论的指导，长期大量服用也会损害身体健康。

（2）中药饮片质量存在差异：饮片优劣是保证中成药质量的前提，如果中药饮片质量差异很大，就难以保证所制成的中成药质量不受影响。中药饮片质量的差异，在某种程度上增加了中成药的用药风险。

（3）中成药制备工艺存在差异：中成药大多是复方制剂，合理、稳定、规范的生产流程和制作工艺是中成药质量安全的重要保证。如随意修改制作工艺和生产流程，会导致中成药质量不稳定，给临床用药带来较大风险。

（4）中成药说明书安全信息缺乏：药品说明书是药品临床安全有效、合理使用的重要保证。某些药品说明书内容简单，不仅药动学、药效学、毒理学内容空缺，甚至连用药疗程、不良反应、用药禁忌、注意事项、特殊人群用药等重要安全性信息也只标注"尚不明确"或"没有参考文献"。缺少用药风险提示的药品，客观上造成临床不良反应事件多发的后果，也使一些本应规避使用该药品的患者得不到应有的用药提示，增加了临床应用中成药的风险。

2. 与临床应用相关的风险因素 中成药使用中出现的不良反应有多种类型，临床可见以消化系统症状、皮肤黏膜系统症状、泌尿系统症状、神经系统症状、循环系统症状、呼吸系统症状、血液系统症状、精神症状或过敏性休克等为主要表现的不良反应，可表现为其中一种或几种症状。中成药使用中出现不良反应的主要原因如下。

（1）中药自身的药理作用或所含毒性成分引起的不良反应。

（2）特异性体质对某些药物的不耐受、过敏等。

（3）方药证候不符，如辨证不当或适应证把握不准确。

（4）长期或超剂量用药，特别是含有毒性中药材的中成药，如朱砂、雄黄、蟾酥、附子、川乌、草乌、北豆根等，过量服用即可中毒。

（5）不适当的中药或中西药的联合应用。

二、用法

（一）内服药用法（了解）

中成药内服剂占绝大多数，但由于剂型、药性、功效、主治的不同，具体

的内服方法也各异。

1. 直接吞服法 中成药中的露剂、合剂、乳剂、酒剂、酊剂、糖浆剂、流浸膏剂等液体制剂，均可采用直接吞服的服用方法。

2. 开水送服法 中成药中的蜜丸剂、水丸剂、糊丸剂、蜡丸剂、浓缩丸、滴丸剂、散剂、丹剂、片剂等多种固体制剂，均可采用温开水或凉开水送服方法。

3. 沸水冲服法 中成药中的茶剂、饮剂均须用沸水泡汁，频服代茶饮；冲服剂（颗粒散）、膏滋剂或流浸膏剂也须用沸水冲泡溶化稀释后服用。

4. 药汁送服法 中成药中的一些丸剂、散剂、丹剂、片剂等还须用药汁送服。如盐水、醋、黄酒、白酒、蜜水、竹沥汁、姜汁等送服。

5. 煎服法 茶剂中的午时茶等还须用水煎煮去滓取汁服用，实际上可视为固定处方的汤剂。

6. 舔服法 中成药中温胃止痛的散剂。如胃活散，无须用水送服，而是直接舔服法服用，为使药物在胃部多停留一些时间以发挥治疗作用，一般服后1小时再饮水为宜。

7. 调服法 这是儿童常用的服药法。即用乳汁或糖水将散剂调成稀糊状喂服的一种服用方法，这样既可矫味又不致呛喉，此法也可用于吞咽困难者；丸剂也可掰开加水研成稀糊状服用，与调服法相似，但习惯称研服法。

8. 含化法 是将药物含于口中缓缓溶解，再慢慢咽下，使其在口腔局部发挥治疗作用，多用于治疗咽痛、喉痹、乳蛾、口糜、牙痛等疾病，如六神丸、喉症丸等。

9. 炖服法 中成药中的胶剂如鹿角胶、龟板胶、鳖甲胶、阿胶等单服时均可加黄酒或糖、水，隔水加热使之溶化（又称烊化）后服下。

10. 吸入法 中成药中的气雾剂，就是将药物雾化后让患者直接吸入的给药方法；此外，一些开窍醒神、辟秽化浊的散剂如通关散、避瘟散等也可直接吸入鼻窍中给药；一些止咳平喘的烟剂如定喘烟，辟秽解毒的香剂如苍术艾叶香等也都是燃后取烟吸入用药的。

11. 鼻饲法 是指对一些神志昏迷或因口腔疾病不能口服的患者，采用将药物稀释后通过鼻饲管注入胃中的一种给药方法。如常用于治疗中风痰迷、热病神昏、小儿惊风等急重病证的安宫牛黄丸、紫雪散、局方至宝丹等可用鼻饲法给药。

一般内服的中成药，宜空腹服用，但特殊疾病应特殊对待，需根据病情而定。如补养类中成药宜饭前服，对胃肠有刺激的中成药饭后服为宜，驱虫药最好清晨空腹服，安神药睡前服效果佳，呕吐者应少量多次服用，调经药宜在临近经期前数日服用。对于急性病，须遵医嘱，视病情及药物特点决定用法。

（二）外用药用法（了解）

绝大多数外用药均不能内服，尤其外用药中含有汞、铅、砷等有毒成分。同样，因剂型、药性、功效、主治的不同，采用的外用法也不同，常用的外用法有以下几种。

1. 撒敷法 外用散剂多采用此法，即将药粉直接均匀地撒布患处，可用消毒敷料或外贴朱砂膏固定，以奏消肿解毒、提腐拔脓、生肌敛疮之效，如生肌散、提毒散、珍珠散等。

2. 调敷法 将外用散剂或锭剂用适当的液体调成或研成糊状，敷于患处的一种常用的外治法。如用茶水调服如意金黄散，取茶叶解毒消肿之效；醋研紫金锭，取醋干燥止痛之功；黄酒或白酒调敷七厘散、九分散、五虎丹等，取酒活血通经、疗伤止痛之效；花椒油调敷青蛤散，以取花椒燥湿止痒之功；也有用香油或蛋清调敷者，则取其有润肤的保护作用。

3. 涂敷法 中成药外用的油膏剂、水剂等多采用将药物直接涂敷于患处的方法，如紫草膏、生肌玉红膏、搽癣药水等。

4. 吹敷法 是指将一些外用中成药散剂装入硬纸筒中，吹到患处的治疗方法。如用锡类散吹喉治咽喉肿痛；用冰硼散吹敷治口腔糜烂，牙痛龈肿；用红棉散吹耳治耳道流脓，这些为五官科常用的治疗方法。

5. 点入法 是指将中成药眼用散剂用原所附的消毒玻璃棒蘸水点于眼角内，如拨云散；还可用眼用锭剂蘸水点于眼角内，如瓜子眼药；眼膏剂则可用点眼棒直接将药物点于眼内，如明目眼药膏。滴眼剂又称眼药水，是专供直接点入眼内的制剂，治疗各种眼科疾病，和眼膏剂一样亦为眼科最常用的点入法剂型。此外，耳鼻喉科所用的滴鼻剂、滴耳剂也是点入法的常用制剂。

6. 贴敷法 是指将中成药外用黑膏药加热烘软后贴敷患处的方法，如狗皮膏；橡胶膏剂则不用加温烘软可直接贴敷患处。中成药膜剂可用于贴敷口腔黏膜、眼结膜、阴道黏膜等患处表面，如养阴生肌散膜等，是贴敷法的新剂型。

此外，洗擦剂为煎汤熏洗患处，如骨伤科洗药；栓剂、坐药为将药物置于肛门或阴道中，待药物融化吸收后，发挥治疗作用，如苦参栓、野菊花栓等。线剂为结扎痔核瘘管时用的剂型，条剂用于痈疽化脓引流，钉剂插入痔核枯痔，属肛肠科外用法的给药形式。

三、肺系病证常用中成药（掌握）

（一）感冒清热颗粒

【药物组成】 荆芥穗，薄荷，防风，柴胡，紫苏叶，葛根，桔梗，苦杏

仁，白芷，苦地丁，芦根。

【方义分析】 方中荆芥辛散气香，微温不烈，长于发表散风为主药；防风、紫苏叶疏风散寒，薄荷、柴胡疏风散热，葛根解肌退热、生津止渴，共为辅药；桔梗、苦杏仁宣肃肺气、化痰止咳，白芷解表散风、通窍止痛；苦地丁清热解毒，芦根清热生津。诸药共用，共奏疏风散寒、解表清热之效。

【功用】 疏风散寒，解表清热。

【适应证】 用于风寒感冒，头痛发热，恶寒身痛，鼻流清涕，咳嗽咽干。

【用法用量】 开水冲服。一次 1 袋，一日 2 次。

【注意事项】

1. 表虚自汗、风热外感、阴虚盗汗及虚喘者慎用。

2. 不宜在服药期间同时服用滋补性中成药。

3. 忌烟酒及辛辣、生冷、油腻食物。

（二）通宣理肺丸

【药物组成】 紫苏叶，前胡，桔梗，苦杏仁，麻黄，甘草，茯苓，枳壳（炒），黄芩，陈皮，半夏（制）。

【方义分析】 方中麻黄、苏叶宣肺达表；前胡、杏仁、陈皮、桔梗、半夏止咳化痰；茯苓清利生痰之源；枳壳宽胸下气；黄芩防肺气郁久化热；甘草调和诸药。诸药合用，共奏解表散寒、宣肺止嗽之功。

【功用】 解表散寒，宣肺止嗽。

【适应证】 用于风寒束表、肺气不宣所致的感冒咳嗽，症见发热、恶寒、咳嗽、鼻塞流涕、头痛、无汗、肢体酸痛。

【用法用量】 口服。水蜜丸一次 7g，大蜜丸一次 2 丸，一日 2～3 次。

【注意事项】

1. 风热或痰热咳嗽、阴虚干咳者不适用。

2. 过敏体质者慎用。

3. 忌烟酒及辛辣、生冷、油腻食物。

（三）银翘解毒丸

【药物组成】 金银花，薄荷，淡豆豉，桔梗，甘草，连翘，荆芥，牛蒡子（炒），淡竹叶。

【方义分析】 方中重用金银花、连翘为君药，既有辛凉解表、清热解毒之功，又具有芳香辟秽之效，既可透解卫分表邪的同时，又兼顾了温热病邪多夹秽浊之气的特点。薄荷、牛蒡子味辛而性凉，疏散风热，清利头目，且可解毒利咽；荆芥穗、淡豆豉辛而微温，助君药发散表邪，透热外出，此二者虽属辛温，但辛而不烈，温而不燥，与辛凉药配伍，可增辛散透表之力，为臣药。竹叶清上焦热，桔梗宣肺止咳，同为佐药。甘草既可调和诸药，护胃安中，又可和桔梗清利咽喉，为佐使药。诸药并用，共奏辛凉解表、清热解毒之功。

【功用】 疏风解表，清热解毒。

【适应证】 用于风热感冒，症见发热头痛、咳嗽口干、咽喉疼痛。

【用法用量】 用芦根汤或温开水送服。一次 1 丸，一日 3 次。

【注意事项】

1. 风寒感冒者不宜用。

2. 孕妇慎用。

3. 忌烟、酒及辛辣、生冷、油腻食物。

4. 不宜在服药期间同时服用滋补性中成药。

（四）连花清瘟胶囊

【药物组成】 连翘，金银花，炙麻黄，炒苦杏仁，石膏，板蓝根，绵马贯众，鱼腥草，广藿香，大黄，红景天，薄荷脑，甘草。

【方义分析】 本方为银翘散与麻杏甘石汤合方加减而成，辛凉解表、宣肺泄热，卫气同治，表里同解。大黄通腑泻肺，与绵马贯众、鱼腥草、板蓝根合用清热解毒、排脓消痈；红景天益气活血、通脉平喘；广藿香化湿、解暑、止呕。诸药合用，共奏清瘟解毒、宣肺泄热之效。

【功用】 清瘟解毒，宣肺泄热。

【适应证】 用于治疗流行性感冒属热毒袭肺证，症见：发热或高热，恶寒，肌肉酸痛，鼻塞流涕，咳嗽咽干，头痛咽痛，舌偏红，苔黄或黄腻等。

【用法用量】 口服。一次 4 粒，一日 3 次。

【注意事项】

1. 忌烟、酒及辛辣、生冷、油腻食物。

2. 不宜在服药期间同时服用滋补性中药。

3. 风寒感冒者不适用。

（五）双黄连合剂

【药物组成】 金银花，黄芩，连翘。

【方义分析】 方中三药均性寒，均可清热解毒。金银花、连翘同入肺、心、胃经，黄芩入肺、胃、胆、大肠经，治疗上焦热毒病症。其中，金银花甘寒，芳香疏散，善清肺经热邪为主药；黄芩苦寒，善清肺火及上焦之实热；连翘苦微寒，长于散上焦风热，共为辅药。三药合用，共奏疏风解表、清热解毒之功。

【功用】 疏风解表，清热解毒。

【适应证】 用于外感风热所致的感冒，症见发热、咳嗽、咽痛。

【用法用量】 口服。一次 20ml，一日 3 次；小儿酌减或遵医嘱。

【注意事项】

1. 本品苦寒，易伤胃气，脾胃虚寒者慎服。

2. 风寒感冒者不宜用。

3. 过敏体质者慎用。

4. 忌烟酒及辛辣、生冷、油腻食物。

（六）板蓝根颗粒

【药物组成】 板蓝根。

【方义分析】 方中板蓝根性味苦寒，苦能泄降，寒能清热，有清热解毒、消肿利咽之功。

【功用】 清热解毒，凉血利咽。

【适应证】 用于肺胃热盛所致的咽喉肿痛、口咽干燥、腮部肿胀；急性扁桃体炎、腮腺炎见上述证候者。

【用法用量】 开水冲服。一次 5～10g 或一次 1～2 袋，一日 3～4 次。

【注意事项】

1. 风寒感冒者不宜用。

2. 阴虚火旺之喉痹、乳蛾者不宜用。

3. 忌烟酒及辛辣、生冷、油腻食物。

（七）藿香正气水（胶囊）

【药物组成】 苍术，陈皮，厚朴（姜制），白芷，茯苓，大腹皮，生半夏，甘草浸膏，广藿香油，紫苏叶油。

【方义分析】 方中藿香味辛，性微温，既可解表散风寒，又芳香化湿浊，且辟秽和中，升清降浊，故为君药。辅以紫苏、白芷辛温发散，助藿香外散风寒，芳化湿浊，为臣药。厚朴、大腹皮行气燥湿、除满消胀，半夏、陈皮燥湿和胃、降逆止呕，苍术燥湿健脾、和中止泻，共为佐药。使以甘草调和脾胃，并调和药性。诸药相合，表里双解，内外兼治，风寒得解，湿滞得化，清升浊降，气机通畅，共奏解表化湿、理气和中之效。

【功用】 解表化湿，理气和中。

【适应证】 用于外感风寒、内伤湿滞或夏伤暑湿所致的感冒，症见头痛昏重、胸膈痞闷、脘腹胀痛、呕吐泄泻；胃肠型感冒见上述证候者。

【用法用量】 藿香正气水：口服。一次 5～10ml，一日 2 次，用时摇匀。胶囊：口服。一次 2～4 粒，一日 2 次。

【注意事项】

1. 外感风热所致的感冒不宜用。

2. 阴虚火旺者不宜用。

3. 饮食宜清淡。

4. 不宜在服药期间同时服用滋补性中成药。

（八）防风通圣丸

【药物组成】 防风，薄荷，大黄，栀子，桔梗，川芎，白芍，连翘，白术（炒），荆芥穗，麻黄，芒硝，滑石，石膏，当归，黄芩，甘草。

【方义分析】 方中麻黄、荆芥穗、防风、薄荷疏风解表，使外邪从汗而解，共为君药。大黄、芒硝泻热通便，滑石、栀子清热利湿，使里热从大小便分消；石膏、黄芩、连翘、桔梗清热泻火解毒，共为臣药。当归、白芍、川芎养血和血；白术健脾燥湿，为佐药。甘草益气和中，调和诸药，为使药。诸药合用，汗、下、清、利四法俱备，共奏解表通里，清热解毒之功。

【功用】 解表通里，清热解毒。

【适应证】 用于外寒内热，表里俱实，恶寒壮热，头痛咽干，小便短赤，大便秘结，瘰疬初起，风疹湿疮。

【用法用量】 口服。一次 6g，一日 2 次。

【注意事项】

1. 孕妇慎用。

2. 本品解表通里，清热解毒，虚寒证者不宜用。

3. 不宜久服。

4. 服药期间宜食清淡、易消化食物，忌油腻、鱼虾海鲜类食物。

（九）玉屏风颗粒

【药物组成】 黄芪，白术，防风。

【方义分析】 黄芪重用益气固表，实卫而止汗，为君药。白术健脾益气，助黄芪益气固表，为臣药。防风走表而御风邪，为佐药。黄芪得防风，固表不留邪；防风得黄芪，祛邪不伤正。诸药合用，补中有散，散中有补，共奏益气、固表、血汗之功。

【功用】 益气，固表，止汗。

【适应证】 用于表虚不固，自汗恶风，面色㿠白，或体虚易感风邪者。

【用法用量】 开水冲服。一次 1 袋，一日 3 次。

【注意事项】

1. 宜饭前服用。

2. 热病汗出者不宜服用。

3. 阴虚盗汗者慎用。

4. 服药期间饮食宜选清淡之品，忌油腻食物。

（十）橘红丸

【药物组成】 化橘红，半夏（制），甘草，苦杏仁，紫菀，瓜蒌皮，地黄，石膏，陈皮，茯苓，桔梗，炒紫苏子，款冬花，浙贝母，麦冬。

【方义分析】 方中化橘红理气宽中，燥湿化痰；浙贝母清热泻火，化痰止咳，共为君药。陈皮、半夏、茯苓、甘草合用，取二陈汤之意，健脾燥湿，理气祛痰，使湿去脾旺，痰无由生，共为臣药；杏仁、紫苏子降气化痰；桔梗宣肺化痰，畅壅塞之气，使气利痰自愈；紫菀、款冬花、瓜蒌皮、石膏清肺中郁热，加强清热化痰作用；地黄、麦冬防温燥痰热伤阴，共为佐药。全方共奏清肺、化痰、止咳之功。

【功用】 清肺，化痰，止咳。

【适应证】 用于痰热咳嗽，痰多，色黄黏稠，胸闷口干。

【用法用量】 口服。水蜜丸一次 7.2g，小蜜丸一次 12g，大蜜丸一次 2 丸（每丸重 6g）或 4 丸（每丸重 3g），一日 2 次。

【注意事项】

1. 本品清化痰热，气虚喘咳及阴虚燥咳者不宜用。

2. 脾胃虚寒，腹痛、喜暖、泄泻者慎用。

（十一）急支糖浆

【药物组成】 鱼腥草，金荞麦，四季青，麻黄，紫菀，前胡，枳壳，甘草。

【方义分析】 方中鱼腥草味辛性寒，清热解毒，为君药。金荞麦味甘涩微苦性寒，清解毒热，活血散瘀；紫菀化痰止嗽；前胡降气化痰止咳，共为臣药。四季青清热凉血；枳壳行气宽中，为佐药。麻黄宣肺止咳平喘；甘草止咳祛痰，调和诸药，为使药。诸药共用，共奏清热化痰、宣肺止咳之效。

【功用】 清热化痰，宣肺止咳。

【适应证】 用于外感风热所致的咳嗽，症见发热、恶寒、胸膈满闷、咳嗽咽痛；急性支气管炎、慢性支气管炎急性发作见上述证候者。

【用法用量】 口服，一次 20～30ml，一日 3～4 次；儿童 1 岁以内一次 5ml，1～3 岁一次 7ml，3～7 岁一次 10ml，7 岁以上一次 15ml，一日 3～4 次。

【注意事项】

1. 忌烟、酒及辛辣、生冷、油腻食物。

2. 不宜在服药期间同时服用滋补性中药。

（十二）养阴清肺丸

【药物组成】 地黄，麦冬，玄参，川贝母，白芍，牡丹皮，薄荷，甘草。

【方义分析】 方中地黄养阴清热，为君药。玄参、麦冬滋肺肾之阴，凉血解毒；白芍敛阴泄热，共为臣药。牡丹皮凉血而消肿痛，川贝母润肺化痰，薄荷祛风利咽，共为佐药。甘草祛痰止咳，调和诸药，为使药。诸药合用，共奏养阴润燥、清肺利咽之功。

【功用】 养阴润燥，清肺利咽。

【适应证】 用于阴虚肺燥，咽喉干痛，干咳少痰或痰中带血。

【用法用量】 口服。水蜜丸一次 6g，大蜜丸一次 1 丸，一日 2 次。

【注意事项】

1. 孕妇慎用。

2. 过敏体质者慎用。

3. 忌烟酒及辛辣、生冷、油腻食物。

四、心脑系病证常用中成药（掌握）

（一）速效救心丸

【药物组成】 川芎，冰片。

【方义分析】 川芎活血化瘀，活血行气，通络止痛，为君药。冰片辛香走窜，直通诸窍，醒神开窍，辟秽化浊为臣药，两药合用，有行气活血、祛瘀止痛之效。

【功用】 行气活血，祛瘀止痛，增加冠脉血流量，缓解心绞痛。

【适应证】 用于气滞血瘀型冠状动脉粥样硬化性心脏病、心绞痛。

【用法用量】 含服。一次 4～6 丸，一日 3 次；急性发作时，一次 10～15 丸。

【注意事项】

1. 孕妇禁用。

2. 寒凝血瘀、阴虚血瘀胸痹心痛者不宜单用。

3. 伴有中、重度心力衰竭的心肌缺血者慎用。

4. 在治疗期间，心绞痛持续发作，宜加用硝酸酯类药物。如果出现剧烈心绞痛、心肌梗死等，应及时救治。

（二）复方丹参滴丸（片）

【药物组成】 丹参，三七，冰片。

【方义分析】 丹参活血化瘀，清心安神，通脉止痛，为君药。三七活血化

瘀，通经止痛，为臣药。冰片辛香走窜，能通窍止痛，醒神化浊，引药入经，为佐使药。诸药合用，共奏活血化瘀、理气止痛之功。

【功用】 活血化瘀，理气止痛。

【适应证】 用于气滞血瘀所致的胸痹，症见胸闷、心前区刺痛；冠状动脉粥样硬化性心脏病心绞痛见上述证候者。

【用法用量】 吞服或舌下含服。一次 10 丸，一日 3 次。28 天为 1 个疗程或遵医嘱。

【注意事项】

1. 孕妇慎用。

2. 在治疗期间，心绞痛持续发作，宜加用硝酸酯类药物。如果出现剧烈心绞痛、心肌梗死等，应及时救治。

（三）血府逐瘀丸（胶囊、口服液）

【药物组成】 柴胡，地黄，红花，麸炒枳壳，川芎，桔梗，当归，赤芍，桃仁，甘草，牛膝。

【方义分析】 方中桃仁破血行滞而润燥，红花活血祛瘀以止痛，共为君药。赤芍、川芎助君药活血祛瘀；牛膝活血通经、祛瘀止痛，引血下行，共为臣药。生地黄、当归养血益阴，清热活血；桔梗、枳壳，一升一降，宽胸行气；柴胡疏肝解郁，升达清阳，与桔梗、枳壳同用，尤善理气行滞，使气行则血行，以上均为佐药。桔梗并能载药上行，兼有使药之用；甘草调和诸药，亦为使药。合而用之，使血活瘀化气行，则诸症可愈，为活血祛瘀、行气止痛之良方。

【功用】 活血祛瘀，行气止痛。

【适应证】 用于气滞血瘀所致的胸痛、头痛日久、痛如针刺而有定处、内热烦闷、心悸失眠、急躁易怒。

【用法用量】

1. 丸剂 空腹，用红糖水送服。一次 1～2 丸，一日 2 次。

2. 胶囊剂 口服。一次 6 粒，一日 2 次，1 个月为 1 个疗程。

3. 口服液 空腹服。一次 20ml，一日 3 次。

【注意事项】

1. 忌食辛冷食物。

2. 孕妇禁用。

3. 在治疗期间，心绞痛持续发作，宜加用硝酸酯类药物。如果出现剧烈心绞痛、心肌梗死等，应及时救治。

（四）麝香保心丸

【药物组成】 人工麝香，人参提取物，人工牛黄，肉桂，苏合香，蟾酥，冰片。

【方义分析】 方选芳香温通的人工麝香、冰片、苏合香，配以具有明显强心作用的人参，以及清心的人工牛黄，温通的肉桂和强心止痛的蟾酥，共同起到芳香温通、益气强心的作用。

【功用】 芳香温通，益气强心。

【适应证】 用于气滞血瘀所致的胸痹，症见心前区疼痛、固定不移，心肌缺血所致的心绞痛、心肌梗死见上述证候者。

【用法用量】 口服。一次 1～2 丸，一日 3 次；或症状发作时服用。

【注意事项】

1. 孕妇禁用。

2. 本品具有强心作用，不宜与洋地黄类药物同用。

3. 心绞痛持续发作，服药后不能缓解时，应加用硝酸甘油等药物。如果出现剧烈心绞痛、心肌梗死，应及时急诊救治。

（五）清开灵口服液

【药物组成】 胆酸，珍珠母，猪去氧胆酸，栀子，水牛角，板蓝根，黄芩苷，金银花。

【方义分析】 方中胆酸、猪去氧胆酸清热解毒，化痰开窍，凉肝息风，为君药。黄芩苷、水牛角、金银花、板蓝根、栀子清热泻火，凉血解毒，共为臣药。珍珠母平肝潜阳，镇惊安神，为佐使药。诸药相配，共奏清热解毒、镇静安神之功。

【功用】 清热解毒，镇静安神。

【适应证】 用于外感风热时毒、火毒内盛所致高热不退、烦躁不安、咽喉肿痛、舌质红绛、苔黄、脉数者；上呼吸道感染、病毒性感冒、急性化脓性扁桃体炎、急性咽炎、急性气管炎、高热等病症见上述证候者。

【用法用量】 口服。一次 20～30ml，一日 2 次；儿童酌减。

【注意事项】

1. 久病体虚患者如出现腹泻时慎用。风寒感冒者不适用。

2. 忌烟酒及辛辣、生冷、油腻食物。

3. 不宜在服药期间同时服用滋补性中药。

（六）安宫牛黄丸

【药物组成】 牛黄，麝香或人工麝香，朱砂，黄连，栀子，冰片，水牛角

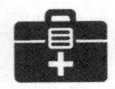

浓缩粉，珍珠，雄黄，黄芩，郁金。

【方义分析】 方中牛黄清心凉肝，豁痰开窍，息风止痉，水牛角清营凉血，解毒定惊，麝香芳香开窍，通络醒神，共为君药。黄连、黄芩、栀子清热泻火解毒，雄黄解毒豁痰，共为臣药。冰片、郁金通窍醒神，化浊开郁；朱砂、珍珠镇心安神，定惊止搐，共为佐使药。诸药合用，共奏清热解毒、镇惊开窍之功。

【功用】 清热解毒，镇惊开窍。

【适应证】 用于热病，邪入心包，高热惊厥，神昏谵语；中风昏迷及脑炎、脑膜炎、中毒性脑病、脑出血、败血症见上述证候者。

【用法用量】 口服。一次 1 丸，一日 1 次；小儿 3 岁以内一次 1/4 丸，4～6 岁一次 1/2 丸，一日 1 次；或遵医嘱。

【注意事项】

1. 孕妇慎用。

2. 本品含朱砂、雄黄，不宜过量久服，神志清醒后应停用。

3. 本品含有雄黄，不宜与硝酸盐、硫酸盐类同服。

4. 肝、肾功能不全者慎用。

5. 服药期间饮食宜清淡，忌食辛辣、油腻之品。

6. 在治疗过程中如出现肢寒畏冷、面色苍白、冷汗不止、脉微欲绝，由闭证变为脱证时，应立即停药。

7. 高热神昏、中风昏迷等口服本品困难者，当鼻饲给药。

8. 中风脱证神昏，舌苔白腻，寒痰阻窍者不宜用。

（七）苏合香丸

【药物组成】 苏合香，冰片，人工麝香，沉香，香附，乳香（制），白术，朱砂，安息香，水牛角浓缩粉，檀香，丁香，木香，荜茇，诃子。

【方义分析】 方中苏合香、安息香、麝香、冰片芳香走窜，开窍醒脑，共为君药。沉香、檀香行气止痛，散寒化浊；木香、香附理气解郁，和胃止痛；乳香活血定痛；丁香、荜茇温中降逆，散寒止痛，共为臣药。白术燥湿化浊；朱砂镇静安神；水牛角凉血清心；诃子温涩敛气，可防诸药辛散太过，耗伤正气，共为佐药。全方配伍，共奏芳香开窍、行气止痛之功。

【功用】 芳香开窍，行气止痛。

【适应证】 用于痰迷心窍所致的痰厥昏迷、中风偏瘫、肢体不利，以及中暑、心胃气痛。

【用法用量】 口服。一次 1 丸，一日 1～2 次。

【注意事项】

1. 孕妇禁用。

2. 中风正气不足者慎用，或配合扶正中药服用。

3. 服药期间饮食宜清淡，忌辛辣、油腻食物。

4. 本品香燥药物过多，易耗散正气，故不宜久服。

5. 热病、阳闭、脱证者不宜用。

6. 对中风昏迷者，应鼻饲给药。

（八）川芎茶调丸

【药物组成】 川芎，白芷，羌活，细辛，防风，荆芥，薄荷，甘草。

【方义分析】 方中川芎辛温走散，行气活血，祛风止痛，为诸经头痛之要药，尤擅治少阳经、厥阴经头痛，为君药。羌活辛苦温，散风邪，除寒湿，治太阳经头顶强痛；白芷辛香上行、祛风止痛、芳香通窍，主治阳明经头痛，二者共为臣药。荆芥味辛微温，祛风止痛；防风辛甘微温，能祛风解表，胜湿止痛；薄荷辛散上行，疏散上部风邪；细辛辛散力强，祛风散寒，通窍止痛，四药与川芎、羌活、白芷配伍，可治各个部位之头痛。以清茶调服，既可清疏于上，又可防以上各药之温燥、升散，顺气降火于下，共为佐药。甘草调和诸药，为本方之使药。全方配合，共收疏风止痛之效。

【功用】 疏风止痛。

【适应证】 用于外感风邪所致的头痛，或有恶寒、发热、鼻塞。

【用法用量】 饭后清茶送服。一次 3～6g，一日 2 次。

【注意事项】

1. 久病气虚、血虚，或因肝肾不足，肝阳上亢之头痛者不宜用。

2. 方中含有辛香走窜之品，有碍胎气，孕妇慎服。

3. 本品药性发散，易伤正气，中病即止，不可多服、久服。

4. 服药期间饮食宜清淡，忌辛辣、油腻之物。

（九）华佗再造丸

【药物组成】 川芎，吴茱萸，冰片等。

【方义分析】 略。

【功用】 活血化瘀，化痰通络，行气止痛。

【适应证】 用于痰瘀阻络之中风恢复期和后遗症，症见半身不遂、拘挛麻木、口眼歪斜、言语不清。

【用法用量】 口服，一次 4～8g，一日 2～3 次；重症一次 8～16g；或遵医嘱。

【注意事项】

1. 孕妇忌服。

2. 中风痰热壅盛证，表现为面红目赤，大便秘结者不宜用。

3. 平素大便干燥者慎服。

4. 服药期间，忌辛辣、生冷、油腻食物。

（十）天王补心丸

【药物组成】 丹参，当归，石菖蒲，党参，茯苓，五味子，麦冬，天冬，地黄，玄参，制远志，炒酸枣仁，柏子仁，桔梗，甘草，朱砂。

【方义分析】 本方重用地黄滋阴养血，为君药。天冬、麦冬滋阴清热；酸枣仁、柏子仁养心安神；当归补血润燥，共为臣药。党参补气；五味子益气养阴安神；茯苓、远志、石菖蒲宁心安神，交通心肾；玄参滋阴降火，以制虚火上炎；丹参活血祛瘀，凉血安神，补而不滞；朱砂镇心安神，兼治其标，以上共为佐药。桔梗载药上行，甘草调和诸药，共为使药。诸药合用，共奏滋阴养血、补心安神之功。

【功用】 滋阴养血，补心安神。

【适应证】 用于心阴不足，心悸健忘，失眠多梦，大便干燥。

【用法用量】 口服。水蜜丸一次 6g，小蜜丸一次 9g，大蜜丸一次 1 丸，一日 2 次。

【注意事项】

1. 脾胃虚寒者不宜用。

2. 本品含朱砂，不宜长期服用，不可与溴化物、碘化物药物同用。

3. 睡前不宜饮用浓茶、咖啡等刺激性饮品。

4. 严重心律失常者，冠状动脉粥样硬化性心脏病发病严重者，心肌炎发作急性期者，应当及时做心电图或动态心电图，或采取妥善的救治措施。

（十一）地奥心血康胶囊

【药物组成】 薯蓣科植物黄山药或穿龙薯蓣的根茎提取物。

【方义分析】 本品由单味薯蓣科植物黄山药或穿龙薯蓣的根茎提取物——甾体总皂苷组成。黄山药或穿龙薯蓣，味苦，性平；功能活血行气，祛风除湿，通络镇痛。其提取物甾体总皂苷具有活血化瘀、行气止痛之效。

【功用】 活血化瘀，行气止痛，扩张冠脉血管，改善心肌缺血。

【适应证】 用于预防和治疗冠状动脉粥样硬化性心脏病、心绞痛以及瘀血内阻之胸痹、眩晕、气短、心悸、胸闷或痛。

【用法用量】 口服。一次 1～2 粒，一日 3 次。

【注意事项】

1. 月经期妇女及有出血倾向者慎用。

2. 在治疗期间，若心绞痛持续发作，宜加用硝酸酯类药物。若出现剧烈心绞痛、心肌梗死，应及时急诊救治。

（十二）生脉饮

【药物组成】 红参，麦冬，五味子。

【方义分析】 方中以红参为君药，味甘性平，归脾、肺二经，能补脾益肺，健运中气，鼓舞清阳，生津止渴。臣以麦冬甘寒质润，入肺、胃、心经，养阴生津、清心除烦，与红参合用，可使气旺津生，脉气得复。以五味子敛肺宁心，止汗生津，用为佐药。三药配合，一补、一清、一敛，共奏益气复脉、养阴生津之功。

【功用】 益气复脉，养阴生津。

【适应证】 用于气阴两亏，心悸气短，脉微自汗。

【用法用量】 口服。一次 10ml，一日 3 次。

【注意事项】

1. 脾胃虚弱、呕吐泄泻、腹胀便溏、咳嗽痰多者慎用。

2. 感冒患者不宜用。

3. 服用本品时，不宜同时服用藜芦、五灵脂、皂荚或其制剂。

4. 宜饭前服用。

5. 服药期间饮食宜清淡，忌辛辣、油腻之物。

6. 在治疗期间，若心绞痛持续发作，宜加用硝酸酯类药物。若出现剧烈心绞痛、心肌梗死，或见有气促、汗出、面色苍白者，应及时急诊救治。

（十三）血栓通注射液

【药物组成】 三七总皂苷，氯化钠。

【方义分析】 三七味甘、微苦，性温，具有化瘀止血、活血定痛的功效。本品由单味三七提取总皂苷制成，有活血祛瘀、行气止痛的功效。

【功用】 活血祛瘀，扩张血管，改善血液循环。

【适应证】 用于视网膜中央静脉阻塞、脑血管病后遗症、内眼病、眼前房出血等。

【用法用量】

1. 静脉注射 一次 2～5ml，以氯化钠注射液 20～40ml 稀释后使用，一日 1～2 次。

2. 静脉滴注 一次 2～5ml，用 10% 葡萄糖注射液 250～500ml 稀释后使用，一日 1～2 次。

3.肌内注射 一次 2～5ml，一日 1～2 次。

4.物理治疗 一次 2ml，加注射用水 3ml，从负极导入。

【注意事项】

1.大剂量使用时，需观察血压变化，低血压者慎用，不推荐本品与其他药物在同一容器内混合使用。

2.个别患者在使用中可能会出现局部皮肤轻度红肿，可采取冷敷患处，不必终止使用。

3.输注过快可致个别患者出现胸闷、恶心，调慢滴速即可缓解。

4.本品遇冷可能析出结晶，可置 50～80℃热水中溶解，放冷至室温即可使用。

（十四）丹参注射液

【药物组成】 丹参。

【方义分析】 丹参味苦，性微寒。归心、肝经。有活血祛瘀，通经止痛，清心除烦，凉血消痈之效。

【功用】 活血化瘀，通脉养心。

【适应证】 用于冠状动脉粥样硬化性心脏病胸闷、心绞痛。

【用法用量】

1.肌内注射 一次 2～4ml，一日 1～2 次。

2.静脉注射 一次 4ml（用 50% 葡萄糖注射液 20ml 稀释后使用），一日 1～2 次。

3.静脉滴注 一次 10～20ml（用 5% 葡萄糖注射液 100～500ml 稀释后使用），一日 1 次；或遵医嘱。

【注意事项】

1.本品不宜与其他药物在同一容器中混用。

2.本品是纯中药制剂，保存不当可能影响产品质量，所以使用前必须对光检查，发现药液出现混浊、沉淀、变色、漏气等现象时不能使用。

五、脾胃系病证常用中成药（掌握）

（一）补中益气丸

【药物组成】 炙黄芪，炙甘草，当归，柴胡，党参，炒白术，升麻，陈皮。

【方义分析】 本方重用炙黄芪味甘性温，能健脾益气，升阳举陷，为君药。党参、白术补中益气，健脾和胃；升麻、柴胡辅助君药升举下陷之清阳，共为臣药。陈皮理气和胃，使补而不滞；当归补血活血，防升阳之品燥烈伤阴，共为佐药。炙甘草补中益气，调和诸药，有佐使之功。全方合用，共奏补中益气、升阳举陷之功。

【功用】 补中益气、升阳举陷。

【适应证】 用于脾胃虚弱、中气下陷所致的泄泻、脱肛、阴挺，症见体虚乏力、食少腹胀、便溏久泻、肛门下坠或脱肛、子宫脱垂。

【用法用量】 口服。小蜜丸一次 9g，大蜜丸一次 1 丸，一日 2～3 次。

【注意事项】

1. 有恶寒发热表证时不宜用。

2. 宜空腹或饭前服，亦可在进食时同服。

3. 服药期间忌生冷、油腻食物。

4. 高血压患者慎服。

（二）参苓白术丸

【药物组成】 人参，茯苓，麸炒白术，山药，炒白扁豆，莲子，麸炒薏苡仁，砂仁，桔梗，甘草。

【方义分析】 方中以人参、白术、茯苓、甘草（即四君子汤）平补脾胃之气，为主药。以白扁豆、薏苡仁、山药之甘淡，莲子之甘涩，助白术既可健脾，又可渗湿而止泻，为臣药。以砂仁芳香醒脾，促中焦运化，通上下气机，吐泻可止，为佐药。桔梗为太阴肺经的引经药，入方，如舟车载药上行，达上焦以益肺气；炙甘草益气和中，润肺止咳，调和诸药为使药。诸药配伍，其奏补脾胃、益肺气之功。

【功用】 补脾胃，益肺气。

【适应证】 用于脾胃虚弱，食少便溏，气短咳嗽，肢倦乏力。

【用法用量】 口服。一次 6g，一日 3 次。

【注意事项】

1. 湿热内蕴所致泄泻、厌食、水肿及痰火咳嗽者不宜用。

2. 泄泻兼有大便不畅者不宜用。

3. 孕妇慎用。

4. 本品宜饭前服用或进食同时服。

5. 服药期间忌食荤腥、油腻食物。

（三）归脾丸

【药物组成】 党参，炒白术，炙黄芪，炙甘草，茯苓，制远志，炒酸枣仁，龙眼，当归，木香，大枣（去核）。

【方义分析】 方中炙黄芪味甘性微温，补脾益气；龙眼甘温，既能补脾气，又能养心血，二者共为君药。当归甘辛微温，滋养营血，与龙眼肉相伍，增强补心养血之效；党参、白术甘温补气，与炙黄芪相配，加强补脾益气之功，为臣药。茯苓、酸枣仁、远志宁心安神；木香理气醒脾，与补气养血药配伍，使之补不碍脾，补而不滞，为佐药。炙甘草补气健脾，调和诸药，为佐使药。诸药合用，共奏益气健脾、养血安神之效。

【功用】 益气健脾，养血安神。

【适应证】 用于心脾两虚，气短心悸，失眠多梦，头昏头晕，肢倦乏力；食欲缺乏，崩漏便血。

【用法用量】 用温开水或生姜汤送服。水蜜丸一次 6g，小蜜丸一次 9g，大蜜丸一次 1 丸；一日 3 次。

【注意事项】

1.外感或实热内盛者不宜用。

2.阴虚火旺者不宜用。

3.宜饭前服用。

4.服药期间饮食宜清淡，忌辛辣、生冷、油腻食物。

（四）附子理中丸

【药物组成】 附子（制），党参，炒白术，干姜，甘草。

【方义分析】 方中制附子补火助阳，温肾暖脾，为君药。干姜辛热，温运脾阳，功专温脾暖中，祛寒止泻；党参甘温，补脾胃，疗中虚，共为臣药。白术苦温，健脾燥湿，合党参复运化而正升降，有佐助之能，为佐药。甘草益气补中，缓急止痛，兼和药性，为佐使药。全方配伍，共收温中健脾之功。

【功用】 温中健脾。

【适应证】 用于脾胃虚寒，脘腹冷痛，呕吐泄泻，手足不温。

【用法用量】 口服。水蜜丸一次 6g，小蜜丸一次 9g，大蜜丸一次 1 丸，一日 2～3 次。

【注意事项】

1.大肠湿热泄泻者不宜用。

2.急性肠胃炎，泄泻兼有大便不畅、肛门灼热者不宜用。

3.孕妇慎用。

4.服药期间忌生冷、油腻之品。

5.本品中有附子，服药后如有血压增高、头痛、心悸等症状，应立即停药，去医院就诊。

6. 小儿应在医师指导下服用。

（五）香砂养胃丸

【药物组成】 木香，白术，茯苓，醋香附，豆蔻（去壳），广藿香，砂仁，陈皮，半夏（制），枳实（炒），姜厚朴，甘草。

【方义分析】 方中白术补气健脾，燥湿利水，木香和胃止痛，砂仁醒脾开胃，为君药。豆蔻、藿香化湿行气，和中止呕；陈皮、厚朴理气和中，燥湿除积；香附理气止痛，共为臣药。茯苓健脾利湿，枳实破气消积，半夏降逆止呕，共为佐药。甘草调和诸药，为使药。诸药合用，共奏温中和胃之效。

【功用】 温中和胃。

【适应证】 用于胃阳不足、湿阻气滞所致的胃痛、痞满，症见胃痛隐隐、脘闷不舒、呕吐酸水、嘈杂不适、不思饮食、四肢倦怠。

【用法用量】 口服。一次 9g，一日 2 次。

【注意事项】

1. 胃阴虚，表现为口干欲饮、大便干结、小便短少者不宜用。

2. 湿热中阻所致痞满、胃痛、呕吐者慎用。

3. 孕妇慎用。

4. 过敏体质者慎用。

5. 饮食宜清淡，忌烟酒及辛辣、生冷、油腻食物。

（六）气滞胃痛颗粒

【药物组成】 柴胡，醋延胡索，枳壳，醋香附，白芍，炙甘草。

【方义分析】 方中柴胡疏肝解郁，理气止痛，为君药。香附疏肝解郁，白芍养血敛阴，柔肝止痛，为臣药。延胡索行气活血止痛，枳壳行气和中，消痞除胀，共为佐药。炙甘草调和诸药，为使药。诸药合用，共奏疏肝理气、和胃止痛之功。

【功用】 疏肝理气、和胃止痛。

【适应证】 用于肝郁气滞，胸痞胀满，胃脘疼痛。

【用法用量】 开水冲服。一次 1 袋，一日 3 次。

【注意事项】

1. 肝胃郁火、胃阴不足所致胃痛者慎用。

2. 本品含活血行气之品，孕妇慎用。

3. 服药期间忌辛辣、油炸食物。

4. 服药期间宜保持心情舒畅。

（七）保和丸

【药物组成】 焦山楂，半夏（制），陈皮，炒莱菔子，六神曲（炒），茯

苓，连翘，炒麦芽。

【方义分析】 方中山楂消一切饮食积滞，为君药。六神曲、莱菔子、麦芽和胃消食，为臣药。半夏、陈皮燥湿化痰，茯苓利湿和中，连翘清热，共为佐药。诸药合用，共奏消食、导滞、和胃之功。

【功用】 消食，导滞，和胃。

【适应证】 用于食积停滞，脘腹胀满，嗳腐吞酸，不欲饮食。

【用法用量】 口服。小蜜丸一次 9～18g，大蜜丸一次 1～2 丸，一日 2 次；小儿酌减。

【注意事项】

1. 哺乳期妇女慎用。

2. 身体虚弱或老年人不宜长期服用。

3. 因肝病或心肾功能不全所致不欲饮食、脘腹胀满者不宜用。

4. 服药期间饮食宜清淡，忌生冷、油腻食物。

（八）麻仁润肠丸

【药物组成】 火麻仁，炒苦杏仁，大黄，木香，陈皮，白芍。

【方义分析】 方中以质润多脂的火麻仁润肠通便，为君药。大黄攻积泻下配伍苦杏仁、白芍，既可益阴增液以润肠通便，使腑气通，津液行，又能减缓大黄攻伐之力，使泻下而不伤正，共为臣。陈皮、木香调中宣滞，加强降泄通便之力，共为佐药。诸药相合，共奏润肠通便之功。

【功用】 润肠通便。

【适应证】 用于肠胃积热，胸腹胀满，大便秘结。

【用法用量】 口服。一次 1～2 丸，一日 2 次。

【注意事项】

1. 孕妇忌服。

2. 严重器质性病变引起的排便困难，如结肠癌、严重的肠道憩室、肠梗阻及炎症性肠病等患者禁用。

（九）复方黄连素片

【药物组成】 盐酸小檗碱，木香，吴茱萸，白芍。

【方义分析】 本方中中西合方制剂，方中木香行气止痛，吴茱萸温中燥湿止泻，白芍养血和血，缓急止痛。盐酸小檗碱有较强的抑菌作用，用于多种肠道细菌感染。诸药合用，共奏清热燥湿、行气止痛、止痢止泻之效。

【功用】 清热燥湿，行气止痛，至痢止泻。

【适应证】 用于大肠湿热，赤白下痢，里急后重或暴注下泻，肛门灼热；

肠炎、痢疾见上述证候者。

【用法用量】 口服。一次4片，一日3次。

【注意事项】

1. 本品苦寒，虚寒性泻痢者慎用。

2. 妊娠期慎用。

3. 本品不可过服、久服。

4. 服药期间饮食宜清淡，忌食辛辣、油腻之品。

5. 含鞣质的中药与盐酸小檗碱合用后，生成难溶性鞣酸盐沉淀降低疗效。

6. 严重脱水者，则应采取相应的治疗措施。

（十）四神丸

【药物组成】 肉豆蔻（煨），补骨脂（盐炒），五味子（醋制），吴茱萸（制），大枣（去核）。

【方义分析】 方中补骨脂大温，补肾阳以温脾土，治肾泄，为君药。肉豆蔻温脾暖胃，涩肠止泻；吴茱萸辛苦大热，温肝脾肾以散阴寒，配合君药则温肾暖脾，固涩止泻之功益彰，故为臣药。五味子酸温，固肾益气，涩肠止泻；大枣补脾养胃，共为佐药。诸药合用，共奏温肾散寒、涩肠止泻之功。

【功用】 温肾散寒、涩肠止泻。

【适应证】 用于肾阳不足所致的泄泻，症见肠鸣腹胀、五更溏泄、食少不化、久泻不止、面黄肢冷。

【用法用量】 口服。一次9g，一日1～2次。

【注意事项】

1. 湿热痢疾、湿热泄泻者不宜用。

2. 服药期间饮食宜清淡，忌生冷、油腻之品。

六、肝胆系病证常用中成药（掌握）

（一）逍遥丸

【药物组成】 柴胡，白芍，茯苓，当归，炒白术，炙甘草，薄荷。

【方义分析】 方中以柴胡疏肝解郁，行气止痛为君药；当归、白芍养血和血，柔肝止痛，共为臣药；白术、茯苓、炙甘草健脾祛湿，益气和中，扶土抑木，以滋化源，为佐药；薄荷辛凉清轻，助柴胡疏肝散热，为佐使药。诸药合用，肝脾并治，补疏共施，气血兼顾，共奏疏肝解郁、清热调经之功。

【功用】 疏肝解郁、养血调经。

【适应证】 用于肝郁脾虚所致的郁闷不舒、胸胁胀痛、头晕目眩、食欲减

退、月经不调。

【用法用量】 口服。小蜜丸一次 9g，大蜜丸一次 1 丸，一日 2 次。

【注意事项】

1. 感冒时不宜用。

2. 胁痛属湿热毒瘀所致的肝胆病，如急慢性肝炎、急性胆囊炎症见口苦、发热，舌苔黄厚腻者不宜用。

3. 胁肋隐痛属慢性肝病（如肝硬化），症见咽干口燥，烦躁易怒，劳累加重，舌红少津者慎用。肝肾阴虚，久而化火者不宜用。

4. 平素月经正常，突然出现月经量少，或月经错后，或阴道不规则出血应去医院妇科就诊。

（二）茵栀黄颗粒

【药物组成】 茵陈（绵茵陈）提取物，栀子提取物，黄芩提取物（以黄芩苷计），金银花提取物。

【方义分析】 方中茵陈味苦微寒，清热利湿，利胆退黄，为治疗黄疸之要药，故为君药。栀子苦寒，清三焦火邪，除肝胆湿热而退黄，为臣药。黄芩苦寒，清热燥湿，泻火解毒，利胆退黄；金银花甘寒，清热凉血解毒，共为佐使药。诸药合用，共奏清热解毒、利湿退黄之功。

【功用】 清热解毒、利湿退黄。

【适应证】 用于肝胆湿热所致的黄疸，症见面目悉黄、胸胁胀痛、恶心呕吐、小便黄赤；急、慢性肝炎见上述证候者。

【用法用量】 开水冲服。一次 2 袋，一日 3 次。

【注意事项】

1. 寒湿所发黄疸，症见黄色晦暗、肢凉怕冷、大便溏泄者不宜用。

2. 本品不宜用于肝衰竭的黄疸、梗阻性黄疸以及残留黄疸者。

3. 自身免疫性肝炎、原发性胆汁性肝硬化和原发性硬化性胆管炎的黄疸者应慎用。

4. 妊娠及哺乳期妇女慎用。

（三）消炎利胆片

【药物组成】 穿心莲，溪黄草，苦木。

【方义分析】 方中溪黄草药性苦寒，能清热除湿，利胆退黄。穿心莲苦寒，清热解毒，燥湿消肿。苦木苦寒、有小毒，能清热、祛湿、解毒。三药合用，共奏清热、祛湿、利胆之功。

【功用】 清热、祛湿、利胆。

【适应证】 用于肝胆湿热所致的胁痛、口苦；急性胆囊炎、胆管炎见上述证候者。

【用法用量】 口服。一次 6 片（小片）或 3 片（大片），一日 3 次。

【注意事项】

1. 服药期间饮食宜清淡，忌烟酒、忌油腻、厚味食物。

2. 孕妇慎用。

3. 慢性胆囊炎及胆石症不属急性发作期者慎用。

4. 本品药性苦寒，脾胃虚寒者慎用。

5. 本品所含苦木有一定毒性，不宜过量、久服。

6. 用于治疗急性胆囊炎感染时，应密切观察病情变化，若发热、黄疸、上腹痛等症状加重时，应及时请外科处理。

（四）护肝片

【药物组成】 柴胡，板蓝根，猪胆粉，茵陈，五味子，绿豆。

【方义分析】 方中柴胡苦辛微寒，疏肝理气，解郁止痛。茵陈苦辛微寒，清热除湿，利胆退黄。板蓝根、猪胆粉、绿豆均能清热解毒，绿豆且可健脾和中。五味子健脾益气，护肝降酶。诸药合用，共奏疏肝理气、健脾消食之功。

【功用】 疏肝理气、健脾消食。具有降低转氨酶的作用。

【适应证】 用于慢性肝炎及早期肝硬化的治疗。

【用法用量】 口服。一次 4 片，一日 3 次。

【注意事项】

1. 本品药性偏寒，脾胃虚寒者不宜用。

2. 本品降酶时，一般疗程为 1 个月，在血清丙氨酸氨基转移酶（ALT）指标下降时，应注意血清天冬氨酸氨基转移酶（AST）是否下降，并全面观察肝功能及相应体征是否好转，以免延误病情。

3. 如果是肝功能全面好转，需停用本药时应递减剂量，不宜骤停，以免 ALT 反弹。

4. 重症肝炎、肝衰竭及肝硬化失代偿期患者不宜用。

5. 服药期间应绝对戒酒。

七、肾系病证常用中成药（掌握）

（一）六味地黄丸

【药物组成】 熟地黄，山茱萸（酒炙），牡丹皮，山药，茯苓，泽泻。

【方义分析】 方中重用熟地黄滋补肾阴，填精益髓生血，为君药。山茱萸

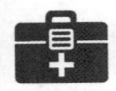

补益肝肾，并能涩精；山药补养脾阴而补肾固精，共为臣药。三药配合，肝、脾、肾三阴并补，是为"三补"。泽泻利湿泄热而降肾浊，并能减熟地黄之滋腻；茯苓淡渗脾湿，并助山药健运，与泽泻共降肾浊；牡丹皮清泄虚热，并制山茱萸之温性，山药称为"三泻"，共为佐药。诸药合用，共奏滋补肾阴之功。

【功用】 滋阴补肾。

【适应证】 用于肾阴亏损，头晕耳鸣，腰膝酸软，骨蒸潮热，盗汗遗精，消渴。

【用法用量】 口服。水丸一次 5g，水蜜丸一次 6g，小蜜丸一次 9g，大蜜丸一次 1 丸，一日 2 次。

【注意事项】

1. 脾虚、气滞、食少纳呆者慎用。

2. 感冒者慎用。

3. 服药期间饮食宜清淡，忌辛辣、油腻之品。

（二）金匮肾气丸

【药物组成】 附子（炙），桂枝，牛膝（去头），地黄，山茱萸（酒炙），山药，茯苓，泽泻，车前子（盐炙），牡丹皮。

【方义分析】 方中附子、桂枝温补肾阳，益火之源，两药相须，互增药力；牛膝苦、酸、平，补肝肾，利尿通淋。三药配伍温阳化气利水，为君药。地黄补血滋阴；山茱萸既能温补肾阳，又益肝肾之阴；山药益气健脾补肾，培补肺气。三药肝、脾、肾三阴并补，可收阴生阳长之效，共为臣药。茯苓健脾补中，利水渗湿，助山药健脾；泽泻、车前子利水渗湿，清利湿热，防熟地黄滋腻；牡丹皮清肝胆相火而凉血，制温药化燥。四药甘淡寒凉，与君药相反相成，而为佐药。诸药合用，共奏温补肾阳、化气行水之功。

【功用】 温补肾阳、化气行水。

【适应证】 用于肾虚水肿，腰膝酸软，小便不利，畏寒肢冷。

【用法用量】 口服。水蜜丸一次 4～5g；大蜜丸一次 1 丸，一日 2 次。

【注意事项】

1. 湿热壅盛、风水泛滥水肿者不宜用。

2. 本品含附子，不可过服、久服。

3. 服药期间饮食宜清淡，宜低盐饮食。

（三）知柏地黄丸

【药物组成】 知母，黄柏，熟地黄，山茱萸（制），牡丹皮，山药，茯苓，泽泻。

【方义分析】 方中重用熟地黄为君药，滋阴补肾，益精填髓。臣以山茱萸、山药补肾固精，益气养阴，而助熟地黄滋补肾阴；知母甘寒质润，清虚热，滋肾阴；黄柏苦寒，泻虚火，坚真阴，配合熟地黄以滋阴降火。佐以茯苓健脾渗湿；泽泻利水清热；牡丹皮清泄肝肾，三药合用，使补中有泻，补而不腻。诸药配合，功奏滋阴降火之功。

【功用】 滋阴降火。

【适应证】 用于阴虚火旺，潮热盗汗，口干咽痛，耳鸣遗精，小便短赤。

【用法用量】 口服。水蜜丸一次 6g，小蜜丸一次 9g，大蜜丸一次 1 丸，一日 2 次。

【注意事项】

1. 气虚发热及实热者不宜用。

2. 脾虚便溏、气滞中满者不宜用。

3. 感冒者慎用。

4. 服药期间饮食宜清淡，忌辛辣、油腻之品。

（四）杞菊地黄丸

【药物组成】 枸杞子，菊花，熟地黄，山茱萸（酒炙），牡丹皮，山药，茯苓，泽泻。

【方义分析】 方中熟地黄味甘微温，入心、肝、肾经，养血滋阴，补精益髓，为补益肝肾精血之要药，重用为君药。臣以山茱萸补肾暖肝；山药味甘，归脾、肺、肾经，性平不燥，左右缓和，补脾益肾涩精，为平补气阴之要药，佐以枸杞子滋阴补肾，养肝明目；菊花疏风清热，平肝明目；茯苓渗脾湿；泽泻泄肾浊；牡丹皮清肝火。诸药配合，共奏滋肾养肝之功。本方由六味地黄丸加味而成，在滋补肾阴的基础上，加枸杞子、菊花，兼有养阴平肝、滋水明目作用。

【功用】 滋肾养肝。

【适应证】 用于肝肾阴亏，眩晕耳鸣，羞明畏光，迎风流泪，视物昏花。

【用法用量】 口服。水蜜丸一次 6g，小蜜丸一次 9g，大蜜丸一次 1 丸，一日 2 次。

【注意事项】

1. 实火亢盛所致的头晕、耳鸣者慎用。

2. 脾胃虚寒、大便溏稀者慎用。

3. 服药期间忌酸冷食物。

（五）五苓散

【药物组成】 茯苓，泽泻，猪苓，肉桂，炒白术。

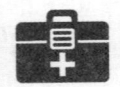

【方义分析】 方中泽泻甘淡渗湿，入肾、膀胱经，功善利水渗湿消肿，重用味君药。茯苓、猪苓甘淡渗湿，健脾利湿，通利小便，增强君药利水渗湿之效，共为臣药。白术味苦性温，补气健脾，燥湿利水；肉桂味辛性热，补火助阳，温阳化气，以助膀胱气化，共为佐药。诸药合用，共奏温阳化气、利湿行水之功。

【功用】 温阳化气、利湿行水。

【适应证】 用于阳不化气、水湿内停所致的水肿，症见小便不利、水肿腹胀、呕逆泄泻、渴不思饮。

【用法用量】 口服。一次 6～9g，一日 2 次。

【注意事项】

1. 湿热下注，气滞水停，风水泛滥所致水肿者不宜用。

2. 阴虚津液不足之口渴、小便不利者不宜用。

3. 痰热犯肺，气喘咳嗽者不宜用。

4. 湿热下注，伤食所致泄泻者不宜用。

5. 本品含温热及渗利药物，孕妇慎用。

6. 服药期间饮食宜清淡，忌辛辣、油腻和煎炸类食物。

（六）排石颗粒

【药物组成】 连钱草，木通，石韦，滑石，苘麻子，盐车前子，徐长卿，忍冬藤，瞿麦，甘草。

【方义分析】 连钱草苦辛微寒，清热解毒，利尿通淋，软坚排石；车前子寒凉清热，利尿通淋。两药合用清热利水，通淋排石，功效切中病机，故为君药。苘麻子清热解毒，利湿，合木通、石韦、瞿麦、滑石利尿通淋，增强君药清热利尿、通淋排石作用，共为臣药。徐长卿利尿通淋，解毒止痛；忍冬藤清热解毒，通络止痛；甘草缓急止痛，调和诸药，共为佐使药。诸药合用，共奏清热利水、通淋排石之效。

【功用】 清热利水、通淋排石。

【适应证】 用于下焦湿热所致的石淋，症见腰腹疼痛、排尿不畅或伴有血尿；泌尿系结石见上述证候者。

【用法用量】 开水冲服。一次 1 袋，一日 3 次；或遵医嘱。

【注意事项】

1. 孕妇忌服，体虚者慎用。

2. 服药期间应多饮水并适当活动，忌油腻饮食。

八、其他病证常用中成药（掌握）

（一）小活络丸

【药物组成】 川乌（制），草乌（制），地龙，乳香（制），没药（制），胆南星。

【方义分析】 方中川乌、草乌辛温燥烈，专于祛风除湿，散寒止痛，为君药；胆南星燥湿化痰，以除经络中痰湿，亦有止痛之效；乳香、没药、地龙行气活血，通络止痛。诸药共用，共奏祛风除湿、活络通痹之效。

【功用】 祛风散寒，化痰除湿，活血止痛。

【适应证】 用于风寒湿邪闭阻、痰瘀阻络所致的痹病，症见肢体关节疼痛，或冷痛，或刺痛，或疼痛夜甚、关节屈伸不利、麻木拘挛。

【用法用量】 温黄酒或温开水送服。一次 1 丸，一日 2 次。

【注意事项】 孕妇忌服。

（二）尪痹颗粒

【药物组成】 生地黄，熟地黄，续断，附片（黑顺片），独活，骨碎补，桂枝，淫羊藿，防风，威灵仙，皂角刺，羊骨，白芍狗脊（制），知母，伸筋草，红花。

【方义分析】 方中淫羊藿、续断、骨碎补、狗脊、羊骨补肝肾，益精血，强筋骨，祛风湿，通经络，止痹痛。附子补肾助阳，逐风散寒，除湿止痛。独活、桂枝、防风、威灵仙、伸筋草祛风散寒除湿，活血通络止痛。红花、皂角刺活血祛瘀，散结消肿，通络止痛。熟地黄、生地黄、白芍、知母滋补肝肾，益精养血。诸药合用，共奏补肝肾、强筋骨、祛风湿、通经络之功效。

【功用】 补肝肾，强筋骨，祛风湿，通经络。

【适应证】 用于肝肾不足、风湿阻络所致的尪痹，症见肌肉、关节疼痛，局部肿大，僵硬畸形，屈伸不利，腰膝酸软，畏寒乏力；类风湿关节炎见上述证候者。

【用法用量】 开水冲服。一次 6g，一日 3 次。

【注意事项】

1. 孕妇禁用。

2. 湿热实证者慎用。

3. 服药期间忌生冷、油腻食物。

4. 有高血压、心脏病、肝病、肾病等慢性病严重患者应在医师指导下服用。

（三）消渴丸

【药物组成】 葛根，黄芪，玉米须，山药，地黄，天花粉，南五味子，格

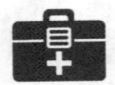

列本脲。

【方义分析】 方中地黄甘寒，滋肾养阴，清热生津，为君药。辅以葛根、黄芪补脾升阳，资生化源，生津止渴，共为臣药。佐以天花粉、五味子、山药益气养阴，生津止渴，固敛阴津；玉米须利小便而泻热；<u>所含西药成分格列本脲有降血糖作用</u>。诸药合用，共奏滋肾养阴、益气生津之功。

【功用】 <u>滋肾养阴，益气生津</u>。

【适应证】 <u>用于气阴两虚所致的消渴病，症见多饮、多尿、多食、消瘦、体倦乏力、眠差、腰痛</u>；2 型糖尿病见上述证候者。

【用法用量】 口服。一次 5～10 丸，一日 2～3 次。饭前用温开水送服或遵医嘱。

【注意事项】 本品含格列本脲，严格按处方药使用，并注意监测血糖。

九、调经类常用中成药（掌握）

（一）乌鸡白凤丸

【药物组成】 乌鸡（去毛、爪、肠），鳖甲（醋制），桑螵蛸，黄芪，白芍，天冬，生地黄，川芎，丹参，芡实（炒），鹿角胶，煅牡蛎，人参，当归，香附（醋制），甘草，熟地黄，银柴胡，山药，鹿角霜。

【方义分析】 方中重用乌鸡，补阴血，滋肝肾，清虚热，为君药。人参、黄芪、山药补气健脾；熟地黄、当归、白芍、川芎、丹参养血调经；鹿角霜、鹿角胶补肝肾，益精血；鳖甲、生地黄、天冬滋补阴液，清虚热，以上为臣药。香附疏肝理气，调经止痛；银柴胡清退虚热；芡实、桑螵蛸、牡蛎收敛固涩止带，合为佐药。甘草调和诸药，为使药。诸药配伍，共奏补气养血、调经止带之效。

【功用】 补气养血，调经止带。

【适应证】 <u>用于气血两虚</u>，身体瘦弱，腰膝酸软，月经不调，崩漏带下。

【用法用量】 口服。水蜜丸一次 6g，小蜜丸一次 9g，大蜜丸一次 1 丸，一日 2 次。

【注意事项】

1. 孕妇禁用。

2. 气滞血瘀或血热实证引起的月经不调或崩漏者不宜用。

3. 经行有块伴腹痛拒按或胸胁胀痛者不宜用。

4. 感冒时不宜用。

5. 服本品时不宜同时服用藜芦、五灵脂、皂荚及其制剂。

6. 服药期间忌食辛辣、生冷食物。

7.过敏体质者慎用。

（二）艾附暖宫丸

【药物组成】 艾叶，香附（醋制），制吴茱萸，肉桂，当归，川芎，白芍（酒炒），生地黄，黄芪（炙），续断。

【方义分析】 方中当归养血活血，调经止痛，为妇科调经之要药，为君药。生地黄、白芍、川芎滋阴养血，和营调经，增强君药养血调经之力；炙黄芪补脾益气，可助有形之血化生，四药为臣药。艾叶炭、吴茱萸、肉桂、续断温暖胞宫，补肾固冲，散寒止痛；另外，香附理气解郁，调经止痛，合为佐药。诸药配伍，共奏理气养血，暖宫调经之功。

【功用】 理气养血，暖宫调经。

【适应证】 用于血虚气滞、下焦虚寒所致的月经不调、痛经，症见行经后错、经量少、有血块、小腹疼痛、经行小腹冷痛喜热、腰膝酸痛。

【用法用量】 口服。小蜜丸一次9g，大蜜丸一次1丸，一日2～3次。

【注意事项】

1.热证、实证者不宜用。

2.经行有块伴腹痛拒按或胸胁胀痛者不宜用。

3.治疗痛经，宜在经前3～5天开始服药，连服1周。如有生育要求应在医师指导下服用。

4.感冒时不宜用。

5.服药期间忌食寒凉之品。

6.过敏体质者慎用。

（三）益母草膏（颗粒）

【药物组成】 益母草。

【方义分析】 益母草苦辛微寒，主入血分，活血祛瘀，调理月经，为妇科经产要药。《本草蒙筌》载益母草："总阅胎产诸证。"《卫生易简方》云："治一切血病及产妇一切损伤。"本品单药为用，力专效宏，总以活血调经为要。

【功用】 活血调经。

【适应证】 用于血瘀所致的月经不调、产后恶露不尽，症见月经量少、淋漓不净、产后出血时间过长；产后子宫复旧不全见上述证候者。

【用法用量】

1.**膏剂** 口服。一次10g，一日1～2次。

2.**颗粒剂** 开水冲服。一次1袋，一日2次。

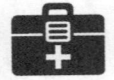

【注意事项】

1. 孕妇禁用。

2. 服药期间饮食宜清淡，忌生冷、油腻食物。

3. 青春期少女及更年期妇女应在医师指导下服药。

4. 过敏体质者慎用。

5. 气血两虚引起的月经量少，色淡质稀，头晕心悸，疲乏无力者不宜用。

（四）更年安片

【药物组成】 生地黄，泽泻，麦冬，熟地黄，玄参，茯苓，仙茅，磁石，牡丹皮，珍珠母，五味子，何首乌藤，制何首乌，浮小麦，钩藤。

【方义分析】 方中生地黄、熟地黄、制何首乌、玄参、麦冬滋养肝肾，补益阴血，清热除烦，为君药。茯苓、泽泻、牡丹皮健脾利水、泻火降浊，为臣药。珍珠母、磁石重镇潜阳安神，钩藤平肝息风而止眩晕，何首乌藤养血安神除烦，五味子、浮小麦滋阴敛汗，养心安神，共为佐药。仙茅壮阳益肾，旨在阳中求阴，阳生阴长，为佐使药。诸药配伍，共奏滋阴清热，除烦安神之效。

【功用】 滋阴清热，除烦安神。

【适应证】 用于肾阴虚所致的绝经前后诸证，症见烦热汗出，眩晕耳鸣，手足心热，烦躁不安；围绝经期综合征见上述证候者。

【用法用量】 口服。一次6片，一日2～3次。

【注意事项】

1. 脾肾阳虚者不宜用。

2. 感冒时不宜用。

3. 服药期间忌辛辣、油腻食物。

4. 过敏体质者慎用。

（五）桂枝茯苓丸

【药物组成】 桂枝，茯苓，牡丹皮，赤芍，桃仁。

【方义分析】 方中桂枝味辛甘而性温，能温通经脉而行瘀滞，是为君药。桃仁味苦甘平，为化瘀消症之要药；牡丹皮味辛苦性微寒，既能散血行瘀，又能清退瘀久所化之热；赤芍味苦酸性微寒，能和血养血，与诸祛瘀药合用，有活血养血之功，共为臣药。水为血之侣，用茯苓之甘淡性平，消痰利水，渗湿健脾，以助消症之力，为佐药。以白蜜为丸，取其缓和诸药破泄之力，为使药。诸药相合，共奏活血化瘀、缓消症块之效。

【功用】 活血，化瘀，消症。

【适应证】 用于妇人宿有症块，或血瘀经闭，行经腹痛，产后恶露不尽。

【用法用量】 口服。一次 1 丸，一日 1～2 次。

【注意事项】

1. 孕妇忌用。或遵医嘱。

2. 经期停服。

十、止带类常用中成药（掌握）

（一）妇科千金片

【药物组成】 千斤拔，金樱根，穿心莲，功劳木，单面针，当归，鸡血藤，党参。

【方义分析】 方中千斤拔、功劳木清热解毒，燥湿止带，共为君药。单面针、穿心莲清热解毒，凉血消肿，燥湿止带，为臣药。党参益气健脾，促进水湿运化而止带；鸡血藤、当归养血活血，祛风胜湿；金樱根固精止带，共为佐药。诸药相合，共奏清热除湿、益气化瘀、止带之功。

【功用】 清热除湿、益气化瘀。

【适应证】 用于湿热瘀阻所致的带下病、腹痛。症见带下量多、色黄质稠、臭秽、小腹疼痛、腰骶酸痛、神疲乏力；慢性盆腔炎、子宫内膜炎、慢性宫颈炎见上述证候者。

【用法用量】 口服。一次 6 片，一日 3 次。

【注意事项】

1. 气滞血瘀证、寒凝血瘀证者不宜用。

2. 糖尿病患者慎用。

3. 饮食宜清淡，忌辛辣、厚味之品。

4. 青春期少女、哺乳期妇女应在医师指导下服用。

5. 过敏体质者慎用。

（二）花红颗粒（片）

【药物组成】 一点红，白花蛇舌草，鸡血藤，桃金娘根，白背叶根，地桃花，菥蓂。

【方义分析】 方中一点红、白花蛇舌草清热解毒；鸡血藤苦、甘、温，活血补血，调经止痛，舒筋活络。桃金娘活血通络，补虚止血。白背叶根有祛湿、收涩、活血之功效。以地桃花、菥蓂祛风活血，清热利湿，解毒消肿。诸药相合，共奏清热解毒、燥湿止带、祛瘀止痛之功。

【功用】 清热解毒、燥湿止带、祛瘀止痛。

【适应证】 用于湿热瘀滞所致带下病、月经不调，症见带下量多、色黄质

稠、小腹隐痛、腰骶酸痛、经行腹痛；慢性盆腔炎、附件炎、子宫内膜炎见上述证候者。

【用法用量】 颗粒剂：开水冲服，一次 1 袋；片剂：口服，一次 4～5 片；一日 3 次，7 天为 1 个疗程，必要时可连服 2～3 个疗程，每疗程之间停药 3 天。

【注意事项】

1. 忌食辛辣、生冷、油腻食物。

2. 妇女经期、哺乳期慎用。月经过多者慎用。

十一、小儿肺系病证常用中成药（掌握）

小儿肺咳颗粒

【药物组成】 人参，茯苓，白术，陈皮，鸡内金，大黄（酒炙），鳖甲，地骨皮，北沙参，甘草（炙），青蒿，麦冬，桂枝，干姜，附子（制），瓜蒌，桑白皮，款冬花，紫菀，黄芪，胆南星，枸杞子。

【方义分析】 方中以人参、茯苓、白术、甘草、黄芪益气健脾；陈皮、鸡内金理气消食；鳖甲、麦冬、北沙参、枸杞子滋阴生津；桑白皮、地骨皮、青蒿、瓜蒌、胆南星清肺化痰；大黄（酒炙）泻火通便；款冬花、紫菀化痰止咳；反佐桂枝、干姜、附子通阳温中。诸药合用，共奏健脾益肺、止咳平喘之功。

【功用】 健脾益肺、止咳平喘。

【适应证】 用于肺脾不足、痰湿内蕴所致咳嗽或痰多稠黄，咳吐不爽，气短，喘促，动辄汗出，食少纳呆，周身乏力，舌红苔厚；小儿支气管炎见上述证候者。

【用法用量】 开水冲服。1 岁以下一次 2g，1～4 岁一次 3g，5～8 岁一次 6g；一日 3 次。

【注意事项】 高热、咳嗽者慎用。

十二、小儿脾胃系病证常用中成药（掌握）

（一）小儿化食丸

【药物组成】 神曲（炒焦），山楂，麦芽，槟榔，莪术（醋制），三棱（制），牵牛子（炒焦），大黄。

【方义分析】 方中山楂、神曲、麦芽、三棱、莪术消食化滞；牵牛子、大黄泻火通便；槟榔行气除胀。全方共奏消食化滞、泻火通便之效。

【功用】 消食化滞、泻火通便。

【适应证】 用于食滞化热所致的积滞。症见厌食、烦躁、恶心呕吐、口渴、脘腹胀满、大便干燥。

【用法用量】 口服。1 岁以内一次 1 丸，1 岁以上一次 2 丸；一日 2 次。

【注意事项】

1. 忌食辛辣、油腻食物。

2. 服用前应除去蜡皮、塑料球壳；本品可嚼服，也可分份吞服。

（二）健儿消食口服液

【药物组成】 黄芪，白术（炒），陈皮，麦冬，黄芩，山楂（炒），莱菔子（炒）。

【方义分析】 方中黄芪干温补脾升阳，益气固表，以助后天之源，故为君药。白术健脾益气，固表止汗，为臣药，二药合用，补脾胃，助运化，除湿浊，和胃气。陈皮性温辛香，理气运脾；莱菔子下气消食，长于消谷面之积；山楂酸甘，功能助脾健胃，尤擅消肉食油腻之积；脾虚食积易于化热，故以苦寒之黄芩、甘寒之麦冬清湿热、益胃阴，共为佐药。诸药合用，共奏健脾益胃、理气消食之功。

【功用】 健脾益胃、理气消食。

【适应证】 用于小儿饮食不节损伤脾胃引起的纳呆食少，脘腹胀满，手足心热，自汗乏力，大便不调，以致厌食、恶食。

【用法用量】 口服。3 岁以内一次 5～10ml，3 岁以上一次 10～20ml；一日 2 次，用时摇匀。

【注意事项】

1. 患儿平时应少吃巧克力及带颜色的饮料和油腻厚味等不易消化的食品。

2. 过敏体质者慎用。

3. 本品性状发生改变时禁止使用。

（三）小儿泻速停颗粒

【药物组成】 地锦草，儿茶，乌梅，山楂（炒焦），茯苓，白芍，甘草。

【方义分析】 方中地锦草苦辛，大剂为用，善清热利湿而止泻，为君药。茯苓甘淡，健脾渗湿为臣药。儿茶、乌梅酸涩止泻，为君药相合，收涩而不敛邪；以山楂消食导滞；取白芍、甘草缓急止痛，共为佐药。甘草调和诸药，兼为使药。诸药合用，共奏清热利湿、健脾止泻、缓急止痛之功。

【功用】 清热利湿、健脾止泻、缓急止痛。

【适应证】 治疗小儿泄泻、腹痛、食欲缺乏（尤适用秋季腹泻及迁延性、慢性腹泻）。

【用法用量】 开水冲服。1 岁以内一次 1.5～3g，1～3 岁一次 3～6g，3～7

岁一次 6～9g；一日 3～4 次。

【注意事项】

1. 服药期间忌食生冷、油腻及不易消化食物。

2. 对本品过敏者禁用，过敏体质者慎用。

3. 按照用法用量服用，用药 1～2 天症状无改善或用药期间症状加重者，应及时就医。

十三、皮肤与外科常用中成药（掌握）

（一）连翘败毒丸

【药物组成】 金银花，连翘，蒲公英，紫花地丁，大黄，栀子，黄芩，黄连，黄柏，苦参，白鲜皮，木通，防风，白芷，蝉蜕，荆芥穗，羌活，麻黄，薄荷，柴胡，天花粉，玄参，浙贝母，桔梗，赤芍，当归，甘草。

【方义分析】 方中金银花、连翘、蒲公英、紫花地丁清热解毒、消肿散结止痛，为疮疡常用之剂。以大黄、栀子、黄芩、黄连、黄柏、苦参、白鲜皮、木通清热泻火，燥湿解毒，直折火热邪毒，且大黄、栀子、木通又可泻热通便，使火热之邪随二便而解。防风、白芷、蝉蜕、荆芥穗、羌活、麻黄、薄荷、柴胡，其性疏散，可使邪热透表而除。天花粉、玄参、浙贝母、桔梗、赤芍、当归凉血消肿，活血散结。甘草清热解毒，调和诸药。诸药合用，共奏清热解毒、消肿止痛之功。

【功用】 清热解毒、消肿止痛。

【适应证】 用于热毒蕴结肌肤所致的疮疡，症见局部红肿热痛，未破溃者。

【用法用量】 口服。一次 6g，一日 2 次。

【注意事项】

1. 孕妇禁用。

2. 疮疡阴证者慎用。

3. 服药期间忌食辛辣、油腻、海鲜之品。

（二）防风通圣丸（颗粒）

详见本节第三部分"（八）防风通圣丸"。

（三）京万红软膏

【药物组成】 地榆，生地黄，当归，桃仁，黄连，木鳖子，罂粟壳，血余，炭棕榈，半边莲，土鳖虫，白蔹，黄柏，紫草，金银花，红花，大黄，苦参，五倍子，槐米，木瓜，苍术，白芷，赤芍，黄芩，胡黄连，川芎，栀子，乌梅，冰片，血竭，乳香，没药等。

【方义分析】 方中地榆、生地黄、当归、桃仁、红花、川芎活血化瘀，黄连、黄柏、黄芩、苦参清热燥湿，紫草、大黄、赤芍、槐米凉血止血，栀子、半边莲、白蔹、金银花清热解毒，五倍子、苍术、白芷、木瓜、胡黄连收湿敛疮，血竭、乳香、没药、土鳖虫、木鳖子、冰片活血止痛、去腐生肌、散结消肿，罂粟壳、血余炭、棕榈、乌梅收敛止血。全方共奏活血解毒、消肿止痛、去腐生肌之功。

【功用】 活血解毒、消肿止痛、去腐生肌。

【适应证】 用于轻度水、火烫伤，疮疡肿痛、创面溃烂。

【用法用量】 用生理盐水清理创面后涂敷本品或将本品涂于消毒纱布上，敷盖创面，用消毒纱布包扎，每日换药 1 次。

【注意事项】 本品为外用药，不可内服。孕妇慎用。

（四）马应龙麝香痔疮膏

【药物组成】 人工麝香，人工牛黄，珍珠，煅炉甘石粉，硼砂，冰片，琥珀。

【方义分析】 方中人工麝香芳香走窜，通络消肿，散结止痛，为君药。人工牛黄清热解毒，消肿止痛，为臣药。佐以珍珠、炉甘石、硼砂解毒生肌，软坚散结，收涩止痛，琥珀化瘀止血；冰片清热解毒，去腐生肌止痛。全方共奏清热燥湿、活血消肿、去腐生肌之功。

【功用】 清热燥湿、活血消肿、去腐生肌。

【适应证】 用于湿热瘀阻所致的各类痔疮、肛裂，症见大便出血，或疼痛，有下坠感；亦用于肛周湿疹。

【用法用量】 外用，涂擦患处。

【注意事项】

1. 服药期间忌食辛辣、油腻之品。

2. 孕妇慎用或遵医嘱。

3. 用于痔疮便血肿痛时应将备用的注入管轻轻插入肛门内，挤入约 2g 的药膏；用于肛裂时，把药膏敷于裂口内，敷药前应将肛门洗净。

4. 本品为外用药，不可内服。

十四、骨伤科常用中成药（掌握）

（一）七厘散

【药物组成】 血竭，乳香（制），没药（制），红花，儿茶，冰片，人工麝

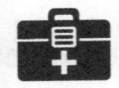

香，朱砂。

【方义分析】 本方血竭、红花功效长于活血祛瘀，乳香、没药祛瘀行气，消肿止痛。麝香善能行气活血，也能内透瘀邪，并可助活血药通达经络，散瘀止痛。儿茶清热止血。以上药物配合应用可共奏化瘀消肿、止痛、止血之效。

【功用】 化瘀消肿、止痛止血。

【适应证】 用于跌扑损伤，血瘀疼痛，外伤出血。

【用法用量】 口服。一次 1～1.5g，一日 1～3 次；外用，调敷患处。

【注意事项】 孕妇禁用。

（二）跌打丸

【药物组成】 三七，当归，白芍，赤芍，桃仁，红花，血竭，北刘寄奴，骨碎补（烫），续断，苏木，牡丹皮，乳香（制），没药（制），姜黄，三棱（醋制），防风，甜瓜子，枳实（炒），桔梗，甘草，关木通，自然铜（煅），土鳖虫。

【方义分析】 方中用续断、三七、乳香、没药、骨碎补、血竭活血通络，接筋续骨；土鳖虫、自然铜、三棱、桃仁、苏木、赤芍活血化瘀，接骨消肿；当归、刘寄奴、牡丹皮、甜瓜子、姜黄、红花活血消肿，散结化瘀；桔梗、甘草、白芍、木通、防风、枳实理气通络，清热祛湿。全方具有活血散瘀、消肿止痛之功。

【功用】 活血散瘀、消肿止痛。

【适应证】 用于跌打损伤，筋断骨折，瘀血肿痛，闪腰岔气。

【用法用量】 口服。一次 1 丸，一日 2 次。

【注意事项】 孕妇禁用。

（三）云南白药

【药物组成】 云南白药。

【功用】 化瘀止血，活血止痛，解毒消肿。

【适应证】 用于跌打损伤，瘀血肿痛，吐血、咳血、便血、痔血、崩漏下血，手术出血，疮疡肿毒及软组织挫伤，闭合性骨折，支气管扩张及肺结核咳血，溃疡病出血，以及皮肤感染性疾病。

【用法用量】 刀、枪、跌打损伤，无论轻重，出血者用温开水送服；瘀血肿痛与未流血者用酒送服；妇科各症，用酒送服；但月经过多、红崩，用温水送服。毒疮初起，口服 0.25g，另取药粉，用酒调匀，敷患处，如已化脓，只需内服。其他内出血各症均可内服。

口服，一次 0.25～0.5g，一日 4 次（2～5 岁按 1/4 剂量服用；6～12 岁按 1/2

剂量服用）。

凡遇较重的跌打损伤可先服保险子1粒，轻伤及其他病症不必服。

【注意事项】 孕妇禁用；服药一日内，忌食蚕豆、鱼类及酸冷食物。

十五、五官科常用中成药（掌握）

（一）明目地黄丸

【药物组成】 熟地黄，牡丹皮，茯苓，枸杞，当归，蒺藜，山茱萸（酒制），山药，泽泻，菊花，白芍，煅石决明。

【方义分析】 方中熟地黄滋补肾阴，填精益髓，精气充则神旺，神旺则目精光明，故为君药。山茱萸、枸杞、山药、当归、白芍补精养血，血盛则形强，以充养神光，为臣药。蒺藜、石决明平肝祛翳，明目除昏；牡丹皮凉血散瘀，治血中郁热；茯苓、泽泻清热利湿，引浮火下行，共为佐药。菊花清热散风，除头痛目赤，引药上行，可升发阴精，为佐使药。诸药合用，可达滋肾养肝、益精升阴而明目之功能。

【功用】 滋肾，养肝，明目。

【适应证】 用于肝肾阴虚，目涩畏光，视物模糊，迎风流泪。

【用法用量】 口服。水蜜丸一次6g，小蜜丸一次9g，大蜜丸一次1丸，一日2次。

【注意事项】

1. 肝经风热、肝火上扰者不宜用。

2. 脾胃虚弱、运化失调者宜慎用。

3. 服药期间忌辛辣、油腻食物。

4. 如有迎风流泪，又有视力急剧下降者，应去医院就诊。

（二）鼻炎康片

【药物组成】 广藿香，鹅不食草，野菊花，黄芩，薄荷油，苍耳子，麻黄，当归，猪胆粉，马来酸氯苯那敏。

【方义分析】 方中野菊花功善疏散风热，清热解毒；黄芩苦寒清热燥湿，泻火解毒；猪胆汁苦寒清热解毒，三药配伍，清热解毒力胜，针对主要病机，共为君药。麻黄、薄荷宣肺散邪，苍耳子温和疏达，味辛散风，通窍止痛，三药辅助君药，增强疏风散邪，宣肺通窍之功，共为臣药。广藿香芳香化湿，鹅不食草祛湿化浊，以助君臣药物化湿浊之功；当归和血行血，以防辛温燥烈之品耗伤气血，共为佐药。加用西药马来酸氯苯那敏（扑尔敏）抗组胺。诸药合用，标本兼顾，共达清热解毒、宣肺通窍、消肿止痛之效。

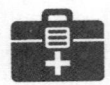

【功用】 清热解毒、宣肺通窍、消肿止痛。

【适应证】 用于风邪蕴肺所致的急慢性鼻炎、变应性鼻炎。

【用法用量】 口服。一次 4 片，一日 3 次。

【注意事项】

1. 肺脾气虚或气滞血瘀者慎用。

2. 变应性鼻炎属虚寒证者慎用。

3. 孕妇慎用。

4. 不宜过量、长期服用。

5. 服药期间忌辛辣、油腻食物。

6. 高血压、心脏病等慢性病者，应在医师指导下服用。

7. 用药期间不宜驾驶车辆、管理机械及高空作业。

（三）黄氏响声丸

【药物组成】 薄荷，连翘，胖大海，川芎，桔梗，甘草，浙贝母，蝉蜕，大黄（酒制），儿茶，诃子肉，薄荷脑。

【方义分析】 方中桔梗辛散苦泄，主入肺经，功能开宣肺气，祛痰宽胸，利咽开音，故为君药。薄荷脑、蝉蜕辛凉宣散，助君药疏散风热，开宣肺气，利咽开音；诃子肉苦泄酸收，清咽开音，敛肺止咳；胖大海甘寒清润，清宣肺热，化痰利咽开音，兼有润肠通便之功；浙贝母苦寒清热，清肺化痰散结；儿茶苦涩性凉，清肺化痰生津，共为臣药。川芎活血行气止痛，大黄清热解毒，攻积导滞，引火下行；连翘清热解毒，疏散风热，共为佐药，佐助君药发挥活血止痛、通便泄热、疏散风热、利咽开音之功。甘草清热解毒，并调和诸药，为使药。诸药合用，共奏疏风清热、化痰散结、利咽开音之功。

【功用】 疏风清热、化痰散结、利咽开音。

【适应证】 用于风热外束、痰热内盛所致的急、慢性喉瘖，症见声嘶、咽喉肿痛、咽干灼热、咽中有痰，或寒热头痛，或便秘尿赤；急、慢性喉炎及声带小结、声带息肉初起见上述证候者。

【用法用量】 口服。一次 6 丸（每丸重 0.133g），一日 3 次，饭后服用；小儿减半。

【注意事项】

1. 阴虚火旺所致急、慢性喉瘖者慎用。

2. 声嘶、咽痛，兼见恶寒发热、鼻流清涕等外感风寒者慎用。

3. 胃寒便溏者慎用。

4. 孕妇慎用。

5. 服药期间饮食宜清淡，忌辛辣、油腻食物，戒烟酒。

6. 不宜在服药期间同时服用温补性中成药。

（四）口腔溃疡散

【药物组成】 青黛，枯矾，冰片。

【方义分析】 本方青黛性味咸寒，以清泻火热、凉血解毒为长，明矾酸涩性寒，外用除具有解毒功效外，尚具有收敛止血作用。冰片辛苦散寒，以凉散清热，消肿止痛为长。诸药相配，共奏清热、消肿、止痛之功。

【功用】 清热、消肿、止痛。

【适应证】 用于火热内蕴所致的口舌生疮、黏膜破溃、红肿灼痛；复发性口疮、急性口炎见上述证候者。

【用法用量】 用消毒棉球蘸药涂擦患处。一日2~3次。

【注意事项】

1. 本品不可内服。

2. 对本品过敏者禁用，过敏体质者慎用。

第八节　中医基本技能

一、常用穴位的定位与操作

（一）列缺（掌握）

【定位】 桡骨茎突上方，腕横纹上1.5寸，侧掌取穴。简便取穴法：两手虎口垂直相交，一手示指压在另一手的桡骨茎突上，当示指尖端到达的凹陷中。

【主治】 咳嗽，气喘，咽喉肿痛，半身不遂，牙痛，口眼歪斜，偏正头痛，惊痫，项强。

【操作】 向肘部斜刺0.2~0.3寸。可灸。

（二）少商（掌握）

【定位】 拇指桡侧，甲角旁0.1寸。

【主治】 中风昏迷，中暑呕吐，小儿惊风，癫狂，热病，喉痹，咳嗽，气喘，鼻出血，指腕挛急。

【操作】 直刺0.1~0.2寸或用三棱针点刺出血。可灸。

（三）合谷（掌握）

【定位】 第一、第二掌骨之间，约当第二掌骨桡侧缘之中点。

【主治】 鼻出血，牙痛，鼻渊，耳聋，痄腮，咽喉肿痛，失音，牙关紧闭，头痛，眩晕，目赤肿痛，胃痛，腹痛。口眼歪斜，臂痛，半身不遂。滞产，经闭。镇痛安神，小儿惊风。发热恶寒，咳嗽面肿，瘾疹，疟疾。

【操作】 直刺 0.5～0.8 寸。可灸。

（四）曲池（掌握）

【定位】 屈肘，在肘横纹桡侧凹陷处。约当尺泽穴与肱骨外上髁连线之中点。

【主治】 热病，咽喉肿痛，风疹。手臂肿痛，上肢不遂，手肘无力，牙痛。月经不调。高血压，疮疥，丹毒，腹痛吐泻，痢疾。

【操作】 直刺 0.8～1.2 寸。可灸。

（五）肩髃（掌握）

【定位】 肩峰端下缘，当肩峰与肱骨大结节之间，三角肌上部中央。上臂外展平举时，肩部出现两个凹陷，前方的凹陷中。

【主治】 肩臂挛痛不遂，风疹，瘰疬。

【操作】 直刺或向下斜刺 0.5～0.8 寸。可灸。

（六）下关（掌握）

【定位】 耳屏前一横指，当颧弓与下颌切迹所形成的凹陷中。

【主治】 牙痛，下颌关节痛，三叉神经痛，耳聋、耳鸣，口眼㖞斜。

【操作】 直刺 0.8～1.2 寸。可灸。

（七）天枢（掌握）

【定位】 脐旁 2 寸。

【主治】 腹胀肠鸣，泄泻，痢疾，便秘，月经不调，水肿，腹痛。

【操作】 直刺 1～1.6 寸。可灸。

（八）足三里（掌握）

【定位】 犊鼻穴下 3 寸，胫骨前嵴外一横指处。

【主治】 胃痛，呕吐，腹胀，泄泻，痢疾，便秘，乳痛，下肢痹痛，水肿，脚气，虚劳羸瘦，强壮保健穴，癫狂，失眠，月经不调。

【操作】 直刺 1～2 寸。可灸。

（九）三阴交（掌握）

【定位】 内踝高点上 3 寸，胫骨内侧面后缘。

【主治】 肠鸣腹胀，大便溏泻，完谷不化，月经不调，带下，阴挺，不孕，滞产，遗精，阳痿，遗尿，疝气，失眠健忘，下肢痿痹，脚气。

【操作】 直刺 0.5～1 寸。可灸。

（十）阴陵泉（掌握）

【定位】 胫骨内侧髁下缘凹陷中。

【主治】 腹胀，泄泻，水肿，小便不利或失禁，遗精，黄疸，膝痛。

【操作】 直刺 0.7～1.5 寸。可灸。

（十一）神门（掌握）

【定位】 腕横纹尺侧端，尺侧腕屈肌腱的桡侧凹陷中。

【主治】 心痛，心悸，怔忡，健忘，失眠，癫狂痫，痴病。胸胁痛。掌中热。

【操作】 直刺 0.3～0.5 寸。可灸。

（十二）后溪（掌握）

【定位】 握拳，当第五掌骨小头后方尺侧，赤白肉际处。

【主治】 头痛，项强，急性腰扭伤，热病，癫痫，疟疾，耳聋，耳鸣，盗汗。

【操作】 直刺 0.5～0.7 寸。可灸。

（十三）肾俞（掌握）

【定位】 第 2 腰椎棘突下，旁开 1.5 寸。

【主治】 腰痛，遗尿，遗精，阳痿，月经不调，白带多而稀薄，水肿，耳鸣耳聋。

【操作】 直刺 0.5～1 寸。可灸。

（十四）大肠俞（掌握）

【定位】 在脊柱区，第 4 腰椎棘突下，后正中线旁开 1.5 寸。

【主治】 腹胀，泄泻，小便频数或不利，遗尿，腰痛。

【操作】 直刺 0.5～1.2 寸，可灸。

（十五）委中（掌握）

【定位】 当腘窝横纹中央，于股二头肌腱与半腱肌腱的中间，俯卧屈膝取穴。

【主治】 腰痛，髋关节屈伸不利，筋挛急，下肢痿痹瘫。腹痛，腹泻，疟疾，遗尿，小便难，自汗，盗汗，丹毒，疔疮，中风昏迷，中暑。

【操作】 直刺 0.5～1 寸或三棱针点刺出血。可灸。

（十六）太溪（掌握）

【定位】 内踝尖与跟腱连线中点。

【主治】 月经不调，遗精，阳痿，小便频数，腰痛，消渴，泄泻，头痛，目眩，耳聋，耳鸣，牙痛，咳喘，咳血，咽喉肿痛。失眠。

【操作】 直刺 0.5 寸，可灸。

（十七）内关（掌握）

【定位】 仰掌，腕横纹上 2 寸，掌长肌腱与桡侧腕屈肌腱之间。

【主治】 心痛，心悸，失眠，癫狂，痫证，郁证，胸痛，胃痛，呕吐，呃逆，眩晕，哮喘，偏头痛，热病，产后血晕，肘臂挛痛，对心率的双向调整作用。

【操作】 直刺 0.5～1 寸。可灸。

（十八）支沟（掌握）

【定位】 手背横纹上 3 寸，当桡、尺骨之间。

【主治】 耳鸣、耳聋，瘰疬，热病，胁肋痛，便秘。肩背酸痛。

【操作】 直刺 0.8～1.2 寸，可灸。

（十九）风池（掌握）

【定位】 第 2 胸椎棘突下，旁开 1.5 寸。

【主治】 伤风、咳嗽，发热，头痛。项背部疼痛。

【操作】 向鼻尖斜刺 0.5～0.8 寸。可灸。

（二十）环跳（掌握）

【定位】 股骨大转子高点与骶管裂孔连线的外 1/3 与内 2/3 交界处。

【主治】 下肢痿痹瘫，腰痛。

【操作】 直刺 2～3 寸。可灸。

（二十一）阳陵泉（掌握）

【定位】 腓骨小头前下方凹陷中。

【主治】 胁痛，口苦，呕吐，黄疸，下肢痿痹，脚气，小儿惊风。

【操作】 直刺 1～2 寸。可灸。

（二十二）太冲（掌握）

【定位】 足背第一、第二趾骨结合部之前凹陷中。

【主治】 头痛，眩晕，胁痛，呃逆，月经不调，疝气，癫痫，遗尿，小便不通，失眠。

【操作】直刺 0.6～0.8 寸。可灸。

（二十三）大椎（掌握）

【定位】 俯伏或正坐低头，在第 7 颈椎棘突下凹陷中。

【主治】 退热，治疗热病。疟疾，骨蒸潮热。中暑。咳喘，项强，肩背痛，腰脊强，角弓反张，小儿惊风，癫狂痫证，风疹等。

（二十四）百会（掌握）

【定位】 后发际正中直上 7 寸。

【主治】 头痛，眩晕，中风失语，癫狂，脱肛，阴挺。

【操作】 平刺 0.5～0.8 寸。可灸。

（二十五）水沟（掌握）

【定位】 在人中沟的上 1/3 与中 1/3 的交界处。

【主治】 癫狂痫，小儿惊风，昏迷，口眼㖞斜，腰脊强痛。

【操作】 向上斜刺 0.3～0.5 寸。可灸。

（二十六）关元（掌握）

【定位】 脐下 3 寸。

【主治】 遗尿，小便频数，尿闭，泄泻，腹痛，遗精，阳痿，疝气，月经不调，带下，不孕，虚劳羸瘦。

【操作】 直刺 1～1.5 寸。可灸。

（二十七）中脘（掌握）

【定位】 在脐上 4 寸。

【主治】 胃脘痛，腹胀，呕吐，呃逆，吞酸，纳呆，食不化，痞积，黄疸，肠鸣泄痢，便秘，便血，哮喘，失眠，心悸。

【操作】 直刺 0.5～1.2 寸。可灸。

（二十八）太阳（掌握）

【定位】 头颞部，眉梢与目外眦之间中点向后约一横指凹陷处。

【主治】 血管神经性头痛，急性结膜炎，视力下降。

【操作】 平刺 0.5 寸或点刺出血。

（二十九）四神聪（掌握）

【定位】 百会穴前、后、左、右各 1 寸，共 4 穴。

【主治】 高血压，神经衰弱，精神病。

【操作】 平刺 0.5 寸。

（三十）十宣（掌握）

【定位】 十指尖端，距指甲游离缘 0.1 寸。

【主治】 昏迷，发热，癫痫。

【操作】 浅刺 0.1 寸或点刺出血。

二、针刺操作

针刺入腧穴后为了使患者产生针刺感应，并且使针感得以传导，加快得气，

加强针感，而施行各种针刺手法，称为行针。当针刺入腧穴后产生的经气感应称为得气。这种经气感应产生时，医者针下会有沉紧感，患者也会感到痠、麻、重、胀感，并沿一定部位向一定的方向扩散传导。临床常用的基本针刺手法，包括提插法和捻转法。而提插法和捻转法中的补泻手法也是针刺的重要环节，是毫针刺法的主要内容，为历代针灸医家所重视。针刺过程凡是能够使机体相对虚弱的功能状态恢复正常的生理状态的针刺方法称为补法；能够使机体相对偏盛的功能状态恢复正常的生理状态的针刺方法称为泻法。针刺的补泻手法是通过针刺腧穴，以激发经气，起到补益正气、疏泻邪气、调整人体的脏腑经络功能，促使阴阳平衡，气血和调，恢复正气的一种手法。

（一）提插法（掌握）

当针刺入腧穴一定深度后，采用上提下插的手法，将针从浅层向下刺入深层为插，从深层向上退到浅层为提。如此反复地上下呈纵向运动的行针手法，即为提插法。提插的刺激量与频率、幅度相关，而刺激量的大小与刺激时间的长短应根据患者的体质、病情、腧穴部位和针刺目的而定，但提插的速度、幅度、力度和频率应保持均匀稳定，防止针身弯曲。一般幅度保持在3～5分、频率保持在每分钟60次左右为宜，保持针身垂直，不改变针刺角度、方向和深度。通常认为行针时提插的幅度大、速度快，刺激量就大，反之，提插的幅度小、频率慢，刺激量就小。施针得气后，采用不同的力度、频率、幅度和时间而决定补泻效果。先浅后深，重插轻提，提插幅度小、频率慢，施针时间短者为补；先深后浅，轻插重提，提插幅度大、频率快，施针时间长者为泻（图18-21）。

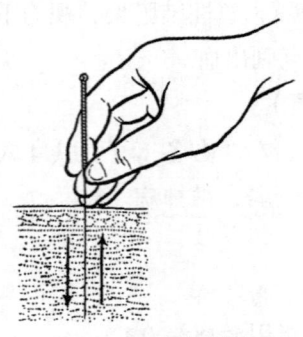

图18-21 提插法

（二）捻转法（掌握）

当针刺入腧穴一定深度后，以右手拇指、示指、中指夹住针柄，将针一前一后反复旋转的手法。这种使针在腧穴内反复前后来回的旋转行针手法，即为捻转法。捻转的角度、频率、时间等应根据患者的体质、病情、腧穴部位和针刺目的而灵活掌握。捻转时，力度要均匀，频率要稳定，角度一般在180°～360°。捻转时需要注意不能单向捻转，应来回反复旋转，以防止肌肉纤维缠绕针身而产生疼痛、滞针等而使出针困难。一般认为捻转角度大，频率快，其刺激量就大；捻转角度小、频率慢，其刺激量就小。施针得气后，采用不同的力度、角度、频率和时间而决定补泻效果。捻转角度小，用力轻，频率慢，施针时间短者为补；捻转角度大，用力重，频率快，施针时间长者为泻。以左转用力为主为补法，以右转用力为主为泻法（图18-22）。

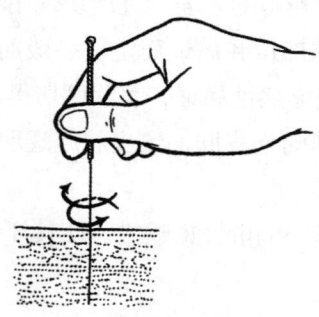

图 18-22 捻转法

以上两种基本手法，既可单独应用，也可相互配合应用，在临床上必须根据患者的具体情况灵活掌握，才能发挥其应有的作用。

（三）平补平泻法（掌握）

平补平泻法是指针刺入一定深度得气后，缓慢均匀地提插、捻转即可出针。这种平补平泻法与《内经》的"导气"法、《神应经》的"平补平泻"（先泻后补）法和《针灸大成》的"平补平泻"（小补小泻）法有所不同，是近代医家临床惯用的针刺补泻手法之一，主要适用于临床虚实不明显的一般病症。

三、艾灸操作

灸法，是以艾为主要施灸材料，点燃后在体表穴位或病变部位烧灼、温熨，借助温热、药物的刺激作用，以达到治病防病目的的一种方法。施灸的原料很多，但以艾叶为主。艾叶其气味芳香，辛温味苦，容易燃烧，火力温和，具有温通经络、行气活血、祛湿逐寒、消肿散结、回阳救逆及防病保健的作用。

（一）隔姜灸（掌握）

隔姜灸是在皮肤和艾炷之间隔姜片而施灸的一种方法（图18-23）。

【操作技巧】 选取新鲜老姜一块，沿生姜纤维纵向切取，切成厚0.2～0.5cm的姜片，大小可据穴区部位和选用的艾炷的大小而定，中间用三棱针穿刺数孔。

施灸时，把鲜姜片放在所选穴位的皮肤上，置大或中等艾炷放在其上，点燃艾炷进行施灸。待患者感到局部有灼痛感时，略提起姜片或更换艾炷再灸。一般每次灸5～10壮，灸处出现汗湿红晕现象而不起疱为度，同时患者又有舒适感。

【适应证】 一般对外感表证和虚寒性疾病，如感冒、风寒湿痹、肠胃证候和虚弱病证均可采用。如呕吐、泄泻、痛经、阳痿、早泄、周围性面神经麻痹、关节酸痛等都有很好的疗效。

【注意事项】

1. 隔姜灸用的姜应选用新鲜的老姜，宜现切现用，不可用干姜或嫩姜。

2. 姜片的厚薄，宜根据部位和病证而定。一般而言，面部等较为敏感的部位，姜片可厚些；而急性或疼痛性病证，姜片可切得薄一些。

3. 在施灸过程中若不慎灼伤皮肤，致皮肤起透明发亮的水疱，须注意防止感染。

4. 灸后宜暂避风吹或以干毛巾轻揉敷之，使其汗孔闭合，以利恢复。

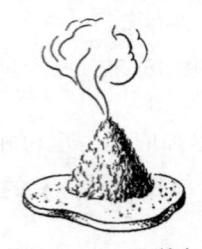

图18-23　隔姜灸

（二）隔盐灸（掌握）

隔盐灸即把纯净干燥的食盐敷于脐部（神阙穴），使其与脐平，上置艾炷施灸的一种方法（图18-24）。

【操作技巧】 令患者仰卧屈膝，暴露脐部。取纯净干燥之细青盐适量，可炒至温热，纳入脐中（神阙穴），使与脐平。如患者脐部凹陷不明显者，可预先在脐周围放置一湿面圈，再填入食盐。然后上置艾炷施灸，至患者稍感烫热，即更换艾炷。一般灸3～5壮，患者感到温热舒适为度，本法只用于灸神阙穴，但对急性病证则可多灸，不拘壮数。

【适应证】 多用于急性腹痛、吐泻、痢疾、痛经、中风脱症、四肢厥冷等症。凡大汗亡阳证，可用大艾炷连续施灸，不计壮数，直至汗止脉起，体温回升，症状改善为度。

【注意事项】

1. 施灸时要求患者保持原有体位，呼吸匀称。尤其是穴区觉烫时，应告知医师处理，不可乱动，以免烫伤。对小儿患者，更应该格外注意。

2.在施灸时要严禁灼伤，同时盐受火烫易爆起，注意防止烫伤皮肤和衣物。

3.万一脐部灼伤，要涂以甲紫，并用消毒敷料覆盖固定，以免感染。

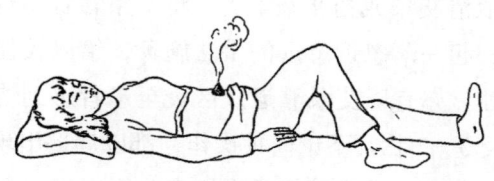

图 18-24　隔盐灸

（三）温和灸（掌握）

温和灸是指将艾条燃着端与施灸部位的皮肤保持一定距离，在灸治过程中使患者只觉有温热而无灼痛的一种艾条悬起灸法（图 18-25）。

【操作技巧】　将 1～2 支艾卷点着，术者左手中、示二指放于被灸的腧穴两旁，其目的是通过术者的感觉探察艾灸热度；万一落火便于随时扑灭；右手持艾卷垂直悬起于腧穴上，距离皮肤 2～3cm，以患者觉得温热舒服，以至微有痛感为度。如果觉得太热时，即可缓慢做上、下、左、右或回旋之移动，使温热连续刺激。每次可灸 3～5 个穴位，每穴 10 分钟左右，过多则易疲劳，少则达不到温热程度。

【适应证】　可用于治疗慢性气管炎、冠状动脉粥样硬化性心脏病、胎位不正及其他多种慢性病证，还常用于保健灸。

【注意事项】

1.灸治时，应注意艾条与皮肤之间既要保持一定距离，又要达到足够的热力，特别要注意不同病症与患者之间的差异。

2.温和灸不宜用于急重病证或慢性病证的急性发作期。

3.施灸中要注意，艾卷积灰过多时，则离开人体吹去后再灸。

4.患者体位要舒适，方能够耐久。并防止冷风直接吹拂。

5.患者口渴可多饮水，灸后要慎起居，节房事。

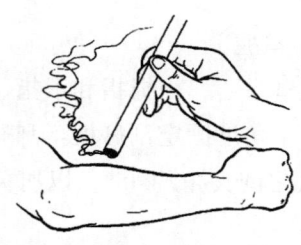

图 18-25　温和灸

（四）雀啄灸（掌握）

雀啄灸是指将艾灸燃着端对准穴区一起一落进行灸治的一种艾条悬起灸法（图18-26）。

【操作技巧】 取清艾条或药艾条1支，将艾条燃着端对向所选穴位，采用类似麻雀啄食般的一起一落忽近忽远的手法施灸，给以较强烈的温热刺激。一般每次灸5～10分钟。亦有以艾条靠近穴区灸至患者感到灼烫提起为1壮，如此反复操作，每次灸3～7壮。不论何种操作，都以局部出现深红晕湿润或患者恢复知觉为度。对小儿患者及皮肤知觉迟钝者，医者宜以左手示指和中指分置穴区两旁，以感觉灸热程度，以避免烫伤。雀啄法治疗一般每日1～2次，10次为1个疗程，或不计疗程。

【适应证】 主要用于感冒、急性疼痛、高血压病、慢性泄泻、网球肘、灰指甲、疖肿、脱肛、前列腺炎、晕厥急救等的治疗。

【注意事项】

1. 不可太接近皮肤，尤其是失去知觉或皮肤感觉迟钝的患者及小儿患者，以防烫伤。

2. 临床上雀啄灸多可配合三棱针点刺或皮肤针叩刺。应注意穴区局部消毒。

3. 施灸中要注意，艾条积灰过多时，则离开人体吹去后再灸。患者体位要舒适，方能够耐久。防止冷风直接吹拂。

4. 灸后要慎起居，节房事。

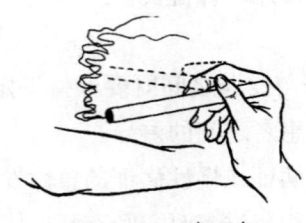

图18-26　雀啄灸

四、刮痧操作

（一）握持及运板方法（掌握）

单手握板，将刮痧板放置掌心，由拇指和示指、中指夹住刮痧板，环指和小指紧贴刮痧板边角，从3个角度固定刮痧板。刮痧时利用指力和腕力调整刮痧板角度，使刮痧板与皮肤之间夹角约45°，以肘关节为轴心，前臂做有规律的移动（图18-27）。

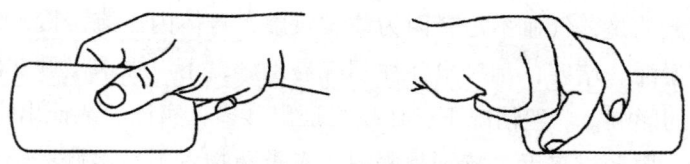

图 18-27 刮痧板的握持

（二）刮痧方向和顺序（掌握）

刮痧的方向：总原则为由上向下、由内向外，单方向刮拭，尽可能拉长距离。头部一般采用梳头法，由前向后；面部一般由正中向两侧刮拭；颈部及肩背部由正中向两侧、由上往下；胸部正中应由上向下，肋间则应由内向外；腹部则应由上向下，逐步由内向外扩展；四肢宜向远心端方向刮拭。刮痧的顺序：总原则为自上而下，先头部、颈部、背部、腰部或腹部，后四肢，腰背部及胸腹部可根据病情决定刮拭的先后顺序。一般先刮阳经，再刮阴经。

（三）刮痧力度和补泻（掌握）

刮疗法的补泻作用，取决于操作力量的轻重、速度的急缓、时间的长短、刮拭的方向等诸多因素。一般来说刮拭按压力小，刮拭速度慢，刺激时间较长为补法。适用于年老、体弱、久病、重病或体形瘦弱之虚证患者。刮拭按力大，刮拭速度快，刺激时间较短为泻法。适用于年轻体壮、新病、急病、形体壮实的患者。平补平泻法介于补法和泻法之间，常用于正常人保健或虚实兼见证的治疗。刮痧方向顺经脉运行方向者为补法，刮痧方向逆经脉运行方向者为泻法，刮后加温灸者为补法，刮痧后加拔罐者为泻法。

（四）刮痧时间和疗程（掌握）

刮痧时限与疗程一般每个部位刮 20 次左右，以使患者能耐受或出痧为度，每次刮拭时间以 20～25 分钟为宜。初诊时间不宜过长，手法不宜过重，不可一味片面求出痧。第 2 次应间隔 5～7 天后或患处无痛感时再实施。通常连续治疗7～10 次为 1 个疗程，间隔 10 天再进行下一个疗程。

（五）刮痧程度（掌握）

刮痧出现"痧"象，是指痧诊的形态外貌，即皮肤出现红点如粟，皮肤可摸到稍有阻碍的疹点，它是疾病在发展变化过程中反映在体表皮肤的一种表现。刮痧的诊断应用主要是根据痧的颜色、形态变化、阳性反应物的形态大小、软硬及敏感区疼痛的程度，直观地了解病变的部位、病情的轻重及病势的进退。若出散痧，颜色浅淡，阳性反应物柔软，敏感区疼痛轻，说明病情较轻；若出痧较多而且点大成块，颜色紫红，阳性反应物坚硬，敏感区疼痛重等，说明病情较重。

需要注意的是，气血不足者因为体质较虚，身体内血流缓慢，即使身体内某个部位有淤滞、堵塞，刮痧也往往不容易出痧，不应强求出痧。出痧多少受多方面因素的影响，一般情况下，血瘀之证出痧多；实证、热证出痧多；虚证、寒证出痧少；服药过多者，特别是服用激素类药物者不易出痧；肥胖者与肌肉丰满者不易出痧。

（六）刮痧手法（掌握）

刮痧法分为直接刮法和间接刮法两种。

1. 直接刮法　指在施术部位涂上刮痧介质后，然后用刮痧工具直接接触患者皮肤，在体表的特定部位反复进行刮拭，至皮下呈现痧痕为止。具体操作为：患者取坐位或俯伏位，术者用热毛巾擦洗患者被刮部位的皮肤，均匀地涂上刮痧介质，术者持刮痧工具，在刮拭部位进行刮拭，以刮出出血点为止。

2. 间接刮法　先在患者将要刮拭的部位放一层薄布，然后再用刮拭工具在布上刮拭，称为间接刮法。此法可保护皮肤，适用于儿童、年老体弱、高热、中枢神经系统感染、抽搐、某些皮肤病患者。

（七）注意事项（掌握）

1. 刮痧前注意事项

（1）刮痧时须暴露皮肤，应选择一个良好的治疗场所，空气流通、清新，并注意保暖，注意避风，尽量少暴露皮肤。

（2）选择舒适的刮痧体位，以利于刮拭和防止晕刮。

（3）刮痧工具要严格消毒，防止交叉感染。刮拭前须仔细检查刮痧工具，以免刮伤皮肤。

（4）施术者的双手也应消毒。

（5）刮拭前做好解释工作，消除其恐惧心理，取得患者配合。

（6）勿在患者过饥、过饱及过度紧张的情况下进行刮痧治疗。

2. 刮痧中注意事项

（1）刮拭手法要用力均匀，以患者能耐受为度。

（2）婴幼儿及老年人，刮拭手法用力宜轻。

（3）不可一味追求出痧而用重手法或延长刮痧时间。

（4）刮拭过程中，要经常询问患者感受。如遇到晕刮，如精神疲惫、头晕眩、面色苍白、恶心欲吐、出冷汗、心慌、四肢发凉或血压下降、神志昏迷时应立即停止刮痧。

3. 刮痧后注意事项

（1）刮痧治疗使汗孔开泄，邪气外排，要消耗体内部分津液，故刮痧后嘱患者饮温开水，休息片刻。

（2）刮痧后避免风寒之邪侵袭，须待皮肤毛孔闭合后方可洗澡，约3小时。

（八）刮痧禁忌证（掌握）

刮痧疗法尽管可以用于多种病症的治疗，但它也有慎用证和禁忌证。

1. 有出血倾向的疾病患者，忌用本法治疗或慎用本法治疗。如血小板减少性疾病、过敏性紫癜、白血病等患者，不宜用泻法治疗，宜用补法或平补平泻手法刮疗。

2. 凡危重病症，如急性传染病、重症心脏病等患者，应立即住院观察治疗。如果无其他办法，可用本法进行暂时的急救措施，以争取时间和治疗机会。

3. 新发生的骨折患部不宜刮痧，须待骨折愈合后方可在患部刮疗。外科手术瘢痕处亦应在2个月以后方可局部刮痧。

4. 传染性皮肤病，如疖肿、痈疮、瘢痕、溃烂、性传播性皮肤病及皮肤不明原因的包块等，不宜直接在病灶部位刮拭。

5. 年老体弱者、空腹及妊娠妇女的腹部、妇女经期下腹部、女性面部忌用大面积泻法刮拭。

6. 对刮痧恐惧或过敏者，忌用本法。

7. 孕妇、妇女经期，禁刮下腹部及三阴交、合谷、足三里等穴位，且刮拭手法宜轻，用补法。

五、拔罐操作

拔罐法，古称"角法"，临床常用于治疗疼痛、扭伤等病症。拔罐法，是指用燃火、抽气等方法使罐内的气压低于大气压，并使其吸着于病痛部、经穴处的体表，用以治疗疾病的方法，通过罐内负压、温热等作用产生治疗效果。拔罐后，引起局部组织充血或皮下轻度的瘀血，使机体气血活动旺盛，经络通畅。因而本法具有行气止痛、消肿散结、祛风散寒、清热拔毒等作用，广泛地用于临床。拔罐法无痛无创，使用安全，便于推广应用。

（一）留罐法（掌握）

留罐法又称坐罐法，是将已拔在皮肤上的罐留置于施术部位一段时间，然后将罐起下的方法。

【适用范围】 用于以寒邪为主的疾病。脏腑病，久病，病位局限、固定，病位较深者，多选用留罐法。

【操作要点】

1. 根据罐具多少不同，又分为单罐留罐法和多罐留罐法两种。凡病变部位

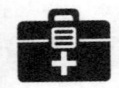

较小或压痛点为一点，可用单罐；病变范围广泛，病情较复杂者，用多罐。留罐时间一般为 10～15 分钟，小儿和年老体弱者以 5～10 分钟为宜。

2. 实证多用泻法，单罐用口径大、吸拔力大的；多罐用密排罐法（吸拔力大），吸气时拔罐，呼气时起罐。虚证多用补法，单罐用口径小、吸拔力小的，多罐用疏排法（吸拔力小），呼气时拔罐，吸气时起罐。

3. 留罐法需要注意的是，夏季及肌肤薄处，留罐时间也不宜过长，以免起疱损伤皮肤。

（二）走罐法（掌握）

走罐法又称推罐法、拉罐法、行罐法、移罐法、滑罐法等，是指在罐具吸拔住后，再反复推拉、移动罐具，扩大施术面积的一种拔罐方法。

【适用范围】 某些经络、脏腑功能失调，沉寒痼冷，积聚，经脉气血阻滞，筋脉失养，外感等疾病，如外感、皮痹、高血压、胃肠功能紊乱、心悸、失眠、坐骨神经痛、痛风、肌肉萎缩等都可采用走罐法。

【操作要点】

1. 先在应拔部位皮肤上和罐口（以玻璃罐佳）涂一些凡士林、乳剂、油膏等润滑剂，待罐具吸拔住之后，术者用双手扶住罐底，用力在应拔部位将罐上下或左右缓慢地来回推拉旋转移动。一般腰背部宜沿垂直方向上下推拉；胸肋部宜沿肋骨走行方向平行推拉；肩部、腹部宜旋转移动；四肢部宜沿长轴方向来回推拉。需加大刺激量时，可在移动过程中将罐具向下重按。施术时以应拔部位出现紫红色为度。

2. 在排气后应立即走罐，否则不易移动。实证可用逆经走罐法，虚证多用顺经走罐法。

3. 对于气管炎、哮喘、慢性肾炎、慢性肠炎、原发性高血压、肺炎、盆腔炎、顽固性鼻出血等疾病，宜先走罐后寻找病理反应点，待病变部位呈现出颜色暗红的小颗粒瘀血，再挑刺后拔罐，疗效显著。

（三）闪罐法（掌握）

闪罐法是指将罐吸拔在应拔部位后随即取下，如此反复一拔一起的一种拔罐方法。

【适用范围】 应于肌肉比较松弛，吸拔不紧或留罐有困难的部位。凡以风邪为主的疾病，如肌肤麻木、疼痛、病位游走不定，多选用此法。

【操作要点】 将罐拔上后，立即起下，再于原处拔上，再起下，反复吸拔多次，至局部皮肤起红晕为止或连续拔 30 次左右。闪罐法大多采用火罐法，且所用的罐不宜过大。

六、推拿操作

（一）推法（掌握）

1. 操作方法

（1）指推法：是施术者手指附着于施术部位，做单反向的向前挤压推动手法。操作时应沉肩、坠肘、悬腕，通过腕部的摆动和拇指关节的屈伸活动，使产生的力持续地作用于经络穴位上。指推刺激量中等，接触面积较小，可应用于全身各部穴位。有通经络、活气血的作用，适用于躯干、四肢疾病。

（2）掌推法：是施术者用手掌或掌根着力于一定的部位上，以掌根为重点，以伸肘的力量为主做直线推动。仅以掌根着力推动者，称为掌根推法。拇指与其余四指分开，以手掌近虎口部（第1、第2掌骨部）着力推动者，称为虎口推法。掌推法可双手同时操作。掌着力于一定部位上，进行单方向的直线推动，接触面积较大，可在身体各部位使用。

（3）肘推法：是施术者肘关节屈曲，用前臂上端近尖处着力，腰部发力，以肩关节的动为主做推动。肘推法一般适用于腰背部及肌肉丰厚部位处。

2. 动作要领

（1）推法要直线运动，不可四处歪斜。

（2）操作全程贴实皮肤。

（3）掌推法和肘推法宜慢而平稳。

（4）肘推法刺激最强，应酌情考虑受术者的耐受性，选择运用；老弱、瘦小者慎用。

（5）四肢掌推法的方向可以是离心的，也可以是向心性的。

（6）直接在体表操作而用力较重时，可在受术部位涂少许油性介质，以利于手法操作和保护皮肤。

3. 临床应用 推法具有活血化瘀、促进血液循环的作用，适用于全身各部，主要治疗高血压、头痛、头晕、失眠、腰痛、腰背部僵硬、风湿痹痛、感觉迟钝、胸闷胁胀、烦躁易怒、便秘、食积、软组织损伤、局部肿痛等病症。

（二）拿法（掌握）

1. 操作方法 用拇指和示、中两指，或用大拇指和其他四指对称地用力，提拿一定部位和穴位，进行一紧一松的拿捏。拿法刺激较强，常配合其他手法施用于颈项、肩部和四肢等部位。

2. 动作要领

（1）腕关节要自然放松，动作灵活而轻巧。

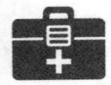

（2）指骨间关节宜伸直，以加大接触面积，不可指用指端、指甲抠掐。

（3）提起后要有同送动作，以使动作连贯而柔和。

（4）捏拿和回送的操作要由轻到重，再由重到平过渡，不可用力后突然放松。

（5）提拿动作形成节奏性操作，一般重复多次。

（6）应避开骨突部位，防止引起疼痛。

3. 临床应用　拿法在临床上应用广泛，具有通经活络、活血止痛的功效，常用于颈项、肩背及四肢部。常用的拿法操作有拿项部、拿胸锁乳突肌、拿肩井（斜方肌上部）、拿四肢、拿三角肌、拿前臂伸肌群、拿小腿后部等。

（三）按法（掌握）

1. 操作手法　用拇指或掌根按压一定部位，逐渐用力，深压捻动，按而留之。按法是一种强烈刺激的手法，常与揉法结合使用。拇指按法适用于全身各部穴位，掌根按法常用于腰背及下肢部，具有通络止痛、放松肌肉、矫正畸形的功能。

2. 动作要领

（1）按压的方向应垂直于受术者体表。

（2）用力要由轻到重平稳加压，再由重而轻逐渐减压，不可冲击式用力。

（3）可用叠指、叠掌、伸肘、上身前倾等姿势来调整增加按压的力量。

3. 临床应用　指按法接触面积较小，适用于全身经穴、阿是穴等点状部位。具有较好的行气活血、开通闭塞、缓急止痛的功效，常用于各种急、慢性疼痛。

按法接触面较大，力度大而刺激缓和，适用于面积广且较为平坦的背部、下肢等部位。具有疏经通络、温中散寒等功效，多用于治疗各部肌肉酸痛等。

（四）揉法（掌握）

1. 操作手法　揉法是指以手掌大鱼际、指根或手指螺纹面吸定于一定部位或穴位，前臂做主动摆动，带动该处的皮下组织做轻快、柔的环行回旋运动。揉动时手要紧贴皮肤，使患部的皮下组织随着揉动而滑动，幅度逐渐扩大，压力轻柔。

2. 动作要领　动作应轻柔、缓和的环旋揉动，并带动皮下组织一起揉动。功力要集中，动作柔缓，功力持续作用于受术部位。

3. 临床应用　揉法具有疏通经络、行气活血、宽胸理气、健脾和胃、消肿止痛等功效。用于治疗头痛、眩晕、耳鸣、失眠、焦虑等头面部症状；胸闷胁痛、脘腹胀痛、便秘、泄泻等胸腹部疾病；颈肩腰背部、四肢关节部位的软组织损伤、肿痛、肌肉酸痛等。也常用于小儿推拿和美容。

（五）擦法（掌握）

1. 操作手法 将掌指关节略微屈曲，以手掌背部近小指部分，紧贴于治疗部位上，有节律地连续摆动腕掌部，进行前臂旋转和腕关节屈伸的协调运动，使手掌部呈来回滚动，将所产生的力量通过接触面均匀地作用在施术部位上。具有疏通经络、舒展筋脉、行气活血等作用。

2. 动作要领

（1）频率为每分钟 120～160 次。

（2）施术部位吸定于受术者体表，不可拖动。

（3）操作时动作协调连贯、有节奏感，力适中；压力、频率、幅度均匀。

（4）腕关节幅度较大，屈肘可达 60°～80°，伸肘可达 30°～40°。

（5）肩部自然放松下垂，不可耸肩。

（6）来回擦动都要用力，向外擦动和向内回擦用力大小的比例约为 3∶1。

3. 临床应用 擦法接触面较大，刺激平和舒适，适用于颈项部、肩背部、腰部和四肢等肌肉较丰厚的部位。擦法具有舒筋通络、活血祛瘀、滑利关节的功效，既可防治颈椎病、肩周炎、腰椎间盘突出，各种运动损伤、运动后疲劳，偏瘫、截瘫等疾病，也是保健推拿的重要手法。